古今传世秘方专治一种病系列丛书

中风病良方大全

总策划　赵志春

总主编　何清湖　郭志华　易法银

主　编　周德生　姚欣艳

副主编　高晓峰　陈　晖　陈　瑶　张　婷

编　委　（按拼音为序）

陈　成　陈　晖　陈湘鹏　陈　瑶　高晓峰　高云峰
贺海霞　侯小花　胡　华　姜　玲　敬　佩　李　中
刘文琛　刘　侃　彭　勃　彭熙伟　齐　婧　容丽辉
盛　望　孙晨霞　宋　洋　苏丽清　汤　艳　王洪海
王小菊　谢志胜　谢运军　姚欣艳　张佳丽　张　婷
周德生　周颖燦　周　伟　周　欢　邹　婷　曾　勇

编　委　樊丽萍　田双喜

山西出版传媒集团
山西科学技术出版社

图书在版编目（CIP）数据

中风病良方大全/何清湖等总主编. —太原:山西科学技术出版社,2015.12
（古今传世秘方专治一种病）
ISBN 978-7-5377-5219-0

Ⅰ. ①中… Ⅱ. ①何… ②郭… ③易… Ⅲ. ①中风—验方—汇编 Ⅳ. ①R289.5

中国版本图书馆 CIP 数据核字（2015）第 253297 号

中风病良方大全

出 版 人：张金柱
总 主 编：何清湖　郭志华　易法银
责 任 编 辑：赵志春
责 任 发 行：阎文凯
封 面 设 计：吕雁军

出 版 发 行：山西出版传媒集团·山西科学技术出版社
地址：太原市建设南路 21 号　邮编：030012
编辑部电话：0351-4922134　0351-4922073
发 行 电 话：0351-4922121
经　销：各地新华书店
印　刷：太原彩亿印业有限公司
网　址：www.sxkxjscbs.com
微　信：sxkjcbs
QQ 信 箱：568758452

开　本：787mm×1092mm　1/16　印张：52.5
字　数：971 千字
版　次：2016 年 1 月第 1 版　2016 年 1 月第 1 次印刷

书　号：ISBN 978-7-5377-5219-0
定　价：105.00 元

本社常年法律顾问：王葆柯

总 序

近年来，随着我国经济总量的不断增强，中华传统文化的自信也日渐凸显。中医药是中华传统文化的重要组成部分，是打开中华文明宝库的钥匙。随着中国经济文化的复苏，中医药也迎来了良好的发展机遇，党和国家政策高度重视，群众对中医药认同度不断提升，中医药学术日益繁荣进步。刘延东副总理在与国医大师座谈时明确提出，“中医药是我国独特的卫生资源、潜力巨大的经济资源、具有原创优势的科技资源、优秀的文化资源、重要的生态资源。”对中医药在当前中国社会经济发展中的作用和地位给予了高度概括。广大中医药从业者应当抓住机遇，奋发向上，促进中医药事业的不断繁荣发展。

服务患者、治病救人是中医药事业的第一要务，提高诊疗水平、提升临床疗效是中医临床医生的职业使命。当今医学飞速发展，临床分科越来越细，中医药专科专病化方向也是中医药临床发展的必然趋势。当代的中医临床医生，在掌握比较广博的中医药基础知识的前提下，更需要在某一个专科或者某一个病种领域深入研究，有所特长。

众所周知，中医临床的特色在于辨证论治。辨证论治本身包含诊断和治疗两个方面。整体观念、四诊合参是中医辨证（诊断）的特色，因证立法、因法选方、因方遣药则是中医论治（治疗）的经典范式，论治的关键在于选方。而当前中医临床人员普遍的一个薄弱点在于方药不够娴熟，胸中无方，处方用药就很难中规中矩，往往就成了“开药医生”而非“开方医生”。另外，中医不少的治疗经验和独特的治疗方法，散见于大量的文献刊物中，缺乏系统的整理，导致学者查寻困难。有鉴于此，我们组织了一批资深中医临床专家，根据当前中医专科专病化趋势，选择中医临床有疗效优势的六个病种，分别编写了《冠心病良方大全》、《高血压良方大全》《糖尿病良方大全》、《脾胃病良方大全》、《中风病良方大全》和《肿瘤良方大全》，合而构建形成《中医良方》丛书。

丛书立足专科专病方剂的整理和应用，体现了“精”“大”“全”三个鲜明的特色。“精”，是指病种的精选，所选的六个专科病种，都是临床常见而中医药有较好疗效的病种，也是中医临床医生最需提高诊疗水平的几个病种，并未泛选滥用；“大”，则是涉及的方剂数量巨大，如《糖尿病良方大全》涉及专病方剂 1740 余首，《中风病良方大全》更是涉及 3000 余首专科方剂；“全”，即全面完备，每个专科病种所遴选方剂，既有古代方，又有近现代方，古方文献覆盖先秦两汉至明清时期，近现代方多为国家级或省级名中医效验方，既有辨证专方，又有通用良方，既有针对专病的良方，还有针对并发症的验方，既有以证统方，也有以病统方，病证结合，十分全面。

本套丛书的编写，历时较久，编者查阅了大量资料，并经过精心筛选，择其精要而成，为中医临床、科研、教学人员提供较可靠的参考信息，也适合广大患者及医学爱好者查阅。由于编者水平有限，书中疏漏之处在所难免，还请读者朋友在使用过程中不吝提出宝贵意见，以便有机会再版时修订完善。

湖南中医药大学　何清湖

2015 年 10 月于长沙

《中医良方》丛书编委会名单

内容提要

本书共分19章64节，内容涵盖中风病的中西医诊治概况，以及中风病的各种临床类型、中风病的危险因素、中风后遗症及其并发症，分为诊断要点、通用良方、辨证良方、对症良方等项。全面收集了古今治疗中风病的专科用方2600余个，每个方剂按方名出处、组成与用法、功能主治、加减应用等进行详细介绍。本书内容翔实，编写规范，选方广泛，高效实用，适合各级中西医医院神经科及相关科室临床医师、医学院校师生临床学习参考，也适合广大患者及医学爱好者查阅。

目 录

第一章　中风病治疗概况

“中风”一词的定义，中医药学名词审定委员会发布的《中医药学名词》（2010年）规定：“以突然昏仆，半身不遂，语言謇涩或失语，口舌㖞斜，偏身麻木为主要表现，并具有起病急，变化快，如风邪善行数变的特点的疾病”。中风病名首见于《素问·风论》。中风又称为卒中（《素问·本病论》）、卒中风或急中风（《肘后备急方·治卒中风诸急方》）、小中风（《世医得效方·中风要说》），其他如风喑、风痱、风痱、风癫、风搐、风瘖、视歧、大厥、煎厥、薄厥、仆击、偏枯、步态不稳等类似证，与中风病（中华全国中医学会1986年《中风病中医诊断、疗效评定标准》）一起分属于神经中枢血管疾病的某些特殊表现，均可按出血中风或缺血中风（国家标准GB/T16751－1997《中医临床诊疗术语·疾病部分》）进行处理。宋元时期太医局即设置了“风科”，作为医学专科分类。中风病通常包括脑血栓形成、脑栓塞、脑出血、蛛网膜下隙出血、脊髓卒中等神经中枢血管性疾病。1984～1993年，我国29省市心血管病趋势及决定因素的人群监测（中国MONICA方案）发病率和死亡率的监测结果，对25～74岁人群进行的急性脑卒中调查，其平均年龄标化发病率为男性270/10万、女性161/10万。全军及MONICA研究均发现CVD发病率的特点是北高南低、男性高于女性、随年龄增加呈指数型增高。从1984～2004年出血性CVD平均年发病率下降了1.7%，缺血性CVD上升了8.7%，CVD发病率总体呈上升趋势（增加了6.7%），可能与缺血性CVD的增加速度快于出血性CVD的下降速度有关。脑卒中在我国的发病率为150万/年，存活者达600万人，其中75%的患者残废，40%的属重残。关于中风病公认的危险因素有：（1）高血压；（2）不良生活方式习惯，如高盐摄入；（3）心脏病；（4）短暂性脑缺血发作；（5）阳性脑血管病和/或高血压家族史；（6）眼底动脉硬化；（7）高脂血症等。1992～2003年中国11省市前瞻性队列研究的数据发现，缺血性脑卒中发病危险的影响因素依次为高血压、糖尿病、低高密度脂蛋白胆固醇血症、吸烟和肥胖；出血性脑卒中发病危险的独立影响因素只有高血压。2002年公布的《中国居民营养与健康状况调查》显示，我国18岁及以上居民高血压、糖尿病、高血脂及超重和肥胖的患病率分别为18.8%、2.6%、18.6%、22.8%和7.1%，其中高血压患病率较1992年增加了31.0%。因此，中风严重危害人体健康，影响人们的生存质量和生活质量，对中风及其危险因素的防治是中西医学长期以来的重要课题之一。

我国脑血管疾病分类（1995年）如下。

1. 短暂性脑缺血发作：颈动脉系统；椎—基底动脉系统。

2. 脑卒中

（1）蛛网膜下腔出血：①动脉瘤破裂；②血管畸形；③颅内异常血管网症；④其他；⑤原因未明。

（2）脑出血：①高血压性脑出血；②脑血管畸形或动脉瘤出血；③继发于梗死的出血；④肿瘤性出血；⑤血液病源性出血；⑥淀粉样脑血管病出血；⑦动脉炎性出血；⑧药物性出血；⑨其他；⑩原因未明。

（3）脑梗死：①动脉粥样硬化性血栓性脑梗死；②脑栓塞；③腔隙性梗死；④出血性梗死；⑤无症状性梗死；⑥其他；⑦原因未明。

3. 椎—基底动脉供血不足。

4. 脑血管性痴呆。

5. 高血压脑病。

6. 颅内动脉瘤：（1）囊性动脉瘤；（2）动脉硬化性动脉瘤；（3）感染性动脉瘤；（4）外伤性动脉瘤；（5）其他。

7. 颅内血管畸形：（1）脑动静脉畸形；（2）海绵状血管瘤；（3）静脉血管畸形；（4）毛细血管扩张症；（5）脑～面血管瘤病；（6）Galen 静脉动脉瘤样畸形；（7）颅内—颅外血管交通性动静脉畸形；（8）其他。

8. 脑动脉炎：（1）感染性动脉炎；（2）大动脉炎（主动脉弓综合症）；（3）系统性红斑狼疮；（4）结节性多动脉炎；（5）颞动脉炎；（6）闭塞性血栓性脉管炎；（7）其他。

9. 其他动脉疾病：（1）脑动脉盗血综合症；（2）颅内异常血管网症；（3）动脉肌纤维发育不良；（4）淀粉样血管病；（5）夹层动脉瘤；（6）其他。

10. 颅内静脉病、静脉窦及脑部静脉血栓形成：（1）海绵窦血栓形成；（2）上矢状窦血栓形成；（3）侧窦（横窦、乙状窦）血栓形成；（4）直窦血栓形成；（5）其他。

11. 颅外段动脉疾病：（1）颈动脉、椎动脉狭窄或闭塞；（2）颈动脉扭曲；（3）颈动脉、椎动脉动脉瘤；（4）其他。

一、西医治疗原则

（一）脑出血

系指非外伤性脑实质内出血，最常见的原因为高血压伴小动脉硬化。脑组织局部出血及血肿形成引起脑水肿，脑组织受压、移位、软化及坏死等，致脑疝形成，乃至死亡。脑出血好发部位为壳核、丘脑、尾状核头部、中脑、脑桥、小脑、皮质下白质即脑叶、脑室及其他。主要是高血压性脑出血，也包括其他病因的非外伤性脑内出血。高血压性脑出血的诊断要点如下：（1）常于体力活动或情绪激动时发病。(2) 发作时常有反复呕吐、头痛和血压升高。(3) 病情进展迅速，常出现意识障碍、偏瘫和其他神经系统局灶症状。(4) 多有高血压病史。(5) 腰穿脑脊液多含血和压力增高（其中20%左右可不含血）。(6) 脑超声波检查多有中线波移位。(7) 鉴别诊断有困难时可作CT检查。临床上，将脑出血分为急性期（<21天）、恢复期（21天~2个月）、后遗症期（2个月~6个月以后）治疗。脑出血的治疗目的是抢救生命、降低致残率，减少复发率。

1. 急性期治疗

治疗原则：保持安静，防止继续出血，积极抗脑水肿，降低颅内压；调整血压，改善循环；加强护理，防治并发症。

具体用药上，止血剂和凝血剂对脑出血并无效果，如合并消化道出血或有凝血障碍时方可使用。根据具体病情，可选用甘露醇、甘油果糖、速尿、白蛋白、地塞米松等，单用或联合用药，确定不同的用药剂量和间隔时间。控制血压在180/105mmHg以内，不宜太低以免影响脑供血量。出现感染、应激性溃疡、躁动或痫性发作、中枢性高热、深部静脉血栓形成、水电解质平衡紊乱等并发症时，应对症处理。如果有手术指证，可考虑外科手术治疗。保持安静和绝对卧床是防止再出血的有效方法之一。

2. 恢复期治疗

治疗原则：积极治疗原发病；调整血压，改善循环；营养神经，改善脑部代谢；坚持康复治疗。

具体运用上，如原发病为高血压、糖尿病、脑动脉硬化、动脉瘤、动静脉畸形、脑动脉炎、血液病等，采取针对性治疗方法。特别是应根据平常的血压，维持在稍高于正常的血压水平。选用胞二磷胆碱、ATP影响能量代谢；γ~氨基丁酸、神经节苷酯、神经生长因子影响氨基酸代谢；溴隐亭、麦角溴烟酯影响神经递质及受体；依达拉奉清除自由基。坚持患肢功能锻炼，根据个体情况和条件所及，选用高压氧、针灸、按摩、理疗仪器等康复治疗。

3. 后遗症期治疗

治疗原则：进行以功能锻炼为主的康复治疗，针对病因和防止复发的治疗。

具体运用上，偏瘫肢体要早期预防关节强直和畸形，弛缓性瘫痪采用按摩、轻扣、电刺激等诱发运动，痉挛性瘫痪采用抗痉挛的被动运动和协同运动，每天2~4次，以功能性作业为主，循序渐进，长期坚持。语言障碍者采用听觉语言、发音训练，并注意记忆力训练和心理康复。

（二）蛛网膜下隙出血

系指血管破裂，血液直接流入蛛网膜下隙所引起的急性脑血管病，最常见的原因是颅内动脉瘤或动静脉畸形。其流入蛛网膜下腔的血液直接刺激血管，血细胞崩解后释放各种炎性物质，导致化学性脑膜炎，下丘脑及自主神经功能紊乱，脑血管痉挛等。蛛网膜下腔出血的诊断要点如下：（1）发病急骤。（2）常伴剧烈头痛、呕吐。（3）一般意识清楚或有意识障碍，可伴有精神症状。（4）多有脑膜刺激征，少数可伴有脑神经及轻偏瘫等局灶体征。（5）腰穿脑脊液呈血性。（6）脑血管造影可帮助明确病因。（7）可进行 CT 检查。其治疗原则同脑出血，但更应注意以下两个方面：一为运用6－氨基已酸、止血芳酸、止血环酸、立止血等抗纤维蛋白溶解剂防止再出血；二为运用尼莫地平、西比灵等钙离子拮抗剂防治迟发性血管痉挛。手术去除病因是最重要的治疗。蛛网膜下隙出血的预后较差，在发病初 24 小时内的死亡率大约为 25%，幸存者再出血的危险性每年有 3%。研究认为，50 岁以上者手术死亡率即大为增加，男性年龄 >69 岁，女性年龄 >75 岁，即不宜手术。

（三）脑血栓形成

系指在脑动脉的颅内、外段动脉粥样硬化基础上形成血栓，致使血管腔狭窄或闭塞，血流受阻，引起脑梗死的一种急性脑血管病。最常见原因为高血压所致脑动脉粥样硬化，其次是各种脑动脉炎。脑血栓形成的诊断要点如下：（1）常于安静状态下发病。（2）大多数无明显头痛和呕吐。（3）发病可较缓慢，多逐渐进展，或呈阶段性进展，多与脑动脉粥样硬化有关，也可见于动脉炎、血液病等。（4）一般发病后 1～2 天内意识清楚或轻度障碍。（5）有颈内动脉系统和（或）椎～基底动脉系统症状和体征。（6）腰穿脑脊液一般不应含血。（7）鉴别诊断困难时可作 CT/MRI 检查。临床上为指导治疗，脑血栓形成按病程分为复流时窗期（0～6 小时）、脑水肿颅高压期（6～12 小时至 2～4 周之间）、恢复期（2～4 周以后）、后遗症期（2 个月以后）四期。脑血栓形成治疗目的是挽救生命，降低病残率，预防复发。

1. 急性期治疗

治疗原则：在整体化观念指导下，采取个体化的综合治疗原则，强调超早期溶栓治疗和对危险因素及时采取干预措施。

具体运用上，严格掌握适应症和禁忌症的同时，起病 6 小时以内多用 rt－PA 溶栓，之后以生理盐水降低血液黏稠度，扩张血管、稀释凝血因子，改善血液循环，未接受溶栓者，可予低分子肝素钠抗凝，巴曲酶或蚓激酶降纤，阿斯匹林抗血小板聚集，依达拉奉清除自由基。梗死面积大有脑水肿者降低颅内压，病变轻无脑水肿者采用血管扩张剂如维脑路通。有并发症者应采取抗感染、护胃、维持水电解质平衡等对症支持治疗。

2. 恢复期治疗

治疗原则：积极治疗原发病，扩张脑血管，促进血液循环，抑制血小板聚集，保护神经细胞，促进神经功能康复。

具体而言，脑血栓形成常伴高血压、高血脂、高血糖、冠心病等，积极治疗这些原发病可降低脑血管意外发病率及复发率。扩张脑血管多用尼莫地平、西比灵等钙离子拮抗剂，用阿斯匹林抑制血小板聚集，依达拉奉清除自由基，采用胞二磷胆碱、神经节苷酯、B族维生素、γ~氨基丁酸等营养脑神经。根据具体情况采取功能煅炼、高压氧、理疗、针灸、按摩等康复治疗。

3. *后遗症期治疗*

治疗原则：预防并发症和继发性损害，促进神经功能恢复，针对病因，预防复发，为重返家庭和社会创造条件。

具体运用上，采用以功能锻炼为主的康复治疗，运用针灸、理疗、按摩及药物使神经功能恢复，增强记忆功能，恢复心理健康。改造居住环境，增添必需的辅助品，训练病人生活自理，恢复力所能及的劳动。

（四）脑栓塞

系指颅外栓子随血流进入颅内动脉系统使血管急性闭塞引起相应供血区的脑组织缺血坏死及脑功能障碍，最常见病因为心源性栓子。脑栓塞的诊断要点如下：（1）多为急骤发病。（2）多数无前驱症状。（3）一般意识清楚或有短暂性意识障碍。（4）有颈动脉系统和（或）椎—基底动脉系统的症状和体征。（5）腰穿脑脊液一般不含血，若有红细胞可考虑出血性脑梗死。（6）栓子的来源可为心源性或非心源性，也可同时伴有其他脏器、皮肤、黏膜等栓塞症候。其治疗同脑血栓形成，更要注意选用较强的血管扩张剂如罂粟碱、亚硝酸异戊酯等，并采取低分子肝素钠预防性抗凝治疗。

（五）腔隙性脑梗死

系指大脑半球深部白质及脑干的缺血性微梗死，最常见原因为高血压脑动脉粥样硬化。腔隙性梗死的诊断要点如下：（1）发病多由于高血压动脉硬化引起，呈急性或亚急性起病。（2）多无意识障碍。（3）腰穿脑脊液无红细胞。（4）临床表现都不严重，较常见的为纯感觉性中风、纯运动性轻偏瘫、共济失调性轻偏瘫、构音不全—手笨拙综合征或感觉运动性中风等。（5）应进行CT/MRI检查，以明确诊断。治疗同脑血栓形成，但更注意强调有效控制高血压和抑制血小板聚集，慎用抗凝剂以免发生继发性脑出血。

二、西医治疗方法

（一）脱水疗法

不论何种脑卒中，如出现头痛、呕吐、意识障碍，或影象学显示病变广泛，病灶较大，脑水肿明显，脑室受压时，均需脱水治疗。一般出血量较大，梗死面积越大，脑水肿就越严重，需要脱水的时间越长。脱水与补液相辅相成，开始脱水1~2天，24小时入量应少于液体总排出量的500~1000ml；第3~4天，尽可能使24小时液体总出入量维持平衡状态；4天以后，每日总入量=前一日总尿量+500ml。方法：①高渗性脱水：20%甘露醇，每次125ml，静脉滴注，30分钟内滴完。通过脑组织和血脑脊液间渗透压差而起作用，一般1g甘露醇能带出12.5ml的水分，用药后10~20分钟起作用，2~3小时降颅压作用最强，可维持作用4~6小时。②50%甘油生理盐水溶液，每天每公斤0.5~2g，分次口服；或10%甘油盐水，10%甘油果酸糖，每天每公斤体重0.8~1g，静脉滴注。③20%~25%人血白蛋白50ml，或浓缩血浆100~200ml，每日静脉滴注1~2次。④利尿剂，速尿每次20~40mg，静脉注射或肌肉注射，每天2~3次。醋氮酰氨0.25~0.5g，每日2~3次。

（二）亚低温疗法

利用现代制冷技术制成的降温帽及降温床垫物理降低脑组织的温度，可降低脑氧耗量和能量代谢，减少脑组织乳酸堆积，抑制有害物质释放，从而减轻脑水肿，降低颅内压，保护脑细胞。一般维持体温在30~34℃为宜，安全而且并发症较少。由于直肠温度仅低于脑组织温度0.33℃左右，因此一般以肛温测定做为临床亚低温的测温途径。

（三）溶栓疗法

大脑中动脉阻塞发病3~6小时内，基底动脉阻塞小于12小时，在严格掌握适应症的情况下，可行溶栓疗法。静脉内溶栓一般选用尿激酶、组织型纤溶酶原激活物等。①尿激酶100~200万u加0.9%盐水100ml，30分钟内静脉滴注。若用药后肌力恢复2级或2级以上，则减慢滴速，此后追加剂量25万u以内；若给药45分钟内无明显改善，以后10~30分钟追加剂量25~50万u。溶栓后立即给予静脉滴注20%甘露醇250ml及低分子右旋糖酐500ml；6~24小时后开始口服阿斯匹林100~300mg/d。②重组组织型纤溶酶原激活物（rt-PA），每公斤体重0.9mg（总量不超过90mg），先予10%的用量1分钟内静脉推注，余下90%的用量加生理盐水100ml，1小时内静脉滴注。但国内专家认为，由于溶栓治疗出血率高，危险性大，因此，应用溶栓治疗应极为慎重。

（四）止血疗法

一般认为脑出血不用止血药，但蛛网膜下隙出血患者，或因血液病变所引起的脑出血患者，使用6~氨基已酸、抗血纤溶芳酸等纤维蛋白溶解剂止血，连用2~3周，对减少出血和缩短止血时间是有益的。①6-氨基已酸4~6g加0.9%盐水100ml静脉滴注，30分钟内滴完，以后持续静滴1g/h，持续12~24小时，以后每日 24g，持续 7 ~ 10 天，逐渐减量至每日 8g，共用 2 ~ 3 周。②止血芳酸 0.2g ~ 0.4g 加 0.9% 盐水 100ml 静脉滴注，每日 2 次。③止血环酸 250 ~ 500mg 加 5% 葡萄糖 250ml，静脉滴注，每日 1 ~ 2 次。

（五）抗凝疗法

对于长期卧床，无禁忌的缺血性脑卒中患者，若不宜溶栓治疗时，使用肝素静脉抗凝，或低分子肝素皮下注射抗凝，可预防深静脉血栓和肺栓塞的发生，但不宜常规应用抗凝治疗。对有心房纤颤的病人在需排除脑出血，及起病 14 天以后，主张用华法令等口服抗凝剂治疗。①普通肝素 500 ~ 1250IU，加 0.9% 盐水 250ml 静脉滴注，每天 2 次。②低分子肝素纳 1250IU 皮下注射，每天 1 ~ 2 次。③华法令，口服首日 6 ~ 20mg，第 2 日停药，第 3 日根据凝血酶原时间调整剂量，或用维持量每日 2 ~ 12mg，老年人酌减。

（六）抗血小板聚集疗法

一旦脑梗死诊断明确，若不能溶栓及抗凝治疗时，只要排除脑出血疾病的可能性，应尽快给予拜阿斯匹林 100 ~ 325mg 口服抗血小板聚集，可减少早期再缺血的危险，而明显改善预后。另如噻氯吡啶 250mg，每天一次口服；或氯吡格雷 75mg，每天一次口服等等。

（七）降纤疗法

降纤是降纤维蛋白原治疗的简称。一旦脑梗死诊断明确，缺血性脑卒中患者发病 3 小时内，在监测用药前后血纤维蛋白原及纤维蛋白含量的前提下，使用巴曲酶降纤，第一日 10IU，第三日 5IU，第 5 日 5IU，加 0.9% 盐水 250ml 使用，共 20 单位静脉滴注，可明显改善患者的预后。

（八）抗自由基疗法

在正常情况下，体内产生自由基，可通过酶解作用或天然氧化剂清除，处于生理平衡状态。脑卒中后，由于脑组织缺血缺氧，造成生物化学紊乱，可形成更多的自由基。所以，用甘露醇、过氧化歧化酶、维生素 C、维生素 E、巴比妥盐等，可加速体内自由基的清除。

（九）扩管扩容疗法

在脑血栓形成极早期（主要指 24 小时以内），未出现过度灌注综合征以前，运用扩血管药物如罂粟碱、氢化麦角碱等可能有益，但发病后 1 ~ 3 周，由于缺血性乳酸中毒，缺血区血管处于麻痹状态，自动调节功能丧失而高度扩张，此时应用扩血管药物会使缺血区缺血加重，故不主张使用。扩充血溶量的目的在于降低血液黏稠度，对改善缺血区缺血状态是有益的，但仅对大的脑动脉供血区的急性缺血性患者有效，而对脑干或腔隙性脑梗死不起作用，对大面积脑梗死也不恰当，故其使用也很有限。

（十）护脑疗法

尽管所有的神经保护剂均处实验阶段，目前尚无一个独立的神经保护剂表明影响脑卒中的预后。但临床上仍在大量使用西比灵、脑组织提取液、神经营养因子等护脑药物。当然，护脑治疗是一个广义的概念，使用亚低温、脱水、抗自由基等药物均有护脑作用。

（十一）并发症治疗

脑卒中的并发症极多，如低血糖、高血糖、水电解质平衡紊乱、低血压、高血压、心衰、缺氧、高热、癫痫、吸入性肺炎、泌尿系感染、肺栓塞、急性肺水肿、急性胃黏膜病变、褥疮、疼痛、抑郁或焦虑状态、心功能异常、肢体废用综合征等等，是使脑卒中病情加重，乃致死亡的直接原因，必须及时处理纠正，并在整个治疗和康复过程中高度重视预防。

（十二）神经介入术治疗

神经介入术治疗效果肯定、安全，创伤微小、对患者影响小、手术时间短，术后恢复快。对于狭窄率超过70%的严重脑动脉狭窄患者，采用药物治疗疗效欠佳；采用外科手术治疗创伤大，并发症发生率高。可以采用金属支架，通过股动脉/臂动脉插入导管，直达颈部或者颅内，将狭窄的血管管腔撑起，达到改善脑供血、预防脑卒中的目的。2013年NEJM杂志上的两项试验结果显示，血管内介入治疗有效的前提是在可挽救的脑组织仍然存在的情况下；如果血管内介入治疗时间较迟，则尽管其再通效率很高，也无法取得预期疗效。

（十三）外科手术治疗

大面积脑梗死、大量脑出血、脑室出血等有手术指征者，可采取相应的手术。如颅骨钻孔血肿穿刺抽吸术、开颅清除血肿术、持续脑室引流术、去骨瓣减压术、动脉瘤摘除术、取栓术等等。

（十四）高压氧疗法

高压氧疗法指在一个大气压的环境中呼吸氧气的治疗，有利于提高血氧分压、血氧张力、血氧含量、组织氧储备、增加血氧弥散和组织的含氧气量，改善微循环。

临床证明，脑卒中恢复期坚持高压氧治疗，能改善神经功能缺损症状和体征。

（十五）康复疗法

脑卒中致残率高，康复治疗在脑卒中的治疗中占有重要地位，其主要内容包括：①诊断、治疗和预防并发症；②最大独立性训练；③心理训练；④社会的再适应，防止继发残疾；⑤利用残留的功能提高生活质量；⑥防止脑卒中复发和发生其他血管性疾病。

（十六）基因疗法

基因疗法是通过投放基因的功能片段来改善人的机体生理状况或治疗疾病。研究表明，脑卒中也与基因异常有关，特别是高血压、糖尿病、动脉粥样硬化等并发中风者，使用营养神经元和抑制神经细胞死亡的基因，如神经元凋亡抑制蛋白（NAIP）、葡萄糖转运体（GT）等等，转染至靶器官或细胞，在脑内表达而达到改善神经功能缺损症状和体征的目的。

三、中医治疗原则

缺血中风急性期多气虚，血瘀脉中；出血中风急性期多阴虚，血瘀脉外。脑中血海不宁，失于藏守，则为出血中风，其动而太过，则为火；血海不足或不畅，气血缓滞，发为缺血中风，故火象不著。出血中风，肝之疏泄太过，血海不宁，血不能藏；缺血中风，肝之疏泄不及，调血不畅。疏泄太过，不安而扰动，动则为火；疏泄不及，凝滞而不动，故多虚象。出血中风及缺血中风在恢复期时临床上大多合而论之。相关研究表明，在恢复期前 3 个月，血瘀为最常见证候；在恢复期的后 3 个月，气虚、血瘀为其主要证候。但是，出血中风恢复期宜活血，缺血中风恢复期宜破血。出血中风后遗症期与缺血中风后遗症期临床上也大多合而论之。后遗症期病机为本虚标实，虚实夹杂，虚以气虚、阴虚为主，实以瘀、痰、风、阳、火为主，而证型多为气阴亏虚、血瘀阻络。治则以补肾、益气、养阴、养血为扶正之法；化瘀、化痰、祛风、潜阳、清热为祛邪之法。但是，出血中风后遗症期宜润通，缺血中风后遗症期宜温通。

（一）平衡阴阳

无论年龄偏大、情志过极、饮食不节、劳累过度或气候变化，皆致阴阳气血失调，引发脑卒中。所以，叶天士说：“内风乃身中阳气之变动，肝为风脏，因精血衰耗，水不涵木，木少滋荣，致肝阳偏亢，内风时起。”肝主藏血，体阴用阳；肾主藏精，为阴阳之根；故肝肾阴虚阳亢化风为卒中基本病机。治疗上补偏救弊，恢复阴阳的相对平衡，是治疗脑卒中的关键。

（二）从脏治脑

五脏主五志，有归经药物。脑为五脏六腑之大主，不但五脏六腑之阴精阳气养脑，脑也通过髓海、脉络、神志、官窍等对脏腑气机产生影响；但脑无归经药物。因此，临床上从脏治脑，能治疗脑病的方药虽分属于五脏亦统属于脑。中风之病位在脑髓、脑脉、脑络、脑室，但涉及肝肾心脾肺，调治五脏阴阳之偏胜偏衰，祛除五脏之内生诸邪，是治疗脑卒中的基本途径。

（三）循脉施治

经脉循行全身，上通脑窍，内系脑髓脊髓，联通脏腑肢节。脉归脏腑，穴位归脉，循脉施治，启脉开窍，气至病所，感循入脑。无论十二经脉或者奇经八脉，都可以针灸经络腧穴、按摩皮部经筋等；也可以汤药、针剂调治等。

（四）调理气血

“血之与气并走于上”，瘀于脑脉外者为离经之血，瘀于脑脉内者为滞涩之血，分别发为出血中风和缺血中风。气血相辅相成，气虚血失其统帅，不行为瘀血，不摄为出血；气逆血随其涌溢，阻络为瘀血，破络为出血；气血逆乱失衡是中风的病机特点，故补气、降气、破气、敛气、补血、活血、止血、宁血等调理气血，使气血安和，循行有常，是治疗脑卒中的基本原则。

（五）兼治标本

本虚标实是中风发病与临床表现的高度概括。本虚指阴阳气血不足，以肝肾阴虚为主；标实指内生邪气壅滞脑络及脑窍，以风火痰瘀毒为主，故治疗上宜扶正祛邪，在补虚与泻实中寻求一个动态的平衡，扶正而不留邪，祛邪而不伤正，是治疗脑卒中的不二法门。

（六）三因制宜

根据中风患者的体质、性别、年龄等不同，以及季节、地理环境以制定适宜的治疗方法。例如，中风患者多为老年，老人生机减退，气血亏虚，患病多虚证，或虚实夹杂；中风时节多在季节变换之时，气压温差较大；西北高寒之地中风患者，不同于东南炎热潮湿之地治疗。因此，三因制宜，不失人情。

（七）中西医结合

中药制剂现代化后，大量中成药特别是注射剂投入临床，为中医药治疗中风开创了新的领域。运用西医治疗方法配合传统中药的治疗方法，取得了前所未有的成果。中西医结合治疗脑卒中的方法仍将是今后热点问题之一。

(八) 杂合以治

中药治疗脑卒中除汤剂口服外，还有灌胃、灌肠、嗃鼻、熏洗、烟熏、热熨、敷贴，或制成保健用品等等。并且广泛运用针灸、按摩、气功、理疗、治疗性锻炼等方法，采用常规方法和特殊方法多途径治疗，可以取得最好的临床效果。

四、中医治疗方法

中风主要有“外风”和“内风”两端，致病因素有风、火、痰、瘀、虚等方面，与心、肝、肾三脏阴阳失调密切相关，根据病情轻重可分为中经络与中脏腑。近年来病因学说在“内风”为主的基础上，“外风”理论亦取得实验支持；治疗针对“痰”、“瘀”主要致病因素，根据兼见症状兼顾风、火、虚；脏腑辨证分别从肝、从脾胃、从肺论治。

(一) 辨病论治

根据其临床特点和发病情况，中医将脑卒中概括为中风先兆证和中风。所谓中风先兆证是与中风病有密切联系的临床综合征。它多见于中年以上人群，以眩晕、肢麻、瘫软、语涩、昏厥为主要临床表现。其多数病人将发展为中风病，也有一部分病人经治疗、调养，可防止或延缓中风病的发生。诊断依据：(1) 主症①阵发性偏身麻木；②发作性偏身麻木；③短暂性言语謇涩；④一过性偏身瘫软；⑤昏厥发作；⑥瞬时性视歧昏瞀。(2) 次症①头胀痛；②手指麻；③健忘；④筋惕肉瞤；⑤神情呆滞；⑥倦怠嗜卧；⑦步履不正。(3) 理化检查（附理化检查标准）①血压；②血糖、尿糖；③血脂；④血液流变学。中年以上患者，具有主症两项以上（含两项），结合次症及实验室检查即可诊断，必要时可做 CT、MRI 等检查，以确定诊断。(全国脑病协作组第二次会议，中风先兆诊断与疗效评定标准（讨论稿）1993 年 11 月)。

所谓中风指具有中风的典型临床表现：(1) 临床表现特点以半身不遂、口舌歪斜、神志昏蒙、舌强言謇或不语、偏身麻木为主症。(2) 发病特点为急性起病，好发年龄多在 40 岁以上。(3) 病因病机特点由于年老体衰、劳倦内伤或忧思恼怒、嗜食烟酒厚味等多种原因，导致脏腑阴阳失调，气血逆乱于脑，发为中风病。其病属本虚标实，急性期以内风、痰浊、邪热、瘀血等标实症状突出。(4) 病发多有诱因，每因气怒、过劳、酗酒、感寒而诱发；未发以前有先兆症状。(5) 理化检查，“CT”征象可见脑内血肿或梗死灶；脑脊液呈血性或无色透明。具有 1 项（两个以上主症）和 2 项，参考 3、4、5 项即可作出病名诊断。（全国中医急症研讨会，中风病诊疗规范 1987 年 8 月）。

中医药治疗脑卒中有丰富的经验。据王新志等《中风脑病诊疗全书》统计，清代以前中风的用药多集中于补益气血、祛风除湿为主，使用频率较高的是甘草、人参、当归、防风、茯苓、白术、生姜、附子、川芎、白芍、半夏、熟地、肉桂、黄芪、羌活、陈皮、麻黄。民国期间中风的用药多集中于补益气血、燥湿化痰为主，使用频率较高的是甘草、茯苓、人参、半夏、白术、陈皮、当归、生姜、黄芪、牛膝、竹沥、麦门冬、熟地。建国以后中风的用药以养血滋阴、平肝息风、重镇潜阳较多，使用频率较高的为当归、白术、钩藤、茯苓、甘草、半夏、牛膝、生地、菖蒲、地龙、黄芪、天麻、菊花、竹茹、红花、人参、远志、桂枝、赤芍、麦门冬、石决明、陈皮。近年来，中风的用药又以活血化瘀为多，使用频率较高的为丹参、赤芍、地龙、菖蒲、牛膝、瓜蒌、钩藤、黄芪、当归、川芎、桃仁、红花、鸡血藤、甘草、麦冬、胆南星、人参、大黄、芒硝等，反映了祖国医学治疗脑卒中从外风到内风的理论演变过程，大致表现为内虚邪中、肝风内动、瘀血内阻三个阶段。用于治疗中风的方剂何止千万，但都不越此治疗原则和用药规律。目前脑卒中用活血化瘀治疗法则已成定式，但根据瘀血的表现不同，具体方法又各有不同。简而言之，此法近年也经历了活血化瘀、益气活血、化痰活血三个阶段。

1. 理气活血：用于七情过极、暴怒伤肝、气血逆乱、上犯于脑，而突发中风者。如顺气匀风散、行气通栓汤等等。

2. 化痰活血：用于痰瘀交阻，脑络郁闭，舌窍不通者。如活血化痰汤、通脑复步汤、葶苈子二陈汤等等。

3. 益气活血：用于气虚运血无力，血行瘀滞，经络痹阻者。如补阳还五汤、通脉煎、佛手益气活血汤等等。

4. 滋阴活血：用于阴血不足，经脉虚滞，肢体枯萎者，如滋阴活血汤、养血荣筋汤、滋阴起废汤等等。

5. 祛风活血：用于内风动越于上，挟瘀挟痰扰络，致络痹络破者，如续命独活汤、清风通脉饮、脑病一号方等等。

6. 通腑活血：用于风火腑实之闭证，如脑梗通、化通合剂、通腑化瘀汤等等。

7. 清热活血：用于血热迫血妄行，或瘀血久而化热者，如清热祛瘀汤、加味黄连解毒汤、龙胆白虎汤等等。

8. 温阳活血：用于虚寒者，如附子汤、小活络丹、中风回春灵等等。

9. 利水活血：用于水停脑脏，致脑积水或脑水肿明显者，如泽泻汤、大黄葶苈汤、羚茅汤等等。

10. 搜络活血：用于中风后遗症期，如蛇蝎蜈蚣散、三虫散、五虫散等等。

11. 静脉活血：临床应用最为广泛，无论脑出血或脑梗死、无论急性期或恢复期，都可根据病情使用。中药的现代化制剂，如三七、葛根、银杏叶、丹参、水蛭、地龙、灯盏细辛、刺五加、川芎等等静脉滴注。

12. 动脉活血：在介入术围手术期辅助应用，临床应用较少。如蛇毒制剂、人参制剂等。

（二）辨证论治

中风病位在脑，与心、肾、肝、脾关系密切，其病机为气血逆乱，上犯于脑，集中在虚（阴虚、气虚），火（肝火、心火、相火），风（肝风、外风），气（气逆、气滞），血（血瘀、血溢）六端。此六端常相互影响，相互作用，交互为病。病性多本虚标实，上盛下虚。

1. 风痰瘀血，痹阻脉络

表现为半身不遂，口舌歪斜，舌强语謇，偏身麻木，头晕目眩，舌淡苔白，脉弦滑。临证时参考症、舌、脉分辨内风痰浊、瘀血的轻重程度。以决定平肝息风、化痰通络、活血化瘀药物的使用。

2. 肝阳暴亢，风火上扰

表现为半身不遂，口舌歪斜，舌强语謇，偏身麻木，眩晕头痛，面红目赤，心烦易怒，尿赤便干，舌红苔薄黄，脉弦有力。若中脏腑者，有神识恍惚、迷蒙、昏迷等。临证时要辨别风火、痰热、腑实、逆气偏至，决定平肝泻火，清热滑痰，通腑攻下，引血下行药物的使用。

3. 痰热腑实，风痰上扰

表现为半身不遂，口舌歪斜，舌强语謇，偏身麻木，腹胀便秘，眩晕，咯痰，舌红苔黄腻，脉弦滑而大。或有谵妄，时清时寐等。临证时要辨别热暴、痰黄、实甚决定清热、化痰、通腑药物与使用。

4. 气虚血瘀，络脉不通

表现为半身不遂，口舌歪斜，舌强语謇，偏身麻木，面白气短，自汗心悸，舌暗淡苔白，脉沉细或细弦。临证时要辨别肺虚、脾虚、肾虚、痰凝、血瘀、络痹等而决定益肺、健脾、补肾、化痰、化瘀、搜络等药物的使用。

5. 阴虚风动

表现为半身不遂，口舌歪斜，舌强语謇，偏身麻木，烦躁失眠，眩晕耳鸣，手足心热，舌红绛少苔，脉弦细。临证时辨别肝肾阴虚、心肾阴虚或扶痰热、瘀血、风阳等以决定滋肾养肝，清心安神，平肝息风，清化痰热，活血化瘀药物的使用。

6. 痰热内闭清窍

表现为急性起病，神志昏迷、半身不遂、鼻鼾痰鸣、肢体强痉拘急、项背身热、躁扰不宁，甚则手足厥冷，抽搐，呕吐，舌红绛苔黄腻而干，脉弦滑数。类似阳闭证，临证以开窍醒神为先，再辨别热甚、痰甚、腑实、风阳等决定清热、化痰、通腑等药物的使用。

7. 痰湿蒙闭心神

表现为神志昏蒙，半身不遂，肢体松懈，瘫软不温，甚则四肢逆冷，面白昏暗，痰热壅盛，舌淡苔白腻，脉沉滑。类似阴闭证，临证以开窍醒神为先，再辨别痰甚、寒甚、风甚以决定化痰、温阳、息风药物的使用。

8. 元气败脱，神明散乱

表现为神志昏恍，肢体瘫痪，手撒肢冷，汗多，二便失禁，舌痿紫暗苔白腻，脉沉微。类似于脱证，临证以益气回阳固脱为先，再辨别气虚、阳虚、兼瘀、兼痰等以选用益气、温阳、活血、化痰药物的使用。

（三）辨证论治

中风先兆症状依次为：(1) 头晕，特别是突然感到眩晕。(2) 肢体麻木，突然感到一侧面部或手脚麻木，有的为舌麻、唇麻。(3) 暂时性吐字不清或讲话不灵。(4) 肢体无力或活动不灵。(5) 与平时不同的头痛。(6) 不明原因突然跌倒或晕倒。(7) 短暂意识丧失或个性和智力的突然变化。(8) 全身明显乏力，肢体软弱无力。(9) 恶心呕吐或血压波动。(10) 整天昏昏欲睡，处于嗜睡状态。(11) 一侧或某一侧肢体不自主地抽动。(12) 双眼突感一时看不清眼前出现的事物。脑中风的前兆并不是突如其来的，约有 1/3 的卒中发病前会有短暂性脑缺血发作，通常持续数分钟到数小时，不超过 24 小时，也叫“小中风”。中风的典型症状为：(1) 猝然昏扑、不省人事。(2) 突然发生口眼歪斜。(3) 半身感觉障碍或半身不遂。(4) 舌强言謇。(5) 智力障碍。中风后遗症主要症状为：偏瘫、半侧肢体障碍、肢体麻木、偏盲、失语；或者交叉性瘫痪、交叉性感觉障碍、外眼肌麻痹、眼球震颤、构语困难、语言障碍、记忆力下降、口眼歪斜、吞咽困难、饮水呛咳、共济失调、头晕头痛等。

1. 昏迷、晕厥

清窍闭阻，神明失用。闭证宜开，安宫牛黄丸、苏合香丸、五磨饮子、开噤散之类；脱证宜固，参附汤、生脉散之类。

2. 语言障碍、吞咽不利

风痰瘀血闭阻经络为喑痱。开音利咽以木蝴蝶、石菖蒲、远志、蝉蜕、桔梗、威灵仙、炙麻黄之类。

3. 头痛、眩晕

巅顶之上，唯风可到。脑卒中之头痛多为肝阳、瘀血、痰浊、水饮、肾虚。肝阳者加天麻、钩藤、菊花；瘀血者加川芎、白芷、红花；痰浊者加法半夏、白附子、僵蚕；水饮者加车前子、泽泻、葶苈子；肾虚者加熟地、山茱萸、补骨脂之类。

4. 呕吐

肝气骤升则胃气不降，肝脾不和则生痰浊。木火克土者加柴胡、郁金、川楝子；痰浊上泛者加淡竹茹、法半夏、石菖蒲、远志；脾胃阴虚者加石斛、玉竹、麦冬之类。

5. 震颤、抽搐、痉挛

诸风掉眩，皆属于肝。内风为热极、肝郁、肝阳、阴虚所化。热极生风者加羚羊角、钩藤、栀子；肝郁化风者加柴胡、郁金、川芎；肝阳化风者加生龙牡、龟板、代赭石；阴虚风动或血虚生风者加阿胶、鸡子黄、鳖甲之类。

6. 排尿障碍

膀胱不利为癃闭，不约为遗尿，均为气化不利之病。气不行水者加黄芪、桂枝、王不留行；气不固水者加鹿茸、人参、桑螵蛸之类。

7. 肌肉萎缩无力

脾主肌肉。肌肉痿废多责之脾胃气虚，脾肾阳虚，寒湿或湿热蕴肺。脾胃气虚者加黄芪、白参、党参；脾胃阳虚者加肉桂、巴戟天、附子、淮山药；寒湿者加制川乌、制草乌、桂枝；湿热者加萆解、木瓜、秦艽之类。

8. 大便秘结

下窍通有利于上窍通。大黄、番泻叶、芦荟、麻子仁、决明子之类。

（四）依法立方选药

1. 开窍法　开窍法是治疗脑卒中神志昏蒙急症的常用方法。肝阳化火化风者用辛凉开窍法，安宫牛黄丸灌服或鼻饲；痰湿风涌上壅者用辛温开窍法，苏合香丸灌服或鼻饲。神志转清，立即续进羚羊角汤平肝潜阳息风，或涤痰汤降气化痰息风。

2. 固脱法　固脱法是治疗脑卒中昏迷虚脱急症的常用方法。阳气虚脱者用参附汤急救回阳，气阴虚脱者用生脉散益气敛阴。厥脱略有转机后，续进温补阳气或补益气阴之剂。

3. 祛风通络法　祛风通络法适用于“虚邪中伤”之正虚外风证，也用于内风振动证的配伍用药。多用续命汤加减，或在平肝潜阳、益气养阴、化痰活血等方中加入少量防风、川芎、秦艽、白芷、细辛、独活等风药活血，即所谓“治风先治血，血行风自灭。”

4. 益气活血法　益气活血法为气虚不能运血致血行瘀滞经络不通者设立。为脑卒中常用方法，特别是缺血性中风各期及出血性中风之恢复期后遗症期最为多用。补阳还五汤加减，在正虚与邪实之轻重中权衡补气与活血两者之用药及用量。

5. 滋补肝肾法　滋补肝肾法适用肝肾阴血津液亏虚，虚风内动，筋骨失于荣养者。多用大定风珠、地黄饮子之类加减。

6. 平肝潜阳法　平肝潜阳法适用于肝肾阴虚阳亢化风证，由于脑卒中的基本病机为肝肾阴虚，阳亢化风，气血上逆，扰动脑络，故平肝潜阳法最为常用。多用镇肝息风汤或天麻钩藤饮加减。

7. 养血荣筋法　养血荣筋法多用于脑卒中后遗症气血虚弱筋脉失荣肌肉枯萎者，多用四物汤、当归补血汤之类加减。

8. 清热凉血法　清热凉血法适用于肝火炽热盛伤及营血者，除脑出血外尚可见皮下出血、胃出血、牙龈出血、小便出血等血证。多用犀角地黄汤、羚羊角汤、白虎汤之类加减。

9. 温阳散寒法　温阳散寒法适用于脑卒中阴寒凝滞证，多见于后遗症期，本法单独运用者少，常与活血化瘀或化痰燥湿法合用。三建汤、附子汤加减。

10. 活血化瘀法　瘀血包括溢于脉外与留于脉内者，故活血化瘀法为脑卒中之常用方法。多用桃仁四物汤、通络活血汤之类加减。

11. 祛痰通络法　痰证包括风痰、湿痰、燥痰、寒痰、热痰、顽痰等，故祛痰通络法也为脑卒中之常用方法。由于痰瘀互生，故化痰活血往往能取得较好效果。多用二陈汤、稀涎散、礞石滚痰丸之类加减。

12. 通腑泻下法　脑卒中多见于阳明腑实证，大便秘结，以承气汤类通腑泻下，或在平肝潜阳、祛风通络、活血化瘀、涤痰开窍等法中适当加入通利大便药物，大黄最为常用。值得指出的是，用通腑泻下法以大便每日 3 ~4 次为宜，不过太过致泻下无度。

（五）据药理选药

中药药理研究成果为脑卒中的临床选药提供了新思路，可做为选药参考。但动物实验及体外实验结果，均需在辨病辨证辨症的基础上有条件地运用，不能单凭中药药理学研究结论指导临床。

1. 改变血液流变指标的药物有：水蛭、地龙、玄参、当归、灯盏细辛、红花、刺五加、党参、人参、灵芝、肉桂、薤白、酸枣仁、海参、海风藤、葛根、独活、桂枝、粉防己、防风、辛夷、瓜蒌、橘红、三七、艾叶、血竭、钩藤、牛黄、苏合香、野菊花、黄连、罗布麻、夏天无、干姜、茶叶、大蒜、香蕈等。

2. 抗动脉粥样硬化的药物有：何首乌、赤芍、牡丹皮、黄芩、泽泻、茵陈、三七、蒲黄、陈皮、龟板、绞股蓝、骨碎补、徐长脚、萆薢、香蕈、问荆、昆布、甘草等。

3. 稳定斑块的药物有：全蝎、土鳖虫、水蛭、虎杖、苍术、瓜蒌、半夏、葶苈子、青礞石、三七、丹参、何首乌、益母草、蒲黄、川芎、桃仁、薤白、吴茱萸、桂枝等。

4. 抗血栓的药物有：灯盏细辛、水蛭、川芎、桃仁、红花、丹参、地龙、当归、乌药、血竭、赤芍、丹皮、益母草、钩藤、蜈蚣、豨莶草、天竺黄、升麻、白术、南沙参、党参、干姜、附子、大腹皮、毛冬青、祖师麻、莪术、海藻、昆布、白花蛇、蜂毒、夏天无、茶叶、灵芝、花椒、丁香、小茴香等。

5. 利尿降颅压的药物有：葶苈子、猪苓、牵牛子、大黄、芒硝、茯苓、泽泻、车前子、小通草、白茅根、秦艽、益母草、麻黄等。

6. 扩张血管的药物有：人参、刺五加、桂枝、肉桂、淫羊藿、三七、蒲黄、川芎、红花、桔梗、附子、干姜、缬草、葛根、银杏叶、桃仁、当归、罗布麻、白芍、瓜蒌、杜仲、川乌、桑寄生、蝮蛇等。

7. 营养神经的药物有：山茱萸、五味子、人参、刺五加、芦荟、丹参、丹皮、何首乌、龟板、银杏叶、紫河车等。

8. 抑制中枢药物有：人参、附子、丹参、三七、苏木、佛手、香附子、厚朴、苍术、秦艽、黄连、川楝子、矮地茶、紫苏、肉豆蔻、小茴香等。

9. 兴奋中枢药物有：马钱子、白芷、五味子、麝香、樟脑、麻黄、夏天无、荜茇、山梗菜等。

10. 肌松中枢药物有：厚朴、钩藤、石菖蒲、葛根等。

11. 提高耐缺氧能力的药物有：人参、黄芪、西洋参、女贞子、天麻、远志、丹参、甘松、白芍、瓜蒌、百合、葛根、酸枣仁、旱莲草、鳖甲、龟板、淫羊藿、灵芝、阿胶、灯盏细辛、干姜等。

12. 促进神经再生的药物有：人参、三七、当归、川芎、山药、龟板、银杏叶、黄芪、丹参、白芍、生地黄等。

第二章　短暂性脑缺血发作

短暂性脑缺血发作（Transient Ischemic Attack，TIA）是由视网膜或脑的可逆性缺血引起的急性短暂性神经功能缺损。临床起病突然，症状一般持续 10～15 分钟，多在 1 小时内，不超过 24 小时，不遗留神经功能缺损症状和体征，结构性影像学（CT、MRI）检查无责任病灶。多有反复发作的病史。其症状是多种多样的，取决于受累血管的分布。TIA 患者发生卒中的概率明显高于一般人群。一次 TIA 后 1 个月内发生卒中约 4%～8%，1 年内约 12%～13%，5 年内则达 24%～29%。TIA 患者发生卒中在第 1 年内较一般人群高 13～16 倍，5 年内也达 7 倍之多。TIA 是由动脉粥样硬化、动脉狭窄、心脏疾患、血液成分异常和血流动力学变化等多因素导致的一种临床综合征。临床按病变受累血管不同，将本病分为颈动脉系统短暂性脑缺血发作和椎动脉系统短暂性脑缺血发作。

TIA 属于中医学的"中风先兆"、"小中风"、"眩晕"、"头痛"、"目眩"等范畴，本病病位在脑络，主要病机是气虚血瘀，气虚为本，血瘀为标。血瘀是其发生发展的核心。

第一节　颈动脉系统短暂性脑缺血发作

颈动脉系统短暂性脑缺血发作，又名前循环短暂性脑缺血发作，简称颈动脉系统 TIA，是指颈内动脉、眼动脉和大脑中动脉受累，表现为大脑中动脉症状、大脑中动脉与前动脉或后动脉分水岭区症状、眼部症状等。颈动脉系统 TIA 好发于老年人，男性多于女性，其发生卒中的几率较椎—基底动脉系统 TIA 高。其临床特征有以下几点：①起病突然，恢复完全，反复发作；②颈动脉系统 TIA 较椎—基底动脉系统 TIA 发作较少，但持续时间较久，且更易引起完全性卒中。其发病机制有以下几方面：①微血栓　主要来自颈外动脉，特别是颈动脉系统落，胆固醇结晶等，微栓子阻塞动脉硬化性狭窄处的附壁血栓和动脉粥样硬化斑块的脱小动脉后出现缺血症状，当栓子破碎或溶解移向远端时，血流恢复，症状消失。②血流动力学改变　血管壁动脉硬化或管腔狭窄基础上，当出现低血压或血压波动时引起病变血管血流减少，发生一过性脑缺血症状，血压回升后，局部脑血流恢复正常，TIA 症状消失。另外，血液成分改变致血液高凝状态所引起的血流动力学异常亦可引起 TIA。③其他：如脑实质的血管炎或小灶出血。

颈动脉系统 TIA 应归属于中医“中风先兆”的范畴。中风先兆与中风病病因病机大致相同，仅是程度上的差异而已。其病机变化包括以下几个方面的内容：积损正衰，气虚腠理不固，风邪侵袭，入中经络，气血被阻，筋脉失养，或饮食不节，痰湿壅盛，外风引动，痰滞阻络而发病，或忧思恼怒，五志化火，气机失调，心火亢盛，肝郁气滞，肝阳暴亢，风火相煽，气血菀上，脑脉被阻；气血两亏，气滞血瘀或血虚寒凝，阻滞经络。其中尤以气虚、肝阳化风，内风旋动为主。气虚而致血瘀痰阻；风阳内动而致夹痰夹瘀走窜经络四肢、或上扰清窍，发为中风先兆之证，故正虚邪恋为本病特点，治以“扶正祛邪”，使精气血等物质逐渐得到充实，阴阳趋于平衡，最终达到邪去正复，截断病情传变的目的。

诊断要点

参照《中国脑血管病防治指南》中关于颈内动脉系统的 TIA 的诊断要点。

1. TIA 的临床特征：（1）TIA 好发于老年人，男性多于女性，发病突然；（2）局灶性脑或视网膜功能障碍的症状；（3）持续时间短暂，一般 10～15 分钟，多在 1 小时内，最长不超过 24 小时；（4）恢复完全，不遗留神经功能缺损体征；（5）多有反复发作的病史。

2. 颈内动脉系统的 TIA：多表现为单眼（同侧）或大脑半球症状。视觉症状表现为一过性黑矇、雾视、视野中有黑点、或有时眼前有阴影摇晃光线减少。大脑半球症状多为一侧面部或肢体的无力或麻木，可以出现言语困难（失语）和认知及行为功能的改变。

3. 辅助检查

辅助检查的目的在于确定或排除可能需要特殊治疗的 TIA 的病因，并寻找可改善的危险因素以及判断预后。

（1）头颅 CT 和 MRI

头颅 CT 有助于排除与 TIA 类似表现的颅内病变。头颅 MRI 的阳性率更高，但是临床并不主张常规应用 MRI 进行筛查。

（2）超声检查

①颈动脉超声检查：应作为 TIA 患者的一个基本检查手段，常可显示动脉硬化斑块。但其对轻中度动脉狭窄的临床价值较低，也无法辨别严重的狭窄和完全颈动脉阻塞。

②经颅彩色多普勒超声：是发现颅内大血管狭窄的有力手段。能发现严重的颅内血管狭窄、判断侧支循环情况、进行栓子监测、在血管造影前评估脑血液循环的状况。

③经食道超声心动图（TEE）：与传统的经胸骨心脏超声相比，提高了心房、心房壁、房间隔和升主动脉的可视性，可发现房间隔的异常（房间隔的动脉瘤、未闭

的卵圆孔、房间隔缺损）、心房附壁血栓、二尖瓣赘生物以及主动脉弓动脉粥样硬化等多种心源性栓子来源。

（3）脑血管造影

①选择性动脉导管数字减影血管造影（DSA）：是评估颅内外动脉血管病变最准确的诊断手段（金标准）。但脑血管造影价格较昂贵，且有一定的风险，其严重并发症的发生率约为0.5%~1.0%。

②CTA（计算机成像血管造影）和MRA（磁共振显像血管造影）：是无创性血管成像新技术，但是不如DSA提供的血管情况详尽，且可导致对动脉狭窄程度的判断过度。

（4）其他检查

对小于50岁的人群或未发现明确原因的TIA患者、或是少见部位出现静脉血栓、有家族性血栓史的TIA患者应做血栓前状态的特殊检查。如发现血红蛋白、红细胞压积、血小板计数、凝血酶原时间或部分凝血酶原时间等常规检查异常，须进一步检查其他的血凝指标。

通用良方

颈动脉系统TIA的辨病治疗要以益气养血、活血通络为主要治法，尽快扩张脑部血管，增加脑血流，改善脑缺血状态。并配合息风、化痰、祛湿、滋阴等，阻碍和延缓血液凝固。

1. 小续命汤（《备急千金要方》）

【组成与用法】麻黄　桂心　甘草各9克　生姜6克　人参　川芎　白术　附子　防己　芍药　黄芩各12克　防风15克。水煎服，每日1剂，2次/日。

【功效与主治】益气养血，祛风散寒，温阳通脉。

【加减应用】本有热者，去附子，倍芍药。

2. 八风汤（《外台秘要》）

【组成与用法】防风12克　芍药12克　茯苓12克　黄芪18克　独活24克　当归18克　人参18克　干姜18克　炙甘草6克　大豆30克　附子大者（炮）1枚。水煎服，每日1剂，2次/日。

【功效与主治】温气补血，祛风除湿。

3. 豨莶桑葚饮（辽宁中医杂志，1995年第2期）

【组成与用法】豨莶草45~60克　丹参15克　制首乌12克　桑葚子15克　当归10克　川芎10克　桑叶10克　杭菊花10克　白蒺藜15克。水煎服，每日1剂，2次/日。

【功效与主治】滋补营血，活血化瘀，平息内风。

【加减应用】血压高加钩藤、夏枯草、决明子各15克；血脂高加月见草10克，生山楂15克，泽泻10克；上肢麻木加桑枝30克，姜黄10克；下肢麻木加地龙、怀牛膝各12克；面肌麻木加全蝎3克，僵蚕12克，蝉蜕6克；舌强不灵加菖蒲、郁金、延胡索各 12 克；肌肉抽跳加白芍 30 克，甘草 6 克；脚软膝重加木瓜 10 克，杜仲 15 克。

4. 益气活血息风汤（中医研究，1994 年第 1 期）

【组成与用法】黄芪 30 克　丹参 30 克　田三七 10 克　川芎 5 克　白芍 20 克　羚羊角 2 克　葛根 30 克。水煎服，每日 1 剂，2 次/日。

【功效与主治】益气活血通脉，平肝息风镇痉。

【加减应用】痰多加法半夏、茯苓；呕吐加赭石、竹茹；腰酸加熟地黄、牛膝；失眠加炒枣仁。

5. 菊楂六味方（实用中医药杂志，1994 年第 6 期）

【组成与用法】熟地黄 15 克　山茱萸 12 克　山药 15 克　泽泻 12 克　茯苓 12 克　丹皮 9 克　枸杞 12 克　山楂 30 克　菊花 15 克　丹参 20 克　天麻 15 克　女贞子 15 克。水煎服，每日 1 剂，2 次/日。

【功效与主治】滋阴补肾，平肝潜阳，养血息风。

【加减应用】有一过性肢瘫者加黄芪（用量宜大）、地龙；兼有面部麻木或舌强者加僵蚕、钩藤；头昏胀痛较甚伴烦躁、口苦者加栀子、石决明；伴有心悸、胸闷者加酸枣仁，瓜蒌皮。

6. 羚羊角散（《太平圣惠方》）

【组成与用法】羚羊角　茯神　枳壳各 2.5 克　川芎　附子　红花各 1 克　防风　白芷　法半夏各 2 克　麝香 0.3 克。诸药共研细末，每次 1 克，水冲服。

【功效与主治】化痰安神，活血通络。

【加减应用】肝阳暴亢、风火上扰型合天麻钩藤饮加减；痰热腑实、风痰上扰型合星蒌承气汤加减；气虚血瘀型合补阳还五汤加减。

7. 二丹饮（《当代名医临证精华・中风专辑》）

【组成与用法】丹参 30 克　丹皮 12 克　川芎 9 克　赤芍 15 克　红花 9 克　夏枯草 30 克　川牛膝 30 克　钩藤 16 克（后下）　豨莶草 15 克　珍珠母 30 克。水煎服。

【功效与主治】活血化瘀，平肝息风。

【加减应用】头痛眩晕眼花重者加天麻 10 克，茺蔚子 15 克；面赤目红，烦躁易怒，口苦咽干，溲黄赤者加龙胆草 6 克，白薇 6 克；项背强，口角流涎者加葛根 15 克，法半夏 9 克，竹茹 9 克，地龙 9 克。

8. 山花汤（新中医，1991 年第 6 期）

【组成与用法】山楂 12 克　赤芍 12 克　玉竹 12 克　路路通 12 克　红花 3 克　地龙 10 克　当归尾 10 克　丹参 15 克。水煎服，每日 1 剂，2 次/日。

【功效与主治】活血通络。

【加减应用】脾虚纳差加茯苓 15 克；血压偏高加桑寄生 12 克、天麻 10 克；血压偏低加川芎、升麻各 10 克；手足麻木加鸡血藤、牛大力各 40 克；舌蹇语言不利加蜈蚣3克、白僵蚕9克；反应迟钝和记忆减退加石菖蒲10克；久病体虚加黄芪30克。

9. *痰瘀饮*（新中医，1991年第9期）

【组成与用法】丹参30克　法半夏15克　瓜蒌皮12克　浙贝母12克　川芎6克　胆南星9克　天麻12克。水煎服，每日1剂，2次/日。

【功效与主治】祛瘀通络，活血化瘀。

【加减应用】无。

10. *活血潜镇方*（中医药学报，1990年第6期）

【组成与用法】黄芪30克　丹参25克　川芎25克　当归20克　地龙15克　赤芍15克　葛根25克　鸡血藤25克　牛膝25克　茯苓20克　何首乌20克　法半夏10克　生龙骨20克　生牡蛎20克。水煎服，每日1剂，2次/日。

【功效与主治】益气活血，化痰潜镇。

【加减应用】阴虚者加生熟地黄各20克，丹皮20克；阳虚者加淫羊藿10克；肝阳上亢者加钩藤25克；有痰热征象者加黄芩15克，竹茹15克。

11. *防栓汤*（辽宁中医杂志，1990年第11期）

【组成与用法】当归30克　黄芪100克　赤芍20克　川芎20克　丹参30克　地龙20克　天麻20克　首乌30克　草决明（先煎）20克　山楂30克。水煎服，每日1剂，2次/日。

【功效与主治】行气活血，化瘀通脉。

【加减应用】身体壮实者去当归、黄芪。

12. *防瘫方*（中医杂志，1989年第2期）

【组成与用法】何首乌30克　丹参30~60克　川芎10~15克　当归10~20克　赤芍30~60克　生地黄15~30克　生山楂30克　桑葚子15克。水煎服，每日1剂，2次/日。

【功效与主治】滋补肾阴，活血化瘀。

【加减应用】头痛、头晕、头胀较重者，血压较高者，加怀牛膝30克、代赭石30克、钩藤15克、夏枯草30克；舌强不灵，或时有流涎者，加石菖蒲15克、郁金15克；视物昏花明显者，加草决明30克、枸杞子12克、菊花9克；肢体麻木者，加干地龙12克、豨莶草30克；面部麻木者，加僵蚕10克；肌肉抽跳者，加白芍30克、木瓜30克；大便稀，或服药后大便次数明显增多者，加砂仁6克；有气虚症状者，加黄芪15~30克。

13. *龙归汤*（山东中医杂志，1998年第9期）

【组成与用法】地龙15克　当归15克　水蛭6克　川芎12克　三七粉3克（冲服）　黄芪30克　天麻12克　枸杞子15克　菊花12克　泽泻30克　茯苓30克。水煎服，每日1剂，2次/日。

【功效与主治】益气活血，化浊涤痰，滋补肝肾。

【加减应用】无。

14. 抗栓防风丹（中医药学报，1993 第 1 期）

【组成与用法】生地黄 100 克 生首乌 100 克 白芍 150 克 水蛭 50 克 地龙 50 克 大黄 20 克 葛根 100 克 黄连 20 克。上药研细末，装胶囊口服。

【功效与主治】活血化瘀，清热养阴。

【加减应用】无。

15. 先兆防栓汤（北京中医药大学学报，1995 年第 4 期）

【组成与用法】黄芪 30 克 当归 10 克 川芎 15 克 菊花 30 克 玄参 30 克 豨莶草 30 克 昆布 15 克 海藻 20 克。水煎服，每日 1 剂，2 次/日。

【功效与主治】益气行血，祛痰化瘀。

【加减应用】眩晕者加仙鹤草 30 克；舌苔黄腻，便干便难加大黄 10 克。

16. 先兆汤（河北中医，1993 年第 2 期）

【组成与用法】血竭 10 克 穿山甲 10 克 草决明 10 克 生山楂 10 克 丹参 15 克 地龙 10 克。水煎服，每日 1 剂，2 次/日。

【功效与主治】活血通络。

【加减应用】语蹇者加远志、蝉蜕。

17. 首蛭合剂（江西中医药 1996 年第 6 期）

【组成与用法】制首乌 20 克 水蛭 10 克 天门冬 20 克 桃仁 10 克 石菖蒲 10 克 胆南星 10 克 豨莶草 30 克 川牛膝 20 克。水煎服，每日 1 剂，2 次/日。

【功效与主治】滋阴活血化瘀，息风化痰通络。

【加减应用】肝肾阴虚加熟地、山茱萸；肝肾阳虚加熟附子、淫羊藿。症见一过性黑矇者加黄芪、密蒙花；一过性语謇者加桔梗、连翘；一过性手足活动障碍者加黄芪、葛根；耳鸣、眼胀者加天麻、磁石。

18. 党芪丹芎煎（江苏中医，1996 年第 10 期）

【组成与用法】生黄芪 30 克 党参 15 克 白术 10 克 丹参 30 克 川芎 10 克 赤芍 15 克 当归 10 克 葛根 30 克 石菖蒲 10 克 胆南星 10 克。水煎服，每日 1 剂，2 次/日。

【功效与主治】益气活血化瘀。

【加减应用】面红目赤头晕者，加天麻 10 克、钩藤 15 克、石决明（先煎）30 克；言语謇涩者，加远志 6 克、郁金 10 克；腰酸、耳鸣者，加枸杞子、何首乌各 10 克；心中烦热、失眠多梦、舌红、苔黄腻者，加黄连、莲子心各 3 克；大便秘结者，加生大黄 10 克。

19. 三虫逐瘀胶囊（河南中医，1992 年第 2 期）

【组成与用法】水蛭 5 克 蜈蚣 1 条 地龙 10 克 红花 10 克 川芎 10 克 枳壳 10

克 黄芪30克。上药制成浓缩胶囊，每粒含生药0.5克，每次4~6粒，每日3次，口服。

【功效与主治】活血祛瘀，行气通络，息风解痉。

【加减应用】无。

20. 行血祛风汤（河南中医，1992年第4期）

【组成与用法】苏木15克 水蛭5克 丹参15克 地龙10克 炙穿山甲6克。水煎服，每日1剂，2次/日。

【功效与主治】活血化瘀。

【加减应用】上肢麻木无力重者加桑枝、桂枝各10克；下肢症状明显者，加川牛膝6克、桑寄生10克；语言謇涩明显者重用地龙至20克，加石菖蒲6克、僵蚕6克、白芥子6克；血压偏高者，天麻10克、石决明20克。

21. 中风先兆丸（辽宁中医杂志，2006年第12期）

【组成与用法】太子参 何首乌 水蛭 全蝎 天麻 胆南星 大黄 决明子。上药制成水丸，每丸含生药6克，每次1丸，口服，3次/日。

【功效与主治】益气逐瘀、化痰息风。

【加减应用】无。

22. 潜阳息风汤（中外医学研究，2013年第3期）

【组成与用法】天麻15克 桑叶15克 代赭石30克 丹皮10克 党参15克 半夏12克 地黄20克 生蒲黄5克 香附5克 柴胡5克 磁石30克 水蛭5克 牡蛎20克 红花10克 麦冬15克。水煎服，每日1剂，2次/日。

【功效与主治】息风潜阳，调畅气血。

【加减应用】眩晕、头痛重者，加石决明；心烦易怒者，加龙胆草；语言不清者，加郁金、远志；口角流涎者，加益智仁；气虚者，加黄芪、红参；血脂高者，加生山楂、决明子；血压高者，加钩藤；血糖高者，加黄连、黄精。

23. 息风通窍汤（山东中医杂志，2007年第6期）

【组成与用法】熟地黄20克 制何首乌20克 山药20克 白芍12克 当归10克 川芎10克 丹参20克 石决明20克 桑叶10克 菊花10克 茯苓12克 法半夏12克 胆南星6克。水煎服，每日1剂，2次/日。

【功效与主治】滋养肝肾，和营柔肝，活血化痰。

【加减应用】无。

24. 防风通络丸（湖北中医杂志，2012年第10期）

【组成与用法】黄芪30克 白术10克 当归15克 生地黄10克 麦冬10克 天冬10克 龟板10克 代赭石10克 牛膝15克 蜈蚣1条 全蝎5克。制丸剂，口服。

【功效与主治】益气通络，滋阴潜阳。

【加减应用】无。

25. 益气活血息风化痰方（河北中医，2009 年第 1 期）

【组成与用法】炙黄芪 30 克　茯苓 20 克　当归 10 克　党参 10 克　葛根 20 克　天麻 6 克　法半夏 10 克　桃仁 10 克　红花 10 克　桔梗 10 克　石菖蒲 10 克　丹参 10 克　瓜蒌 10 克　玉竹 10 克　决明子 10 克　赤芍 10 克　山茱萸 10 克。水煎服，每日 1 剂，2 次/日。

【功效与主治】益气活血，息风化痰。

【加减应用】无。

26. 凉血活血化瘀方（山东中医杂志，2001 年第 3 期）

【组成与用法】丹参 20 克　赤芍 20 克　红花 15 克　当归 15 克　玄参 20 克　生地黄 15 克　葛根 20 克　牡丹皮 15 克　侧柏叶 15 克　山栀子 10 克　大黄 10 克。水煎服，每日 1 剂，2 次/日。

【功效与主治】凉血活血，化瘀通络。

【加减应用】无。

27. 防瘫丸（中医研究，2012 年第 10 期）

【组成与用法】丹参 30 克　当归尾 20 克　赤芍 15 克　川芎 15 克　桃仁 10 克　黄芪 60 克　首乌 30 克　泽泻 15 克　石决明 30 克　地龙 15 克　钩藤 20 克　郁金 15 克　石菖蒲 15 克　甘草 3 克。以上药物炮制加工、粉碎，制成水丸，6 克/次，2 次/日。

【功效与主治】行气活血化痰，滋阴息风清热。

【加减应用】无。

28. 消瘀安神丸（河南中医，2007 年第 8 期）

【组成与用法】水蛭 80 克　生大黄 45 克　熟地黄 45 克　蝉蜕 60 克　土鳖虫 30 克　琥珀 30 克　石菖蒲 45 克　远志 30 克　猪牙皂 15 克　红参 15 克。制成丸剂，每次 6 克，每日 1 次。

【功效与主治】消瘀祛痰，通络安神。

【加减应用】无。

29. 舒络定眩汤（中医药通报，2006 年第 1 期）

【组成与用法】制首乌 20 克　葛根 30 克　天麻 10 克　怀牛膝 15 克　丹参 15 克　益智仁 10 克　龟板 20 克　龙齿 30 克　女贞子 10 克　旱莲草 10 克　磁石 30 克　枣皮 10 克。水煎服，每日 1 剂，2 次/日。

【功效与主治】养阴潜阳，舒络止痛，息风定眩。主治高血压，短暂性脑缺血发作等。

【加减运用】血压高者，加臭梧桐、小通草。

辨证良方

中风先兆病位在脑，与心、脾、肝、肾密切相关，其病机为气血逆乱，上犯于脑，集中在虚（阴虚、气虚）、火（肝火、心火、相火）、风（肝风、外风）、气

(气逆、气滞)、血。此六端常相互影响，相互作用，交互为病。其治疗以祛风、行气、活血、化痰等法与益气、滋阴、养血等相结合。

1. 痰瘀阻络证

主症：头昏重着，手足麻木，肢体沉重无力，纳呆，饮食减少，舌淡苔腻，脉滑。

治法：除湿化痰通络。

(1) 大醒风汤(《千金翼方》)

【组成与用法】生南星12克　生防风6克　生独活3克　生附子(去皮脐)3克　全蝎1.5克　生甘草各3克　生姜6克。水煎服，每日1剂，2次/日。

【功效与主治】化痰开窍，疏风通络。

【加减应用】本方以辛温药为主组成，长期服用可加白芍、当归等养血活血之药以监制，使其不致为害。

(2) 涤痰汤(《重订严氏济生方》)

【组成与用法】胆南星、法半夏各12克　枳实　茯苓各10克　橘红7.5克　石菖蒲　人参各5克　竹茹3.5克　甘草2.5克。水煎服，每日1剂，2次/日。

【功效与主治】除湿化痰通络。

【加减应用】胸脘痞闷，痰多纳呆者，加白术、陈皮；言语謇涩者，加远志、郁金。

(3) 化痰通络方(上海中医药杂志1990年第5期)

【组成与用法】胆南星9克　法半夏9克　石菖蒲9克　丹参9克　天麻9克。水煎服，每日1剂，2次/日。

【功效与主治】化痰通络。

【加减应用】无。

(4) 活血豁痰方(中医研究，1997年第4期)

【组成与用法】丹参25克　川芎15克　桃仁15克　红花12克　赤芍15克　法半夏12克　胆南星9克　茯苓12克　白术15克　炒枳壳9克　橘红9克　僵蚕12克。水煎服，每日1剂，2次/日。

【功效与主治】活血祛瘀，豁痰祛湿。

【加减应用】畏寒怕冷者加肉桂、制附子、杜仲、巴戟天；血压偏高者加山楂、石决明、泽泻；瘀血较甚者加水蛭、三棱；麻木偏于上肢者加桑枝、天麻；麻木偏于下肢者加牛膝、天麻；麻木偏于面部者加僵蚕、全蝎。

(5) 软坚降脂方(河南中医，1998年第5期)

【组成与用法】桃仁5克　红花5克　赤芍6克　三棱5克　莪术5克　丹参6克　山楂6克　陈皮5克　猪苓6克　甘草4克　黄芪10克　胆南星5克　天竺黄6克　水蛭3克　焦三仙各6克　泽泻6克　白芥子2克　当归6克　川芎5克　桂枝4克　生地

黄6克　川牛膝6克。水煎服，每日1剂，2次/日。

【功效与主治】化瘀软坚，祛痰降脂。

【加减应用】偏痰湿者加白芥子6克、橘红6克；偏热者加黄芩6克、栀子5克。

（6）祛瘀清腑汤（陕西中医函授，1990年第3期）

【组成与用法】桃仁　红花　生川军　赤芍　钩藤　决明子　地龙　川牛膝　竹沥。水煎服，每日1剂，2次/日。

【组成与用法】活血祛瘀，清腑泻下。

（7）黄连温胆汤合桃红四物汤加减（《六因条辨》）

【组成与用法】黄连6克　陈皮10克　茯苓10克　法半夏8克　枳实10克　竹茹10克　桃仁10克　红花6克　川芎10克　生地黄15克　白芍10克　当归10克　全蝎6克　甘草6克。

【功效与主治】豁痰化瘀，通经活络。

【加减应用】痰浊较甚者，加胆南星；胸脘痞闷者加厚朴、薤白等。

2. 肝阳上亢证

主症：头晕发胀，脉弦有力，伴有耳鸣鼻衄，足如踏棉，性情急躁易怒，手足唇舌麻木，口苦咽干，面颜红润，舌红苔黄，脉弦数。

治法：镇肝息风。

（1）镇肝息风汤（《医学衷中参西录》）

【组成与用法】怀牛膝、生赭石（轧细）各30克　生龙骨（捣碎）　生牡蛎（捣碎）　生杭芍　玄参　天冬各15克　川楝子（捣碎）　生麦芽　茵陈各6克，甘草4.5克。水煎服，每日1剂，2次/日。

【功效与主治】镇肝息风，滋阴潜阳，每日1剂，2次/日。

【加减应用】心中烦热甚者，加石膏、栀子以清热除烦；痰多者，加胆南星、竹沥水以清热化痰；尺脉重按虚者，加熟地黄、山茱萸以补肝肾；血瘀明显者，加桃仁、红花、丹参、地龙等；头痛目胀者加菊花、夏枯草；言语謇涩者加石菖蒲、远志。

（2）平肝潜阳方（上海中医药杂志，1990年第5期）

【组成与用法】珍珠母30克　生牡蛎30克　生槐米15克　豨莶草15克　夏枯草15克　牛膝9克　赤芍9克。水煎服，每日1剂，2次/日。

【功效与主治】平肝潜阳。

【加减应用】无。

（3）天麻牛膝首乌煎（陕西中医函授，1990年第6期）

【组成与用法】天麻　钩藤　牛膝　酸枣仁各15克　代赭石　石决明　夜交藤　制首乌　丹参　川芎各30克　菊花15克。水煎服，每日1剂，2次/日。

【功效与主治】平肝潜阳，活血通络。

【加减应用】无。

(4) 潜阳息风汤（中外医学研究，2013 年第 3 期）

【组成与用法】天麻 15 克　桑叶 15 克　代赭石 30 克　丹皮 10 克　党参 15 克　法半夏 12 克　干地黄 20 克　生蒲黄 5 克　香附 5 克　柴胡 5 克　磁石 30 克　水蛭 5 克　牡蛎 20 克　红花 10 克　麦冬 15 克。水煎服，每日 1 剂，2 次/日。

【功效与主治】重镇潜阳，活血通络。

【加减应用】眩晕头痛者加石决明；心烦易怒者加龙胆草；言语不清者加郁金、远志；口角流涎者加益智仁；气虚者加黄芪、红参；血脂高者加生山楂、决明子；血压高者，加钩藤；血糖高者，加黄连、黄精。

(5) 活血平肝方（中医研究，1997 年第 10 期）

【组成与用法】丹参 25 克　川芎 15 克　桃仁 15 克　红花 12 克　赤芍 15 克　珍珠母 25 克　川牛膝 15 克　黄芩 9 克　山栀 9 克　夏枯草 9 克。水煎服，每日 1 剂，2 次/日。

【功效与主治】平肝潜阳，活血祛瘀。

【加减应用】畏寒怕冷者加肉桂、制附子、杜仲、巴戟天；血压偏高者加山楂、石决明、泽泻；瘀血较甚者加水蛭、三棱；麻木偏于上肢者加桑枝、天麻；麻木偏于下肢者加牛膝、天麻；麻木偏于面部者加僵蚕、全蝎。

(6) 平肝潜阳方（中国实用神经疾病杂志，2008 年第 6 期）

【组成与用法】玄参　钩藤　龙胆草　夏枯草各 4 克　地龙　枣仁　石决明　夜交藤　川芎　赤芍　红花各 6 克。水煎服，每日 1 剂，2 次/日。

【功效与主治】平肝潜阳，活血通络。

【加减应用】大便干者加大黄；心烦、心悸者加朱砂安神丸。

3. 气虚血瘀证

主症：头晕眼花，肢软无力，动则加重，手指发麻，夜间加重，舌质有瘀点，脉细涩。

治法：益气活血通络。

(1) 补阳还五汤（《医林改错》）

【组成与用法】生黄芪 120 克　当归尾 6 克　赤芍 5 克　地龙　川芎　红花　桃仁各 3 克。水煎服，每日 1 剂，2 次/日。

【功效与主治】健脾益气，活血通络。

【加减应用】麻木偏于上肢者加桑枝、桂枝以引药上行，温经通络；下肢为主者，加牛膝、杜仲以引药下行，补益肝肾；言语不利者加石菖蒲、郁金、远志等化痰开窍；痰多者加法半夏、天竺黄以化痰；偏寒者加附子以温阳散寒；脾胃虚弱者，加党参、白术以补气健脾；血压偏高者，加珍珠母、石决明、磁石、牛膝，黄芪用量宜少；血压偏低者，黄芪宜加量；血脂高者，加山楂、大黄；失眠者，加知母、茯神、酸枣仁；眩晕者，加菊花、蔓荆子、白芷、延胡索。

（2）活血益气方（中医研究，1997年第4期）

【组成与用法】丹参25克　川芎15克　桃仁15克　红花12克　赤芍15克　黄芪30克　党参15克　桂枝9克　丝瓜络12克　甘草6克。水煎服，每日1剂，2次/日。

【功效与主治】活血祛瘀，益气通络。

【加减应用】畏寒怕冷者加肉桂、制附子、杜仲、巴戟天；血压偏高者加山楂、石决明、泽泻；瘀血较甚者加水蛭、三棱；麻木偏于上肢者加桑枝、天麻；麻木偏于下肢者加牛膝、天麻；麻木偏于面部者加僵蚕、全蝎。

（3）黄精地龙饮（陕西中医函授，1990年第6期）

【组成与用法】黄芪100克　党参　黄精　当归　首乌　丹参　川芎各30克　地龙　赤芍　白芷　生蒲黄各15克　炙甘草10克。水煎服，每日1剂，2次/日。

【功效与主治】补益气血，化瘀通络。

【加减应用】无。

（4）通脉舒络汤（《首批国家级名老中医效验秘方精选》）

【组成与用法】黄芪30克　红花10克　川芎10克　地龙15克　川牛膝15克　丹参30克　桂枝10克　山楂30克。水煎服，每日1剂，2次/日。

【功效与主治】益气活血，通脉舒络，排滞荡邪，祛瘀生新。

【加减应用】若意识或语言障碍明显，属于气郁或痰湿内阻者加郁金12克、石菖蒲10克、法半夏10克、茯苓15克；语言障碍，吞咽困难者去桂枝，加胆南星10克、郁金10克；头痛较甚者，去桂枝、红花，加僵蚕10克、菊花15克；眩晕明显，若系肝阳上亢者，去桂枝、川芎、黄芪，加珍珠母（先煎）30克、茺蔚子10克；纳呆胸闷、舌苔白腻、湿浊明显者加白术、茯苓各10克、薏仁或藿香、佩兰各10克；呕吐者加竹茹、法半夏各10克；便秘、口臭者加大黄（后下）12克；抽搐者，去桂枝，加僵蚕、钩藤各10克。

（5）补气通滞方（中国实用医药，2013年第6期）

【组成与用法】黄芪20克　刺五加皮15克　赤芍10克　丹参15克　红花5克　川芎10克　地龙10克　鸡血藤20克　甘草10克。水煎服，每日1剂，2次/日。

【功效与主治】养血活血，疏经通络。

（6）养血息风汤加减（光明中医，2009年第2期）

【组成与用法】熟地黄24克　制首乌20克　白芍15克　黄芪30克　当归12克　牛膝20克　天麻12克　桑葚子20克　钩藤12克。水煎服，每日1剂，2次/日。

【功效与主治】益气养血息风。

【加减应用】肢体麻木，加桑枝、鸡血藤；大便秘结，加火麻仁、郁李仁；小便失禁，加桑螵蛸、菟丝子；语言不利者，加石菖蒲、远志；口眼歪斜者，加全蝎、僵蚕。

4. 肝肾阴虚证

主症：神疲健忘，耳鸣如蝉，甚则突然昏仆，昏不知人，短时即醒，双目干涩，视物昏花，甚则出现一过性眼盲，失眠多梦，腰膝酸软，手足心热，口干，舌红少苔或无苔，脉沉细涩。

治法：滋补肾阴。

（1）杞菊地黄丸（《中国药典》）

【组成与用法】龟板30克　枸杞子10克　天门冬20克　菊花10克　白芍30克　怀牛膝15克　杜仲15克　桑寄生15克　熟地黄10克　山茱萸10克　茯苓15克　泽泻10克　山药10克　砂仁6克（后下）　甘草6克。水煎服，每日1剂，2次/日。

【功效与主治】滋补肾阴。

【加减应用】五心烦热者加知母10克、黄柏10克。

（2）大定风珠（《温病条辨》）

【组成与用法】生白芍18克　阿胶9克　生龟板12克　干地黄18克　火麻仁6克　五味子6克　生牡蛎12克　麦冬18克　炙甘草12克　鸡子黄（生者）2个　生鳖甲12克。水煎服，每日1剂，2次/日。

【功效与主治】滋阴养血，息风潜阳。

【加减应用】气虚而喘者，加人参；自汗加龙骨、人参、浮小麦；心悸加茯神、人参、浮小麦；有痰加天竺黄、贝母；地热加白薇、地骨皮。

（3）李氏加味建瓴汤（陕西中医函授，1988年第3期）

【组成与用法】生山药15克　生龙骨15克　生白芍20克　钩藤15克　僵蚕10克　牛膝10克　生牡蛎20克　柏子仁10克　桑枝15克　丹皮15克　代赭石15克　生地黄15克　石膏20克。水煎服，每日1剂，2次/日。

【功效与主治】滋阴潜阳。

【加减应用】头痛眩晕、面赤目红、烦躁易怒、口苦咽干、小便黄、脉弦、舌边尖红可加龙胆泻肝丸。

（4）女贞首乌丹参煎（陕西中医函授，1990年第6期）

【组成与用法】熟地黄　女贞子各20克　山萸肉　枸杞子　益智仁　丹皮各15克；制首乌　葛根　丹参　川芎各30克　菊花　石菖蒲各10克。水煎服，每日1剂，2次/日。

【功效与主治】补益肾精，活血化瘀。

【加减应用】无。

（5）活血益肾方（中医研究，1997年第4期）

【组成与用法】丹参25克　川芎15克　桃仁15克　红花12克　赤芍15克　白芍15克　元参15克　天冬15克　龟板20克　龙骨20克　牡蛎20克　牛膝18克　枸杞15克　首乌15克。水煎服，每日1剂，2次/日。

【功效与主治】滋补肝肾，活血祛瘀。

【加减应用】畏寒怕冷者加肉桂、制附子、杜仲、巴戟天；血压偏高者加山楂、石决明、泽泻；瘀血较甚者加水蛭、三棱；麻木偏于上肢者加桑枝、天麻；麻木偏于下肢者加牛膝、天麻；麻木偏于面部者加僵蚕、全蝎。

（6）河车大造丸（《内科概要》）

【组成与用法】党参15克　茯苓15克　熟地黄15克　天冬15克　麦冬15克　紫河车粉（兑服）9克　龟板15克　杜仲15克　牛膝15克　黄柏15克　郁金15克　甘草10克。水煎服，每日1剂，2次/日。

【功效与主治】补肾益精。

【加减应用】无。

（7）建瓴汤加减（光明中医，2009年第2期）

【组成与用法】牛膝18克　龙骨20克　牡蛎20克　白芍15克　赭石20克　生地黄20克　麦冬18克　柏子仁15克　淮山药20克。水煎服，每日1剂，2次/日。

【功效与主治】滋养肝肾，平肝潜阳。

【加减应用】热象甚者加龙胆草、栀子，头痛、眩晕重者加天麻、钩藤、菊花，大便秘结者加大黄或番泻叶，语言不利者加郁金、石菖蒲、胆南星。失眠多梦者加珍珠母、龙齿、夜交藤、茯神。

辨证良方

1. 因局部脑组织缺血而致患者偏侧肢体感觉障碍专方

（1）芎藭方（《备急千金要方》）

【组成与用法】川芎　黄芩　石膏　当归　秦艽　麻黄　桂心各12克　杏仁21克　干姜　甘草各6克（一方无石膏，用黄连）。水煎服，每日1剂，2次/日。

【功效与主治】清热通络。

【加减应用】强笑不止者，加玄参；强哭者，加百合；大便秘结者，加大黄、芒硝；小便短赤者，加竹叶、车前子。

（2）芎桂散（《三因极一病证方论》）

【组成与用法】川乌头（切作片，水浸一宿，切作算子条，更以米泔浸一宿，不洗，晒干，麸炒微赤为度）　川芎　桂心　炙甘草　炮干姜各3克。上药为末，温盐酒调下，日3次。

【功效与主治】祛风散寒，温经通络。

【加减应用】气血不足者，加黄芪、人参、当归、牛膝、杜仲等；风湿较重者，加羌活、独活、秦艽等；痰湿内阻者，加茯苓、白术等。

（3）大秦艽汤（《素问病机气宜保命集》）

【组成与用法】秦艽18克　甘草12克　川芎12克　当归12克　白芍12克　细辛3克　川羌活6克　防风6克　黄芩6克　石膏12克　白芷6克　白术6克　生地黄6克

熟地黄6克　白茯苓6克　川独活12克。水煎服，每日1剂，2次/日。

【功效与主治】养血荣筋，疏风清热。

【加减应用】如遇天阴，加生姜七八片煎；如心下痞，加枳实12克，同煎。

（4）小防风汤（《医方类聚》）

【组成与用法】防风（去芦）　秦艽（去苗）　羌活　附子（炮，去皮脐）各12克。煎汤时加生姜三片，去滓，入生地黄汁20ml，再煎数沸，空心服。

【功效与主治】祛风散寒，除湿通络。

【加减应用】无生地黄汁时，加干地黄同煎。下肢瘫痹者，去羌活，加牛膝、桑寄生、骨碎补；病程较长者，去羌活，加僵蚕、全蝎、蜈蚣。

（5）通痹汤（陕西中医，1992年第4期）

【组成与用法】黄芪30～60克　桂枝15～30克　当归12克　红花12克　僵蚕12克　赤芍12克　丹参20克　鸡血藤20克　地龙20克　水蛭粉6克（冲服）　甘草3克。水煎服，每日1剂，2次/日。

【功效与主治】益气温阳，活血化瘀。

【加减应用】合并高血压者，去桂枝，减黄芪用量，酌加白芍、枸杞、生地黄、代赭石；伴冠心病胸闷痛者，酌加枳壳、瓜蒌、薤白、三七；合并糖尿病者，去桂枝，加花粉、生地黄、知母、玉竹；血脂高者，酌加茵陈、泽泻、山楂利湿化痰；伴睡眠障碍者，酌加枣仁、远志、夜交藤宁心安神。

2. 外侧裂周围及分水岭区脑组织缺血所致发作性失语专方

（1）桑枝饮子（《太平圣惠方》）

【组成与用法】桑枝15克　黑豆30克　独活30克　生姜3克　羌活30克。水煎服，服用时加竹沥20ml。

【功效与主治】祛风除湿，散寒通络。

【加减应用】气血不足者，加黄芪、党参、当归等；痰浊壅盛者，加旋覆花、法半夏、桔梗等。

（2）解语散（《太平圣惠方》）

【组成与用法】桂心6克　羌活　防风（去芦头）各12克　附子（炮，去皮脐）6克　赤箭6克　羚羊角屑6克　酸枣仁6克　甘草（炙微赤，锉）6克。常规煎汤，入竹沥30ml。

【功效与主治】疏风化痰，清心安神。

【加减应用】痰热壅盛者，去桂心、附子；内风者去羌活、防风，加僵蚕、钩藤。

（3）神仙解语丹（《妇人大全良方》）

【组成与用法】炮白附子　石菖蒲（去毛）　远志（去心，甘草水煮十沸）　天麻　全蝎（酒炒）　羌活　白僵蚕（炒）　胆南星各30克　木香15克。上为细末，面糊为丸，辰砂为衣，每丸1克，生姜、薄荷汤吞下。

【功效与主治】化痰开窍。

【加减应用】肝热者，加羚羊角、犀角；心热者，加莲子芯、黄芩；瘀血者，加桃仁、田七；呕吐者，加竹茹、法半夏；便秘者，加大黄、莱菔子。

（4）解语汤（《赤水玄珠》）

【组成与用法】羌活　防风　天麻各12克　肉桂　川芎　南星各6克　陈皮9克　白芷15克　当归　人参　甘草各9克　酸枣仁12克　羚羊角1克（一方有石菖蒲12克，远志6克）。水煎服，入竹沥30ml，每日1剂，2次/日。

【功效与主治】祛风化痰通络。

【加减应用】若头晕、面赤者，加黄芩、牛膝。

（5）生葛根汤（《医心方》）

【组成与用法】生葛根100克　生姜汁3毫升　竹沥100毫升。生葛根捣碎，榨取汁令尽，与竹沥、生姜汁绵滤之，细细暖服。

【功效与主治】清热化痰。

【加减应用】无竹沥时，用篁竹根100克加水缓煎代之。

（6）转舌膏（《医方简义》）

【组成与用法】连翘100克　山栀　薄荷　淡竹叶　黄芩　桔梗各50克　甘草　石菖蒲　远志肉各40克。上为末，炼蜜为丸。

【功效与主治】清热化痰，理气利咽。

【加减应用】肝肾阴虚者，加龟板、鳖甲、生地黄；瘛疭者，加蜈蚣、钩藤、天麻。

第二节　椎—基底动脉系统短暂性脑缺血发作

椎—基底动脉系统TIA临床表现较颈动脉系统复杂，发作方式多样化，有时有细小差异，如一次发作面部及手指麻木无力，另一次发作仅累及手指；又如某次发作出现眩晕和共济失调，以后发作又出现复视，有时两侧肢体交替受累，也可在数秒或数分钟内逐渐向其他部位扩散，发作可突然停止或消退。椎—基底动脉系统TIA约占TIA总数的20%，其持续时间较颈动脉系统TIA短，但发作频率较高。多发于50～70岁中老年人，男性多于女性。后循环TIA主要因后循环缺血引起，其发病机制有以下几点：①动脉粥样硬化是后循环缺血最常见的血管病理表现，导致后循环缺血的机制包括：大动脉狭窄和闭塞引起低灌注、血栓形成及动脉源性栓塞等。动脉粥样硬化好发于椎动脉起始段和颅内段；②栓塞是后循环缺血最常见的发病机制，约占40%，栓子主要来源于心脏、主动脉和椎—基底动脉。最常见的栓塞部位是椎动脉颅内段和基底动脉远端；③穿支小动脉病变，包括玻璃样变、微动脉瘤和小动脉起始部的粥样硬化病变，好发于桥脑、中脑和丘脑。

后循环 TIA 应归属于中医“眩晕”的范畴。其病因病机主要有以下几方面：1. 忧思恼怒，肝失调达，肝气郁结，气郁化火伤阴，肝阴耗伤，风阳易动，发为眩晕，或肾阴素亏，不能养肝，水不涵木，木少滋荣，阴不维阳，肝阳上亢，肝风内动，发为眩晕；2. 过食肥甘醇酒，脾失健运，聚湿成痰，痰阻经络，清阳不升，清空之窍失其所养，所以头目眩晕；3. 平素操劳过度，形神失养，导致肾精暗耗，或老年肾亏，不能生髓，而脑为髓之海，髓海不足，上下俱虚，发为眩晕；4. 本病四季均可发生，但与季节、气候变化有关。入冬骤然变冷，寒邪入侵，可影响血脉循行。《素问·调经论》谓：“寒独留，则血凝泣，凝则脉不通”，是以容易发病。或早春转暖之时，正值厥阴风木主令，内应于肝，风阳暗动亦可发为眩晕。中医学认为眩晕的病位在脑，与肝、脾、肾三脏有关，三者之中又以肝为主，后循环 TIA 眩晕多系本虚标实，病因病机彼此相互影响，相互转化，发作期以标实为主，缓解期以本虚为主，故治疗本病时，必须重视辨证，分清标本，依其缓急而治。

诊断要点

1. 年龄、性别：TIA 好发于老年人，男性多于女性。

2. TIA 的临床特征：（1）发病突然；（2）局灶性脑或视网膜功能障碍的症状；（3）持续时间短暂，一般 10～15 分钟，多在 1 小时内，最长不超过 24 小时；（4）恢复完全，不遗留神经功能缺损体征；（5）多有反复发作的病史。

3. 椎—基底动脉系统 TIA 的症状：通常表现为眩晕、头晕、构音障碍、跌倒发作、共济失调、异常的眼球运动、复视、交叉性运动或感觉障碍、偏盲或双侧视力丧失。椎—基底动脉缺血的患者可能有短暂的眩晕发作，但需同时伴有其他神经系统症状或体征，较少出现晕厥、头痛、尿便失禁、嗜睡、记忆缺失或癫痫等症状。注意临床孤立的眩晕、头晕、或恶心很少是由 TIA 引起。

4. 辅助检查：同颈动脉系 TIA。

通用良方

椎—基底动脉系统 TIA 基本病机为本虚标实，故其总的治疗原则为补虚泻实，调整阴阳。治疗过程中既要重视扶正，如益气养血、滋补肝肾，又要重视祛邪，如祛风、行气、活血、化痰、除湿等，只有标本兼顾，才能达到治愈疾病的目的。

1. 泽泻汤（《金匮要略》）

【组成与用法】泽泻 25 克　白术 15 克。水煎服，每日 1 剂，2 次/日。

【功效与主治】健脾利湿，化痰止眩。

【加减应用】脑动脉硬化者加丹参、川芎各 15 克，三七 5 克；高血压者加桑寄生、石决明各 30 克，菊花 10 克；高脂血症者加山楂、法半夏、茯苓各 15 克。

2. 复方蛭蚓汤（黑龙江中医药，1997 年第 6 期）

【组成与用法】水蛭粉6~8克（冲服） 地龙15~30克 川芎15~30克 桃仁15克 红花10克 丹参15~30克 穿山甲10克。水煎服，每日1剂，2次/日。

【功效与主治】活血化瘀通络。

【加减应用】有高血压者加天麻、钩藤、杭菊花、黄芩、夏枯草；高脂血症、动脉硬化者加泽泻、草决明、首乌、山楂；糖尿病加花粉、元参、黄芪、黄精。

3. 通络止眩汤（中国中西医结合杂志，1995年06期）

【组成与用法】丹参 葛根 鹿衔草各30克 川芎 赤芍 自然铜 穿山甲各15克 红花 全蝎 胆南星各6~12克 蜈蚣1~2条。水煎服，每日1剂，2次/日。

【功效与主治】活血通络。

【加减应用】兼有动风者，加天麻、钩藤、石决明、菊花、桑叶；兼有热象者，加黄连、黄芩；痰热伤津，舌质干红者，加沙参、麦冬、石斛等；兼颈椎骨质增生或于气候变化时发作次数增多者，加汉防己、秦艽；血脂增高、动脉硬化者，加生蒲黄、生山楂、生首乌；合并冠心病频发性室性早搏者，加三七、苦参。

4. 定眩汤（中医药导报，2008年第8期）

【组成与用法】陈皮10克 白术15克 法半夏10克 泽泻10克 天麻15克 白芍15克 川芎10克 桃仁10克 红花6克 柴胡10克。水煎服，每日1剂，2次/日。

【功效与主治】息风化痰，活血祛瘀。

【加减应用】偏于风火上扰者，加钩藤、白蒺藜各10克；偏于痰湿中阻者，加用泽泻12克、胆南星10克；偏于气血亏虚者，加黄芪20克、当归10克；呕吐严重者加用竹茹10克、代赭石20克；肾精不足者，加何首乌30克、枸杞子15克。

5. 通络活血汤（中医杂志，1995年第10期）

【组成与用法】生石决明30克 黛蛤粉30克 旋覆花9克 代赭石9克 桑寄生30克 威灵仙10克 地龙10克 穿山甲9克 僵蚕9克 豨莶草12克 竹茹12克 鸡血藤20克 知母9克 全蝎3克。水煎服，每日1剂，2次/日。

【功效与主治】育阴平肝，活血通络。

【加减应用】痰湿盛加法半夏9克、陈皮6克、茯苓12克；言语不利加羚羊角粉（冲服）1克、菖蒲9克、郁金9克；失语者加天麻3克、白附子3克；脉数大有力者，加生石膏30克、龙胆草9克、山栀9克；头重脚轻者，加白蒺藜10克、钩藤12克（后入），杭菊花9克、龙胆草9克、牛膝9克、羚羊角粉0.6克（冲服）。

6. 刘祖贻经验方（湖南中医杂志，1992年第5期）

【组成与用法】天麻10克 钩藤12克 石决明30克 珍珠母30克 牛膝10克 全蝎5克 僵蚕10克 丹参15克 地龙10克。水煎服，每日1剂，2次/日。

【功效与主治】平肝潜阳，活血化瘀。

【加减应用】喉中痰鸣者加胆南星、天竺黄、远志、石菖蒲；夜尿多者加枸杞子、山茱萸；失眠多梦者加酸枣仁、夜交藤；大便秘结者，加草决明、酒制大黄；小便癃闭者，加泽泻、车前子；纳少者，加佛手、山楂；气虚便溏者，加黄芪、白术；脑血栓形成者，加红花、益母草

7. 软脉汤（浙江中医杂志，1997 年第 4 期）

【组成与用法】生黄芪 20 克　麦冬　法半夏　茯苓　川芎　天麻　钩藤　海藻各 10 克　首乌　丹参各 15 克　五味子 6 克　水蛭 3 克。水煎服，每日 1 剂，2 次/日。

【功效与主治】益气养阴，活血通络。

【加减应用】目涩黑矇者加枸杞子、菊花各 10 克；高血压者加防己、葛根各 10 克；高血脂者加决明子 20 克、泽泻 10 克，生山楂 15 克；记忆减退者加石菖蒲、远志各 6 克。

8. 活血降黏汤（中医药研究，2000 年第 6 期）

【组成与用法】丹参　首乌　草决明　山楂　泽泻各 20 克　桃仁　红花　菊花各 10 克　水蛭 6 克（冲服）。水煎服，每日 1 剂，2 次/日。

【功效与主治】化痰活血，息风通络，降黏抗凝。

【加减应用】肝阳上亢者，加天麻 12 克、钩藤 20 克；肝肾阴虚者，加鳖甲、熟地黄各 15 克；气虚血瘀者，加黄芪 30 克、当归 10 克；痰瘀互结者，加地龙、僵蚕各 12 克。

9. 镇眩汤（新中医杂志，1991 年第 2 期）

【组成与用法】桂枝 10 克　白术 10 克　生地黄 10 克　炙甘草 10 克　川芎 10 克　茯苓 12 克　当归 12 克　白芍 12 克　生龙骨 30 克　生牡蛎 30 克。水煎服，每日 1 剂，2 次/日。

【功效与主治】健脾除湿，化痰活血，镇痉息风。

【加减应用】痰湿明显者，加泽泻 15 克、法半夏 10 克。

10. 八味降压汤（新中医，2004 年第 4 期）

【组成与用法】黄芪　钩藤各 30 克　杜仲　当归　何首乌　赤芍各 15 克　川芎　黄柏各 12 克。水煎服，每日 1 剂，2 次/日。

【功效与主治】益气补血，活血祛瘀，平肝降火。

【加减应用】头晕头痛、夜寐不安者，加龙齿 30 克；肢体乏力、舌淡，脉细弱者，加云苓 15 克。

12. 脑脉宁胶囊（中国中医药科技，1999 年第 5 期）

【组成与用法】黄芪 30 克　水蛭 5 克　凌霄花 10 克　泽泻 10 克　石菖蒲 10 克　胆南星 10 克。一次 5 粒，一日 3 次。

【功效与主治】益气活血通脉，消瘀散结降浊。

13. 益气活血化痰方（宋洁经验方，陕西中医，2009 年第 6 期）

【组成与用法】红景天5克 黄芪 丹参各15克 赤芍 葛根 天麻 川芎 白术 法半夏各10克。水煎服，每日1剂，2次/日。

【功效与主治】活血祛瘀通络，化痰开窍止眩。

【加减应用】颈部僵直不适者加威灵仙；高血压者加钩藤、杜仲；伴耳鸣者加石菖蒲、泽泻；伴失眠者加酸枣仁、远志。

14. *祛痰活血止眩汤*（中国中医急症，2009年第4期）

【组成与用法】法半夏10克 茯苓12克 陈皮15克 天麻10克 黄芪30克 川芎10克 蔓荆子10克 葛根20克 丹参15克 赤芍10克 地龙15克。水煎服，每日1剂，2次/日。

【功效与主治】健脾化痰祛风，补气活血通络。

【加减应用】高血压者，加钩藤15克、夏枯草15克；气血两虚者，加党参15克、当归10克；肝肾阴虚者，加白芍15克、枸杞子10克。

15. *清脑通络汤*（乡村医生，2011年第10期）

【组成与用法】草决明30克 川芎12克 赤芍10克 川牛膝15克 山楂15克 水蛭6克 丹参15克 神曲30克 磁石（先煎）30克 菊花12克 葛根15克 地龙10克 豨莶草30克。水煎服，每日1剂，2次/日。

【功效与主治】清脑降压，活血通络。

【加减应用】肝肾不足者，加山茱萸12克、杜仲12克、桑寄生15克；言语迟钝者，加胆南星12克、石菖蒲12克、郁金15克、天竺黄15克；胸闷胸痛者，加瓜蒌10克、薤白12克、三七粉6克（冲服）；肢体不利者，加鸡血藤20克、威灵仙15克。

16. *化痰活血汤*（中医药导报，2008年第2期）

【组成与用法】法半夏9克 陈皮9克 白术15克 天麻12克 赤芍12克 川芎9克 桃仁12克 红花9克 葛根30克。水煎服，每日1剂，2次/日。

【功效与主治】化痰息风，活血化瘀。

【加减应用】气血两虚型，加黄芪30克，当归10克、肝阳上亢型，加川牛膝30克、决明子15克；肾精不足型，加何首乌30克、山茱萸10克、枸杞子15克；痰浊中阻型，加苍术10克、制南星9克。

17. *清灵定眩汤*（中国中西医结合杂志，2006年第11期）

【组成与用法】法半夏12克 茯苓60克 天麻18克 白术30克 党参30克 石菖蒲12克 白蒺藜15克。水煎服，每日1剂，2次/日。

【功效与主治】益气活血，息风涤痰。

【加减应用】恶心呕吐甚者，加用生姜5片、大枣5枚；若瘀象明显，可加葛根30克、丹参30克加减。

18. 镇眩饮（陕西中医，2015年第2期）

【组成与用法】天麻10克　川芎10克　茯苓15克　葛根20克　当归15克　白术15克。水煎服，每日1剂，2次/日。

【功效与主治】涤痰化瘀，镇眩通络。

【加减应用】若面色红赤、急躁易怒、口气臭晦、大便干燥，肝热明显者，加水牛角、野菊花、山栀；若兼见耳鸣，头痛且胀，急燥易怒，少寐多梦，口苦，肝阳上亢者，加灵磁石、生龙牡、石决明；四肢不温，舌质淡，脉沉细，偏于阳虚者，加淫羊藿、仙茅、沙菀子、细辛；兼神疲健忘，腰膝酸软，遗精耳鸣酸，失眠多梦，五心烦热，舌质红，脉弦细，偏于阴虚火旺者，加知母，黄柏；兼神疲乏力、活动后加重，脉细或弱属气虚者加黄芪、白术；面色苍白或萎黄、唇舌色淡、脉虚无力属血虚者加灵芝、当归；兼气郁者加柴胡、枳实、郁金；血瘀明显者加桃仁、红花；痰浊明显者加胆南星、茯苓、薏苡仁。

19. 风饮汤（山东医药，2007年第21期）

【组成与用法】龙骨15克　牡蛎20克　桂枝10克　寒水石15克　滑石10克　石膏20克　赤石脂10克　白石脂10克　干姜6克　大黄6克　紫石英10克　甘草6克。水煎服，每日1剂，2次/日。

【功效与主治】滋阴潜阳，化痰行瘀。

【加减应用】肝气郁者加柴胡、枳壳、郁金，痰热者加胆南星、竹茹，血瘀者加用桃仁、丹参。

辨证良方

椎—基底动脉系统TIA的治疗可根据标本缓急分别治疗，可采取平肝、息风、潜阳、清火、化痰、活血等法以治其标，补益气血、补肾填精等法以治其本。

1. 痰浊上扰证

主症：眩晕欲倒，如坐舟车，头昏如蒙，头痛胸闷，恶心欲呕，四肢无力，食少多寐，舌胖大，苔白腻，脉弦滑。

治法：燥湿祛痰，健脾和胃。

（1）半夏白术天麻汤加减（《医学心悟》）

【组成与用法】法半夏4.5克　天麻3克　茯苓3克　白术9克　橘红3克　甘草1.5克　生姜1片　大枣2枚。水煎服，每日1剂，2次/日。

【功效与主治】祛风化痰。

【加减应用】风痰甚者，加僵蚕、全蝎；痰浊内阻甚者，加车前子、泽泻；素体阳虚，痰从寒化，痰饮内停，上犯清窍者，加苓桂术甘汤合泽泻汤温化痰饮。

（2）三生丸（《普济本事方》）

【组成与用法】法半夏　胆南星　白附子各30克。上为末，滴水为丸，每服5克，生姜汤送下。

【功效与主治】燥湿化痰。

【加减应用】脾虚生痰者，加茯苓、白术、陈皮；肾虚生痰者，加泽泻、猪苓；肺闭生痰者，加生姜、石菖蒲。

（3）升清降浊汤（实用中医药杂志，1997年第3期）

【组成与用法】葛根20克　升麻9克　柴胡6克　泽泻20克　法半夏9克　云茯苓12克　怀牛膝12克　甘草6克。水煎服，每日1剂，2次/日。

【功效与主治】升清降浊，扶正祛邪。

【加减应用】脾胃气虚者，加黄芪、党参；血虚者，加四物汤；阳气虚者，加肉桂、附子；痰浊上泛者，加天麻、陈皮；肝阳上亢者，去柴胡，加龙骨、牡蛎、石决明；肝火上炎者，加龙胆草、栀子、生地黄；肝肾虚者，加熟地黄、肉苁蓉等。

（4）洗心汤（四川中医，1991年第12期）

【组成与用法】党参　茯苓各18克　法半夏　石菖蒲各12克　陈皮　炮附子　神曲　肉桂　酸枣仁各9克　甘草3克。水煎服，每日1剂，2次/日。

【功效与主治】化痰宣窍，健脾温肾。

【加减应用】无。

（5）旋覆半夏白术天麻汤（江西中医药，1990年第1期）

【组成与用法】代赭石（碎）25克　旋覆花（包煎）10克　法半夏15克　枳实8克　柿子蒂10克　天麻10克　生晒参10克　白术10克　云茯苓15克　生甘草6克　生姜3片　大枣5枚。水煎服，每日1剂，2次/日。

【功效与主治】降逆化痰，息风止眩。

【加减应用】无。

（6）加味温胆汤（四川中医，1996年第4期）

【功效与主治】陈皮10克　法半夏10克　茯苓10克　枳壳10克　竹茹10克　甘草5克。水煎服，每日1剂，2次/日。

【功效与主治】燥湿化痰，降逆止呕。

【加减应用】肝阳上亢者，加钩藤、天麻、石决明；气血亏虚者，加黄芪、首乌、当归；血瘀者，加丹皮、地黄、柴胡。

（7）眩晕宁片（内蒙古中医药，2014年24期）

【组成与用法】泽泻　白术　茯苓　陈皮　制半夏　女贞子　墨旱莲　菊花　牛膝　甘草。3片，口服，3次/日。

【功效与主治】健脾利湿，补益肝肾。

【加减应用】无。

（8）三仁温胆汤加减（北京中医药，2008年第7期）

【组成与用法】陈皮9克　法半夏9克　茯苓12克　枳实12克　竹茹9克　杏仁9克　薏仁30克　白蔻仁9克（后下）　生姜6克　大枣9克。水煎服，每日1剂，2次/日。

【功效与主治】行气健脾，化痰利湿。

（9）柴守方经验方（江苏中医药，2011 年第 12 期）

【组成与用法】胆南星 9 克　党参　白术各 30 克　茯苓　天麻各 15 克　法半夏　石菖蒲　姜竹茹各 12 克　炙甘草　陈皮各 3 克。水煎服，每日 1 剂，2 次/日。

【组成与用法】息风涤痰。

【加减应用】头顶痛加白芷、葛根，恶心呕吐加藿香，心悸加远志、党参，出汗加生龙齿、生牡蛎，痰浊盛加天竺黄、浙贝母。

（10）定眩汤（云南中医中药杂志，2014 年第 7 期）

【组成与用法】天麻 10 克　法半夏 10 克　陈皮 10 克　茯苓 10 克　白术 10 克　葛根 10 克　川芎 10 克　丹参 10 克　甘草 6 克。水煎服，每日 1 剂，2 次/日。

【功效与主治】燥湿化痰，益气活血。

【加减应用】呕吐频繁加代赭石、竹茹；脘闷不食腹胀加白蔻仁、砂仁；肢体沉重，苔白腻加藿香、佩兰、石菖蒲；肝肾阴虚者，加熟地黄 10 克、枸杞子 10 克；痰浊上蒙者，将法半夏、白术各改为 15 克。

（11）张文军经验方（现代中西医结合杂志，2010 年第 30 期）

【组成与用法】黄芪　党参　龟板　白术　茯苓　葛根　丹参各 20 克　山萸肉　陈皮　法半夏各 15 克　水蛭 10 克　甘草 5 克。水煎服，每日 1 剂，2 次/日。

【功效与主治】益气补肾、活血化瘀。

【加减应用】血虚甚、面色苍白者加阿胶 10 克、当归 15 克，肝肾亏虚明显者加熟地黄、枸杞各 20 克，痰浊甚、恶心胸闷者加竹茹 10 克、代赭石 20 克，肝阳上亢、震颤欲倒者加天麻 20 克、龙骨 30 克、牡蛎 30 克。

（12）黄芪建中汤加减（山东中医杂志，2008 年第 3 期）

【组成与用法】黄芪 60 克　党参 30 克　桂枝 15 克　白芍 15 克　陈皮 15 克　炙甘草 10 克。水煎服，每日 1 剂，2 次/日。

【功效与主治】补脾益气，祛湿化痰。

【加减应用】伴脘腹痞闷，口中苦而黏腻，渴不欲饮，纳呆，舌苔黄腻，脉濡数者，加藿香、薏苡仁、枳壳、生白术、苍术、茯苓、黄连、厚朴、法半夏、砂仁等；伴头痛且胀，常于情绪波动后加重，胸胁苦满，少寐多梦，舌红，苔薄黄，脉弦细者，加天麻、枳壳、白术、茯苓、龙骨、牡蛎、夏枯草、菊花、桑叶等；伴脘腹痞闷，喜揉按，大便溏薄，神疲乏力，厌食油腻，舌苔薄腻或舌质淡胖，脉濡缓者，加用补中益气汤；伴视物昏花，面清肢冷，大便溏薄，神疲乏力，口干不欲饮，舌淡苔白，脉沉细者，加制附子，茯苓，白术。

2. 肝阳上亢证

主症：眩晕时作，伴耳鸣、头痛且胀，遇劳、恼怒加重，面红目赤，烦躁易怒，睡眠不宁，小便黄，大便秘结，舌红，苔黄，脉弦数。

治法：平肝潜阳，滋补肝肾。

（1）天麻钩藤饮（《杂病证治新义》）

【组成与用法】天麻9克　桑寄生　夜交藤　钩藤各12克　石决明18克　杜仲　益母草　牛膝　茯神各9克　山栀　黄芩各6克。水煎服，每日1剂，2次/日。

【功效与主治】平肝息风，清热安神。

【加减应用】肝肾阴虚者，加熟地黄、山茱萸、麦冬、玄参；呕吐者，加车前子、葶苈子，淡竹茹；肝阳化火，肝火上炎者，加龙胆草、菊花、夏枯草。

（2）镇肝息风汤（《医学衷中参西录》）

【组成与用法】怀牛膝30克　生赭石（轧细）30克　生龙骨（捣细）　生牡蛎　生龟板（捣细）　生白芍　玄参　天冬各15克　川楝子（捣细）6克　生麦芽6克　茵陈6克　甘草4克。水煎服，每日1剂，2次/日。

【功效与主治】镇肝息风。

【加减应用】痰多者，加胆南星、贝母；肝肾虚者，加熟地黄、山茱萸；头痛者，加夏枯草、钩藤、苦丁茶、菊花等。

（3）白芍地龙全蝎饮（新中医，1992年第9期）

【组成与用法】白芍12克　天麻　钩藤　丹参　蒲黄　葛根　酸枣仁　山楂各15克　夏枯草7克　石决明　生黄芪　夜交藤各30克　川芎　益母草各10克　地龙　全蝎各5克。水煎服，每日1剂，2次/日。

【功效与主治】平肝潜阳，活血通络。

【加减应用】纳少者，加麦芽、鸡内金；脘腹作胀者，加佛手、大腹皮；恶心欲呕者，加法半夏、陈皮；便溏者，加薏苡仁、茯苓；大便干结者，加女贞子、草决明；失眠多梦者，加生龙骨、生牡蛎；胸闷胸痛者，加栝蒌壳、薤白、降香。

（4）眩晕Ⅱ号方（广西中医药，1989年第2期）

【组成与用法】钩藤12克　菊花10克　生地15克　生大黄（后下）10克　草决明15克　夏枯草10克　龙胆草6克　生石决明30克　枸杞10克　炒白芍10克　炙甘草3克。水煎服，每日1剂，2次/日。

【功效与主治】平肝潜阳，滋阴降火。

【加减应用】无。

（5）平肝潜阳汤（《常见病中医治疗研究》）

【组成与用法】珍珠母　生牡蛎各30克　生槐米　豨莶草各15克　夏枯草12克　牛膝　赤芍各9克。水煎服，每日1剂，2次/日。

【功效与主治】平肝潜阳。

【加减应用】肝阳上亢者，加石决明30克、钩藤10克（后下）；肝肾阴虚者，加山萸肉15克、女贞子10克；气滞血瘀者，加三七5克、鸡血藤30克；肾阳亏虚者，加锁阳15克、鹿角胶5克。

（6）眩晕汤（陕西中医，1998 年第 1 期）

【组成与用法】天麻　石菖蒲　当归　泽泻　法半夏　钩藤各 10 克　石决明　黄芪各 30 克　夏枯草　枸杞　菊花各 20 克　远志　甘草各 6 克。水煎服，每日 1 剂，2 次/日。

【功效与主治】平肝息风，化瘀宁神。

【加减应用】无。

（7）加味天麻汤（黑龙江中医药，2007 年第 3 期）

【组成与用法】天麻 12 克　钩藤 15 克　白术 20 克　丹参 15 克　皂角刺 15 克　川芎 15 克。水煎服，每日 1 剂，2 次/日。

【功效与主治】平肝潜阳，息风化痰，祛瘀通络。

【加减应用】头痛头晕、视物重影、昏瞀者，加石决明 30 克、龟板 30 克、牛膝 10 克、生地黄 15 克；肢体麻木、瘫软无力者，加僵蚕 10 克、地龙 15 克、鸡血藤 15 克、桑寄生 15 克；语言謇涩、语无伦次者，加石菖蒲 10 克、远志 6 克、郁金 10 克；腑实热结、腹胀便秘、苔黄厚者，加生大黄 10 克、元明粉 10 克、枳实 10 克；口眼歪斜者，加白附子 10 克、全蝎 6 克、僵蚕 10 克。

（8）济肝汤（实用中医药杂志，2008 年第 9 期）

【组成与用法】钩藤 15 克　菊花 10 克　天麻 12 克　石决明 20 克　山栀子 10 克　川牛膝 18 克　枸杞子 10 克　生地黄 20 克　制首乌 20 克　女贞子 15 克　夏枯草 18 克　白芍 30 克　当归 20 克　山茱萸 20 克。水煎服，每日 1 剂，2 次/日。

【功效与主治】滋补肝肾，平肝潜阳。

【加减应用】呕吐者，加胆南星、竹茹；耳鸣者，加磁石；痰多、苔厚腻者，加枳实；失眠多梦者，加酸枣仁、夜交藤。

3. 瘀血阻滞证

主症：眩晕，头痛，痛有定处，健忘，反应迟钝，肢体麻木不利，面色晦暗，唇色紫暗，舌质暗淡，或兼有瘀点、瘀斑，脉弦涩或细涩。

治法：活血化瘀，通络止眩。

（1）通窍活血汤加减（《医林改错》）

【组成与用法】赤芍 15 克　桃仁 10 克　郁金 12 克　红花 3 克　川芎 7 克　广木香 7 克　石菖蒲 7 克　炙远志 7 克　甘草 3 克　生姜 3 片　大枣 5 枚。水煎服，每日 1 剂，2 次/日。

【功效与主治】活血化瘀，通窍活络。

【加减应用】气虚、神疲乏力、少气自汗者，可重用黄芪；畏寒肢冷，感寒加重者，可加用附子、桂枝温经通络。瘀象较重者，加用丹参、水蛭、全蝎、蜈蚣。

（2）丹参泽兰饮（江苏中医，1993 年第 6 期）

【组成与用法】丹参 15 克　川芎　桃仁　红花　赤白芍各 10 克　泽兰　泽泻

牛膝各15克 全当归10克。水煎服，每日1剂，2次/日。

【功效与主治】活血化瘀，益气通脉。

【加减应用】肝阳上亢者，加天麻、钩藤、白蒺藜、杭甘菊各10克；气血亏虚者，加炙黄芪15克、党参10克；痰湿中阻者，加生薏仁20克，炒白术、制半夏各10克；兼恶心呕吐者，加竹茹15克，制半夏10克，干姜3克。

（3）眩晕III号方（广西中医药，1989年第2期）

【组成与用法】炒柴胡6克 天花粉15克 当归10克 桃仁10克 红花5克 炙甘草3克 生大黄（后下）10克 生赭石30克 郁金15克 菖蒲9克。水煎服，每日1剂，2次/日。

【功效与主治】活血化瘀，宣窍通腑。

（4）活血通脉汤（实用全科医学，2007年第11期）

【组成与用法】丹参15克 桃仁 红花 白赤芍各10克 泽兰 泽泻 牛膝各15克 全当归10克。水煎服，每日1剂，2次/日。

【功效与主治】活血化瘀，滋肾豁痰。

【加减应用】肝阳上亢者，加天麻、钩藤、白蒺藜、杭白菊各10克；气血亏虚者，加炙黄芪15克、党参10克；痰湿中阻者，加薏苡仁20克、炒白术、法半夏各10克；兼恶心呕吐者，加竹茹15克、法半夏10克、干姜3克。

（5）脑康汤（四川中医，1997年第3期）

【组成与用法】川芎10~15克 丹参15克 天麻10~20克 桃仁6~10克 红花6克 赤芍 法半夏 白术 地龙各10克 甘草4克。水煎服，每日1剂，2次/日。

【功效与主治】活血化瘀，祛痰息风。

【加减应用】兼肝阳上亢者，加石决明15~20克、钩藤10克；兼瘀阻胸阳者，加瓜蒌壳15克、薤白5克、降香6克；兼气虚者，加党参10~20克、生黄芪20~40克；兼肾阴亏虚者，加何首乌20克、枸杞15克。

4. 气血亏虚证

主症：头晕目眩，少气懒言，精神萎靡，肢倦乏力，活动时则加剧、劳累则发，面色无华，唇甲色淡，失眠心悸，舌淡，苔薄白，脉沉细。

治法：补气升清，养血安神。

（1）归脾汤加减（《济生方》）

【组成与用法】党参30克 黄芪30克 当归15克 白术12克 茯神15克 丹参20克 葛根20克 鹿衔草20克。水煎服，每日1剂，2次/日。

【功效与主治】补养气血，健运脾胃。

【加减应用】肾精亏虚者，加鹿角胶、阿胶、枸杞子、熟地黄；平素脾胃虚弱者，加用山药、薏苡仁、茯苓、白扁豆等。

（2）升陷汤（《医学衷中参西录》）

【组成与用法】生黄芪 18 克　知母 9 克　柴胡 4.5 克　桔梗 4.5 克　升麻 3 克。水煎服，每日 1 剂，2 次/日。

【功效与主治】益气升陷。

【加减应用】气虚卫阳不固，自汗时，重用黄芪，加防风、浮小麦益气固表敛汗；脾虚湿盛者，酌加薏苡仁、泽泻、炒扁豆健脾利水；气损及阳者，畏寒肢冷，腹中冷痛者，可加桂枝、干姜温中散寒；血虚较甚者，加熟地黄、阿胶、紫河车养血补血，并重用黄芪，补气生血。

（3）益气养脑汤（中医研究，1994 年第 4 期）

【组成与用法】黄芪 30 克　丹参 20 克　白芍 30 克　川芎 15 克　葛根 30 克　枸杞子 15 克　首乌 15 克　水煎服，每日 1 剂，2 次/日。

【功效与主治】益气补血，补精填髓。

【加减应用】脾胃虚弱者，加茯苓、白术等；失眠难寐者，加生地黄、北五味子、丹皮、鳖甲等；血压高者，加钩藤、菊花、蒺藜等；四肢麻木、震颤者，加当归身、鸡血藤、桑寄生、桑枝等。

（4）养心归脾汤（福建中医药，1988 年第 5 期）

【组成与用法】党参　黄芪　茯苓　赤芍各 15 克　酸枣仁　当归　桂圆肉　白术各 10 克　远志　木香　炙甘草各 6 克　葛根 20 克　大枣 5 枚。水煎服，每日 1 剂，2 次/日。

【功效与主治】健脾益气，养血活血。

（5）加味补血汤（山东中医杂志，2001 年第 6 期）

【组成与用法】生黄芪 30 克　当归 15 克　龙眼肉 12 克　鹿角胶（烊化冲服）12 克　丹参 30 克　乳香 6 克　甘松 9 克　天麻 12 克。水煎服，每日 1 剂，2 次/日。

【功效与主治】补气养血。

【加减应用】低血压者，加桂枝 15 克；有颈椎病者，加鹿衔草 30 克；高脂血症、肢体麻木者，加秦艽 12 克、威灵仙 15 克；头痛、头重者，加川芎 12 克、羌活 9 克；苔黄腻者，加黄连 6 克、胆南星 9 克。

（6）柴守方经验方（江苏中医药，2011 年第 12 期）

【组成与用法】黄芪　党参　白术　白芍　夜交藤　生龙齿各 30 克　酸枣仁　川芎各 15 克　当归 12 克　升麻 9 克。水煎服，每日 1 剂，2 次/日。

【功效与主治】治以补气养血、升阳宁神。

【加减应用】头项痛加白芷、玉竹；虚烦不眠，心悸加牡丹皮、茯苓；纳差，恶心或呕吐加姜竹茹；兼血瘀证加桃仁、丹参。

（7）益气聪明汤（现代中西医结合杂志，2014 年第 11 期）

【组成与用法】黄芪 15 克　党参 10 克　升麻 10 克　葛根 15 克　蔓荆子 10 克　白芍 15 克　黄柏 10 克　甘草 6 克。水煎服，每日 1 剂，2 次/日。

【功效与主治】补益中气，升提清阳。

【加减应用】呕吐频繁者加旋覆花 10 克、代赭石 15 克；胸脘痞闷者加苏梗 10 克、荷叶 10 克、革薢 10 克，耳鸣者加石菖蒲 10 克、远志 10 克、郁金 10 克；头胀者加天麻 10 克、钩藤 10 克。

5. 肝肾亏虚证

主症：眩晕久发不已，视力减退，两目干涩，咽干口燥，少寐健忘，多梦，五心烦热、耳鸣，腰膝酸软，舌淡红，少津、脉弦细。

治法：滋补肝肾，填精益髓。

（1）左归丸加减（《景岳全书》）

【组成与用法】熟地黄 20 克　鹿角胶 10 克　山萸肉 15 克　淮山药 15 克　枸杞子 15 克　菟丝子 15 克　牛膝 15 克　女贞子 15 克、知母 15 克　菊花 15 克　生地黄 15 克　龟板（先煎）30 克　石决明 30 克　黄柏 9 克。水煎服，每日 1 剂，2 次/日。

【功效与主治】补肾益精，滋水涵木，清虚热。

【加减应用】阴虚火旺，咽干口燥、五心烦热、潮热盗汗，加鳖甲、知母、青蒿滋阴清热；心肾不交、失眠多梦，健忘，加阿胶、酸枣仁、柏子仁养心安神；阴损及阳，肾阳虚明显者，可用右归丸温补肾阳，填精补髓。

（2）菊花生地饮（辽宁中医杂志，1994 年第 12 期）

【组成与用法】菊花 30 克　生地黄 20 克　女贞子 15 克　夏枯草 20 克　白芷 10 克　枸杞子 20 克　白蒺藜 15 克　牡蛎 30 克　佛手 10 克。水煎服，每日 1 剂，2 次/日。

【功效与主治】滋阴补肝肾，潜阳止眩晕。

【加减应用】恶心口苦者，加竹茹、龙胆草各 15 克；胸满腹胀者，加香附子 15 克、厚朴 20 克；心烦者，加栀子 10 克；耳鸣目胀者，加蝉蜕 10 克、郁金 20 克。

（3）建瓴汤（《医学衷中参西录》）

【组成与用法】生山药 30 克　怀牛膝 30 克　生赭石（轧细）24 克　生龙骨（捣细）18 克　生牡蛎（捣细）18 克　生地黄 18 克　生杭芍 12 克　柏子仁 12 克。水煎服，每日 1 剂，2 次/日。

【功效与主治】滋阴养血，平肝息风。

【加减应用】若大便不实，去赭石，加建莲子（去芯）9 克；若畏凉者，以熟地黄易生地黄。

（4）滋肾息风汤（《医醇賸义》）

【组成与用法】熟地黄 12 克　菟丝子 12 克　当归　甘菊各 6 克　枸杞子　巴戟天　豨莶草各 9 克　天麻 2 克　独活 3 克　红枣 10 枚　生姜 5 克。水煎服，每日 1 剂，2 次/日。

【功效与主治】补养肝肾，平息内风。

【加减应用】不可去独活。

（5）眩晕五号方（广西中医药，1989年第2期）

【组成与用法】熟地黄15克　熟附片（先煎）12克　山药15克　白术6克　山茱萸10克　枸杞子10克　菊花6克　何首乌12克　益智仁10克　茯苓15克　泽泻12克。水煎服，每日1剂，2次/日。

【功效与主治】滋补肝肾，益气生髓。

（6）柴守方经验方（江苏中医药，2011年第12期）

【组成与用法】鳖甲　龟版（均先煎）各20克　钩藤　天麻　怀牛膝　山茱萸　鹿衔草各15克　夜交藤　白芍各30克。水煎服，每日1剂，2次/日。

【功效与主治】育阴潜阳，平肝息风。

【加减应用】头痛加蔓荆子、谷精草，视朦加何首乌，失眠多梦加酸枣仁、柏子仁，肝阳亢盛加羚羊角（先煎）、菊花、石决明。

（7）益肾定眩汤（中华中医药杂志，2013年第9期）

【组成与用法】天麻15克　钩藤15克　葛根15克　川芎15克　鸡血藤30克　白术10克　泽泻20克　半夏10克　山茱萸15克　黄芪20克　枸杞15克　何首乌15克。水煎服，每日1剂，2次/日。

【功效与主治】息风化痰，扶正通脉定眩。

辨证良方

1. 脑干前庭系统缺血所致眩晕症状专方

（1）滋生青阳汤（《医醇賸义》）

【组成与用法】生地黄12克　白芍5克　丹皮5克　麦冬5克　石斛6克　天麻2克　甘菊6克　石决明24克　柴胡2克　桑叶5克　薄荷3克　磁石15克。水煎服，每日1剂，2次/日。

【功效与主治】滋阴息风，平肝潜阳。

【加减应用】肝风甚者，加天麻至15克、钩藤15克；化火甚者，加栀子9克、黄柏6克、知母12克。

（2）茯苓泽泻汤（中国医药导刊，2014年第9期）

【组成与用法】茯苓　泽泻　石决明各30克　白术18克　天麻15克　法半夏　丹参　桂枝各9克　生姜　炙甘草各6克。水煎服，每日1剂，2次/日。

【功效与主治】化痰逐饮，降浊升清。

【加减应用】舌謇者，加石菖蒲、郁金；肢麻歪僻者，加钩藤、全蝎。

（3）补阳还五汤加减（《医林改错》）

【组成与用法】黄芪30~75克　川芎　赤芍　桃仁　红花　当归各10克　葛根15克　天麻10克。水煎服，每日1剂，2次/日。

【功效与主治】益气活血，化瘀通络。

【加减应用】气血亏虚者，加党参、白术、白芍、酸枣仁等；肾阳虚者，加菟丝子、鹿角胶、杜仲、肉苁蓉等；肾阴虚者，加龟板、枸杞子、熟地、山药等；肝肾阴亏者，加生地、白芍、龟板、鳖甲、穿山甲等；痰浊中阻者，加白术、泽泻、法半夏、陈皮。

（4）益肾泻浊化瘀方（江苏中医，1995 年第 3 期）

【组成与用法】地黄 20 克　山萸肉 10 克　枸杞子 10 克　怀山药 10 克　土茯苓 10 克　草薢 10 克　金钱草 10 克　当归 15 克　川芎 10 克　瓜蒌 10 克　益母草 10 克。水煎服，每日 1 剂，2 次/日。

【功效与主治】滋补肝肾，泻浊化瘀。

【加减应用】肝阳上扰者，加钩藤、天麻、菊花等；肝火偏旺者，加龙胆草、竹茹、黄连等；气血不足者，加党参、黄芪、当归、白芍、茯神等；肾亏精伤者，加何首乌、女贞子、桑寄生、胡桃仁等。

（5）益气聪明汤（《医方集解》）

【组成与用法】黄芪 15 克　党参 10 克　升麻 10 克　葛根 15 克　蔓荆子 10 克　白芍 15 克　黄柏 10 克　甘草 6 克。水煎服，每日 1 剂，2 次/日。

【功效与主治】益气养血，升清止眩。

【加减应用】呕吐频繁者，加旋覆花 10 克、代赭石 15 克；胸脘痞闷者，加苏梗 10 克、荷叶 10 克、草薢 10 克；耳鸣者，加石菖蒲 10 克、远志 10 克、郁金 10 克；头胀者，加天麻 10 克、钩藤 10 克。

（6）桂枝加葛根汤加减（杏林中医药，2011 年第 11 期）

【组成与用法】桂枝 10 克　生白芍 20 克　葛根 30 克　代赭石（先煎）30 克　磁石（先煎）30 克　桑寄生 30 克　地龙 25 克　丹参 30 克　川芎 12 克　片姜黄 10 克。水煎服，每日 1 剂，2 次/日。

【功效与主治】行气通络活血，滋肾柔肝止眩。

（7）化痰活血定眩汤（杏林中医药，2013 年第 7 期）

【组成与用法】法半夏 10 克　天麻 10 克　川芎 10 克　水蛭 6 克　陈皮 10 克　白术 12 克　茯苓 15 克　泽泻 30 克　三七 3 克　葛根 20 克　刺五加 20 克　白芷 8 克。水煎服，每日 1 剂，2 次/日。

【功效与主治】活血化痰，息风定眩。

【加减应用】颈项部不适者，加威灵仙、白芍；高血压者，加草决明、豨莶草、夏枯草；伴耳鸣者，加磁石、蝉蜕；伴失眠者，加炒酸枣仁、远志、琥珀。

2. 大脑后动脉颞支缺血引起遗忘症状专方

（1）益心健脑汤（《首批国家级名老中医效验秘方精选》）

【组成与用法】黄芪 30～60 克　葛根 15～30 克　丹参 20～40 克　生山楂 9～15 克　桑寄生 15～30 克。水煎服，每日 1 剂，2 次/日。

【功效与主治】补气活血、益心健脑。

【加减应用】畏寒肢冷者，加桂枝6克、炮附子9克；口干、舌红少苔、大便干结者，加麦冬12克、生首乌15克；体倦、神疲气短者，加党参30克、五味子6克；血瘀气滞，疼痛明显者，加香附12克、元胡9克；失眠多梦者，加酸枣仁5克、夜交藤30克。

(2) 补肾益智方（长春中医学院院报，1995年第2期）

【组成与用法】熟地黄15克　砂仁10克　山萸肉10克　枸杞子15克　牛膝20克　寸冬15克　巴戟肉10克　肉苁蓉20克　肉桂3克　远志5克　石菖蒲20克　龟胶10克。水煎服，每日1剂，2次/日。

【功效与主治】补肾填精，益髓养脑。

【加减应用】肾精亏虚者，可同服填精两仪膏；肾气亏虚者，可同服长春广嗣丸；痰瘀互结者，可同服活络豁痰饮。

(3) 益智醒脑丸（中西医结合心脑血管病杂志，2005年第12期）

【组成与用法】黄芪10克　黄精10克　三七10克　山萸肉10克　益智仁10克　川芎10克。水煎服，每日1剂，2次/日。

【功效与主治】益气活血，补肾填精。

第三章 脑血栓形成

脑血栓形成是脑梗死中最常见的类型，通常指脑动脉的主干或其皮层支因动脉粥样硬化及各类动脉炎等血管病变，导致血管的管腔狭窄或闭塞，并进而发生血栓形成，造成脑局部供血区血流中断，发生脑组织缺血、缺氧，软化坏死，出现相应的神经系统症状和体征。据世界卫生组织（WH0）统计，在世界范围内其平均发病率为（140~200）/10万，每年约有500万人死于卒中，为仅次于心脏病的世界第二致死疾病。在我国，脑卒中的发病率高达120/10万人口/每年，其中，缺血性卒中每年发病率为110/10万人口。尽管目前死亡率较前减少，但是卒中后患者常伴有不同程度的偏瘫、失语、情感障碍、认知障碍等后遗症，影响患者的生活质量，并给家庭和社会造成沉重的负担。其发病机制主要有三种：①动脉管腔狭窄和血栓形成是导致脑血栓形成最常见的发病原因，以动脉分叉处或转弯处多见，多见于大脑中动脉、前动脉和后动脉的起始部，颈总动脉与颈内、外动脉的分叉处。②蛛网膜下腔出血、偏头痛、癫痫和头外伤所致的脑血管痉挛。③部分脑血栓形成尚未明确病因。颈内动脉系统发生脑血栓的比率占全部脑梗死的80%，而椎~基底动脉系统的发生率约占20%。脑缺血性病变的病理分期是：①超早期（1~6小时）：病变区脑组织常无明显改变，可见部分血管内皮细胞、神经细胞和星形胶质细胞肿胀，线粒体肿胀空化；②急性期（6~24小时）：缺血区脑组织苍白，轻度肿胀，神经细胞、星形胶质细胞和血管内皮细胞呈明显缺血性改变；③坏死期（24~48小时）：可见大量神经细胞消失，胶质细胞坏变，脑组织明显水肿；④软化期（3天~3周）：病变区液化变软；⑤恢复期（3~4周后）：液化坏死的脑组织被吞噬、清除，胶质细胞增生。小病灶形成胶质瘢痕，大病灶形成中风囊，此期可持续数月至2年。

本病相当于中医的缺血性中风病，以猝然昏仆，不省人事，半身不遂，口眼㖞斜，语言不利为特征。本病多是在内伤积损的基础上，复因劳逸失度、情志不遂、饮酒饱食或外邪侵袭等触发引起脏腑阴阳失调，气虚导致血瘀、痰凝，闭阻脑脉，或随肝风上扰脑窍所致。其中正气内虚为病之根本，是产生风火痰瘀等病理因素的基础，也是导致阴阳失调、气血逆乱的前提，气血逆乱、直冲犯脑是中风发病之枢，脑脉闭阻是缺血性中风发生的最直接原因，导致神机失用，发为神昏、偏瘫。

其基本病机总属气血阴阳失调，脑脉闭阻。病位在脑，与肝、脾、肾密切相关。

对缺血性中风患者按照中医理论辨证论治，分为肝阳上亢型、风痰阻络型、阳明腑实型、气虚血瘀型、肝肾阴虚型五种证型。

诊断要点

参照1995年全国第4届脑血管病学术会议通过的《各类脑血管疾病诊断要点》中关于脑血栓形成的诊断：

（1）常于安静状态下发病；

（2）大多数发病时无明显头痛和呕吐；

（3）发病较缓慢，多逐渐进展或呈阶段性进行，多与脑动脉粥样硬化有关，也可见于动脉炎、血液病等；

（4）一般发病后1～2天内意识清楚或轻度障碍；

（5）有颈内动脉系统和（或）椎—基底动脉系统症状和体征；

（6）腰穿脑脊液一般不应含血。并经头颅CT或MR1确诊为脑血栓形成的患者。

通用良方

针对中风病，《黄帝内经》提出了“益其不足”，“损其有余”的治疗大法。隋唐以前的医家以扶正气，祛风邪为主要治法。而金元以来，对于中风的治疗从外风发展到内风，治法上也从疏风解表、养血祛风、清热息风等逐渐向平肝息风、补气活血、通腑泄热、回阳固脱、开窍醒神等转变。现代医家立足于“风、火、痰、瘀、虚”的病机理论特点，针对中风的治疗侧重点各有不相同，建立了疏风通络、活血化瘀、益气活血、清热化痰、通腑泻热、平肝息风、补肾活血和清热解毒等治疗大法。由于中风急性期病机复杂多变，临床上可多法并用以进一步提高了临床疗效。

1. 通络汤（中国中医急症，2012年第2期）

【组成与用法】黄芪30克　杜仲12克　桑寄生12克　续断12克　天麻12克　钩藤30克　川芎10克　赤芍10克　当归10克　桃仁10克　红花6克　地龙12克　丹参18克　炙远志10克　石菖蒲12克　桑枝30克。每日1剂，水煎，每次60mL，每日3次。

【功效与主治】补肝肾，益气血，活血祛瘀通络。

【加减应用】意识迟钝加远志、麝香；面色潮红，烦躁者加钩藤、夏枯草；头晕加天麻、钩藤；抽搐加地龙、钩藤；夜寐不安者加五味子、夜交藤、酸枣仁、龙齿；痰湿重加陈皮、茯苓、法半夏、胆南星；上肢瘫痪重加桑枝、姜黄；下肢瘫痪重加川牛膝、杜仲、桑寄生；肝肾阴虚加女贞子、旱莲草；阴虚阳亢者加葛根、石决明、生牡蛎、鳖甲；血瘀甚加丹参、鸡血藤、水蛭等。

2. 干颓汤（《医学衷中参西录》）

【组成与用法】生黄芪200克　当归40克　甘枸杞果40克　净杭萸肉40克　生滴乳香12克　生明没药12克　真鹿角胶（捣碎）24克。先将黄芪煎10余沸，去滓；再将当归、枸杞、山萸肉、乳香、没药入汤同煎10余沸，去滓，入鹿角胶末融化，取汤400ml，分两次温饮下。

【功效与主治】补气益肾，活血通络。

【加减应用】夜寐不安者加五味子、夜交藤、酸枣仁、龙齿；大便秘结加生大黄或番泻叶；阴虚加生地黄、麦冬；血瘀者加桃仁、红花、三棱、莪术。

3. 控涎丹（罗定昌经验方）

【组成与用法】漂甘遂（炒）6克 红芽大戟（炒）6克 棉大戟（炒）6克 黄芥子（炒焦）10克。以上4味药等份，共研细末，每次服2克、病重体强者可服10次，合风引汤服更佳，小孩5至10岁药量减半。

【功效与主治】化痰开窍。

【加减应用】意识障碍加石菖蒲、郁金、胆南星；胸闷、心悸、胸痛者，可用薤白、瓜蒌皮、白檀香、龙脑香等；心烦不眠加柏子仁、枣仁、夜交藤、栀子等；口眼歪斜加白附子、僵蚕、全蝎；语謇流涎重加胆南星、远志；痰涎壅盛加法半夏、陈皮、竹沥、瓜蒌以清热化痰；风火上扰加钩藤、牛膝、菊花、生石决明；肝阳上亢加天麻、钩藤、石决明。

4. 回春汤（世界中西医结合杂志，2006年第6期）

【组成与用法】黄芪30～200克 杜仲 当归 丹参 川贝母各15～30克 赤芍 桃仁 红花 牛膝 胆南星各10～15克 水蛭 全蝎 僵蚕 地龙各5～15克 蜈蚣1～5条 升麻 桂枝 甘草 通草各3～10克。每日1剂，水煎分3次服。

【功效与主治】补益肝肾，息风通络，活血化瘀。

【加减应用】意识迟钝加石菖蒲、远志、麝香；头晕痛、血压高者，可加决明子、赭石、天麻；高血脂加何首乌、决明子；失眠者，加琥珀粉、远志以宁心安神；吞咽困难加郁金、砂仁；痰涎壅盛者加贝母、炙远志；上肢瘫痪重加桑枝、姜黄；下肢瘫痪重加川牛膝、杜仲、桑寄生；风火上扰加钩藤、菊花、生石决明；肝阳上亢加天麻、钩藤、石决明。

5. 天麻钩藤汤合小承气汤与温胆汤加味（现代中西医结合杂志，2001年第20期）

【组成与用法】天麻15克 钩藤15克 夜交藤15克 牛膝15克 白芍15克 云茯苓20克 地龙15克 丹参15克 大黄15克（后下） 川厚朴10克 枳实15克 甘草6克 竹茹10克 法半夏10克 陈皮10克 全瓜蒌30克 莱菔子15克。水煎服，每日1剂，早晚两次温服。

【功效与主治】平肝息风，化痰通腑，活血化瘀。

【加减应用】肌肤麻木者，酌加麻黄、木瓜、黄芪、当归等；手足疼痛者，酌加细辛、玄胡、降香、麻黄等；肢体痿软者，酌加寄生、续断、杜仲等；呕吐呃逆者，酌加苏叶或梗、枇杷叶、旋覆花以降逆止呕；惊悸者，加珍珠母、生牡蛎、生龙齿以重镇定惊；上肢偏瘫者，酌加桂枝、桑枝、羌活、防风等；下肢偏瘫者，酌加独活、寄生、续断等；血脂高加决明子、山楂等。

6. 天蛭饮（光明中医，2014 年第 7 期）

【组成与用法】制天南星 10 克　水蛭 5 克　川芎 15 克　杜仲 20 克　罗布麻 15 克　石菖蒲 12 克　全蝎 5 克　地龙 15 克　钩藤 15 克　僵蚕 15 克　夏枯草 15 克　益母草 20 克　黄连 15 克　金银花 15 克　五味子 15 克。所有药物浸泡 40 分钟后，煎取 400ml 煎液，分 2 次口服。

【功效与主治】平肝息风潜阳，清热化痰通络。

【加减应用】气虚加黄芪、党参；血虚加当归、熟地黄、白芍；血瘀甚加丹参、鸡血藤、水蛭等；心肾阴虚加麦冬、花粉、黄精；肾阳虚加淫羊藿、菟丝子；心阳不足加桂枝、龙骨、牡蛎；腑气不通加枳实、大黄、槟榔；便频数或失禁者，加桑螵蛸、金樱子、益智仁；上肢偏瘫者，酌加桂枝、桑枝、羌活、防风等；下肢偏瘫者，酌加牛膝、独活、寄生、续断等；血脂高加何首乌、山楂、决明子；意识障碍加石菖蒲、郁金、胆南星。

7. 中风回春汤（江西中医药，2005 年第 12 期）

【组成与用法】当归 12 克　党参 15 克　川芎 12 克　赤芍 12 克　桃仁 10 克　红花 12 克　丹参 30 克　地龙 15 克（研磨冲服）　水蛭 9 克（研磨冲服）　胆南星 10 克　石菖蒲 12 克　鸡血藤 20 克。每日 1 剂，水煎，早晚 2 次分服。

【功效与主治】补气活血，祛痰息风。

【加减应用】血压高头痛加天麻、夏枯草、菊花；眩晕显著伴肢麻不适者宜息风化痰活血为主，方中可加僵蚕、葛根、川芎、片姜黄等；夜寐不安者加五味子、夜交藤、酸枣仁、龙齿；口眼歪斜加白附子、僵蚕、全蝎；失语或语言謇涩加菖蒲、远志等；痰涎壅盛加橘红、法半夏、胆南星、鲜竹沥等；患侧肢体浮肿者，可加茯苓、泽泻、防己等淡渗利湿。

8. 益气清肝通络汤（中国中医急症，2012 年第 2 期）

【组成与用法】黄芪 30 克　白参 10 克　当归 10 克　白芍 20 克　赤芍 15 克　天麻 10 克　丹参 20 克　葛根 20 克　杜仲 12 克　牛膝 10 克　石菖蒲 15 克　全蝎 3 克　甘草 5 克。每日 1 剂，水煎分 2 次温服。

【功效与主治】益气清肝，活血通络，滋补肝肾。

【加减应用】头晕痛、血压高者，可加决明子、赭石、天麻、杜仲；血脂高加决明子、山楂、麦芽等；呕吐呃逆者，酌加苏叶或梗、枇杷叶、旋覆花以降逆止呕；言语不利较重者为痰阻清窍；可加胆南星、竹沥等以清热化痰；喉间痰多加制南星、川贝母。

9. 息风通脉益脑汤（实用中医内科杂志，2013 年第 5 期）

【组成与用法】菟丝子 12 克　黄芪 20 克　茯苓 18 克　枸杞子 11 克　山茱萸 6 克　山药 5 克　泽泻 4 克　党参 10 克　牡丹皮 30 克　地龙 10 克　红花 29 克　丹参 30 克。

每日 1 剂，水煎 100ml，早晚口服。

【功效与主治】息风养脑，活血通脉。

【加减应用】肝肾阴虚加女贞子、旱莲草；气虚甚加人参；血虚加当归、大枣、白芍；阴虚加生地黄、麦冬、玄参；阳虚者加肉桂、制附子；大便溏泻者，酌加罂粟壳、诃子皮、莲子肉等；小便频数或失禁者，加桑螵蛸、金樱子、益智仁。

10. 调胃续命汤合熊胆散（辽宁中医杂志，2012 年第 9 期）

【组成与用法】薏苡仁 15 克　干栗 10 克　莱菔子 10 克　藁本 10 克　石菖蒲 15 克　麦门冬 10 克　桔梗 10 克　麻黄 6 克　熊胆粉 3 克。制成胶囊，每粒 0.5 克，每次 5 粒，每日 3 次口服。

【功效与主治】补肺祛风，健脾化痰开窍。

【加减应用】意识障碍加郁金、胆南星；面色潮红，烦躁者加钩藤、夏枯草；癫痫抽搐，可加胆南星、钩藤、全蝎；失眠加夜交藤、酸枣仁；肢体麻木加豨莶草、海桐皮、丝瓜络、木瓜等；肌肤麻木者，酌加麻黄、木瓜、黄芪、当归等；大便溏泻者，酌加罂粟壳、诃子皮、莲子肉等。

11. 祛风涤痰通瘀汤（中医药临床杂志，2009 年第 5 期）

【组成与用法】秦艽 10 克　三七 10 克　当归 15 克　川芎 9 克　红花 12 克　丹参 15 克　水蛭 3 克　全蝎 6 克　胆南星 9 克　天竺黄 12 克　龟板 15 克　枸杞 15 克　牛膝 15 克　丝瓜络 15 克。第一煎武火 10min，文火 30min；第二煎武火 10min，文火 20min，煎药时加盖，两煎药汁合在一起将研细的三七、全蝎、水蛭放入其中，用文火煎 5min，早晚两次温服，神志不清者可鼻饲。

【功效与主治】祛风涤痰，化瘀通络，滋补肝肾。

【加减应用】肝肾亏虚，可加桑寄生、川续断、鹿筋、杜仲等补益肝肾；小便频数或失禁者，为气虚不摄，加桑螵蛸、金樱子、益智仁以温肾固摄；痰盛者可加竹沥、天竺黄、川贝母；目眩耳鸣者为热动肝风之象，可加天麻、钩藤、菊花、珍珠母、石决明以平肝息风潜阳。

12. 化痰通络汤（中国卫生产业，2012 年第 27 期）

【组成与用法】当归尾 15 克　黄芩 15 克　川芎 10 克　赤芍 10 克　红花 6 克　伸筋草 10 克　生地黄 10 克　鸡血藤 15 克　丹参 10 克　乌梢蛇 10 克　路路通 10 克　水蛭 3 克　桃仁 10 克　续断 10 克。水煎取汁 300ml，每日 1 剂，150mL/次，日 2 次口服。

【功效与主治】祛瘀通络，活血行气，滋阴补肾，健强筋骨。

【加减应用】肝阳上亢者加钩藤 10 克、石决明 30 克；风痰瘀阻者加茯苓 10 克、法半夏 10 克、竹茹 10 克；口眼歪斜者加僵蚕 10 克、全蝎 10 克；气虚者加党参 15 克；痰涎壅盛加橘红、法半夏、胆南星、鲜竹沥等。

13. 清栓方加减（陕西中医，2008 年第 2 期）

【组成与用法】黄芪 60 克　鸡血藤 20 克　葛根 15 克　当归 15 克　丹参 15 克　川

芎15克　水蛭5克　全蝎5克（研末冲服）。每日1剂，水煎2次，早晚分服。

【功效与主治】益气活血，破瘀通络。

【加减应用】风痰入络型：兼见头晕目眩、口角流涎、手足拘挛关节酸痛等、舌质暗淡、苔薄白或白腻，脉弦滑，加入法半夏、胆南星、制白附子祛风化痰、活血通络；风阳上扰型：兼见眩晕头痛、耳鸣目眩、口苦咽干、心烦易怒等、舌质红、苔薄黄、脉弦有力，加钩藤（后下），龙胆草、栀子、天麻以平肝潜阳、息风通络。阴虚风动型：兼见烦躁失眠、耳鸣、手足心热、舌质红绛或暗红、少苔或无苔，脉细弦或细弦数，加生牡蛎、龟板、生地黄、白芍、天冬以育阴潜阳、息风通络。

14. 清脑益元汤（广西中医药，2014年第2期）

【组成与用法】水牛角（先煎）30克　水蛭8克　赤芍15克　参三七10克　川牛膝15克　紫河车15克　红景天20克　地黄10克　制首乌10克　肉苁蓉10克。每日1剂，水牛角先煎30min后再加入余药煎30min，煎取600ml，分3次温服。

【功效与主治】益脑生髓，清脑祛瘀。

【加减应用】肝肾阴虚加女贞子、旱莲草；肾虚重加何首乌、黄精；气虚加黄芪、党参；血虚加当归、白芍；阴虚加玄参、石斛；上肢偏重者加桑枝、葛根、桂枝；下肢偏重加川牛膝、木瓜、续断；痰涎壅盛加法半夏、陈皮、竹沥、瓜蒌以清热化痰；气虚痰湿阻滞加苍术、茯苓皮、陈皮；失眠者，加琥珀粉、远志以宁心安神；心烦不眠加柏子仁、酸枣仁、夜交藤、栀子等；血压高加钩藤、牛膝、夏枯草。

15. 调气息风汤（中国中医急症，2000年第3期）

【组成与用法】枳实24克　石菖蒲20克　郁金15克　水蛭粉3克（冲服）　大黄6克（后人）。水煎服，每日1剂，分2次早晚温服，必要时每日2剂。

【功效与主治】调理气机，化痰逐瘀，清心开窍，通腑泄热。

【加减应用】大便干结者大黄量酌增或加芒硝，以大便调为度；无明显腹胀，便秘者加丹参、白芥子，腹胀重者酌加大枳实用量；大便稀者大黄用量酌减或改酒大黄，加云茯苓、生薏苡仁；头晕、头痛、脉弦者加天麻、夏枯草、白蒺藜；喉间痰多加制南星、川贝母；痰热盛者加鲜竹沥汁、胆南星；痰瘀阻滞经络较重者，选加赤芍、鸡血藤、三七、鬼箭羽；小便频数或失禁者，加桑螵蛸、金樱子、益智仁。

辨证良方

脑血栓形成在临床上为中经络和中脏腑两类。其中中经络分为风阳上扰证，风痰入络证，痰瘀阻络证，痰热腑实证，气虚血瘀证和阴虚风动证。中脏腑分为闭证和脱证，其中闭证主要分为风火闭窍证，痰火闭窍证，痰浊瘀闭证。中脏腑患者因为昏迷不能进食，故中药均需鼻饲管注药。临床中根据患者的临床表现尚有其他兼夹症状，采用对证方药治疗，常常获得良好疗效。

1. 风阳上扰证

主症：半身不遂，肢体强痉，口舌㖞斜，言语不利，眩晕头胀痛，面红目赤，心烦易怒，口苦咽干，便秘尿黄，舌红或绛，苔黄，脉弦或弦数。

治法：平肝息风潜阳

（1）天麻钩藤饮（《杂病证治新义》）

【组成与用法】天麻9克　钩藤12克　石决明18克　山栀子9克　黄芩9克　川牛膝12克　桑寄生9克　杜仲9克　夜交藤9克　益母草9克　朱茯神9克。用水200ml，煮取100ml，早晚分两次温服。

【功效与主治】平肝潜阳。

【加减应用】眩晕显著伴肢麻不适者宜息风化痰活血为主，方中可加僵蚕、葛根、川芎、片姜黄等。眩晕且空，视物旋转，腰酸耳鸣者，宜补益肝肾为主，可加枸杞子、制黄精、制首乌、楮实子等；伴头痛、肢体麻木疼痛，舌质黯，脉涩者，宜加重活血化瘀之品，如鬼箭羽、鸡血藤、丹参、葛根、姜黄等；头重沉闷、苔厚腻者，则可加重胆南星、海藻、泽泻以化痰息风。风阳上亢化火者，可加白薇、十大功劳叶、苦丁茶、黄连等；脑髓空虚、气血不足者加黄芪、当归、仙灵脾、鹿角、熟地黄等；烦躁、失眠、胸闷者，加黄连、丹参、柴胡、合欢花、佛手、莲子芯等。

（2）资寿解语汤（李今庸经验方）

【组成与用法】防风8克　熟附片8克　天麻8克　肉桂6克　羌活6克　甘草5克　羚羊角3克（镑末）　酸枣仁8克（炒打）　竹叶20克　生姜5克。上10味，以适量水先煎8味，汤成去渣取汁，加入竹沥、生姜汁，温服。

【功效与主治】平肝祛风，温阳健脾。

【加减应用】阴虚加生地黄、玄参各；阳亢加石决明、水牛角；阴虚阳亢型加龟板、女贞子、磁石、钩藤；气虚加黄芪、党参；血虚者加白芍、熟地黄、当归、川芎；血瘀者加桃仁、红花、三棱、莪术。

（3）张氏中风复方（张崇泉经验方）

【组成与用法】黄芪30克　当归10克　柴胡10克　天麻10克　赤芍15克　瓜蒌皮12克　红花6克　蝉蜕6克　干地龙8克　川芎10克　钩藤30克（后下）　田三七粉6克（冲）　甘草5克。每日1剂，早晚温服。

【功效与主治】益气活血，平肝息风。

【加减应用】意识迟钝加石菖蒲、远志、麝香；面色潮红，烦躁者加夏枯草；目眩耳鸣者为热动肝风之象；可加天麻、菊花、珍珠母、石决明；血脂高加何首乌、山楂、决明子；癫痫抽搐，可加胆南星、全蝎；夜寐不安者加五味子、夜交藤、酸枣仁、龙齿；肌肤麻木者，酌加麻黄、木瓜、黄芪、当归等；上肢瘫痪重加桑枝、姜黄；下肢瘫痪重加川牛膝、杜仲、桑寄生；大便秘结加生大黄或番泻叶。

（4）加味天麻钩藤汤（天津中医药大学学报，2007年第3期）

【组成与用法】钩藤15克　天麻15克　当归15克　赤芍20克　桑寄生30克　罗布麻20克　大黄10克　胆南星15克　瓜楼20克　地龙15克　杜仲15克　焦三仙各15

克。水煎液100ml，3次/d，饭后温服。

【功效与主治】平肝息风，祛瘀化痰。

【加减应用】口眼歪斜加全蝎、僵蚕、白附子、防风；失语或语言不清加远志；血瘀重加桃仁、当归；肝阳上亢加石决明、黄芩、栀子、天麻；风痰上扰加陈皮、法半夏、竹茹、胆南星；阴虚风动加枸杞子、麦门冬；气虚甚加人参、黄芪；血虚加大枣、白芍、熟地黄；阴虚加生地黄、麦冬、玄参；上肢偏瘫者，酌加桂枝、桑枝、羌活、防风等；下肢偏瘫者，酌加牛膝、独活、续断等；便秘酌加大黄、番泻叶、麻子仁、郁李仁等。

（5）息风复健汤（安徽中医临床杂志，2002年12月第6期）

【组成与用法】天麻10克　钩藤30克　川芎30克　生大黄10克　胆南星10克　熟地黄15克。每日1剂，每次取水200ml，武火煮沸，文火慢煎20分钟，取药汁100ml，每剂药煎煮2次，早晚分服。

【功效与主治】平肝息风，化痰开窍、活血散瘀通络。

【加减应用】头晕痛、血压高者，可加决明子、赭石、杜仲仁；失眠者加炙甘草、桂枝、酸枣仁、龙眼肉；吞咽困难加郁金、砂仁；言语不利加石菖蒲、郁金、远志；喉间痰鸣痰多者，加鲜竹沥；痰迷心窍加石菖蒲、郁金；痰瘀阻滞经络较重者，选加赤芍、鸡血藤、三七、鬼箭羽；上肢瘫痪重加桑枝、姜黄；下肢瘫痪重加川牛膝、杜仲、桑寄生。

（6）益气息风活血汤（中外医学研究，2013年第21期）

【组成与用法】天麻10克　钩藤10克　川芎10克　赤芍10克　丹参10克　桃仁10克　红花6克　水蛭6克　葛根30克　地龙10克　鸡血藤10克　生甘草6克。每日1剂，水煎服。

【功效与主治】平肝息风，活血通络。

【加减应用】头晕、肢麻、血压高加夏枯草、石决明；惊悸者，加珍珠母、生牡蛎、生龙齿以重镇定惊；烦扰不宁者加石菖蒲、郁金、远志、珍珠母；口眼歪斜加白附子、僵蚕、全蝎；痰热盛者加鲜竹沥汁、胆南星、猴枣散以清热化痰；肢体麻木者，加豨莶草、川牛膝、防己、威灵仙、丝瓜络、桑寄生、鸡血藤。

（7）平肝息风化痰汤（淮海医药，2010年第6期）

【组成与用法】天麻15克　钩藤20克　石决明10克　牛膝15克　黄芩10克。水煎取汁300ml，每日1剂，150mL/次，日2次口服。

【功效与主治】祛风涤痰，活血开窍。

【加减应用】痰热盛者加鲜竹沥汁、胆南星、猴枣散以清热化痰；火盛者加山栀子、石膏以清热泻火；四肢逆冷者加制附子、桂枝、细辛以温阳散寒；汗出不止者加黄芪、锻龙骨、煅牡蛎、五味子以敛汗；手足疼痛者；酌加细辛、玄胡、降香、麻黄等。

2. 风痰入络证

主症：半身不遂，肢体拘急，口舌㖞斜，言语不利，肢体麻木，头晕目眩，舌暗红，苔白腻，脉弦滑。

治法：化痰息风通络。

（1）花蛇续命汤（《医学启源》）

【组成与用法】蕲蛇 10 克　全蝎 5 克　僵蚕 10 克　白附子 10 克　麻黄 4 克　桂枝 4 克　细辛 3 克　防风 10 克　藁本 10 克　天麻 15 克　法半夏 10 克　独活 10 克　川芎 10 克　附子 10 克　人参 6 克　白术 10 克　茯苓 10 克　甘草 6 克　生姜 3 片。每日 1 剂，水煎温服。蕲蛇，全蝎研末冲服。

【功效与主治】透骨逐痰，搜风剔络。

【加减应用】顽痰久积者，加蜈蚣、地龙、乌蛇、木鳖子。瘀血久痹者，加水蛭、蛰虫、桃仁、穿山甲。瘀热者，加生地黄、赤芍、丹皮，减附子、细辛、防风。

（2）半夏白术天麻汤（《医学心悟》）

【组成与用法】法半夏 4.5 克　白术　天麻　陈皮　茯苓各 3 克　甘草（炙）1.5 克　生姜 2 片　大枣 3 枚　蔓荆子 3 克。用水 200ml，煮取 100ml，早晚分两次温服。

【功效与主治】祛风化痰，活血通络。

【加减应用】血瘀脉痹者，酌加丹参、川芎、赤芍、郁金、桃仁、红花、鸡血藤；寒痰者，加胆南星、白附子、泽泻；痰热者，加瓜蒌、花粉、大贝等。烦扰不宁者加石菖蒲、郁金、远志、珍珠母以化痰开窍、镇心安神；头晕目眩者，酌加天麻、钩藤、龙骨、牡蛎等。

（3）加减导痰汤（《百病回春要紧真方》）

【组成与用法】胆南星 10 克　法半夏 10 克　白茯苓（去皮）10 克　陈皮（去白）10 克　瓜蒌（去壳）10 克　枳实（麸炒）10 克　桔梗（去芦）10 克　黄连（姜汁炒）10 克　黄芩（去朽）10 克　白术（去芦）10 克　人参（去芦）5 克　当归（酒洗）5 克　木香 5 克　甘草 6 克。加生姜三片，水煎，临服入加竹茹、姜汁同服。

【功效与主治】清热化痰，祛风通络。

【加减应用】血脂高加决明子、山楂等；意识障碍加石菖蒲、郁金；大便秘结加生大黄或番泻叶；头痛加白芷、菊花；心肾阴虚加麦冬、花粉、黄精；肾阳虚加淫羊藿、菟丝子。

（4）振颓汤加减（朱良春经验方）

【组成与用法】红参各 100 克　炒白术各 100 克　当归各 100 克　杜仲各 100 克　淫羊藿各 100 克　巴戟肉各 100 克　肉苁蓉各 100 克　制乳香 100 克　制马钱子 50 克　制附子 50 克　炮山甲 50 克　上等鹿茸　蜈蚣　乌梅肉各 25 克共粉碎，制成 10 克的蜜丸，日服 3 丸，一味黄芪煎汤或黄酒送服。

【功效与主治】益气化痰，温阳通络。

【加减应用】脾虚便溏加茯苓、陈皮；腰膝酸软者加女贞子、旱莲草、枸杞子、杜仲、何首乌等；阴虚加生地黄、玄参；气虚甚者加党参；形寒肢冷者，可加肉桂、仙茅、干姜等；心阳不足加桂枝、龙骨、牡蛎；痰涎壅盛加橘红、法半夏、胆南星、鲜竹沥等；意识障碍加石菖蒲、远志、郁金；大便秘结者加草决明、瓜蒌仁、大黄。

（5）大秦艽汤加减（翁维良经验方）

【组成与用法】黄芪20～30克　丹参15～20克　川芎12～20克　生地12克　鸡血藤12～15克　秦艽10～15克　羌活10～15克　白芍10克　威灵仙10～15克　广地龙15克　全蝎粉　蜈蚣粉各1克（冲服）。

【功效与主治】祛风通络，养血养营。

【加减应用】脾气虚明显，加党参12～15克、茯苓12～15克、苍术12～15克、白术12～15克、陈皮10克；痰湿重，加法半夏12～15克、胆南星12～15克、泽泻12～15克、天竺黄12～15克等；热重加生石膏15～30克、黄芩12～15克、忍冬藤15～20克、莲子心10～15克、竹茹12～15克等；语言不利，加石菖蒲12～15克、郁金各12～15克、僵蚕10～15克；阳虚明显者加桂枝10～12克、细辛3～6克。

（6）四白牵正散（任继学经验方）

【组成与用法】酒川芎10克　白芷10克　藏红花10克　白僵蚕10克　全蝎5克　白附子（炮）10克　白薇10克　蒲黄10克　天麻15克　乌蛇肉10克　豨莶草（酒浸洗）10克。上药共为细末混匀，每次6克黄酒送服。

【功效与主治】祛风通络。

【加减应用】痰涎壅盛加橘红、法半夏；胸闷、心悸、胸痛者，可用薤白、瓜蒌皮、白檀香、龙脑香等；上肢瘫痪重加桑枝、姜黄；下肢瘫痪重加川牛膝、杜仲、桑寄生；气虚甚加人参、黄芪；血虚加当归、大枣、白芍；气滞血瘀加红花、地龙、郁金；大便秘结加生大黄或番泻叶；小便失禁加桑螵蛸、覆盆子、益智仁、山药。

（7）张氏眩晕复方（张崇泉经验方）

【组成与用法】黄芪30克　白参10克　当归10克　川芎10克　天麻10克　赤芍15克　丹参20克　红花8克　石菖蒲15克　炙远志6克　胆南星10克　法半夏10克　陈皮10克　葛根20克　鸡血藤20克　干地龙8克　炙甘草5克。水煎服，每日1剂，2次/日。

【功效与主治】益气活血，化痰通络。

【加减应用】血压高头痛加天麻、夏枯草、菊花；头晕目眩者，酌加天麻、钩藤、龙骨、牡蛎等；胸闷、心悸、胸痛者，可用薤白、瓜蒌皮、白檀香、龙脑香等；心烦不眠加柏子仁、酸枣仁、夜交藤、栀子等；喉间痰鸣痰多者加鲜竹沥、制胆南星；气虚痰湿阻滞加苍术、茯苓；肢体屈伸不利者加伸筋草、乌梢蛇。

（8）化痰通络汤（中国中医药信息杂志，2010年第1期）

【组成与用法】陈皮 10 克 法半夏 9 克 茯苓 10 克 枳实 10 克 竹沥 1 支 胆南星 6 克 天麻 10 克 僵蚕 10 克 全蝎 5 克 地龙 10 克 鸡血藤 25 克 大黄 6 克 甘草 6 克 乌梢蛇 15 克。水煎服，每日 1 剂，2 次/日。

【功效与主治】去风化痰，逐瘀通络。

【加减应用】大便秘结加玄参 10 克、火麻仁 30 克；上肢偏瘫者加桑枝 10 克、片姜黄 10 克活血通络；下肢萎软乏力者加牛膝 15 克 续断 15 克强筋壮骨；言语謇涩或不语者加石菖蒲 10 克、炙远志 6 克化痰利窍；手脚麻木者加豨莶草 10 克，蜈蚣 1 条通筋活络；头晕者加钩藤 16 克；口苦，舌苔黄腻者，热象明显者加黄连 5 克。

(9) 化痰通脑饮（中医研究，2008 年第 2 期）

【组成与用法】法半夏 10 克 泽泻 10 克 天竺黄 10 克 僵蚕 10 克 石菖蒲 10 克 茯苓 15 克 藿香 10 克 赤芍 10 克 水蛭 6 克 生蒲黄 10 克 薏苡仁 15 克 陈皮 6 克等。每日 1 剂，水煎服，分 2 次早晚温服。有意识障碍者，鼻饲给药。

【功效与主治】健脾祛湿，化痰通脑。

【加减应用】意识障碍加石菖蒲、郁金、胆南星；血压偏高、有热象者加黄芩、莱菔子、石决明、夏枯草；血脂高加何首乌、山楂、决明子；惊悸者加珍珠母、生牡蛎、生龙齿以重镇定惊；舌强语謇者加胆南星、天竺黄、远志等；喉间痰鸣痰多者加鲜竹沥、制胆南星；上肢偏瘫者，酌加桂枝、桑枝、羌活、防风等；下肢偏瘫者，酌加牛膝、独活、寄生、续断等；小便频数或失禁者，加桑螵蛸、金樱子、益智仁。

(10) 息风通络化痰汤（山东中医杂志，2009 年第 12 期）

【组成与用法】天麻 15 克 水蛭 10 克 三七粉（冲）2 克 瓜蒌 30 克 天竺黄 10 克 白蒺藜 10 克 稀签草 30 克 鸡血藤 30 克 大黄 3 克。每日 1 剂，水煎服，分早晚两次饭前 1h 服用。

【功效与主治】息风化痰，活血通络。

【加减应用】痰湿重加陈皮、茯苓、法半夏、胆南星；肢体麻木者，加豨莶草、川牛膝、防己、威灵仙、丝瓜络、桑寄生；小便失禁加桑螵蛸、覆盆子、益智仁、山药；尿少加车前子、泽泻；肝肾阴虚加生地黄、女贞子、旱莲草；风火上扰加钩藤、牛膝、菊花、生石决明；气虚加黄芪、党参；血虚加当归、大枣、白芍。

(11) 息风通络涤痰汤（现代中医药，2009 年第 3 期）

【组成与用法】天麻 10 克 石决明 15 克 全蝎 6 克 水蛭 10 克 川芎 10 克 菖蒲 10 克 胆南星 10 克 牛膝 10 克 瓜蒌 15 克。每日 1 剂，加水 300ml 浸泡 2h 后浓煎取汁 150ml 再加水 200ml 再煎取汁 150ml 两液相混合，早晚分服。

【功效与主治】平肝息风，化痰通络。

【加减应用】血压偏高眩晕者加钩藤；气红血虚便秘加肉苁蓉、火麻仁；气虚乏力自汗者加黄芪、党参；血瘀明显者加丹参、川芎、当归等；心烦不眠加柏子仁、酸枣仁、夜交藤、栀子等；口眼歪斜加白附子、僵蚕、全蝎；言语不利加菖蒲、郁金、远志；喉间痰多加制南星、川贝母；肢体屈伸不利者加伸筋草、乌梢蛇；腑气不通加枳实、大黄、槟榔；小便频数或失禁者，加桑螵蛸、金樱子、益智仁。

(12) 苍附导痰汤（中医学报，2011 年第 10 期）

【组成与用法】苍术 12 克　香附 15 克　枳实 10 克　胆南星 6 克　僵蚕 10 克　陈皮 12 克　法半夏 10 克　茯苓 15 克　甘草 6 克　竹茹 15 克　水蛭 10 克　地龙 10 克　全瓜蒌 30 克　红花 15 克。每日 1 剂，水煎两次，混合后共取汁 400ml，分早晚温服。

【功效与主治】搜风化痰通络。

【加减应用】血压高加钩藤、牛膝、夏枯草；头痛加白芷、藁本、菊花；胸闷、心悸、胸痛者，可用薤白、瓜蒌皮、白檀香、龙脑香等。

(13) 通络祛风汤 1 号（内蒙古中医药，2011 年 16 期）

【组成与用法】法半夏 20 克　胆南星 20 克　白附子 15 克　天麻 15 克　全蝎 10 克　当归 15 克　鸡血藤 15 克　豨莶草 15 克。水煎两次，混合后共取汁 400ml，分早晚温服。

【功效与主治】祛风化痰通络。

【加减应用】语言不清者加石菖蒲，远志化痰通络宣窍；痰瘀梗阻，舌紫有瘀斑，脉细涩者加丹参、川芎、赤芍、红花活血化瘀；气虚加黄芪、党参；血虚加当归、熟地黄、白芍；阴虚加生地黄、玄参、石斛；阳虚者加肉桂、制附子。

(14) 真方白丸子汤（中医药临床杂志，2014 年第 9 期）

【组成与用法】法半夏 15 克　白附子 12 克　胆南星 12 克　川乌 5 克　天麻 12 克　全蝎 10 克　木香 10 克　枳壳 10 克　甘草 5 克。早晚各 1 次，口服或者鼻饲。

【功效与主治】祛风化痰，活血通络。

【加减应用】语言不清者，再加菖蒲、远志祛痰宣窍；痰瘀交阻，舌紫有瘀斑，脉细涩者，可酌加丹参、桃仁、红花、赤芍等活血化瘀；大便秘结不通，腹胀满者，宜加大黄、芒硝、枳实等以通腑泄热；小便失禁加桑螵蛸、覆盆子、益智仁、山药。

(15) 化痰通络汤加味（河南中医，2013 年第 11 期）

【组成与用法】法半夏 15 克　陈皮 12 克　茯苓 15 克　枳实 12 克　川芎 15 克　丹参 15 克　水蛭 6 克　地龙 15 克　石菖蒲 20 克　远志 12 克　香附 9 克。每日 1 剂，水煎 200mL，分 2 次口服。

【功效与主治】息风化痰，活血通络。

【加减应用】口眼歪斜加白附子、僵蚕、全蝎；头痛加藁本、吴茱萸；头晕加天麻、钩藤、头晕草；烦扰不宁者加郁金、远志、珍珠母以化痰开窍、镇心安神；肌肤麻木者；酌加麻黄、木瓜、黄芪、当归等。

(16) 菖蒲地龙汤（中国中医急症，2012 年第 4 期）

【组成与用法】石菖蒲 15 克 地龙 9 克 鸡血藤 15 克 络石藤 15 克 赤芍 10 克 三七粉 3 克（冲服） 防风 10 克 清法半夏 9 克 陈皮 10 克 枳壳 10 克 茯苓 15 克 郁金 10 克 僵蚕 10 克 炙甘草 6 克。每日 1 剂，水煎早、晚分服或鼻饲

【功效与主治】祛风化痰，活血通络。

【加减应用】兼见急躁易怒、面红目赤者加龙胆草、夏枯草等；痰湿重加胆南星、薏苡仁等；便秘腑实者加大黄、生白术、桃仁等；食欲不振者加焦三仙、鸡内金等；风火上扰加钩藤、牛膝、菊花、生石决明；肝阳上亢加天麻、钩藤、石决明；气虚血瘀加生黄芪、当归、鸡血藤；阴虚阳亢者加葛根、石决明、生牡蛎、鳖甲；胸闷、心悸、胸痛者，可用薤白、瓜蒌皮、白檀香、龙脑香等。

3. 痰瘀阻络证

主症：半身不遂，肢体拘急，口舌㖞斜，言语不利，肢体麻木疼痛，痛处固定，头晕目眩，舌暗红或紫，苔白腻，脉弦滑或涩。

治法：化痰活血通络。

（1）化痰祛瘀汤（现代中西医结合杂志，2008 年第 32 期）

【组成与用法】瓜蒌壳 15 克 石菖蒲 15 克 郁金 15 克 僵蚕 9 克 地龙 15 克 全蝎 6 克（另包打粉） 桃仁 15 克 川芎 15 克。水煎服，每日 1 剂，早晚分服。

【功效与主治】化痰通络，活血祛瘀。

【加减应用】伴风痰阻络者，加秦艽、羌活、防风、桑枝、白芷；伴肝阳上亢者，加天麻、钩藤、石决明、淮牛膝、山栀子、酒军；伴痰热腑实者，加胆南星、黄芩、山栀子、生大黄（另包后下）、陈皮、法半夏、枳壳、厚朴；伴气虚血瘀者加黄芪，党参、当归、赤芍药、炒白术、炙甘草。

（2）化痰活血方（实用中西医结合临床，2012 年第 3 期）

【组成与用法】枳壳 15 克 法半夏 20 克 胆南星 10 克 茯苓 30 克 竹茹 10 克 石菖蒲 20 克 郁金 10 克 川芎 15 克 川楝子 10 克 地龙 10 克 蜈蚣 1 条。每日 1 剂，水煎服，分早晚 2 次，饭前 30 分钟服用。

【功效与主治】活血祛瘀，化痰通络。

【加减应用】血压高加钩藤、牛膝、夏枯草；头晕目眩者，酌加天麻、钩藤、龙骨、牡蛎等；抽搐加地龙、钩藤；呕吐呃逆者，酌加苏叶或梗、枇杷叶、旋覆花以降逆止呕；失眠者加炙甘草、桂枝、酸枣仁、龙眼肉；喉间痰多加制南星、川贝母；肢体麻木加豨莶草、海桐皮、丝瓜络、木瓜等。

（3）化瘀祛痰通络方（中外医学研究，2011 年第 1 期）

【组成与用法】黄芪 30 克 当归 15 克 赤芍 15 克 丹参 30 克 水蛭 6 克 三七 12 克 川芎 10 克 地龙 15 克 茯苓 15 克 陈皮 10 克 法半夏 10 克 白术 10 克 山楂 10 克 甘草 6 克。每日 1 剂，每次取水 300ml，武火煮沸，文火慢煎 20 分钟，取药汁 150ml，每剂药煎煮 2 次，早晚分服。

【功效与主治】化瘀祛痰通络。

【加减应用】头晕症状明显血压高者加天麻，钩藤，石决明；阴虚明显者加沙参，麦冬，五味子；失眠者加远志，酸枣仁；血脂高者加草决明；痰瘀阻滞经络较重者，选加鸡血藤、鬼箭羽；大便秘结不通，腹胀满者，宜加大黄、芒硝、枳实等以通腑泄热；小便失禁加桑螵蛸、覆盆子、益智仁、山药。

4. 痰热腑实证

主症：半身不遂，肢体强痉，言语不利，口舌㖞斜，腹胀、便秘，午后面红烦热，舌红，苔黄腻或黄燥，脉弦滑。

治法：通腑泄热化痰。

（1）桃仁承气汤（《奇效良方》）

【组成与用法】大黄4克　芒硝6克　桃仁10克　甘草6克。用水200ml，煮取100ml，早晚分两次温服。

【功效与主治】瘀热腑实，血逆脉壅型。

【加减应用】瘀血滞络者，加丹参、赤芍、当归、生地黄、牡丹皮等。痰浊壅盛者，加胆南星、瓜蒌、法半夏、茯苓；阴虚血热者，加天冬、玄参、生地黄等；眩晕显著伴肢麻不适者宜息风化痰活血为主，方中可加僵蚕、葛根、川芎、片姜黄等。肌肤麻木者；酌加麻黄、木瓜、黄芪、当归等。

（2）三化汤（《素问病机气宜保命集》）

【组成与用法】厚朴　大黄　枳实　羌活各等分。上锉，如麻豆大。每服120克，水300ml煎至150ml，终日服之，不拘时候，以微利为度。

【功效与主治】祛风清热，活血通腑。

【加减应用】痰火壅盛者，加胆南星、瓜蒌、天花粉、天竺黄、竹沥汁等；瘀热蕴结者，加丹参、生地黄、赤芍、丹皮、桃仁、郁金、牛膝、毛冬青等；肝肾阴虚加女贞子、旱莲草；痰湿重加制法半夏、胆南星；肢体屈伸不利者加伸筋草、乌梢蛇。

（3）凉血通瘀汤（周仲瑛经验方）

【组成与用法】熟大黄10克　水牛角片30克　赤芍15克　生地黄20克　丹皮10克　地龙10克　三七5克　石菖蒲10克。便秘者改熟大黄为生大黄6～10克。水煎服，每日两次，早晚分服。

【功效与主治】清热通腑，化瘀通络。

【加减应用】痰涎壅盛加法半夏、陈皮、竹沥、瓜蒌；肌肤麻木者，酌加麻黄、木瓜、黄芪、当归等；上肢偏重者加桑枝、葛根、桂枝；下肢偏重加川牛膝、木瓜、续断；小便失禁者，酌加桑螵蛸、益智仁、补骨脂等；肝肾阴虚加生地黄、女贞子、旱莲草；肝阳上亢加天麻、钩藤、石决明；气虚血瘀加生黄芪、当归、鸡血藤；肝肾不足加熟地、何首乌、杜仲、桑寄生等。

（4）加减星蒌承气汤（中国中医急症，2013 年第 6 期）

【组成与用法】全瓜蒌 30 克　胆南星 6 克　大黄（后下）6 克　法半夏 9 克　陈皮 12 克　地龙 9 克　钩藤 15 克　石菖蒲 9 克　郁金 9 克　水蛭 3 克　丹参 15 克　鸡血藤 30 克。每日 1 剂，水煎取汁 300mL，分 2 次早晚温服；神志不清、吞咽困难者给予鼻饲。本方应用时根据大便情况调整瓜蒌、胆南星、大黄用量，以大便每日 1～2 次为宜。

【功效与主治】化痰通腑，息风通络。

【加减应用】大便干结，数日不下者加芒硝（分冲）、枳实、厚朴。大黄加至 9 克；风证明显者加天麻、石决明（先煎）、珍珠母（先煎）；血瘀明显者加桃仁、红花；气虚明显者加黄芪、太子参；热象明显者加黄芩、栀子；阴津亏虚者去大黄、法半夏，减瓜蒌、胆南星用量，加生地黄、麦冬、玄参。

（5）通腑泄热汤（天津药学，2002 年第 5 期）

【组成与用法】大黄 10 克（后下）　芒硝 10 克（冲服）　枳实 15 克　厚朴 15 克　川芎 10 克　白蒺藜 30 克　菊花 30 克　钩藤 30 克。每日 1 剂，水煎至 100ml，每日 2 次，口服或鼻饲。

【功效与主治】通腑泄热。

【加减应用】大便干燥者增加大黄用量，大便通畅后减量或同煎或改用酒大黄；痰热盛者可加用法半夏、瓜蒌、胆南星、竹茹；小便频数或失禁者，加桑螵蛸、金樱子、益智仁；肝肾不足加枸杞子、制首乌；口干，五心烦热者，可酌加女贞子、何首乌、生地黄、山萸肉。

（6）化痰通腑方（医学信息，2011 年第 3 期）

【组成与用法】天麻 12 克　钩藤 10 克　生杜仲 15 克　牛膝 10 克　桃仁 12 克　红花 12 克　川芎 12 克　当归 12 克　全蝎 10 克　蜈蚣 2 条　三棱 4 克　莪术 4 克、焦三仙各 10 克。每日 1 剂，水煎取汁 400ml，分 2 次口服。

【功效与主治】化痰通腑，通经活络。

【加减应用】若热象明显者加山栀、黄芩；神昏者加石菖蒲、郁金；抽搐加地龙、钩藤；惊悸者，加珍珠母、生牡蛎、生龙齿以重镇定惊；烦扰不宁者加石菖蒲、郁金、远志、珍珠母；口眼歪斜加牵正散；言语不利较重者为痰阻清窍，可加胆南星、竹沥、石菖蒲等以清热化痰。

（7）化痰通络汤合星蒌承气汤加味（陕西中医，2006 年第 11 期）

【组成与用法】茯苓 15 克　法半夏 10 克　胆南星 10 克　天竺黄 10 克　天麻 10 克　香附 10 克　芒硝 10 克　大黄 6～10 克　丹参 30 克　全瓜蒌 30 克。水煎至 200ml 分 2 次口服，每日 1 剂。

【功效与主治】化痰通络，通腑泄热。

【加减应用】眩晕显著伴肢麻不适者宜息风化痰活血为主，方中可加僵蚕、葛根、川芎、片姜黄等；头痛加白芷、藁本、菊花；胸闷、心悸、胸痛者，可用薤白、白檀香、龙脑香等；肢体屈伸不利者加伸筋草、乌梢蛇；肌肤麻木者，酌加麻黄、木瓜、黄芪、当归等；肝肾不足加枸杞子、制首乌；脾虚便溏加泽泻、白术；血虚加当归、熟地黄、白芍。

（8）中风通腑清窍方（中医研究，2011 年第9 期）

【组成与用法】胆南星 10 克　全瓜蒌 30 克　石菖蒲 20 克　郁金 20 克　桃仁 10 克　生大黄 6 克　枳实 10 克　厚朴 10 克　火麻仁 30 克　钩藤 30 克　麦冬 20 克　丹参 20 克　赤芍 20 克　党参 6 克　炙甘草 15 克。每日 1 剂，水煎，分 3 次口服。

【功效与主治】活血通窍，通腑泄热。

【加减应用】血压偏高、有热象者加黄芩、莱菔子、石决明、夏枯草；头晕目眩者，酌加天麻、龙骨、牡蛎等；呕吐呃逆者，酌加苏叶或梗、枇杷叶、旋覆花以降逆止呕；心烦不眠加柏子仁、酸枣仁、夜交藤、栀子等。

（9）泄浊化瘀汤（山东中医杂志，2012 年第5 期）

【组成与用法】生大黄 30 克　枳实 10 克　芒硝 10 克　郁金 15 克　石菖蒲 15 克　丹参 30 克　川芎 15 克。水煎取汁 200mL，左侧卧位，抬高臀部灌肠，插肛管 50 ~ 60cm，保留灌肠 30min，药温 37℃左右。每日灌肠 1 次，连续 2 周。

【功效与主治】化痰通腑泄热。

【加减应用】烦扰不宁者加郁金、远志、珍珠母；癫痫抽搐，可加胆南星、钩藤、全蝎；口眼歪斜加白附子、僵蚕、全蝎；语謇流涎重加胆南星、远志；痰瘀阻滞经络较重者，选加赤芍、鸡血藤、三七、鬼箭羽；瘫肢红肿、痛、麻木者，可选用刘寄奴、苏木、炮穿山甲、没药、延胡索、秦艽、祁蛇等。

5. 气虚血瘀证

主症：半身不遂，肢体瘫软，言语不利，口舌㖞斜，气短乏力，偏身麻木，心悸自汗，舌暗，有瘀斑，苔薄白或白腻，脉细缓或细涩。

治法：益气活血通络。

（1）加减补阳还五汤（李振华经验方）

【组成与用法】黄芪 30 ~ 120 克　当归 15 克　川芎 9 克　赤芍 15 克　桃仁 9 克　红花 9 克　丹参 30 克　川牛膝 15 克　桂枝 9 克　地龙 15 克　蜈蚣 3 条　石菖蒲 9 克　甘草 6 克，水煎服，每日 1 剂，2 次/日。

【功效与主治】益气活血，透窍通络。

【加减应用】意识迟钝加远志、麝香，麝香每次 0.1 克冲服；血压高加钩藤、夏枯草；头晕目眩者，酌加天麻、钩藤、龙骨、牡蛎等；血脂高加决明子、山楂、麦芽等；失眠者，加琥珀粉、远志以宁心安神；喉间痰多加制南星、川贝母；肢体屈伸不利者加伸筋草、乌梢蛇；上肢偏重者加桑枝、葛根、桂枝；下肢偏重加川牛膝、木瓜、续断；大便秘结不通，腹胀满者，宜加大黄、芒硝、枳实等以通腑泄热；

小便失禁加桑螵蛸、覆盆子、益智仁、山药。

（2）张氏中风复方（张崇泉经验方）

【组成与用法】 黄芪30克 当归10克 柴胡10克 天麻10克 赤芍15克 瓜蒌皮12克 红花6克 蝉蜕6克 干地龙8克 川芎10克 钩藤30克（后下） 田三七粉6克（冲） 甘草5克。每日1剂，水煎服，2次/日。

【功效与主治】 益气活血，平肝息风。

【加减应用】 意识迟钝加石菖蒲、远志、麝香；面色潮红，烦躁者加夏枯草；目眩耳鸣者为热动肝风之象；可加天麻、菊花、珍珠母、石决明；血脂高加何首乌、山楂、决明子；癫痫抽搐，可加胆南星、全蝎；夜寐不安者加五味子、夜交藤、酸枣仁、龙齿；肌肤麻木者，酌加麻黄、木瓜、黄芪、当归等；上肢瘫痪重加桑枝、姜黄；下肢瘫痪重加川牛膝、杜仲、桑寄生；大便秘结加生大黄或番泻叶。

（3）利气平逆汤（任继学经验方）

【组成与用法】 生晒人参6克 炒麦冬20克 炒莱菔子20克 炒刀豆子10克 炙枇杷叶10克 炒枳壳10克 炒青皮10克 旋覆花10克 清法半夏10克。水煎服，每日1剂，2次/日。

【功效与主治】 补气行气降逆。

【加减应用】 便秘者加炒二丑；有瘀血者，加桃仁、红花；口渴者加天花粉；四肢厥冷者加炮姜、炮附子；头痛加石决明、夏枯草；头晕加天麻、钩藤；失眠加夜交藤、酸枣仁；烦扰不宁者加石菖蒲、郁金、远志、珍珠母；口眼歪斜加白附子、僵蚕、全蝎；痰涎壅盛加橘红、法半夏、胆南星、鲜竹沥等；气虚痰湿阻滞加苍术、茯苓、白术、陈皮；气虚甚加人参、黄芪；血虚加当归、大枣、白芍。

（4）葛根通络饮（中医杂志，2005年第3期）

【组成与用法】 葛根20克 丹参25克 太子参15克 夏枯草25克 僵蚕10克。每日1剂，每次煎煮100ml，每日2次口服。

【功效与主治】 益气活血，祛瘀生新，化痰通络。

【加减应用】 失眠者，加琥珀粉、远志以宁心安神；大便秘结加生大黄或番泻叶；小便频数或失禁者，为气虚不摄，加桑螵蛸、金樱子、益智仁以温肾固摄；肢体屈伸不利者加伸筋草、乌梢蛇；痰涎壅盛加橘红、法半夏、胆南星、鲜竹沥等；语蹇流涎重加胆南星、远志；风火上扰加钩藤、牛膝、菊花、生石决明（先煎）；血瘀者加桃仁、红花、三棱、莪术；气虚血瘀加生黄芪、当归、鸡血藤。

（5）脑康汤（中国医师杂志，2005年增刊）

【组成与用法】 石菖蒲8克 黄芪30克 川芎20克 三七 赤芍各15克 葛根10克 红花3克 炙甘草6克。水煎服，每日1剂，2次/日。

【功效与主治】 益气活血通络。

【加减应用】 血压偏高、有热象者加黄芩、莱菔子、石决明、夏枯草；眩晕显著伴肢麻不适者宜息风化痰活血为主，方中可加僵蚕、葛根、片姜黄等；高血脂加何首乌、决明子；失眠者加炙甘草、桂枝、酸枣仁、龙眼肉；言语不利较重者为痰阻清窍；可加胆南星、竹沥等以清热化痰；喉间痰多加制南星、川贝母；肢体麻木加豨莶草、海桐皮、丝瓜络、木瓜等。

（6）益气活血通络汤（北京中医药，2008 年第 7 期）

【组成与用法】黄芪 15 克　党参 15 克　当归 15 克　川芎 10 克　丹参 15 克　水蛭 3 克　鸡血藤 15 克　地龙 10 克　炙甘草 10 克。每日 1 剂，水煎服，分两次口服。

【功效与主治】益气活血通络。

【加减应用】肢体偏瘫者加蜈蚣、僵蚕；上肢偏重者加桑枝、葛根、桂枝；下肢偏重加川牛膝、木瓜、续断；气虚痰湿阻滞加苍术、茯苓、陈皮；大便秘结不通，腹胀满者，宜加大黄、芒硝、枳实等以通腑泄热；血虚加大枣、白芍；舌暗瘀斑，脉涩者加桃仁、红花；五心烦热者，可酌加女贞子、何首乌、生地黄、山萸肉；腰膝酸软者加女贞子、旱莲草、枸杞子、杜仲、何首乌等。

（7）补脑健萎汤（中医药导报，2014 年第 2 期）

【组成与用法】天麻 15 克　钩藤 10 克　生石决明 30 克　夏枯草 30 克　僵蚕 10 克　川牛膝 20 克　全蝎 10 克　地龙 10 克　丹参 20 克　三七粉 10 克　胆南星 10 克　桃仁 10 克　红花 10 克　赤芍 20 克　鸡血藤 30 克　黄芪 30 克　当归 10 克。每日 1 剂，水煎取药汁 400ml，早晚各服 1 次，200ml/次。

【功效与主治】补气活血，祛瘀通络。

【加减应用】有便干便秘者用生大黄 3 克、芒硝 10 克；半身不遂、口舌歪斜、舌强语謇或不语，加用法半夏、茯苓、天竺黄、石菖蒲；气虚血瘀、面色发白者加用太子参；头晕痛、血压高者，可加决明子、赭石、天麻、杜仲；眩晕显著伴肢麻不适者宜息风化痰活血为主，方中可加葛根、川芎、片姜黄等；失眠加夜交藤、酸枣仁。

（8）三芪汤（湖南中医杂志，2014 年第 6 期）

【组成与用法】黄芪 50 克　三七 10 克　当归 20 克　天麻 10 克　地龙 10 克。中药配方颗粒，加开水 300ml，摇匀，分早晚 2 次温服。

【功效与主治】补气活血通络。

【加减应用】血压高加钩藤、牛膝、夏枯草；半头痛加石决明、夏枯草；心烦不眠加柏子仁、酸枣仁、夜交藤、栀子等；湿痰加法半夏、大腹皮、白术、茯苓；上肢瘫痪重加桑枝、姜黄；下肢瘫痪重加川牛膝、杜仲、桑寄生；大便秘结不通，腹胀满者，宜加大黄、芒硝、枳实等以通腑泄热；小便失禁加桑螵蛸、覆盆子、益智仁、山药；气虚血瘀加鸡血藤；气滞血瘀加红花、郁金。

（9）补气活血饮（中医学报，2010 年第 150 期）

【组成与用法】当归 20 克　阿胶 12 克　川芎 12 克　丹参 20 克　川牛膝 15 克　黄

芪30克　枸杞子30克　天麻12克　胆南星10克　络石藤12克。水煎服，每日1剂，分2次口服。

【功效与主治】补气活血，息风止痉

【加减应用】痰邪重者加全瓜蒌；肝肾阴虚者加熟地黄、山茱萸；气虚者加党参；如血虚甚加制何首乌，白芍药；肝阳上亢者加钩藤、地龙；肝风内动者加全蝎、蜈蚣；呕吐呃逆者，酌加苏叶或梗、枇杷叶、旋覆花以降逆止呕；惊悸者，加珍珠母、生牡蛎、生龙齿以重镇定惊；小便频数或失禁者，为气虚不摄，加桑螵蛸、金樱子、益智仁以温肾固摄；大便秘结加生大黄或番泻叶。

（10）复元通脉汤（山东中医杂志，2007年第9期）

【组成与用法】制附子24克　龟板9克　炙甘草15克　黄芪60克　红花9克　当归9克　地龙9克　水蛭6克　全蝎3克　蜈蚣3条　白芥子12克　冰片0.5克。每日1剂，每次取水300ml，武火煮沸，文火慢煎20分钟，取药汁150ml，每剂药煎煮2次，早晚分服。

【功效与主治】益气活血，祛风通络。

【加减应用】湿痰加法半夏、大腹皮、白术、茯苓；言语不利加石菖蒲、郁金、远志；肌肤麻木者，酌加麻黄、木瓜等；目眩耳鸣者为热动肝风之象；可加天麻、钩藤、菊花、珍珠母、石决明；腑气不通加枳实、大黄、槟榔；气虚加黄芪、党参；形寒肢冷者，可加肉桂、附子等；阳虚者加熟附片、干姜；阴虚阳亢者加葛根、石决明、生牡蛎；小便频数或失禁者，加桑螵蛸、金樱子、益智仁；大便溏泻者，酌加罂粟壳、诃子皮、莲子肉等。

（11）梗塞通（陕西中医，2003年第2期）

【组成与用法】黄芪60克　丹参30克　川芎　葛根各20克　人参10克　红花10克　三七10克　地龙10克　穿山甲10克　水蛭6克。每日1剂，水煎早、晚分服。

【功效与主治】益气活血，祛瘀通络。

【加减应用】高血压加钩藤、夏枯草各；腰膝酸软者加女贞子、旱莲草、枸杞子、杜仲、何首乌等；头晕加天麻、钩藤；头痛加藁本、吴茱萸；高血脂加何首乌、决明子；肢体麻木加鸡血藤、白蒺藜；语言不利加石菖蒲、郁金，口眼歪斜加僵蚕、全蝎、蜈蚣；头晕痛加天麻、菊花；痰湿偏盛加法半夏、胆南星；大便秘结者加草决明、瓜蒌仁、大黄；小便失禁者，酌加桑螵蛸、益智仁、补骨脂等。

（12）活血通脉方（山东中医杂志，2006年第9期）

【组成与用法】黄芪20克　桃仁15克　红花10克　丹参20克　水蛭10克　当归10克　赤芍10克　怀牛膝15克　丝瓜络15克　王不留行15克。每日1剂，每剂药先加水800ml，浸泡15min后，煎至300ml，二煎混合，分早晚2次温服。

【功效与主治】补气活血通脉。

【加减应用】肝阳暴亢，风火上扰证，加钩藤、菊花、生石决明（先煎）；风痰

瘀血闭阻脉络证，加天麻、白芍、法半夏、石菖蒲、胆南星；痰热腑实，风痰上扰证，加生大黄（后下）、胆南星、全瓜蒌；气虚血瘀证，重用黄芪、党参、鸡血藤；阴虚动风证，加龟甲（先煎）、生地黄、麦冬；中脏腑，阳闭加至宝丹或安宫牛黄丸灌服，阴闭用苏合香丸灌服，脱证加人参、麦冬、附子。

（13）通络益气汤（中国社区医师，2008 年第 354 期）

【组成与用法】水蛭 10 克　黄芪 30 克　三七 10 克　丹参 20 克　川芎 10 克　甘草 10 克。每日 1 剂，加水 200ml 浸泡 2h 后浓煎取汁 100ml，再加水 150ml 再煎取汁 100ml 两液相混合，早晚分服。

【功效与主治】活血化痰，益气通络。

【加减应用】惊悸者，加珍珠母、生牡蛎、生龙齿以重镇定惊；眩晕显著伴肢麻者，中可加僵蚕、葛根、川芎、片姜黄等；血压高加夏枯草、天麻、石决明；烦扰不宁者加石菖蒲、郁金、远志、珍珠母；失语或语言蹇涩加石菖蒲、远志等；湿痰加法半夏、大腹皮、白术、茯苓；肢体屈伸不利者加伸筋草、乌梢蛇；腑气不通加枳实、大黄、槟榔；，五心烦热者，可酌加女贞子、何首乌、生地黄、山萸肉；腰膝酸软者加女贞子、旱莲草、枸杞子、杜仲、何首乌等。

（14）益气祛瘀丸（中华中医药学刊，2015 年第 6 期）

【组成与用法】黄芪 120 克　党参 30 克　丹参 30 克　三七 30 克　赤芍 30 克　川芎 30 克　桃仁 30 克　大黄 30 克　生首乌 30 克　水蛭 20 克　地龙 20 克　蜈蚣 20 克　僵蚕 20 克。上药，蜜炼为丸，每日 30 克分 2 次口服治疗。

【功效与主治】破血逐瘀，补气通便。

【加减应用】意识迟钝加石菖蒲、远志、麝香；头晕痛、血压高者，可加决明子、代赭石、天麻、杜仲；心烦不眠加柏子仁、酸枣仁、夜交藤、栀子等；口眼歪斜加白附子、全蝎；语蹇流涎重加胆南星、远志；痰涎壅盛者加贝母、胆南星、炙远志；肢体麻木者，加豨莶草、川牛膝、防己、威灵仙、丝瓜络、桑寄生、鸡血藤；大便秘结加生大黄或番泻叶；气虚甚加人参。

（15）中风三号方（吉林中医药，2003 年第 11 期）

【组成与用法】黄芪 60 克　当归 12 克　桃仁 12 克　西红花 2 克　川芎 15 克　川牛膝 15 克　水蛭粉 6 克　三七粉（冲）3 克　丹参 20 克　白茅根 30 克　鸡血藤 15 克　甘草 6 克。每日 1 剂，每次取水 300ml，武火煮沸，文火慢煎 20 分钟，取药汁 150ml，每剂药煎煮 2 次，早晚分服。

【组成与用法】补气活血，通经活络。

【加减应用】意识迟钝加石菖蒲、远志、麝香；面色潮红，烦躁者加钩藤、夏枯草；血压低者加太子参、党参；头痛加白芷、藁本、菊花；呕吐呃逆者，酌加苏叶或梗、枇杷叶、旋覆花以降逆止呕；；失眠者加炙甘草、桂枝、酸枣仁、龙眼肉；言语不利加菖蒲、郁金、远志；喉间痰多加制南星、川贝母；肌肤麻木者，酌加麻黄、木瓜、黄芪、当归等；大便溏泻者，酌加罂粟壳、诃子皮、莲子肉等。

（16）补阳还五汤合六君子汤（光明中医，2010 年 06 期）

【组成与用法】黄芪 30 克　党参 20 克　白术 15 克　桃仁 10 克　当归 15 克　红花 10 克　川芎 10 克　赤芍 20 克　陈皮 15 克　茯苓 20 克　法半夏 15 克　炙甘草 5 克。每日 1 剂，水煎服，早晚分温服。

【功效与主治】健脾益气，活血通络。

【加减应用】肢体屈伸不利者加伸筋草、乌梢蛇；口眼歪斜加白附子、僵蚕、全蝎。

（17）芪参通络汤（中国中医急症，2014 年第 9 期）

【组成与用法】黄芪 60 克　太子参 60 克　三七 15 克　鸡血藤 25 克　水蛭粉 3 克（冲服）　地龙 10 克　赤芍 20 克　当归 12 克　桃仁 10 克　红花 10 克　川牛膝 12 克　泽泻 10 克　香附 10 克　稀莶草 15 克。上药除水蛭粉外其他药物冷水浸泡后，水煎 2 次，共取药汁 400mL，加入水蛭粉后．分早晚 2 次服，每日 1 剂。

【功效与主治】益气活血，化瘀通络。

【加减应用】意识障碍加石菖蒲、郁金、胆南星；血压高加夏枯草、天麻、石决明；头痛加白芷、藁本、菊花；失眠加夜交藤、酸枣仁；语涩者加石菖蒲、远志；吞咽困难加郁金、砂仁；痰涎壅盛加法半夏、陈皮、竹沥、瓜蒌以清热化痰；肢体屈伸不利者加伸筋草、乌梢蛇。

（18）益气通脉汤（齐齐哈尔医学院学报，2012 年第 3 期）

【组成与用法】黄芪 30 克　水蛭 10 克　丹参 20 克　川芎 10 克　地龙 10 克　当归 15 克　熟地黄 15 克　醋三棱 10 克。以免煎中药颗粒调配成粉，使用时按需分量将药粉溶于生理盐水 3ml，2 次/日，早晚分服。

【功效与主治】益气活血通脉。

【加减应用】血压偏高、有热象者加黄芩、莱菔子、石决明、夏枯草；目眩耳鸣者为热动肝风之象；可加天麻、钩藤、菊花、珍珠母、石决明；口眼歪斜加白附子、僵蚕、全蝎；肢体麻木者，加豨莶草、川牛膝、防己、威灵仙、丝瓜络、桑寄生、鸡血藤。

（19）通络扶正汤（实用医学杂志，2012 年第 5 期）

【组成与用法】黄芪 20 克　土鳖虫 5 克　丹参 10 克　乌梢蛇 10 克　蜈蚣 1 条　地龙 10 克　全蝎 5 克　忍冬藤 10 克　钩藤 20 克　鸡血藤 15 克　络石藤 15 克。水煎服，每日 1 剂，2 次/日。

【组成与用法】益气活血通络。

【加减应用】头晕目眩者，酌加天麻、龙骨、牡蛎等；呕吐呃逆者，酌加苏叶或梗、枇杷叶、旋覆花以降逆止呕；夜寐不安者加五味子、夜交藤、酸枣仁、龙齿；口眼歪斜加牵正散；痰湿阻滞加温胆汤；颈项强直者，酌加羌活、葛根、牛膝、藁本等。

（20）清脑活血汤（社区医学杂志，2011 年第 13 期）

【组成与用法】黄芪 50 克　红花 12 克　桃仁 10 克　当归 10 克　丹参 10 克　地龙 10 克　赤芍 10 克　水蛭 9 克　鸡血藤 30 克　蜈蚣 1 条　甘草 6 克。水煎服，每日 1 剂，2 次/日。

【功效与主治】益气活血，搜风通络。

【加减应用】痰热者加天竺黄、瓜蒌、胆南星以清热化痰；心烦失眠者可加珍珠母、夜交藤以镇心安神；手足疼痛者酌加细辛、玄胡、降香、麻黄等；肢体痿软者酌加寄生、续断、牛膝、杜仲等；大便溏泻者酌加罂粟壳、诃子皮、莲子肉等。

（21）通脑复元汤（中医药导报，第 12 卷第 12 期）

【组成与用法】竹茹 10 克　胆南星 10 克　石菖蒲 10 克　茯苓 10 克　丹参 15 克　鸡血藤 20 克　川芎 15 克　田三七 6 克　黄芪 30 克　太子参 20 克。每日 1 剂，加水 300～400ml 浸泡 2h 后浓煎取汁 150ml 再加水 200ml 再煎取汁 150ml 两液相混合，早晚分服。另用地龙 12 克研成粉末装入胶囊，分早、晚随汤服下。

【功效与主治】活血化瘀，益气化痰。

【加减应用】血瘀甚者加桃仁、红花、三棱、莪术；风火上扰加钩藤、牛膝、菊花、生石决明；肝肾阴虚加女贞子、旱莲草；腰膝酸软者加女贞子、旱莲草、枸杞子、杜仲、何首乌等；小便频数或失禁者，加桑螵蛸、金樱子、益智仁；口眼歪斜加白附子、僵蚕、全蝎；呕吐呃逆者，酌加苏叶或梗、枇杷叶、旋覆花以降逆止呕；血脂高加何首乌、山楂、决明子；血压偏高、有热象者加黄芩、莱菔子、石决明、夏枯草。

（22）化痰益气活血通络汤（中西医结合心脑血管病杂志，2007 年第 6 期）

【组成与用法】黄芪 50 克　葛根 20 克　丹参 15 克　生牡蛎 30 克　胆南星 10 克　川芎 8 克　红花 8 克　鸡血藤 20 克　桂枝 5 克　全蝎 10 克　地龙 15 克　蜈蚣 10 克。分装成袋，每袋 200ml 每日 1 袋，早晚分两次口服。

【功效与主治】益气活血，化痰散瘀，舒筋活络通脉。

【加减应用】呕吐呃逆者，酌加苏叶或梗、枇杷叶、旋覆花以降逆止呕；惊悸者，加珍珠母、生牡蛎、生龙齿以重镇定惊；阴虚加生地黄、麦冬、玄参；阳亢加石决明、水牛角、龟板；夜寐不安者加五味子、夜交藤、酸枣仁、龙齿；大便秘结加生大黄或番泻叶；大便溏泻者，酌加罂粟壳、诃子皮、莲子肉等。

（23）益气活血化痰方（中华中医药学刊，2011 年第 10 期）

【组成与用法】黄芪 30 克　丹参 20 克　川芎 15 克　红花 10 克　当归 15 克　地龙 10 克　法半夏 15 克　石菖蒲 15 克　胆南星 15 克　水蛭 6 克　牛膝 15 克。上药先浸泡半小时，头煎加水 600mL，取汁 200mL。二煎加水 500mL，取汁 150mL。两次所煎汁兑后早晚两次服，每日 1 剂。

【功效与主治】补气活血，化痰通络。

【加减应用】大便干结者，加火麻仁、肉苁蓉；腹胀者，加枳实、厚朴；大便稀者，加炒苍术、炒白术，去当归；头晕、头痛者，加天麻、钩藤、葛根。

6. 阴虚风动证

主症：半身不遂，口舌㖞斜，言语不利，手足心热，肢体麻木，五心烦热，失眠，眩晕耳鸣，舌质红，苔少或光剥无苔，脉弦细或弦细数。

治法：滋阴潜阳，镇肝息风。

（1）镇肝息风汤加味（中国实用神经疾病杂志，2014 年第 3 期）

【组成与用法】白芍 15 克　天冬 12 克　玄参 12 克　枸杞子 12 克　生龙骨 10 克（先煎）　生牡蛎 15 克（先煎）　生龟板 15 克（先煎）　代赭石 30 克（先煎）　怀牛膝 30 克　当归 12 克　天麻 12 克　钩藤 15 克　生麦芽 6 克　川楝子 6 克　甘草 6 克。上述药物，每日 1 剂，水煎服，早晚分服。

【功效与主治】平肝潜阳，滋阴息风。

【加减应用】若痰热较重，舌苔黄腻，脉洪大，恶心，加竹沥、胆南星、贝母；若肝火偏胜，心中烦热，加栀子、黄芩；若头痛较重，加羚羊角、夏枯草。

（2）大定风珠（《温病条辨》）

【组成与用法】生白芍 24 克　阿胶 12 克　生龟板 16 克　干地黄 24 克　麻仁 8 克　五味子 8 克　生牡蛎 16 克　麦冬 24 克　炙甘草 16 克　鸡子黄二枚　鳖甲 16 克。取水 300ml，煮取 100ml，去滓，再入鸡子黄，搅令相得，分 3 次服。

【功效与主治】滋液息风，滋阴潜阳。

【加减应用】头晕、肢麻、血压高加天麻、石决明；上肢瘫痪重加桑枝、姜黄；下肢瘫痪重加川牛膝、杜仲；口眼歪斜重加白附子、僵蚕；语蹇流涎重加胆南星、远志。

（3）大补阴丸（《丹溪心法》）

【组成与用法】熟地黄 120 克　知母 80 克　黄柏 80 克　龟板 120 克　猪脊髓 160 克。上为末，和猪脊髓、蜜为丸，每服七十丸，空心盐白汤下。

【功效与主治】清营透热，滋阴降火。

【加减应用】若阴虚较重者，可加天门冬、麦门冬以润燥养阴；阴虚盗汗者，可加地骨皮以退热除蒸；咯血、吐血者，加仙鹤草、旱莲草、白茅根以凉血止血；遗精者，加金樱子、芡实、桑螵蛸、潼蒺藜以固精止遗。

（4）天龙复步汤（实用中医药杂志，2009 年第 9 期）

【组成与用法】女贞子 15 克　旱莲草 15 克　天麻 10 克　钩藤 12 克　石决明 20 克　川牛膝 15 克　丹参 15 克　葛根 30 克　当归 10 克　赤芍 15 克　红花 5 克　桃仁 10 克　地龙 10 克　乌梢蛇 10 克。每日 1 剂、水煎 2 次混合上、下午分服、每次 250mL。

【功效与主治】滋阴息风，潜阳通络。

【加减应用】阴虚甚者加山茱萸 15g、制何首乌 20g、生地 15g；风阳上亢者加生龙骨 30g、生牡蛎 30g、代赭石 15g；大便不通者加生大黄 6 克。

（5）益脑丸（任继学经验方）

【组成与用法】何首乌 30 克　黄精 40 克　藏红花 20 克　桑枝 20 克　豨莶草 15 克　生地黄 30 克　天冬 15 克　龟胶 30 克　泽泻 20 克　三七 20 克　玳瑁 30 克　砂仁 15 克　淡菜 20 克　丹参 20 克　五味子 15 克，共为细面，蜜大丸，每服 1 丸，日服 3 次，白开水送下。

【功效与主治】滋阴填精益髓。

【加减应用】大便溏泻者，酌加罂粟壳、诃子皮、莲子肉等；小便频数或失禁者，为气虚不摄，加桑螵蛸、金樱子、益智仁以温肾固摄；形寒肢冷者，可加肉桂、附子等；气滞血瘀加红花、地龙、郁金。

（6）养阴通络汤（李振华经验方）。

【组成与用法】制首乌 21 克　川牛膝 15 克　白芍 15 克　丹皮 9 克　地龙 21 克　全蝎 9 克　䗪虫 12 克　珍珠母 30 克　菊花 12 克　乌梢蛇 12 克　鸡血藤 30 克　天麻 9 克　甘草 3 克。每日 1 剂，分两次早晚温服。

【功效与主治】滋阴潜阳，息风通络。

【加减应用】血压高加夏枯草、天麻、石决明；面色潮红，烦躁者加钩藤、夏枯草；目眩耳鸣者为热动肝风之象；可加天麻、钩藤、石决明；癫痫抽搐，可加胆南星、钩藤；惊悸者，加生牡蛎、生龙齿以重镇定惊；口眼歪斜加白附子、僵蚕；语謇流涎重加胆南星、远志；上肢瘫痪重加桑枝、姜黄；下肢瘫痪重加杜仲、桑寄生；肝肾阴虚加女贞子、旱莲草；血虚加当归、大枣。

（7）补肾活脑汤（河北中医，2009 年第 1 期）

【组成与用法】熟地黄 15 克　制何首乌 15 克　枸杞子 15 克　山茱萸 15 克　生山楂 30 克　全蝎 6 克、地鳖虫 10 克　地龙 10 克　水蛭（研吞）3 克。上述药物，每日 1 剂，每次煎煮 150ml，每日 2 次口服。

【功效与主治】滋阴补肾，活血通络。

【加减应用】意识迟钝加石菖蒲；脑水肿明显者加大黄、牛膝；血压高加钩藤、牛膝、夏枯草；痰涎壅盛加橘红、法半夏、胆南星、鲜竹沥等；热痰加黄芩、鲜竹沥；高血脂加何首乌、决明子；呕吐呃逆者，酌加苏叶或梗、枇杷叶、旋覆花以降逆止呕；腑气不通加枳实、大黄、槟榔；小便频数或失禁者，为气虚不摄，加桑螵蛸、金樱子、益智仁以温肾固摄。

（8）龙牡息风汤加味（江苏中医，2001 年第 6 期）

【组成与用法】牡蛎 30 克　淮牛膝 30 克　地龙 10 克　天麻 10 克　钩藤 30 克。取水 300ml，煎取 150ml，每日 2 次，早晚分服。

【功效与主治】补养肝肾，平肝息风，化痰通络。

【加减应用】如阴虚风动，舌质红、少苔或薄苔者，加用熟地黄、玄参、何首乌、白芍、龟板；血虚加当归、大枣、白芍；气虚加黄芪、党参；兼有痰湿或痰热，平素嗜食烟酒，中风时喉中痰声漉漉，舌苔白腻或黄腻者，加用胆南星、法半夏、白芥子、竹茹、川贝母、黄芩、石菖蒲等；头痛甚，加用羚羊角粉、石决明、夏枯草等；大便秘结，加用生大黄川朴、枳实、全瓜蒌；肢体不利加用鸡血藤、络石藤；口角歪斜，加用牵正散。

（9）滋阴祛痰汤（福建医药杂志，2001 年第 1 期）

【组成与用法】石决明　生牡蛎　代赭石各 30 克　钩藤　滁菊花　炙龟板各 12 克　怀牛膝　白芍药　玄参各 15 克　胆南星　天麻　石菖蒲各 9 克　川贝粉 3 克（分两次吞服）。每日 1 剂，分 2 次服用。

【功效与主治】滋阴息风，平肝潜阳。

【加减应用】腰膝酸软者加女贞子、旱莲草、枸杞子、杜仲、何首乌等以补益肝肾；目眩耳鸣者为热动肝风之象；可加菊花、珍珠母、石决明以平肝息风潜阳。

（10）祛痰平肝汤（沈绍功经验方）

【组成与用法】钩藤 15 克　泽泻 10 克　川芎 10 克　海藻 10 克　天麻 10 克　葛根 10 克　白菊花 10 克　莱菔子 10 克　丹参 30 克　草决明 10 克　三七粉 3 克　石菖蒲 10 克　郁金 10 克　枸杞子 10 克　黄精 10 克。每日 1 剂，分两次早晚温服。

【功效与主治】平肝息风，滋补肝肾。

【加减应用】血压高加夏枯草、天麻、石决明；眩晕显著伴肢麻不适者宜息风化痰活血为主，方中可加僵蚕、葛根、川芎、片姜黄等；高血脂加何首乌、山楂；惊悸者，加珍珠母、生牡蛎、生龙齿以重镇定惊；烦扰不宁者加石菖蒲、郁金、远志、珍珠母；口眼歪斜加白附子、僵蚕、全蝎；喉间痰多加制南星、川贝母。

7. 风火闭窍证

主症：突然昏仆，不省人事，半身不遂，肢体强痉，口舌㖞斜，两目斜视，面红目赤，口噤、项强，两手握固拘急，甚则抽搐，舌红或绛，苔黄燥或焦黑，脉弦数。

治法：清热息风、醒神开窍。

（1）大续命汤（《备急千金要方》）

【组成与用法】麻黄 90 克　川芎 90 克　干姜 30 克　石膏 30 克　人参 30 克　当归 30 克　桂心 30 克　甘草 30 克　杏仁 40 枚。上九味，以水 1 升，先水煮麻黄去上沫，再入诸药同煎去滓，煮取 300 毫升，分三次温服。

【功效与主治】通络醒神。

【加减应用】脑水肿明显者加大黄、牛膝；抽搐加地龙、钩藤；烦扰不宁者加石菖蒲、郁金、远志、珍珠母；大便秘结不通，腹胀满者，为热盛腑实，宜加大黄、芒硝、枳实；痰涎壅盛者加贝母、胆南星、炙远志；热痰加黄芩、鲜竹沥、胆南星。

（2）宣窍醒神汤（任继学经验方）

【组成与用法】水牛角 30 克　羚羊角 3 克　玳瑁 20 克　石菖蒲 10 克　郁金 10 克　细芽茶 10 克　白薇 10 克　山栀子 10 克　法半夏 10 克。每日 1 剂，加水 200ml 浸泡 2h 后浓煎取汁 100ml 再加水 150ml 再煎取汁 100ml 两液相混合，早晚分服。同时送服再用此散纱布包好放入两耳孔中，2 小时取出。

【功效与主治】平肝息风，醒脑通络。

【加减应用】血压高加钩藤、牛膝、夏枯草；大便秘结加生大黄或番泻叶；小便频数或失禁者，加桑螵蛸、金樱子、益智仁；痰涎壅盛加橘红、法半夏、鲜竹沥等；热痰加黄芩、鲜竹沥；口眼歪斜加白附子、僵蚕、全蝎。

（3）清降醒脑饮（刘冠军经验方）

【组成与用法】生石决明 15 克　钩藤 20 克　地龙 10 克　石菖蒲 10 克　牛膝 15 克　天竺黄 10 克　瓜蒌 6 克　山羊角 10 克。水煎服，连服 3 剂。

【功效与主治】平肝息风，豁痰开窍。

【加减应用】头晕痛、血压高者，可加决明子、赭石、天麻、杜仲；眩晕显著伴肢麻不适者宜息风化痰活血为主，方中可加僵蚕、葛根、川芎、片姜黄等；高血脂加何首乌、决明子；惊悸者，加珍珠母、生牡蛎、生龙齿以重镇定惊；夜寐不安者加五味子、夜交藤、酸枣仁、龙齿；言语不利加郁金、远志；吞咽困难加郁金、砂仁；肢体偏瘫者加水蛭、蜈蚣、僵蚕、地龙。

8. 痰火闭窍证

主症：突然昏仆，不省人事，半身不遂，肢体强痉拘急，口舌㖞斜，舌红，苔黄腻，脉滑数有力。

治法：清热涤痰，醒神开窍。

（1）至宝丹（《苏沈良方》）

【组成与用法】生乌犀屑（研）　生玳瑁屑（研）　琥珀（研）　朱砂（研飞）　雄黄（研飞）各 30 克　龙脑（研）　麝香各 0.3 克　牛黄（研）15 克　安息香 4.5 克　金箔、银箔各 50 片。上为丸，如皂角子大。每服一丸，人参汤送下，小儿量减。

【功效与主治】化浊开窍，清热解毒。

【加减应用】痰涎壅盛者加贝母、胆南星、炙远志；肢体屈伸不利者加伸筋草、乌梢蛇；大便秘结不通，腹胀满者，为热盛腑实，宜加大黄、芒硝、枳实等以通腑泄热。

（2）黄连温胆汤（《六因条辨》）

【组成与用法】法半夏 10 克　陈皮 10 克　竹茹 10 克　枳实 10 克　茯苓 15 克　炙甘草 10 克　大枣 6 克　黄连 5 克。取水 300ml，煎取 150ml，温服。

【功效与主治】清热化痰。

【加减应用】头晕目眩者，酌加天麻，钩藤，龙骨，牡蛎等，颈项强直者，酌加羌活、葛根、牛膝、藁本等，口眼㖞斜者，酌加全蝎、僵蚕、天麻、白附等，言语謇涩者，酌加胆南星、石菖蒲、远志等，肌肤麻木者，酌加麻黄、木瓜、黄芪、当归等，手足疼痛者，酌加细辛、玄胡、降香、麻黄等，肢体痿软者，酌加寄生、续断、牛膝、杜仲等。

（3）羚角钩藤汤（《重订通俗伤寒论》）

【组成与用法】羚羊角片4.5克 钩藤9克 霜桑叶6克 滁菊花9克 鲜生地黄15克 生白芍9克 川贝母12克 淡竹茹15克 茯神9克 生甘草3克。用鲜淡竹茹15克与羚羊角先煎代水，煎上药服。

【功效与主治】平肝息风，清热止痉。

【加减应用】烦扰不宁者加石菖蒲、郁金、远志、珍珠母以化痰开窍、镇心安神；大便秘结，口臭，腹胀满，日晡潮热者合大承气汤以通腑泄热；头痛加石决明、夏枯草；上肢偏重者加桑枝、葛根、桂枝。

（4）醒脑散（任继学经验方）

【组成与用法】牛黄2克 麝香1克 龙涎香0.5克 息香 冰片2克 藏红花20克 猴枣0.5克 石菖蒲10克 莲子心10克 胆南星6克 煨皂角10克。上药为细面，每次2~3克，6小时1次，温水调服。

【功效与主治】清热化痰，醒脑开窍。

【加减应用】气虚加黄芪、党参；阳虚者加熟附片、干姜；肝肾阴虚加生地黄、女贞子、旱莲草；肢体麻木加豨莶草、海桐皮、丝瓜络、木瓜等；肢体不灵活加川芎、川续断；吞咽困难加郁金、砂仁；口眼歪斜加僵蚕、白附子；惊悸者，加珍珠母、生牡蛎、生龙齿以重镇定惊；抽搐加地龙、钩藤；面色潮红，烦躁者加钩藤、夏枯草。

（5）醒脑清汤（陕西中医，2013年第6期）

【功效与主治】枳实15克 茯苓15克 生地黄12克 当归12克 白术12克 黄连10克 陈皮10克 怀牛膝10克 法半夏9克 鸡血藤30克 水蛭5克。每日1剂，加水300ml浸泡2h后浓煎取汁150ml再加水200ml再煎取汁150ml两液相混合，早晚分服。

【功效与主治】化痰逐瘀，通腑泻热。

【加减应用】意识障碍加石菖蒲、郁金、胆南星；面色潮红，烦躁者加钩藤、夏枯草；头晕、肢麻、血压高加天麻、石决明；血脂高加决明子、山楂、麦芽等；失眠者加炙甘草、桂枝、酸枣仁、龙眼肉；气虚痰湿阻滞加苍术；痰多，胃脘胀闷加胆南星、厚朴；上肢瘫痪重加桑枝、姜黄；下肢瘫痪重加川牛膝、杜仲、桑寄生；大便秘结不通，腹胀满者，宜加大黄、芒硝、枳实等以通腑泄热。

（6）清热化痰汤（中国实验方剂学杂志，2012年4月）

【组成与用法】熟大黄10克 水牛角20克（先煎） 赤芍15克 水蛭5克 生地

黄15克　石菖蒲10克　三七10克　地龙8克。每日1剂，提取约300mL，分装2袋，口服，每次1袋（150mL），每日2次。病重者每日3次，必要时鼻饲或灌肠。

【功效与主治】清热凉血，化痰祛瘀。

【加减应用】若大便秘结，改为生大黄（后下）6～10克；意识迟钝加远志、麝香；头痛加藁本、吴茱萸；头晕加天麻、钩藤；抽搐加地龙、钩藤；夜寐不安者加五味子、夜交藤、酸枣仁、龙齿；舌强语謇者加胆南星、天竺黄、远志等；痰瘀阻滞经络较重者；选加赤芍、鸡血藤、三七、鬼箭羽；患侧肢体浮肿者；可加茯苓、泽泻、防己等淡渗利湿；血瘀甚加丹参、鸡血藤等。

（7）加味温胆汤（福建中医药2009年第1期）

【组成与用法】法半夏12克　白术10克　茯苓10克　陈皮10克　石菖蒲12克　广郁金10克　淮牛膝10克　胆南星10克　僵蚕10克　鸡血藤10克　炙甘草6克。每日1剂，200ml/剂，分早、晚服。

【功效与主治】清热化痰，搜风活血。

【加减应用】大便秘结不通，腹胀满者，为热盛腑实；宜加大黄、芒硝、枳实等以通腑泄热；肝火偏盛者加龙胆草夏枯草以清泻肝火；心中烦热甚者加生石膏、龙齿以清热安神；失眠者为心气不足，加炙甘草、桂枝、酸枣仁、龙眼肉以温经通阳、养心安神；腰膝酸软者加女贞子、旱莲草、枸杞子、杜仲、何首乌等以补益肝肾。

9. 痰浊瘀闭证

主症：突然昏仆，不省人事，半身不遂，肢体松懈，口舌㖞斜，痰涎涌盛，面白唇暗，四肢不温，甚则逆冷，舌暗淡，苔白腻，脉沉滑或缓。

治法：燥湿化痰，醒神开窍。

（1）苏合香丸（《太平惠民和剂局方》）

【组成与用法】苏合香30克　冰片30克　麝香60克　安息香60克　青木香60克　香附60克　白檀香60克　丁香60克　沉香60克　荜茇60克　乳香30克　白术60克　诃子60克　朱砂60克　水牛角60克。上为细末，入研药匀，用安息香膏并炼白蜜和剂，每服旋丸如梧桐子大，取井华水化服4丸（3克），老人、小儿可服1丸，温酒化服也得，并空心服之。

【功效与主治】芳香开窍，行气止痛，顺气化痰，解郁开窍。

【加减应用】血压高加钩藤、牛膝、夏枯草；腑气不通加枳实、大黄、槟榔。

（2）涤痰汤（《奇效良方》）

【组成与用法】胆南星（姜制）10克　法半夏（汤洗七次）10克　枳实（麸炒）8克　茯苓（去皮）10克　橘红10克　石菖蒲8克　人参10克　竹茹8克　甘草5克。水300ml，生姜五片，煎至150ml，早晚两次食后温服。

【功效与主治】化痰通络。

【加减应用】抽搐加地龙、钩藤；血压高加钩藤、牛膝、夏枯草；头痛加白芷、菊花；失眠加夜交藤、酸枣仁；肢体不灵活加川续断；大便秘结加大黄、番泻叶；口眼歪斜重加白附子、僵蚕。

(3) 温胆汤（《三因极一病证方论》）

【组成与用法】法半夏（洗7次） 竹茹 枳实（麸炒，去瓤）各60克 陈皮90克 甘草（炙）30克 茯苓45克 生姜5片 大枣1枚。用水200ml，煮取100ml，早晚分2次温服。

【功效与主治】理气化痰，和胃利胆。

【加减应用】若心热烦甚者，加黄连、山栀、豆豉以清热除烦；失眠者，加琥珀粉、远志以宁心安神；惊悸者，加珍珠母、生牡蛎、生龙齿以重镇定惊；呕吐呃逆者，酌加苏叶或梗、枇杷叶、旋覆花以降逆止呕；眩晕，可加天麻、钩藤以平肝息风；癫痫抽搐，可加胆南星、钩藤、全蝎以息风止痉。

(4) 稀涎散（李今庸经验方）

【组成与用法】明矾30克 牙皂4枚（去皮弦炙）。上2味，共研细末，过筛，瓷瓶盛贮，封口备用。每次3克、加生姜汁少许，撬开口齿，以温水灌之。药入得吐，咽喉疏通，能进汤药则停服此药，再以他药缓缓图治。

【功效与主治】祛痰通窍，启闭。

【加减应用】眩晕显著伴肢麻不适者宜息风化痰活血为主，方中可加僵蚕、葛根、川芎、片姜黄等；肢体不灵活加川芎、川续断；痰涎壅盛加橘红、法半夏、胆南星、鲜竹沥等；痰热盛者加鲜竹沥汁、胆南星、猴枣散以清热化痰。

(5) 豁痰丸（任继学经验方）

【组成与用法】玳瑁3克 羚羊角3克 皂角炭10克 胆南星3克 西瓜硝30克、蛇胆陈皮末5瓶 竹沥20克、沉香3克 枯矾5克。共为细面，炼蜜为丸，重1.5克，白开水送下。

【功效与主治】豁痰祛风通络。

【加减应用】痰涎壅盛加橘红、法半夏；眩晕显著伴肢麻不适者宜息风化痰活血为主，方中可加僵蚕、葛根、川芎、片姜黄等；头痛加白芷、菊花；腑气不通加枳实、大黄、槟榔；血压高加夏枯草、天麻、石决明；脑水肿明显者加大黄、牛膝。

(6) 中风二号（吉林中医药，2003年第11期）

【组成与用法】陈皮12克 法半夏12克 茯苓15克 竹茹10克 天竺黄12克 全蝎10克 地龙10克 石菖蒲10克 白茅根30克 大黄10克 西红花2克 甘草6克。每日1剂，每次取水300ml，武火煮沸，文火慢煎20分钟，取药汁150ml，每剂药煎煮2次，早晚分服。

【功效与主治】豁痰开窍，祛瘀通络。

【加减应用】意识障碍加郁金、胆南星；血压高加夏枯草、天麻、石决明；头晕目眩者，酌加天麻、钩藤、龙骨、牡蛎等；血脂高加决明子、山楂、麦芽等；失眠者，加琥珀粉、远志以宁心安神；口眼歪斜加牵正散；言语不利较重者为痰阻清窍；可加胆南星、竹沥、石菖蒲等以清热化痰；痰涎壅盛加竹沥、瓜蒌以清热化痰；肢体不灵活加川芎、川续断。

（7）化痰活血方（湖北中医杂志，2014 年第 02 期）

【组成与用法】法半夏 10 克　白术 10 克　胆南星 6 克　郁金 15 克　白附子 6 克　天麻 12 克　全蝎 6 克　鸡血藤 15 克　丹参 12 克　桃仁 10 克　红花 10 克　川芎 12 克　水蛭 6 克。每日服 1 剂，水煎服，分 3 次服。

【功效与主治】化痰除湿，活血通络。

【加减应用】阴虚加生地黄、玄参；舌强语謇者加天竺黄、远志等；痰瘀阻滞经络较重者，选加赤芍、三七、鬼箭羽；头痛加白芷、藁本、菊花；烦扰不宁者加石菖蒲、远志、珍珠母以化痰开窍、镇心安神；大便秘结不通，加大黄、芒硝、枳实等以通腑泄热；小便失禁加桑螵蛸、覆盆子、益智仁、山药。

（8）化痰逐瘀汤（河北中医，2012 年第 5 期）

【组成与用法】胆南星 10 克　地龙 10 克　瓜蒌 12 克　生地黄 15 克　法半夏 15 克　水蛭 6 克　川芎 12 克　当归 15 克　赤芍药 12 克　桃仁 10 克　红花 15 克　厚朴 10 克　枳实 10 克　甘草 6 克。每日 1 剂，温开水 200mL 冲开，分早、晚 2 次口服或鼻饲。

【功效与主治】破血逐瘀，化痰通络。

【加减应用】痰热腑实者加大黄；气虚血瘀者加黄芪、党参；肝肾阴虚加女贞子、旱莲草；五心烦热者，可酌加女贞子、何首乌、生地黄、山萸肉；患侧肢体浮肿者；可加茯苓、泽泻、防己等淡渗利湿；吞咽困难加郁金、砂仁；口眼歪斜加僵蚕、白附子；烦扰不宁者加石菖蒲、郁金、远志、珍珠母；血压高加钩藤、牛膝、夏枯草。

（9）化痰活血益气汤（中西医结合心脑血管病杂志，2011 年第 4 期）

【组成与用法】黄芪 30 克　茯苓 15 克　石菖蒲 10 克　僵蚕 10 克　胆南星 12 克　川芎 15 克　赤芍 15 克　地龙 15 克　水蛭 6 克　桃仁 15 克　红花 15 克　全蝎 4 克。每日 1 剂，水煎服。

【功效与主治】补气活血，化痰通络。

【加减应用】血压偏高、有热象者加黄芩、莱菔子、石决明、夏枯草；呕吐呃逆者，酌加苏叶或梗、枇杷叶、旋覆花以降逆止呕；惊悸者，加珍珠母、生牡蛎、生龙齿以重镇定惊；语涩者加石菖蒲、远志；喉间痰鸣痰多者加鲜竹沥、制胆南星；气虚痰湿阻滞加苍术、茯苓、陈皮；肢体麻木者，加豨莶草、川牛膝、防己、威灵仙、丝瓜络、桑寄生、鸡血藤。

（10）通窍逐瘀汤加减方（四川中医，2003 年第 3 期）

【组成与用法】川芎 20 克　石菖蒲 20 克　穿山甲 15 克　水蛭 10 克　僵蚕 10 克

当归10克 龙骨10克 丁香10克 红花10克 赤芍10克 山药10克。水煎服，每日1剂，早晚服药各1次。

【功效与主治】活血开窍，化痰醒神。

【加减应用】高血压者加草决明、代赭石；头晕、口干加沙参、玄参、菊花；血瘀甚加丹参、鸡血藤、水蛭等；气虚加黄芪、党参；血虚加当归、熟地黄、白芍；腑气不通加枳实、大黄、槟榔；便频数或失禁者，加桑螵蛸、金樱子、益智仁；血脂高加何首乌、山楂、决明子；意识障碍加郁金、胆南星。

10. 脱证（元气衰败）

主症：突然昏仆，不省人事，汗出如珠，目合口张，肢体瘫软，手撒肢厥，气息微弱，面色苍白，瞳神散大，二便失禁，舌淡紫，或舌体卷缩，苔白腻，脉微欲绝。

治法：益气回阳，扶正固脱。

（1）参姜汤（《校注妇人良方》）

【组成与用法】上等人参60克或120克 炮姜20克。水煎，徐徐服。如不应，急加炮附子。

【功效与主治】大补元气，益气固脱。

【加减应用】意识障碍加石菖蒲、郁金；脑水肿明显者加大黄、牛膝；烦扰不宁者加石菖蒲、郁金、远志、珍珠母以化痰开窍、镇心安神；小便频数或失禁者，为气虚不摄，加桑螵蛸、金樱子、益智仁以温肾固摄；痰涎壅盛加橘红、法半夏、胆南星、鲜竹沥等；痰迷心窍加石菖蒲、郁金；心肾阴虚加麦冬、天花粉、黄精；肾阳虚加淫羊藿、菟丝子。

（2）独参汤（《十药神书》）

【组成与用法】人参10克 大枣5颗。每日1剂，水煎温服。

【功效与主治】益气醒脑，保元固脱。

【加减应用】气脱者，加桂枝、龙骨、牡蛎。

（3）参归汤（《景岳全书》）

【组成与用法】人参10克 当归10克。每日1剂，水煎温服。

【功效与主治】养血醒脑，益气固脱。

【加减应用】血脱者，加山茱萸、白芍。

（4）阴阳两救汤（《医醇剩义》）

【组成与用法】熟地黄15克 枸杞15克 附子10克 菟丝子15克 人参10克 茯神10克 远志10克 炮姜10克 干河车6克。每日1剂，水煎温服。

【功效与主治】益阴回阳，固脱救逆。

【加减应用】气脱者，加黄芪、白术、桂枝、山茱萸；血脱者，加当归、白芍、阿胶；重用人参。

（5）参附汤（《胎产心法》）

【组成与用法】人参4～6克　当归4～6克　肉桂3克　黄芪（蜜炙）5克　白术5克　熟地黄8克　制附子炙草8克。取水200毫升，煎至100毫升，早晚分两次温服。

【功效与主治】补气回阳固脱。

【加减应用】意识障碍加石菖蒲、郁金；肾阳虚加淫羊藿、菟丝子；口眼歪斜加白附子、僵蚕、全蝎；脾虚便溏加茯苓、白术；上肢偏瘫者酌加桂枝、桑枝、羌活、防风等；下肢偏瘫者酌加牛膝、独活、寄生、续断等；神情痴呆者酌加石菖蒲、郁金、胆南星、远志等。

（6）两救固脱饮（任继学经验方）

【组成与用法】赤人参5克　附子3克　龟板胶3克　玳瑁2克　山萸肉10克　阿胶3克　鸡蛋黄1个　胆南星1克。每日1剂，以适量水煎药，汤成去渣取汁温服，每日2次。

【功效与主治】补气温阳固脱。

【加减应用】气虚甚者加黄芪、党参；形寒肢冷者，可加肉桂、仙茅、干姜等；阴虚加生地黄、玄参；心阳不足加桂枝、龙骨、牡蛎；脾虚便溏加茯苓、白术；意识障碍加石菖蒲、远志、郁金。

（7）生脉饮（《内外伤辨惑论》）

【组成与用法】人参10克　麦冬10克　五味子15克。每日1剂，水煎温服。

【功效与主治】益气敛阴，止汗平呃。

【加减应用】胃阴不足者，加沙参、麦冬、玉竹；气逆者加代赭石、柿蒂、竹茹等。

（8）十全大补汤（《太平惠民和剂局方》）

【组成与用法】人参6克　肉桂3克　川芎6克　熟地黄12克　茯苓9克　白术9克　甘草3克　黄芪12克　当归9克　白芍药9克。上为细末，每服9克，用水200ml，加生姜三片，枣子二枚，同煎至100ml，不拘时候温服。

【功效与主治】温补气血。

【加减应用】意识障碍加石菖蒲、郁金；脑水肿明显者加大黄、牛膝；肢体屈伸不利者加伸筋草、乌梢蛇；肢体麻木加豨莶草、海桐皮、丝瓜络、木瓜等；口眼歪斜加白附子、僵蚕、全蝎。

（9）八珍汤（《石室秘录》）

【组成与用法】当归15克　白芍10克　黄芪15克　白术15克　柴胡5克　熟地黄5克　升麻5克　人参10克　茯苓10克　川芎10克。以水200ml，大火煮沸，小火煎取100ml，早晚两次温服。

【功效与主治】双补气血。

【加减应用】痰热盛者加鲜竹沥汁、胆南星、猴枣散以清热化痰；语謇流涎重加胆南星、远志；心肾阴虚加麦冬、天花粉、黄精；肾阳虚加淫羊藿、菟丝子；腑气不通加枳实、大黄、槟榔；小便频数或失禁者，为气虚不摄，加桑螵蛸、金樱子、益智仁以温肾固摄。

11. 肾阳亏虚证

主症：半身不遂，口舌㖞斜，言语不利，腰膝酸软，四肢不温，疲乏，小便频数、清长，夜尿多，面色黧黑无泽，舌淡胖苔白，脉沉弱而迟。

治法：温补肾阳。

（1）八味丸（《寿亲养老新书》）

【组成与用法】川巴戟45克（酒没，去心，用荔枝肉30克，同炒赤色，去荔枝肉不要）　高良姜30克（锉碎，用麦门冬45克，去心，同炒赤色为度，去门冬）　川楝子60克（去核，用降真香30克，锉碎同炒，油出为度，去降真香）　吴茱萸45克（去梗，用青盐30克，同炒后，茱萸炮，同用）　胡芦巴30克（用全蝎14个，同炒后，胡芦巴炮，去全蝎不用）　山药45克（用熟地黄同炒焦色，去地黄不用）　茯苓30克（用川椒30克，同炒赤色，去椒不用）　香附子45克（去毛，用牡丹皮30克，同炒焦色，去牡丹皮不用）。上为细末，盐煮，面糊为丸，如梧桐子。每服四五十丸，空心、食前盐汤送下。

【功效与主治】温补肝肾，清上实下，分清浊二气，补暖丹田。

【加减应用】夜寐不安者加五味子、夜交藤、酸枣仁、龙齿；大便秘结加生大黄或番泻叶；头痛加白芷、菊花；头晕加天麻、钩藤。

（2）右归丸（《景岳全书》）

【组成与用法】熟地黄320克　山药（炒）160克　山茱萸（微炒）120克　枸杞（微炒）160克　鹿角胶（炒珠）160克　菟丝子（制）160克　杜仲（姜汤炒）160克　当归120克（便溏勿用）　肉桂80克（渐可加至160克）　制附子80克（渐可加至五240克）。先将熟地蒸烂杵膏、加炼蜜为丸、如梧桐子大。每服一百余丸，食前用滚汤或淡盐汤送下。或丸如弹子大，每嚼服二三丸，以滚白汤送下。

【功效与主治】温补肾阳，填精止遗。

【加减应用】如阳衰气虚，必加人参以为之主，随人虚实以为增减：如阳虚精滑，或带浊便溏，加补骨脂（酒炒）120克；如飧泄肾泄不止，加北五味子120克，肉豆蔻120克（面炒，去油用）；如饮食减少，或不易化，或呕恶吞酸，皆脾胃虚寒之证，加干姜160克（炒黄用）；如腹痛不止，加吴茱萸80克（汤泡半日，炒用），如腰膝酸痛，加胡桃肉（连皮）160克；如阴虚阳痿，加巴戟肉160克，肉苁蓉120克，或加黄狗外肾一二付，以酒煮烂捣入之。

（3）地黄饮子（《圣济总录》）

【组成与用法】熟地黄18克　巴戟10克　山萸肉12克　石斛10克　肉苁蓉12克　熟附片4克　五味子6克　肉桂4克　云茯苓12克　麦冬10克　石菖蒲8克　远志9克　薄荷4克　生姜3小片　大枣5枚。上锉，如麻豆大。每服12克，水300ml，加生姜三片，大枣（擘破）二枚，同煎，煎取150ml汤汁，去滓，食前温服。

【功效与主治】滋肾阴，补肾阳，开窍化痰。

【加减应用】阴虚而痰热盛，应去除肉桂、附子，加入天竺黄，胆南星，川贝；痰涎壅盛者加贝母、胆南星、炙远志；阴虚阳亢者，加葛根、石决明、生牡蛎；不能行走，且骨节虚热者，加地骨皮，桑枝；兼有气虚，可加党参，黄芪。

（4）健脑通络汤（王行宽经验方）

【组成与用法】干地黄15克 黄芪30克 山萸肉10克 山药15克 茯苓10克 泽泻10克 牡丹皮10克 川芎10克 归尾10克 赤芍10克 桃仁10克 红花6克 地龙10克。水煎服。

【功效与主治】补肾健脑，化瘀通络。

【加减应用】偏于喑哑、吞咽作呛者，伍以炙远志、炒酸枣仁、郁金、木蝴蝶、蝉蜕之类；偏于足痱者伍以鸡血藤、丹参、牛膝、木瓜、伸筋草之类；口舌偏㖞者，伍以白花蛇、白僵蚕、全蝎、水蛭、蜈蚣之类；口喜流涎者，加益智仁；肝肾阴虚加女贞子、旱莲草；五心烦热者，可酌加女贞子、何首乌、生地黄、山萸肉；气虚甚加人参；血虚加当归、大枣、白芍。

12. 热毒瘀闭证

主症：突然昏仆，不省人事，半身不遂，口舌㖞斜，烦躁不宁，肌肤发斑，甚则衄血，吐血，舌绛苔黄，脉数。

治法：清热解毒，凉血开窍。

（1）犀角地黄汤（《千金要方》）

【组成与用法】犀角（水牛角代）30克 生地黄24克 芍药12克 牡丹皮9克。用水200ml，煮取100ml，早晚分两次温服。

【功效与主治】清热解毒，凉血开窍。

【加减应用】若见蓄血，喜忘如狂者，系热燔血分，邪热与瘀血互结，可加大黄、黄芩，以清热逐瘀与凉血散瘀同用；郁怒而夹肝火者，加柴胡、黄芩、栀子以清泻肝火；用治热迫血溢之出血证，可酌加白茅根、侧柏炭、小蓟等，以增强凉血止血之功；若见神昏者，可同时服紫雪丹或安宫牛黄丸；如心火炽盛者，加黄连、栀子；如吐衄者，加茅花、墨旱莲、白茅根等。

（2）安宫牛黄丸（《温病条辨》）

【组成与用法】牛黄30克 郁金30克 犀角（水牛角代）30克 黄连30克 朱砂30克 冰片8克 麝香8克 珍珠15克 栀子30克 雄黄30克 黄芩30克。以上十一味，珍珠水飞或粉碎成极细粉，朱砂、雄黄分别水飞成极细粉；黄连、黄芩、栀子、郁金香粉碎成细粉；将牛黄、水牛角浓缩粉、麝香、冰片研细，与上述粉末配研，过筛，混匀，加适量炼蜜制成大蜜丸600丸，即得。口服，一次1丸，一日1次；小儿三岁以内一次1/4丸，四岁至六岁一次1/2丸，一日1次；或遵医嘱。

【功效与主治】清热解毒，镇惊开窍。

【加减应用】若邪陷心包，兼有腑实，症见神昏舌短、大便秘结、饮不解渴者，宜开窍与攻下并用，以安宫牛黄丸2粒化开，调生大黄末9克内服，先服一半，不效再服；热闭证见脉虚，有内闭外脱之势者，急宜人参煎汤送服本方。

(3) 牛黄清心丸（《太平惠民和剂局方》）

【组成与用法】牛黄25.7克 当归45克 川芎39克 甘草150克 山药210克 黄芩45克 炒苦杏仁37.5克 大豆黄卷57克 大枣90克 炒白术75克 茯苓48克 桔梗39克 防风45克 柴胡39克 阿胶51克 干姜25克 白芍75克 人参75克 六神曲（炒）75克 肉桂54克 麦冬44克 白蔹22.5克 蒲黄（炒）7.5克 人工麝香6.4克 冰片16.1克 水牛角浓缩粉28.5克 羚羊角28.4克 朱砂69.7克 雄黄24克。以上二十九味，除牛黄、人工麝香、冰片、水牛角浓缩粉外，朱砂、雄黄分别水飞成极细粉；羚羊角锉研成细粉；其余山药等二十二味粉碎成细粉；将牛黄、人工麝香、冰片、水牛角浓缩粉研细，与上述粉末配研，过筛，混匀。每100克粉末加炼蜜90~110克制成大蜜丸，或用水（加入4%炼蜜）泛丸，制得水丸，即得。口服。大蜜丸一次1丸，水丸一次1.6克，一日1次。

【功效与主治】清热解毒，镇惊开窍。

【加减应用】肌肤麻木者，酌加麻黄、木瓜；痰涎壅盛者，加橘红、法半夏、胆南星。

(4) 解毒活血汤（《医林改错》）

【组成与用法】连翘8克 葛根8克 柴胡12克 当归8克 生地黄20克 赤芍12克 桃仁32克（研） 红花20克 枳壳4克 甘草8克。用水200ml，煮取100ml，早晚分两次温服。

【功效与主治】清浊解毒，活血通脉。

【加减应用】血浊者，加郁金、菖蒲、藿香、佩兰、泽泻、茯苓等。血瘀者，加丹参、泽兰、牛膝、川芎、赤芍、玄胡、鸡血藤、水蛭、䗪虫等。

(5) 加味黄连解毒汤（安徽中医临床杂志，2001年第5期）

【组成与用法】黄连15克 黄芩15克 黄柏15克 山栀子15克 大黄6克 益母草30克 茯苓 泽泻各10克 当归尾15克 鸡血藤20克。每日1剂，水煎取汁200ml，分2次服。

【功效与主治】清降火热，驱除浊毒。

【加减应用】血压高头痛加天麻、夏枯草、菊花；目眩耳鸣者为热动肝风之象，可加天麻、钩藤、菊花、珍珠母、石决明；心烦不眠加柏子仁、枣仁、夜交藤等；言语不利较重者为痰阻清窍，可加胆南星、竹沥、石菖蒲等以清热化痰；尿少加车前子、泽泻。

(6) 解毒通络方（现代中西医结合杂志，2005年第17期）

【组成与用法】生栀子10克　丹参30克　生黄芪15～30克　天麻15克　地龙10～15克　全蝎3～5克。每天1剂，分2次早晚温服，重症者予鼻饲。

【功效与主治】补气养血，解毒通络。

【加减应用】意识迟钝加石菖蒲、远志、麝香；意识障碍加石菖蒲、郁金、胆南星；面色潮红，烦躁者加钩藤、夏枯草；高血脂加何首乌、决明子；夜寐不安者加五味子、夜交藤、酸枣仁、龙齿；吞咽困难加郁金、砂仁；口眼歪斜加僵蚕、白附子；肢体屈伸不利者加伸筋草、乌梢蛇；气虚甚加人参；血瘀明显可加水蛭、丹参、鸡血藤、海风藤。

（7）清热化瘀Ⅱ方（中西医结合心脑血管病杂志，2011年第8期）

【组成与用法】水牛角20克　水蛭6克　赤芍10克　丹参10克　地龙10克　川芎10克　川牛膝10克　天竺黄10克　酒大黄3克　胆南星4克　石菖蒲10克　生牡蛎20克。水煎服，每日1剂，每日2次。

【功效与主治】清热解毒，化瘀通络。

【加减应用】面色潮红，烦躁者加钩藤、夏枯草；头晕痛、血压高者，可加决明子、代赭石、天麻、杜仲；血脂高加决明子、山楂、麦芽等；口眼歪斜加牵正散；痰湿重加制法半夏、胆南星；肢体偏瘫者加水蛭、蜈蚣、僵蚕、地龙。

对症良方

脑血栓形成的对症用方，尤其适宜于患者有缺血性中风表现，但又以某一证候为突出者，如麻木、失语、眩晕、昏迷、发热、便秘等，以及中风恢复期的治疗。根据患者的主要症状选择使用。

1. 中风所致肢体麻木

（1）当归养血汤（《证治准绳》）

【组成与用法】当归10克　川芎10克　白芍12克　熟地黄15克　羌活10克　防风10克　白芷10克。每日1剂，水煎服，2次/日。

【功效与主治】养血和营，行血活络。

【加减应用】瘀血者，加鸡血藤、丹参、赤芍、桃仁、红花；无风者，减羌活、防风、白芷等。

（2）破血散瘀汤（《兰室秘藏》）

【组成与用法】水蛭3克　当归12克　苏木10克　柴胡6克　羌活10克　防风10克　连翘15克　肉桂10克　麝香2克。每日1剂，水煎服，2次/日。

【组成与用法】活血逐瘀，通脉行气。

【加减应用】瘀血久痹者，加䗪虫、穿山甲、桃仁、红花、牛膝、丹参、川芎、赤芍。肌肤麻木者，加地龙、蜈蚣、蕲蛇、乌梢蛇等；减柴胡、羌活、连翘。

（3）黄芪虫藤饮（熊继柏经验方）

【组成与用法】黄芪30克　鸡血藤15克　海风藤15克　络石藤15克　僵蚕30克

地龙 10 克　蜈蚣 1 条　全虫 5 克。水煎服，每日 1 剂，煎 2 次，早晚温服。

【功效与主治】益气活血，祛风通络。

【加减应用】气虚甚则加西洋参；头晕者加天麻、钩藤；痰多者加法半夏、陈皮。

2. 中风所致口㖞

(1) 玉真散（《外科正宗》）

【组成与用法】天麻 10 克　胆南星 10 克　白芷 10 克　防风 10 克　羌活 10 克　白附子 10 克。共为细末。

【功效与主治】祛风解痉，化痰通络。

【加减应用】痰涎壅盛加橘红、法半夏、鲜竹沥等；痰热者加黄芩。

(2) 青州白丸子（《太平惠民和剂局方》）

【组成与用法】生南星 10 克　生法半夏 10 克　生川乌 10 克　生白附子 10 克，共为细末，为丸。每次 1 丸，每日 2 次。

【功效与主治】祛风化痰，温经通络。

【加减应用】大便秘结者加草决明、瓜蒌仁、大黄；肝阳上亢加天麻、钩藤、石决明。

3. 中风所致舌喑

(1) 解语丹（《永类钤方》）

【组成与用法】白附子（炮）　石菖蒲　远志肉　天麻　全蝎（去毒，酒炒）　羌活　僵蚕各 30 克　木香 15 克　牛胆南星 30 克。上研细末，丸梧桐子大，朱砂为衣。每服 30 丸，薄荷汤下。

【功效与主治】化痰开窍。

【加减应用】痰甚者加胆南星、石菖蒲。

(2) 会厌逐瘀汤（《医林改错》）

【组成与用法】桃仁 10 克　红花 10 克　生地黄 10 克　赤芍 10 克　当归 12 克　玄参 10 克　柴胡 6 克　枳壳 10 克　桔梗 10 克　甘草 6 克。每日 1 剂，水煎服，2 次/日。

【功效与主治】活血化瘀，行气开窍。

【加减应用】痰浊者，加法半夏、胆南星、远志、橘红、茯苓；瘀血者，加丹参、郁金、石菖蒲、降香等。

(3) 复语汤（山东中医药大学学报，2000 年第 3 期）

【组成与用法】天麻 10 克　全蝎 5 克　白附子 10 克　制胆南星 10 克　法半夏 10 克　石菖蒲 15 克　丹参 30 克　当归 12 克　路路通 10 克　水蛭 5 克　川芎 10 克。每日 1 剂，水煎，分 2 次服用。

【功效与主治】化痰息风通络。

【加减应用】肝肾亏虚；可加桑寄生、川牛膝、川续断、鹿筋、杜仲等补益肝肾；麻木者可加桑寄生、杜仲、牛膝、鸡血藤以补肝肾，强筋骨；气虚明显者加党参或人参；口角流涎，言语不利者加远志以化痰宣窍。

4. 中风所致发热

（1）犀连承气汤（《通俗伤寒论》

【组成与用法】犀角 10 克　黄连 6 克　生地黄 15 克　大黄 6 克　枳实 10 克　金汁 2 克。1 日 1 剂，水煎温服。犀角锉末冲服。现代皆用水牛角 50 克代犀角，入煎温服。

【功效与主治】清心启闭，通腑泻热。

【加减应用】瘀血者，加赤芍、丹皮、玄参、丹参、冬青；腑实者，加芒硝、厚朴，减金汁。

（2）清热化痰汤（《医宗金鉴》）

【组成与用法】黄连 6 克　黄芩 10 克　胆南星 10 克　法半夏 15 克　橘红 10 克　茯苓 15 克　麦冬 10 克　枳壳 10 克　桔梗 10 克　竹茹 10 克　甘草 6 克。每日 1 剂，水煎温服。

【功效与主治】清热醒脑，豁痰开窍。

【加减应用】痰热者，加瓜蒌、贝母、鱼腥草；瘀热者，加生地黄、赤芍、丹皮、大黄。

（3）清营汤（《温病条辨》）

【组成与用法】犀角（水牛角代替）30 克　生地黄 15 克　元参 9 克　竹叶心 3 克　麦冬 9 克　丹参 6 克　黄连 5 克　银花 9 克　连翘 6 克。水煎服，每日 1 剂，2 次/日。

【功效与主治】清营解毒，透热养阴。

【加减应用】水瘀者，加坤草、泽兰、赤芍、郁金、丹皮；湿热者，加藿香、佩兰、防已、竹叶。

（4）滋阴降火汤（《万病回春》）

【组成与用法】生地黄 12 克　天冬 10 克　熟地黄 15 克　麦冬 10 克　知母 12 克　黄柏 10 克　白芍 10 克　当归 12 克　白术 15 克　陈皮 6 克　甘草 6 克　生姜 3 克　大枣 3 枚。每日 1 剂，水煎温服。

【功效与主治】滋阴降火，生津清热。

【加减应用】虚热者，加赤芍、丹皮、玄参、枸杞。

（5）升阳散火汤（《脾胃论》）

【组成与用法】葛根 10 克　升麻 10 克　白芍 10 克　甘草 6 克　人参 10 克　羌活 10 克　防风 10 克　柴胡 6 克　独活 10 克　炙甘草 10 克　川芎 10 克　生地 15 克　天冬 10 克　牛膝 10 克　白术 15 克　防风 10 克　炙甘草 10 克。每日 1 剂，水煎温服。

【功效与主治】养血和营，滋阴清热。

【加减应用】虚热者，加赤芍、丹皮、枸杞子。

5. 中风所致神昏

(1) 犀羚白虎汤(《温热论》)

【组成与用法】犀角10克 羚羊角10克 钩藤10克 菊花10克 石膏15克 知母12克 粳米10克 甘草6克。每日1剂，水煎温服。犀羚末服。

【功效与主治】清热凉气，息风镇痉。

【加减应用】抽搐者，加天麻、僵蚕。

(2) 凉营清气汤(《喉痧证治概要》)

【组成与用法】犀角10克 生地黄12克 赤芍10克 丹皮12克 玄参10克 石斛10克 山栀子10克 连翘10克 黄连6克 石膏15克 竹叶10克 薄荷6克 甘草6克 白茅根10克 芦根10克 金汁2克。每日1剂，水煎温服。犀角研末冲服。

【功效与主治】清热凉营，息风镇痉。

【加减应用】抽搐者，加天麻、钩藤、羚角，减金汁。

(3) 通窍活血汤(《医林改错》)

【组成与用法】川芎10克 赤芍10克 桃仁10克 红花10克 大枣5枚 生姜3片 老葱3段 麝香2克 黄酒若干。每日1剂，水煎温服。麝香冲服。

【功效与主治】活血化瘀，通窍止痉。

【加减应用】瘀血者，加当归、丹参、郁金、水蛭、庶虫；抽搐者，加赭石、琥珀、天麻、钩藤；痰浊者，加胆南星、法半夏、白附子、陈皮、茯苓。

6. 中风所致抽搐

(1) 羚角钩藤汤(《通俗伤寒论》)

【组成与用法】羚角10克 钩藤10克 菊花10克 桑叶10克 生地15克 白芍10克 贝母10克 竹茹10克 甘草10克。每日1剂，水煎温服，羚角锉末冲服。

【功效与主治】清热凉肝，息风镇痉。

【加减应用】抽搐者，加天麻、郁金、菖蒲、丹参。

(2) 大定风珠汤(《温病条辩》)

【组成与用法】生地黄15克 白芍10克 麦冬10克 阿胶6克 龟板15克 鳖甲15克 麻仁10克 五味子15克 炙甘草10克 鸡子黄1个。每日1剂，水煎温服。阿胶烊化，蛋黄冲服。

【组成与用法】滋阴润筋，息风镇痉。

【加减应用】水亏火旺者，加知母、黄柏；热者，加白薇。

7. 中风并呃逆

(1) 竹叶石膏汤(《伤寒杂病论》)

【组成与用法】竹叶10克 石膏15克 麦冬10克 法半夏10克 人参10克 粳米10克 甘草10克。每日1剂，水煎温服。

【功效与主治】清热生津，和胃降逆。

【加减应用】热盛者，加知母、柿蒂，减人参。

（2）丁香柿蒂汤（《症因脉治》）

【组成与用法】丁香6克　柿蒂10克　人参10克　生姜6克。每日1剂，水煎温服。

【功效与主治】温中益气，降逆止呃。

【加减应用】阴湿内盛者，加荜拨、荜澄茄、细辛、良姜、法半夏，减人参。

（3）旋复代赭汤（《伤寒杂病论》）

【组成与用法】旋复花12克　代赭石12　法半夏10克　生姜3片　人参10克　甘草10克　大枣5枚。1日1剂，水煎温服。

【功效与主治】降逆化痰，调中和胃。

【加减应用】痰郁者，加竹沥、竹茹、陈皮、茯苓。

（4）五磨饮子（《医便》）

【组成与用法】木香6克　沉香2克　枳实10克　乌药10克　槟榔10克。每日1剂，水煎温服。

【功效与主治】行气降逆，调中止呃。

【加减应用】气滞者，加香附、赭石、柿蒂、竹茹。

（5）益胃汤（《温病条辨》）

【组成与用法】生地黄15克　麦冬10克　沙参15克　玉竹10克　冰糖6克。每日1剂，水煎温服。

【功效与主治】滋阴生津，益胃止呃。

【加减应用】气逆者，加竹茹、柿蒂、沉香、赭石。

（6）理中汤（《伤寒杂病论》）

【组成与用法】人参10克　白术15克　干姜6克　甘草6克。每日1剂，水煎温服。

【功效与主治】益气散寒，温中降逆。

【加减应用】气逆者，加丁香、荜茇、乌药、附子。

第四章　脑栓塞

脑栓塞是指血液中的各种栓子（如心脏内的附壁血栓、动脉粥样硬化的斑块、脂肪、肿瘤细胞、纤维软骨或空气等）随血流进入脑动脉而阻塞血管，当侧支循环不能代偿时，引起该动脉供血区脑组织缺血性坏死，出现局灶性神经功能缺损。脑栓塞常发生于颈内动脉系统，椎~基底动脉系统相对少见。脑栓塞约占缺血性脑卒中的15%~20%。按栓子来源分三类：①心源性脑栓塞是脑栓塞中最常见的，约75%的心源性栓子栓塞于脑部，引起脑栓塞的常见的心脏疾病有心房颤动、心脏瓣膜病、感染性心内膜炎、心肌梗死、心肌病、心脏手术、先天性心脏病、心脏黏液瘤等。②非心源性脑栓塞动脉来源包括主动脉弓和颅外动脉（颈动脉和椎动脉）的动脉粥样硬化性病变、斑块破裂及粥样物从裂口逸入血流，能形成栓子导致栓塞；同时损伤的动脉壁易形成附壁血栓，当血栓脱落时也可致脑栓塞；其他少见的栓子有脂肪滴、空气、肿瘤细胞、寄生虫卵、羊水和异物等。③来源不明少数病例利用现在检查手段和方法查不到栓子的来源。脑栓塞可以发生在脑的任何部位，由于左侧颈总动脉直接起源于主动脉弓，故发病部位以左侧大脑中动脉的供血区较多，其主干是最常见的发病部位。脑栓塞时由于栓子突然阻塞动脉，侧支循环常难迅速建立，引起该动脉供血区产生急性脑缺血，当栓塞脑血管局部受机械刺激时，可引起程度不同的脑血管痉挛，所以起病时脑缺血的范围较广，症状多较严重。脑栓塞引起的脑组织缺血性坏死可以是贫血性、出血性或混合性梗死，出血性更为常见，占30%~50%。脑栓塞发生后，栓子可以不再移动，牢固地阻塞管腔；或栓子分解碎裂，进入更小的血管，最初栓塞动脉的血管壁已受损，血流恢复后易从破损的血管壁流出，形成出血性梗死。

本病相当于中医的缺血性中风，以猝然昏仆，不省人事，半身不遂，口眼㖞斜，语言不利为特征。中医学对中风病因病机的认识，经历了一个不断发展和完善的过程。唐宋以前，医家多认为外风是导致中风发病的原因，以内虚邪中立论。唐宋以后，各医家认为中风是由于人体内部阴阳失调，脏腑气衰，气血逆乱所致，“内风”立论的观点逐渐成为主流。现代医家多认为中风与心、肝、脾、肾等脏腑阴阳失调有关，在饮食、情志、劳逸、外邪等致病因素的作用下，由于正气不足，肝风内动，导致气血阻滞，经脉失养，或阴亏于上，阳浮于上，肝阳暴亢，血随气逆，挟痰挟火，横窜经脉，上犯于脑，蒙蔽清窍而发病。其病机概而论之有虚（阴虚、气虚）、火（肝火、心火）、风（肝风、外风）、痰（风痰、湿痰）、气（气逆）、血（血瘀）

六端，此六端多在一定条件下相互影响，相互作用。

诊断要点

参照1995年全国第4届脑血管病学术会议通过的《各类脑血管疾病诊断要点》中关于脑栓塞的诊断：

（1）多为急骤发病；

（2）多数无前驱症状；

（3）一般意识清楚或有短暂性意识障碍；

（4）有颈动脉系统和（或）椎—基底动脉系统的症状和体征；

（5）腰穿脑脊液一般不含血，若有红细胞可考虑出血性脑梗死；

（6）栓子的来源可为心源性或非心源性，也可同时伴有其他脏器、皮肤、黏膜等栓塞症状。

通用良方

关于中风病的治疗方法，历代医家的认识各有所长。《内经》治疗中风遵循“益其不足，损其有余”的治则。张仲景主要以“疏风散邪，扶助正气”为法，认为治疗中风不外乎“祛风、除热、补虚、下痰”四法，为中风病的辨证论治开创了先河。唐宋之后，以“内风”立论，治则治法有了较大发展。刘河间用大秦艽汤治疗风邪初中经络。李东垣提出主张“和脏腑，通经络，便是治风”的原则，中血脉，中腑，中脏三证分治。朱丹溪提出了“顺气、养血、活血”的治则。王清任主张“气虚血瘀”之说，采用“补气逐瘀”之法，创立补阳还五汤治疗中风，至今仍为临床常用。

1. 大活络丹（《兰台规范》）

【组成与用法】白花蛇　乌梢蛇　威灵仙　两头尖（俱酒浸）　草乌　天麻（煨）　全蝎（去毒）　何首乌（黑豆水浸）　龟甲（炙）　麻黄　贯众　甘草（炙）　羌活　肉桂　藿香　乌药　黄连　熟地黄　大黄（蒸）　木香　沉香（用心）各60克　细辛　赤芍（去油）　没药（去油）　丁香　乳香（去油）　僵蚕　天南星（姜制）　青皮　骨碎补　白豆蔻仁　安息香（酒熬）　附子（制）　黄芩（蒸）　茯苓　香附（酒浸焙）　玄参　白术各30克　防风75克　葛根　虎胫骨（炙）　当归各45克　血竭21克　地龙（炙）　犀角　麝香　松脂各15克　牛黄　冰片各4.5克　人参90克。上药五十味，为末，蜜丸，每丸重3.5克，每次1丸，日1～2次口服，小儿酌减。

【功效与主治】益气活血通络。

【加减应用】便秘加大黄、火麻仁。

2. 镇肝息风复遂汤（焦树德经验方）

【组成与用法】生石决明20～30克（先煎）　生代赭石20～30克（先煎）　生牡蛎20～30克（先煎）　怀牛膝15克　赤白芍各12克　法半夏10克　化橘红10克　茯苓15克　胆南星10克　郁金10克　石菖蒲10克　钩藤20～30克（血压高者可后下）　红花

桃仁各10克 桑枝30克 全蝎6~9克 炙山甲6克。水煎服。另用竹沥汁50~60ml，兑入生姜汁3~4滴，分2次随汤药服。

【功效与主治】 息风化痰，平肝潜阳，通经活络。

【加减应用】 头痛加白芷、菊花；头晕加天麻、钩藤；肌肤麻木者，酌加麻黄、木瓜、黄芪、当归等；口眼歪斜加白附子、僵蚕、全蝎；便秘酌加大黄、番泻叶、麻子仁、郁李仁等。

3. 疏脑汤（胡国良经验方）

【组成与用法】 丹参15克 当归尾14克 川芎13克 桃仁10克 赤芍10克 姜黄10克 甘草10克 茜草8克 升麻7克 酒大黄4克 红花3克 葛根20克 益母草20克 竹叶25克。上14味，头煎加水400mL，浸泡20分钟，置武火煎沸后改文火熬20分钟，取药液于杯中；2、3煎各加水300mL，不再浸泡，火候及煎熬时间均与前同，将3次药液混匀，分3次于饭后30分钟温服，1剂/天。

【功效与主治】 疏通脑络。

【加减应用】 头部浅表或左右引痛者，可加白蒺藜、柴胡；引痛在巅者，加防风、蔓荆子；头晕痛、血压高者，可加决明子、代赭石、天麻、杜仲；头痒无疹疮者；可加炒荆芥、苍耳子；舌强言謇者，可加石菖蒲、腥南星、白附子；流涎者，可加远志、竹沥、姜汁等；瘫肢红肿、痛、麻木者，可选用刘寄奴、苏木、炮穿山甲、没药、延胡索、秦艽、祁蛇等；胸闷、心悸、胸痛者，可用薤白、瓜蒌皮、白檀香、龙脑香等；夜尿频繁者，可选用益智仁、乌药、覆盆子；形寒肢冷者，可加肉桂、附子等；面㿠气少者，加黄芪、白术；痰湿素甚、偏于湿者，加云茯苓、法半夏；偏于燥者，加贝母、桑白皮；大便干燥者，加火麻仁、玉竹；大便稀溏者，大黄、桃仁。

4. 涤心醒脑万灵丹（罗定昌经验方）

【组成与用法】 漂甘遂（炒）10克 红芽大戟（炒）10克 白芥子（炒）各10克 生代赭石5克 九飞朱砂5克 石菖蒲3克 北细辛3克 皂角3克 苏薄荷3克 冰片3克 辛夷花3克 真麝香1克 人工牛黄2克。除冰片、牛黄、麝香外，其他10味药，或晒干或炒，共研细末后，再将前3味和匀擂细，密封保存药性，一次可服1至2克、小孩减半。

【功效与主治】 豁痰开窍醒神。

【加减应用】 意识障碍加郁金、胆南星；脑水肿明显者加大黄、牛膝、车前子、泽泻；血压偏高、有热象者加黄芩、莱菔子、石决明、夏枯草；血脂高加何首乌、山楂、决明子；夜寐不安者加五味子、夜交藤、酸枣仁、语謇流涎重加胆南星、远志。

5. 滋生青阳汤加减（王行宽经验方）

【组成与用法】 天麻10克 钩藤10克 蒺藜10克 干地黄15克 山萸肉10克

山药20克　茯苓10克　丹参10克　地龙10克　稀莶草10克　白芍10克　鸡血藤15克　石决明20克　天花粉20克。水煎服，每日1剂，2次/日。

【功效与主治】益肾平肝，活血通络，佐以清热润燥。

【加减应用】血压偏高、有热象者加黄芩、莱菔子、石决明、夏枯草；头晕目眩者，酌加龙骨、牡蛎等；胸闷、心悸、胸痛者，可用薤白、瓜蒌皮、白檀香、龙脑香等；心烦不眠加柏子仁、酸枣仁、夜交藤、栀子等；口眼歪斜加白附子、僵蚕、全蝎；语涩者加石菖蒲、远志；颈项强直者，酌加羌活、葛根、牛膝、藁本等；肝肾不足加熟地黄、何首乌、杜仲、桑寄生等；阴虚阳亢型加龟板、女贞子、磁石、钩藤。

6. 益气醒神方（湖南中医药大学学报，2013年第9期）

【组成与用法】黄芪60克　党参10克　白术10克　茯苓10克　赤芍10克　三七10克　当归10克　丹参10克　石菖蒲10克　胆南星10克　柴胡10克　升麻10克　葛根10克　大黄10克。水煎服，每日1剂，2次/日。

【功效与主治】益气升清，开窍醒脑。

【加减应用】意识障碍加郁金；脑水肿明显者加大黄、牛膝、车前子、泽泻；血压偏高、有热象者加黄芩、莱菔子、石决明、夏枯草；高血脂加何首乌、决明子；颈项强直者，酌加羌活、葛根、牛膝、藁本等；患侧肢体浮肿者，可加茯苓、泽泻、防己等淡渗利湿；腑气不通加枳实、大黄、槟榔；气虚甚加人参；阴虚阳亢者加葛根、石决明、生牡蛎、鳖甲。

7. 中风煎方（中国中医急症，2014年第6期）

【组成与用法】黄芪15克　当归10克　川芎10克　桃仁10克　红花5克　赤芍10克　地龙10克　僵蚕10克　全蝎3克　水蛭3克　丹参10克　白芥子5克　白附子3克　青皮10克　桂枝10克　杜仲30克　桑寄生30克　淫羊藿20克。水煎服，每日1剂，2次/日。

【功效与主治】补气活血，温补肝肾，祛瘀通络。

【加减应用】肝肾阴虚加女贞子、旱莲草；肝肾不足加熟地、何首乌等；肾虚重用何首乌、黄精；风火上扰加钩藤、牛膝、菊花、生石决明；脾虚加用山药、人参、白术、茯苓；气虚甚加人参；血虚加当归、大枣、白芍；形寒肢冷者，可加肉桂、附子等；大便秘结者加草决明、瓜蒌仁、大黄；小便频数或失禁者，加桑螵蛸、金樱子、益智仁。

8. 天麻首乌汤（河北中医，2002年第1期）

【组成与用法】天麻15克　何首乌20克　当归10克　肉苁蓉15克　桑寄生10克　生地黄20克　地龙10克　丹参30克　牛膝10克　白芷10克　胆南星10克。水煎服，每日1剂，2次/日。

【功效与主治】滋补肝肾，息风通络，化痰开窍，活血化瘀。

【加减应用】痰涎壅盛加橘红、法半夏、鲜竹沥等；痰迷心窍加石菖蒲、郁金；口眼歪斜加白附子、僵蚕、全蝎；夜寐不安者加五味子、夜交藤、酸枣仁、龙齿；头晕痛、血压高者，可加决明子、代赭石、杜仲；胸闷、心悸、胸痛者，可用薤白、瓜蒌皮、白檀香、龙脑香等；血脂高加山楂、决明子；肝肾阴虚加女贞子、旱莲草。

9. 五虫息风汤（实用中医内科杂志，2013 年第 6 期）

【组成与用法】全蝎 15 克　土鳖虫 10 克　白僵蚕 15 克　广地龙 15 克　龟板 20 克　乌梅 10 克　丹参 15 克　石菖蒲 15 克　葛根 15 克。水煎服，每日 1 剂，2 次/日。

【功效与主治】息风搜络，活血祛痰，化瘀散结。

【加减应用】头晕目眩，耳鸣失眠加石决明天麻；大便干结，口干，咽燥加大黄、薄荷；心悸气短，身困乏力加炙黄芪、当归、炙甘草；气滞血瘀加红花、地龙、郁金；阴虚加生地黄、麦冬、玄参；阳虚者加熟附片、干姜；肾阴虚重用何首乌、黄精；肾阳虚加淫羊藿、菟丝子；心阳不足加桂枝、龙骨、牡蛎。

10. 脑脉通汤（实用中医内科杂志，2008 年第 6 期）

【组成与用法】当归 15 克　龙骨 20 克　牡蛎 20 克　白芍 20 克　水蛭 3 克　钩藤 15 克　地龙 15 克　天麻 15 克　桃仁 15 克　红花 15 克　丹参 25 克　黄芪 60 克。水煎服，每日 1 剂，2 次/日。

【功效与主治】平肝潜阳，活血通络，滋阴息风。

【加减应用】痰涎壅盛者加贝母、胆南星、炙远志；热痰加黄芩、鲜竹沥、胆南星；肢体不灵活加川芎、川续断；肢体屈伸不利者加伸筋草、乌梢蛇；大便秘结加生大黄或番泻叶；小便频数或失禁者，加桑螵蛸、金樱子、益智仁；阴虚阳亢型加龟板、女贞子、磁石；意识迟钝加石菖蒲、远志、麝香；血压高加牛膝、夏枯草；血脂高加决明子、山楂、麦芽等；便秘酌加大黄、番泻叶、麻子仁、郁李仁等。

11. 息风化痰活血通络汤（湖南中医杂志，2012 年第 4 期）

【组成与用法】天麻 30 克　钩藤 15 克　石决明 20 克　山栀子 10 克　丹参 15 克　生牡蛎 30 克　法半夏 8 克　胆南星 10 克　寄生 10 克　葛根 10 克　牛膝 8 克　红花 8 克　鸡血藤 20 克　水蛭 10 克　全蝎 10 克。水煎服，每日 1 剂，2 次/日。

【功效与主治】息风化痰，活血通络。

【加减应用】血压偏高、有热象者加黄芩、莱菔子、夏枯草；血脂高加决明子、山楂、麦芽等；惊悸者，加珍珠母、生牡蛎、生龙齿以重镇定惊；烦扰不宁者加石菖蒲、郁金、远志、珍珠母；肢体不灵活加川芎、川续断；大便秘结加生大黄或番泻叶。

12. 通脉汤（中医临床杂志，2011 年第 3 期）

【组成与用法】胆南星 10 克　川贝 10 克　黄芩 10 克　杏仁 15 克　薏苡仁 30 克　法半夏 15 克　枳实 10 克　滑石 30 克　桃仁 10 克　丹参 20 克　川芎 15 克　泽兰 10 克　鸡内金 10 克。水煎服，每日 1 剂，2 次/日。

【功效与主治】祛湿化痰，活血通脉。

【加减应用】头晕、血压高加天麻、石决明；心烦不眠加柏子仁、酸枣仁、夜交藤、栀子等；痰瘀阻滞经络较重者，选加赤芍、鸡血藤、三七、鬼箭羽；肢体麻木者，加豨莶草、川牛膝、防己、威灵仙、丝瓜络、桑寄生、鸡血藤；大便秘结加生大黄或番泻叶；小便失禁者，酌加桑螵蛸、益智仁、补骨脂等。

13. 祛风化痰通络汤（中国社区医师，2009 年第 24 期）

【组成与用法】天竺黄 15 克　白僵蚕 10 克　黄芩 15 克　山栀子 15 克　瓜蒌壳 15 克　地龙 10 克　全蝎 5 克　酒大黄 10 克　防风 10 克　甘草 5 克。水煎服，每日 1 剂，2 次/日。

【功效与主治】清热化痰，通腑解毒。

【加减应用】若瘀血明显者，可加桃仁、红花、赤芍以活血化瘀；若烦躁不安，舌苔黄腻，脉滑数者，加石膏、栀子以清热泻火；小便频数或失禁者，为气虚不摄，加桑螵蛸、金樱子、益智仁以温肾固摄；肢软无力，麻木者可加桑寄生、杜仲、牛膝、鸡血藤以补肝肾，强筋骨。

14. 起瘫复脑汤（辽宁中医杂志，2005 年第 6 期）

【组成与用法】天麻 15 克　钩藤 12 克　川芎 15 克　丹参 20 克　当归 10 克　水蛭 12 克　地龙 12 克　生大黄（后下）6 克　瓜蒌 12 克　胆南星 10 克　鲜竹沥 15 克　黄精 10 克　甘草 9 克。煎取汁 150mL，两汁相混合，早晚分 2 次服用。另加水蛭、地龙各 12 克，研成粉末装入胶囊，分早、晚随汤服下。

【功效与主治】平肝息风，化痰通络，活血祛瘀。

【加减应用】上肢偏瘫者，酌加桂枝、桑枝、羌活、防风等；下肢偏瘫者，酌加牛膝、独活、寄生、续断等；神情痴呆者，酌加石菖蒲、郁金、远志等；大便秘结，口臭，腹胀满，日晡潮热者合大承气汤以通腑泄热。

15. 芪棱汤（中国中医急症，2007 年第 11 期）

【组成与用法】黄芪 30 克　三棱 10 克　莪术 10 克　天麻 10 克　地龙 10 克　川牛膝 10 克　枳壳 10 克　枸杞 10 克　桑葚子 15 克　天花粉 15 克　豨莶草 15 克　杜仲 15 克　鸡血藤 25 克　水蛭 6 克　甘草 6 克。水煎服，每日 1 剂，2 次/日。

【功效与主治】益气养阴，活血通脉。

【加减应用】肢体不灵活加川芎、川续断；大便秘结加生大黄或番泻叶；小便频数或失禁者，加桑螵蛸、金樱子、益智仁；阴虚阳亢型加龟板、女贞子、磁石、钩藤；意识迟钝加石菖蒲、远志、麝香；血压高加钩藤、牛膝、夏枯草；血脂高加决明子、山楂、麦芽。

16. 治瘫汤（中西医结合心脑血管病杂志，2005 年第 9 期）

【组成与用法】黄芪 20 克　人参 6 克　桃仁 10 克　红花 6 克　川芎 10 克　赤芍 10 克　地龙 10 克　土鳖虫 6 克　水蛭 6 克　全蝎 5 克　蜈蚣 1 条　白芥子 10 克　麦门冬

10克 生地黄10克 牡蛎20克 羚羊角粉1克 冰片2克。水煎服，每日1剂，2次/日。

【功效与主治】益气养血，活血通络。

【加减应用】血压高加钩藤、牛膝、夏枯草；头晕目眩者，酌加天麻、钩藤、龙骨、牡蛎等；呕吐呃逆者，酌加苏叶或梗、枇杷叶、旋覆花以降逆止呕；烦扰不宁者加石菖蒲、郁金、远志、珍珠母；痰热盛者加鲜竹沥汁、胆南星、猴枣散以清热化痰；上肢瘫痪重加桑枝、姜黄；下肢瘫痪重加川牛膝、杜仲、桑寄生。

17. 通脑汤（山东中医杂志，1998年第6期）

【组成与用法】石菖蒲12克 郁金15克 胆南星10克 路路通15克 川芎18克 丹参18克 红花6克 赤芍15克 蜈蚣2条。水煎服，每日1剂，2次/日。

【功效与主治】化痰活血通络。

【加减应用】气虚加黄芪、党参；心阳不足加桂枝、龙骨、牡蛎；腰膝酸软者加女贞子、旱莲草、枸杞子、杜仲、何首乌等；阴虚者加玄参、石斛；阳虚者加熟附片、干姜；肝阳上亢者加石决明、钩藤；热盛便秘加大黄、羌活、枳实；口眼歪斜加白附子、僵蚕、全蝎；惊悸者，加珍珠母、生牡蛎、生龙齿以重镇定惊。

18. 搜风通络方（中医药临床杂志，2014年第4期）

【组成与用法】全蝎（打粉）6克 天麻20克 赤芍15克 川芎10克 红花10克 丹参20克 地龙10克 鸡血藤20克 石菖蒲10克 法半夏10克 甘草10克。水煎服，每日1剂，2次/日。

【功效与主治】活血祛瘀，化痰通络。

【加减应用】风痰瘀血、入络痹阻，证见手足麻木，半身不遂，口眼歪斜，舌强謇语，舌质暗淡，苔白腻或薄白，脉弦滑，治以祛风化痰通络，基本方加用制南星10克、白附子10克。肝阳上亢、肝风内动、瘀阻脉络，证见面红目赤，口苦咽干，大热汗出，心烦易怒，尿赤便干涩痛，舌绛红，苔黄，脉洪大有力，治以平肝息风潜阳，基本方加用珍珠母20克、石决明25克。阴虚风动，证见头晕，腰膝酸软，五心潮热，舌红绛，无舌苔，脉细弦，治以养阴息风，基本方加麦冬30克、龟板15克。痰热腑实、风痰上扰，证见心烦易怒，神识欠清或昏糊，肢体强急，痰多而戮，腹胀便秘，舌质暗红，苔腻，脉弦滑，治以清热泻火、镇静安神，肝火热盛用黄芩10克、枳实10克、龙胆草10克；热结便秘加大黄15克，痰多加胆南星15克，竹茹20克、贝母10克；心烦失眠加酸枣仁30克、夜交藤25克等。

辨证良方

脑栓塞乃本虚标实之证，“虚”乃发病之本，“邪”为致病之标，无论其风、火、痰、气等证候百端，总不越一“虚”字，或以外邪人中，抑或本气自病。所谓“虚”，乃肾之精气虚，肾为水脏而属阴，肾水不足，肝木失养必累及肝阴虚致肝阳偏亢、阳盛风动，势必上扰清空而致昏仆眩冒，即所谓内风。所谓标实是指痰、火、风、气等实邪，或肝气横逆而犯脾，饮食不节而伤脾，致脾湿不运而生痰，痰郁化热而阻络，蒙蔽清窍，猝仆神昏；或以五志过极而化火，肝阳暴升引动心火，风火相煽，气血逆乱并走于上，以致窍闭神昏，昏仆眩冒等标实之证。中风病的治疗应当在“急则治其标、缓则治其本”的原则指导下，综合患者病情辨证施治。

1. 风阳上扰证

主证：半身不遂，肢体强痉，口舌㖞斜，言语不利，舌红或绛，苔黄，脉弦或弦数。

治法：平肝息风潜阳

(1) 当归龙荟丸（《黄帝素问宣明论方》）

【组成与用法】 当归（酒炒）100克　龙胆（酒炒）100克　芦荟50克　青黛50克　山栀子100克　黄连（酒炒）100克　黄芩（酒炒）100克　黄柏（盐炒）100克　大黄（酒炒）50克　木香25克　麝香5克。水丸剂：每20粒重3克，成人每次6～9克，日2次空腹服。7岁以上儿童服成人1/2量，3～7岁儿童服成人1/3量。汤剂：每日1剂，水煎服，每日1剂，2次/日。

【功效与主治】 清肝泻火，行气通便。

【加减应用】 夜寐不安者加五味子、夜交藤、酸枣仁、龙齿；血压高加钩藤、牛膝、夏枯草；头痛加白芷、菊花；头晕加天麻、钩藤；肢体不灵活加川芎、川续断。

(2) 天麻钩藤饮（《杂病证治新义》）

【组成与用法】 天麻9克　钩藤12克　石决明18克　山栀子9克　黄芩9克　川牛膝12克　桑寄生9克　杜仲9克　夜交藤9克　益母草9克　朱茯神9克。水煎服，每日1剂，2次/日。

【功效与主治】 平肝潜阳。

【加减应用】 眩晕显著伴肢麻不适者宜息风化痰活血为主，方中可加僵蚕、葛根、川芎、片姜黄等。眩晕且空，视物旋转，腰酸耳鸣者，宜补益肝肾为主，可加枸杞子、制黄精、制首乌、楮实子等；伴头痛、肢体麻木疼痛，舌质黯，脉涩者，宜加重活血化瘀之品，如鬼箭羽、鸡血藤、丹参、葛根、姜黄等；头重沉闷、苔厚腻者，则可加重胆南星、海藻、泽泻以化痰息风。风阳上亢化火者，可加白薇、十大功劳叶、苦丁茶、黄连等；脑髓空虚、气血不足者加黄芪、当归、仙灵脾、鹿角、熟地黄等；烦躁、失眠、胸闷者，加黄连、丹参、柴胡、合欢花、佛手、莲子芯等。

(3) 潜阳息风煎（任继学经验方）

【组成与用法】 羚羊角1克　天竺黄3克　玳瑁3克　珍珠母5克　紫贝齿5克　龟板5克　僵蚕3克　葛根5克　生槐花10克　生地黄30克　胆南星3克　秦艽3克。水煎服，每日1剂，2次/日。

【功效与主治】 平肝潜阳，息风通络。

【加减应用】痰涎壅盛加橘红、法半夏；头晕痛、血压高者，可加决明子、代赭石、天麻、胸闷、心悸、胸痛者，可用薤白、瓜蒌皮、白檀香、龙脑香等；肢体麻木加豨莶草、海桐皮、丝瓜络、木瓜等；阴虚加生地黄、麦冬，血瘀明显可加水蛭。

（4）加味天麻钩藤饮（内蒙古中医药，2011 年第 15 期）

【组成与用法】天麻 10 克　钩藤 15 克　石决明 10 克　山栀子 15 克　黄芩 10 克　牛膝 10 克　杜仲 10 克　夜交藤 10 克　茯神 10 克　桑寄生 15 克　僵蚕 10 克　杜仲 10 克　全蝎 5 克　地龙 15 克　鸡血藤 15 克　甘草 6 克。水煎服，每日 1 剂，2 次/日。

【功效与主治】平肝潜阳，清热息风，补益肝肾，安神定志。

【加减应用】大便秘结不通，腹胀满者，宜加大黄、芒硝、枳实等以通腑泄热；肢体屈伸不利者加伸筋草、乌梢蛇；肢体麻木加豨莶草、海桐皮、丝瓜络、木瓜等；患侧肢体浮肿者，可加茯苓、泽泻、防已等淡渗利湿；肝肾阴虚加女贞子、旱莲草；脾虚加用山药、人参、白术、茯苓；气虚甚加人参、黄芪。

（5）加味天麻钩藤汤（天津中医药大学学报，2007 年第 3 期）

【组成与用法】钩藤 15 克　天麻 15 克　当归 15 克　赤芍 20 克　桑寄生 30 克　罗布麻 20 克　大黄 10 克　胆南星 15 克　栝蒌 20 克　地龙 15 克　杜仲 15 克　焦三仙各 15 克。水煎服，每日 1 剂，2 次/日。

【功效与主治】化痰息风，平肝，祛瘀。

【加减应用】口眼歪斜加全蝎、僵蚕、白附子、防风；失语或语言不清加远志；血瘀重加桃仁、红花；肝阳上亢加石决明、黄芩、栀子；气虚加黄芪、党参；风痰上扰加陈皮、法半夏、竹茹；肝肾阴虚加女贞子、旱莲草；阴虚风动加枸杞子、麦门冬，脾虚加用山药、人参、白术、茯苓。

（6）清肺泻肝汤（求医问药，2011 年第 11 期）

【组成与用法】葛根 20 克　黄芩 15 克　藁本 20 克　莱菔子 15 克　桔梗 15 克　升麻 15 克　白芷 15 克　大黄 8 克（后下）。水煎服，每日 1 剂，2 次/日。

【功效与主治】清肝息风。

【加减应用】目眩耳鸣者为热动肝风之象；可加天麻、钩藤、菊花、珍珠母、石决明；惊悸者，加珍珠母、生牡蛎、生龙齿以重镇定惊；夜寐不安者加五味子、夜交藤、酸枣仁、龙齿；口眼歪斜重加白附子、僵蚕；肢体不灵活加川芎、川续断；脾虚便溏加茯苓、白术。

2. 风痰入络证

主症：半身不遂，肢体拘急，口舌㖞斜，言语不利，肢体麻木，头晕目眩，舌暗红，苔白腻，脉弦滑。

治法：化痰息风通络。

（1）二陈汤（《太平惠民和剂局方》）

【组成与用法】法半夏15克　陈皮15克　白茯苓9克　炙甘草5克。用水200ml，生姜七片，乌梅1个，同煎至100ml，去滓热服。

【功效与主治】燥湿化痰，理气和中。

【加减应用】痰涎壅盛加瓜蒌、胆南星、鲜竹沥、白术等；喉间痰多加制南星、川贝母；痰迷心窍加石菖蒲、郁金；痰热盛者加鲜竹沥汁、胆南星、猴枣散；舌强语謇，加胆南星、天竺黄、远志等；气虚甚加人参，重用黄芪。

（2）温胆汤（《三因极一病证方论》）

【组成与用法】法半夏（洗7次）　竹茹　枳实（麸炒、去瓤）各60克　陈皮90克　甘草（炙）30克　茯苓45克　生姜5片　大枣1枚。水煎服，每日1剂，2次/日。

【功效与主治】理气化痰，和胃利胆。

【加减应用】若心热烦甚者，加黄连、山栀、豆豉以清热除烦；失眠者，加琥珀粉、远志以宁心安神；惊悸者，加珍珠母、生牡蛎、生龙齿以重镇定惊；呕吐呃逆者，酌加苏叶或梗、枇杷叶、旋覆花以降逆止呕；眩晕，可加天麻、钩藤以平肝息风；癫痫抽搐，可加胆南星、钩藤、全蝎以息风止痉。

（3）黄芪桂枝五物汤（《金匮要略》）

【组成与用法】黄芪9克　桂枝9克　芍药9克　生姜18克　大枣4枚。水煎服，每日1剂，2次/日。

【功效与主治】调养荣卫，祛风散邪。

【加减应用】夜寐不安者加五味子、夜交藤、酸枣仁、龙齿；便秘加大黄、火麻仁；小便失禁加桑螵蛸、覆盆子、益智仁、山药；上肢瘫痪重加桑枝、姜黄；下肢瘫痪重加川牛膝、杜仲、桑寄生；喉间痰鸣痰多者，加鲜竹沥、制胆南星；舌强语謇，加胆南星、天竺黄、远志等；气虚甚加人参，重用黄芪。

（4）六君子汤加味（李今庸经验方）

【组成与用法】党参10克　茯苓10克　炒白术10克　陈皮10克　石菖蒲10克　法半夏10克　远志10克　僵蚕10克　炙甘草8克。水煎服，每日1剂，2次/日。

【功效与主治】补脾益气，化痰开窍。

【加减应用】呕吐呃逆者，酌加苏叶或梗、枇杷叶、旋覆花以降逆止呕；惊悸者，加珍珠母、生牡蛎、生龙齿以重镇定惊；失眠加夜交藤、酸枣仁；肌肤麻木者，酌加麻黄、木瓜、黄芪、当归等。

（5）大秦艽汤加味（李成纲经验方）

【组成与用法】秦艽9克　全蝎4克　炙甘草9克　川芎12克　当归12克　羌独活9克　防风9克　黄芩9克　白芍12克　白芷9克　生、熟地黄各12克　北细辛3克　炒天虫9克　茯苓12克　白附子6克。水煎服，每日1剂，2次/日。

【功效与主治】祛风化痰通络。

【加减应用】大便秘结，口臭，腹胀满，日晡潮热者合大承气汤以通腑泄热；

烦扰不宁者加石菖蒲、郁金、远志、珍珠母以化痰开窍、镇心安神；血压高加夏枯草、天麻、石决明；面色潮红，烦躁者加钩藤、夏枯草。

（6）导痰汤加味（李今庸经验方）

【组成与用法】胆南星10克　防风10克　茯苓10克　法半夏10克　炙甘草10克　陈皮10克　炒枳实10克　石菖蒲10克　白附子10克　白僵蚕10克　远志8克（去骨）。水煎服，每日1剂，2次/日。

【功效与主治】利窍祛壅，化解风痰。

【加减应用】头晕加天麻、钩藤；血压高加夏枯草、天麻、石决明；血脂高加决明子、山楂等；便秘酌加大黄、番泻叶、麻子仁、郁李仁等；小便失禁者，酌加桑螵蛸、益智仁、补骨脂等；夜寐不安者加五味子、夜交藤、枣仁、龙齿；口眼歪斜重加白附子、僵蚕。

（7）祛湿通络汤（李振华经验方）。

【组成与用法】白术9克　茯苓15克　橘红9克　法半夏9克　泽泻12克　荷叶30克　石菖蒲9克　黄芩9克　地龙21克　鸡血藤30克　川木瓜21克　乌梢蛇12克　蜈蚣3条　甘草3克。水煎服，每日1剂，2次/日。

【功效与主治】豁痰利湿，祛风通络。

【加减应用】血压高加钩藤、牛膝、夏枯草；血脂高加何首乌、山楂、决明子；眩晕显著伴肢麻不适者宜息风化痰活血为主，方中可加僵蚕、葛根、川芎、片姜黄等；失眠者加炙甘草、桂枝、酸枣仁、龙眼肉；口眼歪斜加牵正散；痰涎壅盛加陈皮、竹沥、瓜蒌以清热化痰；肢体偏瘫者加水蛭、僵蚕；肝肾不足加熟地黄、何首乌、杜仲、桑寄生等；气虚加黄芪、党参。

（8）化痰祛风汤（湖北中医杂志，2012年第9期）

【组成与用法】天麻15克　法半夏12克　陈皮15克　茯苓15克　胆南星9克　天竺黄12克　桃仁12克　红花10克　赤芍15克　川芎15克　当归20克　地龙15克　全蝎6克。水煎服，每日1剂，2次/日。

【功效与主治】祛风除湿，豁痰通络。

【加减应用】血压高加钩藤、牛膝、夏枯草；头痛加藁本、吴茱萸；头晕加天麻、钩藤；目眩耳鸣者为热动肝风之象；可加天麻、钩藤、菊花、珍珠母、石决明；烦扰不宁者加石菖蒲、郁金、远志、珍珠母；言语不利较重者为痰阻清窍，可加竹沥、石菖蒲等以清热化痰；痰涎壅盛者加贝母、炙远志；患侧肢体浮肿者，可加茯苓、泽泻、防己等淡渗利湿。

（9）化痰通脉汤（陕西中医，2007年第10期）

【组成与用法】丹参15克　黄芪各15克　红花15克　川芎10克　当归10克　地龙10克　水蛭5克。水煎服，每日1剂，2次/日。

【功效与主治】化痰祛风通络。

【加减应用】口眼歪斜加白附子、僵蚕、全蝎；肝肾不足加熟地、何首乌、杜仲、桑寄生等；肝阳上亢加天麻、钩藤、石决明；痰涎壅盛加橘红、法半夏、胆南星、鲜竹沥等；痰热盛者加鲜竹沥汁、胆南星、猴枣散；痰迷心窍加石菖蒲、郁金；痰瘀阻滞经络较重者，选加赤芍、鸡血藤、三七、鬼箭羽；大便秘结加番泻叶，泡水服；小便失禁加桑螵蛸、覆盆子、益智仁、山药。

(10) 息风通脉益脑汤（中国中医急症，2008 年第 4 期）

【组成与用法】黄芪 20 克　人参 10 克　水蛭 10 克　全蝎 10 克　地龙 12 克　田七 12 克　豨莶草 15 克　石菖蒲 10 克　郁金 12 克　益智仁 15 克。水煎服，每日 1 剂，2 次/日。或鼻饲。

【功效与主治】益气行血，化痰息风，醒脑开窍。

【加减应用】血瘀明显可加水蛭、丹参、鸡血藤、海风藤；痰湿重加制法半夏、胆南星；流涎加白术；口眼歪斜加白附子、僵蚕、全蝎；烦扰不宁者加远志、珍珠母；高血脂加何首乌、决明子；头痛加白芷、藁本、菊花；血压高加夏枯草、天麻、石决明；便秘酌加大黄、番泻叶、麻子仁、郁李仁等；小便失禁者，酌加桑螵蛸、益智仁、补骨脂等。

(11) 小续命汤加味（湖南中医学院学报，1998 年第 4 期）

【组成与用法】麻黄 6 克　桂枝 10 克　杏仁 10 克　石膏 20 克　人参 10 克　当归 10 克　川芎 15 克　干姜 3 克　甘草 5 克　地龙 15 克　全蝎 6 克　瓜蒌 10 克。水煎服，每日 1 剂，2 次/日。

【功效与主治】扶正祛邪，疏风通络，平肝止痉，祛瘀化痰。

【加减应用】头晕痛、血压高者，可加决明子、代赭石、天麻、杜仲；血脂高加决明子、山楂、麦芽等；呕吐呃逆者，酌加苏叶或梗、枇杷叶、旋覆花以降逆止呕；惊悸者，加珍珠母、生牡蛎、生龙齿以重镇定惊；夜寐不安者加五味子、夜交藤、酸枣仁、龙齿；失语或语言謇涩加菖蒲、远志等；痰瘀阻滞经络较重者，选加赤芍、鸡血藤、三七、鬼箭羽。

(12) 治遂汤（亚太传统医药，2012 年第 10 期）

【组成与用法】川芎 6 克　独活 6 克　当归 6 克　白芍 6 克　石膏 6 克　甘草 6 克　秦艽 9 克　羌活 3 克　防风 3 克　白芷 3 克　黄芩 3 克　白术 3 克　茯苓 3 克　生地黄 3 克　熟地黄 3 克　细辛 2 克。以上为粗粉末，每服一两（30 克），水煎，去滓温服，不拘时间。

【功效与主治】祛风养血通络。

【加减应用】血压偏高、有热象者加黄芩、莱菔子、石决明、夏枯草；头痛加石决明、夏枯草；头晕加天麻、钩藤；高血脂加何首乌、决明子；惊悸者，加珍珠母、生牡蛎、生龙齿以重镇定惊；口眼歪斜加牵正散；痰涎壅盛加橘红、法半夏、胆南星、鲜竹沥等；肢体不灵活加川芎、川续断；便秘加大黄、火麻仁。

(13) 祛风通络化痰汤（中国实用医药，2010 年第 28 期）

【组成与用法】天麻 15 克 川芎 10 克 地龙 10 克 全蝎 5 克 水蛭 6 克 法半夏 10 克 茯苓 10 克 陈皮 10 克 胆南星 10 克 石菖蒲 10 克 远志 10 克 桃仁 10 克 红花 6 克 牛膝 10 克 鸡血藤 10 克 丝瓜络 10 克 枸杞 10 克 龟板 10 克。水煎服，每日 1 剂，2 次/日。

【功效与主治】活血祛风，化痰通络。

【加减应用】肌肤麻木者，酌加麻黄、木瓜、黄芪、当归等；患侧肢体浮肿者，可加茯苓、泽泻、防己等淡渗利湿；大便秘结者加草决明、瓜蒌仁、大黄；小便失禁者，酌加桑螵蛸、益智仁、补骨脂等；气虚加黄芪、党参；血虚加当归、熟地黄、白芍；阴虚加生地黄、玄参、石斛。

(14) 息风化痰通络汤（慢性病学杂志，2013 年第 1 期）

【组成与用法】制法半夏 9 克 天麻 20 克 钩藤 30 克（后下）怀牛膝 12 克 白附子 5 克 白蒺藜 15 克 僵蚕 20 克 陈皮 9 克 全蝎 5 克 石菖蒲 12 克 桃仁 15 克 胆南星 9 克 生甘草 6 克。水煎服，每日 1 剂，2 次/日。

【功效与主治】息风化痰，祛瘀通络。

【加减应用】血压高加夏枯草、石决明；头痛加白芷、藁本、菊花；胸闷、心悸、胸痛者，可用薤白、瓜蒌皮、白檀香、龙脑香等；夜寐不安者加五味子、夜交藤、酸枣仁、龙齿；肢体麻木者，加豨莶草、川牛膝、防己、威灵仙、丝瓜络、桑寄生、鸡血藤。

(15) 祛风通络化痰汤方（中国现代药物应用，2011 年第 3 期）

【组成与用法】天竺黄 15 克 白僵蚕 10 克 山栀子 10 克 川芎 25 克 当归 20 克 黄芩 10 克 黄芪 60 克 瓜蒌壳 10 克 地龙 15 克 全蝎 5 克 酒大黄 10 克 防风 10 克 甘草 5 克。水煎服，每日 1 剂，2 次/日。

【功效与主治】祛热化痰，通腑解毒。

【加减应用】夜寐不安者加五味子、夜交藤、酸枣仁、龙齿；言语不利加石菖蒲、郁金、远志；吞咽困难加郁金、砂仁；喉间痰鸣痰多者，加鲜竹沥、制胆南星；痰迷心窍加石菖蒲、郁金；肢体屈伸不利者加伸筋草、乌梢蛇；小便频数或失禁者，加桑螵蛸、金樱子、益智仁。

3. 痰热腑实证

主症：半身不遂，肢体强痉，言语不利，口舌㖞斜，腹胀便秘，午后面红烦热，舌红，苔黄腻或黄燥，脉弦滑。

治法：通腑泄热化痰。

(1) 大承气汤（《伤寒论》）

【组成与用法】大黄 12 克 厚朴 24 克 枳实 12 克 芒硝 9 克。水煎，先煮厚朴、枳实，大黄后下，芒硝溶服。

【功效与主治】峻下热结。

【加减应用】若兼气虚者，宜加人参补气，防泻下气脱；兼阴津不足者，加玄参、生地以滋阴润燥。

（2）通幽汤（《脾胃论》）

【组成与用法】桃仁12克　红花8克　生地黄10克　熟地黄10克　当归12克　升麻6克　甘草6克。水煎服，每日1剂，2次/日。

【功效与主治】润枯槁，通壅塞，调和气血，开通胃腑。

【加减应用】小便频数或失禁者，为气虚不摄，加桑螵蛸、金樱子、益智仁以温肾固摄；夜寐不安者加五味子、夜交藤、酸枣仁、龙齿；意识障碍加石菖蒲、郁金。

（3）通腑化痰饮（王永炎经验方）

【组成与用法】全瓜蒌30～40克　胆南星6～10克　生大黄（后下）4克　芒硝（分冲）10～15克。水煎服。应用时注意掌握时机，保持大便略稀，每日2～3次，使用2～3天，黄厚腻苔渐去或虚证表现明显者不宜再用。

【功效与主治】化痰通腑泄热。

【加减应用】高血脂加何首乌、决明子；头晕痛、血压高者，可加决明子、赭石、杜仲；惊悸者，加珍珠母、生牡蛎、生龙齿以重镇定惊；吞咽困难加郁金、砂仁；口眼歪斜加僵蚕、白附子；痰涎壅盛加橘红、法半夏、鲜竹沥等；肢体屈伸不利者加伸筋草、乌梢蛇。

（4）星蒌承气汤（中国中医药现代远程教育，2015年第2期）

【组成与用法】全瓜蒌30克　胆南星6克　生大黄（后下）10克　芒硝（冲服）10克　羌活6克。水煎服，每日1剂，2次/日。

【功效与主治】通腑降浊，化痰泄热解毒。

【加减应用】面色潮红，烦躁者加钩藤、夏枯草；头晕头痛：头痛加石决明、夏枯草；胸闷、心悸、胸痛者，可用薤白、瓜蒌皮、白檀香、龙脑香等；心烦不眠加柏子仁、酸枣仁、夜交藤、栀子等；口眼歪斜加牵正散；湿痰加法半夏、大腹皮、白术、茯苓；颈项强直者，酌加羌活、葛根、牛膝、藁本等。

（5）清热通塞汤（中国中西医结合急救杂志，2005年第5期）

【组成与用法】天竺黄10克　全瓜蒌30克　枳实10克　生大黄（后下）10克　葛根20克　川芎15克　水蛭9克　丹参20克。水煎服，每日1剂，2次/日。

【功效与主治】清热化痰，祛瘀通腑。

【加减应用】意识障碍加石菖蒲、郁金、胆南星；血压偏高、有热象者加黄芩、莱菔子、石决明、夏枯草；头晕目眩者，酌加天麻、钩藤、龙骨、牡蛎等；血脂高加决明子、山楂、麦芽等；烦扰不宁者加石菖蒲、郁金、远志、珍珠母；口眼歪斜加牵正散；痰涎壅盛加法半夏、陈皮、竹沥以清热化痰。

(6) 通腑泄热汤(中国中医急症,2014年第4期)

【组成与用法】全瓜蒌10克 胆南星8克 石菖蒲12克 水牛角40克 芒硝8克(冲服) 枳壳15克 厚朴15克 酒大黄3克(后下)。水煎服,每日1剂,2次/日。

【功效与主治】通腑泄热。

【加减应用】血压偏高、有热象者加黄芩、莱菔子、石决明、夏枯草;胸闷、心悸、胸痛者,可用薤白、瓜蒌皮、白檀香、龙脑香等;血脂高加决明子、山楂、麦芽等;呕吐呃逆者,酌加苏叶或梗、枇杷叶、旋覆花以降逆止呕;惊悸者,加珍珠母、生牡蛎、生龙齿以重镇定惊;口眼歪斜加白附子、僵蚕、全蝎;失语或语言謇涩加石菖蒲、远志等;肢体屈伸不利者加伸筋草、乌梢蛇。

(7) 化痰通腑汤加味(吉林中医药,2004年第4期)

【组成与用法】瓜蒌30克 大黄10克 芒硝10克 胆南星10克 陈皮10克。水煎服,每日1剂,2次/日。

【功效与主治】通腑泄热。

【加减应用】痰涎壅盛,神志不清者加鲜竹沥、天竺黄、石菖蒲、郁金,胆南星改用20克以涤痰开窍;面红目赤者加羚羊角粉(冲)、黄芩、生石膏(先煎)以清泻肝胃之火;腹胀较重加枳实、厚朴以增调畅气机之功;如兼瘀血阻络较重,常于通腑化痰之中,佐以活血通络药,如丹参、川芎、桃仁、土鳖虫。

(8) 星蒌承气汤(北京中医药大学学报,2009年第3期)

【组成与用法】全瓜蒌30克 生大黄10克 芒硝10克 胆南星6克。水煎服,每日1剂,2次/日。

【功效与主治】祛风化痰,通腑泄热。

【加减应用】意识障碍加石菖蒲、郁金、胆南星;脑水肿明显者加大黄、牛膝、车前子、泽泻;血脂高加决明子、山楂、麦芽等;呕吐呃逆者,酌加苏叶或梗、枇杷叶、旋覆花以降逆止呕;气虚痰湿阻滞加苍术、茯苓、陈皮;肢体屈伸不利者加伸筋草、乌梢蛇;上肢偏重者加桑枝、葛根、桂枝;下肢偏重加川牛膝、木瓜、续断。

4. 气虚血瘀证

主症:半身不遂,肢体瘫软,言语不利,口舌㖞斜,气短乏力,偏身麻木,心悸自汗,舌暗,有瘀斑,苔薄白或白腻,脉细缓或细涩。

治法:益气活血通络。

(1) 补阳还五汤(《医林改错》)

【组成与用法】黄芪160克 生归尾8克 赤芍6克 地龙(去土)4克 川芎4克 桃仁10克 红花10克。水煎服,每日1剂,2次/日。

【功效与主治】补气活血通络。

【加减应用】本方生黄芪用量独重,但开始可先用小量(一般从30~60克开始），效果不明显时，再逐渐增加。原方活血祛瘀药用量较轻，使用时，可根据病情适当加大。若半身不遂以上肢为主者，可加桑枝、桂枝以引药上行，温经通络；下肢为主者，加牛膝、杜仲以引药下行，补益肝肾；日久效果不显著者，加水蛭、虻虫以破瘀通络；语言不利者，加石菖蒲、郁金、远志等以化痰开窍；口眼㖞斜者，可合用牵正散以化痰通络；痰多者，加制法半夏、天竺黄以化痰；偏寒者，加熟附子以温阳散寒；脾胃虚弱者，加党参、白术以补气健脾。

（2）顺风匀气散（《奇效良方》）

【组成与用法】白术（煨）160克　沉香（镑）20克　白芷20克　人参（去芦）20克　甘草20克　青皮（去瓤）10克　天台乌药（炙）40克。每服20克，水300ml，加生姜三片，紫苏叶五叶，木瓜三片，大枣一枚，煎取150ml，去滓，空心温服。

【功效与主治】补气行气通络。

【加减应用】痰涎壅盛者加贝母、胆南星、炙远志；意识障碍加石菖蒲、郁金；肾阳虚加淫羊藿、菟丝子；口眼歪斜加白附子、僵蚕、全蝎；脾虚便溏加茯苓、白术；心阳不足加桂枝、龙骨、牡蛎。

（3）增损人参丸（任继学经验方）

【组成与用法】生晒人参6克　炙草乌6克　淮牛膝15克　乌蛇肉10克　当归尾10克　藏红花6克　川芎10克　赤芍10克　细辛3克　骨碎补10克　炙黄芪20克　全蝎5克　地龙10克　冰片2克。共为细面，炼蜜为丸，每丸10克重，每次1丸。

【功效与主治】益气活血，祛瘀通络。

【加减应用】头晕痛、血压高者，可加决明子、代赭石、天麻；痰涎壅盛加橘红、法半夏；胸闷、心悸、胸痛者，可用薤白、瓜蒌皮、白檀香、龙脑香等；肢体麻木加豨莶草、海桐皮、丝瓜络、木瓜等；阴虚加生地黄、麦冬；血瘀明显可加水蛭；夜寐不安者加五味子、夜交藤、酸枣仁、龙齿；失语或语言謇涩加菖蒲、远志等。

（4）理气通瘀汤（任继学经验方）

【组成与用法】太子参6克　乌药6克　香附10克　片姜黄15克　红花6克　桃仁10克　赤芍15克　清半夏10克　川芎10克　草决明10克　羚羊角1克　刺蒺藜10克。水煎服，每日1剂，2次/日。

【功效与主治】行气化瘀通络，理气豁痰。

【加减应用】痰涎壅盛加橘红、胆南星、鲜竹沥等；上肢瘫痪重加桑枝、姜黄；下肢瘫痪重加川牛膝、杜仲、桑寄生；头晕目眩者，酌加天麻、钩藤、龙骨、牡蛎等；吞咽困难加郁金、砂仁；惊悸者，加珍珠母、生牡蛎、生龙齿以重镇定惊；面色潮红，烦躁者加钩藤、夏枯草；抽搐加地龙、钩藤；脑水肿明显者加大黄、车前子、泽泻。

（5）葛根黄芪饮（中西医结合心脑血管病杂志，2004年第2期）

【组成与用法】黄芪30克~60克　葛根30克　丹参12克（后下）　僵蚕10克　鸡血藤25克　当归6克　蝉衣10克　全蝎5克。水煎服，每日1剂，2次/日。

【功效与主治】益气活血，通络。

【加减应用】气滞血瘀型：兼见舌质淡暗，苔白，脉弦细或涩，加桃仁10克，红花10克以活血祛瘀通脉；阴虚阳亢型：兼见耳鸣，腰酸，心烦多梦，舌红少苔，脉弦细或脉细数，加龟板30克，鳖甲30克，生地黄15克，白芍15克，以育阴潜阳，活血通脉；痰浊中阻型：兼见口黏痰多，舌质白腻，脉弦滑，加法半夏10克，橘红10克，茯苓15克，天麻10克，以健脾化浊，涤痰通脉。

（6）黄芪桂枝五物汤加减（中国中医急症，2012年第5期）

【组成与用法】黄芪30克　桂枝20克　芍药20克　桃仁15、红花15克　川芎10克　赤芍10克　全蝎9克　地龙2条　生姜12克　大枣6枚。水煎服，每日1剂，2次/日。

【功效与主治】益气温经，和血通痹。

【加减应用】血压高头痛加天麻、夏枯草、菊花；血脂高加决明子、山楂、麦芽等；呕吐呃逆者，酌加苏叶或梗、枇杷叶、旋覆花以降逆止呕；夜寐不安者加五味子、夜交藤、酸枣仁、龙齿；痰湿重加陈皮、茯苓、法半夏、胆南星；肢体麻木者，加豨莶草、川牛膝、防己、威灵仙、丝瓜络、桑寄生、鸡血藤；便秘酌加大黄、番泻叶、麻子仁、郁李仁等；血虚加当归、熟地黄、白芍。

（7）水蛭丸（中西医结合心脑血管病杂志，2009年第7期）

【组成与用法】水蛭90克　生黄芪90克　当归45克　桃仁30克　赤芍30克　红花30克　土元30克　玄参45克　丹参90克　鸡血藤30克　川芎30克　生甘草30克。上药干燥后混匀研末，制成蜜丸，每丸9克。每次1丸，每日3次，口服，吞咽困难者胃管给药。

【功效与主治】活血益气，滋阴通络。

【加减应用】意识障碍加郁金、胆南星；面色潮红，烦躁者加钩藤、夏枯草；头晕、肢麻、血压高加天麻、石决明；高血脂加何首乌、决明子；抽搐加地龙、钩藤；呕吐呃逆者，酌加苏叶或梗、枇杷叶、旋覆花以降逆止呕；吞咽困难加郁金、砂仁；痰瘀阻滞经络较重者，选加三七、鬼箭羽；大便秘结者加草决明、瓜蒌仁、大黄；肝肾不足加熟地、何首乌、杜仲、桑寄生等。

（8）益气活血方（临床合理用药，2015年第2期）

【组成与用法】黄芪60克　鸡血藤　太子参　地龙　赤芍各15克　当归12克　川芎　牛膝　防风各10克　水蛭　全蝎各6克。水煎服，每日1剂，2次/日。

【功效与主治】补气活血，祛风通络。

【加减应用】意识迟钝加石菖蒲、远志、麝香；血压高加钩藤、牛膝、夏枯草；头痛加白芷、藁本、菊花；头晕加天麻、钩藤；胸闷、心悸、胸痛者，可用薤白、瓜蒌皮、白檀香、龙脑香等；失眠者，加琥珀粉、远志以宁心安神；语謇流涎重加胆南星、远志；言语不利加菖蒲、郁金、远志；痰湿重加陈皮、茯苓、法半夏、胆南星。

（9）七味通脑络汤（山东中医杂志，2004 年第 8 期）

【组成与用法】黄芪 60 克　水蛭 10 克　地龙 15 克　全蝎 10 克　僵蚕 10 克　土鳖虫 6 克　乌梢蛇 6 克。水煎服，每日 1 剂，2 次/日。有吞咽障碍者鼻饲。

【功效与主治】益气通络。

【加减应用】面色潮红，烦躁者加钩藤、夏枯草；血压低者加太子参、党参；头晕目眩者，酌加天麻、钩藤、龙骨、牡蛎等；夜寐不安者加五味子、夜交藤、枣仁、龙齿；舌强语謇者加胆南星、天竺黄、远志等；痰涎壅盛加橘红、法半夏、胆南星、鲜竹沥等；肌肤麻木者，酌加麻黄、木瓜、黄芪、当归等；肢体麻木者，加豨莶草、川牛膝、防己、威灵仙、丝瓜络、桑寄生、鸡血藤。

（10）益气活血汤（中医药临床杂志，2012 年第 11 期）

【组成与用法】黄芪 15 克　党参 12 克　当归 12 克　川芎 12 克　生地黄 10 克　桃仁 10 克　川怀牛膝各 9 克。水煎服，每日 1 剂，2 次/日。

【功效与主治】补气行血，活血化瘀。

【加减应用】意识障碍加石菖蒲、郁金、胆南星；血压高加夏枯草、天麻、石决明；眩晕显著伴肢麻不适者宜息风化痰活血为主，方中可加僵蚕、葛根、川芎、片姜黄等；呕吐呃逆者，酌加苏叶或梗、枇杷叶、旋覆花以降逆止呕；失语或语言謇涩加菖蒲、远志等；热痰加黄芩、鲜竹沥、胆南星；气虚痰湿阻滞加苍术、茯苓、陈皮；肢体屈伸不利者加伸筋草、乌梢蛇；小便频数或失禁者，加桑螵蛸、金樱子、益智仁；大便溏泻者，酌加罂粟壳、诃子皮、莲子肉等。

（11）补阳还五藤蛭散（中医临床研究，2011 年第 2 期）

【组成与用法】黄芪 120 克　当归尾 6 克　川芎 3 克　桃仁 3 克　红花 3 克　地龙 3 克　鸡血藤 60 克　水蛭 10 克。上方为粗末为散，每日 90 克。或水煎服，每日 1 剂，2 次/日。

【功效与主治】益气活血，化瘀通络。

【加减应用】上肢偏瘫者，加桑枝、姜黄活血通络；下肢软弱乏力者，加炒杜仲、续断、怀牛膝、补骨脂、桑寄生强筋壮骨；头晕痛、血压高者，可加决明子、赭石、天麻、杜仲；胸闷、心悸、胸痛者，可用薤白、瓜蒌皮、白檀香、龙脑香等；痰涎壅盛加橘红、法半夏、胆南星、鲜竹沥等；言语不利较重者为痰阻清窍，可加胆南星、竹沥、石菖蒲等以清热化痰；腑气不通加枳实、大黄、槟榔；小便失禁者，酌加桑螵蛸、益智仁、补骨脂等。

（12）复原振瘫汤（河北中医 2009 年第 10 期）

【组成与用法】黄芪 30 克　桃仁 15 克　红花 12 克　丹参 20 克　地龙 12 克　当归

15 克 川芎 15 克 水蛭 20 克 葛根 20 克 路路通 15 克 黄精 15 克。水煎服，每日 1 剂，2 次/日。

【功效与主治】 益气养阴，活血化瘀，醒脑开窍。

【加减应用】 风阳暴亢，风火上扰加钩藤、牛膝、菊花、生石决明；风痰闭神，瘀血阻络加天麻、生白芍药、法半夏、石菖蒲、胆南星；气虚血瘀加黄芪、党参、鸡血藤；阴虚动风加鳖甲、生地黄、麦门冬；胸闷、心悸、胸痛者，可用薤白、瓜蒌皮、白檀香、龙脑香等；肝肾阴虚加女贞子、旱莲草；脾虚加用山药、人参、白术、茯苓；阴虚加生地黄、麦冬、玄参。

（13）黄芪血塞通（陕西中医，2004 年第 2 期）

【组成与用法】 黄芪 60 克 桃仁 15 克 红花 15 克 当归 15 克 赤芍 12 克 地龙 12 克 川芎 20 克。水煎服，每日 1 剂，2 次/日。

【功效与主治】 补气活血，通经活络。

【加减应用】 痰湿重加陈皮、茯苓、法半夏、胆南星；瘀血重加怀牛膝、桑寄生、桂枝；大便秘结者加草决明、瓜蒌仁、大黄；小便失禁者，酌加桑螵蛸、益智仁、补骨脂等；肌肤麻木者，酌加麻黄、木瓜、当归等；头晕目眩者，酌加天麻、钩藤、龙骨、牡蛎等；胸闷、心悸、胸痛者，可用薤白、瓜蒌皮、白檀香、龙脑香等；癫痫抽搐，可加胆南星、钩藤、全蝎。

（14）通络祛瘀汤（湖南中医杂志，2002 年第 3 期）

【组成与用法】 水蛭 20 克 丹参 20 克 生黄芪 30 克 生大黄 10 克 女贞子 10 克。水煎服，每日 1 剂，2 次/日。

【功效与主治】 补气活血，通腑泄热。

【加减应用】 肝阳暴亢，风火上扰型：加龙胆草、栀子、天麻、钩藤（后下）以清肝泻火、息风通络；风痰瘀血，痹阻脉络型：加法半夏、胆南星、制白附子以祛风化痰、活血通络；痰热腑实，风痰上扰型：加胆南星，全瓜蒌、芒硝（分冲）以清热化痰、通腑泻浊；气虚血瘀型：加生黄芪，桃仁、红花各以益气活血；阴虚风动型：加龟板、生地黄各、生牡蛎以育阴潜阳、息风通络。

（15）益气活血通脑方（上海中医药杂志，2010 年第 1 期）

【组成与用法】 生黄芪 30～60 克 桃仁 9 克 红花 9 克 全当归 9 克 川芎 9 克 赤芍药 9 克 地龙 9 克 丹参 15 克。水煎服，每日 1 剂，2 次/日。

【功效与主治】 益气活血，祛瘀通络。

【加减应用】 意识障碍加石菖蒲、郁金；头痛加藁本、吴茱萸；血脂高加决明子、山楂、麦芽等；血压高加钩藤、牛膝、夏枯草；抽搐加地龙、钩藤；失眠加夜交藤、酸枣仁；肾阳虚加淫羊藿、菟丝子；痰湿重加陈皮、茯苓、法半夏；心阳不足加桂枝、龙骨、牡蛎。

（16）益气通脉汤（穆齐金经验方，河南中医，2000 年第 3 期）

【组成与用法】生黄芪50克　当归10克　赤芍10克　川芎10克　桃仁10克　红花10克　地龙15克　丹参20克　牛膝20克　水蛭6克　大黄6克。水煎服，每日1剂，2次/日。

【功效与主治】益气活血，通腑泄热。

【加减应用】若气虚偏甚加太子参、白术；肝阳上亢者加天麻、钩藤、生石决明、生代赭石；肝火盛者加龙胆草、栀子、黄芩、夏枯草；痰盛者加法半夏、陈皮、天竺黄、竹沥；肝肾阴虚者加熟地黄、枸杞子、桑寄生、杜仲；舌强语涩者加胆南星、石菖蒲、川贝母、郁金；肢体麻木者加蜈蚣、全蝎、白花蛇、丝瓜络；患肢疼痛甚者加乳香、没药；心烦失眠者加酸枣仁、夜交藤、远志、珍珠母；二便失禁者加肉桂、巴戟天、益智仁、桑镖蛸；痰浊蒙蔽清窍者加安宫牛黄丸。

（17）芪蛭通脉汤（湖南中医杂志，2002年第5期）

【组成与用法】生黄芪40克　水蛭10克　丹参20克　生大黄6克　当归15克　生山楂15克。水煎服，每日1剂，2次/日。

【功效与主治】益气活血，通腑。

【加减应用】肝阳暴亢，风火上扰者加天麻、钩藤、菊花、石决明；风痰瘀血，痹阻脉络者加法半夏、茯苓、胆南星、制白附子；气虚血瘀者加大黄芪用量，再加桃仁、红花；血瘀甚加丹参、鸡血藤、海风藤等；肝肾不足加枸杞子、制首乌；肝肾阴虚加生地黄、女贞子、旱莲草；湿痰加法半夏、大腹皮、白术、茯苓；痰热盛者加鲜竹沥汁、胆南星、猴枣散以清热化痰；便秘酌加大黄、番泻叶、麻子仁、郁李仁等。

（18）益气活血温阳汤（中医中药2014年第14期）

【组成与用法】党参15克　黄芪20克　制附片6克　白术10克　干姜10克　熟地黄10克　法半夏10克　水蛭6克　当归10克。水煎服，每日1剂，2次/日。

【功效与主治】益气活血，温阳通脉。

【加减应用】血压偏高、有热象者加黄芩、莱菔子、石决明、夏枯草；高血脂加何首乌、决明子；癫痫抽搐，可加胆星、钩藤、全蝎；夜寐不安者加五味子、夜交藤、酸枣仁、龙齿；口眼歪斜重加白附子、僵蚕；痰多，胃脘胀闷，加胆南星、厚朴；肢体屈伸不利者加伸筋草、乌梢蛇。

（19）芪蛭益气化瘀汤（中国中医急症，2009年第10期）

【组成与用法】黄芪60克　水蛭1.5克（冲服）　天麻12克　川芎12克　地龙12克　赤芍15克　葛根30克　鸡血藤30克　牛膝12克。水煎服，每日1剂，2次/日。

【功效与主治】益气活血，化瘀通络。

【加减应用】血压偏高、有热象者加黄芩、莱菔子、石决明、夏枯草；眩晕显著伴肢麻不适者宜息风化痰活血为主，方中可加僵蚕、葛根、川芎、片姜黄等；失眠者，加琥珀粉、远志以宁心安神；口眼歪斜加牵正散；痰多，胃脘胀闷，加胆南星、厚朴；腑气不通加枳实、大黄、槟榔。

（20）益气活血通络汤（内蒙古中医药，2010年第2期）

【组成与用法】黄芪30克 桃仁12克 红花12克 当归身12克 赤芍12克 川芎12克，地龙10克 水蛭10克，全蝎5克。水煎服，每日1剂，2次/日。

【功效与主治】补气活血通络。

【加减应用】心烦不眠加柏子仁、酸枣仁、夜交藤、栀子等；吞咽困难加郁金、砂仁；喉间痰鸣痰多者，加鲜竹沥、制胆南星；肢体麻木加豨莶草、海桐皮、丝瓜络、木瓜等；肌肤麻木者，酌加麻黄、木瓜等；大便溏泻者，酌加罂粟壳、诃子皮、莲子肉等；小便频数或失禁者，加桑螵蛸、金樱子、益智仁。

（21）祛风通络汤（辽宁中医杂志，2003年第4期）

【组成与用法】蜈蚣1条 全蝎5克 水蛭5克 丹参10克 黄芪20克 甘草6克。水煎服，每日1剂，2次/日。

【功效与主治】益气活血，祛瘀通络。

【加减应用】血压高头痛加天麻、夏枯草、菊花；胸闷、心悸、胸痛者，可用薤白、瓜蒌皮、白檀香、龙脑香等；烦扰不宁者加石菖蒲、郁金、远志、珍珠母；口眼歪斜加牵正散；上肢偏瘫者，酌加桂枝、桑枝、羌活、防风等；下肢偏瘫者，酌加牛膝、独活、寄生、续断等。

（22）中风芪红利水饮（中医学报，2011年第1期）

【组成与用法】红花15克 丹参15克 泽兰15克 炒白术15克 茯苓15克 桑寄生20克 益母草20克 黄芪60克 水蛭3克 炙甘草6克。水煎服，每日1剂，2次/日。

【功效与主治】益气活血，利水通络。

【加减应用】阳亢加石决明、水牛角、龟板；腑气不通加枳实、大黄、槟榔；头晕目眩者，酌加天麻、钩藤、龙骨、牡蛎等；目眩耳鸣者，可加天麻、钩藤、菊花、珍珠母、石决明；麻木者可加桑寄生、杜仲、牛膝、鸡血藤以补肝肾，强筋骨。

（23）加味柴胡龙牡汤（新中医，2014年第7期）

【组成与用法】柴胡15克 法半夏15克 生姜15克 大枣15克 生龙骨（先煎）30克 生牡蛎（先煎）30克 生大黄5克 茯苓10克 白芍10克 黄芩10克。水煎服，每日1剂，2次/日。

【功效与主治】理气通脉，活血化瘀。

【加减应用】肌肉抽动、手颤者加石决明、天麻；胸闷、胸痛者加枳壳、丹参；气虚甚加人参、黄芪；血虚加当归、大枣；痰湿重法半夏、胆南星；流涎加白术；肢体麻木加豨莶草、海桐皮、丝瓜络、木瓜等；；颈项强直者，酌加羌活、葛根、牛膝、藁本等；大便秘结不通，腹胀满者，宜加芒硝、枳实等以通腑泄热；失眠者，加琥珀粉、远志以宁心安神；烦扰不宁者加石菖蒲、郁金、远志、珍珠母。

5. 阴虚风动证

主症：半身不遂，口舌㖞斜，言语不利，手足心热，肢体麻木，五心烦热，失眠，眩晕耳鸣，舌质红，苔少或光剥无苔，脉弦细或弦细数。

治法：滋阴潜阳，镇肝息风。

（1）滋燥养荣汤（《赤水玄珠》）

【组成与用法】生地黄6克　熟地黄6克　白芍6克　当归8克　秦艽6克　防风4克　黄芩6克　甘草3克。水煎服，每日1剂，2次/日。

【功效与主治】滋阴润燥，活血通络。

【加减应用】瘀血者，加丹参、丹芎、赤芍、当归、鸡血藤、毛冬青；津枯者，加玄参、沙参、麦冬、天冬、百合、玉竹等；热盛风动者，加牛黄、羚羊角；气滞者，加郁金、香附、降香、青皮、陈皮等。

（2）羌活愈风汤（《素问病机气宜保命集》）

【组成与用法】羌活80克　甘草80克　防风80克　蔓荆子80克　川芎80克　细辛80克　枳壳80克　人参80克　麻黄80克　甘菊80克　薄荷80克　枸杞子80克　当归80克　知母80克　地骨皮80克　黄芪80克　独活80克　杜仲80克　白芷80克　秦艽80克　柴胡80克　法半夏80克　前胡80克　厚朴80克　熟地黄80克　防己80克　茯苓120克　黄芩120克　石膏160克　芍药120克　生地黄160克　苍术160克　桂枝40克。上药碾末，每服40克，水200ml，煎至100ml，去滓温服；如遇天阴，加生姜煎，空心一服，临卧再煎药滓服。

【功效与主治】补益肝肾，祛风通络。

【加减应用】口眼歪斜加白附子、僵蚕、全蝎；舌强语謇者加胆南星、天竺黄、远志等。

（3）一甲复脉汤（《温病条辨》）

【组成与用法】炙甘草18克　干地黄18克　生白芍18克　麦冬15克　阿胶9克　牡蛎30克。水煎服，每日1剂，2次/日。

【功效与主治】滋阴息风。

【加减应用】颈项强直者，酌加羌活、葛根、牛膝、藁本等，口眼㖞斜者，酌加全蝎、僵蚕、天麻、白附等，言语謇涩者，酌加胆南星、石菖蒲、远志等，肌肤麻木者，酌加麻黄、木瓜、黄芪、当归等，手足疼痛者，酌加细辛、玄胡、降香、麻黄等。

（4）育阴平逆汤（任继学经验方）

【组成与用法】生地黄20克　麦冬20克　黄精10克　沉香2克　羚羊角1克　玳瑁10克　草决明15克　莱菔子10克　车前子10克　玄参10克　白芍10克。水煎服，每日1剂，2次/日。

【功效与主治】育阴潜阳，镇逆平冲。

【加减应用】大便秘结加生大黄或番泻叶；小便失禁加桑螵蛸、覆盆子、益智仁、山药；痰涎壅盛加橘红、法半夏；胸闷、心悸、胸痛者，可用薤白、瓜蒌皮、白檀香、龙脑香等；气虚甚加人参、黄芪；血虚加当归、大枣、白芍；气滞血瘀加红花、地龙、郁金。

（5）加减镇肝息风汤（朱良春经验方）

【组成与用法】怀牛膝30克　生赭石30克　生龙牡30克　乌梅15克　生龟板15克　玄参15克　天冬15克　黄芩15克　茵陈15克　天麻10克。水煎服，每日1剂，2次/日。

【功效与主治】滋阴息风，镇肝潜阳。

【加减应用】高血脂加何首乌、决明子；头晕痛、血压高者，可加决明子、赭石、杜仲；惊悸者，加珍珠母、生牡蛎、生龙齿以重镇定惊；吞咽困难加郁金、砂仁；口眼歪斜加僵蚕、白附子各；痰涎壅盛加橘红、法半夏、胆南星、鲜竹沥等；肢体屈伸不利者加伸筋草、乌梢蛇；上肢瘫痪重加桑枝、姜黄；下肢瘫痪重加川牛膝、杜仲、桑寄生。

（6）息风敛阳汤（任继学经验方）

【组成与用法】熟地黄20克　砂仁10克　白蒺藜10克　羚羊角1克　天麻20克　钩藤10克　怀牛膝15克　龟甲10克　麦冬10克　白芍10克　女贞子10克。水煎服，每日1剂，2次/日。

【功效与主治】滋阴敛阳，息风降逆。

【加减应用】脾虚便溏加茯苓、白术；气虚甚者加黄芪、党参；阳虚者加肉桂、制附子；形寒肢冷者，可加肉桂、仙茅、干姜等；阴虚加生地黄、玄参；心阳不足加桂枝、龙骨、牡蛎；意识障碍加石菖蒲、远志、郁金；大便秘结者加草决明、瓜蒌仁、大黄；腰膝酸软者加女贞子、旱莲草、枸杞子、杜仲、何首乌等。

（7）滋肝补肾方（湖北中医杂志，2014年第9期）

【组成与用法】淮牛膝30克　白芍15克　天冬15克　生麦芽10克　玄参15克　川楝子10克　茵陈6克　龟板15克　桑葚10克　生地黄10克　生山楂12克　甘草6克。水煎服，每日1剂，2次/日。意识障碍者，鼻饲药液。

【功效与主治】滋养肝肾，潜阳息风。

【加减应用】肝阳上亢者加代赭石10克，菊花10克；失语或语涩者加石菖蒲15克，郁金10克，远志6克；心烦不安者加黄芩10克，栀子10克；夜寐不安者加夜交藤15克。

（8）补阴活血起废汤（浙江中医杂志，2001年第8期）

【组成与用法】玉竹30克　玄参　北沙参　枸杞子　生黄芪　杜仲　桑寄生　丹参　生葛根　赤芍　干地龙各15克　锁阳　怀牛膝　桃仁　红花各10克　蜈蚣2～3条。水煎服，每日1剂，2次/日。

【功效与主治】滋阴补肾，活血通络。

【加减应用】挟痰热酌加胆南星，郁金、天竺黄、绞股蓝、瓜蒌、竹沥法半夏；瘀血偏重加重活血化瘀药用量，并酌加地鳖虫、水蛭；阴虚偏重加重补阴药用量，并酌加龟板、鳖甲、干地黄。

(9) 益肾活血通络法（中医药导报，2008年第7期）

【组成与用法】杜仲20克　何首乌10克　肉苁蓉15克　菟丝子9克　鹿角霜9克　全蝎15克　蜈蚣2条　地龙10克　水蛭10克　川芎10克　丹参10克　当归9克　黄芪12克　党参9克　枸杞9克　伸筋草6克。水煎服，每日1剂，2次/日。

【功效与主治】益肾，活血通络。

【加减应用】热盛者加黄连、黄柏；湿重者加苍术、炒白扁豆；兼有阴虚者加南沙参、麦冬；大便干结者加大黄，枳实；癫痫抽搐，可加胆南星、钩藤；惊悸者，加珍珠母、生牡蛎、生龙齿以重镇定惊；口眼歪斜加牵正散；语涩者加石菖蒲、远志；痰多，胃脘胀闷，加胆南星、厚朴。

(10) 补阴通脑汤（安徽中医临床杂志，2000年第1期）

【组成与用法】制首乌12克　水蛭6克　枸杞子10克　葛根10克　黄精10克。水煎服，每日1剂，2次/日。

【功效与主治】滋阴生津，活血化瘀。

【加减应用】若口干舌燥，苔燥或少苔，便秘者为热盛伤津，可加生地黄、玄参、麦冬以滋阴液；心中烦热甚者加生石膏、龙齿以清热安神；痰多，言语不利较重者为痰阻清窍，可加胆南星、竹沥、石菖蒲等以清热化痰；血瘀甚加丹参、鸡血藤、水蛭等。

6. 风火闭窍证

主症：突然昏仆，不省人事，半身不遂，肢体强痉，口舌㖞斜，两目斜视，面红目赤，口噤、项强，两手握固拘急，甚则抽搐，舌红或绛，苔黄燥或焦黑，脉弦数。

治法：清热息风、醒神开窍。

(1) 天麻钩藤饮（《杂病证治新义》）

【组成与用法】天麻9克　钩藤12克　石决明18克　山栀子9克　黄芩9克　川牛膝12克　桑寄生9克　杜仲9克　夜交藤9克　益母草9克　朱茯神9克。水煎服，每日1剂，2次/日。

【功效与主治】平肝潜阳。

【加减应用】眩晕显著伴肢麻不适者宜息风化痰活血为主，方中可加僵蚕、葛根、川芎、片姜黄等。眩晕且空，视物旋转，腰酸耳鸣者，宜补益肝肾为主，可加枸杞子、制黄精制首乌楮实子等；伴头痛、肢体麻木疼痛，舌质黯，脉涩者，宜加重活血化瘀之品，如鬼箭羽、鸡血藤、丹参、葛根、姜黄等；头重沉闷、苔厚腻者，则可加重胆南星、海藻、泽泻以化痰息风。风阳上亢化火者，可加白薇、十大功劳叶、苦丁茶、黄连等；脑髓空虚、气血不足者加黄芪、当归、仙灵脾、鹿角、熟地黄等；烦躁、失眠、胸闷者，加黄连、丹参、柴胡、合欢花、佛手、莲子芯等。

（2）羚角钩藤汤（《重订通俗伤寒论》）

【组成与用法】羚角片4.5克（先煎） 双钩藤9克（后入） 霜桑叶6克 滁菊花9克 鲜生地15克 生白芍9克 川贝母12克 淡竹茹15克 茯神木9克 生甘草3克。用鲜淡竹茹15克与羚羊角先煎代水，煎上药服。

【功效与主治】平肝息风，清热止痉。

【加减应用】痰热盛者加鲜竹沥汁、胆南星、猴枣散以清热化痰；火盛者加黄芩、山栀子、石膏以清热泻火；烦扰不宁者加石菖蒲、郁金、远志、珍珠母以化痰开窍、镇心安神；大便秘结，口臭、腹胀满、日晡潮热者合大承气汤以通腑泄热；头晕头痛加石决明、夏枯草；上肢偏重者加桑枝、葛根、桂枝；下肢偏重加川牛膝、木瓜、续断；颈项强直者，酌加羌活、葛根、牛膝、藁本等。

（3）加减羚羊角汤（李振华经验方）。

【组成与用法】羚羊角1～3克（先煎半小时） 龟板15克 丹皮12克 生白芍21克 石决明15克 菊花12克 玄参15克 石菖蒲9克 川贝母9克 胆南星9克 蝉蜕9克 甘草3克。水煎服，每日1剂，2次/日。

【功效与主治】平肝潜阳，透窍豁痰。

【加减应用】血压偏高、有热象者加黄芩、莱菔子、夏枯草；目眩耳鸣者为热动肝风之象；可加天麻、钩藤、菊花、珍珠母；血脂高加决明子、山楂、麦芽等；烦扰不宁者加郁金、远志、珍珠母；痰涎壅盛者加贝母、炙远志；肢体麻木者，加豨莶草、川牛膝、防己、威灵仙、丝瓜络、桑寄生、鸡血藤；上肢偏重者加桑枝、葛根、桂枝；下肢偏重加川牛膝、木瓜、续断。

7. 痰火闭窍证

主症：突然昏仆，不省人事，半身不遂，肢体强痉拘急，口舌㖞斜，舌红，苔黄腻，脉滑数有力。

治法：清热涤痰，醒神开窍。

（1）小续命汤加减（包顺义经验方）

【组成与用法】石菖蒲7克 远志9克 胆南星12克 酒川军7克 生地黄9克 玄参9克 牡蛎醋制9克 龟板（缺） 桂枝2克 麻黄1克 僵蚕9克 白芍9克 茯苓9克 竹茹9克 制附片5克 生姜7克。水煎服（鼻饲），2次/日。

【功效与主治】清热化痰，养阴通络。

【加减应用】头痛加白芷、菊花；血压高加钩藤、牛膝、夏枯草；腑气不通加枳实、大黄、槟榔；失眠者，加琥珀粉、夜交藤、酸枣仁以宁心安神；烦扰不宁者加郁金、珍珠母以化痰开窍、镇心安神。

（2）竹沥饮子（《太平圣惠方》）

【组成与用法】竹沥9克　荆沥6克　消梨汁6克　陈酱汁3克。上药相和，微温服，量儿大小增减。鼻饲药液。

【功效与主治】清热化痰，通窍醒神。

【加减应用】目眩耳鸣者可加天麻、钩藤、菊花、珍珠母、石决明；夜寐不安者加五味子、夜交藤、酸枣仁、龙齿；便秘酌加大黄、番泻叶、麻子仁、郁李仁等。

（3）菖蒲郁金汤（《温病全书》）

【组成与用法】石菖蒲12克　炒栀子12克　鲜竹叶12克　牡丹皮12克　郁金8克　连翘8克　灯芯草6克　木通6克　淡竹沥20克　紫金片2克。水煎服（鼻饲），2次/日。

【功效与主治】清营透热祛痰。

【加减应用】口臭，腹胀满，日晡潮热者合大承气汤以通腑泄热；火盛者加黄芩、石膏以清热泻火；脑水肿明显者加大黄、牛膝；血压高加夏枯草、天麻、石决明；烦扰不宁者加远志、珍珠母以化痰开窍、镇心安神。

（4）涤痰散（任继学经验方）

【组成与用法】风化硝1克　猴枣0.5克　胆南星1.5克　石菖蒲2克　天竺黄3克　竹沥1升。共为细面，每服1.5克，1天2次，生姜汁下。

【组成与用法】清热化痰定惊。

【加减应用】气滞血瘀加红花、地龙、郁金；痰涎壅盛加橘红、法半夏；大便溏泻者，酌加罂粟壳、诃子皮、莲子肉等；小便频数或失禁者，为气虚不摄，加桑螵蛸、金樱子、益智仁以温肾固摄；形寒肢冷者，可加肉桂、附子等。

（5）安脑丸（辽宁中医药学杂志，第23卷第10期）

【组成与用法】牛黄6克　麝香3克　犀角6克　黄连6克　黄芩6克　山栀10克　冰片6克　郁金10克　朱砂6克　珍珠6克　雄黄6克。上药为丸，每次6克，每日3次。

【功效与主治】清热化痰开窍，镇惊息风。

【加减应用】痰热者加天竺黄、瓜蒌、胆南星以清热化痰；口眼歪斜重加白附子、僵蚕；心烦失眠者可加珍珠母、夜交藤以镇心安神；小便失禁者，酌加桑螵蛸、益智仁、补骨脂等；神情痴呆者；酌加石菖蒲、胆南星、远志等；大便秘结，口臭，腹胀满，日晡潮热者合大承气汤以通腑泄热；头痛加白芷、藁本、菊花；头晕加天麻、钩藤。

（6）清热化痰通络方（山东中医杂志，2008年第5期）

【组成与用法】黄连10克　法半夏12克　陈皮10克　茯苓15克　枳实15克　竹茹15克　全蝎6克　大黄10克　水蛭6克。水煎服（鼻饲），2次/日。

【功效与主治】清热化痰，活血通络。

【加减应用】痰浊重加胆南星；肌体挛急加伸筋草，木瓜；上肢麻木疼痛加桑枝；大便秘结大黄加量；头痛加白芷、藁本、菊花；头晕目眩者，酌加天麻、钩藤、龙骨、牡蛎等；心烦不眠加柏子仁、枣仁、夜交藤、栀子等；语涩者加石菖蒲、远志；气虚痰湿阻滞加苍术、茯苓、陈皮；肌肤麻木者，酌加麻黄、木瓜、黄芪、当归等。

（7）郁金二陈汤（河北中医，2009 年第 5 期）

【组成与用法】郁金 12 克　陈皮 12 克　法半夏 10 克　香附 10 克　丹参 20 克　炙甘草 6 克。水煎服（鼻饲），2 次/日。

【功效与主治】清热化痰通络。

【加减应用】气虚加黄芪；血虚加当归、熟地黄、白芍；阴虚加玄参；阳虚者加熟附片、干姜；血瘀者加桃仁、红花、三棱、莪术；腑气不通加生大黄 10 克　瓜蒌 30 克；肌肤麻木者，酌加麻黄、木瓜、黄芪、当归等；上肢偏瘫者，酌加桂枝、桑枝、羌活、防风等；下肢偏瘫者，酌加牛膝、独活、寄生、续断等；小便失禁加桑螵蛸、覆盆子、益智仁、山药。

8. 痰浊瘀闭证

主症：突然昏仆，不省人事，半身不遂，肢体松懈，口舌喎斜，痰涎涌盛，面白唇暗，四肢不温，甚则逆冷，舌暗淡，苔白腻，脉沉滑或缓。

治法：燥湿化痰，醒神开窍。

（1）加减导痰汤（《百病回春要紧真方》）

【组成与用法】南星 10 克　法半夏 10 克　白茯苓（去皮）10 克　陈皮（去白）10 克　瓜蒌（去壳）10 克　枳实（麸炒）10 克　桔梗（去芦）10 克　黄连（姜汁炒）10 克　黄芩（去朽）10 克　白术（去芦）10 克　人参（去芦）5 克　当归（酒洗）5 克　木香 5 克　甘草 6 克。加生姜三片，水煎，临服入加竹茹、姜汁同服。

【功效与主治】清热化痰，祛风通络。

【加减应用】；血脂高加决明子、山楂等；意识障碍加石菖蒲、郁金；大便秘结加生大黄或番泻叶；头痛加白芷、菊花；心肾阴虚加麦冬、花粉、黄精；肾阳虚加淫羊藿、菟丝子。

（2）指迷茯苓丸　（《删补名医方论》）

【组成与用法】茯苓 100 克　枳壳（麸炒）50 克　法半夏（制）200 克　芒硝 25 克。以上四味，除芒硝外，其余茯苓等三味粉碎成细粉；过筛，混匀。另取生姜 50 克榨汁，与上述芒硝化水起模，用水泛丸，干燥，即得。

【功效与主治】燥湿和中，化痰通络。

【加减应用】若瘀血明显者；可加桃仁、红花、赤芍以活血化瘀；若烦躁不安；舌苔黄腻；脉滑数者；加黄芩、石膏、栀子以清热泻火；腹胀满者；为热盛腑实；宜加大黄、芒硝、枳实等以通腑泄热。

（3）温胆汤加味（李今庸经验方）

【组成与用法】法半夏 10 克　陈皮 10 克　茯苓 10 克　炒枳实 10 克　竹茹 10 克　远志 10 克　炙甘草 10 克　石菖蒲 10 克　僵蚕 10 克。水煎服（或鼻饲），2 次/日。

【功效与主治】豁痰祛风开窍。

【加减应用】便秘酌加大黄、番泻叶、麻子仁、郁李仁等；小便失禁者，酌加桑螵蛸、益智仁、补骨脂等；夜寐不安者加五味子、夜交藤、酸枣仁、龙齿；血压高加夏枯草、天麻、石决明；血脂高加决明子、山楂等；口眼歪斜重加白附子、僵蚕。

（4）导痰汤加味（张琪经验方）

【组成与用法】法半夏 20 克　陈皮 15 克　茯苓 20 克　甘草 10 克　枳实 15 克　竹茹 15 克　菖蒲 15 克　胆南星 15 克　郁金 15 克。水煎服（或鼻饲），2 次/日。

【组成与用法】辛温开窍，豁痰。

【加减应用】头晕目眩者，酌加天麻、钩藤、龙骨、牡蛎等；颈项强直者，酌加羌活、葛根、牛膝、藁本等；脉涩者加桃仁、红花、丹参以活血化瘀；四肢逆冷者加制附子、桂枝、细辛以温阳散寒；呕吐呃逆者，酌加苏叶或梗、枇杷叶、旋覆花以降逆止呕。

（5）涤心丹（罗定昌经验方）

【组成与用法】漂甘遂（炒）100 克　红芽大戟（炒）100 克　棉大戟（炒焦）100 克　炒白芥子 100 克　生代赭石 20 克　石菖蒲 30 克　巴豆霜（去净油）20 克　冰片 20 克　飞朱砂 10 克，朱砂、巴豆霜、冰片另放，待其他 6 味药共研细末，再加入和匀。以上 9 味配制成丹，每次可服 2 克　小孩减半（亦可酌量）。

【功效与主治】化痰开窍醒神。

【加减应用】意识迟钝加远志、麝香；血压高加钩藤、牛膝、夏枯草；头痛加石决明、夏枯草；血脂高加何首乌、山楂、决明子；癫痫抽搐，可加胆南星、钩藤、全蝎；呕吐呃逆者，酌加苏叶或梗、枇杷叶、旋覆花以降逆止呕；惊悸者，加珍珠母、生牡蛎、生龙齿以重镇定惊；夜寐不安者加五味子、夜交藤、酸枣仁、龙齿。

（6）化痰消栓方（中医药临床杂志，2013 年第 6 期）

【组成与用法】全蝎（打粉）6 克　丹参 30 克　郁金 15 克　石菖蒲 20 克　栝楼皮 15 克　远志 15 克　川芎 10 克　桃仁 15 克　甘草 10 克。水煎服（或鼻饲），2 次/日。

【功效与主治】化痰通络，祛瘀通经。

【加减应用】伴有风痰阻络者，舌质淡红、苔白腻或黄腻、脉弦滑，偏身麻木、手足拘急疼痛，加法半夏、白术、秦艽、防风、白芷；伴气虚血瘀者，舌质暗淡、苔薄白或白腻、脉细缓、细涩或结代，口流涎、手足肿胀、面色苍白、气短乏力、心悸自汗、纳差便溏，加黄芪、鸡血藤、赤芍、炒白术、当归。

（7）化痰祛瘀汤（中国中西医结合急救杂志，2007 年第 6 期）

【组成与用法】生水蛭3克（冲服）　法半夏10克　生白术10克　天麻10克　葛根15克　赤芍15克　酒大黄5克，其中水蛭采用超微粉技术。水煎服（或鼻饲），2次/日。

【功效与主治】化瘀祛瘀为主，兼顾息风，通腑，扶正。

【加减应用】意识障碍加石菖蒲、郁金；便秘加大黄、火麻仁；口眼歪斜重加白附子、僵蚕；失语或语言謇涩加石菖蒲、远志等；痰湿重加陈皮、茯苓、胆南星；肢体屈伸不利者加伸筋草、乌梢蛇；小便失禁者，酌加桑螵蛸、益智仁、补骨脂等。

（8）通脑舒脉饮（中国民族民间医药，2010年第9期）

【组成与用法】黄芪60克　三七5克　水蛭10克　桃仁15克　大黄10克　地龙15克　红花8克　川牛膝15克　郁金10克　石菖10克　法半夏10克　甘草5克。水煎服（或鼻饲），2次/日。

【功效与主治】活血通脉祛，化痰祛瘀。

【加减应用】血压高加夏枯草、天麻、石决明；头晕目眩者，酌加天麻、钩藤、龙骨、牡蛎等；血脂高加决明子、山楂、麦芽等；惊悸者，加珍珠母、生牡蛎、生龙齿以重镇定惊；舌强语謇者加胆南星、天竺黄、远志等；气虚痰湿阻滞加苍术、茯苓、陈皮；肢体麻木者，加豨莶草、川牛膝、防己、威灵仙、丝瓜络、桑寄生、鸡血藤；气虚血瘀加黄芪、党参、鸡血藤；血瘀甚加丹参、鸡血藤、水蛭等。

（9）祛瘀通络汤（医药论坛杂志，2012年第6期）

【组成与用法】黄芪30克　丹参15克　川芎9克　当归9克　三七粉3克　桃仁9克　红花10克　地龙10克　僵蚕10克　蜈蚣2条　甘草10克。水煎服（或鼻饲），2次/日。

【功效与主治】益气化痰，活血通络。

【加减应用】痰多、语言障碍者，加胆南星，石菖蒲；头晕痛、血压高者，可加决明子、代赭石、天麻、杜仲；心烦不眠加柏子仁、酸枣仁、夜交藤、栀子等；吞咽困难加郁金、砂仁；口眼歪斜加僵蚕、白附子；痰热盛者加鲜竹沥汁、胆南星、猴枣散以清热化痰；上肢瘫痪重加桑枝、姜黄；下肢瘫痪重加川牛膝、杜仲、桑寄生；肝肾阴虚加女贞子、旱莲草。

（10）化瘀祛痰息风汤（中成药，2012年第3期）

【组成与用法】桃仁12克　红花9克　丹参15克　法半夏12克　胆南星9克　僵蚕9克　地龙9克　甘草6克。水煎服（或鼻饲），2次/日。

【组成与用法】活血化瘀、豁痰祛浊，息风降火。

【加减应用】高血脂加何首乌、决明子；癫痫抽搐，可加钩藤、全蝎以息风止痉；血压高加钩藤、牛膝、夏枯草；头痛加白芷、藁本、菊花；意识障碍加石菖蒲、郁金；大便秘结者加草决明、瓜蒌仁、大黄；肝肾阴虚加女贞子、旱莲草；风火上扰加钩藤、牛膝、菊花、生石决明；脾虚加用山药、人参、白术、茯苓；痰瘀阻滞经络较重者，选加赤芍、鸡血藤、三七、鬼箭羽。

（11）醒脑汤（山东中医杂志，1997年第7期）

【组成与用法】石菖蒲15克　郁金15克　胆南星15克　川芎15克　丹参20克　赤芍15克。水煎服（或鼻饲），2次/日。

【组成与用法】化痰开窍，行气活血。

【加减应用】痰热盛者加鲜竹沥，天竺黄；阴虚者加玄参、石斛、去蜈蚣；肝阳上亢者加石决明、黄芩、钩藤；热盛便秘者加大黄、瓜蒌、枳实；口眼歪斜重加白附子、僵蚕；吞咽困难加郁金、砂仁；惊悸者，加珍珠母、生牡蛎、生龙齿以重镇定惊；目眩耳鸣者可加天麻、钩藤、菊花、珍珠母、石决明。

（12）祛痰通络汤（中医药导报，2008年第5期）

【组成与用法】茯苓15克　天竺黄10克　法半夏10克　胆南星10克　川芎10克　天麻10克　丹参20克　黄芪30克　地龙10克　石菖蒲10克　远志10克　水蛭5克　大黄（后下）6克。水煎服（或鼻饲），2次/日。

【功效与主治】祛除风痰，活血通络。

【加减应用】半身不遂重者加天仙藤15克、伸筋草15克、鸡血藤20克；言语艰涩明显者可酌加玉蝴蝶10克；风痰阻络、气滞血瘀者石菖蒲20克，远志、法半夏和白附子各10克；精亏血损、心肝失养者加熟地黄、山药、五味子各15克，山茱萸20克。

（13）化痰益气活血通络汤（中西医结合心脑血管病杂志，2007年第6期）

【组成与用法】黄芪50克　葛根20克　丹参15克　生牡蛎30克　胆南星10克　川芎8克　红花8克　鸡血藤20克　桂枝5克　水蛭10克　全蝎10克　地龙15克　蜈蚣10克。水煎服（或鼻饲），2次/日。

【功效与主治】益气活血散瘀、舒筋活络通血脉。

【加减应用】腰膝酸软者加女贞子、旱莲草、枸杞子、杜仲、何首乌等以补益肝肾；口角流涎，言语不利者加石菖蒲、远志以化痰宣窍；目眩耳鸣者可加天麻、钩藤、菊花、珍珠母、石决明以平肝息风潜阳；大便秘结不通，腹胀满者宜加大黄、芒硝、枳实等以通腑泄热。

（14）开窍导痰活血汤（浙江中医学院学报，1998年第5期）

【组成与用法】石菖蒲12～15克　远志6～12克　胆南星10～12克　陈皮12克　茯苓12克　姜半夏6～9克　白术10克　丹参15克　牡丹皮10克　赤芍10克　黄芩10克。水煎服，每日1剂，2次/日。神昏者宜鼻饲。

【功效与主治】豁痰开窍，芳香化浊。

【加减应用】气虚甚加人参、黄芪；血虚加当归、大枣、白芍；阴虚阳亢者加葛根、石决明、生牡蛎、鳖甲；血瘀者加桃仁、红花、三棱、莪术；肝肾不足加枸杞子、制首乌；上肢瘫痪重加桑枝、姜黄；下肢瘫痪重加川牛膝、杜仲、桑寄生；

口眼歪斜加白附子、僵蚕、全蝎；心烦不眠加柏子仁、枣仁、夜交藤、栀子等；头晕痛、血压高者，可加决明子、赭石、天麻、杜仲；脑水肿明显者加大黄、牛膝、车前子、泽泻。

9. 脱证

主症：突然昏仆，不省人事，汗出如珠，目合口张，肢体瘫软，手撒肢厥，气息微弱，面色苍白，瞳神散大，二便失禁，舌淡紫，或舌体卷缩，苔白腻，脉微欲绝。

治法：益气回阳，扶正固脱。

（1）参附汤（《严氏济生方》）

【组成与用法】 人参15克 附子30克。每服以水300毫升，加生姜10片，煎至240毫升，去滓，鼻饲管注药。

【功效与主治】 益气回阳，固脱通神。

【加减应用】 亡阳者，加干姜、桂枝、细辛、山茱萸等；阴虚加生地黄、麦冬；气虚甚加党参；气虚血瘀加生黄芪、当归、鸡血藤。

（2）大补元煎（《景岳全书》）

【组成与用法】 人参少则用4~8克，多则用40~80克 山药（炒）8克 熟地黄少则用8~12克，多则用80~120克 杜仲8克 当归12克 山茱萸4克 枸杞二12克 炙甘草4~8克。用水400毫升，煎至200毫升，空腹时温服。

【功效与主治】 救本培元，大补气血。

【加减应用】 如元阳不足多寒者，加附子肉桂、炮姜；如气分偏虚者，加黄芪白术；如血滞者，加川芎，去山茱萸；如滑泄者，加五味、故纸之属。

（3）六味回阳饮（《景岳全书》）

【组成与用法】 人参80克 制附子8克 炮干姜8克 炙甘草4克 熟地黄20克或40克 当归身12克。水煎服（或鼻饲），2次/日。

【功效与主治】 益气回阳，养血救脱。

【加减应用】 口眼歪斜加白附子、僵蚕、全蝎；肾阳虚加淫羊藿、菟丝子；脾虚便溏加茯苓、白术；心阳不足加桂枝、生龙骨、生牡蛎；痰涎壅盛者加贝母、胆南星、炙远志；气虚血瘀加生黄芪、当归、鸡血藤。

（4）四逆加人参汤方加味（李今庸经验方）

【组成与用法】 熟附片30克 干姜15克 炙甘草12克 高丽参10克。上4味，以适量水煎药，汤成去渣取汁温服，半日服3剂

【功效与主治】 回阳救脱，大补元气。主治卒中阳脱。

【加减应用】 痰涎壅盛者加贝母、胆南星；口眼歪斜重加白附子、僵蚕；气虚加黄芪、党参；血瘀者加桃仁、红花、三棱、莪术。

（5）参附汤加味（李振华经验方）

【组成与用法】人参12克　附子9克　三七3克。水煎服，频频顿服。

【功效与主治】益气回阳固脱。

【加减应用】意识障碍加石菖蒲、郁金、胆南星；脑水肿明显者加大黄、牛膝、车前子、泽泻；血压偏高、有热象者加黄芩、莱菔子、石决明、夏枯草；口眼歪斜重加白附子、僵蚕；湿痰加法半夏、大腹皮、白术、茯苓；心阳不足加桂枝、龙骨、牡蛎；肾阳虚加淫羊藿、菟丝子；血虚加当归、大枣、白芍；血瘀明显可加水蛭、丹参、鸡血藤、海风藤；气滞血瘀加红花、地龙、郁金。

10. 瘀血阻窍证

主症：半身不遂，口舌㖞斜，言语不利，唇舌青紫，或有瘀斑，头部刺痛，或偏侧肢体刺痛，甚则肌肤甲错，舌紫暗，苔薄白，脉细涩。

治法：活血祛瘀。

（1）通经逐瘀汤（《医林改错》）

【组成与用法】桃仁10克　红花6克　赤芍10克　皂刺10克　穿山甲6克　地龙10克　柴胡10克　连翘10克　麝香1克（冲服）。水煎服，每日1剂，2次/日。

【功效与主治】破血逐瘀，通脉导滞。

【加减应用】瘀久者，加水蛭、䗪虫；瘀热者，加丹参、生地黄；便结者，加大黄、芒硝。气虚者，加黄芪、人参；血虚者，加当归、白芍、熟地黄等。

（2）醒脑通脉散（任继学经验方）

【组成与用法】血竭15克　藏红花20克　葛根30克　三七25克　麝香1.5克　牛黄2.5克　珍珠5克　白花蛇10克　玳瑁20克　胆南星15克　川芎15克　白薇10克。共为细面，每服1.5克，1日3次，生黄芪15克，丹参5克，水煎后，冲散送下。

【功效与主治】活血祛瘀，行气通络。

【加减应用】血瘀甚者加桃仁、红花、三棱、莪术；气虚甚者加黄芪、西洋参；脾虚便溏加茯苓、白术；口眼歪斜加白附子、僵蚕、全蝎；头晕痛、血压高者，可加决明子、赭石、天麻、杜仲；腑气不通加枳实、大黄、槟榔；小便失禁者；酌加桑螵蛸、益智仁、补骨脂等。

（3）活瘀复遂汤（焦树德经验方）

【组成与用法】桑枝30～40克　红花　桃仁　赤芍　地龙各10克　皂刺　地鳖虫各6～9克　法半夏10克　化橘红12克　茯苓15克　川断　牛膝各15克　蜈蚣3～4条　钩藤30克　炙穿山甲9克。水煎服，每日1剂，2次/日。

【功效与主治】活血化瘀通络。

【加减应用】病重难复者，还可加水蛭3～6克、僵蚕3～5克（或龙虱）、生大黄3～5克，以破瘀生新。如日久，患肢的脉象明显小于健肢者，可加黄芪15～30克，下肢无力为主者，还应加重补肝肾之品。如桑寄生、川续断、炒杜仲、生地黄、熟地黄、山萸肉、淫羊藿、巴戟天等。患肢疼痛者，可加服小活络丹。不痛者可加服散风沽络丸。

(4) 活络化瘀散（任继学经验方）

【组成与用法】生槐花5克　葛根5克　赤芍5克　地龙3克　川芎3克　藏红花1.5克（另吞）　三七粉1.5克（分3次冲服）　豨莶草10克　茄根3克　胆南星2克　丹参8克　橘络3克。水煎服，每日1剂，2次/日。

【功效与主治】活血通络。

【加减应用】腑气不通加枳实、大黄、槟榔；小便失禁者，酌加桑螵蛸、益智仁、补骨脂等；头晕痛、血压高者，可加决明子、代赭石、天麻、杜仲；血瘀甚者加桃仁、红花、三棱、莪术；脾虚便溏加茯苓、白术；口眼歪斜加白附子、僵蚕、全蝎；气虚甚者加黄芪、西洋参。

(5) 活血通脑汤（世界中西医结合杂志，2008年第3期）

【组成与用法】川芎15克　丹参20克　鸡血藤20克　赤芍10克　钩藤15克　路路通20克　伸筋草20克　乌梢蛇10克　土鳖虫10克　僵蚕10克　地龙10克　冰片0.6克（冲服）。水煎服，每日1剂，2次/日。

【功效与主治】活血化瘀，通经活络。

【加减应用】伴有言语障碍者加白芥子10克，白僵蚕10克；伴有呃逆者加柿蒂10克，法半夏10克；半身不遂伴偏身出汗者加龙骨、牡蛎各10克，浮小麦15克；神疲气虚者加黄芪20克，山萸肉10克；脘腹胀满，大便秘结不通者加大黄3克，麻仁10克；小便失禁者，酌加桑螵蛸、益智仁、补骨脂等；肢体偏瘫者加水蛭、蜈蚣；脾虚加用山药、人参、白术、茯苓。

(6) 活血开窍方（中西医结合心脑血管病杂志，2009年第1期）

【组成与用法】红花10克　赤芍10克　当归12克　丹参12克　川芎10克　地龙10克　水蛭粉6克　石菖蒲12克　冰片5克。水煎服，每日1剂，2次/日。

【功效与主治】醒脑开窍，活血祛瘀通络。

【加减应用】意识障碍加郁金、胆南星；面色潮红，烦躁者加钩藤、夏枯草；胸闷、心悸、胸痛者，可用薤白、瓜蒌皮、白檀香、龙脑香等；癫痫抽搐，可加胆南星、钩藤、全蝎；失眠者，加琥珀粉、远志以宁心安神；口眼歪斜重加白附子、僵蚕；痰热盛者加鲜竹沥汁、胆南星、猴枣散以清热化痰；上肢瘫痪重加桑枝、片姜黄；下肢瘫痪重加川牛膝、杜仲、桑寄生；大便秘结者加草决明、瓜蒌仁、大黄。

(7) 自拟通络活血散（汤）（中国现代药物应用，2010年第6期）

【组成与用法】黄芪50克　丹参20克　川芎15克　水蛭5克　共为末装入胶囊，每次10克　每日2次。病情重者以汤剂为主，病情好转后改为散剂。

【功效与主治】补阴阳气血，活血逐瘀通脉。

【加减应用】肝阳上亢重者加天麻，钩藤、牛膝；痰湿盛者加陈皮、法半夏、胆南星；肢体活动不利者加独活、羌活、木瓜；阴虚阳亢者加葛根、石决明、生牡蛎、鳖甲；血瘀甚加丹参、鸡血藤等；气虚血瘀加生黄芪、当归、鸡血藤；气滞血瘀加红花、地龙、郁金；风火上扰加钩藤、牛膝、菊花、生石决明；肌肤麻木者，酌加麻黄、木瓜、黄芪、当归等；痰热盛者加鲜竹沥汁、胆南星、猴枣散以清热化痰。

（8）祛瘀汤（浙江中医杂志，2009年第8期）

【组成与用法】丹参30克　当归尾　川芎　地龙　赤芍各12克　黄芪15～60克　桃仁　红花各9克　石菖蒲6克。水煎服，每日1剂，2次/日。

【功效与主治】益气活血，通络开窍。

【加减应用】兼阴虚阳亢者加用鳖甲、石斛各12克，知母、黄柏各9克；兼风痰阻窍者加用天竺黄、胆南星、地龙各9克。

（9）通脉活血汤（中国中医急症，2008年第6期）

【组成与用法】桃仁15克　红花20克　当归20克　川芎15克　赤芍15克　地龙10克　黄芪30克　川牛膝15克　黄柏10克　苍术15克　薏苡仁10克　桂枝10克　三棱20克　莪术20克　生大黄10克　制大黄15克。水煎服，每日1剂，2次/日。另将上述内服中药药渣加盐和醋适量，以水煎煮取汁800ml，先以热气熏蒸患肢，待水温稍减后再熏洗患肢，每日1次，每次约30分钟。

【功效与主治】活血通络，祛瘀通经。

【加减应用】意识障碍加石菖蒲、郁金、胆南星；血压高加夏枯草、天麻、石决明；头痛加藁本、吴茱萸；头晕加天麻、钩藤；高血脂加何首乌、决明子；呕吐呃逆者，酌加苏叶或梗、枇杷叶、旋覆花以降逆止呕；心烦不眠加柏子仁、炒枣仁、夜交藤、栀子等；言语不利加石菖蒲、郁金、远志；喉间痰多加制胆南星、川贝母；上肢瘫痪重加桑枝、片姜黄；下肢瘫痪重加川牛膝、杜仲、桑寄生。

（10）五虫散（河北中医，2014年第7期）

【组成与用法】蜈蚣20条　全蝎20克　土鳖虫40克　地龙40克　水蛭20克，研末后消毒装入胶囊，每次3克（6粒），每日早、晚2次口服。

【功效与主治】活血化瘀通络。

【加减应用】意识障碍加石菖蒲、郁金、胆南星；血压高加钩藤、牛膝、夏枯草；头晕目眩者，酌加天麻、钩藤、龙骨、牡蛎等；血脂高加决明子、山楂、麦芽等；惊悸者，加珍珠母、生牡蛎、生龙齿以重镇定惊；舌强语謇者加胆南星、天竺黄、远志等；痰涎壅盛加法半夏、陈皮、竹沥、瓜蒌以清热化痰；小便失禁者，酌加桑螵蛸、益智仁、补骨脂等。

（11）偏瘫方（中医药临床杂志，2004年第2期）

【组成与用法】桃仁8克　红花8克　赤芍12克　川芎10克　当归12克　丹参15克　地龙12克　伸筋草15克　川牛膝15克　甘草6克。水煎服，每日1剂，2次/日。

【功效与主治】活血化瘀，舒筋通络。

【加减应用】气虚者加黄芪30克；上肢瘫者加桂枝8克；下肢瘫者加桑寄生15克，川续断15克；兼言语不利者加石菖蒲12克，炙远志12克；兼口角歪斜者加僵蚕、白附子、全蝎各1.5克（研末冲服）；兼肢体麻木者加法半夏12克，陈皮8克，茯苓15克。

（12）通络活血汤（实用中西医结合临床，2014年第7期）

【组成与用法】川芎12克　桃仁12克　黄芪12克　赤芍10克　当归10克　红花10克　海风藤10克　地龙10克　全蝎9克　牛膝9克　甘草6克。水煎服，每日1剂，2次/日。

【功效与主治】祛瘀活血通络。

【加减应用】失眠加夜交藤、酸枣仁；口眼歪斜加白附子、僵蚕；言语不利加石菖蒲、郁金、远志；吞咽困难加郁金、砂仁；痰涎壅盛者加贝母、胆南星、炙远志；肢体麻木加豨莶草、海桐皮、丝瓜络、木瓜等；肌肤麻木者，酌加麻黄、木瓜、黄芪、当归等；便秘酌加大黄、番泻叶、麻子仁、郁李仁等；五心烦热者，可酌加女贞子、何首乌、生地黄、山萸肉。

（13）活化汤加减（河北中医，2002年第6期）

【组成与用法】水蛭10克　丹参30克　地龙30克　乌梢蛇20克　鸡血藤30克　红花10克。水煎服，每日1剂，2次/日。

【功效与主治】破血逐瘀通络。

【加减应用】气虚血瘀型加黄芪80~120克；阴虚阳亢型加生龙骨30克、生牡蛎30克、牛膝30克、生地黄30克、天麻10克；痰热腑实型加大黄10克、瓜蒌30克；风痰阻络型加石菖蒲30克、白僵蚕15克、白附子4克、黄芪20克、桃仁15克、红花10克、丹参20克、水蛭10克、当归10克、川芎10克、怀牛膝15克、丝瓜络15克、王不留行15克。

（14）四虫通络胶囊（中国中医急症，2011年第10期）

【组成与用法】水蛭2克　制乌梢蛇10克　土鳖虫10克　醋制地龙10克　三七5克　丹参10克　鸡血藤10克　桃仁10克　红花10克　赤芍10克　黄芪30克　当归10克　白僵蚕10克　制豨莶草10克　川芎6克。诸药研细末混合后，分装空心胶囊中，每粒含生药0.3克，每次6粒，每日3次，温水冲服。

【功效与主治】活血祛瘀通络。

【加减应用】血压高加夏枯草、天麻、石决明；头晕目眩者，酌加天麻、钩藤、龙骨、牡蛎等；失眠者，加琥珀粉、远志以宁心安神；口眼歪斜重加白附子、僵蚕；言语不利较重者为痰阻清窍，可加胆南星、竹沥、石菖蒲等以清热化痰；上肢偏重者加桑枝、葛根、桂枝；下肢偏重加川牛膝、木瓜、续断。

（15）清脑活络汤（山东中医杂志，2001年9月第20卷第9期）

【组成与用法】黄芪15克　赤芍15克　川芎15克　丹参30克　当归10克　红花

10克　桃仁10克　郁金10克　水蛭15克。水煎服，每日1剂，2次/日。

【功效与主治】益气，活血，化瘀。

【加减应用】大便秘结加生大黄或番泻叶；小便频数或失禁者，加桑螵蛸、金樱子、益智仁；肝肾不足加熟地、何首乌、杜仲、桑寄生等；上肢偏重者加桑枝、葛根、桂枝；下肢偏重加川牛膝、木瓜、续断；患侧肢体浮肿者，可加茯苓、泽泻、防己等淡渗利湿；瘫肢红肿、痛、麻木者，可选用刘寄奴、苏木、炮穿山甲、没药、延胡索、秦艽、祁蛇等；失眠者加炙甘草、桂枝、酸枣仁、龙眼肉；烦扰不宁者加石菖蒲、远志、珍珠母。

(16) 加味血府逐瘀汤（陕西中医，2010年第6期）

【组成与用法】黄芪40克　丹参30克　牛膝10克　水蛭10克　芍药10克　枳壳10克　桔梗10克　地龙15克　熟地黄15克　赤芍15克　桃仁8克　红花8克　当归12克。水煎服，每日1剂，2次/日。

【功效与主治】活血化瘀，祛痰排浊。

【加减应用】偏肾阳虚者，温阳益肾，益气养血，加用制附片、紫河车、仙灵脾、肉从蓉等；肢冷明显者加附子；阴虚火旺明显者加知母、黄柏；气阴亏损明显者加生脉散；血压高头痛加天麻、夏枯草、菊花；头晕目眩者，酌加天麻、钩藤、龙骨、牡蛎等；胸闷、心悸、胸痛者，可用薤白、瓜蒌皮、白檀香、龙脑香等。

(17) 通脉汤（中医药导报，2012年第3期）

【组成与用法】当归20克　川芎15克　赤芍15克　桃仁15克　红花15克　益母草15克　地龙15克　丹参30克　水蛭5克。水煎服，每日1剂，2次/日。或鼻饲。

【功效与主治】活血祛瘀通脉。

【加减应用】气虚血瘀者，加黄芪30克，鸡血藤30克；肝肾阴虚、血络失荣者，加熟地黄20克，枸杞子15克，天麻15克，杜仲15克；风痰阻络者，加石菖蒲20克，远志10克，法半夏10克，白附子10克；精亏血损、心肝失养者，加熟地黄15克、山药15克、五味子15克，山茱萸20克。

(18) 中风1号方（吉林中医药，2003年第11期）

【组成与用法】麝香（冲）0.1克　三棱10克　桃仁12克　石菖蒲10克　川牛膝15克　川芎10克　白茅根30克　赤芍15克　茯苓18克　三七6克　益母草15克　甘草6克。水煎服，每日1剂，2次/日。

【功效与主治】活血利水，开窍醒神。

【加减应用】意识障碍加郁金、胆南星；脑水肿明显者加大黄、牛膝、车前子、泽泻；血压偏高、有热象者加黄芩、莱菔子、石决明、夏枯草；抽搐加地龙、钩藤；惊悸者，加珍珠母、生牡蛎、生龙齿以重镇定惊；烦扰不宁者加郁金、远志、珍珠母；喉间痰鸣痰多者，加鲜竹沥、制胆南星。

对症良方

脑栓塞的对症用方，尤其适宜于患者有缺血性中风表现，但又以某一证候为突出者，如头痛、麻木、口歪、发热、抽搐等，以及中风恢复期的治疗。根据患者的主要症状选择使用。

1. 中风所致头痛

（1）通窍活血汤（《医林改错》）

【组成与用法】赤芍3克　川芎3克　桃仁（研泥）9克　红枣（去核）7个　红花9克　老葱（切碎）3根　鲜姜（切碎）9克　麝香（纱包）0.15克。水煎服，每日1剂，2次/日。

【功效与主治】活血化瘀，通窍活络。

【加减应用】若见气虚者，加黄芪；阴虚者，加玄参、生地黄；肝阳上亢者，加羚羊角粉、石决明；风盛者，加僵蚕、天南星；兼腑实者，加小承气汤；血压高加夏枯草、天麻、石决明；大便秘结加生大黄或番泻叶；头痛加白芷、菊花。

（2）透顶止痛散（任继学经验方）

【组成与用法】川芎10克　辛夷3克　冰片3克　白芷10克　硼砂3克　麝香2克，共为细面搐鼻。

【功效与主治】中风病症见头痛如破者。

【加减应用】肌肤麻木者，酌加麻黄、木瓜、黄芪、当归等。

2. 中风所致肢体麻木

（1）黄芪益气汤（《医宗金鉴》）

【组成与用法】黄芪15克　白术15克　陈皮10克　甘草6克　党参15克　当归12克　柴胡6克　升麻10克　红花10克　黄柏10克。水煎服，每日1剂，2次/日。

【功效与主治】益气实卫，行血导滞。

【加减应用】春加防风，夏加黄芩，秋加五味子，冬加桂枝；瘀血者，加丹参、川芎、桃仁。

（2）止麻消痰饮（《赤水玄珠》）

【组成与用法】天麻10克　法半夏10克　陈皮12克　茯苓15克　细辛3克　枳壳10克　栝蒌仁10克　桔梗10克　黄连6克　黄芩10克。水煎服，每日1剂，2次/日。

【功效与主治】燥湿化痰，散瘀通络。

【加减应用】痰湿壅盛者，加胆南星、远志、泽泻、白附子；瘀血久痹者，加丹参、川芎、桃仁、红花、水蛭、䗪虫；寒湿者，加干姜、白蔻，减黄芩、黄连。

3. 中风所致口㖞

（1）牵正散（《杨氏家藏方》）

【组成与用法】全蝎30克　僵蚕30克　白附子30克，共为细末。每次3克，每日2次。

【功效与主治】祛风止痉，化痰通络。

【加减应用】抽搐加地龙、钩藤；头痛加白芷、藁本、菊花。

（2）四白牵正散（任继学经验方）

【组成与用法】酒川芎10克　白芷10克　藏红花10克　白僵蚕10克　全蝎6克　白附子（炮）10克　白薇10克　蒲黄10克　天麻10克　乌蛇肉10克　豨莶草（酒浸洗）10克　守宫10克。共为细末混匀，每次6克，黄酒送服。

【功效与主治】祛风化痰，通络止痛。

【加减应用】痰涎壅盛加橘红、法半夏；胸闷、心悸、胸痛者，可用薤白、瓜蒌皮、白檀香、龙脑香。

4. 中风所致舌喑

解语汤（《证治准绳》）

【组成与用法】天麻10克　胆南星10克　羌活10克　防风10克　石菖蒲10克　远志12克　当归12克　川芎10克　人参10克　肉桂10克　白芷10克　羚羊角10克　酸枣仁10克　甘草10克　陈皮6克　竹茹10克。水煎服，每日1剂，2次/日。

【功效与主治】祛风化痰，通窍活络。

【加减应用】痰浊者，加天花粉、法半夏、茯苓、桔梗；瘀血者，加丹参、赤芍、桃仁、红花、水蛭、䗪虫、穿山甲；风痉者，加全蝎、蜈蚣、僵蚕、地龙。

5. 中风所致发热

（1）犀羚白虎汤（《温热论》）

【组成与用法】犀角10克　羚羊角10克　钩藤10克　菊花10克　石膏15克　知母12克　粳米15克　甘草6克。每日1剂，水煎温服。犀角，羚角，锉末服。犀角可用水牛角50克代用，入煎服。

【功效与主治】清热息风，醒脑安神。

【加减应用】瘀血者，加生地黄、赤芍、丹皮、葛根。

（2）犀角消毒饮（《张氏医通》）

【组成与用法】犀角10克　银花15克　连翘15克　甘草10克　荆芥10克　防风10克　牛蒡子10克。每日1剂，水煎温服。犀角锉末冲服。

【功效与主治】疏风清热，凉血解毒。

【加减应用】往来寒热者，加柴胡、黄芩、法半夏、白芍；瘀血者，加生地黄，赤芍，丹皮，丹参。

（3）当归补血汤（《原机启微》）

【组成与用法】当归12克　熟地黄15克　白芍10克　川芎10克　生地黄12克　天冬10克　牛膝10克　白术10克　防风10克　炙甘草10克。每日1剂，水煎温服。

【功效与主治】养血和营，滋阴清热。

【加减应用】虚热者，加赤芍、丹皮、枸杞。

6. 中风所致抽搐

(1) 银翘败毒汤(《温热经纬》)

【组成与用法】 银花15克 连翘15克 葛根10克 牛蒡10克 蝉蜕6克 僵蚕6克 生石膏15克 板蓝根15克 马勃10克。每日1剂，水煎温服。

【功效与主治】 清热凉卫，息风镇痉。

【加减应用】 抽搐者，加羚角、钩藤。

(2) 凉血地黄汤(《寿世保元》)

【组成与用法】 犀角10克 生地黄12克 赤芍10克 丹皮10克 玄参15克 天冬10克 黄芩10克 黄连6克 黄柏10克 知母10克 柏叶10克。每日1剂，水煎温服，犀角锉末冲服。

【功效与主治】 清热凉血，息风镇痉。

【加减应用】 抽搐者，加天麻、钩藤、羚羊角、丹参、郁金。

(3) 清热导痰汤(《寿世保元》)

【组成与用法】 黄连6克 黄芩10克 瓜蒌10克 胆南星10克 法半夏10克 陈皮6克 枳实10克 桔梗10克 生姜6克 人参10克 白术15克 茯苓15克 甘草6克 竹沥10克 姜汁6克。水煎服，每日1剂，2次/日。

【功效与主治】 清热醒神，豁痰止痉。

【加减应用】 湿重者，加藿香、佩兰、泽泻、薏苡仁；抽搐者，加天麻、羚羊角、钩藤、代赭石。

第五章　多发性脑梗死

多发性脑梗死通常是2个或2个以上不同供血系统的脑血管闭塞，导致多个梗死，为反复发生脑梗死所致。脑血液供应不畅所导致的脑组织局限性坏死或软化，其发病机制是脑动脉血栓栓塞，造成脑部供血不足，脑组织缺血、缺氧以及坏死，进而出现一系列的神经功能障碍。且呈现出逐渐加重的趋势，在发病2天之内不断发展，直至患者出现严重的脑神经功能缺损，造成较高的病残率和死亡率，属于脑梗死的一种。随着老龄化的加剧，我国急性脑梗死的发病率不断升高，且该病具有较高的致残率和致死率。急性脑梗死多在无明显诱因的情况下发病，一旦治疗不及时或治疗效果不好，患者将会出现半身不遂、失语等症状，严重影响患者及其家庭的生活质量。脑梗死急性期会产生大量的自由基，正常状态下人体内产生一定量的自由基，机体会对自由基的损伤有较强的防御能力。脑梗死发作时，由于脑组织的供氧不足，导致能量代谢降低，血脑屏障的通透性异常，内环境紊乱，花生四烯酸代谢和白细胞呼吸爆发等因素都会导致自由基的产生和清除平衡失衡，自由基蓄积；自由基在体内蓄积后，会使脂质膜结构发生氧化反应而遭到破坏，导致膜结构的通透性增加，细胞器解体等；自由基蓄积还会对血管内皮细胞膜造成损伤，导致血管源性脑水肿；自由基促使AA单向转化为血栓烷A2，导致血小板聚集和缺血半暗带血管痉挛，进一步扩大梗死区。缺血半暗带的神经元损伤是不可逆的，主要以凋亡为主，而氧自由基是导致脑缺血再灌注后脑水肿细胞凋亡的主要原因。

多发性脑梗死应归属于中医的“缺血性中风”的范畴。其发病机制为：机体气血亏虚，心、肝、肾三脏失调，复因劳逸失度、内伤积损、情志不遂、饮酒饱食或外邪侵袭等触发，导致机体阴阳失调，气血运行受阻，肌肤筋脉失于濡养；或阴亏于下，肝阳偏亢，阳化内动，血随气逆，肝阳暴涨，夹痰夹火，横窜经遂，蒙蔽清窍，而成上实下虚，阴阳互不维系的危重证候。所以本病病机主要为阴阳失调，气血逆乱。病位在脑，与心、肝、脾、肾关系密切。气血不足或肝肾阴虚是致病之本，风、火、痰、瘀是发病之标。

诊断要点

1. 可有动脉硬化、高血压、糖尿病、心房颤动等病史。

2. 常有T1A中风病史。

3. 突然起病（脑栓塞几秒或几分钟，脑血栓几小时），出现局限性神经缺失症状，并持续24小时以上。神经症状和体征可用血管综合征解释。（脑栓塞多为完全性卒中)。意识常清楚或轻度障碍，多无脑膜刺激征。

4. 脑部CT、MRI检查可显示梗死部位和范围，为2个或2个以上不同供血系统的脑血管闭塞，并可排除脑出血、瘤卒中和炎症性疾病。进一步要明确脑梗死的病因，对患者必须进行全面的心脏血管检查。年龄大、有高血压动脉硬化的症状和体征者，可考虑脑血栓。有栓子来源时，多考虑脑栓塞，腔隙综合征患者常有高血压史。

通用良方

多发性脑梗死的辨病治疗，要重视两个方面：①分清病期，兼顾标本缓急，急性期以平肝息风、化痰祛瘀通络为主。恢复期及后遗症期多为虚实夹杂，治当扶正祛邪，标本兼顾，平肝息风、化痰祛瘀与滋养肝肾、益气养血并用。②正确使用通下之法，缺血性中风中腑者，如因瘀热内阻，腑气不通，邪热上扰，神机失灵者，应及时使用通腑泄热之法，有助于邪从下泄。中脏阳闭者，风阳痰火炽盛，内闭神机，有时因邪热搏结，出现腹满、便秘、小便不通、苔黄腻、脉弦实有力等，应配合通下之法。

1. 通脉汤（《首批国家级名老中医效验秘方精选》）

【组成与用法】黄芪30克　当归15克　白芍15克　桃仁10克　生地黄15克　川芎10克　丹皮10克　桂枝10克　茯苓10克。水煎服，每日1剂，2次/日。

【功效与主治】益气活血，逐瘀通络。

【加减应用】气血亏虚者，加党参、丹参；神志不清者，加石菖蒲、远志；口眼歪斜较甚者，加全蝎、蜈蚣；头昏者，加菊花、蔓荆子；失眠者，加酸枣仁、女贞子、旱莲草；言语不利较甚者，加胆南星、石菖蒲；血压偏高者，倍用黄芪，再加用龙骨、牡蛎、磁石、珍珠母。

2. 息风通络汤（湖南中医杂志，1992年第5期）

【组成与用法】天麻10克　钩藤12克　石决明30克　珍珠母30克　牛膝10克　全蝎5克　僵蚕10克　丹参15克　地龙10克。水煎服，每日1剂，2次/日。

【功效与主治】平肝潜阳，活血化痰。

【加减应用】大便秘结加草决明、酒制大黄；小便癃闭加泽泻、车前子；口角流涎，喉中痰鸣者加胆南星、天竺黄、远志、石菖蒲；嗜睡昏迷加安宫牛黄丸；夜尿多加枸杞子、山茱萸；失眠多梦者加酸枣仁、夜交藤。

3. 三虫汤（北京中医，2000年第1期）

【组成与用法】土鳖虫10克　水蛭6克　地龙10克　黄芪60～90克　三七6克　丹参30克　生地黄15克　当归12克　川芎10克　甘草6克。水煎服，每日1剂，2次/日。

【功效与主治】破血益气化瘀。

【加减应用】肝阳上亢者加龟板10克，生石决明30克，玄参30克，葛根15

克；痰浊壅盛者加竹沥水10ml，法半夏10克，石菖蒲10克；大便不通者加熟大黄15克，枳实10克，以通便为度。

4. *活血通脑汤*（中医药通报，2006年第1期）

【组成与用法】熟地黄20克　山茱萸10克　淮山药15克　枸杞子12克　川牛膝15克　当归10克　赤芍15克　红花5克　桃仁10克　丹参15克　地龙10克　乌梢蛇10克　鸡血藤12克　桑寄生15克。水煎服，每日1剂，2次/日。

【功效与主治】滋阴填精，活血通络。

【加减应用】痰瘀交阻者，加天竺黄15克，白附子12克，白芥子15克；有热象者，加玄参15克，虎杖15克，黑栀子12克，丹皮12克。

5. *六藤汤*（上海中医药杂志，1995年第9期）

【组成与用法】络石藤15克　天仙藤15克　鸡血藤15克　海风藤15克　钩藤15克　红藤15克　当归9克　丹参9克　赤芍9克　川芎9克　桃仁9克　红花3克。水煎服，每日1剂，2次/日。

【功效与主治】活血化瘀，舒筋活络。

【加减应用】气虚加黄芪、党参、山药；气郁气滞加郁金、制香附、三棱、莪术等；阴虚阳亢加生地黄，牡蛎、黄芩、酸枣仁等。

6. *通栓汤*（天津中医，2000年第5期）

【组成与用法】黄芪50克　丹参30克　赤芍15克　红花15克　当归15克　川芎15克　全蝎10克　地龙15克　䗪虫10克　鸡血藤20克　三七粉（送服）6克　鳖甲（先煎）15克　石斛15克　北沙参10克。水煎服，每日1剂，2次/日。

【功效与主治】活血化瘀。

【加减应用】头晕者，加白蒺藜10克，菊花12克，钩藤（后下）15克，磁石（先煎）20克；痰多者，加竹沥（兑入）10ml；口眼歪斜者，加白附子10克，全蝎12克；失语或语言謇涩者，加石菖蒲，巴戟天，山茱萸各10克，远志8克；便秘者加肉苁蓉20克，郁李仁10克。

7. *滋潜通络汤*（河北中医，1991年第1期）

【组成与用法】生龙骨30克　生牡蛎30克　生石决明30克　牛膝30克　当归尾30克　水蛭5克　白花蛇10克　丹参30克　鸡血藤50克　生地黄30克　白芍15克　生甘草6克。水煎服，每日1剂，2次/日。

【组成与用法】活血化瘀。用于治疗多发性脑梗死。

【加减应用】下肢瘫重者加木瓜15克，重用牛膝45克，桑寄生30克；语言謇涩者加白附子10克，石菖蒲15克，僵蚕10克；口角歪斜者加蜈蚣3条，全蝎10克。

8. *通脉舒络汤*（《首批国家级名老中医效验秘方精选》引张学文方）

【组成与用法】黄芪30克　红花10克　川芎10克　地龙15克　川牛膝15克　丹

参30克 桂枝10克 山楂30克。水煎服，每日1剂，2次/日。

【功效与主治】益气活血，通脉舒络，排滞荡邪，祛痰生新。

【加减应用】若意识、言语障碍明显，属气郁或痰湿内阻者，加郁金12克，石菖蒲10克 法半夏10克，茯苓15克；言语障碍、吞咽困难者，去桂枝，加胆南星10克，郁金10克；头痛较甚者，去桂枝、红花，加僵蚕10克，菊花10克；眩晕明显，若系肝阳上亢者，去桂枝、川芎、黄芪，加珍珠母30克，茺蔚子10克；纳呆胸闷、舌苔白腻，湿浊明显者，加白术10克，茯苓10克 薏苡仁或藿香、佩兰各10克；呕吐者，加竹茹10克，法半夏10克；便秘、口臭者，加大黄12克；抽搐者，去桂枝，加僵蚕10克，钩藤10克。

9. 通络溶栓汤（安徽中医学院报，1993年第2期）

【组成与用法】黄芪10~15克 当归10~15克 川芎10~15克 桃仁10~15克 红花10~15克 䗪虫4~6克 桂枝6~12克 丹参20~30克 赤芍15~20克 地龙15~20克 葛根15~20克 炮穿山甲6~10克 甘草6克。水煎服，每日1剂，2次/日。

【功效与主治】补血活血，化瘀通脉。

【加减应用】阴虚者，去桂枝，加生地黄15克，玄参15克；失语者，加石菖蒲12克，郁金12克；口眼歪斜者，加白附子10克，全蝎4克；肢体麻木者，加鸡血藤30克；痰多有内热者，去桂枝，加胆南星10克，竹沥（兑服）30ml；气虚痰湿瘀阻者，加苍术12克，茯苓12克，陈皮6克；高血压者，加石决明40克；血压低者，加太子参20克；血脂高者，加何首乌25克 山楂50克。

10. 四虫活血汤（湖北中医杂志，1991年第6期）

【组成与用法】水蛭15克 蜈蚣3条 僵蚕12克 全蝎6克 丹参24克 川芎10克 山药15克 甘草10克。水煎服，每日1剂，2次/日，不能进食者鼻饲。

【功效与主治】破血化瘀，益气通络。

【加减应用】气滞血瘀者，加红花、地龙、郁金；气虚血瘀者，加生黄芪、当归、鸡血藤；风痰阻络者，加胆南星、竹沥、远志、石菖蒲；阴虚阳亢者，加龟板、女贞子、磁石、钩藤；脑水肿明显者，加大黄30克，牛膝15克。

11. 中风解毒1号方（湖北中医杂志，2001年第1期）

【组成与用法】生大黄（后下）6克 知母12克 山栀子15克 泽泻15克 葶苈子6克 生蒲黄（包）6克 胆南星9克 麝香（吞）0.1克 生甘草15克。水煎服，每日1剂，2次/日。

【功效与主治】通腑清热，利水泄毒，活血祛毒，豁痰化毒。

【加减应用】颅内压高致呕吐者，葶苈子加大至15~30克，加牵牛子；痰热闭窍者，加天竺黄、淡竹茹、尖贝母，并吸痰保持呼吸道通畅。

12. 旱田黄龙饮（《当代名医临证精华》）

【组成与用法】旱莲草15克 田七（研末冲服）6克 蒲黄（生炒各半，布包煎）10

克　地龙12克　野菊花15克　茜草10克　毛冬青（先煮）100克　川牛膝15克　丝瓜络20克　红花3克　生地黄12克　丹参15克。水煎服，每日1剂，2次/日。

【功效与主治】滋阴通路，止血活血。

【加减应用】合并脑出血者，去田七，加车前子15克；言语謇涩者，加蝉蜕6克　木蝴蝶6克；合并冠心病者加复方丹参滴丸同用。

辨证良方

中风病神志清楚者，诊断为中经络；意识障碍者诊断为中脏腑。缺血性中风病多以中经络为主，急性期多为风痰瘀血，痹阻脉络；痰热腑实，风痰上扰；肝阳暴亢；风火上扰等证，亦可由痰热内盛，壅闭心神转化为中脏腑，恢复期多见气虚血瘀，阴虚风动证。

中经络

1. 肝阳暴亢，风火上扰证

主症：平素头晕头痛，耳鸣目眩，突然发生半身不遂，肢体强痉，口舌歪斜，舌强语謇，伴眩晕头痛，面红目赤，口苦咽干，心烦易怒，便秘尿黄，舌质红，苔黄或黄燥，脉弦或弦数。

治法：平肝息风，活血通络。

（1）天麻钩藤饮《杂病证治新义》

【组成与用法】天麻10克　钩藤20克　石决明20克　川牛膝15克　益母草10克　山栀子10克　黄芩10克　杜仲15克　桑寄生15克　茯神15克　夜交藤20克。水煎服，每日1剂，2次/日。

【组成与用法】平肝息风，清热活血，补益肝肾。

【加减应用】若肝火偏盛者，加龙胆草10克，夏枯草10克；若热盛伤津加女贞子10克，生地黄15克，枣皮10克，何首乌10克；心中烦热甚者加生石膏20克，龙齿20克；痰多，胸闷，恶心，苔腻，言语不利较重者为痰阻清窍，可加胆南星6克，竹沥10克，石菖蒲10克；腹胀便秘加枳实10克，大黄5克，厚朴10克。

（2）羚羊角汤（《医醇剩义》）

【组成与用法】羚羊角6克　龟板24克　生地黄18克　白芍3克　丹皮4.5克　柴胡3克　薄荷3克　菊花6克　夏枯草4.5克　蝉衣3克　红枣10枚　生石决明24克（打碎）。水煎服，羚羊角、龟板、生石决先煎，每日1剂，2次/日。

【组成与用法】平肝潜阳。

【加减应用】若邪热内闭，神昏谵语者，昏迷者加郁金、石菖蒲；配合紫雪或安宫牛黄丸以清热开窍；抽搐甚者，加全蝎、蜈蚣以加强息风止痉之效；便秘者，加大黄、芒硝、枳壳通腑泄热；痰盛者加竹沥、胆南星，或用竹沥水鼻饲；兼有抽搐着可；兼呕血者加犀角（冲服）、竹茹、生地黄、白茅根。

2. 风痰瘀血，痹阻脉络证

主症：半身不遂，肢体拘急，口舌㖞斜，言语不利，手足麻木，头晕目眩。舌质暗红，苔白腻，脉弦滑。

治法：化痰息风，活血通络。

（1）化痰通络汤（《临床中医内科学》）

【组成与用法】法半夏 9 克　茯苓 15 克　白术 10 克　天麻 10 克　胆南星 6 克　天竺黄 10 克　陈皮 10 克　大黄 3 克　丹参 15 克。水煎服，每日 1 剂，2 次/日。

【组成与用法】活血化瘀，化痰通络。

【加减应用】急性期，病情化较快或呈现进行性加重，风证表现较为突出者，加入钩藤后下 15 克，石决明先煎 30 克，珍珠母先煎 30 克以平肝息风；或出现呕逆痰盛者，可加入陈皮 6 克，桔梗 9 克，或合用涤痰汤加减以祛痰燥湿；痰浊郁久化热出现舌质红、苔黄腻者，加用黄芩 9 克，栀子 6 克，瓜蒌 30 克以清热化痰；若瘀血重，伴心悸胸闷、舌质紫暗或有瘀斑者，加桃仁 9 克，红花 9 克，赤芍 9 克以活血化瘀；若头晕，头痛明显者，加菊花 9 克，夏枯草 9 克以平肝清热；年老体弱津亏者，加生地黄 15 克，麦冬 9 克，玄参 9 克以养阴生津。

（2）涤痰汤《奇效良方》

【组成与用法】胆南星（姜制）、法半夏（汤洗七次）各 2.5 克，枳实（麸炒）、茯苓（去皮）各 6 克，橘红 4.5 克，石菖蒲、人参各 3 克，竹茹 2 克，甘草 1.5 克。水煎服，每日 1 剂，2 次/日。

【功效与主治】豁痰开窍，行气健脾。

【加减应用】对于言语不利者，加用薄荷、桔梗、木蝴蝶利咽开音；偏身活动不利及感觉障碍者加用全蝎、蜈蚣、地龙、钩藤搜风通络；兼有肢体抽搐者，加用羚羊角、栀子、僵蚕、全蝎清热息风止痉；肝火亢盛者加龙胆草清肝泻火；大便干加大黄；神志不清加远志、郁金、石菖蒲；言语謇涩加白僵蚕；窍闭深重者，加入麝香、冰片等，或送服至宝丹，则醒脑开窍之效更为可靠。

（3）导痰汤《济生方》

【组成与用法】法半夏 6 克　橘红 3 克　茯苓 3 克　枳实（麸炒）3 克　胆南星 3 克　甘草 1.5 克。水煎服，每日 1 剂，2 次/日。

【功效与主治】燥湿豁痰，行气开郁。

【加减应用】外感表邪，加羌活、柴胡、葛根；脾胃亏虚者，加薏苡仁、苍术、鸡血藤；里有积热，加山栀、黄连、大黄、厚朴；气郁者，可加香附、郁金。痰迷心窍，神不守舍者，加黄芩、白术、桔梗、黄连、瓜蒌仁、人参、竹沥、姜汁；痰迷心窍，发痫者，加黄芩、天麻、全蝎、黄连、竹沥、姜汁；中风，胸膈留饮，痞塞不通，加香附、乌药、沉香、木香、皂刺；肥人痰多体实，咽喉痛失音者，加杏仁（去皮尖，炒，研）、桔梗、桑白皮，或加石膏、知母、瓜蒌霜、老姜汁。

3. 痰热腑实，风痰上扰证

主症：半身不遂，肢体强痉，口舌㖞斜，舌强语謇或不语，头晕目眩，口黏痰多，腹胀便秘，午后烦热。舌质红，苔黄腻或黄燥，脉弦滑大。

治法：通腑泄热、化痰通络。

（1）星蒌承气汤（《临床中医内科学》）

【组成与用法】 全瓜蒌10克　胆南星12克　石菖蒲15克　地龙10克　丹参15克　郁金10克　枳壳10克　厚朴10克　大黄3克。水煎服，每日1剂，2次/日。

【功效与主治】 通里攻下，化痰通腑。

【加减应用】 大黄、芒硝的剂量视病情而定，以大便通泄、痰热减轻为度，适时减量或停药，以免过量伤正。腑气通后，治以清热化痰、活血通络。热象明显加黄芩10克，山栀10克；阴津亏虚者去芒硝，加生地黄15克，玄参15克，麦冬15克；瘀血内阻者加虫藤饮；痰盛者加天竺黄10克，竹沥10ml、僵蚕10克；热动肝风见头晕目眩者加天麻10克，钩藤20克，石决明20克，珍珠母30克。

（2）桃仁承气汤（《温疫论》）

【组成与用法】 大黄12克　芒硝6克　桃仁20克　当归6克　芍药6克　丹皮6克。水煎服，每日1剂，2次/日。

【功效与主治】 祛瘀攻下。

【加减应用】 瘀滞疼痛加红花、苏木以活血化瘀止痛，上部瘀热之头痛头胀，吐衄面红目赤者，加牛膝、生地黄、丹皮、白茅根以清热凉血，引血下行；痰盛者，加法半夏燥湿化痰；腹胀者，加厚朴燥湿行气；昏迷者，加安宫牛黄丸开窍醒神；气虚者，去芒硝，加人参；如服药腹泻者，去芒硝。外有热，加柴胡；在上，加桔梗、苏木；在下，加牛膝；两胁并小腹硬满痛者，加青皮、川芎，痛甚加延胡索、红花；有包裹性者，加皂刺、丹皮、莪术；血未下，加童便、姜汁少许；若头面身黄者，姜滓绵裹擦之，其黄自退矣。

（3）桃核承气汤（《伤寒论》）

【组成与用法】 桃仁（去皮尖）　大黄各12克　桂枝（去皮）　芒硝　甘草（炙）各6克。水煎服，每日1剂，2次/日。

【功效与主治】 泻热逐瘀。

【加减应用】 若用于上不瘀热之头痛头胀，面红目赤，吐衄者，可加牛膝、生地、丹皮、白茅根等以清热凉血，引血导热下行。对于火旺而血郁于上之吐血、衄血，可以本方釜底抽薪，引血下行，并可酌加生地黄、丹皮、栀子等以清热凉血。对于鼻腔出血，口渴喜冷饮者加生石膏、知母；若兼烦躁易怒者酌加龙胆草、菊花、代赭石；体弱便溏者减大黄用量，或加山药；高血压患者加石决明。

4. 气虚血瘀、脑脉痹阻证

主症：半身不遂，肢体瘫软，言语不利，口舌㖞斜，气短乏力，偏身麻木，心悸自汗，面色萎黄，舌淡紫或紫暗，或有瘀斑、瘀点，苔薄白或白腻，脉细涩或脉细缓。

治法：益气活血，化瘀通络。

(1) 补阳还五汤（《医林改错》）

【组成与用法】黄芪120克　当归15克　川芎10克　桃仁10克　红花5克　赤芍15克　地龙10克。水煎服，每日1剂，2次/日。

【功效与主治】益气活血。

【加减应用】瘀血甚者加全蝎5克，鸡血藤20克，络石藤20克；上肢偏废者，加桑枝15克，羌活6克；下肢瘫软无力者加怀牛膝15克，桑寄生15克；小便失禁者加桑螵蛸10克，益智仁15克，五味子5克；兼见语言不利者加郁金10克，石菖蒲6克，远志6克；大便秘结者加火麻仁30克，肉苁蓉15克以润肠通便。

(2) 补气养血汤（浙江中医学院学报，1981年第2期）

【组成与用法】黄芪12克　熟地黄12克　首乌12克　桑枝12克　党参9克　天门冬9克　麦门冬9克　当归9克　白芍9克　秦艽9克　牛膝9克　黑芝麻9克　茯苓9克　川断9克　甘菊6克　橘红6克　虎胫骨15克　竹沥（冲兑）100毫升。水煎服，每日1剂，2次/日。

【功效与主治】补养气血，舒筋息风。

【加减应用】虎胫骨不易得，可以狗胫骨代替。

(3) 益气活血汤（内蒙古中医药，1994年第1期）

【组成与用法】黄芪30克　川芎15克　赤芍12克　红花12克　当归12克　丹参12克　葛根12克　地龙10克　水蛭12克　石菖蒲12克。水煎服，每日1剂，2次/日。

【功效与主治】益气活血，豁痰开窍，逐瘀通栓。

【加减应用】头晕肢体麻木，血压高者，加天麻、石决明、夏枯草；上肢瘫痪者，加桑枝、片姜黄；下肢瘫痪者，加川牛膝、杜仲；口眼歪斜严重者，加白附子、僵蚕；言语謇涩流涎严重者，加胆南星、远志。

5. 阴虚风动证

主症：半身不遂，偏身麻木，口眼歪斜，言语不利，五心烦热，肢体麻木，眩晕耳鸣，失眠，舌质红或暗红，少苔或光剥无苔，脉弦细或弦细数。

治法：滋阴潜阳、息风通络。

(1) 镇肝息风汤（《医学衷中参西录》）

【组成与用法】怀牛膝30克　生赭石30克　生龙骨（捣碎）15克　生牡蛎（捣碎）15克　生龟板（捣碎）15克　生杭芍15克　玄参15克　天冬15克　川楝子6克　生麦芽6克　茵陈6克　甘草4.5克。水煎服，每日1剂，2次/日。

【功效与主治】镇肝息风，滋阴潜阳。

【加减应用】肝火不盛者可去茵陈；无食后腹胀者可去麦芽；五心烦热、潮热盗汗者加黄柏10克，知母10克，地骨皮10克；腰膝酸软者加枸杞15克，杜仲15克，女贞子10克，墨旱莲10克；心烦失眠者加珍珠母30克，夜交藤20克；若阴虚火旺，肝风内动，症见四肢抽搐者，改用大定风珠加珍珠母20克，灵磁石20克。

（2）阿胶鸡子黄汤（《重订通俗伤寒论》）

【组成与用法】陈阿胶（烊冲）6克　生白芍9克　石决明（杵）15克　双钩藤6克　大生地12克　清炙草2克　生牡蛎（杵）12克　络石藤9克　茯神木12克　鸡子黄二枚，先煎代水。水煎服，每日1剂，2次/日。

【功效与主治】养血滋阴，柔肝息风。

【加减应用】阴虚明显，加用麦冬、天冬、五味子、生地黄；发热不退，面红唇赤，手足心热，虚烦不得卧，小便短赤，大便不解，合调胃承气汤。

中脏腑

闭证

1. 风火闭窍证

主症：突然昏仆，不省人事，半身不遂，肢体不遂，肢体强痉，口舌㖞斜，两目斜视或直视，面红目赤，口噤，项强，两手握固拘急，甚则抽搐，舌质红或绛，苔黄燥或焦黑。脉弦数。

治法：清热息风，醒神开窍。

天麻钩藤饮（《杂病证治新义》）配合紫雪丹（《苏恭方》录自《外台秘要》）或安宫牛黄丸（《温病条辨》）

【组成与用法】天麻10克　钩藤20克　石决明20克　川牛膝15克　益母草10克　山栀子10克　黄芩10克　杜仲15克　桑寄生15克　茯神15克　夜交藤20克。水煎服，每日1剂，2次/日。安宫牛黄丸1丸，或紫雪丹2丸，鼻饲，2次/日。

【组成与用法】清热息风，醒神开窍。

【加减应用】大黄、芒硝的剂量视病情而定，以大便通泄、痰热减轻为度，适时减量或停药，以免过量伤正。肝火盛者，加龙胆草10克、黄连3克、夏枯草10克；抽搐者，加僵蚕10克、蜈蚣1条（去头足）、全蝎4克；夹痰热者，加竹沥10克、天竺黄10克、石菖蒲10克；热盛迫血妄行见呕血者，加生地黄10克、丹皮10克、大黄4克、水牛角30克；腹胀便秘者，加大黄8克、厚朴10克、枳实10克。

2. 痰火闭窍证

主症：突然昏仆，不省人事，半身不遂，肢体强痉拘急，口舌㖞斜，鼻鼾痰鸣，面红耳赤，或见抽搐，两目直视，项背身热，躁扰不宁，大便秘结。舌质红或红绛，苔黄腻或黄厚干。

治法：清热涤痰，醒神开窍。

羚羊角汤（《医醇剩义》）配合至宝丹（《太平惠民和剂局方》）或安宫牛黄丸（《温病条辨》）鼻饲。

【组成与用法】羚羊角3克　菊花10克　夏枯草10克　蝉衣10克　石决明30克　龟板20克，白芍10克　生地黄10克　丹皮10克　白芍10克　柴胡10克　薄荷6克。水煎服，每日1剂，2次/日。安宫牛黄丸1丸，1次/日。至宝丹2丸，2次/日。

【功效与主治】清热涤痰，醒神开窍。

【加减应用】痰热甚者加竹沥10克，胆南星10克；火盛者加黄芩10克，山栀10克，石膏30克；烦扰不宁者加石菖蒲10克，郁金10克，炙远志10克，珍珠母20克；大便秘结，口臭，腹胀满，潮热者加大黄6克，厚朴10克，枳实10克；大黄的剂量视病情而定，以大便通泄、痰热减轻为度，适时减量或停药，以免过量伤正。

3. 痰湿蒙窍证

主症：突然昏仆，不省人事，半身不遂，肢体松懈，口舌㖞斜，痰涎涌盛，面白唇暗，四肢不温，甚则逆冷，舌质暗淡，苔白腻，脉沉滑或缓。

治法：燥湿化痰，醒神开窍。

涤痰汤（《奇效良方》）配合苏合香丸（《太平惠民和剂局方》）鼻饲。

【组成与用法】法半夏10克　陈皮10克　茯苓10克　竹茹10克　胆南星6克　石菖蒲10克　枳实10克　西洋参10克　甘草6克。苏合香丸1丸，每日2次。

【功效与主治】燥湿化痰，醒神开窍。

【加减应用】舌暗瘀斑，脉涩者加桃仁10克，红花5克，丹参10克；四肢厥冷者加制附子5克，桂枝4克，细辛3克。

脱证

元气衰败证

主症：突然昏仆，不省人事，汗出如珠，目合口张，肢体瘫软，手撒肢厥，气息微弱，面色苍白，瞳神散大，二便失禁，舌质淡紫，或舌体卷缩，苔白腻。脉微欲绝。

治法：益气回阳，扶正固脱。

参附汤（《正体类要》）

【组成与用法】红参10克　制附子10克。3剂，水煎服，每日1剂，2次/日，鼻饲。

【功效与主治】益气回阳，扶正固脱。

【加减应用】汗出不止者加黄芪30克，煅龙骨30克（先煎），煅牡蛎30克（先煎），五味子5克；兼有瘀滞者加丹参10克，赤芍10克。

后遗症

1. 半身不遂

主症：偏身瘫软不用，伴肢体麻木，甚则感觉完全丧失，口舌㖞斜，少气懒言，纳差，自汗，面色萎黄，或偏侧肢体强痉而屈伸不利，或见患侧肢体浮肿，舌质淡紫或紫暗，或有瘀斑，苔薄白或白腻，脉弦涩或脉细无力。

治法：益气活血，化瘀通络。

补阳还五汤（《医林改错》）

【组成与用法】黄芪50克　当归15克　川芎10克　桃仁10克　红花5克　赤芍15克　地龙10克。水煎服，每日1剂，2次/日。

【功效与主治】益气活血。

【加减应用】兼神志不清加石菖蒲、远志。兼语言不利者加石菖蒲、远志、郁金、桂枝、生蒲黄以化痰开窍。兼有口眼歪斜者加石菖蒲、生僵蚕、白附子、全蝎，或合用牵正散以化痰通络。兼有偏头痛者加茺蔚子、钩藤。兼有眩晕者加菊花、蔓荆子、白芷、元胡。兼口禁或唇缓口角流涎者加钩藤、僵蚕、橘红、石菖蒲。兼失眠者加知母、茯神、酸枣仁。若半身不遂已久，脉虚缓无力者重用黄芪；若病日不久，邪气仍盛，正气未衰，脉弦有力者不用黄芪为宜；若瘫痪日久，曾用过桃仁、红花、归尾等活血药，效果不明显者可改用穿山甲、地鳖虫、水蛭等活血药，以破瘀通络。若以下肢瘫痪无力为主者加补肝、肾之剂，如桑寄生、功劳叶、千年健、枸杞、川断、牛膝、地黄、山萸肉、锁阳、肉苁蓉、杜仲以引药下行，补益肝肾；上肢瘫痪为主者加桑枝、桂枝以引药上行，温经通络；右瘫痪加人参、白术，左瘫痪加熟地黄、杭菊；腰脊无力加枸杞子。弱智体萎软较重者加虎骨、熟地黄、石决明、龙骨、牡蛎。若肢体寒冷者加肉桂、附子。若肌肉痿缩者加鹿角胶、阿胶、鱼鳔。若痰盛者加天竺黄、胆南星、橘红以化痰。若大便秘结者加麻仁、杏仁、枳实、莱菔子、酒大黄或番泻叶冲茶。兼大便失禁者加熟地黄、山萸肉、肉桂、五味子；小便不利者加车前草、旱莲草。兼有自汗而气短、脉虚弱缓或先天不足者加倍黄芪或人参、鹿茸、熟地黄。兼关节痛而脉促者加乳香、没药。若肝火盛而脉弦数口苦者加龙胆草、山栀、黄芩。若伤阴者（舌质红、无苔、脉细数）加白薇、麦冬、玉竹。若痰湿重者（苔腻、脉滑）加石菖蒲、天竺黄、青皮。若心下痞（自觉胃脘部痞闷不适）而气不利者加台乌、青皮。若纳少胸闷者枳壳、陈皮、白术。若心下痞而善太息者加人参。若脉浮弦数而心烦失眠者加山栀、炒枣仁、夜交藤。若脾胃虚弱，口淡无味，饮食不香加党参、白术、云苓、法半夏、陈皮、甘草。口干，口内常有甜味，饮白水也甜系脾蕴湿热，加藿香、山栀、石膏、防风、甘草。如果原方剂中加上蜈蚣、全蝎、白附子则疗效更佳。呃逆，用旋覆花、代赭石、人参、法半夏、生姜、大枣、甘草。

2. 言语不利

主症：言语謇涩或失语，舌强，口舌㖞斜，口角流涎，偏身麻木，半身不遂，舌质暗，苔腻，脉滑。

治法：祛风化痰，宣窍通络。

解语丹（《妇人大全良方》）

【组成与用法】天麻15克 胆南星10克 蜈蚣1条（去头足） 羌活10克 炙远志10克 石菖蒲10克 广木香8克。水煎服，每日1剂，2次/日。

【功效与主治】化痰通络，息风止痉。

【加减应用】痰浊壅盛加胆南星、瓜蒌、橘红；燥痰者，加瓜蒌、贝母、知母以润燥化痰；阴虚加生地黄、玄参、白芍、熟地；血瘀加桃仁、红花、苏木；高血压加珍珠母、磁石、牛膝；阳亢加龙骨、生牡蛎、石决明；肝火上扰加龙胆草、菊花、钩藤；便秘者加大黄、瓜蒌、槟榔、麻子仁；肢体麻木者加姜黄、桑枝、鸡血藤；饮水呛咳、吞咽困难者加桔梗、元参、木蝴蝶。

对症良方

多发性脑梗死所致症状繁多，与脑血栓形成有相似之处，但该病所致症状相比而言严重些。

1. 多发性脑梗死所致痴呆专方

（1）癫狂梦醒汤（《医林改错》）

【组成与用法】桃仁24克 柴胡9克 香附6克 木通9克 赤芍9克 法半夏6克 大腹皮9克 青皮6克 陈皮9克 桑皮9克 苏子（研）12克 甘草15克。水煎服，每日1剂，2次/日。

【功效与主治】活血化瘀。

【加减应用】瘀热甚者，重用赤芍，加生地黄、丹皮以凉血退热，头部瘀痛者，可加麝香、老葱辛散上行，通窍止痛。

（2）通窍活血汤（《医林改错》）

【组成与用法】赤芍3克 川芎3克 桃仁（研泥）6克 红花9克 老葱（切碎）6克 生姜（切片）9克 大枣（去核）5克 麝香0.15克 绢包黄酒250克。水煎服，每日1剂，2次/日。

【功效与主治】活血通窍。

【加减应用】如见言语不利，加石菖蒲、远志；项强，加葛根；兼半身活动障碍乏力加地龙、黄芪；心烦易躁，易怒闷加柴胡、丹皮、栀子、郁金；心悸失眠，加远志、酸枣仁；眩晕，加胡桃肉、枸杞子；腰酸腿软、四肢发凉，加人参、益智仁、骨碎补、补骨脂、何首乌、菟丝子；腹胀少食、大便溏泄、完谷不化，加桂枝、附子、人参、干姜、白术、甘草；便秘，加大黄；痰湿内阻，加法半夏、川贝、天竺黄；瘀血明显，加当归、三七；气虚者，可加黄芪、党参；阴虚，加生地黄、玄参；肝阳上亢，加羚羊角、生石决明；血热妄行，神志昏迷，加紫雪丹或安宫牛黄丸；晕厥者，加至宝丹。

（3）益气聪明汤（《原机启微》）

【组成与用法】黄芪20克 人参20克 甘草6克 升麻10克 葛根10克 蔓荆

子15克　芍药6克　黄柏（酒炒）6克。水煎服，临睡热服，五更再煎服。

【功效与主治】益气升阳，聪耳明目。

【加减应用】有热，可渐加黄柏，春夏加之，盛暑倍加之，加多则不效，脾胃虚者去之。热倍此者，泻热黄连汤主之。

（4）醒脑益智汤（王香存经验方，河南中医，2004年第12期）

【组成与用法】人参10克　菟丝子20克　枸杞子20克　山茱萸10克　肉苁蓉15克　丹参30克　桃仁10克　川芎15克　水蛭10克　石菖蒲10克　远志15克　茯苓20克　羌活12克。水煎服，每日1剂，2次/日。

【功效与主治】补肾填精，祛瘀化痰。

【加减应用】心脾两虚者，加炒白术15克、龙眼肉15克、百合15克；肝阳上亢者，加天麻10克、钩藤9克、杜仲10克；痰迷蒙阻者，加胆南星10克、瓜蒌15克、天竺黄10克；阴虚火旺者，加知母12克、黄柏15克、生地黄15克；瘀热攻心者，加大黄10克、赤芍15克、红花10克。

（5）益智聪明汤（王健经验方）

【组成与用法】制首乌20克　山萸肉30克　巴戟天20克　石菖蒲30克　远志30克　茯苓20克　川芎15克　鸡血藤30克　牛膝30克　三七10克　当归10克　麦冬20克　五味子10克　黄芪30克。水煎服，每日1剂，2次/日。

【组成与用法】补肾填髓，活血化瘀，化痰开窍。

【加减应用】肾阳虚者，加肉桂、熟附子、杜仲；肾阴虚者，加枸杞子、黄精；阴虚火旺者，加知母、黄柏、龟板；痰湿壅盛者，加陈皮、法半夏、苍术；脾胃气虚者，加白术、党参。

（6）补肾活血汤（北京中医药，2008年第3期）

【组成与用法】熟地黄20克　牛膝15克　山药20克　石菖蒲10克　首乌15克　水蛭5克　炙甘草10克　鸡血藤15克　远志10克。水煎服，每日1剂，2次/日。

【功效与主治】益肾活血，开窍通络，宁心益智。

【加减应用】若兼有气郁者加郁金10克，兼有阳虚者加菟丝子20克，兼有痰湿者加云苓20克。

（7）醒脑汤（中国中医急症，2011年第1期）

【组成与用法】磁石（先煎）30克　土鳖虫5克　葛根15克　羌活15克　藁本15克　石菖蒲15克　党参15克　黄芪15克　鹿角霜（先煎）15克　熟地黄15克　肉苁蓉15克　桃仁12克　红花6克。水煎服，每日1剂，2次/日。

【功效与主治】补气活血，开窍益智。

【加减应用】气滞血瘀加川芎10克，丹参15克；肝肾不足加山茱萸15克，杞子15克；脾肾两虚加白术10克，山药10克，杜仲10克；髓海不足加胡桃肉15克，女贞子10克，菟丝子10克；痰浊阻窍加竹茹8克，胆南星15克，陈皮5克。

2. 多发性脑梗死所致假性球麻痹专方

（1）会厌逐瘀汤（马立克经验方）

【组成与用法】石菖蒲10克　全蝎3克　当归12克　赤芍12克　玄参10克　郁金10克　桃仁10克　红花10克　柴胡10克　甘草6克。水煎服，每日1剂，2次/日。

【功效与主治】化瘀利咽。

【加减应用】肝阳上亢者，加石决明、天麻各10克；肾精不足者，加黄精、肉苁蓉各12克；口舌歪斜者，加白僵蚕10克；气虚者，加黄芪、党参各15克；小便失禁者，加益智仁10克；大便秘结者，加全瓜蒌、酒大黄各10克；瘀血重者，加地龙10克；肢体麻木者，加皂刺、鸡血藤各10克；上肢瘫痪重者，加片姜黄、桑枝各15克；下肢瘫痪重者，加牛膝、杜仲各15克。

（2）顺咽方（黄德弘经验方）

【组成与用法】黄芪30克　归尾10克　川芎10克　赤芍15克　地龙10克　水蛭10克　石菖蒲15克　制胆星10克　郁金18克　天麻12克　法半夏10克　陈皮6克　白术15克　茯苓20克。水煎服，每日1剂，2次/日。

【功效与主治】益气活血，祛风化痰，通络开窍。

【加减应用】无。

（3）加味止痉散（韩淑凯经验方）

【组成与用法】全蝎10克　桃仁10克　当归10克　白芍10克　蜈蚣3条　黄芪15克　生地黄15克。研细粉，搅拌均匀，筛后备用，每次10克，每日两次，开水冲服，不能口服患者鼻饲治疗。

【组成与用法】活血化瘀，补气通络，息风化痰。

【加减应用】无。

（4）加减升降散合候氏黑散（谭旭宏经验方）

【组成与用法】蝉蜕6克　僵蚕6克　姜黄6克　大黄6克　桔梗6克　干姜6克　菊花10克　白术10克　牡蛎10克　防风10克　黄芩10克　桂枝10克　茯苓12克　川芎12克　细辛3克　矾石3克　党参15克　当归20克。水煎服，每日1剂，2次/日。

【功效与主治】祛风化痰，活血通络。

【加减应用】舌红甚者，减少桂枝与干姜的用量，加用栀子10克和生石膏15克到30克；若出现舌质淡、胖大舌、便溏、畏寒等，减少黄芩和大黄的用量，或不用，增加干姜用量10克，并加用葛根10克。

（5）地黄止痉汤（朱文宗经验方）

【组成与用法】熟地黄15克　巴戟天9克　山茱萸9克　石斛9克　肉苁蓉9克　制附子6克　五味子6克　官桂6克　白茯苓6克　麦门冬6克　石菖蒲6克　远志6

克。水煎服，每日1剂，2次/日。全蝎，蜈蚣各等分上研细末，每服2~3克。

【功效与主治】调补阴阳，化痰通窍。

【加减应用】喑痱以阴虚为主，且痰火盛者，去温燥的附、桂，酌加川贝母、鲜竹沥、陈胆星、天竺黄以清化痰热；兼有气虚者，适当加黄芪、人参以益气健脾。

（6）化痰利咽汤（周德生经验方）

【组成与用法】炙麻黄10克　白参10克　木蝴蝶10克　威灵仙10克　益智仁15克　白芷10克　白术10克　茯苓15克　僵蚕10克　石菖蒲10克　远志6克　甘草6克。水煎服，每日1剂，2次/日。

【功效与主治】健脾化痰，利咽开痹。

【加减应用】气虚甚者，加大剂量黄芪、红景天；涎多者，加附片、苍术、川贝母；喑痱者，加鲜竹沥、陈胆星、天竺黄。

3. 多发性脑梗死所致癫痫专方

（1）活血定痫方（罗家祺经验方）

【组成与用法】黄芪15克　当归15克　川芎9克　赤芍12克　桃仁10克　红花6克　全蝎3条　蜈蚣1条　石菖蒲10克　郁金10克　地龙10克。水煎服，每日1剂，2次/日。

【功效与主治】益气活血，息风止痉。

【加减应用】无。

（2）通络定痫汤（贾庆国经验方）

【组成与用法】法半夏10克　制南星10克　橘红10克　茯苓20克　石菖蒲15克　远志10克　天麻10克　川芎15克　桃仁10克　牛膝15克　郁金10克　白僵蚕15克　全蝎10克　珍珠母20克　龙齿20克。水煎服，每日1剂，2次/日。

【功效与主治】化瘀通络，涤痰开窍，祛风定痫。

【加减应用】气血虚者加黄芪20克，当归10克；阴虚者加黄精20克，山茱萸15克。

（3）祛瘀定痫合剂合蝎蜈胶囊（胡建华经验方）

【组成与用法】全蝎、蜈蚣、地龙、白芍、丹参、铁落、石菖蒲、远志、胆南星、川芎、红花等。全蝎、蜈蚣等虫类药研粉，装胶囊。

【功效与主治】柔肝息风，化痰定痫，活血化瘀。

【加减应用】无。

第六章　多发性腔隙性脑梗死

多发性腔隙性脑梗死系大脑动脉的深支闭塞所致的脑干和大脑深层非皮层部位的多个小梗死灶，其梗死灶的大小直径不超过15mm，主要分布于壳核、尾状核、桥脑、内囊和脑回的白质。为缺血性脑卒中重要的一型，临床症状多不严重，无意识障碍。是在高血压、动脉硬化、糖尿病的基础上，产生腔梗的动脉是在脑大动脉上发现的直径在100 ~400 μm之间的小的深穿支动脉，没有分支和终支吻合支，向大脑半球的深部区域提供血液供应。大部分腔梗发生在大脑前和大脑中动脉的长而深的穿髓小动脉分支、大脑后动脉的丘脑极动脉和丘脑膝状体动脉、基底动脉的旁正中动脉。脑深部的微小动脉发生闭塞，引起脑组织缺血性软化病变。临床上患者多无明显症状，约有3/4的患者无病灶性神经损害症状，或仅有轻微注意力不集中、记忆力下降、轻度头痛头昏、眩晕、反应迟钝等症状。部分多发性腔隙性脑梗死，可影响脑功能，导致智力进行性衰退，最后导致脑血管性痴呆。该病的诊断主要为CT或MRI检查。血管壁动脉粥样硬化改变是症状性腔隙性脑梗死动脉狭窄的最常见机制，脂质透明样变性最早被认为是腔隙性脑梗死最常见的原因。穿支动脉或者这些血管的起始血管栓塞，有两种机制。①心源性栓塞：栓塞性心脏病，尤其是心房颤动、风湿性心瓣膜病和细菌性心内膜炎被认为是腔隙性脑梗死不常见的原因，常基于尸体解剖发现；②动脉起源的栓塞：颈动脉或大动脉的微栓子可造成胆固醇晶体的粥样硬化碎片的微栓子，造成腔隙性脑梗死。血流动力学障碍，主动脉夹层，血液学障碍、感染及遗传，遗传研究也提供了了解腔隙性脑梗死发病机制的某些线索。

本病相当于中医的“缺血性中风”、“眩晕”、“头痛”，大多神志清楚，为中经络。本病多因情志过激，劳累过度，酒食不节，气候改变而诱发。多由年老气衰、上气不足而致气虚血瘀，阻于脑窍；或肝肾阴虚，内风动越，扰动痰浊，瘀阻脑络；或饮食不节，脂痰内盛，脂痰瘀血，脑脉壅滞；或血虚生风，津亏脉涩，血行不畅，凝滞阻于脑窍等发病。①肝阳暴亢：素体肝旺，肝郁化火，或过食辛辣刺激之品，致肝阳骤亢，阳化风动，夹痰横窜经络，致口眼歪斜，半身不遂，肢体强痉。②风痰阻络：素体痰湿内盛，或嗜食肥甘厚味，致中焦失运，聚湿成痰，痰郁化热，热极生风，终致风痰搏结，流窜经络，血脉痹阻，气血不通，故发为本病。③气虚血瘀：年老体衰，元气亏虚，或久病久卧伤气，致气虚不能鼓动血脉运行，血行不畅，瘀血内生，瘀阻脑脉而致本病。④阴虚风动：若房劳过度，暗耗阴血，或久病失养，耗伤真阴，皆令阴虚阳亢，阴不制阳，相火妄动，虚风内生，虚风横窜经络，故见半身不遂，阴血不足，筋脉失养，故见肢体麻木。

诊断要点

1. 病史：常见于50以上的老年人，男性多于女性，多有高血压病、糖尿病、高脂血症、动脉硬化、心脏病史、吸烟、酗酒史，部分患者发病前有短暂性脑缺血发作病史。

2. 症状：突然或逐渐起病，症状在数小时或数天达高峰。症状一般较轻，一般无头痛、颅高压和意识障碍表现，临床症状与腔梗灶的大小和部位有关。相当一部分病人可以无相应的神经功能缺损症状而经影像学检查发现腔隙性病灶，因为病灶范围小，位于非临床要害区而不产生症状，称为无症状性腔隙性脑梗死。

常见的腔隙综合征有下列5种类型：

①纯运动性卒中：最常见类型，表现为对侧面部、舌及上下肢体不同程度瘫痪，而无感觉障碍、视野缺失、失语等，常常突然发病，数小时内进展，许多患者遗留受累肢体的笨拙和运动缓慢。病灶位于放射冠、内囊、基底节、脑桥、延髓等。

②纯感觉性卒中：患者主诉半身麻木，受到牵拉、发冷、发热、针刺、疼痛、肿胀、变大、变小或沉重感。检查可见一侧肢体、躯干感觉减退或消失。感觉障碍偶可见越过中线影响双侧鼻、舌、阴茎、肛门等，说明为丘脑性病灶。

③共济失调性轻偏瘫：表现为病变对侧的纯运动性轻偏瘫和小脑性共济失调，以下肢为重，也可有构音不全和眼震，指鼻试验和跟膝胫试验阳性，且不能用无力来解释。系基底动脉的旁正中动脉闭塞而使桥脑基底部上1/3与下1/3交界处病变所致。

④感觉运动性卒中：多以偏身感觉障碍起病，继而出现轻偏瘫。为丘脑后腹核并累及内囊后肢的腔隙性梗死所致，亦称丘脑内囊综合征。

⑤构音障碍~手笨拙综合征：患者严重构音不全，吞咽困难，一侧中枢性面舌瘫，该侧手轻度无力伴有动作缓慢，笨拙（尤以精细动作如书写更为困难），指鼻试验不准，步态不稳，腱反射亢进和病理反射阳性。病灶位于桥脑基底部上1/3和下2/3交界处、内囊前肢及膝部，也可能有同侧共济失调。

3. 体征：根据梗死灶部位可出现不同的神经系统缺损体征，包括偏瘫、偏身感觉障碍、偏盲、构音障碍、共济失调等。

4. 检查

（1）头颅CT：发病24小时内，特别是6小时以内多正常。24~48小时后可见内囊基底节区、皮质下白质单个或多个圆形、卵圆形或长方形梗死病灶在CT上呈低密度，边界清楚，直径在10mm~15mm，无明显占位效应。

（2）头颅MRI：比CT更敏感，能发现CT上难以发现的小病灶。病灶呈长T1、长T2信号。功能性MRI如弥散加权成像（DWI）和灌注加权成像（PWI），可以在发病后的数分钟检测到缺血性改变，DWI 与 PWI 显示的病变范围相同的区域，为不可逆性损伤部位，DWI 与 PWI 不一致区，为缺血性半暗带。

（3）脑血管造影：数字减影法（DSA）、CT 血管造影（CTA）和磁共振成像（MRA）多无明显阳性发现。

通用良方

本病的治疗应注意以下方面：①痰瘀致病互为因果，治疗过程中治瘀勿忘治痰，治痰应当活血。病证呈现的痰湿或血瘀的证候有轻有重，因此，临证中应当注意辨清痰和瘀证候的孰轻孰重，按证情所示严谨配伍祛瘀药或祛痰药之比重。②分清寒热虚实：活血药有凉血祛瘀药、破血消瘀药、温经活血药、益气通络药、养血活血药；祛痰药按证情不同可选用：涤痰开窍、清化热痰、温化寒痰、润燥化痰、健脾化痰等药，临证时可辨证选用。③注意配伍理气药：气行血行，活血化瘀药与理气药配伍选用，可加强血液的流通而有助于痰散血行。同样，为了加强祛痰药的疗效也应配伍理气药，正如名家所说："善治痰者，不治痰而治气，气顺则痰消"、"治痰不行气非治也"。④按证情的标本虚实缓急而灵活加减应用。老年性心脑血管疾病按中医辨证为本虚标实证，当病属急性期一般均呈现痰瘀互结证候，治疗时当采用痰瘀同治法，但该法属消法范畴，在急性期应用时注意攻邪勿伤正。或当中病即止，即在标实之证缓解时即配用扶正固本之品，当病久呈现体虚证为甚时，更要注意扶正为主，不但以益气助阳或养阴补血为主，而且活血药应选用益气养血活血药，化痰药也应按证选用健脾化痰或清润化痰之品。

1. 脑梗通方（北京中医学院学报，1993 年第 2 期）

【组成与用法】天麻 30 克　白蒺藜 15 克　大黄 10 克　水蛭 10 克。上药适量，焙干后研粉装成胶囊；亦可用水煎服，每日 1 剂，2 次/日。

【功效与主治】涤邪通腑，活血通经。

【加减应用】肾精亏虚者，加熟地黄、黄精；肝阳偏亢者，加菊花、石决明；肢体瘫痪者，加少量全蝎、蜈蚣；患侧手足浮肿者，加茯苓、苍术。

2. 消栓活络饮（吉林中医药，2001 年第 5 期）

【组成与用法】川芎 30 克　当归 20 克　丹参 15 克　延胡索 10 克。水煎服，每日 1 剂，2 次/日。

【功效与主治】理气活血，化瘀通络。

【加减应用】肝阳暴亢者，加天麻、钩藤、菊花、夏枯草；风痰阻络者，加法半夏、白术、天麻；痰热腑实者，加大黄、芒硝、瓜蒌；气虚者，加黄芪、党参；阴虚风动者，加白芍、生地黄、玄参；后期可加益肾健脑之品如枸杞子、桑葚子、胡桃肉、人参。

3. 三虫息风活络汤（河北中医，1995 年第 6 期）

【组成与用法】水蛭 20 克　全蝎 10 克　蜈蚣 6 条　丹参 30 克　鸡血藤 30 克　红

花10克。水煎服，每日1剂，2次/日。

【功效与主治】活血化瘀通络。

【加减应用】气虚者，加黄芪70克；阴虚者，加生龙骨30克、生牡蛎30克、龟板30克、生地黄30克；舌强语謇者，加白附子10克、僵蚕10克；上肢偏瘫者，加桑枝30克、片姜黄10克；下肢瘫者，加牛膝30克、桑寄生30克。

4. 五虫四藤汤（北京中医，1987年第2期）

【组成与用法】蜈蚣3条　地龙15克　乌梢蛇9克　土鳖虫9克　全虫6克　鸡血藤25克　忍冬藤15克　络石藤20克　钩藤20克　黄芪90克　丹参30克。水煎服，每日1剂，2次/日。

【功效与主治】活血化瘀通络。

【加减应用】偏头痛者，加茺蔚子；血压偏高者，加珍珠母、磁石、牛膝；肢体麻木者，加片姜黄、桑枝；言语不利者，加石菖蒲、生蒲黄；痰盛者，加天竺黄、胆南星；小便不利者，加车前子、旱莲草；肝火偏盛者，加龙胆草、栀子；失眠者，加女贞子、朱砂；腿软无力者，加桑寄生、狗脊。

5. 舒络汤（安徽中医临床杂志，1996年第6期）

【组成与用法】黄芪50克　丹参20克　当归20克　川芎15克。水煎服，每日1剂，2次/日。

【功效与主治】益气养血，舒经通络，排瘀荡滞，祛瘀生新。

【加减应用】肝阳偏亢者，加天麻、钩藤；胸闷纳呆者，加白术、茯苓；呕吐者，加竹茹、法半夏；腑热盛者，加大黄。

6. 参芪四物汤加味（中国社区医师，2007年第17期）

【组成与用法】黄芪35克　党参20克　川芎15克　赤芍15克　生地黄15克　地龙15克　归尾15克。水煎服，每日1剂，2次/日。

【功效与主治】益气活血，化瘀通络。

【加减应用】气虚者，加党参15克、太子参10克；言语不利者，加远志15克、石菖蒲10克、郁金10克；肢体麻木加木瓜20克、伸筋草20克、防己10克、僵蚕10克、豨莶草10克；血瘀者，加丹参10克、红花10克、桃仁10克；湿阻者，加茯苓30克、泽泻20克、陈皮20克、白术25克；肝阳上亢者，加天麻15克、钩藤10克、决明子15克、牛膝15克。

7. 侯氏黑散加味汤（安徽中医学院报，1999年第2期）

【组成与用法】菊花80克　矾石（研末冲服）6克　防风6克　白术10克　党参10克　黄芩10克　川芎10克　当归12克　茯苓15克　生牡蛎24克　桂枝9克　桔梗9克　细辛3克　干姜5克。水煎服，每日1剂，2次/日。

【功效与主治】清肝潜阳，化痰通络，祛风活血。

【加减应用】面红目赤，舌红或绛，脉弦有力属肝阳暴亢者，加生龙骨24克、钩藤 15 克、白蒺藜 18 克；头晕语謇肢体麻木属风痰扰络者，加胆南星 9 克、天竺黄 9 克、远志 9 克、石菖蒲 6 克；便秘午后潮热面红，舌红苔黄腻，脉弦滑大属痰热腑实者，加厚朴 10 克、枳实 10 克、大黄 10 克、芒硝 6 克；气短、心悸、自汗、苔薄质黯、脉细缓或细涩属气虚血瘀者，加黄芪 18 克、水蛭 9 克；眩晕耳鸣、舌红苔少脉细属阴虚风动者，加枸杞子 15 克、生地黄 10 克、鳖甲胶 10 克、丹皮 9 克。

8. 舒络定眩汤（中医药通报，2006 年第 1 期）

【组成与用法】 制首乌 20 克　葛根 30 克　天麻 10 克　怀牛膝 15 克　丹参 15 克　益智仁 10 克　龟板 20 克　龙齿 30 克　女贞子 10 克　旱莲草 10 克　磁石 30 克　枣皮 10 克。水煎服，每日 1 剂，2 次/日。

【功效与主治】 养阴潜阳，舒络止痛，息风定眩。

【加减应用】 舌紫暗者，加当归 10 克、赤芍 15 克、红花 6 克；恶心呕吐者，加天竺黄 15 克、白术 12 克、生姜 6 克；视力下降，视物旋转者，加密蒙花 15 克、甘菊花 12 克；一过性语謇者，加石菖蒲 12 克、连翘 15 克、蝉蜕 6 克。

9. 活血通脑汤（中医药通报，2006 年第 1 期）

【组成与用法】 熟地黄 20 克　山茱萸 10 克　淮山药 15 克　枸杞子 12 克　川牛膝 15 克　当归 10 克　赤芍 15 克　红花 5 克　桃仁 10 克　丹参 15 克　地龙 10 克　乌梢蛇 10 克　鸡血藤 12 克　桑寄生 15 克。水煎服，每日 1 剂，2 次/日。

【功效与主治】 滋阴填精，活血通络。

【加减应用】 痰瘀交阻者，加天竺黄 15 克、白附子 12 克、白芥子 15 克；有热象者，加玄参 15 克、虎杖 15 克、黑栀子 12 克、丹皮 12 克。

10. 天龙复步汤（中医药通报，2006 年第 1 期）

【组成与用法】 天麻 10 克　钩藤 12 克　石决明 20 克　川牛膝 15 克　丹参 15 克　葛根 30 克　当归 10 克　赤芍 15 克　红花 5 克　桃仁 10 克　干地龙 10 克　乌梢蛇 10 克。水煎服，每日 1 剂，2 次/日。

【功效与主治】 养血升清益脑，息风潜阳通络。

【加减应用】 不可加人参；风阳鸱张者，可加生龙骨 30 克、生牡蛎 30 克、代赭石 15 克；大便不通者，可加生大黄 10 克。

11. 通脑复步汤（中医药学刊，2002 年第 5 期）

【组成与用法】 黄芪 15 克　白芍 12 克　地龙 12 克　胆南星 6 克　乌梢蛇 1 条　蛰虫 6 克　豨莶草 15 克　白芥子 12 克　玄参 15 克　透骨草 15 克　桃仁 12 克　红花 6 克。水煎服，每日 1 剂，2 次/日。

【功效与主治】 化痰活血通络。

【加减应用】 肝阳上亢、风火上扰者，加天麻 15 克、钩藤 15 克；痰热腑实者，加大黄 10 克；阴虚风动者，加生地黄 15 克、天冬 15 克。

12. 补肾通络方（浙江中医药大学学报，2006 年第 3 期）

【组成与用法】黄芪30克　石菖蒲10克　益智仁10克　制首乌20克　赤芍10克　川芎10克　葛根15克　水蛭5克（研冲）　鸡血藤15克。水煎服，每日1剂，2次/日。

【功效与主治】滋补肾精，活血通络。

【加减应用】偏气虚者，重用黄芪60克，另加党参15克、茯苓15克；偏阳亢者，酌加珍珠母30克、僵蚕10克、白蒺藜10克；夹痰湿者，加制法半夏10克、苍术10克；肾虚明显者，加熟地黄20克、仙灵脾12克。

13. 张宝林经验方（中医药信息，1998年第6期）

【组成与用法】黄芪50克　当归20克　熟地黄40克　川芎20克　白芍20克　制南星15克　豨莶草50克　桑枝20克。水煎服，每日1剂，2次/日。

【功效与主治】调补气血，助卫和营，涤痰通络。

【加减应用】脸麻为主者，加白附子10克、僵蚕10克、全蝎5克；头皮颈部麻木者，加细辛10克、葛根10克；沉重感明显者，加薏苡仁50克、羌活20克、独活20克；生殖器麻木者，加吴茱萸10克、川楝子15克。

辨证良方

1. 肝阳暴亢证

主症：半身不遂，偏身麻木，舌强言謇或不语，或口眼歪斜，伴眩晕头痛，面红目赤，口苦咽干，心烦易怒，尿黄便干，舌质红或红绛，苔薄黄，脉弦有力。

治法：平肝潜阳息风。

（1）天麻钩藤饮（《杂病证治新义》）

【组成与用法】天麻10克　钩藤20克　石决明20克　川牛膝15克　益母草10克　山栀子10克　黄芩10克　杜仲15克　桑寄生15克　茯神15克　夜交藤20克。水煎服，每日1剂，2次/日。

【功效与主治】平肝息风，清热活血，补益肝肾。

【加减应用】若肝火偏盛者，加丹皮10克，夏枯草10克；若热盛伤津加女贞子10克，生地黄15克，枣皮10克；若腹胀便秘加枳实10克，大黄5克，厚朴10克。

（2）天龙息风汤（湖南中医杂志，1992年第1期）

【组成与用法】天麻15克　钩藤30克　牛膝30克　地龙20克　白芍15克　丹参30克　生石决明39克　甘草3克。水煎服，每日1剂，2次/日。

【功效与主治】平肝息风，活血化瘀。

【加减应用】肾阴虚者，加生地黄、枸杞子；肾阳虚者，加鹿角霜、黑附片；脾虚者，加白术、陈皮。

（3）救瘫灵（北京中医药大学学报，1997年第5期）

【组成与用法】乌梢蛇10克　白僵蚕15克　全蝎10克　蜈蚣10克　地龙15克

水蛭10克　䗪虫10克　木鳖子10克　赤芍10克　当归10克　黄芪30克　淫羊藿10克。前八味药共研细末混匀装胶囊中，每粒3克，用后四味煎汤送服胶囊，每日3次。

【功效与主治】息风通络，活血化瘀。

【加减应用】舌质红、苔黄燥、便秘者，去黄芪，加大黄10克、玄参10克；脉弦滑有力者，加钩藤20克、石决明20克。

2. 风痰阻络证

主症：半身不遂，偏身麻木，舌强言謇或不语，或口眼歪斜，头晕目眩。舌质暗，苔白腻，脉弦滑。

治法：化痰息风，活血通络。

（1）化痰通络汤（《临床中医内科学》）

【组成与用法】法半夏9克　茯苓15克　白术10克　天麻10克　胆南星6克　天竺黄10克　陈皮10克　大黄3克　丹参15克。水煎服，每日1剂，2次/日。

【功效与主治】祛风化痰，活血通络。

【加减应用】上方活血通络作用较弱，故可合用虫藤饮：地龙10克，全蝎5克，僵蚕10克，鸡血藤25克，络石藤25克，海风藤25克；肢体麻木者，可加豨莶草15克；言语不利者，加香附10克，石菖蒲10克；痰涎壅盛，恶心欲呕者，加竹茹10克，陈皮10克；大便正常者，可去大黄；兼有痰热者，加浙贝20克，黄芩10克。

（2）愈瘫灵（北京中医学院学报，1992年第1期）

【组成与用法】党参30克　茯苓18克　石菖蒲18克　白芍18克　白术15克　生甘草6克　法半夏6克　当归15克　肉桂3克　川芎6克　僵蚕6克　升麻6克　白附子6克　桑枝18克。水煎服，每日1剂，2次/日。

【组成与用法】化痰通络，益气活血。

【加减应用】表虚自汗者，加黄芪、桂枝、炙甘草，去肉桂、生甘草；舌红苔黄腻者，去肉桂，加黄芩、菊花；病程在2月以上者，加炮山甲、胆南星；久病面肌瞤动者，加天麻、木瓜。

（3）祛风化痰通络汤（长春中医药大学学报，2010年第4期）

【组成与用法】陈皮10克　法半夏9克　茯苓10克　枳实10克　竹沥20毫升　胆南星6克　天麻10克　僵蚕10克　全蝎5克　地龙10克　鸡血藤25克　大黄6克　甘草6克　乌梢蛇15克。水煎服，每日1剂，2次/日。

【功效与主治】祛风豁痰，活血化瘀。

【加减应用】大便秘结者，加玄参10克、火麻仁30克；上肢偏瘫者，加桑枝10克、片姜黄10克；下肢萎软乏力者，加牛膝15克、续断15克；言语謇涩或不言语者，加石菖蒲10克，炙远志6克；手脚麻木者，加豨莶草10克、蜈蚣1条；头晕者，加钩藤15克；口苦，舌苔黄腻，热象明显者，加黄连5克。

3. 气虚血瘀证

主症：肢体瘫软不用，伴偏身麻木，甚者感觉完全丧失，舌强言謇或不语，或口眼歪斜，气短乏力，自汗，舌淡紫或紫暗，或有瘀斑、瘀点，苔薄白或白腻，脉弦涩或脉细无力。

治法：益气活血，化瘀通络。

（1）黄芪活血汤（中国中医急症，2008年第4期）

【组成与用法】黄芪30克　丹参20克　川芎10克　桃仁12克　红花6克　当归15克　地龙10克　水蛭粉3克　葛根20克　三七粉3克（冲服）。水煎服，每日1剂，2次/日。

【功效与主治】益气活血。

【加减应用】口眼歪斜者，加僵蚕8克、白附子10克（先煎）、全蝎3克（研粉冲服）；语言謇涩者，加石菖蒲20克；眩晕眼花者，加天麻10克（蒸兑）、钩藤10克、枸杞子15克、菊花10克；痰瘀互阻者，加大黄12克（后下）、当归15克、法半夏10克；痰热腑实者，加胆南星10克、大黄12克（后下）、天竺黄10克；风痰阻络者，加法半夏10克、白术10克、全蝎5克（研粉冲服）；阴虚内动者，加龟板15克（先煎）、女贞子15克。

（2）益气活血方（新中医，2006年第2期）

【组成与用法】黄芪30~60克　川芎10克　地龙15克　桃仁10克　红花10克　水蛭10克　赤芍15克　丹参15克　全蝎6克。水煎服，每日1剂，2次/日。

【功效与主治】益气活血，化瘀通脉。

【加减应用】若症见高血压肝阳上亢眩晕者，加代赭石、钩藤、菊花；失语或语言謇涩者，加石菖蒲、远志、郁金；痰涎壅盛者，加胆南星、法半夏；阴虚者，加女贞子、旱莲草、枸杞子；虚性便秘者，加火麻仁；热性便秘者，加大黄。

（3）益气活血化痰方（中医杂志，2011年第11期）

【组成与用法】桃仁10克　红花10克　黄芪60克　当归30克　赤芍12克　川芎10克　地龙10克　桂枝12克　石菖蒲15克　水蛭10克　三七15克　丹参30克（制）半夏12克　胆南星10克。水煎服，每日1剂，2次/日。

【功效与主治】益气活血，化痰通络。

【加减应用】头晕头痛者，加天麻、钩藤、石决明；肢体麻木较甚者，加鸡血藤、络石藤、海风藤。

4. 阴虚风动证

主症：半身不遂，偏身麻木，口眼歪斜，言语不利，五心烦热、眩晕耳鸣、失眠，舌质红或暗红，少苔或无苔，脉弦细或弦细数。

治法：滋阴潜阳、息风通络。

（1）镇肝息风汤（《医学衷中参西录》）

【组成与用法】怀牛膝20克　代赭石20克　生龙骨30克（先煎）　生牡蛎30克（先煎）　炒龟板20克（先煎）　白芍10克　天冬10克　玄参15克　川楝子10克　茵陈10克　炒麦芽15克　甘草6克。水煎服，每日1剂，2次/日。

【功效与主治】滋阴潜阳，平肝息风通络。

【加减应用】肝火不盛者可去茵陈；无食后腹胀者可去麦芽；瘀血明显者，加桃仁10克，红花5克；五心烦热、潮热盗汗者加黄柏10克，知母10克，地骨皮10克；腰膝酸软者加枸杞15克，杜仲15克，女贞子10克，墨旱莲10克；心烦失眠者加珍珠母30克，夜交藤20克；若内风明显者，加菊花10克，钩藤20克。痰热较重者去龟板加胆南星5克，全瓜蒌15克；大便秘结者加生大黄8～10克（后下）。

（2）中风防治灵一号（中医研究，2013年第1期）

【组成与用法】太子参30克　制首乌10克　大黄6克　决明子8克　胆南星6克　水蛭8克　天麻15克　全蝎8克。水煎服，每日1剂，2次/日。

【功效与主治】扶正祛浊。

【加减应用】腰膝酸软者，加杜仲、桑寄生；夜尿频多者，加天台乌药、桑螵蛸、山药；失眠多梦者，加酸枣仁、知母、茯神；胸闷胸痛者，加丹参、三七、川芎。

（3）养阴和瘀汤（现代中西医结合杂志，2003年第2期）

【组成与用法】虎杖20克　炮甲片10克　丹参15克　川芎12克　枸杞子15克　首乌12克　生地黄10克　制黄精20克。水煎服，每日1剂，2次/日。

【功效与主治】养阴和瘀。

【加减应用】头晕头痛者，加川芎、葛根、天麻；烦躁易怒者，加柴胡、白芍、香附、薄荷；肢体麻木者，加桑枝、牛膝、防风。

对症良方

1. 多发性腔隙性脑梗死所致头痛专方

（1）活血止痛汤（中国实验方剂学杂志，2012年第16期）

【组成与用法】桃仁6克　当归10克　红花15克　川芎30克　白芷12克　赤芍10克　全蝎（冲服）6克　蔓荆子12克　延胡索20克　蜈蚣（冲服）2条，白蒺藜30克。水煎服，每日1剂，2次/日。

【功效与主治】活血化瘀，通络止痛。

【加减应用】肝阳上亢者，加天麻、钩藤、石决明、栀子；肾阴虚者，加杜仲、桑寄生、熟地黄、龟甲；血虚者，加白芍、熟地黄。

（2）通窍活血汤（医林改错）

【组成与用法】赤芍3克　桃仁6克　红花9克　生姜9克　大枣5枚　麝香0.15克　老葱6克。水煎服，每日1剂，2次/日。麝香冲服。

【功效与主治】活血通窍。

【加减应用】若瘀痛入络，可加全蝎、穿山甲、地龙、三棱、莪术等以破血通络止痛；气机郁滞较重，加川楝子、香附、青皮等以疏肝理气止痛；血瘀经闭、痛经者，可用本方去桔梗，加香附、益母草、泽兰等以活血调经止痛；胁下有痞块，属血瘀者，可酌加丹参、郁金、䗪虫、水蛭等以活血破瘀，消瘕化滞。

(3) 芎辛导痰汤（《证治准绳》）

【组成与用法】川芎3克　细辛3克　胆南星3克　陈皮10克　茯苓12克　法半夏10克　枳壳10克　白芷3克　蔓荆子6克　生姜6克。水煎服，每日1剂，2次/日。

【功效与主治】健脾化痰，祛风止痛。

【加减应用】苔腻者，加苍术、石菖蒲；纳呆者，加藿香、谷麦芽。如头痛以巅顶为重，泛吐痰涎，遇风寒则甚，则加吴茱萸汤（《伤寒论》）温化寒痰。

(4) 头痛消（中医杂志，2002年第11期）

【组成与用法】川芎20克　丹参30克　全蝎3克（研末冲服）　蜈蚣3克（研末冲服）　僵蚕3克（研末冲服）　柴胡10克　细辛3克　甘草6克。水煎服，每日1剂，2次/日。

【功效与主治】活血祛瘀，除风通络，解痉止痛。

【加减应用】伴风寒外袭者，加白芷、荆芥；伴肝郁气滞者，加杭菊花、栀子；伴经期头痛者，加益母草、红花；伴气血亏虚者，加黄芪、大枣、当归；伴肾阴亏虚者，加海马、胡芦巴；伴痰浊蒙窍者，加石菖蒲、苍术。

(5) 息风活血定痛汤（中华中医药学刊，2013年第4期）

【组成与用法】川芎30克　赤芍15克　全蝎6克　蜈蚣2条　蝉衣9克　白芷12克　白蒺藜10克　蔓荆子10克　地龙9克　防风9克。水煎服，每日1剂，2次/日。

【功效与主治】平肝息风，活血化瘀。

【加减应用】痛剧或面红如醉加石决明30克，紫贝齿30克；口苦心烦加丹皮10克，焦山栀10克，夏枯草9克；舌下络脉迂曲加红花6克，桃仁9克；头重伴恶心呕吐加法半夏9克，茯苓15克。

2. 多发性腔隙性脑梗死所致头晕专方

(1) 镇肝息风汤（《医学衷中参西录》）

【组成与用法】怀牛膝30克　生赭石30克　生龙骨15克　生牡蛎15克　生龟板，15克　生杭芍15克　玄参15克　天冬15克　川楝子6克　生麦芽6克　茵陈6克　甘草5克。水煎服，每日1剂，2次/日。

【功效与主治】镇肝息风，育阴潜阳。

【加减应用】若兼夹痰热，胸闷有痰，加胆南星、川贝母；若兼夹胃热，心中热甚者，家用生石膏；若肾水亏虚较甚，尺脉重按虚者，加熟地黄，生茱萸。

（2）半夏白术天麻汤（《医学心悟》）

【组成与用法】法半夏9克　天麻　茯苓　橘红各6克　白术18克　甘草3克。水煎服，每日1剂，2次/日。

【功效与主治】燥湿化痰，平肝息风。

【加减应用】肝经有热见目赤口苦者，可加菊花、夏枯草。

（3）归脾汤（《正体类要》）

【组成与用法】白术9克　当归9克　茯神10克　黄芪12克　远志6克　龙眼肉12克　酸枣仁12克　人参6克　木香6克　炙甘草3克　生姜6克　大枣3枚。水煎服，每日1剂，2次/日。

【功效与主治】益气补血，健脾养心。

【加减应用】若血虚较甚，面色无华，头晕心悸者，可加熟地黄、阿胶等加强补血之功。

（4）大补元煎（《景岳全书》）

【组成与用法】人参少则用3～6克多则用20～60克　山药（炒）6克　熟地黄少则用6～9克　多则用60～90克　杜仲6克　当归6～9克（若泄泻者去之）　山茱萸3克（如畏酸吞酸者去之）　枸杞6～9克　炙甘草3～6克。水煎服，每日1剂，2次/日。

【功效与主治】救本培元，大补气血。

【加减应用】如元阳不足多寒者，加附子、肉桂、炮姜；如气分偏虚者，加黄芪、白术，如胃口多滞者，不必用；如血滞者，加川芎，去山茱萸；如滑泄者，加五味、故纸之属。

（5）益肾定眩汤（中华中医药杂志，2013年第9期）

【组成与用法】天麻15克　钩藤15克　川芎15克　鸡血藤30克　白术10克　泽泻20克　法半夏10克　山茱萸15克　黄芪20克　枸杞子15克　何首乌15克。水煎服，每日1剂，2次/日。

【功效与主治】息风化痰，扶正通脉定眩。

【加减应用】肢体麻木者，加络石藤、石楠藤、三七、牛膝、地龙；失眠者，加知母、酸枣仁；颈项疼痛者，加葛根、威灵仙、片姜黄。

3. 多发性腔隙性脑梗死所致言语不利专方

（1）解语丹（《永类钤方》）

【组成与用法】白附子（炮）　石菖蒲　远志肉　天麻　全蝎（去毒，酒炒）　羌活　僵蚕各30克　木香15克　牛胆南星30克。水煎服，每日1剂，2次/日。

【功效与主治】祛风化痰，宣窍通络。

【加减应用】若言语不利兼见心悸气短，腰膝酸软，潮热盗汗者，为肾虚精气不能上承，可用地黄饮子加减。

（2）涤痰复音汤（中国中医急症，2006年第3期）

【组成与用法】石菖蒲 10 克　郁金 10 克　远志 10 克　莲子心 3 克　蝉蜕 10 克　土鳖虫 10 克　僵蚕 10 克　全蝎 5 克　水蛭 10 克　胆南星 6 克　竹茹 10 克　甘草 6 克。水煎服，每日 1 剂，2 次/日。

【功效与主治】涤痰祛瘀开窍。

【加减应用】头晕者，加天麻、钩藤、头晕草；胸闷胸痛者，加丹参、三七、川芎、生地黄；肢体麻木者，加鸡血藤、桑枝、牛膝。

（3）补肾益气汤（中医临床研究，2013 年第 4 期）

【组成与用法】石菖蒲 20 克　泽泻 30 克　大黄 10 克　水蛭 10 克　丹参 20 克　淫羊藿 15 克。水煎服，每日 1 剂，2 次/日。

【功效与主治】补肾益气。

【加减应用】伴头痛眩晕、口苦咽干者，可加天麻、钩藤；伴纳差腹胀者，加砂仁、焦三仙；伴胸闷疼痛者，加薤白、泽兰、甘松；伴失眠者，加酸枣仁、远志、合欢皮、夜交藤；伴手足心热、耳鸣者，加龟甲、鳖甲、女贞子。

4. 多发性腔隙性脑梗死所致记忆力减退专方

（1）七福饮（《景岳全书》）

【组成与用法】熟地黄 20 克　当归 20 克　人参 10 克　白术 10 克　炙甘草 5 克　远志 10 克　杏仁 10 克。水煎服，每日 1 剂，2 次/日。

【功效与主治】补肾益髓，填精养神。

【加减应用】若兼言行不经，心烦尿赤，舌质红，少苔，脉细而弦数，是肾精不足，水不制火而心火妄亢，可用六味地黄丸加丹参，莲子心、菖蒲等清心宣窍。

（2）醒脑复苏汤（河北中医，2003 年第 4 期）

【组成与用法】人参（切薄片）10 克　生黄芪 15 克　熟地黄 20 克　白芍药 15 克　何首乌 20 克　淫羊藿 15 克　丹参 15 克　川芎 10 克　天麻 10 克　石菖蒲 10 克　远志 10 克。水煎服，每日 1 剂，2 次/日。

【功效与主治】益气健脾补肾，活血化瘀，祛痰开窍，醒脑复智

【加减应用】肝阳上亢者去人参、生黄芪，加西洋参 6 克、麦门冬 10 克、钩藤 10 克；肝郁气滞甚者加柴胡 10 克、枳壳 6 克；血瘀甚者加桃仁 8 克、红花 6 克、水蛭 5 克；肾阳虚甚者加制附子 5 克、肉苁蓉 15 克、肉桂 4 克；痰浊甚者加天竺黄 6 克、法半夏 6 克；痰迷心窍神昏甚者加麝香末（冲服）0.06 克（年高体衰气弱者勿用）；如饮食乏味，纳呆，苔厚腻，属痰热蕴于中焦，可先清化祛除痰热后再用上述基本方治疗。

（3）回春饮（江苏中医，2000 年第 7 期）

【组成与用法】生黄芪 30 克　川芎 10 克　葛根 20 克　麦冬 15 克　首乌 20 克　锁阳 10 克　石菖蒲 10 克　制南星 6 克。水煎服，每日 1 剂，2 次/日。

【功效与主治】益气活血，育阴助阳，化痰醒脑。

【加减应用】症见面色萎黄、神疲气短、心悸者，可加重黄芪之用量，并加用当归、白芍以补气养血；症见腰膝酸软、头晕耳鸣者，加生地黄、杜仲、山茱萸以滋养肝肾；症见烦躁易怒、目赤口苦者，可加用天麻、知母、石决明、黄芩、钩藤等以平肝泻火，育阴潜阳；症见胸闷泛恶、头重如裹、苔厚腻等症者，可加用天竺黄、制南星、白附子、白术、青礞石以豁痰降浊。

（4）洗心汤（《辨证录》）

【组成与用法】人参15克　甘草10克　法半夏10克　陈皮6克　附子6克（久煎）　茯神10克　酸枣仁6克　神曲6克　石菖蒲10克。水煎服，每日1剂，2次/日。

【功效与主治】健脾益气，豁痰开窍。

【加减应用】脾虚明显者，加党参、茯苓；痰浊内盛者，加佩兰、瓜蒌壳，重用法半夏、陈皮；郁而化热者，可加黄芩、竹茹。

（5）知柏地黄汤（《医宗金鉴》）

【组成与用法】知母10克　黄柏10克　熟地黄15克　山药10克　茯苓6克　丹皮6克　泽泻6克　茱萸10克。水煎服，每日1剂，2次/日。

【功效与主治】补益肝肾。

【加减应用】肾虚明显者用左归饮；阴虚火旺明显者加丹皮、地骨皮；虚风内动者，加天麻、钩藤、生牡蛎、龙骨。

（6）还少丹（《医方集解》）

【组成与用法】熟地黄15克　枸杞子10克　山茱萸10克　肉苁蓉10克　巴戟天10克　小茴香6克　杜仲10克　怀牛膝10克　楮实子10克　茯苓6克　山药10克　大枣10克　石菖蒲6克　远志6克　五味子6克。水煎服，每日1剂，2次/日。

【功效与主治】温补脾肾。

【加减应用】脾肾阳虚明显者，可用金匮肾气丸、右归丸；畏寒肢冷者加续断、巴戟天；短气乏力甚者，加黄芪、紫河车等。

5. 多发性腔隙性脑梗死所致口角歪斜专方

（1）牵正散（《杨氏家藏方》）

【组成与用法】白附子3克　白僵蚕6克　全蝎6克。水煎服，每日1剂，2次/日。

【功效与主治】祛风化痰，通络止痉。

【加减应用】若见风邪上攻兼见头痛、恶寒者，可加荆芥、防风、白芷；若见面部肌肉抽动者，可加地龙、天麻等祛风通络。

（2）小续命汤（《千金要方》）

【组成与用法】麻黄10克　防已10克　人参10克　芍药10克　川芎6克　桂枝6克　制附片6克（久煎）　防风6克　杏仁6克　黄芩6克　甘草3克。水煎服，每日1剂，2次/日。

【功效与主治】祛风散寒，温经通络。

【加减应用】若表虚自汗者，去麻黄，加黄芪、白术；兼头痛加白芷、羌活；面肌抽动加天麻、蜈蚣、全蝎；若口角流涎加白僵蚕。

（3）匡罢汤（《中国当代名中医秘验方临证备要》）

【组成与用法】生地黄12克　白芍10克　麦门冬10克　石斛12克　酸枣仁10克　炙甘草5克　石决明12克　天麻10克　全蝎5克　白附子10克　石菖蒲5克　天竺黄10克　茯苓12克　僵蚕6克。水煎服，每日1剂，2次/日。

【功效与主治】滋阴息风，活血化瘀通络。

【加减应用】阴虚者加龟板，气虚加黄芪、党参；肾虚加山茱萸、肉苁蓉、杜仲。

第七章 分水岭脑梗死

脑动脉交界区毛细血管吻合网往往呈带状分布，称为分水岭、边缘带或低压带。脑分水岭梗死，又称边缘带梗死，是指脑内相邻动脉供血区之间的边缘带发生的脑梗死，其发病率占缺血性脑血管病10%。脑分水岭梗死分型依据经典的Bogousslavsky分类法分为3型：①皮质型，包括皮质前型和皮质后型。②皮质下型。③混合型：小脑型脑分水岭梗死。与局灶性脑梗死相比，分水岭脑梗死患者一般有短暂性脑缺血发作病史。研究表明，分水岭脑梗死的首次发作可无临床症状或仅表现为TIA；有临床症状者多为轻度神经功能缺损，美国国立卫生研究院卒中量表（NIHSS）评分仅为（1.9±0.9）分，而再次发作临床症状往往比第一次重，大多呈中等程度的神经系统功能缺损，NIHSS评分为（4.8±3.1）分，且临床症状复杂多样。分水岭脑梗死的临床表现取决于梗死部位及程度：（1）皮质前型临床表现为以上肢为主的中枢性偏瘫和偏身感觉障碍，可伴有额叶症状，优势半球受累时还有运动性失语；（2）皮质后型以偏盲最常见，可有皮质感觉障碍、轻偏瘫等，优势半球受累还有感觉性失语，非优势半球受累有体像障碍；（3）皮质下型可累及基底核、内囊及侧脑室体部等，主要为偏瘫及偏身感觉障碍。随着医学的发展，人们对分水岭脑梗死的认识不断深入，其发病机制长期以来一直存在争议，但是主要集中在以下几个方面：①颅内外大血管狭窄或闭塞。②血液动力学改变。③微栓子说。④也有学者提出后循环颅内段血管的迂曲是卒中的重要危险因素。尽管有各种不同的观点，但是最终导致分水岭梗死的发生，并不是单一一个病因引发，而是多种原因共同作用的结果。国内有研究发现脑的主要血管病变是国人分水岭脑梗死的最主要原因，完善脑血管检查，及早发现并积极干预脑血管病变对于其治疗及预后意义重大。内分水岭脑梗死和外分水岭脑梗死发病时的临床症状、体征及NIHSS评分并无明显差异，但后者预后较好。外分水岭梗死接近皮层，故更有机会建立来自软脑膜或硬脑膜上的侧支循环。然而，当外分水岭梗死与内分水岭梗死并存时，则很有可能存在脑低灌注损伤，其预后往往不良。内分水岭脑梗死预后常较差，常伴有临床症状的恶化，多留有不同程度的残障。在内分水岭脑梗死发生的数日内，极易再发新的脑卒中。

中医没有分水岭脑梗死的称谓，分水岭脑梗死亦当属于中医的“中风”范畴。中风主要是由于脏腑功能失调、正气虚弱，复因情志过极、劳倦内伤、饮食不节、用力过度等外因的诱发下，导致瘀血阻滞，痰热内生，心火亢盛证，肝阳暴亢，气血逆乱，上冲犯脑而发病。其病位在脑，与心肝脾肾关系密切，病性属于本虚标实，上盛下虚，在本位肝肾阴虚，气血衰弱；在标位风火相煽，痰湿壅盛，气逆血瘀。对于分水岭脑梗死来说，根据其发病特点，与中医的辨证相联系，许多学者倾向于将分水岭脑梗死的最主要的病因归于气虚血瘀，气虚无力运血，血行不畅而瘀滞脉络，如果瘀血阻滞于脑脉则发生脑卒中，当脑内相邻动脉供血区之间的边缘发生瘀血阻络形成梗死时，就形成了分水岭脑梗死，这与分水岭脑梗死的低灌注病理特点相契合。或素体痰湿内盛，或嗜食肥甘厚味，致中焦失运，聚湿成痰，痰郁化火，或素体肝旺，情志不遂，肝郁化火，喜食辛辣烟酒刺激之品，在不明原因或药石不当之时，猝然出现头晕目眩，头胀痛，继而半身不遂，口舌歪斜，舌强语蹇或失语，偏身麻木，伴面色苍白，舌厚腻苔白，脉弦。表明因实致虚，或虚实夹杂，致脑脉痹阻，此属化火伤阴之阴虚型。

诊断要点

依据1996年全国第四届脑血管病会议诊断标准。

1. 既往可有高血压或糖尿病、动脉斑块等相关病史；

2. 发作特点符合卒中发作，多无意识障碍或有轻度意识改变，神经系统症状及体征相对较轻，符合1996年全国第四届脑血管病会议诊断标准；

3. 有心肌缺血、心律失常、体位性低血压发作、过分降压治疗及糖尿病并发植物神经功能障碍等基础病因，并有低血压或血灌注量不足起因者；

4. 分水岭脑梗死的诊断是在闭塞性脑血管病的基础上，结合CT或MRI的特点而定，一般认为可以是一个部位或两个及两个以上部位的各两条动脉终端交界处梗死。

通用良方

分水岭脑梗死的一般治疗，与其他中风疾病一样，需重视祛邪、扶正两方面：①驱邪宜根据具体情况对症处理，予以平肝息风、清热涤痰、化痰活血通络等法。②扶正则以补中益气、养阴、回阳等。通过扶正祛邪之法，达到病除之功。

1. 补阳还五汤（《医林改错》）

【组成和用法】 黄芪（生）120克　当归尾6克　赤芍5克　地龙（去土）3克　川芎3克　红花3克　桃仁3克。水煎服，每日1剂，2次/日。

【功效与主治】 补气活血，祛瘀通络。

【加减应用】 本方生黄芪用量独重，但开始可先用小量（一般从30～60克开始），效果不明显时，再逐渐增加。原方活血祛瘀药用量较轻，使用时，可根据病情适当加大。若半身不遂以上肢为主者，可加桑枝、桂枝以引药上行，温经通络；下肢为主者，加牛膝、杜仲以引药下行，补益肝肾；日久效果不显著者，加水蛭、虻虫以破瘀通络；口角流涎，语言不利者，加石菖蒲、郁金、远志等以化痰开窍；口眼㖞斜者，可合用牵正散以化痰通络；痰多者，加制法半夏、天竺黄以化痰；偏寒者，加熟附子以温阳散寒；脾胃虚弱者，加党参、白术以补气健脾；心悸、喘息、失眠者为心气不足，加炙甘草、桂枝、酸枣仁、龙眼肉以温经通阳、养心安神；小便频数或失禁者，为气虚不摄，加桑螵蛸、金樱子、益智仁以温肾固摄；肢软无力、麻木者，可加用桑寄生、杜仲、牛膝、鸡血藤以补肝肾、强筋骨。

2. 化痰通络汤（《中医内科学》）

【组成和用法】法半夏10克　橘红10克　枳壳10克　川芎10克　红花10克　远志10克　石菖蒲10克　茯神15克　党参15克　丹参15克　炙甘草10克。水煎服，每日1剂，2次/日。

【功效与主治】化痰息风通络。

【加减应用】若眩晕甚者，可酌加全蝎、钩藤、菊花以平肝息风；若瘀血明显者，可加桃仁、红花、赤芍以活血化瘀；若烦躁不安，舌苔黄腻，脉滑数者，可加黄芩、栀子以清热泻火。

3. 滋阴健脑片（中华中医药学刊，2011年第8期）

【组成和用法】炒龟板　龙齿　石决明　何首乌　生地黄　熟地黄　山萸肉　女贞子　酸枣仁　太子参　丹参。口服，每次6片，1天3次。

【功效与主治】育阴潜阳，活血通滞。

【加减应用】无。

4. 加味升陷汤（中华中医药学刊，2012年第11期）

【组成和用法】生黄芪30克　知母15克　柴胡5克　桔梗5克　升麻3克　人参10克　山萸肉10克　丹参20克　川芎20克　地龙10克　鸡血藤20克。水煎服，每日1剂，2次/日。

【功效与主治】益气活血化瘀。

【加减应用】无。

5. 生津益气颗粒（社区医学杂志，2012年第11期）

【组成和用法】红参、麦冬、五味子。温水冲服，每包10克，2次/天。

【功效与主治】益气生津，活血化瘀。

【加减应用】无。

6. 消栓通络胶囊（浙江中西医结合杂志，2001年第2期）

【组成和用法】川芎、丹参、黄芪、三七、桂枝、郁金、山楂、冰片。口服，每次4粒，3次/日。

【功效与主治】活血化瘀，温经通络。

【加减应用】无。

7. 星蒌承气汤（《中医内科学》）

【组成和用法】瓜蒌10克　胆南星12克　石菖蒲15克　地龙10克　丹参15克　郁金10克　枳壳10克　厚朴10克　大黄3克。水煎服，每日1剂，2次/日。

【功效与主治】通腑泄热化痰。

【加减应用】午后热甚者加黄芩、石膏、栀子；痰盛者可加竹沥、天竺黄、川贝母；兼见头晕头痛、目眩耳鸣者为热动肝风之象，可加天麻、钩藤、菊花、珍珠母、石决明以平肝息风潜阳；若口干舌燥，苔燥或少苔，便秘者为热盛伤津，可加生地黄、玄参、麦冬以滋阴液。

8. 通窍活血汤（《医林改错》）

【组成和用法】赤芍15克　桃仁15克　川芎12克　红花10克　麝香0.15克　黄酒100克　老葱3根　生姜3片　大枣10枚。水煎服，每日1剂，2次/日。

【功效与主治】活血化瘀，通窍活络。

【加减应用】若见气虚者，加黄芪60克；阴虚者，加玄参20克，生地黄30克；肝阳上亢者，加羚羊角粉0.3克（无羚羊角粉则用30克水牛角替代），石决明30克；风盛者，加僵蚕9克，天南星9克；兼腑实者，加大黄8克，厚朴10克。

9. 血府逐瘀汤加减（《医林改错》）

【组成和用法】黄芪40克　地龙15克　赤芍15克　当归15克　熟地黄15克　丹参30克　生地黄12克　桃仁12克　川芎12克　牛膝12克　柴胡12克　枳壳10克　红花10克　桔梗10克　水蛭10克　甘草6克。水煎服，每日1剂，2次/日。

【功效与主治】活血祛瘀，行气止痛。

【加减应用】阴虚火旺盛患者加用黄柏、知母；针对偏肾阳虚患者，辨证加用丹皮、紫河车、茯苓、仙灵脾、山萸肉、肉苁蓉以及肉桂等；针对有明显的气阴亏损症状患者加用生脉散；针对有明显肢体冰冷的患者加用附子；血瘀重者加水蛭3克，莪术15克；肢体麻木加木瓜15克，伸筋草15克。

10. 葛根芩连汤合五苓散加减（福建中医药，2009年第1期）

【组成和用法】葛根30克　黄连5克　黄芩20克　炙甘草5克　猪苓12克　茯苓12克　泽泻20克　白术12克　桂枝8克。水煎服，每日1剂，2次/日。

【功效与主治】健脾助运，清热利湿，活血化瘀。

【加减应用】半身不遂加桑枝12克，伸筋草12克；言语不利加石菖蒲20克，远志20克；痰蒙清窍、意识不清加胆南星12克；腑气不通加全瓜蒌20克；头昏头痛加夏枯草10克，钩藤10克；呕恶纳呆加姜半夏12克，麦芽20克；舌有瘀斑加当归12克，丹参20克。

11. 益气通络颗粒（中国临床药理学杂志，2012年第10期）

【组成和用法】黄芪　丹参　川芎　红花　地龙。冲水温服，每次12克，3次/日。

【功效与主治】益气活血，祛瘀通络。

【加减应用】无。

12. 益气活血颗粒（中医药学刊，2004年第3期）

【组成和用法】黄芪 当归 三七 赤芍 丹参 地龙 水蛭 鸡血藤 牛膝 炙甘草。沸水搅拌，每日1包，分2次服。

【功效与主治】益气养血，活血化瘀通络。

【加减应用】无。

13. 蛭蛇通栓胶囊（陕西中医学院学报，2007年第5期）

【组成和用法】黄芪 人参 丹参 红花 葛根 水蛭 乌梢蛇 郁金 石菖蒲 天麻 冰片。口服，每次2粒，3次/d。

【功效与主治】益气活血，息风通脉，化痰开窍。

【加减应用】无。

14. 补阳活血通络汤（湖南中医杂志，2013年第5期）

【组成和用法】黄芪30克 丹参15克 红花10克 赤芍15克 当归15克 地龙15克 川芎10克 胆南星12克 熟地黄25克 柴胡15克 陈皮9克 炙甘草10克。水煎服，每日1剂，2次/日。

【功效与主治】活血通络，理气化痰。

【加减应用】肝阳暴亢者加天麻12克、石决明15克；痰热腑实者加大黄（后下）7克、芒硝10克；气虚血瘀者加党参12克、桃仁7克；阴虚风动者加牡蛎12克、白芍12克。

15. 葛根黄芪饮（中西医结合心脑血管病杂志，2004年第2期）

【组成和用法】黄芪30~60克 葛根30克 丹参12克（后下） 僵蚕10克 鸡血藤25克 当归6克 蝉衣10克 全蝎5克。水煎服，每日1剂，2次/日。

【功效与主治】益气活血通络。

【加减应用】①气滞血瘀型：兼见舌质淡暗，苔白，脉弦细或涩，加桃仁10克、红花10克以活血祛瘀通脉；②阴虚阳亢型：兼见耳鸣，腰酸，心烦多梦，舌红少苔，脉弦细或脉细数，加龟板30克、鳖甲30克、生地黄15克、白芍15克，以育阴潜阳，活血通脉；③痰浊中阻型：兼见口黏痰多，舌质白腻，脉弦滑加法半夏10克、橘红10克、茯苓15克、天麻10克，以健脾化浊，涤痰通脉。

16. 疏脑健步汤（四川中医，2009年第10期）

【组成和用法】羚羊角粉1.5克 石菖蒲20克 郁金15克 法半夏10克 天竺黄10克 川芎15克 川牛膝20克 地龙10克 水蛭10克 生大黄10克 生黄芪40克。以上诸药用水400ml浸泡30min，文火煎煮25min，取汁200ml；再兑水200ml煎煮15min，取汁100ml两者混合，早晚分服，每服150ml。

【功效与主治】息风化痰，醒脑开窍，逐瘀通络，扶正补虚。

【加减应用】热象明显的加黄芩10克、栀子10克，减黄芪；阴虚明显的加生地黄20克、麦冬15克；夜眠欠佳加合欢皮15克。

17. 温肾活血汤（中国中医急症，2012年第7期）

【组成和用法】熟地黄15克　肉苁蓉15克　菟丝子15克　淫羊藿12克　杜仲15克　山茱萸肉12克　丹参15克　红花6克　川芎10克　地龙10克　当归10克　白芍12克　陈皮10克　炙甘草6克。水煎服，每日1剂，2次/日。

【功效与主治】温阳补虚，活血化瘀通络。

【加减应用】兼有气虚者加党参、黄芪；口角流涎、言语不利者加石菖蒲、远志；兼有痰热者加天竺黄、黄芩等；腹胀便秘者加瓜蒌、大黄等。

辨证良方

导致中风有多种病因，脑病急症协作组第二次会议通过的《中风病辨证诊断标准（试行）》，对卒中病设立风证、火热证、痰湿证、血瘀证、气虚证、阴虚阳亢证等6个基本证候。其中血瘀证、痰证和火热证属实证；气虚证属虚证，阴虚阳亢证亦是以虚证为主，可归为虚证范畴；风证则有虚有实或虚实夹杂之证。而分水岭脑梗死多以虚立论，其中尤其以气虚血瘀、阴虚精亏之证常见。

1. 气虚血瘀证

主症：半身不遂，肢体瘫软，偏身麻木，言语不利，口舌㖞斜，面色㿠白，气短乏力，心悸自汗，便溏，手足肿胀。舌质暗淡，苔薄白或白腻，脉细缓或细涩。

治法：益气活血通络。

（1）益气温经活血方（中国中医急症，2014年第3期）

【组成和用法】桂枝12克　黄芪20克　川芎12克　地龙10克　红花10克　当归10克　赤芍10克　丹参10克　石菖蒲12克。水煎服，每日1剂，2次/日。

【功效与主治】补气活血通络。

【加减应用】无。

（2）加味补中益气汤（白求恩医学院学报，2012年第6期）

【组成和用法】炙甘草　升麻　砂仁各6克　川楝子9克　柴胡　陈皮　白术　当归　苍术　姜半夏各10克　党参　黄芪各15克。水煎服，每日1剂，2次/日。

【功效与主治】补中益气，化痰通络。

【加减应用】伴血瘀者加红花、丹参各15克，伴阴虚风动加枸杞子、女贞子10克，伴风痰者加法半夏12克、白附子9克，伴血虚加白芍15克、鸡血藤30克。

（3）补阳还五汤加减方（中国中西医结合杂志，2014年第10期）

【组成和用法】生黄芪40克　川芎10克　当归10克　赤芍12克　川牛膝10克　水蛭6克　广地龙10克　丹参12克　鸡血藤12克　桂枝9克　石菖蒲9克　制南星6克　陈皮6克　升麻9克　焦山楂10克。水煎服，每日1剂，2次/日。

【功效与主治】益气活血通络。

【加减应用】无。

（4）中风3号胶囊（中国中医急症，2003年第5期）

【组成和用法】黄芪　丹参　当归　川芎　赤芍　红花　鸡血藤　桃仁　地龙

蜈蚣组成，每粒相当于生药2克。每次6粒，口服，3次/日。

【功效与主治】益气活血，养阴息风。

【加减应用】无。

（5）益气化瘀通络汤（北京中医药，2008年第7期）

【组成和用法】黄芪15克　党参15克　当归15克　川芎10克　丹参15克　水蛭3克　鸡血藤15克　地龙10克　炙甘草10克。水煎服，每日1剂，2次/日。

【功效与主治】益气化瘀通络。

【加减应用】无。

（6）脑脉泰胶囊（光明中医，2009年第12期）

【组成和用法】红参、三七、银杏叶、当归、红花、丹参、山楂、鸡血藤、石决明、何首乌、石菖蒲、葛根。口服，每次2粒（1克），3次/日。

【功效与主治】益气活血，化瘀通络、清心安神。

【加减应用】无。

（7）中风参芪通络胶囊（中医研究，2014年第2期）

【组成和用法】黄芪、西洋参、白花蛇、赤芍、红花、水蛭、鸡血藤、川芎、茯苓、天麻。口服，每次5粒，3次/日。

【功效与主治】益气活血，通经活络。

【加减应用】无。

（8）脉络通片（中医药导报，2014年第3期）

【组成和用法】郁金、人参、黄连、三七、安息香、檀香、琥珀、降香、甘松、木香、石菖蒲、丹参、麦冬、钩藤、黄芩、夏枯草、槐米、甘草。口服，每次4片，3次/日。

【功效与主治】通脉活络，行气化瘀。

【加减应用】无。

（9）三芪汤颗粒（湖南中医杂志，2014年第6期）

【组成与用法】黄芪50克　三七10克　当归20克　天麻10克　地龙10克。水冲服，每次1袋，2次/日。

【功效与主治】补气活血通络。

【加减应用】无。

（10）桃芍化瘀通络汤（中医学报，2014年第7期）

【组成和用法】赤芍10克　天麻10克　川芎10克　桃仁10克　地龙10克　牛膝10克　木瓜10克　红花5克　全蝎5克　甘草5克　生黄芪45克　葛根20克　当归尾9克。水煎服，每日1剂，2次/日。

【组成与用法】益气活血、祛痰、息风通络。

【加减应用】无。

（11）黄芪桂枝五物汤加减（中国中医急症，2012 年第 5 期）

【组成和用法】黄芪 30 克　桂枝 20 克　芍药 20 克　桃仁 15 克　红花 15 克　川芎 10 克　赤芍 10 克　全蝎 9 克　地龙 2 条　生姜 12 克　大枣 6 枚。水煎服，每日 1 剂，2 次/日。

【功效与主治】益气温经，和血痛痹。

【加减应用】伴有血瘀证，加用丹参等活血化瘀类药物；伴有气虚证，重用黄芪，并可加用党参或太子参；伴有阴虚证，可加用沙参、麦冬、生地黄等。

（12）雪山愈脉汤（上海中医药杂志，2004 年第 2 期）

【组成和用法】黄芪 30 克　当归 15 克　川芎 30 克　三七 6 克　地龙 15 克　水蛭 5 克　全蝎 6 克，路路通、红景天、龙牙楤木各 15 克。水煎服，每日 1 剂，2 次/日。

【功效与主治】益气通络，活血化瘀。

【加减应用】无。

（13）黄七汤（临床医学，2010 年第 12 期）

【组成和用法】黄芪 9 克　土鳖虫 2 克　三七 3 克　葛根 6 克。将土鳖虫研成细粉并灭菌，其余黄芪等三味加水 300ml，武火沸腾 5min，改文火煮沸 1h，过滤、取汁，药渣再加水 300ml，武火沸腾 2min，改文火煎煮 30min，过滤，取汁，2 次汁液混匀约 300ml；将土鳖虫细粉平均 3 份，每份用约 100ml 药液冲服，每日 3 次，4 周为 1 个周期，共服用 2 个周期。

【功效与主治】益气活血，化瘀通络。

【加减应用】无。

（14）芪芎五虫汤（吉林中医药，2003 年第 3 期）

【组成和用法】黄芪 60 克　川芎 20 克　水蛭 10 克　地龙 30 克　全蝎 10 克　乌梢蛇 30 克　蜈蚣 3 条。上方加水 500ml，煎取 150ml，顿服，每日 1 剂，15d 为 1 个疗程。

【功效与主治】益气活血，通补兼施。

【加减应用】便秘者加决明子、全瓜蒌；头痛甚者加白芷、防风；失眠者加珍珠母、磁石；语涩、口角流涎者加远志、石菖蒲、郁金；口眼歪斜甚者加白附子、僵蚕；气虚偏重者加太子参；手足肿胀者加茯苓、泽泻、防己；肢体麻木、屈伸不利加桑枝、伸筋草；下肢无力加续断、桑寄生、川牛膝；肢体不温者加桂枝。

2. 阴虚风动

主症：半身不遂，口舌㖞斜，言语不利．手指润动，手足心热，肢体麻木，五心烦热，失眠，眩晕耳鸣，腰酸舌质红或暗红，苔少或光剥无苔，脉弦细或弦细数。

治法：滋阴平肝，活血通络。

（1）补肾利水方（中西医结合心脑血管病杂志，2010 年第 3 期）

【组成和用法】熟地黄2包（生药20克） 枸杞2包（生药20克） 制首乌2包（生药20克） 益母草2包（生药20克） 猪苓2包（生药20克） 泽泻3包（生药30克） 茯苓2包（生药20克） 水蛭2包（生药6克） 大黄2包（生药6克）。诸药混合后用开水冲300ml分2次温服，每日1剂，不能口服者，给予鼻饲。

【功效与主治】滋养肝肾，祛瘀利水。

【加减应用】无。

（2）益肾通络方（中国中医急症，2014年第11期）

【组成和用法】肉苁蓉15克 锁阳15克 巴戟天15克 桑葚子20克 熟地黄12克 石菖蒲12克 远志15克 鸡血藤30克 淫羊藿15克 路路通12克 当归12克 川芎15克 怀牛膝15克 佛手12克。水煎服，每日1剂，2次/日。

【功效与主治】滋阴通络，化瘀开窍。

【加减应用】无。

（3）补气养阴通络汤（陕西中医，2010年第2期）

【组成和用法】黄芪60克 龟板30克 红花30克 党参15克 沙参15克 麦冬15克 枸杞子15克 山萸肉15克 女贞子15克 旱莲草15克 桃仁15克 当归15克 丹参15克 川芎15克 白术10克 全蝎10克 地龙10克。水煎服，每日1剂，2次/日。

【功效与主治】补气养阴通络。

【加减应用】无。

（4）建瓴汤（《医学衷中参西录》中册）

【组成和用法】淮山药30克 怀牛膝30克 生赭石24克（轧细） 生龙骨18克（捣细） 生牡蛎18克（捣细） 生地黄18克 生杭芍12克 柏子仁12克。水煎服，每日1剂，2次/日。

【功效与主治】镇肝息风。

【加减应用】若气逆饮水呛咳者可加紫石英、桂枝平冲降逆；若大便不通者可增加代赭石用量，亦可酌情加入大黄；如大便不实者去代赭石，加建莲子（去心）9克；若兼有表证内蕴有热者可加石膏15克；若脾胃虚弱者加鸡内金30克；若兼有痰热者加栝楼、胆南星、枳实；若兼有神志不清者加石菖蒲、郁金；若瘀滞较重者可加丹参、桃仁等。

3. 风痰瘀阻

主症：半身不遂，手足拘急，口舌㖞斜，言语不利，肢体麻木，舌苔白腻，脉弦滑。

治法：祛风化痰通络。

（1）清热凉血通瘀方（中华中医药学刊，2014年第6期）

【组成和用法】大黄10克 水牛角（先煎）30克 生地黄30克 白茅根30克 丹

皮10克　苦参15克　赤芍15克　三七10克　黄芩15克　生石膏30克　川芎15克　血竭15克　僵蚕10克　车前草30克　大青叶15克　徐长卿15克。水煎服，每日1剂，2次/日。

【功效与主治】清热凉血通瘀。

【加减应用】无。

（2）温胆汤加味（光明中医，2009年第7期）

【组成和用法】法半夏8克　竹茹10克　陈皮10克　枳实10克　茯苓15克　炙甘草10克　天麻10克　地龙10克　川芎15克　当归10克。水煎服，每日1剂，2次/日。

【功效与主治】祛风化痰，活血通络。

【加减应用】风象突出，可加用钩藤、生石决明、羚羊角粉等加重平肝息风之力；兼有头晕、头痛者，可加白菊花、夏枯草平肝清热；兼有痰热者，可加黄芩、山栀、胆南星、天竺黄、大黄以清热泻火、化痰通腑；兼有瘀血重，舌质紫暗或瘀斑等血瘀征象者，加桃仁、红花、赤芍、水蛭以活血化瘀。

（3）半夏白术天麻汤加味（北京中医，2007年第5期）

【组成和用法】法半夏8克　天麻10克　陈皮10克　茯苓15克　白术15克　炙甘草10克　川芎15克　地龙10克。水煎服，每日1剂，2次/日。

【功效与主治】祛风化痰，活血通络。

【加减应用】兼有气虚乏力者，可加入党参、黄芪益气生阳；兼有热象者，可加胆南星、天竺黄清热化痰；瘀血重，舌质紫暗或有瘀斑，加桃仁、红花、赤芍以活血化瘀。

（4）平肝涤痰通络汤（上海中医药杂志，2013年第5期）

【组成和用法】天麻9克　钩藤（后下）18克　石决明（先煎）15克　川牛膝15克　杜仲15克　桑寄生15克　法半夏9克　陈皮6克　茯苓15克　胆南星15克　竹茹9克　石菖蒲15克　当归9克　赤芍9克　川芎9克　桃仁6克　红花6克　生甘草3克。水煎服，每日1剂，2次/日。

【功效与主治】平肝息风，涤痰化瘀。

【加减应用】无。

（5）皂贝化痰胶囊（河南中医，2013年第5期）

【组成和用法】牙皂　川贝母　胆南星　白附子　天麻　苏合香　郁金　石菖蒲　川芎　水蛭。每次4粒，口服，每日3次。

【功效与主治】祛风化痰，活血通络。

【加减应用】无。

（6）中风灵颗粒（辽宁中医杂志，2010年第3期）

【组成和用法】太子参30克　制首乌10克　水蛭6克　全蝎6克　决明子10克

胆南星 6 克　大黄 6 克　天麻 16 克。水冲服，每日 1 剂，2 次/日。

【功效与主治】益气逐瘀，化痰息风。

【加减应用】无。

（7）大黄䗪虫丸汤剂加减（北京中医药，2008 年第 8 期）

【组成和用法】䗪虫 6 克　法半夏 10 克　水蛭 6 克　生白术 10 克　赤芍 10 克　生地 10 克　生大黄 6 克（后下）　桃仁 10 克　天麻 15 克。水煎服，每日 1 剂，2 次/日。

【功效与主治】化瘀祛痰，痰瘀同治。

【加减应用】无。

（8）大黄五虫化梗汤（中国中医急症，2006 年第 4 期）

【组成和用法】大黄 10 克　全蝎 6 克　蜈蚣 1 条　地龙 10 克　水蛭 6 克　僵蚕 10 克　丹参 10 克　川芎 10 克　胆南星 10 克　远志 10 克。水煎服，每日 1 剂，2 次/日。

【功效与主治】平肝息风，化痰通络。

【加减应用】头晕、头痛、血压升高加夏枯草、钩藤、菊花、川牛膝、石决明；舌红苔黄腻加郁金、瓜蒌、黄芩。

4. 风阳上扰证

主症：素有头痛，眩晕等症，突然出现半身不遂，或见神昏，抽搐，肢体强痉拘急。

治法：平肝息风。

平肝潜阳活血汤（中外医疗，2014 年第 1 期）

【组成和用法】天麻 30 克　代赭石 30 克　石决明 30 克　钩藤 15 克　怀牛膝 15 克　黄芩 15 克　山栀子 15 克　益母草 10 克　川芎 10 克　赤芍 10 克　地龙 10 克　当归 10 克　甘草 5 克。水煎服，每日 1 剂，2 次/日。

【功效与主治】平肝清热，滋阳息风，活血化瘀。

【加减应用】无。

对症良方

分水岭脑梗死的临床表现主要取决于梗死部位及程度，但多无意识障碍，主要表现为偏身感觉障碍、偏瘫、失语、头痛头晕等症状，如果病变累及小脑，还会出现共济失调方面的症状。

1. 分水岭梗死后言语障碍专方

（1）回神颗粒（中医药导报，2014 年第 7 期）

【组成和用法】人参　石菖蒲　鹿角　灵芝　丹参　五味子　川芎等　体重 < 55kg 患者，5 克/次，3 次/天；55 ~ 70kg 患者，7.5 克/次，3 次/天；体重 > 70kg 患者，10 克/次，3 次/天。

【功效与主治】补益五脏，开窍通络，化瘀祛痰。

【加减应用】无。

（2）资寿解语汤加减（新中医，2007 年第 4 期）

【组成和用法】防风　制附子　天麻　天南星　石菖蒲各 9 克　桂枝 3 克　羌活　甘草各 6 克　竹沥 30 毫升　姜汁 10 毫升　羚羊角粉 2 克。上方前 8 味药加水 600mL，煎至 300mL，滤出。再加水 450mL 煎至 200mL，2 次药液混合，分早晚 2 次服，每次服药时冲服羚羊角粉 2 克，另服竹沥 30m，姜汁 10mL。

【功效与主治】祛风化痰通络。

【加减应用】无。

（3）神仙解语丹（《妇人良方》）

【组成和用法】白附子（炮）　石菖蒲（去毛）　远志（去心，甘草水煮十沸）　天麻　全蝎　羌活　白僵蚕（炒）　胆南星（牛胆酿，如无，只炮）各 30 克　木香 15 克。上为细末，面糊为丸，如梧桐子大，量入辰砂为衣。每服 20～30 丸，生姜、薄荷汤吞下，不拘时候。

【功效与主治】化湿祛痰开窍，通经活络，平肝息风。

【加减应用】无。

（4）涤痰复音汤（中国中医急症，2006 年第 3 期）

【组成和用法】石菖蒲 10 克　郁金 10 克　远志 10 克　莲子心 10 克　蝉蜕 10 克　土鳖虫 6 克　僵蚕 10 克　全蝎 10 克　水蛭 5 克　胆南星 10 克　竹茹 10 克　甘草 6 克。水煎服，每日 1 剂，2 次/日。

【功效与主治】涤痰祛痰，开窍复音。

【加减应用】无。

2. 分水岭脑梗死后头痛头晕专方

（1）易通汤（河北中医，2014 年第 12 期）

【组成和用法】黄芪 30～60 克　当归 10～20 克　川芎 10～15 克　桃仁 10～15 克　鸡血藤 15～30 克　丝瓜络 20～30 克　淫羊藿 10～15 克　肉苁蓉 10～15 克　肉桂 6～10 克。水煎服，每日 1 剂，2 次/日。

【功效与主治】益气补血，化瘀通络，温补肾阳。

【加减应用】气虚甚者加党参 10～20 克；血瘀甚者加水蛭 6～10 克、地龙 10～15 克；头痛甚者加防风 10～15 克、全蝎 6～10 克、延胡索 10～20 克；头晕甚者加天麻 15～20 克、钩藤（后下）10～15 克、枸杞子 15～25 克、菊花 15～20 克；兼有呕吐者加清半夏 10～15 克、生姜 10～15 克、肉豆蔻 10～15 克、砂仁 15～20 克；阳气不足，畏寒肢冷者加桂枝 10～15 克、附子 6～10 克。

（2）小柴胡汤加减（光明中医，2014 年第 10 期）

【组成和用法】柴胡 15 克　生姜 8 克　枸杞子 10 克　熟地黄 5 克　党参 10 克　川芎 10 克　黄芪 10 克　桃仁 8 克　赤芍 5 克　山栀子 10 克　龙胆草 10 克。水煎服，每日 1 剂，2 次/日。

【功效与主治】疏肝解郁，和解少阳。

【加减应用】气血亏虚者加当归6克、葛根12克；痰浊上蒙患者加陈皮、白术及茯苓各10克；肝阳上扰患者加钩藤、天麻各10克；肝肾阳虚患者加熟地黄、菟丝子、山茱萸各10克。

（3）黄连温胆汤加味（《六因条辨》）

【组成和用法】黄连、法半夏、茯苓各15克，枳实12克，大黄、当归、竹茹、陈皮、桃仁、红花各10克，甘草5克。水煎服，每日1剂，2次/日。

【组成与用法】清热化痰降逆、通窍活血化瘀。

【加减应用】无。

（4）通窍活血汤（《医林改错》）

【组成和用法】桃仁9克　红花9克　川芎3克　赤芍3克　红枣7个　生姜9克　葱白3根　麝香0.15克（包煎）。用黄酒250毫升，将前七味煎至150毫升，去滓，将麝香入酒内，再煎二沸，临卧服。

【组成与用法】活血化瘀、行气止痛。

【加减应用】若兼见神疲乏力，少气懒言，脉细弱无力，为气虚血瘀，治宜益气活血化瘀，可酌情加用黄芪、党参等补气以助血行；若头痛剧烈，可酌加虫类搜风通络之品，如僵蚕、蜈蚣、全蝎、地龙等；阴虚者，加玄参、生地；合并肝阳上亢者，加羚羊角粉、石决明；兼腑实者，加小承气汤。

3. 分水岭脑梗死后肢体麻木专方

（1）身痛逐瘀汤加减（河北中医，2013年第2期）

【组成和用法】秦艽4克　当归15克　地龙8克　川芎9克　桃仁12克　红花12克　牛膝12克　羌活4克　五灵脂9克　没药9克　甘草9克　香附4克。水煎服，每日1剂，2次/日。

【功效与主治】活血祛瘀，滋补肝肾，祛湿散结清热。

【加减应用】语言謇涩加石菖蒲10克；口眼歪斜加白附子4克；睡眠不佳加夜交藤10克。

（2）自拟消麻汤（现代中医药，2004年第4期）

【组成和用法】黄芪60克　红花9克　桂枝6克　川芎10克　乌梢蛇15克　土鳖虫12克　全蝎10克　石菖蒲15克　郁金10克　胆南星10克　远志18克　磁石30克　白术10克　制半夏9克　防风15克　葛根12克　天麻15克，每剂煎汁450ml，每次口服150ml，每日3次，药渣煎液1000ml温洗患肢，并用手反复搓擦患肢，至局部发热微红即可，每日2～3次。

【功效与主治】益气补阳，健脾燥湿，通脉活血，涤痰逐瘀。

【加减应用】无。

4. 分水岭脑梗死后肢体活动障碍专方

（1）四妙勇安汤加减（中国临床康复，2004 年第 10 期）

【组成和用法】玄参 20 克　当归 15 克　银花 20 克　丹皮 15 克　黄芪 15 克　白术 12 克　水蛭 6 克（研末冲服）　地龙 12 克　川芎 10 克　毛冬青 15 克　丹参 12 克　鸡血藤 15 克　甘草 6 克。水煎服，每日 1 剂，2 次/日。

【功效与主治】益气活血养筋，祛风除痰通络。

【加减应用】痰浊重者加石菖蒲 12 克、陈皮 8 克；瘀甚者加红花 6 克、赤芍 12 克；抽搐痉挛者加白芍 15 克、钩藤 12 克；患侧瘫软无力加桑寄生 12 克、川续断 12 克、牛膝 12 克。

（2）偏瘫复原丸（《中国药典》）

【组成和用法】钩藤　白附子（矾炙）　秦艽　地龙　铁丝威灵仙　防风　杜仲（炭）　补骨脂（盐炙）　骨碎补　香附（醋炙）　沉香　肉桂　豆蔻仁　茯苓　泽泻　桂枝　白术（炒）　枳壳（炒）　麦冬　法半夏　安息香　甘草　冰片。用温开水或黄酒送服，一次 6 克，一日 2 次。

【功效与主治】补气活血，祛风化痰。

【加减应用】无。

（3）小续命汤加减（云南中医中药，2010 年第 2 期）

【组成和用法】麻黄 9 克　防己 10 克　防风 10 克　炙甘草 9 克　杏仁 10 克　大枣 3 枚　桂枝 9 克　黄芩 9 克　川芎 10 克　生姜 3 片　白芍 15 克　炮附子 10 克（另包先煎 50min）　党参 10 克。水煎服，每日 1 剂，2 次/日。

【功效与主治】扶正祛风，温经通络。

【加减应用】形寒肢冷，大便稀溏，苔白滑，脉沉细者，去防己、黄芩，加当归、干姜；身热，面赤潮红，大便干，舌红苔少，脉细数者去附片、生姜、黄芩、麻黄，加熟地、山茱萸、龟板、酒大黄；头晕头痛、面赤、苔黄舌红、脉弦有力者去党参、附片、麻黄，加钩藤、石决明、夏枯草。痰热偏盛者去附片、麻黄，加全瓜蒌、竹茹、川贝母、胆南星；咽干口燥者加天花粉、天冬；血虚甚者加枸杞、何首乌、熟地。

5. 分水岭脑梗死后共济失调专方

（1）地黄饮子（《圣济总录》）

【组成和用法】熟干地黄（焙）12 克　巴戟天（去心）　山茱萸（炒）　石斛（去根）　肉苁蓉（酒浸，切焙）　附子（炮裂，去皮脐）　五味子（炒）　官桂（去粗皮）　白茯苓（去黑皮）　麦门冬（去心，焙）　石菖蒲　远志（去心）各 15 克。水煎服，每日 1 剂，2 次/日。

【功效与主治】滋肾补阳，开窍化痰。

【加减应用】若属痱而无喑者，减去石菖蒲、远志等宣通开窍之品；喑痱以阴虚为主，痰火偏盛者，去附、桂，酌加川贝母、竹沥、胆南星、天竺黄等以清化痰热；兼有气虚者，酌加黄芪、人参以益气。

（2）加味芍药甘草汤（中医杂志，2012年第5期）

【组成和用法】 白芍30克　炙甘草15克　全蝎15克　蜈蚣2条　地龙15克　天麻20克　丹参30克　当归15克。每日1剂，水煎，早晚2次温服。

【功效与主治】 滋阴补肾柔肝，搜风祛瘀通络。

【加减应用】 无。

6. 分水岭脑梗死后面瘫专方

大秦艽汤（《素问病机气宜保命集》）

【组成和用法】 秦艽30克　甘草　川芎　当归　石膏　独活　白芍各20克　细辛5克　羌活　防风　黄芩　白芷　白术　生地黄　熟地黄　白茯苓各10克。水煎服，每日1剂，2次/日。

【功效与主治】 疏风通络，活血化瘀。

【加减应用】 若无内热，可去黄芩、石膏等清热之晶，专以疏风养血通络为治。“如遇天阴，加生姜煎七八片；如心下痞，每两加枳实一钱同煎”。

7. 分水岭脑梗塞后自汗专方

桂枝甘草龙骨牡蛎汤合玉屏风散（河南中医学院学报，2009年第4期）

【组成和用法】 桂枝15克　甘草10克　煅龙骨（先煎）25克　煅牡蛎（先煎）25克　黄芪15克　防风10克　白术10克　浮小麦10克。水煎服，每日1剂，2次/日。

【功效与主治】 补益心阳，固表敛汗。

【加减应用】 临床应用时如恶寒，肢冷，可以加制附子；汗出较多加乌梅、五味子。

8. 分水岭脑梗死后腹胀便秘专方

（1）星蒌承气汤（《中医内科学》）

【组成和用法】 全瓜蒌10克　胆南星12克　石菖蒲15克　地龙10克　丹参15克　郁金　枳壳10克　厚朴10克　大黄3克。水煎服，每日1剂，2次/日。

【功效与主治】 通腑泄热化痰。

【加减应用】 午后热甚者加黄芩、石膏、栀子；痰盛者可加竹沥、天竺黄、川贝母；兼见头晕头痛，目眩耳鸣者为热动肝风之象，可加天麻、钩藤、菊花、珍珠母、石决明以平肝潜阳息风；若口干舌燥，苔燥或少苔，便秘者为热盛伤津，可加生地黄、玄参、麦冬以滋阴液。

（2）益气润肠汤（中医中药，2010年第12期）

【组成和用法】 当归20克　黄芪30克　虎杖15克　元参20克　白术30克　杏仁10克　桃仁10克。水煎服，每日1剂，2次/日。

【功效与主治】 益气活血，润肠通便。

【加减应用】 阴虚去虎杖加生地黄12克、丹皮12克、肉苁蓉20克；气滞加木香6克、沉香6克；气虚甚者加党参15克。大便通利后，恢复期需要升提中气，加用柴胡6克、炙升麻6克。

（3）四君子汤加味（山东中医杂志，2012年第5期）

【组成和用法】党参30克　白术15克　茯苓15克　枳实15克　厚朴10克　熟地黄30克　肉苁蓉30克　桔梗15克。水煎服，每日1剂，2次/日，便通即止。

【功效与主治】益气理气，润肠通便。

【加减应用】气虚明显者加黄芪30克；心烦易怒加柴胡10克、郁金10克；能进食者加莱菔子10克；厌食纳呆者加鸡内金10克。

（4）新加黄龙汤加味（中医临床研究，2013年第7期）

【组成和用法】生地黄15克　甘草6克　人参6克　生大黄9克　芒硝3克　玄参15克　麦冬15克　当归5克　姜三片。大便通畅后去大黄。每日1剂，加水1500ml，浸泡lh后熬药，煎取600ml，分早中晚3次口服或鼻饲，200ml/次，治疗期间忌食辛辣香燥之品、戒烟酒。

【功效与主治】滋阴增液，通便泄热，兼调肝肾。

【加减应用】纳差、腹胀明显者加莱菔子8克、厚朴10克等，偏阳虚者去大黄，加肉从蓉、制附片各20克；偏阴虚者加麦冬、玄参各20克；痰湿偏盛者减去人参、生地黄，加用瓜蒌仁30克、茯苓15克、冬瓜仁30克；语言不利者加郁金、石菖蒲各15克；口眼歪斜者加白附子、全蝎各3克；患侧僵硬拘挛者加舒筋草、伸筋草各20克；上肢偏废为主者加桂枝、桑枝各15克；下肢偏废为主者加桑寄生、独活、木瓜各15克；肢体疼痛较剧者加乌梢蛇、秦艽各20克。

（5）芪地通便汤（中医临床研究，2014年第19期）

【组成和用法】黄芪20克　生地黄30克　山药20克　菟丝子20克　瓜蒌25克　当归15克　大黄10克　火麻仁15克　郁李仁15克　槟榔15克　枳壳15克　肉苁蓉15克　山萸肉15克　牛膝10克　甘草5克。水煎服，每日1剂，2次/日，大便通畅后再服药2周，大便通后调整药物剂量，以1次/天大便，且不会引起泄泻为佳。

【功效与主治】滋肾润肠，补气行滞通便。

【加减应用】无。

第八章　脑出血

脑出血（ICH）是指非外伤性原发性脑实质内出血。脑出血病因多种多样，常见的有高血压、脑血管畸形、脑淀粉样血管病、溶栓或抗凝后、瘤卒中和脑梗死后出血等，其中高血压性脑出血最为常见。高血压脑出血的主要发病机制是脑内细小动脉在长期高血压作用下发生慢性病变破裂所致。颅内动脉具有中层肌细胞和外层结缔组织少及外弹力层缺失的特点。长期高血压可使脑细小动脉发生玻璃样变性、纤维素样坏死，甚至形成微动脉瘤或夹层动脉瘤，在此基础上血压骤然升高时易导致血管破裂出血。非高血压性脑出血，由于其病因不同，故发病机制各异。脑出血的发病率为每年60～80/10万人口，在我国占急性脑血管病的30%左右。急性期病死率为30%～40%，是急性脑血管病中最高的。在脑出血中，大脑半球出血约占80%，脑干和小脑出血约占20%。高血压动脉硬化引起的脑出血，多发生在基底节区；动静脉畸形破裂，多发生在脑叶及小脑；淀粉样血管病所致出血，多发生在脑叶。脑出血按部位不同有以下的临床特点（1）基底节出血：其中壳核是最常见的出血部位，常波及内囊。除全脑症状外，可有双眼向病灶侧凝视，病灶对侧偏瘫、偏身感觉障碍和同向性偏盲（三偏征），优势半球受累可有失语。（2）脑叶出血：常见原因有脑动静脉畸形等。出血部位以顶叶最常见。临床可表现为头痛、呕吐等，癫痫发作较其他部位出血多见，而昏迷较少见。根据累及脑叶的不同。出现局灶性定位症状。（3）脑桥出血：出血量少时，患者可意识清楚，出现交叉性瘫痪，双眼向瘫痪肢体注视。大量出血时（＞5ml），血肿波及双侧脑桥，患者可突然昏迷，出现四肢弛缓性瘫痪、双侧针尖样瞳孔、中枢性高热、呼吸困难，多在48小时内死亡。（4）小脑出血：发病突然，眩晕、共济失调明显，可有枕部头痛、呕吐。大量出血（＞15ml），尤其是蚓部出血，患者很快昏迷、双侧瞳孔缩小、呼吸不规则，甚至致枕骨大孔疝而死亡。（5）脑室出血：少量出血表现为头痛、呕吐、脑膜刺激征，一般意识清楚，预后良好。大量出血则迅速出现昏迷、呕吐、四肢瘫痪、瞳孔极度缩小、病理反射阳性、呼吸不规则中枢性高热，预后差，多迅速死亡。脑出血预后与出血部位、出血量、病因和全身状态有关，脑干、丘脑、脑室大量出血预后差。重症脑出血多在发病数小时至数天内因脑疝死亡，部分患者可生活自理或恢复工作。

本病属于中医学的“出血性中风病”范畴。脑出血基本病机是脏腑功能失调，阴阳失衡，阴虚阳亢，肝阳化风，气血逆乱，直冲犯脑，络破血溢于脑脉之外，重症者可闭塞清窍，蒙蔽神明。病位在脑，与心、肾、肝、脾密切相关。病性是本虚标实，上盛下虚。在本为肝肾阴虚，气血亏虚；在标为风火相煽，痰湿壅盛，气血逆乱，络破血溢。“风证”、“火证”、“痰证”、“阴虚证”为出血性中风急性期的基本证候，“风证”为发病的启动因素，急性期以“火证”最为明显，而“瘀证”贯穿于疾病的始终。

诊断要点

2010年中华人民共和国卫生行业标准（WS320～2010）提出了成人自发性脑出血（ICH）诊断标准。

1. 多数脑出血患者于动态下急性起病；少数患者于静态下起病。

2. 患者发病时多表现为突发头痛、恶心、呕吐、一侧肢体无力、感觉异常、言语含糊或不能说话、大小便失禁、意识不清、颈项强直等症状，多数患者伴有血压升高；部分患者有癫痫发作。

3. 脑出血患者的临床表现取决于出血的部位、出血量和出血速度等。临床体征有偏瘫、偏身感觉障碍、偏盲、眼球凝视麻痹、构音障碍、失语、不同程度的意识障碍、病理反射阳性、脑膜刺激征阳性等。病情危重者可表现为中度或重度昏迷，双瞳孔不等大或针尖样，生命体征不稳定，并在数小时至数天内死亡。少数病人可无明显神经系统定位体征。

4. 首选头部CT检查，以明确诊断。头颅CT扫描示血肿灶为高密度影，边界清楚，CT值为75～80Hu，在血肿被吸收后显示为低密度影。必要时可行头部MRI检查协助诊断。

符合发病形式、症状和体征的可诊断为疑似ICH，有影像学证据支持方可确诊。

通用良方

脑出血为本虚标实、上盛下虚之证，急性期虽有本虚，但标实更为突出，应以急则治其标为原则，分别投以平肝息风，清热涤痰，化痰通腑，活血通络，醒神开窍等法；脱证则应治本为先，急需益气回阳、扶正固脱；至于内闭外脱，又当醒神开窍、扶正固本兼用。恢复期及后遗症期，多为虚实夹杂，邪实未清，而正虚已现，治宜扶正祛邪，常用育阴息风，益气活血等法，并当配合针灸、按摩及其他康复法治疗。

1. 开窍醒脑汤（姜汝明经验方）

【组成与用法】 郁金10克　法半夏6克　石菖蒲15克　蟾酥0.03克　天麻12克　丹参15克　赤芍10克　川芎15克　当归15克　全蝎10克　蜈蚣1条。水煎服或胃管鼻饲。麝香0.2克吹入鼻孔内。可酌情加生大黄10克、芒硝15克、全瓜蒌15克、石菖蒲12克、牛膝15克中药保留灌肠。

【功效与主治】 醒神开窍。主治脑出血急性期。

【加减应用】 无。

2. 凉血息风化瘀方（张丽霞经验方）

【组成与用法】生大黄15克 郁金15克 牡丹皮15克 玄参15克 丹参20克 当归20克 地龙10克 天麻10克 生地黄10克 钩藤10克 黄芪30克 水牛角30克。以上药物煎熬2次，两煎药液混合再煎至400ml，将水蛭3克、三七7克粉碎成细末，分2次冲服。

【功效与主治】凉血，息风，化瘀。

【加减应用】痰多加竹沥、石菖蒲、胆南星；大便燥结冲服番泻叶；躁动不安加服安宫牛黄丸。

3. 活血化瘀方（朱之国经验方）

【组成与用法】丹参15~30克 川芎12克 红花3~5克 赤芍10~12克 水蛭6~10、益母草15~30克 川牛膝15~30克 白茅根30~50克 大黄（后下）6~15克 三七（研末冲服）3~6克。水煎服，每日1剂，2次/日。有意识障碍者鼻饲给药。

【功效与主治】活血化瘀。主治脑出血急性期。

【加减应用】若病人痰涎壅盛者，加竹沥10~15克、胆南星9~12克、天竺黄9~15克、瓜蒌15~30克，病人面色红赤，烦躁不安，血压增高者，加磁石30~40克、钩藤10~15克、石决明15~30克。意识障碍明显者加冰片（冲服）0.5~2克、白芷8~12克。头痛甚者去红花，加僵蚕10克、菊花15克。纳呆脘闷。舌苔白腻，湿滞明显者，加白术10~15克、茯苓15克、薏苡仁20克或藿香10克、佩兰10克。抽搐者，加僵蚕10克、钩藤10克。气虚者加黄芪30~50克。若肝肾不足者，加桑寄生15~30克、何首乌15~30克、杜仲12~15克。伴其他体征者，随症加减。

4. 凉血通瘀汤（周仲瑛经验方）

【组成与用法】酒制大黄10克 水牛角片30克 赤芍15克 生地黄20克 丹皮10克 地龙10克 三七5克 石菖蒲10克。水煎服，每日1剂，2次/日。

【功效与主治】凉血通瘀，开窍醒脑。

【加减应用】便秘者改酒制大黄为生大黄6~10克。

5. 抵当汤合五苓散加味（中国中医急症，2005年月第2期）

【组成与用法】水蛭15克 虻虫9克 大黄9克 桃仁9克 葛根15克 川芎9克 丹参30克 桂枝6克 茯苓12克 白术12克 泽泻9克 猪苓9克 牛膝15克 益母草30克 黄芪30克。水煎服，每日1剂，2次/日。

【功效与主治】活血化瘀，利水消肿。主治脑出血急性期脑水肿。

6. 田黄活血通络汤（中国中西医结合杂志，2004年第8期）

【组成与用法】三七粉（送服）3克 酒制大黄12克 茜草根15克 蒲黄15克 地龙15克 川芎15克 桃仁9克 红花9克，水煎服，每日1剂，2次/日。（神志不清或吞咽困难者鼻饲注入），疗程30日。

【功效与主治】凉血止血，祛瘀生新，息风通络。

【加减应用】神志不清者加安宫牛黄丸，每日2～3次，每次1丸；高热不退者加紫雪丹，每日1～3次，每次1.5～3克；或羚羊角粉，每日1～3次，每次0.6克；呕恶痰盛者加涤痰汤；口臭、便秘者加黄连9克、栀子9克、龙胆草9克；头痛头晕者加天麻12克、牛膝9克、菊花9克；面瘫肢瘫者加僵蚕9克、全蝎9克、丝瓜络12克；气血亏虚者加党参9克、黄芪15克、白术9克；肝肾不足者加桑寄生15克、杜仲9克、山萸肉9克。

7. 脑出血方（中国中西医结合急救杂志，2005年第1期）

【组成与用法】天麻15克　钩藤10克　黄芩12克　赤芍15克　石菖蒲15克　红花10克　地龙15克　丹参15克　牛膝20克　云苓20克。大黄粉1克。水煎服，每日1剂，2次/日。

【功效与主治】化痰醒脑开窍，活血化瘀。

8. 天麻葛根二陈汤（中国中医急症，2007年第2期）

【组成与用法】法半夏12克　天麻15克　葛根30克　陈皮9克　茯苓12克　菊花15克　白蒺藜15克　白术15克　天竺黄10克　大黄10克　三七粉6克（冲）　丹参30克　泽泻30克　猪苓15克　甘草6克。每日1剂，水煎取汁300ml分3次温服，昏迷者鼻饲给药。

【功效与主治】化痰祛瘀，通腑息风。主治脑出血急性期。

【加减应用】恢复期上方去大黄、泽泻、猪苓；肢体偏瘫加杜仲15克　桑寄生30克　全蝎6克（研末吞服）　蜈蚣3条（研末吞服）；气血虚弱加人参12克　黄芪30克　当归15克；肝肾不足加山茱萸15克　枸杞15克　杜仲12克。配合瘫痪肢体康复功能锻炼及针灸、按摩。

9. 潘龙经验方（陕西中医学院学报，1993年第4期）

【组成与用法】法半夏10克　陈皮10克　钩藤10克　黄芩10克　天竺黄10克　胆南星10克　大黄15克　川牛膝6克　三七粉（冲）3克，并配合安宫牛黄丸1丸，每日1剂。若昏迷不醒人事，可采用鼻饲或中药煎液保留灌肠。

【功效与主治】通腑化痰，清热息风，开窍醒神。主治脑出血急性期。

10. 风火醒神煎（北京中医药大学学报，2000年第4期）

【组成与用法】羚羊角粉3克　钩藤（后下）20克　全瓜蒌30克　法半夏10克　郁金10克　水蛭10克　石菖蒲15克　三七15克　大黄15克　怀牛膝15克　桃仁15克　蜈蚣2条　枳壳6克。加水浓煎2次，共取药液400ml，分4次鼻饲或口服，每次100ml，24小时服完。病情重，或体胖高大者，每天2剂，加水浓煎2次，共取药液140ml。

【功效与主治】清热息风，开窍醒神。

【加减应用】风火盛者，加玳瑁1.5克或水牛角片20克、生地黄30克；痰湿盛者，加熟附子10克、白术20克、茯苓15克；热结腑实者，加芒硝10克；元气败脱，鼻鼾息微，手撒肢冷，汗出不止，舌萎脉欲绝者，加西洋参6克、熟附子15克、煅龙骨20克、煅牡蛎20克。配合针灸治疗：闭证应起闭开窍，取穴内关、人中、十宣、风府。内关用捻转提插方法；人中用雀啄法；十宣宜点刺放血，出血量0.5～1ml；风府用提插法。脱证宜回阳固脱，醒神开窍，取穴内关、人中、气海、关元，神厥施灸法，以艾柱点燃，每穴灸1分钟左右。另用安宫牛黄丸或至宝丹，或安脑丸以竹沥水溶解鼻饲或口服，每天2～3次。

11. 活血化瘀清热通腑汤（中国中医急症，2002年第3期）

【组成与用法】三七末（冲服）3克　丹参30克　夏枯草30克　川牛膝10克　胆南星10克　天竺黄10克　大黄10克　泽泻15克。每天1剂，水煎，取药液400毫升，分2～3次口服或鼻饲。连服1个月为1个疗程。

【功效与主治】活血化瘀，清热通腑。

【加减应用】高热烦躁者，加水牛角、羚羊角、栀子、生石膏、黄芩；神昏久不苏醒者，加羚羊角、石菖蒲、远志、郁金；呕逆者，加柿蒂、代赭石；痰多合并肺部感染者，加瓜蒌皮、黄芩、鱼腥草、杏仁、竹沥。

12. 清热活血汤（北京中医，2000年第4期）

【组成与用法】黄芩10克　山栀子10克　胆南星10克　桃仁10克　大黄15克　赤芍15克　水蛭6克　三七末（冲服）3克。每天1～2剂，水煎服。若不能口服者予鼻饲。

【功效与主治】清热凉血，活血化瘀。

【加减应用】神昏不语或言语謇涩者，加石菖蒲10克、郁金10克；眩晕头痛者，加钩藤15克、菊花15克；呕吐者，加竹茹10克、陈皮10克；腹胀纳呆者，加枳实10克、砂仁6克。

13. 通窍逐瘀汤加减（湖南中医学院学报，1999年第3期）

【组成与用法】地龙10克　牛膝10克　茜草根10克　蒲黄10克　花蕊石10克　川芎6克　降香6克　红花5克　三七4克　羚羊角3克。水煎服，每日1剂，2次/日。

【功效与主治】止血通窍。主治急性脑出血。

【加减应用】头痛剧烈者，加夏枯草30克、石决明30克；热甚者，加龙胆草12克、黄芩10克；呕吐者，加竹茹10克、代赭石30克；神志昏迷、颈项强直者，急用至宝丹，每天服1丸，或紫雪丹每次服5分，研末温水调后鼻饲。

14. 通腑逐瘀散（浙江中医杂志，2000年第12期）

【组成与用法】大黄100克　水蛭100克　三七100克　人工牛黄5克　人工麝香3克　血竭50克。上药按比例研细末混匀，密封分装，置阴凉干燥处备用。开始每次服15克，每天2次，用温开水冲服或鼻饲；解出稀便后改为每次服6～9克，酌情增减服药次数，一般使保持每天解大便2～4次。

【功效与主治】通腑泻下，活血祛瘀。主治高血压性脑出血。

【加减应用】无。

15. 瓜蒌薤白半夏汤合小承气汤加味方（河南中医学院学报，2003年第3期）

【组成与用法】大黄15克 石菖蒲15克 枳实20克 厚朴12克 全瓜蒌10克 薤白10克 法半夏10克 胆南星10克 地龙10克。水煎服，每日1剂，2次/日。

【功效与主治】祛痰开窍。主治脑出血急性期。

【加减应用】若阳闭证者，证见突然昏倒，不省人事，颜面潮红，身热，呼吸急促，躁动不安等，可酌情加用安宫牛黄丸或牛黄清心丸以辛凉开窍、清肝息风；阴闭证者，证见突然昏倒，面白唇暗，痰涎壅盛，四肢欠温，静而不烦等，可给予苏合香丸辛温开窍、豁痰息风。

16. 脑衄祛瘀利水汤（中国中医急症，2001年第1期）

【组成与用法】泽泻30克 茯苓30克 仙鹤草30克 石菖蒲15克 车前子（布包）15克 郁金15克 天竺黄15克 花蕊石15克 葶苈子15克 川牛膝10克 远志12克 三七末（冲服）3克。水煎服，每日1剂，2次/日。

【功效与主治】醒脑开窍，祛瘀止血，除痰行水。主治出血性中风。

【加减应用】躁动者，加龙骨、牡蛎、龙胆草；抽搐者，加全蝎、蜈蚣、钩藤；血压高者，加石决明、黄芩、夏枯草；痰多者，加胆南星、橘红；腑实者，加大黄、玄明粉、枳实。

17. 芪蛭胶囊（中国中医急症，2001年第5期）

【组成与用法】黄芪60克 水蛭6克。取黄芪加水适量，煎煮取药液2次，过滤后合并滤液，调压后浓缩成膏状，低温干燥后粉碎成细粉，再与水蛭末混合均匀后，分装即成。每天服3次，每次5粒，温开水送服，不能吞服者鼻饲。1个月为1个疗程。

【功效与主治】益气活血破瘀。主治出血性中风。

18. 大黄生地汤（吉林中医药，2002年第3期）

【组成与用法】酒制大黄35克 生地黄50克。水煎服，每日1剂，2次/日。或鼻饲，连服3～16天。

【功效与主治】凉血养阴，通腑泄浊，活血通络。主治出血性中风。

19. 化瘀醒神汤（云南中医学院学报，2002年第3期）

【组成与用法】酒制大黄10克 胆南星10克 水蛭10克 桃仁10克 红花10克 茯苓10克 白薇10克 葛根15克 稀莶草15克。每天1剂，水煎服或鼻饲，或灌肠。并予安宫牛黄丸兑水化后口服，意识障碍者给安宫牛黄丸兑水鼻饲或灌肠。10～15天为1个疗程。

【功效与主治】清热醒神，开窍通腑。主治混合性中风。

20. 化痰逐瘀方（湖南中医杂志，2001 年第 3 期）

【药物组成】陈皮 6 克　胆南星 6 克　丹参 25 克　茯苓 15 克　白术 10 克　天麻 10 克　枳实 10 克　法半夏 10 克　水蛭 10 克。水煎服，每日 1 剂，2 次/日。4 周为 1 个疗程。

【功效与主治】健脾化痰，除湿，活血逐瘀。

【加减应用】兼见肝阳暴亢者，加夏枯草 15 克、钩藤 25 克、珍珠母 30 克、牛膝 12 克；兼见痰热腑实者，加大黄 6 ~ 10 克、芒硝 10 克、瓜蒌仁 15 克；肢体麻木严重者，加地龙 15 克、全蝎 3.5 克；意识障碍者，加安宫牛黄丸每天 1 丸，连用 2 ~ 3 天。

21. 建瓴汤（北京中医，1999 年第 1 期）

【组成与用法】山药 30 克　龙骨 30 克　牡蛎 30 克　代赭石 30 克　生地黄 15 克　白芍 15 克　牛膝 15 克　火麻仁 15 克　天麻 15 克　柏子仁 5 克。水煎服，每日 1 剂，2 次/日。20 天为 1 个疗程。

【功效与主治】平肝潜阳，滋阴息风，开窍醒神，益气化瘀。

【加减应用】痰浊壅盛者，加天竺黄、法半夏；气虚血瘀者，加太子参、丹参、黄芪；虚风内动者，加羚羊角粉；大便溏者，去代赭石，加莲子；肢冷畏寒者，易生地黄为熟地黄；气血亏虚者，加黄芪、当归、何首乌；腰膝酸软者，加续断、桑寄生、杜仲；肝肾不足者，加肉苁蓉、熟附子、肉桂、山茱萸。

22. 桂枝茯苓丸加减方（福建中医药，2003 年第 1 期）

【组成与用法】桂枝 10 克　茯苓 20 克　赤芍 20 克　牛膝 20 克　牡丹皮 15 克　桃仁 10 克　大黄（后下）8 ~ 15 克　黄芪 30 ~ 45 克　鲜竹沥 1 ~ 3 支（分 2 次冲服）。水煎服，每日 1 剂，2 次/日。

【功效与主治】活血化瘀，涤痰开窍，益气通络。

【加减应用】舌象显示伤阴时加生地黄 20 ~ 45 克。

23. 逐瘀消肿汤（新中医，2002 年第 3 期）

【组成与用法】水蛭 10 克　川芎 10 克　赤芍 10 克　桃仁 10 克　红花 6 克　大黄 8 克　黄芩 10 克　大枣 10 克。（原方无药量）水煎服，每日 1 剂，2 次/日。

【组成与用法】活血逐瘀、消肿开窍。主治高血压性脑出血。

【加减应用】兼痰热腑实者，加金银花、瓜蒌、桔梗；兼风痰上扰者，加僵蚕、熟附子；兼肝阳上亢者，加菊花、夏枯草。

24. 天麻钩藤饮加减方（湖南中医杂志，2000 年第 6 期）

【组成与用法】天麻（蒸兑）10 克　山栀子 10 克　桑寄生 10 克　杜仲 10 克　川牛膝 10 克　黄芩 10 克　茯神 10 克　益母草 10 克　钩藤 15 克　石决明（先煎）30 克　夜交藤 30 克。水煎服，每日 1 剂，2 次/日。神昏者鼻饲。

【功效与主治】清热凉血，平肝息风，行血散瘀。主治高血压性脑出血。

【加减应用】神昏者，加石菖蒲、郁金；高热或抽搐者，加羚羊角；喉中痰鸣者，加竹茹、胆南星；言语謇涩者，加炙远志、木蝴蝶；大便不通者，加大黄。

25. *通腑祛瘀汤*（中医药学报，1983 年第 6 期。）

【组成与用法】大黄 15 克　枳实 15 克　石菖蒲 15 克　赤芍 15 克　桃仁 15 克　胆星 10 克　天竺黄 10 克　芒硝 10 克　三七（冲）10 克　牛膝 25 克。以水 1500ml，先煮六味，取 500ml 纳大黄更煮取 250ml 去渣，纳芒硝，更上微火一二沸，待温后冲三七粉内服。

【功效与主治】通腑祛瘀，荡涤实热。主治出血性脑卒中。

【加减应用】昏迷者，同时给予安宫牛黄丸；若痰盛者，加胆南星、天竺黄各等量；抽搐者，加全蝎、僵蚕、蜈蚣；头晕重者，加石决明、夏枯草、钩藤。

26. *凉血醒脑息风汤*（新中医，1992 年第 6 期）

【组成与用法】羚羊角粉 2 克　益母草 20 克　茯苓 20 克　茜草 20 克　葛根 30 克　石菖蒲 15 克　钩藤 15 克　当归 15 克　生地黄 15 克　白芍 15 克　菊花 10 克　胆南星 10 克　大黄 .0 克　竹茹 5 克。每日 1 剂，2 次煎煮，滤取汁 600 毫升，分 3 次灌服或鼻饲。

【功效与主治】凉血醒脑，息风通窍。

【加减应用】昏迷者，同时给予安宫牛黄丸鼻饲。

27. *脑衄化瘀汤*（浙江中医杂志，1992 年第 5 期）

【组成与用法】生黄芪 50 克　海藻 30 克　仙鹤草 30 克　生地黄 30 克　地龙 20 克　泽泻 20 克　赤芍 10 克　当归 10 克　川芎 10 克　土鳖虫 5 克　三七 5 克　甘草 5 克。水煎服，每日 1 剂，2 次/日。

【功效与主治】益气活血，凉血止血。主治出血性脑卒中。

【加减应用】血压高者，加决明子、生龙骨、生牡蛎；神昏窍闭者，加石菖蒲、天竺黄；舌强言謇者，加胆南星；舌红少苔或无苔者，加枸杞、山茱萸；舌紫甚者，加桃仁、红花；腑实者，加大黄；舌苔厚腻者，加草果。

28. *息风汤*（中国中西医结合杂志，1993 年第 11 期）

【组成与用法】天麻 20 克　钩藤 20 克　羚羊角 2 克　黄芩 15 克　全蝎 5 克　山栀子 15 克　生地黄 20 克　泽泻 15 克　车前子 15 克　夏枯草 20 克　石决明 25 克　益母草 15 克。水煎服，每日 1 剂，2 次/日。

【功效与主治】平肝潜阳，清热息风。主治出血性脑卒中。

【加减应用】痰多者，加胆南星 15 克、竹茹 15 克、石菖蒲 15 克；大便燥结者，每天加番泻叶 5～10 克泡水饮；神志不清者，鼻饲安宫牛黄丸，早、晚各 1 丸。

29. *脑衄汤*（中医研究，1996 年第 6 期）

【组成与用法】羚羊角 3～6 克（冲服）　钩藤 30 克　水牛角 10～30 克　生地黄 15～30 克　丹皮 15 克　山栀子 12 克　白芍 15～30 克　陈皮 12 克　竹茹 15 克　三七粉 3 克

(冲服) 甘草6~10克。水煎每日1剂，煎2次、取汁300~500ml，日分3次口服，吞咽困难或神昏者则予鼻饲。

【功效与主治】凉肝息风，化痰开窍。主治出血性脑卒中。

【加减应用】神志不清者，加石菖蒲、远志；头晕头胀、面赤、血压升高者，加石决明、夏枯草、生龙骨、生牡蛎；兼喉中痰鸣、苔黄厚、烦躁不安者，加胆南星、天竺黄；兼腹胀、便秘者，加大黄；兼头痛、呕吐剧烈者，加法半夏、茯苓、益母草；呕血或便血者，配服大黄粉、白及粉、云南白药。

30. 犀角地黄汤加味（北京中医杂志，1993年第4期）

【组成与用法】水牛角粉3克（分冲） 生地黄10克 赤芍12克 白芍15克 丹皮12克 玄参15克 大黄10克 天麻15克 嫩钩藤15克 瓜蒌15克 水蛭粉3克（分冲） 三七粉3克（分冲） 云南白药3克（分冲）。水煎服，每日1剂，2次/日。如昏迷者，鼻饲给药。30天为1个疗程。

【功效与主治】清热开窍，镇肝息风，凉血止血。主治急性脑出血。

31. 育阴潜阳醒脑汤（陕西中医，1990年第1期）

【组成与用法】生地黄15克 牛膝15克 地龙10克 钩藤20克 益母草20克 石决明20克 白芍12克。水煎服，每日1剂，2次/日。

【功效与主治】清热凉血，平肝息风。主治急性脑出血。

【加减应用】兼痰浊阻窍，舌强言謇者，加石菖蒲、胆南星；痰热交阻，舌苔黄厚腻者，加天竺黄或黄芩；肝肾阴虚，舌红少苔或无苔者，加山萸肉、天冬；眩晕、血压高者，加杭菊花、生龙牡；腑气不通，大便秘结者，加大黄。水煎少许频服或鼻饲。一般用药3天~1周，少数患者用药10天~2周。

32. 中脏腑闭证方（天津中医，1992年第6期）

【组成与用法】丹参15克 郁金10克 石菖蒲10克 苏合香3克 安息香3克 三七粉（冲）3克。水煎服（鼻饲），每日1剂，2次/日。配合针刺人中、内关、太冲穴。

【功效与主治】化瘀止血，清心醒脑。主治脑出血。

【加减应用】待病情稳定后，则可停止使用三七粉等止血药。如瘀血兼有气虚者，则应与黄芪、人参、白术等健脾益气药配伍以达益气化瘀之功效。如血瘀兼有气滞者，应与香附、柴胡、木香、枳壳、陈皮等理气、行气药物相配伍，以达行气化瘀之目的。瘀血与痰饮互结者，活血化瘀药应与瓜蒌、法半夏、胆南星等化痰药相配伍，以提高豁痰除饮，活血，祛瘀之疗效。瘀血兼有肝阳上亢者，应与天麻、钩藤、生白芍、生龙齿等平肝潜阳药物相配伍，以增强祛瘀平肝的作用。若瘀血兼有腹痛，便秘腑实证者，应用大黄、芒硝、番泻叶等通里攻下药相配伍，以收祛瘀通腑功效。若瘀血兼见神昏者，应与麝香、苏合香、安息香等芳香开窍药物相配伍，以取得祛瘀生新，醒脑开窍的临床疗效。

33. *祛瘀通腑汤*（江苏中医药，2002年第2期）

【组成与用法】水蛭（冲服）4克　大黄15～20克　益母草30克　泽兰30克。水煎服，每日1剂，2次/日。

【功效与主治】活血祛瘀通腑。主治脑出血。

【加减应用】风痰上扰清窍者，加天麻、钩藤、怀牛膝、石决明、白蒺藜、瓜蒌、法半夏、陈皮；痰热内闭者，加胆南星、石菖蒲、菊花、黄芩、栀子、法半夏、竹茹；阴虚风动者，加麦冬、女贞子、白芍、知母、生地黄、肉桂、何首乌、山茱萸。

34. *大黄葶苈汤*（中医杂志，1993年第3期）

【组成与用法】生大黄8～50克　葶苈子10～25克。水煎服，每日1剂。能口服者每次服200ml，日服2次；不能口服者给予鼻饲，每次100ml，每日4次。配合辨证用药。本方两药剂量主要依据大便情况酌情调整。一般病人以每天解2～3次稀便较为适宜。

【功效与主治】祛瘀化痰，开窍通络。主治急性脑出血。

【加减应用】中经络辨证为肝阳暴亢者，治以平肝息风。重镇潜阳，药用夏枯草、龙骨、牡蛎、白芍、牛膝、钩藤、黄芩、泽泻、元参等；风痰瘀阻者，治以化痰息风，活血通络，药用胆南星、法半夏、竹茹、全瓜蒌、菊花、当归、丹参、川芎等；阴虚风动者，治以养阴和血，柔肝息风，药用生地、山萸肉、当归、白芍、杜仲、牛膝、菊花、钩藤等；气虚血瘀者，治以补气活血祛瘀，药用黄芪、川厚朴、赤芍、桃仁、地龙、丹参、当归等。在中脏腑闭证者，治以醒脑开窍，清化热痰（或温化寒痰），药用石菖蒲、郁金、竹茹、黄芩、明矾、胆南星、法半夏、川朴、白芷、桔梗、僵蚕、全蝎等；闭脱证治以开闭固脱，药用石菖蒲、郁金、枳实、人参、麦冬、附子、甘草等。

35. *平肝消瘀化痰汤*（中国社区医生，2012年第22期）

【组成与用法】红花10克　当归15克　生地黄10克　川芎8克　三七10克　牛膝12克　天麻10克　钩藤15克　茯苓15克　泽泻10克　石菖蒲8克　天竺黄10克　甘草3克。水煎服，每日1剂，2次/日。

【功效与主治】平肝消瘀，化痰通络。主治脑出血。

36. *当归秦艽汤*（医药论坛杂志，2010年第12期）

【组成与用法】秦艽10g、当归10g、何首乌15g、鸡血藤30g、赤芍10g、生地黄15g、川芎10g、桃仁10g、羌活10g、独活15g、石菖蒲10g、远志6g、山茱萸10g、木瓜15克。水煎服，每日1剂，2次/日。

【功效与主治】养阴活血化瘀，祛风清热化痰。主治脑出血恢复期。

37. *脑出血二号方*（陕西中医学院学报，1993年第4期）

【组成与用法】法半夏10克　陈皮10克　黄芩10克　夏枯草20克　钩藤20克

地龙10克 白芍10克 胆南星10克 大黄10克 麦冬10克 玄参30克。水煎服，每日1剂，2次/日。

【组成与用法】清热息风，化痰通络，清热生津。用于脑出血恢复期。

38. 脑出血三号方（陕西中医学院学报，1993年第4期）

【组成与用法】生地黄10克 女贞子15克 麦冬10克 怀牛膝12克 黄芪30克 当归12克 地龙12克 丹参30克 川芎10克 红花10克 鸡血藤20克 葛根20克。水煎服，每日1剂，2次/日。

【功效与主治】滋补肝肾，益气活血通络。主治脑出血恢复期及后遗症期。

39. 通窍活血方（浙江中医学院学报，2002年第3期）

【组成与用法】水蛭4克 桃仁10克 赤芍10克 丹参10克 地龙10克 红花5克 川芎5克。水煎服，每日1剂，2次/日。

【功效与主治】祛瘀通络。

【加减应用】肝阳上亢者，加石决明30克，白芍15克；肾阴虚者，加生地黄15克、女贞子10克、旱莲草10克；烦躁者，加牡丹皮10克、栀子10克；夹痰者，加法半夏10克、胆南星10克；腑实者，加大黄5～10克、瓜蒌仁15克；神昏者，加安宫牛黄丸1枚，每天1～2次。

辨证良方

脑出血急性昏迷期属中风中脏腑范畴，中脏腑又分闭证与脱证。闭证以邪实内闭为主，属实证，急宜祛邪开窍；脱证以阳虚欲脱为主，属虚证、急宜扶正固脱。闭证又根据有无热证而分为阳闭及阴闭。在治疗中应首辨闭脱、寒热、虚实，后按“急则治其标”、“标本兼治”的原则进行辨证施治。后遗症恢复期，神志已清醒，可出现半身不遂，语言謇涩，口眼㖞斜等症状。治以通络、化痰、养血、祛瘀、补气、养阴为主。诸证可大致分为风痰闭窍、痰火扰神、痰湿蒙窍、中风脱症、肝阳暴亢、风痰阻络、阴虚风动、气虚血瘀与痰热腑实证而论治。

1. 风痰闭窍证

主症：突然昏仆，不省人事，半身不遂，肢体强痉，口舌歪斜。兼两目斜视或直视，面红目赤。口噤、项强，两手握固拘急，甚则抽搐。舌质红或绛，苔黄燥或焦黑。

治法：清热息风，醒神开窍。

（1）安宫牛黄丸（《温病条辨》）

【组成与用法】牛黄30克 郁金30克 犀角30克 黄芩30克 黄连30克 山栀30克 雄黄30克 朱砂30克 冰片7.5克 麝香7.5克 珍珠15克。上药共为细末，炼蜜为丸，金箔为衣。每服3克。脉虚者，用人参汤送下。脉实者，用银花、薄荷汤送下。鼻饲管注药。

【功效与主治】镇肝息风，退热清心，芳香开窍。

【加减应用】无。

（2）紫雪丹（《太平惠民和剂局方》）

【组成与用法】磁石1500克　寒水石1500克　滑石1500克　石膏1500克，用清水煮至四斗去渣；次用犀角屑150克　羚羊角屑150克　青木香150克　沉香（碎）150克　玄参500克　升麻500克　丁香（碎）30克　炙甘草24克。入前药汁中再煮至一斗5升；再用朴硝5000克\硝石1000克，入前药汁中，微火煎之。不住的搅拌，候之七升时投入水盆中。待半日欲凝时，再加入麝香（研）37.5克、朱砂（水飞）90克搅匀，勿见火，待冷却或凝结如霜即成，用铅罐收贮。每服3~6克，冷水调服。(原方有赤金一百两同煎，现改为每两成药加金箔五张）。

【功效与主治】安神开窍，清窍醒脑，泻火退烧，解毒息风。

【加减应用】可配合安宫牛黄丸口服。

2. 痰火闭窍证

主症：突然昏仆，不省人事，半身不遂，肢体强痉拘急，口舌㖞斜。兼鼻鼾痰鸣，面红目赤，或见抽搐，两目直视，项背身热，躁扰不宁，大便秘结。舌质红或红绛，苔黄腻或黄厚干。脉滑数有力。

治法：清热涤痰，醒神开窍。

（1）至宝丹（《太平惠民和剂局方》）

【组成与用法】犀角屑30克　玳瑁屑30克　琥珀（研）30克　雄黄（水飞）30克　朱砂（水飞）30克　龙脑3克　麝香3克　牛黄15克　金箔50张　银箔50张　安息香45克。以无灰酒搅澄清，滤过杂物，慢火煎成膏。上药研成细末和匀，将安息香膏隔水煮烊，与药末调和成丸，如梧桐子大。每服2至5丸，人参汤送下。现均作成每丸克，每服1丸，开水送下。如产后血晕，死胎不下，用童便一合、生姜汁3至5滴，温开水送下5丸。

【功效与主治】清热解毒，开窍醒脑，镇心安神。

【加减应用】可配合安宫牛黄丸口服。

（2）万氏牛黄清心丸（万密斋）

【组成与用法】牛黄0.5克　黄连15克　黄芩9克　山栀子9克　郁金6克　朱砂4.5克。共研细末，用醋调面糊为丸，如玉米粒大，每服七、八丸；或每丸重3克，每服1丸；病重酌加灯芯汤送下。

【功效与主治】清热解毒，开窍醒脑。

【加减应用】无。

（3）摄生饮（《仁斋直指》）

【组成与用法】胆南星6克　木香6克　石菖蒲6克　细辛1.5克　生甘草1.5克　法半夏9克　竹沥10克。水煎服，每日1剂，2次/日。

【功效与主治】温中化痰，开窍醒脑，通经活络。

【加减应用】无。

(4) 芪连温胆汤（辽宁中医杂志，1996年第5期）

【组成与用法】黄芪30克 黄连12克 法半夏15克 茯苓10克 陈皮12克 枳实10克 胆南星10克 竹茹10克 郁金20克 小厚朴12克 石菖蒲30克。水煎服，每日1剂，2次/日。

【功效与主治】清热化痰，益气通络。主治急性脑出血。

【加减应用】烦躁不安者，加莲子心10克、栀子12克以清心除烦；大便秘结者，加大黄6克以泻下通便；肢体肿胀、疼痛者，加泽兰30克、防已24克以清热利湿通络、活血消肿。

(5) 攻邪开闭方（山东中医杂志2003年第2期）

【组成与用法】牛黄0.5克 麝香0.5克 胆南星6克 水牛角1克 羚羊角2克 石菖蒲12克 川贝母10克 全蝎10克 蝉蜕10克 僵蚕20克 钩藤30克 天竺黄12克 水煎服，牛黄、麝香冲服，羚羊角先煎。加三七3～6克、水蛭6～10克、花蕊石15克、丹参15～18克等、再加入适量川牛膝以引热、引血、引水下行。

【功效与主治】平肝息风，化痰开窍。

【加减应用】舌苔黄腻者，痰多者加黄芩、浙贝。大便秘结者，加大黄10克以泻下通便。

3. 痰湿蒙窍证

主症：突然昏仆，不省人事，半身不遂，肢体松懈，口舌歪斜。兼痰涎涌盛，面白唇暗。四肢不温，甚则逆冷。舌质暗淡，苔白腻。脉沉滑或缓。

治法：燥湿化痰，醒神开窍。

(1) 涤痰汤（严用和）

【组成与用法】胆南星9克 法半夏9克 人参9克 茯苓9克 橘红6克 枳实6克 竹茹6克 石菖蒲3克 甘草3克 生姜6克。

【功效与主治】辛凉开窍，去痰燥湿，利膈活络。

(2) 苏合香丸（《太平惠民和剂局方》）

【组成与用法】白术15克 诃子肉15克 麝香15克 香附15克 檀香15克 丁香15克 青木香15克 沉香15克 安息香15克 荜拔15克 犀角15克 乳香45克 苏合香油45克 冰片45克。上药共研细末，入安息香和好黄酒，蜜制为丸，每丸重3克，朱砂为衣。每服1丸，温开水送下。

【功效与主治】温中散寒，开窍醒脑，舒通神志。

【加减应用】无。

(3) 三生饮（《太平惠民和剂局方》）

【组成与用法】生南星30克 生川乌30克 生附子30克 木香6克 生姜6克。水煎服，每日1剂，2次/日。

【功效与主治】温脾祛寒，辛温开窍。

【加减应用】无。

4. 中风脱证

主症：突然昏仆，不省人事，汗出如珠，目合口张，肢体瘫软，手撒肢厥。兼气息微弱，面色苍白，瞳神散大，二便失禁。舌质淡紫，或舌体卷缩，苔白腻。脉微欲绝。

治法：回阳救逆

（1）回阳救急汤（《伤寒六书》）

【组成与用法】人参 6 克　白术 6 克　肉桂 6 克　陈皮 6 克　干姜 6 克　茯苓 9 克　法半夏 9 克　炮附子 9 克　五味子 9 克　炙甘草 3 克　生姜 3 克。临卧时，加麝香 0.9 克冲服之。

【功效与主治】回阳补阴，通关利窍，温中散寒。主治脑出血急性期。

【加减应用】若无脉者；加猪胆汁 3 克。

（2）参附汤（《正体类要》）

【组成与用法】人参 12 克　炮附子 9 克。水煎服，每日 1 剂，2 次/日。

【功效与主治】益气回阳，扶正固脱。

【加减应用】汗出不止者加黄芪、煅龙骨、煅牡蛎、五味子以敛汗固脱；兼有瘀滞者，加丹参、赤芍；真阴不足，阴不敛阳致虚阳外越，或上证使用参附汤后见面赤足冷，虚烦不安，脉极虚弱或突现脉大无根者，是阳气稍复而真阴不足，此为阴虚阳脱之证，当以地黄饮子以填补真阴，温壮肾阳。

5. 肝阳暴亢

主症：半身不遂，肢体强痉，口舌㖞斜，言语不利。兼眩晕头胀痛，面红目赤，心烦易怒，口苦咽干，便秘尿黄。舌质红或绛，苔黄或黄燥。脉弦或弦数。

治法：平肝息风潜阳。

（1）羚羊钩藤汤（《太平惠民和剂局方》）

【组成与用法】羚羊角（先煎）4.5 克　鲜地黄 15 克　钩藤（后下）9 克　菊花 9 克　生白芍 9 克　茯神 9 克　鲜竹茹（与羚羊角先煎带水）9 克　川贝母 12 克　生甘草 3 克　卧桑叶 6 克。水煎服，每日 1 剂，2 次/日。

【功效与主治】凉肝息风，增液舒筋，活络醒脑。主治脑出血急性期。

【加减应用】抽搐者增羚羊角至 6 克、加地龙 30 克、蝉衣 12 克；神志不清加石菖蒲 12 克、牛黄（冲服）0.5 克；头痛甚者加石决明 30 克、珍珠母 30 克、夏枯草 15 克；消化道出血加生大黄 9 克。痰热盛者加鲜竹沥汁、胆南星、猴枣散以清热化痰；火盛者加黄芩、山栀子、石膏以清热泻火；烦扰不宁者加石菖蒲、郁金、远志、珍珠母以化痰开窍、镇心安神；大便秘结，口臭，腹胀满，日晡潮热者合大承气汤以通腑泄热。

（2）羚羊角骨汤（邓铁涛经验方）。

羚羊角骨25克、钩藤15克、白芍12克、地龙12克、石决明30克、天竺黄10克、茯苓10克、杜仲12克、牛膝15克。水煎服，每日1剂，2次/日。

【功效与主治】平肝息风。主治脑出血急性期。

【加减应用】兼热盛者，可加黄芩、莲子心、石膏；兼痰可加胆南星、全蝎、僵蚕；兼失语者加全蝎、石菖蒲，或合至宝丹。

（3）镇肝清热安神息风汤（姜子云经验方）

【组成与用法】琥珀6克　玳瑁6克　珍珠母9克　法半夏9克　陈皮9克　远志9克　柏子仁9克　夜合花9克　合欢花9克　薄荷（后下）9克　钩藤9克　黄芩9克　天麻9克　山栀9克　朱砂（单包冲兑）3克　茯苓15克　甘草3克。水煎服，每日1剂，2次/日。

【功效与主治】平肝安神，定志息风。主治脑出血急性期。

【加减应用】无。

（4）中风1号（山东中医杂志，1989年第2期）

【组成与用法】菊花15克　钩藤15克　石决明30克　青葙子15克　玄参30克　龙胆草12克　牛膝12克　代赭石30克　川楝子12克　丹参12克　女贞子15克　旱莲草12克。水煎服，每日1剂，2次/日。

【功效与主治】平肝益肾，镇逆潜阳，通经活络。主治脑出血。

【加减应用】口眼㖞斜者，可加僵蚕、全蝎、白附子等，亦可用老鹤草120克，水煎熏洗患侧，日2次；语言不利者，加石菖蒲、远志；失眠者，加炒枣仁、夜交藤等；胆固醇高者，加何首乌、草决明、桑寄生等。

（5）潜阳息风汤（《名医名方录（四）》）。

【组成与用法】代赭石25克　石菖蒲10克　灵磁石25克　生石膏25克　决明25克　郁金10克　法半夏10克　生珍珠母15克　净地龙10克　怀牛膝15克。水煎服，每日1剂，2次/日。

【功效与主治】镇肝潜阳，息风活络。主治脑出血。

【加减应用】若头晕痛者，在本方内加天麻、钩藤；若痰盛心烦者，加生牡蛎、天竺黄；口眼㖞斜者，加僵蚕、全蝎；若下肢无力者，加赤芍、甘草（芍药甘草汤之意）；若四肢顽麻不仁者，加木瓜、威灵仙。

（6）转舌膏（《证治宝鉴》）

【组成与用法】山栀子15克　黄芩15克　大黄15克　元明粉15克　甘草15克　桔梗15克　防风15克　薄荷（酒洗）30克　远志30克　柿霜30克　川芎9克　石菖蒲9克　牛黄9克　琥珀3克　珍珠母3克。上药研末为丸，每丸重6克，用朱砂为衣，每服一丸。食后临卧服，薄荷汤送下。

【功效与主治】芳香开窍，清心肝之火邪。主治脑出血。

（7）调肝活血汤（姜汝明经验方）

【组成与用法】天麻15克　钩藤（后下）12克　川芎15克　僵蚕10克　石决明（先煎）15克　丹参9克　桑寄生9克　川牛膝12克　黄芩9克　杜仲9克　山栀子9克　夜交藤9克　茯神20克　甘草12克。水煎服，每日1剂，2次/日。辅以天麻100克　钩藤100克　川芎200克　僵蚕30克　地龙30克　牛膝60克　红花100克　磁石60克　夏枯草200克　野菊花200克　桑叶150克　冰片10克。上药混合，放入粗型粉碎机中粉碎后装入枕头做成药枕。

【功效与主治】平肝息风，调气活血。主治脑出血术后急性期肝阳上亢证。

【加减应用】无。

（8）逐瘀平肝汤（《脑干卒中的中医疗法》）

【组成与用法】半枝莲15克　水蛭5克　僵蚕10克　石菖蒲6克　夏枯草10克　钩藤10克　黄芩10克　白芍10克。水煎服，每日1剂，2次/日。

【功效与主治】逐瘀泄毒，平肝潜阳。

【加减应用】无。

6. 风痰阻络证

主症：半身不遂，肢体拘急，口舌㖞斜，言语不利，肢体麻木。兼头晕目眩。舌质暗红，苔白腻。脉弦滑。

治法：化痰息风通络。

（1）半夏天麻白术汤加味（《东垣十书》）

【组成与用法】法半夏7.5克　麦芽7.5克　陈皮7.5克　白术6克　炒神曲6克　干姜6克　苍术6克　黄柏6克　人参9克　白茯苓9克　泽泻9克　黄芪15克　天麻12克。

【功效与主治】健脾燥湿，去痰利水，补中益气。主治脑出血风痰瘀阻证。

【加减应用】若眩晕较甚者，可加僵蚕、胆南星等以加强化痰息风之力；头痛甚者，加蔓荆子、白蒺藜等以祛风止痛；呕吐甚者，可加代赭石、旋覆花以镇逆止呕；兼气虚者，可加党参、生黄芪以益气；湿痰偏盛，舌苔白滑者，可加泽泻、桂枝以渗湿化饮。

（2）乌药顺气汤（《济生方》）

【组成与用法】乌药6克　陈皮6克　麻黄3克　川芎3克　白芷3克　桔梗3克　枳壳（炒）3克　僵蚕1.5克　生姜1.5克　炙甘草1.5克。水煎服，每日1剂，2次/日。

【功效与主治】通调运气，消风化痰，活络。主治脑出血风痰瘀阻证。

【加减应用】如口眼歪斜者，加全蝎3克、蜈蚣1条、白附子6克。

（3）陈夏六君子汤（《太平惠民和剂局方》）

【组成与用法】人参6克　白术6克　陈皮6克　茯苓9克　法半夏9克　甘草3

克 姜汁10克 竹沥10克 钩藤9克。水煎服，每日1剂，2次/日。

【功效与主治】利气去痰，疏风理脾，和胃活络。主治脑出血风痰瘀阻证。

【加减应用】无。

(4) 通经活血汤（姜子云经验方）

【组成与用法】当归（酒洗）9克 川芎9克 桃仁9克 秦艽9克 苍术（米泔泡）9克 牛膝9克 没药9克 桑枝9克 丝瓜络9克 夜交藤9克 鸡血藤9克 甘草3克 黄柏3克 羌活3克 乳香3克 地龙6克 补骨脂6克 红花6克。水煎服，每日1剂，2次/日。

【功效与主治】通经活络，散风祛痰。

【加减应用】无。

(5) 吴萸泻心夺命汤（四川中医，1992年第7期）

【组成与用法】吴茱萸10克 人参10克 大黄10克 黄连10克 黄芩10克 血竭15克 没药6克 生姜5克 大枣6克 麝香0.1克（冲）。水煎服，每日1剂。

【功效与主治】回真阳，清实火，调气血，化瘀滞，通窍道。主治脑出血证属肝肾阳虚、风动火炽。

【加减应用】肝肾阳虚甚者，重用吴茱萸、人参，减黄芩、黄连用量；火盛气逆甚者，重用大黄、黄连，加牛膝、赭石；痰浊壅盛者，加天竺黄、竹茹、竹叶、竹沥；有阴虚征象者。加熟地黄、山茱萸；气虚者，加白术、黄芪。

(6) 加味温胆汤（李清波经验方）

【组成与用法】胆南星12克 瓜蒌仁12克 陈皮10克 法半夏10克 黄芩9克 山栀子9克 枳实10克 茯苓15克 杏仁12克 石菖蒲12克 郁金12克 全蝎10克 地龙10克。水煎服，每日1剂，2次/日。14天为1疗程。

【功效与主治】清热化痰，宣窍行气通络。主治脑出血属痰瘀阻络证。

【加减应用】若下肢无力甚者加桑寄生15克、牛膝15克；上肢偏废者加桑枝12克、桂枝9克；面色萎黄、手足浮肿者加黄芪10克、赤芍10克。

7. 阴虚风动证

主症：半身不遂，口舌㖞斜，言语不利。兼症：手足心热，肢体麻木，五心烦热，失眠，眩晕耳鸣。舌质红或暗红，苔少或光剥无苔。脉弦细或弦细数。

治法：滋阴潜阳，镇肝息风。

(1) 镇肝息风汤（《医学衷中参西录》）

【组成与用法】生赭石（先煎）30克 生龙骨（先煎）15克 生牡蛎（先煎）15克 元参15克 生白芍15克 生龟板（先煎）15克 天冬15克 川楝子15克 生麦芽6克 茵陈6克 甘草4.5克 牛膝30克。水煎服，每日1剂，2次/日。

【功效与主治】平肝清热息风，通经活络。主治脑出血阴虚风动证。

【加减应用】痰多者，加胆南星、天竺黄、石菖蒲等药。口渴咽干舌燥者，加生石膏30克。尺脉虚者，加熟地15克、山萸肉15克。大便不实者，去龟板、代赭石，加赤石脂4克。目胀酸痛，加苦丁茶6克。大便实者，加大黄、芒硝。如神昏不省人事，加石菖蒲10克、羚羊角3克、钩藤10克、姜汁10克、薄荷10克（后下）。潮热盗汗，五心烦热者加黄柏、知母、地骨皮以清相火；腰膝酸软者加女贞子、旱莲草、枸杞子、杜仲、何首乌等以补益肝肾；兼痰热者加天竺黄、瓜蒌、胆南星以清热化痰；心烦失眠者可加珍珠母、夜交藤以镇心安神。

（2）地黄饮子（《宣明论方》）

【组成与用法】熟地黄15克　吴茱萸15克　石斛15克　麦冬15克　五味子15克　石菖蒲15克　茯苓15克　远志15克　肉从蓉15克　肉桂15克　炮附子15克　巴戟天15克　薄荷（后下）10克　生姜6克　大枣6克　水煎服，每日1剂，2次/日。

【功效与主治】滋阴平肝，养阴开窍，引火归元。主治脑出血之喑痱。

【加减应用】若属痱而无喑者，减去石菖蒲、远志等宣通开窍之品；喑痱以阴虚为主，痰火偏盛者，去附、桂，酌加川贝母、竹沥、胆南星、天竺黄等以清化痰热；兼有气虚者，酌加黄芪、人参以益气。

（3）健步虎潜丸（《丹溪心法》）

【组成与用法】虎胫骨（酥制）30克　锁阳30克　当归30克　干姜（春夏秋季不用）30克　牛膝60克（酒蒸）　陈皮60克　白芍（酒炒）60克　熟地黄90克　知母（盐酒炒）120克　炙龟板120克　黄柏240克。用煮烂羯羊肉合药末为丸，如梧桐子大，每服9克。食前服，淡盐汤送下。

【功效与主治】滋补肝肾，强筋健骨。主治脑出血后遗症期肝肾亏虚证。

【加减应用】无。

（4）沙芪煎剂（上海中医药杂志，2000年第2期）

【组成与用法】沙参30克　黄芪100克　地龙10克　川芎10克　三七10克　夏枯草10克　山茱萸10克。水煎服，每日1剂，每日3次，饭后半小时温服。

【功效与主治】益气养阴，活血通络。主治脑出血后遗症期气阴两虚瘀阻证。

【加减应用】口眼歪斜者，酌加全蝎、白僵蚕、白附子、防风；失语或语言不清者，加远志；血瘀重者，加桃仁、当归；肝阳上亢者，酌加石决明、黄芩、栀子、天麻；风痰上扰者，酌加陈皮、法半夏、竹茹、胆南星；阴虚风动者，加枸杞、麦冬。

（5）培元通经息风汤《名医名方录（二）》

【组成与用法】当归10克　生黄芪30克　生地黄15克　赤芍15克　白芍15克　天竺黄（后下）10克　全蝎8克　竹沥汁20克　天麻15克　钩藤15克　白附子10克　桂枝10克。先将生黄芪用冷水浸泡半小时，浸透后煎煮。首煎煮沸后文火再煎50分钟，二煎沸后文火30分钟，煎好后两汁混匀，约300～500ml为宜。昏迷期间采用鼻饲分2次饲完，中间隔3小时，一昼夜2剂。

【功效与主治】滋阴益气，温经活络，息风豁痰。主治脑出血证属气阴两虚、风痰内扰证。

【加减应用】阴虚津亏，舌红少苔者，加天冬15克、麦冬10克；痰浊阻窍，神志不清，舌强言謇或失语者，加石菖蒲10克、远志6克。

（6）滋补肝肾活血通络方（陕西中医1992年第9期）

【组成与用法】生地黄10克　女贞子10克　山茱萸10克　牛膝10克　川芎10克　红花10克　当归10克　地龙10克　山楂15克　桑寄生20克　鸡血藤20克　加三七粉3克冲服，水煎服，每日1剂，2次/日或鼻饲。

【功效与主治】滋补肝肾，活血通络。用于脑出血肝肾阴血亏虚证。

【加减应用】阴虚津亏，舌红少苔或无苔或舌暗红、苔黄干燥少津及无津者，加石斛15克、麦冬10克、葛根10克；痰浊阻窍，神志不清，舌强言謇或失语者，加鲜竹沥60ml，石菖蒲10克、远志6克；眩晕血压高者，加钩藤30克、杭菊10克、黄芩10克；偏身肿胀，肢软无力，舌暗体胖者，加黄芪15～30克、茯苓15克；肢体活动屈伸欠灵活者，加路路通10克、丝瓜络10克、或稀莶草20克。

（7）滋阴通络汤（四川中医，2001年第2期）

【组成与用法】生地黄30克　山茱萸15克　石斛15克　麦冬15克　肉苁蓉15克　石菖蒲15克　茯苓15克　地龙15克　当归15克　远志8克　黄芪60克　赤芍24克　水蛭（研末吞服）1克。水煎服，每日1剂，2次/日。

【功效与主治】补肾益气，化瘀潜阳。主治脑出血肾气亏虚，风阳上扰证。

【加减应用】痰浊重者，加天麻、胆南星、法半夏；大便秘结者，加大黄、芒硝；口眼歪斜者，加熟附子、全蝎、僵蚕；血压高者，加炙龟板、石决明、钩藤；血脂高者，加瓜蒌、山楂；有冠心病者，加丹参、全瓜蒌；上肢瘫痪重者，加桑枝、姜黄；下肢瘫痪重者，加川牛膝、蜈蚣；偏阳虚者，加熟附子、肉桂。

8. 气虚血瘀证

主症：偏身瘫软不用，伴肢体麻木，甚则感觉完全丧失，口舌㖞斜。兼少气懒言，纳差，自汗，面色萎黄，或偏侧肢体强痉而屈伸不利，或见患侧肢体浮肿。舌质淡紫或紫暗，或有瘀斑，苔薄白或白腻。脉弦涩或脉细无力。

治法：益气活血，化瘀通络。

（1）补阳还五涤痰汤（中西医结合实用临床急救，1998年第3期）

【组成与用法】黄芪60～120克　桃仁10～15克　红花8克　当归尾10克　川芎10克　干地龙20克　丹参30克　赤芍10克　法半夏10克　陈皮8～15克　生竹茹20克　石菖蒲10克　鸡血藤30克。水煎服，每日1剂，2次/日。

【功效与主治】补气活血，温通经脉，和中化湿。主治脑出血气虚血瘀兼痰瘀阻络证。

【加减应用】肝肾阴虚、肝风内动者，加天麻、钩藤（后下）、草决明；痰浊阻络者，加制南星、瓜蒌；呕吐者，加白豆蔻；流涎者，加桂枝、白术；口眼歪斜者，加全蝎、蜈蚣；语言不利者，加远志；便秘者，加火麻仁、肉苁蓉；口苦、心烦、失眠多梦者，加龙胆草、合欢花、柏子仁；头痛者，加菊花、夏枯草。

（2）补阳还五益气化瘀汤（湖南中医杂志，2001 年第 4 期）

【组成与用法】 黄芪 30～120 克　鸡血藤 30 克　地龙 15 克　当归 12 克　川芎 12 克　赤芍 10 克　桃仁 10 克　红花 10 克　丹参 10 克　乌梢蛇 10 克　钩藤 10 克　天麻 10 克　水蛭 6 克。水煎服，每日 1 剂，2 次/日。

【功效与主治】 益气活血，通脉活络，排瘀荡滞，祛瘀生新。主治脑出血气虚瘀阻明显者。

【加减应用】 口角流涎者，加远志、石菖蒲、郁金；口眼歪斜者，加熟附子、僵蚕、全蝎；气虚者，重用黄芪，或加太子参；手足肿胀者，加茯苓、泽泻、防己；肢体麻木、屈伸不利者，加桑枝、络石藤；肢体疼痛不温者，加桂枝；下肢无力者，加续断、桑寄生、牛膝；大便干燥者，加何首乌、火麻仁、瓜蒌；头痛头晕、面红耳赤者，加夏枯草、石决明；语言謇涩者，加石菖蒲、郁金；痰热重者，加胆南星、天竺黄、竹沥；胸闷重者，加瓜蒌、橘红、法半夏、枳实。

（3）上池饮（《寿世保元》）

【组成与用法】 人参 6 克　白术 6 克　陈皮 6 克　天麻 6 克　牛膝 6 克　茯苓 9 克　当归（酒洗）9 克　白芍（酒洗）9 克　熟地黄 9 克　法半夏 9 克　防风 9 克　羌活 3 克　红花（酒洗）1.2 克　乌药 1.2 克　炙甘草 1.2 克　桂枝 1.8 克　黄芩（酒洗）2.5 克　炒枣仁 2.5 克。水煎服，每日 1 剂，2 次/日。

【功效与主治】 补气养血，舒筋活络，通风清热，理气去痰。主治脑出血气血亏虚，经络痹阻证。

（4）当归山甲活血汤（姜子云经验方）

【组成与用法】 当归（酒洗）9 克　生黄芪 9 克　生桃仁 9 克　川牛膝 9 克　木瓜 9 克　防风 9 克　炮附子 9 克　没药 9 克　桂枝 9 克　穿山甲 9 克　地龙肉 6 克　全蝎 6 克　红花 6 克。水煎服，每日 1 剂，2 次/日。

【功效与主治】 益气活血去风湿，舒筋活络止痛。主治脑出血后遗症期气虚血瘀兼风湿痹阻经络证。

【加减应用】 左侧重，加当归；右侧重，加黄芪。

（5）舒筋活血汤（《伤科补要》）

【组成与用法】 川芎 9 克　熟地黄 9 克　白芍 9 克　当归 9 克　羌活 9 克　防风 9 克　茯苓 9 克　牛膝 9 克　白术 9 克　桃仁 9 克　威灵仙 9 克　白芷 9 克　龙胆草 9 克　防己 6 克　陈皮 6 克　炙甘草 3 克　生姜 3 克。水煎服，每日 1 剂，2 次/日。

【功效与主治】 养血除风，祛湿通络。主治脑出血后遗症期气血亏虚合风湿痹症。

【加减应用】痰多，加胆南星3克、法半夏9克、白芥子9克。寒多，加炮附子9克、肉桂6克。

(6) 再造丸（散）(《伤寒六书》)

【组成与用法】人参6克 桂枝6克 羌活6克 防风6克 川芎6克 黄芪9克 炒赤芍9克 煨姜9克 炮附子9克 甘草3克 细辛3克 大枣3个（劈开）。水煎服，每日1剂，2次/日。

【功效与主治】益气助阳，散寒止痛，疏风通络。主治脑出血证见气虚血瘀风寒痹阻证。

【加减应用】无。

(7) 大活络丹（《圣济总录》)

【组成与用法】白花蛇60克 乌梢蛇60克 威灵仙60克 两头尖（前四味药用黄酒浸）60克 龟板（炙）60克 麻黄60克 贯仲60克 甘草（炙）60克 羌活60克 肉桂60克 乌药60克 黄连60克 草乌60克 天麻（煨）60克 全蝎（去毒）60克 何首乌（黑豆水浸）60克 熟地黄60克 大黄（酒蒸）：木香60克 沉香60克 藿香60克 细辛60克 赤芍30克 没药（去油）30克 乳香（去油）30克 丁香30克 僵蚕30克 胆南星（姜制）30克 青皮30克 骨碎补30克 豆蔻30克 黄芩30克 元参30克 香附（酒浸焙）30克 白术30克 黑附子30克 安息香30克 小防风5克 葛根4.5克 牛黄4.5克 虎胫骨（炙）4.5克 冰片4.5克 当归4.5克 血竭20克 地龙（炙）15克 犀角15克 麝香15克 松脂15克 人参90克。上药共研细末，蜜丸如龙眼大，金箔为衣，腊壳封固，每服一丸，黄酒送下。

【功效与主治】补气血，调营卫，祛风湿，除痰热，活络止痛。主治脑出血恢复期及后遗症期气虚血瘀，风湿痹阻，痰热瘀结证。

(8) 归龙汤（张禾经验方）

【组成与用法】三七粉6克（冲） 地龙6克 当归10克 水蛭6克 丹参15克 黄芪30克 桃仁10克 川芎6克 穿山甲10克 鸡血藤30克。水煎服，每日1剂，2次/日。

【功效与主治】益气活血。主治脑出血气虚血瘀证。

【加减应用】口眼歪斜者，加全蝎、白僵蚕、白附子；失语或语言不清者，加远志、石菖蒲；痰涎壅盛者，加陈胆南星、法半夏、竹茹；肝阳上亢、肝火旺盛者，加黄芩、石决明、羚羊角粉；肝阴不足者，加生地黄、枸杞，女贞子等。

(9) 活血化瘀方（实用中西医结合杂志，1992年第3期）

【组成与用法】桃仁10克 红花10克 赤芍15克 全蝎10克 川芎10克 三棱15克 莪术15克 当归10克 大黄10克 水蛭10克 地龙15克 蜈蚣3条。水煎服，每日1剂，日2次。

【功效与主治】活血化瘀。主治脑出血后期血虚瘀阻证。

【加减应用】若脉弦数或弦，苔黄腻、颜面潮红、牙关紧闭不省人事，突然发病则加入辛凉开窍、清肝息风之晶羚羊角粉（冲服）、珍珠粉1.5克（冲服），钩藤30克，还可配服安宫牛黄丸；若脉弦滑，舌质红．苔黄腻，呕吐痰涎，头晕则加入化痰祛湿之药胆南星10克、陈皮10克、法半夏10克；若脉细或沉细，舌质暗淡、苔黄白、气短乏力，则加益气之药黄芪30克～100克；若脉细数或弦细，舌红少苔或无苔，口干咽燥、肢体麻木、头晕，则加入养阴及凉血药生地黄30克、丹皮10克、生杭芍30克。

（10）补气活血化瘀汤（中医药研究，1996年第5期）

【组成与用法】黄芪45克　党参20克　川芎15克　红花6克　水蛭10克　当归15克　地龙15克　赤芍10克　枳实10克　法半夏10克。水煎，去渣后口服或鼻饲，每日1剂，30天为1疗程。

【功效与主治】益气活血通络。主治脑出血后期气虚血瘀证。

【加减应用】头痛甚者加白芷、藁本，阳亢者加天麻、钩藤，痰热盛者加竹茹、胆南星，神志不清者鼻饲安宫牛黄丸。

（11）逐瘀补气汤（《脑干卒中的中医疗法》）

【组成与用法】半枝莲15克　水蛭5克　僵蚕10克　石菖蒲6克　黄芪20克　白术10克　肉苁蓉10克　当归10克。水煎服，每日1剂，2次/日。

【功效与主治】逐瘀泄毒，补气健脾。用于脑干出血属气虚血瘀证。

9. 痰热腑实证

主症：半身不遂，肢体强痉，言语不利，口舌㖞斜。兼腹胀便秘，头晕目眩，口黏痰多，午后面红烦热。舌质红，苔黄腻或黄燥。脉弦滑大。

治法：通腑泄热化痰。

（1）星蒌承气汤（王永炎经验方）

【组成与用法】瓜蒌10克　胆南星10克　生大黄5克　芒硝5克。水煎服，每日1剂，2次/日。

【功效与主治】通腑泄热化痰。主治脑出血痰热腑实证。

【加减应用】午后热甚者加黄芩、石膏、栀子；痰盛者可加竹沥、天竺黄、川贝母；兼见头晕头痛，目眩耳鸣者为热动肝风之象，可加天麻、钩藤、菊花、珍珠母、石决明以平肝息风潜阳；若口干舌燥，苔燥或少苔，便秘者为热盛伤津，可加生地黄、玄参、麦冬以滋阴液。

（2）三化汤（《医学启源》）

【组成与用法】大黄（酒洗）9克　厚朴9克　枳实9克　羌活9克。上药共研细末，每次用9克，水煎服，以大便微利为度。注意必须身体壮实的患者方可服用。

【功效与主治】散胃腑实热，破结利便，祛风活络。主治脑出血热瘀互结证。

【加减应用】无。

(3) 芩连温胆汤加减（浙江中医杂志，1988 年第 5 期。）

【组成与用法】黄芩 10 克　法半夏 10 克　制南星 10 克　竹茹 10 克　地龙 10 克　黄连 9 克　川贝 9 克　橘皮 9 克　茯苓 12 克　枳实 12 克　牛膝 12 克。水煎服，每日 1 剂，2 次/日。

【功效与主治】清热化痰，搜风通络。主治脑出血属痰瘀互结证。

【加减应用】若见肢体疼痛或麻木明显，舌质暗红或有瘀斑者，去川贝、牛膝、橘皮，加丹参、桃仁、红花、赤芍；阴虚明显者，加白芍、生地黄、石斛、玉竹、玄参；便秘者，加瓜蒌、火麻仁，改枳实为风化硝炒枳壳；睡眠差者，加酸枣仁、远志、夜交藤。

(4) 化痰通腑法（实用中医药杂志，1996 年第 6 期）

【组成与用法】胆南星 10 克　全瓜蒌 10 克　制法半夏 10 克　茯苓 15 克　远志 10 克　枳实 10 克　石菖蒲 10 克　黄连 5 克　焦栀子 10 克　生大黄 10 克　玄明粉（冲）10 克　丹参 20 克　葛根 30 克。水煎服，每日 1 剂，2 次/日。

【功效与主治】化瘀散瘀，开窍泻下。主治脑出血属痰热瘀结证。

【加减应用】肝阳偏亢者，加镇肝息风汤；瘀血明显者，加川芎、地龙、鸡血藤、红花；气虚明显者，加黄芪、党参；阴虚者，加生地黄、石斛、天花粉、炙龟板。

(5) 白虎承气清营汤（国医论坛，1989 年第 2 期）

【组成与用法】生地黄 15 克　丹皮 10 克　玄参 30 克　赤芍 45 克　银花 24 克　连翘 24 克　天花粉 30 克　葛根 30 克　生石膏 60 克　知母 10 克　薏仁 30 克　大黄（后入）15 克　芒硝（冲）10 克　羚羊角（研冲）1 克。水煎服，每日 2 剂，分多次服用。

【功效与主治】清营透气，解毒凉肝，通腑泄热。主治脑出血热入气营，热瘀互结证。

【加减应用】服药后大便稀溏者去大黄、芒硝。

(6) 利窍宁血方（陕西中医学院学报，2002 年第 5 期）

【组成与用法】大黄 10 克　竹茹 10 克　石菖蒲 10 克　枳实 10 克　天竺黄 10 克　生地黄 10 克　瓜蒌 15 克　胆南星 12 克　牛膝 12 克　三七 3 克。每天 1 剂，水煎 2 次。头煎加水 400 毫升，浸泡 30 分钟后再煎 30 分钟，取药液 250 毫升；第 2 煎加水 300 毫升，煎 30 分钟，取药液 150 毫升。将 2 次药液混匀后，分 4 次温服。对于神志不清者，可用鼻饲；或将上药浓煎后保留灌肠，每天 2 次。并根据病情给予一般性处理和适量甘露醇脱水治疗。28 天为 1 个疗程。

【功效与主治】通腑降浊，醒脑开窍。主治脑出血，证属痰瘀内阻、腑气不通型。

【加减应用】面色红赤，烦躁不安者，加黄连、石决明；头痛甚者，加菊花、川芎；抽搐者，加僵蚕、全蝎、蝉蜕；气虚者，加黄芪；阴虚者，加白茅根。

（7）通腑醒神汤（《中外医学研究》，2013 年第 25 期）

【组成与用法】生大黄 30 克　川牛膝 30 克　丹参 30 克　炒枳实 30 克　生地黄 30 克　熟地黄 30 克　厚朴 12 克　郁金 30 克　石菖蒲 30 克　生石膏 30 克　炙甘草 9 克。水煎服，每日 1 剂，2 次/日。

【功效与主治】通腑泄热，醒神开窍。主治脑出血属腑实证。

【加减应用】无。

对症良方

脑出血的对症用方，适宜于主症突出者，急则治其标，根据患者的主要症状选择使用。

1. 脑出血后遗顽固性头痛专方

（1）桃红四物汤合二陈汤加减（辽宁中医药大学学报，2008 年第 12 期）

【组成与用法】桃仁 10 克　红花 6 克　当归 10 克　川芎 10 克　赤芍 10 克　法半夏 15 克　茯苓 10 克　水蛭 10 克　羌活 10 克　大黄 10 克　甘草 10 克　石菖蒲 10 克。水煎服，每日 1 剂，2 次/日。

【功效与主治】活血化瘀，醒脑止痛。主治出血性中风头痛。

（2）护首汤（上海中医药杂志，1997 年第 7 期）

【组成与用法】川芎 30 克　当归 30 克　磁石 30 克　桃仁 12 克　郁李仁 12 克　白芷 12 克　天花粉 12 克　红花 9 克。每天 1 剂，水煎，取药液 800 毫升，分 2 次空腹温服。

【功效与主治】活血祛瘀，利水消肿，镇肝安神。主治出血性中风头痛。

【加减应用】巅顶痛者，加吴茱萸、藁本、怀牛膝；后头痛者，加羌活；呕吐烦躁者，加石膏；血压偏低者，去怀牛膝、磁石。

2. 脑出血诱发的应激性溃疡止血专方

顾胃健脾汤（云南中医中药杂志，2001 年第 2 期）

【组成与用法】太子参 30 克　山药 30 克　焦白术 15 克　茯苓 15 克　莲子 10 克　三七 10 克　木香 6 克　大黄 6 克。每天 1 剂，水煎服或鼻饲。3 周为 1 个疗程。

【功效与主治】益气收涩止血。主治脑出血伴有呕血、黑便。

3. 脑出血所致中枢性呃逆专方

（1）镇肝降逆汤（江苏中医，1993 年第 11 期）

【组成与用法】代赭石 15～30 克（先煎）　明天麻 10 克　茯苓 10 克　橘皮 10 克　竹茹 10 克　柿蒂 10 克　郁金 10 克　炒枳实 10 克　沉香粉 2 克（分冲）。每日 1 剂，分煎 2 次，口服或鼻饲。症情较重者，每日 2 剂，每 6 小时 1 次。

【功效与主治】镇肝降逆。主治出血性脑卒中续发呃逆。

【加减应用】若出血性脑卒中续发呃逆并有手足拘挛，可加羚羊角粉 5 克（冲服）、钩藤 10 克（后下）、石决明 30 克（先煎），以平肝息风；如续发呃逆，可加丹参10克，以活血通络；若病者腹胀便秘，舌苔黄厚，可加生大黄5~10克，以清热通腑。

（2）涤痰汤加减（山东中医杂志2003年第8期）

【组成与用法】法半夏10克 胆南星10克 橘红10克 枳实10克 竹茹10克 茯苓20克 人参3克 石菖蒲3克 甘草3克。水煎服，每日1剂，2次/日。

【功效与主治】化痰止呃。主治脑出血呃逆症。

【加减应用】气虚血瘀型，证见呃逆声沉缓，纳少乏力，舌微紫或紫斑、苔黄，脉细缓而涩者，加黄芪15克、桂枝9克、当归12克、川芎10克、红花10克；痰阻血瘀型，证见呃逆声急促而不连续，咽中不适，面色晦滞，舌质暗或有紫斑，脉细涩者，加丹参15克、川芎15克、红花10克；肝阳暴亢型，证见呃逆声洪亮，冲逆而出，因抑郁恼怒而发作，头目昏眩，舌苔薄腻，脉弦滑者，加钩藤15克、菊花15克、石决明30克；元气败脱型，证见呃逆声低沉无力，气不得续，面色苍白，舌淡、苔白，脉细弱无力者，加人参10克、熟附子10克；痰热互结型，证见呃逆连声，咳嗽，痰黏不易咳出，舌苔薄腻，脉弦而滑者，加鲜竹沥（兑）20ml、瓜蒌15克。

（3）降逆止呃汤

【组成与用法】法半夏10克 厚朴10克 藿香10克 白术10克 沉香10克 旋覆花（包煎）12克 柿蒂15克 白扁豆15克 生姜6克 代赭石（研末冲服）3克。水煎服，每日1剂，2次/日。

【功效与主治】化痰降逆止呃。主治中风呃逆症。

【加减应用】颜面潮红，神志模糊者，加石菖蒲10克、远志10克；大便秘结，口气臭者，加大黄10克、芒硝（冲服）8克，中病即止；血压高者，加菊花18克、龙骨（先煎）20克；呕血、便血者，加云南白药（冲服）3克，同时配合西医止血药急救；面色㿠白者，加黄芪18克、党参10克；口黏、舌淡红、苔白腻者，加佩兰10克、丁香10克、白豆蔻10克；舌质红、苔黄腻者，加竹茹10克、黄连6克；头汗如油者，加山茱萸10克、熟附子12克；舌红少津者，加玉竹10克、石斛15克；舌质紫暗有瘀斑者，加党参10克、丹参15克。

4. 脑出血相关性睡眠障碍专方

镇肝息风汤加味方（安徽中医临床杂志，2002年第6期）

【组成与用法】怀牛膝30克 代赭石30克 龙骨30克 牡蛎30克 夜交藤30克 炙龟板15克 白芍15克 玄参15克 天冬15克 朱茯神15克 石菖蒲15克 郁金15克 百合15克 紫苏15克 麦芽6克 甘草6克。水煎服，每日1剂，2次/日。

【功效与主治】滋阴潜阳，重镇安神。丘脑等部位出血后睡眠障碍。

【加减应用】血压偏高者，加钩藤（后下）12克、菊花12克、夏枯草12克；眩晕较重者，加天麻10克、石决明30克；头痛者，加川芎6克；缺血性中风偏瘫重者，加全蝎5克、蜈蚣1条，地龙15克、水蛭末（冲服）5克；上肢瘫重者，加桑枝15克；下肢瘫较重者，加牛膝15克；伴有壮热者，加羚羊角粉（冲服或鼻饲），每次1克，每天3次；痰多者，加胆南星9克、法半夏9克；呕血者，加白及10克，或云南白药（冲服）1克，每天3次；呃逆者，加丁香5克、柿蒂10克；褥疮者，用血竭粉适量外用；烦躁不安、易怒甚者，加生铁落30克；大便干燥者，加大黄（后下）10克、芒硝10克、厚朴10克、枳实15克，或用单味番泻叶适量冲服；血瘀者，加桃仁10克、红花10克、赤芍15克。

5. 脑出血后遗失语专方

复语汤（天津中医，2002年第6期）

【组成与用法】 黄芪50克　葛根30克　石菖蒲20克　赤芍15克　川芎15克　当归15克　桃仁15克　红花15克　地龙15克　郁金15克　蒲黄12克。水煎服，每日1剂，2次/日。

【功效与主治】 益气活血，化瘀通络。主治脑出血后遗失语症。

【加减应用】 肝火上扰者，加钩藤、龙胆草、菊花；痰浊壅盛者，加胆南星、瓜蒌、橘红；高血压者，加珍珠母、磁石、牛膝；肢体麻木者，加姜黄、鸡血藤、桑枝；气虚者，加党参、黄精；大便秘结者，加大黄、槟榔、麻子仁；血虚者，加白芍、熟地黄；阴虚者，加生地黄、玄参。

6. 脑出血合并狂躁性精神障碍专方

大承气汤合礞石滚痰汤（河南中医，2003年第7期）

【组成与用法】 大黄15克　厚朴15克　芒硝9克　礞石30克　枳实12克　黄芩10克　沉香3克。每天1剂，水煎，鼻饲。3天为1个疗程。腑气得通后则用安宫牛黄丸清心开窍，每天1粒（研汤鼻饲）。

【功效与主治】 祛痰开窍。主治脑出血并发情志异常。

【加减应用】 无。

7. 脑出血后遗症

（1）愈风丸（《中药成药学》）

【组成与用法】 川乌（制）400克　草乌400克　苍术400克　白芷400克　当归100克　天麻100克　防风100克　荆芥穗100克　麻黄100克　石斛100克　何首乌（制）100克　羌活100克　独活100克　甘草100克　川芎50克。上药为末，炼蜜为丸，每丸重6克。口服，一次1丸，一日2次。

【功效与主治】 散风化痰，活血止痛。主治脑出血后遗症。

（2）活血通络汤（河北中医，1985年第2期）

【组成与用法】 当归15克　白芍12克　川芎12克　红花12克　丹参15克　桃仁12克　牛膝12克　鸡血藤15克　乌梢蛇10克　白花蛇6克　桂枝10克　黑附子6克　神曲10克　甘草6克。水煎服，每日1剂，2次/日。治疗过程中，配合针灸。

【功效与主治】 益气养血，活血通脉。主治脑出血后遗症。

【加减应用】脑出血后遗症见半身不遂，语言謇涩，或口眼㖞斜，脉弦，病期在半年以内且血压较稳定者，可予原方治疗；血压高者可加石决明、珍珠母等以育阴潜阳；若病期较久（半年以上），或血压不高，脉显虚象，且患肢呈弛缓性痿废者，可加黄芪，并加重养血活血用量，以奏益气养血，活血通脉之功；患肢拘急，呈拘挛性瘫痪者，可加重透骨搜风，活血通络药的用量。

（3）马海治瘫丸（中医杂志，1985 年第 5 期）

【组成与用法】制马钱子 30 克　当归 30 克　水蛭 30 克　海风藤 50 克　黄芪 100 克　千年健 80 克　川大黄 60 克。上药烘干，共为细末，过细网 2 次，炼蜜为丸，每丸 6 克（含生药 3 克）。每服 1 丸，日服 2～3 次，黄酒或温开水送服。一日量不得超过 3 丸，15 日为 1 疗程，休息停药 1 周后，进入下一疗程。针对不同兼症，可短期服用一些对症汤药。对于高血压患者，服用马海治瘫丸时应注意观察血压和肌张力的变化，凡收缩压高于 170 毫米汞柱或舒张压高于 100 毫米汞柱，肌张力亢进者，应暂时停服马海治瘫丸，或加服降压药物。待血压稳定在 160/90 毫米汞柱以下时，再继续按上法服用。在服药期间，应同时指导患者根据病变部位的不同而进行不同的肢体和语言功能训练。

【功效与主治】补气活血，祛风除湿，化痰通络。主治脑出血后遗症。

（4）祛瘀通脉汤（陕西中医，1985 年第 7 期）

【组成与用法】黄芪 30～50 克　桂枝 15～30 克　地龙 15～30 克　牛膝 15～30 克　鸡血藤 15～30 克　川芎 10～15 克　丹参 10～15 克　桃仁 10～15 克　甘草 3 克。水煎服，每日 1 剂，2 次/日。配合针灸治疗。

【功效与主治】益气活血，益肾通络。主治脑出血后遗症。

【加减应用】语言障碍者，加郁金、石菖蒲，并针哑门穴；神昏不语，便秘者，加代赭石、胆南星、大黄，并针风府、阳陵泉；头痛者，加石决明，并针太阳、阳陵泉；痰盛者，加法半夏、陈皮；气虚，加党参、白术；阳虚阳亢者，去桂枝，黄芪减量，加石决明、生地黄、枸杞、菊花；二便失禁，加附子、益智仁、肉桂、罂粟壳；脉结代者，加附子、肉桂、党参；上肢恢复慢者，加升麻、桔梗、柴胡、葛根；足外翻，针灸外翻穴；足内翻，针灸内翻穴。

（5）八味复元汤（陕西中医，1985 年第 6 期）

【组成与用法】生黄芪 50～100 克　紫丹参 15～30 克　桑寄生 15～30 克　枸杞子 15～30 克　炒地龙 15～30 克　土鳖虫 6～9 克　茯苓 15～20 克　全蝎 3～6 克。水煎服，每日 1 剂，2 次/日。15 剂为一疗程。

【功效与主治】益气行血，补肾通络。主治脑出血后遗症。

【加减应用】中风属脑出血者，黄芪用量宜从小而逐步增大。用于中风出血者，黄芪宜一半炒炭，一半生用，可起到益气止血的作用。用于血瘀中风又宜酒炒黄芪，用于中风阴液已损又宜蜜炙黄芪，如兼便秘又宜桑葚子汁浸黄芪，可益气润肠，如中风兼气滞腹胀又宜鲜萝卜汁浸黄芪。头痛加天麻、白芍；呕吐加法半夏、竹茹；目眩耳鸣加灵磁石、熟地黄；失语加远志、石菖蒲；水肿加泽泻、木防己；失眠者加酸枣仁、夜交藤；血压高者加钩藤、夏枯草；出血加当归炭、生地炭；便秘加川军、桑葚子；尿失禁加桑螵蛸、益智仁。

（6）通变风引汤（中医杂志，1986 年第 9 期）

【组成与用法】生石膏 30～60 克　生龙骨 30 克　生牡蛎 30 克（以上先煎）　滑石 12 克　龙胆草 10 克　牡丹皮 10 克　大黄 10 克　鲜竹茹 12 克　怀牛膝 15 克　槟榔 6 克　广木香 2 克　白薇 10 克　远志 6 克　石菖蒲 6 克。水煎服，每日 1 剂，2 次/日。

【组成与用法】清热息风，抑阳益阴。主治脑出血后遗症期。

【加减应用】痰多者加法半夏、生姜；无语言謇涩者去远志、石菖蒲；无大便秘结者去大黄；患肢功能不复者加伸筋草、丝瓜络、桑寄生，以恢复下肢功能，并去石菖蒲、远志等宣窍之品。待下肢功能恢复后，则去伸筋草等，加佩兰叶、桑枝恢复上肢功能。患肢无力者山茱萸、桑葚子、熟地以养肝肾。若患肢出现浮肿者，此为功能恢复之兆，不可用渗利药。

（7）化瘀通络固本汤（浙江中医杂志，1993 年第 4 期）

【组成与用法】赤芍 15 克　石菖蒲 15 克　当归 15 克　三棱 6 克　莪术 6 克　赤石脂 9 克　炒荆芥 9 克　桃仁 9 克　川芎 9 克　益母草 30 克　丹参 30 克　瓜蒌 30 克　党参 18 克　茜草 15 克　蒲黄（布包）9 克。水煎服，每日 1 剂，2 次/日。

【功效与主治】化瘀通络，补益气血。主治脑出血后遗症期。

【加减应用】下肢瘫痪无力甚者，加桑寄生 30 克、川断 18 克；上肢偏废者，加桂枝 9 克；患侧手足肿甚者，加茯苓 30 克、泽泻 9 克；患侧僵硬拘挛，伴有肝阳上亢症者，加石决明（先煎）30 克、钩藤（后入）12 克；大便秘结者，加生大黄（后入）6 克；言语不利甚者，加郁金 15 克、远志 12 克；口眼㖞斜者，加全蝎 9 克、僵蚕 9 克。

（8）通经活络汤（中医药学报，1989 年第 5 期）

【组成与用法】黄芪 30 克　地龙 10 克　全蝎 10 克　木耳 10 克　川断 10 克　桃仁 10 克。水煎服，每日 1 剂，2 次/日。

【功效与主治】益气活血，通经活络。主治脑出血后遗症。

【加减应用】偏于口眼㖞斜者加蜈蚣；偏于失语者加石菖蒲、僵蚕、土鳖虫；半身肢体沉重者加桂枝。壁虎具有祛风、定惊、止痛的作用，特别对一年以上曾服用一些活血药物效不佳者，增加此药具有明显的通经活络作用。而用量不宜多，一年以上的用一个，二年以上的用两个，以此类推。

（9）补气活血汤（陕西中医，1988 年第 9 期）

【组成与用法】北黄芪 100 克　党参 30 克　稀莶草 30 克　钩藤（后下）15 克　麻仁 15 克　当归 10 克　赤芍 10 克　川芎 10 克　丹参 10 克　石菖蒲 10 克　地龙 10 克

蝉蜕10克 桃仁6克 红花6克 三七（冲）6克。水煎服，每日1剂，2次/日。

【功效与主治】益气活血，化瘀通络。主治脑出血恢复期和后遗症

【加减应用】兼有眩晕耳鸣，手足心热，烦躁失眠，咽干口燥，舌红少津，脉弦细等阴虚表现者，加桑寄生30克、玄参15克、生地黄15克、天冬10克、麦冬10克。因气虚而致痰湿壅盛，兼有偏身麻木较甚，头晕目眩，胸闷，喉中痰鸣，舌苔黄，白腻，脉弦滑或滑数者，加法半夏10克、茯苓10克、陈皮6克、白芥子6克；偏于痰热者加竹沥水20克、瓜蒌15克、胆南星10克、天竺黄10克、川贝10克。病程较长者，可酌加虫类药如全蝎、蜈蚣、水蛭、白花蛇等以提高疗效。

（10）通脉起瘫汤（安徽中医学院学报，1983年第2期）

【组成与用法】黄芪30～120克 川芎15～30克 丹参30克 枸杞30克 桂枝10克 赤芍10克 广三七（研吞）6克。先煎黄芪取汁，再煎诸药，每日1剂，30剂为一疗程，1～2疗程后改为每周服1剂。

【功效与主治】益气养阴通络。主治脑出血后遗症。

【加减应用】脉弦者，黄芪醋炒，加代赭石30克、怀牛膝30克、炒槐米18克、茜草18克；痰盛者，加焦山楂30克、茯苓30克、炙鸡内金15克；脉滑，苔白腻者，加制法半夏12克、橘红10克、陈皮10克；舌苔黄腻者，加天竺黄10克、黄芩10克；脉细，舌光红者，加桑葚子30克、生龟板30克、熟地黄15、当归10克。

（11）加味二仙汤（四川中医，1984年第2期）

【组成与用法】仙茅15克 仙灵脾12克 巴戟天12克 川芎12克 当归18克 知母15克 黄柏12克 牛膝24克。水煎服，每日1剂，2次/日。

【功效与主治】温补肝肾，益气通络。主治脑出血恢复期及后遗症期气血肝肾亏虚证。

【加减应用】气虚加黄芪、白参；小便多加益智仁；肢体疼痛者加鸡血藤、赤芍；重着或肿胀加薏苡仁、汉防己；拘挛加龟板、鳖甲、白芍；语言不利加天竺黄、石菖蒲；在治疗中血压增高加夏枯草、钩藤、石决明或复方罗布麻片；舌苔变黄腻加竹茹，并加黄柏的用量。

8. 脑出血后遗肢体疼痛

（1）追风丸（《中药成药学》）

【组成与用法】当归200克 川芎200克 白芍200克 桂枝80克 荆芥200克 防风200克 白芷100克 川乌（制）100克 草乌（制）100克 续断200克 白附子（制）50克 僵蚕（炒）200克 胆南星60克 法半夏150克 地龙（肉）100克 石膏100克 雄黄50克 甘草50克。上药研极细末，炼蜜为丸。每丸重9克。口服，一次1丸，一日2次。

【功效与主治】舒筋活血，散风通络。

（2）史国公药酒方（《证治准绳》）

【组成与用法】白防风30克 羌活30克 炙鳖甲30克 萆薢（酥制）60克 干茄根（蒸）60克 脱蚕砂（炒）60克 虎胫骨（酥制）60克 当归60克 松节（去油捣碎）60克 白术60克 杜仲（姜酒炒）60克 秦艽120克 苍耳子（捣碎）120克 白花蛇（酒浸去皮骨）120克 枸杞子150克。上药研细末，用好酒35斤，用生绢袋盛药，浸入酒内，封固。将缸入锅悬空着水煮。令缸内滚响取出，埋入土内3月去水毒。每日缸取酒不可以面对缸口，恐药力冲伤，每饮1小盅。

【功效与主治】补气养血，除风通络。主治脑出血气虚血瘀，风湿痹阻证。

9. 脑出血四肢麻木专方

止麻复原丸（陕西中医，1993年第8期）

【组成与用法】黄芪30克 丹参30克 川断30克 鸡血藤30克 桑枝16克 川芎15克 当归15克 山楂15克 黑木耳15克 桑寄生15克 红花15克 桃仁12克 桂枝10克、伸筋草10克 甘草6克 地龙6克。以上药物将黄芪、丹参、鸡血藤、川断、桃仁、红花、当归、桑枝、甘草、桑寄生、党参水煎3次，煎液过滤合并且浓缩至稠膏状，其余药物粉碎过细筛，而后与浓缩液混合，加炼蜜适量，制成小蜜丸，每丸约重0.3克。1天3次，每次25粒。

【功效与主治】补气养血，活血祛瘀，通络止麻。主治脑出血四肢麻木症。

10. 脑出血后期肢体乏力专方

健脾益气方（北京中医杂志，1993年第4期）

【组成与用法】炙黄芪60～100克 党参30克 白术10克 升麻3克 柴胡3克 当归15克 炙甘草6克 黄精30克。水煎服，每日1剂，2次/日。30天为一疗程。

【功效与主治】健脾益气，活血升阳。

【加减应用】头昏头痛者，加夏枯草、茺蔚子、丹参；肢体疼痛者，加长寿草、玄胡；颈项不舒者，加葛根、钩藤；颜面燥热，加益母草、生龙骨、生牡蛎；食欲不振者，加神曲、炒稻谷芽；大便秘结者，加大黄、生地黄、枳实、草决明。

11. 脑出血昏迷专方

急症回春丹《名医名方录（二）》。

【组成与用法】苍术60克 雄黄（飞净）21克 沉香18克 丁香30克 木香30克 郁金30克 蟾酥12克 麝香9克 梅冰片9克。共研细末，水泛为丸，加飞净朱砂为衣，每服0.5～1.0克，开水送服，亦可研末瓶贮，密封备用，或吹鼻。

【功效与主治】芳香开窍，理气醒神。主治脑出血神志昏迷、惊厥者。

【加减应用】如温病邪陷心包，宜配清心解毒之药；热病惊厥，肝热动风，宜配凉肝息风之品；胃热燥实，昏迷谵语者，法当攻下；痰厥昏迷，治宜豁痰开窍；瘀阻脑络，血栓形成者，治当活血通络；脑络血溢，昏迷脱厥者，又当回厥固脱，以为从因治本之图。

第九章 蛛网膜下隙出血

蛛网膜下隙出血（subarachnoid hemorrhage，SAH）是指脑底部或脑表面血管破裂后，血液流入蛛网膜下隙引起相应临床症状的一种脑卒中，是一组临床综合症状。分为原发性蛛网膜下隙出血和继发性蛛网膜下隙出血。继发性蛛网膜下隙出血指脑实质内出血、脑室出血、硬膜外或硬膜下血管破裂流入蛛网膜下隙者。一般蛛网膜下隙出血指原发性蛛网膜下隙出血。SAH 占所有脑卒中的 5% ~10%，年发病率为（6 ~20）/10 万。病因有多种：其中颅内动脉瘤最常见，占 50% ~85%；脑血管畸形，主要是动静脉畸形（AVM），青少年多见，占 2% 左右；脑底异常血管网病（moyamoya 病），约占 1%；其他原因有夹层动脉瘤、血管炎、结缔组织病、血液病等，部分原因不明。它的发病机制：动脉瘤破裂、动静脉畸形病变血管破裂还是血压突然增高使血管破裂或其他情况，均导致血流入脑蛛网膜下隙，通过围绕在脑和脊髓周围的脑脊液迅速扩散，刺激脑膜，引起头痛和颈强直等脑膜刺激征。血液进入蛛网膜下隙后还会使颅腔内容物增加，压力增高，并继发脑血管痉挛，可使脑脊液的回吸收被阻，可发生急性交通性脑积水或蛛网膜粘连，使颅内压急骤升高，进一步减少了脑血流量，加重了脑水肿，甚至导致脑疝形成，以上均可使患者病情稳定好转后，再次出现意识障碍或出现局限性神经症状。后交通动脉瘤的扩张、出血可压迫邻近动眼神经，产生不同程度的动眼神经麻痹（表现为眼球活动障碍）。也可能因血液刺激下丘脑，引起血糖升高、发热等内分泌和自主神经功能紊乱。临床特点：（1）各年龄段及两性均可发病，青壮年更常见，女性多于男性；（2）突然起病，数秒或数分钟速度发生的剧烈头痛是常见的起病方式，患者能清楚地描述发病时间及场景，发病前多有明显诱因如情绪激动、剧烈运动，咳嗽、排便、用力、饮酒等；（3）典型临床表现为突然发生的剧烈头痛、恶心、呕吐和脑膜刺激征，伴或不伴局灶体征。绝大多数病例发病后数小时内出现脑膜刺激征，以颈强直最明显。主要并发症有再出血、脑血管痉挛、脑积水、抽搐等。

本病可纳入中医真头痛、出血性中风等病范畴。如患者以头痛为主要症状，并无意识障碍、肢体瘫痪等中风表现，则临床上以头痛进行辨证施治。头为诸阳之会，清阳之府。脑为髓海，不任受邪，不论六淫外侵、七情内伤、脏腑虚损或经络瘀塞等皆可引起头痛。若患者出现意识障碍、肢体瘫痪等中风症状，则按出血性中风行辨证论治，脑为髓海，亦为精气之所，脑髓之充主要依赖肝肾之阴血及脾胃化生之精微以滋养。故本病与肝、脾、肾的关系密切。

气血亏虚、肝肾不足为本病发病之内因，而骤然猛力、思虑过度、情志过激、起居失常、寒热剧变则为本病之诱因。其发病表现虽复杂多端，然其病机不外虚、热、风、痰、血五端。虚：因禀赋不足，或过度劳倦等皆可耗损气血，伤及肝肾。气血亏虚，则不能上荣脑髓脉络；肝肾不足则髓海空虚，可发为眩晕头痛，甚至引动肝风；热：情志不畅，肝失疏泄，郁而化火，饮食不节，胃火过旺，阳明火炽则灼伤肝木，导致肝火上窜，肝阳化火；风：肝风内炽或肝肾不足，水不涵木，肝阳上亢，都可致阳化风动。风火相煽，气血逆上而为昏冒、颈强等；痰：脾失健运，痰湿内生。肝火内炽，灼液成痰。如是痰湿蒙阻，痰热上扰，蒙蔽清窍，亦可发为本病；血：无论是气虚运血不力，还是热结血滞或肝失疏泄，气郁血涩，最终导致血脉瘀阻，血液不行常道，溢于脉外。上述条件相互影响，终致清阳不升，浊阴不降，血随气升，逆乱于上，溢出脉道而发病。故蛛网膜下隙出血中医辨证施治可分为头痛、出血性中风行相应辨证施治。

诊断要点

1995 年第四届全国脑血管病学术会议的诊断标准：

（1）发病急骤；

（2）常伴剧烈头痛、呕吐；

（3）一般意识清楚或有意识障碍，可伴有神经症状；

（4）多有脑膜刺激征，少数可伴有脑神经及轻偏瘫等局灶体征；

（5）腰穿脑脊液呈血性；

（6）CT 应作为首选检查，可见蛛网膜下隙高密度影像；

（7）全脑血管造影可帮助明确病因。

通用良方

蛛网膜下隙出血可纳入中医头痛、出血性中风等病范畴，其中头痛与出血性中风只是病情程度的轻重，轻者则以头痛为主，重者则出现中风症状。出血性中风病机主要为阴阳失调，气血逆乱。病位在脑，与心、肝、脾、肾密切相关。气血不足或肝肾阴虚是致病之本，风火痰瘀是发病之标，一旦遇到烦劳、恼怒、房事不节等诱因，阴阳严重失调，气血发生逆乱、血溢脉外而致卒中。出血性中风之发生，病机虽较复杂，但归纳起来不外虚（阴虚、气虚）、火（肝火、心火）、风（肝风、外风）、痰（风痰、湿痰）、气（气逆）、血（血瘀）六端，其中以肝肾阴虚或气血亏虚为其根本，此六端在一定条件下，相互影响，相互作用，积损正衰，素体阴阳亏虚，一遇变乱则气血失调，导致风火痰相煽，血溢脉外，气滞血瘀，使清阳之气不能舒展，则发中风。急性期以急则治其标原则，当投以涤痰开窍、镇肝息风、活血通络、通腑泄热等治法，恢复期则投以益气养血、滋补肝肾、息风止痉等治法。头痛者，不外乎内伤与外伤头痛，而蛛网膜下隙出血性头痛者以内伤头痛为主，痰浊、瘀血痹阻经络，或肝阴不足，肝阳偏亢，上扰清窍，或气血亏虚、肝肾阴虚，风火痰上扰清窍，则为头痛，故因投以通窍活血、行气降逆、涤痰通窍、平肝息风等治法。

真头痛

1. 血府逐瘀汤加减（四川中医，1989年第3期）

【组成与用法】 生地黄15克　元参15克　牛膝15克　当归10克　桃仁10克　赤芍10克　桔梗10克　丹皮10克　红花10克　柴胡9克　川芎9克　甘草6克。水煎服，每日1剂，2次/日。

【功效与主治】 活血化瘀，清热行气止痛。

【加减运用】 因寒而发者，可加荆芥10克、防风10克；疼痛剧烈，可加羌活10克、藁本10克、延胡索10克；拘挛掣痛，加胆南星6克、僵蚕20克、全蝎5克、地龙10克、天麻15克；有高血压者怀牛膝10克、桑寄生10克；有内热可加知母10克、丹皮15克、生地黄10克、赤芍10克。

2. 平肝息风饮（河北中医，1987年第5期）

【组成与用法】 牛膝20克　生地黄15克　代赭石30克　白芍15克　大黄6克　茜草12克　生蒲黄10克　钩藤12克　旱莲草12克　珍珠母15克。水煎服，每日1剂，2次/日。加云南白药1瓶/日，分3次口服。

【组成与用法】 平肝息风，凉血化瘀。

【加减运用】 兼有瘀血者，可加用桃仁10克、红花6克、赤芍10克、川芎10克、当归10克等活血化瘀药物；头痛甚者，可加用川芎10克、白芷30克、天麻10克、乳香10克、没药10克等化瘀止痛药物；兼有痰湿者，可加用法半夏10克、陈皮10克、茯苓15克、白术10克等理气化痰药物。

3. 散偏汤（《辨证录》）

【组成与用法】 白芍15克　川芎10克　郁李仁10克　柴胡10克　白芥子15克　香附10克　白芷20克　甘草6克。水煎服，每日1剂，2次/日。

【功效与主治】 行气活血，通络止痛。

【加减运用】 因感受风寒而发，可加荆芥10克、防风10克；疼痛剧烈，可加羌活10克、藁本10克、延胡索10克；拘挛掣痛，加胆南星6克、僵蚕20克、全蝎5克、地龙10克、天麻15克；有高血压者怀牛膝10克、桑寄生10克；有内热可加知母10克、丹皮15克、生地黄10克、赤芍10克。

4. 加味桃仁红花煎（内蒙古中医药，2008年第4期）

【组成与用法】 桃仁9克　红花9克　丹参10克　赤芍10克　川芎10克　香附8克　当归8克　生地黄10克　青皮8克　延胡索8克　葱白2段　生姜数片。用法：水煎后取汁300ml，冲黄酒30ml，每日早晚2次口服。

【功效与主治】 活血化瘀，行气止痛。

【加减运用】 暂无。

5. 羚羊钩藤汤合左金丸（医学研究与教育，2009 年第 4 期）

【组成与用法】羚羊角 2 克（分冲） 桑叶 10 克 川贝 6 克 生地黄 15 克 钩藤 15 克 菊花 10 克 白芍 10 克 甘草 6 克 竹茹 10 克 茯神 15 克 黄连 6 克 吴茱萸 3 克。水煎服，每日 1 剂，2 次/日。

【功效与主治】清肝潜阳，降逆止痛。

【加减运用】暂无。

6. 通窍活血汤加味（中国医药指南，2013 年第 3 期）

【组成与用法】桃仁 10 克 红花 3 克 赤芍 12 克 川芎 10 克 老葱 3 根 生姜 3 片 黄酒 25 克 大枣 20 克 麝香 0.1 克（冲服） 大黄（后下）6 克 积实 10 克 川连 3 克。水煎服，每日 1 剂，2 次/日。

【功效与主治】活血通窍，泄腑通便。

【加减运用】大便通后可去大黄、枳实、川连；可加石菖蒲 10 克 远志 10 克通窍。

7. 活血祛瘀方（黑龙江中医药，1995 年第 3 期）

【组成与用法】当归 15 克 赤芍 15 克 桃仁 15 克 红花 15 克 赤芍 10 克 丹参 15 克 田七末 5 克（冲） 乳香 7.5 克 木通 10 克 钩藤 5 克 大黄 15 克。水煎服，每日 1 剂，2 次/日。

【功效与主治】活血祛瘀，泄热通便。

【加减运用】无。

8. 芎芷石膏汤（《医宗金鉴》）

【组成与用法】川芎 15 克 白芷 20 克 石膏 15 克 菊花 10 克 羌活 10 克 藁本 10 克。水煎服，每日 1 剂，2 次/日。

【功效与主治】祛风泄热止痛。

【加减运用】恶寒发热者，加荆芥 10 克、防风 10 克、薄荷 10 克、金银花 10 克、连翘 10 克；鼻塞浊涕者，加辛夷花 10 克、苍耳子 10 克、细辛 3 克；热甚伤津、舌红少津者，加知母 10 克、石斛 10 克、天花粉 10 克；口苦、耳聋、干呕者，加竹茹 10 克、黄连 6 克、枳壳 10 克、苦丁茶 10 克；舌赤、白睛赤者，加丹皮 15 克、赤芍 10 克、夏枯草 10 克、紫花地丁 10 克；头剧烈掣痛、连及齿龈红肿疼痛者，加僵蚕 20 克、蝉脱 10 克、桑叶 10 克、蔓荆子 10 克、元胡 10 克。

9. 平肝镇痛汤（中国中医药信息杂志，2006 年第 9 期）

【组成与用法】天麻 12 克 钩藤 15 克 生大黄（后下）6～15 克 枳实 10 克 白芍 12 克 全瓜蒌 24 克 全蝎 10 克 夏枯草 15～30 克 菊花 10 克 山栀子 10 克 磁石 30 克 川牛膝 30 克 甘草 6 克。水煎服，每日 1 剂，2 次/日。

【功效与主治】平肝潜阳，通腑泄热。

【加减运用】头痛胀裂者，加用生龙骨 20 克 生牡蛎 20 克 炒龟板 20 克 炒麦芽20克，加强潜阳之功；腹胀甚者，加用厚朴30克　陈皮10克。

10. 清肝散偏汤（陆芷青经验方）

【组成与用法】珍珠母30克　龙胆草6克　杭菊花10克　防风6克　当归10克　白芍9克　生地黄15克　川芎8克　全蝎5克　土鳖虫6克　地龙10克　牛膝10克。水煎服，每日1剂，2次/日。

【组成与用法】清肝潜阳，活血通络止痛。

【加减运用】苔腻口甜者，加佩兰5~9克以化湿；食欲不振者，加焦神曲或谷麦芽各12克以消食；舌胖嫩，神疲乏力者，加太子参10克以滋阴补气；两目干涩者，加枸杞子12克以清肝明目；恶心者加法半夏9克，陈皮5克，胆南星9克，以降逆止呕化痰；舌边有瘀斑、瘀点者，易白芍为赤芍，以活血化瘀。

11. 清脑定痛汤（中国中医急症，2010年第4期）

【组成与用法】紫草15克　川牛膝15克　川芎10克　石菖蒲10克　葛根30克　甘草6克。水煎服，每日1剂，2次/日。

【功效与主治】清热凉血，通络开窍。

【加减运用】头痛剧者，加用白芷30克　藁本10克　羌活10克　防风10克；血热者，加用丹皮15克　生地黄10克　赤芍10克。

12. 龙胆白虎汤（江西中医药，1990年第6期）

【组成与用法】龙胆草15克　生石膏20克　知母10克　竹叶10克　瓜蒌15克　丹皮10克　生地黄10克　杭芍15克　大黄6克　朴硝10克。水煎服，每日1剂，2次/日。

【功效与主治】清肝息风，通腑泄热。

【加减运用】不宜久服，虚脱者不宜。

13. 护首汤加味（上海中医药杂志，1997年第7期）

【组成与用法】川芎30克　当归30克　郁李仁12克　花粉12克　白芷12克　桃仁12克　红花9克　磁石30克。水煎服，每日1剂，2次/日。

【功效与主治】活血化瘀，安神降火，利水消肿。

【加减运用】巅顶痛加吴茱萸、藁本、怀牛膝；后头痛加羌活；呕吐烦躁加石膏；血压偏低去牛膝、磁石。

14. 宁血除痛汤（《现代偏瘫治疗学》）

【组成与用法】仙鹤草30克　钩藤30克　大黄10克　茜草12克　石决明15克　延胡索15克　生白芍15克　蒲黄12克　川芎6克　三七3克。水煎服，每日1剂，2次/日。加云南白药1瓶/日，分3次口服。

【功效与主治】平肝潜阳，活血止血。

【加减运用】生大黄可用至20~30克。频呕者少量数次服用，昏迷者可鼻饲。

15. 羚角承气汤（辽宁中医杂志，1994年第2期）

【组成与用法】羚羊角粉（冲）2克　嫩钩藤30克　石决明（先煎）30克　龙胆草6克　生军（后下）10克　枳实　玄明粉（冲）　夏枯草　甘菊花　淡黄芩各10克　鲜竹茹、生地黄各15克　生石膏（打碎先煎）150克。用法：石决明、生石膏先煎，生军后下，羚羊角粉、玄明粉冲服，余药常规煎服。

【功效与主治】平肝息风，通腑泻热。

【加减运用】中病即止。

出血性中风

1. 清热祛瘀汤（新中医，1989年第8期）

【组成与用法】钩藤30克　田七粉（冲服）2克　大黄10克　葛根60克　石菖蒲12克。水煎服，每日1剂，2次/日。

【功效与主治】清热平肝，祛瘀通络。

【加减运用】痰浊型加法半夏10克，茯苓15克，橘红、甘草各6克（即二陈汤），息风化痰，宣窍通络；肝阳上亢型加黄芩12克，石决明（先煎）30克、牡蛎（先煎）30克，白芍、菊花各15克，清热平肝，息风通络；肝肾阴虚型去大黄，加黄柏12克，知母、丹皮各10克，生地黄15克，龟板（先煎）18克，清热滋阴，息风通络；瘀血者加丹皮、赤芍、牛膝各10克，活血祛瘀，通络止痛；中脏腑，肝阳上亢型加羚羊角（先煎）3克，黄芩12克，生地黄15克，并冲服至宝丹一瓶，每日两次，以清肝潜阳，息风开窍；痰迷心窍者加天竺黄、胆南星各10克，并冲服安宫牛黄丸一个，每日两次，息风豁痰开窍；此外上面几型如呕甚加竹茹12克，头痛甚加蔓荆子、刺蒺藜各12克，藁本10克，肝热甚的加山栀子12克，龙胆草10克。

2. 白虎承气清营汤（国医论坛，1989年第2期）

【组成与用法】生地黄15克　丹皮10克　玄参30克　赤芍45克　银花24克　连翘24克　天花粉30克　葛根30克　生石膏60克　知母10克　薏仁30克　大黄（后入）15克　芒硝（冲）10克　羚羊角（研冲）1克。水煎服，每日1剂，2次/日。

【功效与主治】清营透气，解毒凉肝，通腑泄热。主治蛛网膜下腔出血。

【加减运用】无。

3. 补阳还五汤加味重用蜈蚣方（中医中药，2009年第36期）

【组成与用法】黄芪45克　当归10克　赤芍10克　地龙6克　桃仁6克　红花6克　川芎6克　牛膝10克　桔梗6克　柴胡6克　甘草3克　陈皮6克　郁金10克　石菖蒲10克　蜈蚣10克　全蝎3克。水煎服，每日1剂，2次/日。

【功效与主治】补气，活血化瘀，化痰通络。

【加减运用】本方生黄芪用量独重，但开始可先用小量（一般从30~60克开始），效果不明显时，再逐渐增加；瘀血重者，可加用虫类药物如僵蚕20克、炮珠6克，加强通络之功；若半身不遂以上肢为主者，可加桑枝10克、桂枝6克以引药上行，温经通络；下肢为主者，加杜仲10克以引药下行，补益肝肾；日久效果不显著者，加水蛭6克、虻虫6克以破瘀通络；语言不利者，加石菖蒲10克、郁金10克、远志10克、薄荷10克等以化痰开窍；口眼㖞斜者，可加用牵正散药物如白附子5克、僵蚕20克、全虫6克、羌活10克以化痰通络；痰多者，加法半夏10克、天竺黄10克、白术10克、茯苓10克、陈皮10克、苍术6克以化痰；偏寒者，加熟附子6克、细辛3克以温阳散寒；脾胃虚弱者，加党参10克、茯苓10克、白术10克、神曲10克、麦芽10克以补气健脾。

4. *解痉汤*（辽宁中医杂志，2006年第1期）

【组成与用法】葛根30克　生白芍30克　赤芍25克　夏枯草10克　僵蚕10克　地龙10克　全蝎（后下）5克　羚羊角（先煎兑服）1.5克　钩藤（后下）10克　生龙骨（先煎）30克　生牡蛎（先煎）30克　生地黄15克　牡丹皮10克　陈皮10克　土茯苓30克　生大黄（后下）10克。水煎服，每日1剂，2次/日。神志不清者可鼻饲或灌肠。

【功效与主治】息风止痉，凉血散瘀。

【加减运用】大便经常干燥者，加全瓜蒌30克，当归9克；上肢不遂明显者，加片姜黄9~12克，桂枝6~12克；言语不利者，加羌活6~9克；兼有头晕者，去地龙，加天麻9~12克，泽泻25~30克；症情较痼者，加水蛭3~6克；下肢不遂加牛膝15克，另加杜仲15克，补骨脂（或巴戟天）9~12克；足浮肿者，加重地龙用量；患侧脉象明显小于健侧脉象者加黄芪30克，当归9克；见人易哭者，去赤芍、地龙，加天竺黄9克，合欢花6克，石菖蒲9克，远志9克；吞咽时容易发呛咳者，去赤芍、加代赭石20克（先煎），旋覆花10克（布包），羌活9克；健忘者，去地龙、赤芍，加石菖蒲、运志肉各9~12克，炙鳖甲10克（先煎），水蛭3克；肢体沉重，舌苔厚腻，痰浊壅盛者，加竹沥汁（兑入生姜汁2~3滴）分冲。

5. *宣窍醒神汤*（任继学经验方）

【组成与用法】水牛角30克　羚羊角2克（分冲）　玳瑁（龟板30克）　石菖蒲10克　郁金10克　细芽茶6克　白薇10克　栀子仁10克　法半夏10克。水煎服，每日1剂，2次/日。同时送服醒脑散，药用真牛黄、真麝香、龙涎香、安息香、冰片、西红花、猴枣、石菖蒲、莲子心、胆南星、煨皂角共为细面，每次2~3克，6小时1次。

【功效与主治】宣窍醒神。

【加减运用】无。

6. *凉血通瘀汤*（周仲瑛经验方）

【组成与用法】大黄6克　水牛角30克　生地黄15克　桃仁10克　冰片0.2克（分冲）。水煎服，每日1剂，2次/日；神志不清者可鼻饲。

【功效与主治】凉血通瘀。

【加减运用】无。

7. 镇肝息风开窍汤（国医论坛，1994年第3期）

【组成与用法】羚羊角6克（磨冲） 钩藤15克 丹皮10克 滑石30克 黄芩10克 大黄10克（后下） 鱼腥草10克 川楝子10克 白芍10克 玄参15克 龟板20克 生龙牡20克，水煎取汁200ml鼻饲，1日4次。

【组成与用法】镇肝息风开窍。

【加减运用】无。

8. 涤痰通络汤（国医论坛，1994年第3期）

【组成与用法】天竺黄12克 石菖蒲10克 远志10克 川贝母6克 黄芩10克 赤芍10克 桃仁10克 红花6克 乌梢蛇10克 地龙10克 鸡血藤20克 川芎10克。水煎服，每日1剂，2次/日。必要时每服冲至宝丸1粒。

【功效与主治】涤痰通络。

【加减运用】无。

9. 潜阳通腑方（江西中医药，1996年第4期）

【组成与用法】大黄12克（后下） 黄芩15克 山栀子15克 枳实10克 莱菔子20克 生地黄30克 玄参18克 白芍20克 蔓荆子10克 菊花12克 钩藤12克（后下） 淮牛膝12克。用法：水煎灌服。送服珍珠粉3克，每日2次。安宫牛黄丸1粒，每日1次化服。

【功效与主治】通腑泄热，平肝潜阳。

【加减运用】无。

10. 星蒌承气汤（王永炎经验方）

【组成与用法】胆南星6克 瓜蒌10克 大黄6克 芒硝10克（冲服）。水煎服，每日1剂，2次/日。

【功效与主治】化痰清热，活血通腑。

【加减运用】腹满胀甚者，加枳实10克、厚朴30克、木香6克、青皮10克；神志昏蒙者，加石菖蒲10克、郁金10克、远志10克、竹茹10克、天竺黄10克；血脉瘀者，加丹参10克、生地黄15克、赤芍10克、丹皮10克、当归10克、降香6克、鸡血藤20克、毛冬青10克等。

11. 补阳还五汤（《医林改错》）

【组成与用法】生黄芪30克 当归尾10克 赤芍10克 红花10克 桃仁10克 川芎10克 甘草6克。水煎服，每日1剂，2次/日。

【功效与主治】补气，活血，通络。

【加减运用】本方生黄芪用量独重，但开始可先用小量（一般从30～60克开始），效果不明显时，再逐渐增加；原方活血祛瘀药用量较轻，且药物较少，使用时，可根据病情适当加大，并可加用虫类药物如地龙10克、僵蚕20克、全虫5克、炮珠6克，加强通络之功；若半身不遂以上肢为主者，可加桑枝10克、桂枝6克以引药上行，温经通络；下肢为主者，加川牛膝10克、杜仲10克以引药下行，补益肝肾；日久效果不显著者，加水蛭6克、虻虫6克以破瘀通络；语言不利者，加石菖蒲10克、郁金10克、远志10克、薄荷10克等以化痰开窍；口眼㖞斜者，可加用牵正散药物如白附子5克、僵蚕20克、全虫6克、羌活10克以化痰通络；痰多者，加法半夏10克、天竺黄10克、白术10克、茯苓10克、陈皮10克、苍术6克以化痰；偏寒者，加熟附子6克、细辛3克以温阳散寒；脾胃虚弱者，加党参10克、茯苓10克、白术10克、神曲10克、麦芽10克以补气健脾。

12. 通络活血汤（中医杂志，1995年第10期）

【组成与用法】生石决明30克　黛蛤粉30克　旋复花10克　代赭石9克　桑寄生30克　威灵仙10克　地龙10克　生穿山甲6克　僵蚕9克　豨莶草10克　竹茹12克　鸡血藤20克　知母9克　黄柏10克　䗪虫6克　全虫6克。水煎服，每日1剂，2次/日。

【功效与主治】平肝豁痰，活血通络。

【加减运用】湿痰盛加法半夏10克、广皮6克、茯苓12克、木香6克；言语不利加羚羊角粉1克（分冲）、菖蒲9克、天竺黄9克、川郁金9克、远志10克；如不语或兼饮水即呛者，为会厌麻痹，除加上外，再加天麻3克、白附子3克；脉数大有力加生石膏30克、知母10克、龙胆草9、栀子9克；头重脚轻，加白蒺藜10克、钩藤12克（后下）、杭菊花9克、胆草9克、牛膝9克，羚羊角粉0.6克（分冲）。

13. 宁血除痛汤（《现代偏瘫治疗学》）

【组成与用法】仙鹤草30克　钩藤30克　大黄6克　石决明15克　延胡索15克　生白芍15克　蒲黄12克　川芎6克　三七3克。水煎服，每日1剂，2次/日。

【功效与主治】平肝潜阳，活血止血。

【加减运用】生大黄可用至20~30克，频呕者少量数次服用。

14. 复通颗粒（湖南中医杂志，2001年第1期）

【组成与用法】生黄芪　党参　三七　川芎　地龙　天麻　茜草根　丹皮　牛膝共九味按6:3:1:2:2:2:4:2:2配制。用法：按以上比例制成颗粒剂，每包10克，每天用3次，意识障碍服药困难者给予鼻饲。

【功效与主治】益气活血，通络除滞。

【加减运用】上肢活动障碍者加桑枝、桔梗；下肢活动障碍者加木瓜、独活。

15. 通腑豁痰息风汤（湖南中医药导报，2001年第4期）

【组成与用法】生大黄10克　川厚朴10克　枳实10克　制南星10克　天麻10克　钩藤15克　丹参15克　牛膝15克　地龙10克　石菖蒲10克　白芍10克。水煎服，每日1剂，2次/日。

【功效与主治】通腑豁痰息风。

【加减运用】肝风偏重者，加生牡蛎、石决明20克；火邪偏重者加炒栀子仁6克，黄芩10克；痰热偏重者加竹茹10克，竹沥10克、法半夏10克；瘀血明显者加水蛭10克；头痛较甚者加石决明20克，夏枯草10克，桑叶10克；抽搐强痉者加水牛角20克，珍珠母10克，僵蚕10克，全虫5克，蜈蚣1条；呕血者去枳实，改生大黄为大黄炭加三七粉3克，血余炭10克。

16. 凉血醒脑息风汤（江西中医药，1990年第6期）

【组成与用法】羚羊角粉2克　益母草10克　茯苓10克　茜草30克　葛根30克　石菖蒲15克　钩藤15克　当归15克　白芍15克　菊花10克　胆南星10克　生大黄10克　竹茹5克。水煎服，每日1剂，2次/日。意识障碍者可鼻饲或灌肠。

【功效与主治】清肝息风，化痰醒脑。

【加减运用】呕吐甚者加葶苈子、泽泻。

17. 安脑平冲汤（周德生经验方）

【组成与用法】生龙骨30克　生牡蛎30克　怀牛膝15克　黑栀子12克　生大黄（后下）9克　黄芩12克　嫩钩藤（后下）12克　青木香12克　泽泻12克　蝉蜕6克　嫩柴胡6克　甘草6克。水煎服，每日1剂，2次/日。意识障碍者可鼻饲或灌肠。

【功效与主治】镇肝息风，平冲降逆，宁血安脑。

【加减运用】风胜者，加天麻、僵蚕；火胜者，加龙胆草、黄连；痰甚者，加栝蒌、贝母；呕甚者，加姜黄、白术；颅内高压或小便少者，加车前子、葶苈子；阴伤者，加白芍、生地黄。

18. 菖蒲丹参方（长春中医学院学报，1997年第64期）

【组成与用法】丹参20克　赤芍15克　鸡血藤30克　水蛭5克　栝蒌30克　胆南星5克　豨莶草30克　石菖蒲30克　郁金25克　伸筋草30克。水煎服，每日1剂，2次/日。

【功效与主治】化痰活血通络。

【加减运用】大便秘结者，可配合应用大承气汤，中病即止。

19. 醒脑活剂（北京中医药大学学报，1997第5期）

【组成与用法】广角粉1~3克　羚羊角粉1~3克　怀牛膝45克　珍珠母100克　连翘心30、丹皮30克　玄参30克　地龙30克　生地黄30克　蜈蚣2条　全蝎10克　僵蚕12克。用法：广角粉及羚羊角粉用药汁冲药，煎浓汁200ml，每日2次或6小时服1次。

【功效与主治】息风降火，醒神开窍。

【加减运用】腑气不通者酌加大黄粉6~10克冲服，芒硝粉6~10克冲服，大便以每日2~3次为度；痰鸣者加竹沥水100ml，姜汁10ml，每日2~4次。

辨证良方

蛛网膜下隙出血，起病急骤，伴有意识障碍及肢体功能障碍者，可按出血性中风辨证施治；以头痛、恶心、呕吐为主要症状，无意识障碍及肢体障碍者，可按头痛为主进行辨证施治。由于蛛网膜下隙出血属于急性脑血管病，致死率较高，故本章节主要按出血性中风进行辨证施治，根据病情轻重可分为中经络、中脏腑，其中中脏腑又分为闭证、脱证，根据疾病的演变可分为急性期、恢复期、后遗症期，但无论如何分期分类，其基本证型较恒定，大多数症状可归纳到肝阳暴亢、痰浊内阻、痰热内闭、胃火炽盛、肝肾阴虚、瘀血阻络、气血亏虚七型。

1. 肝阳暴亢证

主症：突然昏倒，不省人事，面红气粗，颈项强直，牙禁不开。或神昏不语，四肢挛拘，禁固抽搐。舌红，苔薄黄，脉弦细数有力。

治法：镇肝潜阳，息风止痉。

（1）中风平肝汤（天津中医，2001 年第 5 期）

【组成与用法】钩藤 30 克　菊花 30 克　白蒺藜 30 克　川芎 10 克　地鳖虫 10 克　水蛭 1 克（冲服）　珍珠母 30 克　丹参 20 克。水煎服，每日 1 剂，2 次/日。

【功效与主治】平肝潜阳，化瘀止血。

【加减运用】大便干燥者加生大黄 6～10 克；痰热盛者可加竹沥水 15ml、法半夏 10 克、石膏 30 克、栝蒌 30 克。

（2）镇肝益阴汤（王季儒经验方）

【组成与用法】生石膏 30 克　生石决明 30 克　黛蛤粉 30 克　龙胆草 9 克　栀子 9 克　天竺黄 9 克　菖蒲 9 克　旋覆花 9 克　代赭石 9 克　知母 9 克　黄柏 9 克　牛膝 9 克　川郁金 9 克　竹茹 12 克　滑石 12 克　磁石 12 克　安宫牛黄丸 1 粒（吞服）　羚羊角粉 0.6 克（冲服）　犀角（水牛角代）粉 0.6 克（冲服）。水煎服，每日 1 剂，2 次/日。

【功效与主治】镇肝清热，豁痰开窍。

【加减运用】如突然昏仆，脉沉弦而缓者，必然四肢不温，面色苍白，此为气血郁闭之象，可先用苏合香丸以开之，或于方内去安宫牛黄丸，加入苏合香丸，如服后脉转滑数，面转红润，再去苏合香丸，改用安宫牛黄丸；如患者牙关紧闭，不能服药者，可用乌梅一个，温水泡软，塞于腮内，牙关即开；如肥胖人湿痰素盛者，加法半夏 9 克、广陈皮 6 克、茯苓 12 克、石菖蒲 10 克、远志 10 克；如痰涎壅盛，加竹沥水 30 克（兑服），猴枣 0.6 克（冲服），或先用稀涎散 1.5 克，白开水送下，痰涎即顺口流出；神志清醒后，去安宫牛黄丸、犀角（水牛角代）粉，加桑寄生 30 克、威灵仙 10 克、鸡血藤 30 克、地龙 9 克、生穿山甲 9 克、土鳖虫 3 克以及大活络丹等，活血通络以治偏瘫；脉弦滑有力、头晕甚者，石决明可用至 60～90 克，加菊花、白蒺藜各 9 克，天麻 15 克；面赤烦躁不安，脉数大有力者，生石膏可用至 60～90 克；舌强言謇，加全蝎 3 克，僵蚕 9 克；大便燥结，加瓜蒌 3 克，大黄、芒硝各 9 克；大便溏加黄连 6 克，芡实 30 克；如四肢已灵活，腰膝尚觉无力，加狗脊

18克，续断、杜仲各12克；若偏瘫部已见活动，唯觉无力，脉象滑大之象已衰，可加黄芪30～120克，党参30克，以及活血通络之类，然必须风痰已净，热势已平方可加入参芪，以免闭邪于内，而遗终身之累，舌赤少苔，阴液不足，石斛20克，北沙参、麦冬各15克；如热势不重，脉弦滑而不数，去石膏、石决明，改用生龙骨、生牡蛎各20克。

（3）羚角承气汤（辽宁中医杂志，1994年第2期）

【组成与用法】羚羊角粉2克（冲）　嫩钩藤30克　石决明（先煎）30克　龙胆草6克　生川军（后下）10克　枳实　玄明粉（冲）　夏枯草　甘菊花　淡黄芩各10克　鲜竹茹　生地黄各15克　生石膏（打碎先煎）30克。用法：石决明、生石膏先煎，生川军后下，羚羊角粉、玄明粉冲服，余药常规煎服。

【功效与主治】平肝息风，通腑泄热。

【加减运用】无。

（4）温胆化痰汤（浙江中医杂志，1990年第10期）

【组成与用法】桑叶　菊花　竹茹　白蒺藜　茯苓　怀牛膝各12克　钩藤　法半夏　枳实　天麻各10克　陈皮　大黄各8克。水煎服，每日1剂，2次/日。

【功效与主治】平肝清胆，化痰和胃。

【加减运用】头晕剧作，有时抽风者，可加山羊角30克；肢体偏瘫者，加地龙、全蝎、桃仁、红花等。

（5）脑血消（湖南中医学院学报，2002年第2期）

【组成与用法】天麻10克　水牛角20克　石决明15克　钩藤10克　生地黄15克　丹皮10克　竹茹10克　胆南星6克　地龙10克　生大黄6克　三七3克　怀牛膝10克　泽泻15克。水煎服，每日1剂，2次/日。意识障碍者可鼻饲或灌肠。

【功效与主治】平肝息风，豁痰通络。

【加减运用】无。

（6）降肝汤（张伯臾经验方）

【组成与用法】羚羊角0.6克（冲服）　生石决明30克（先煎）　生地黄18克　白芍18克　炙甘草3克　地龙9克　竹茹9克　黄芩9克　丹皮9克　郁金9克　钩藤12克（后下）。水煎、灌服或鼻饲、每日1剂，2次/日。

【功效与主治】平肝潜阳，滋阴息风。

【加减运用】无。

（7）加味羚角钩藤汤（中医药信息，2001年第5期）

【组成与用法】羚羊角粉1克（分冲）　钩藤30克　生地黄30克　茯苓30克　葛根30克　白芍12克　蔓荆子10克　菊花10克　贝母10克　竹茹10克　石菖蒲10克　郁金10克　生甘草6克。水煎服，每日1剂，2次/日。

【功效与主治】平肝潜阳，化痰息风。

【加减运用】头痛重加生石膏30克，夏枯草10克，白芷30克，藁本10克，川芎10克；烦躁加炒栀子10克，黄连6克，灯芯草10克；呕吐加陈皮10克，法半夏10克，生姜3片；腑实加大黄6克，枳实10克，厚朴30克；肝火旺加龙胆草10克，栀子10克，丹皮10克；阴虚加麦门冬12克，天冬20克，天花粉20克。

(8) 镇肝复遂汤（焦树德经验方）

【组成与用法】生石决明30克（先煎）　生牡蛎30克　生代赭石30克（先煎）　胆南星10克　制半夏10克　化橘红10克　茯苓15克　钩藤30克（血压高者后下）　全蝎6克　桑枝30克　红花10克　桃仁10克　赤白芍10克　石菖蒲10克　郁金10克　炙山甲9克　竹沥汁50毫升（临服前滴入生姜汁2~3滴）。用法：分2次随汤药同服羚羊角粉1.5克（分冲）每日1剂，水煎服，日服2~3次。

【功效与主治】镇肝息风，化痰活络。

【加减运用】半身不遂主要在上肢者，减郁金、赤芍，加片姜黄9~12克，葛根30克，羌活6克；半身不遂主要在下肢者，减药同上，加桑寄生30克，怀牛膝、川续断各15克，地龙9克；言语不利者，加羌活6克，改全蝎为9~12克；口眼喎斜较重者减药同上，加白僵蚕9~12克，白附子5克，白芷10克；大便不畅通者，加川大黄3~6克、全瓜蒌30克，把桃仁改为桃仁泥；患肢有时拘挛者，加伸筋草30克，鸡血藤15克。

(9) 平肝宁血汤（国医论坛，2000年第5期）

【组成与用法】龙胆草30克　山栀子12克　仙鹤草30克　钩藤30克　石决明15克　生白芍20克　菊花30克　川芎30克　葛根20克　牛膝15克　三七4克　生大黄（后下）6克。水煎服，每日1剂，2次/日。

【功效与主治】镇肝潜阳，活血通瘀。

【加减运用】昏睡者加远志、石菖蒲各30克；抽搐者加全虫、白僵蚕各6克；肢体瘫痪者加桑枝16克，鸡血藤、络石藤各30克；呕吐者加白及粉6克、法半夏10克、生大黄粉2克。

(10) 自拟重镇凉血祛瘀方（福建医药，2004年第4期）

【组成与用法】生龙齿（先煎）30克（或用龙骨30克）　牡蛎（先煎）30克　牡丹皮9克　白芍15克　茜草根9克　地榆12克　侧柏叶30克　葛根20克。水煎服，每日1剂，2次/日；神志不清者可鼻饲或灌肠。

【功效与主治】潜阳息风，凉血祛瘀。

【加减运用】病情严重，头痛较剧，甚或昏迷，加羚羊角片（研末分冲）2克，并酌加天麻10克、钩藤10克、僵蚕5克等；血压高，阳亢显著者，可加夏枯草15克、黄芩10克、槐花10克、桑寄生15克；出血严重，头痛持续不止，酌加藕节炭15克、水牛角（先煎）30克、三七粉（吞）3克，十灰丸等；口干舌红绛，心烦，夜寐不安，肝阴虚者，宜滋液养阴，加生地黄15克，熟地黄10克，玄参15克，麦冬10克，石斛15克，龟板（先煎）15克，驴胶12克等随症使用；神志昏迷者，心宫受危也，酌加紫雪丹、安宫牛黄丸等。

2. 痰热内闭

主症：突然昏倒，不省人事，颈强，喉间痰鸣，呕吐痰涎，大便闭结。舌红，苔黄腻，脉滑。

治法：涤痰清热，开闭通窍。

（1）化瘀醒神汤（江西中医药，1990年第6期）

【组成与用法】酒大黄10克　炒水蛭10克　地鳖虫10克　桃仁10克　红花10克　青皮10克　法半夏10克　枳壳10克　胆南星10克　竹茹10克　石菖蒲20克　白薇20克　豨莶草50克　甘草6克。水煎服，每日1剂，2次/日。

【功效与主治】化瘀醒神，活血通络。

【加减运用】痰甚者加尖贝母、天竺黄；腑实甚者用大黄后下，加芒硝冲服。随症加减上肢不遂者，加桑枝30克，片姜黄15克；下肢不遂者，加桑寄生30克，怀牛膝12~15克，川断15克；大便通畅后，去酒大黄；时日稍久，病入血分，瘀血症明显者，加鸡血藤15克，川芎6克；患肢感到有疼痛者，加地龙9克，络石藤20~30克，伸筋草20~30克；舌苔厚腻，食纳不香者，加苍术9克，藿香、佩兰各10克，陈皮3~6克，茯苓10克；兼有言语不利者，加全蝎6~9克（或蝎尾10~20条），远志10克；有欲向中腑证转化者（神志有些恍惚），加石菖蒲、远志各12克，天竺黄10克，或再加服牛黄清心丸。

（2）通腑化痰饮（辽宁中医杂志，1994年第5期）

【组成与用法】生大黄　芒硝各10克　瓜蒌30克　胆南星6克　丹参30克。水煎服，每日1剂，2次/日。

【功效与主治】清热化痰，通腑泻浊。

【加减运用】大便通泻以每日3~5次为宜。临证应用大黄、芒硝用量一般掌握在10~15克左右，以大便通泻，涤除痰热积滞为度，不宜过量，等腑气通后，再予清化痰热活络之剂，如全瓜蒌、胆南星、丹参、赤芍、鸡血藤、威灵仙等，针对中脏腑而见痰热腑实证的重症病人，还可加用竹沥，竹沥苦微寒，具清热化痰之功，可单用或兑入汤剂中服，每服30~60毫升，日服2~3次。

（3）醒脑通腑方（实用中医药杂志，2002年第1期）

【组成与用法】大黄15克　枳实15克　厚朴10克　石菖蒲10克　郁金10克　胆南星6克　黄连9克　金银花30克。水煎服，每日1剂，2次/日；神志不清者可鼻饲或灌肠。

【功效与主治】化痰醒脑，通腑泄热。

【加减运用】热甚者加水牛角30克；痰湿甚者加竹沥10ml。

（4）星蒌承气汤（王永炎经验方）

【组成与用法】全瓜蒌10克 胆南星12克 石菖蒲15克 地龙10克 丹参15克 郁金10克 枳壳10克 厚朴10克 大黄3克。水煎服，每日1剂，2次/日。

【功效与主治】清热涤痰，宽胸散结，润燥滑肠。

【加减运用】随症加减热象明显者，加山栀10克、黄芩10克；年老体弱津亏者，加生地黄10克、麦冬20克、玄参10克。

（5）牛蒡二陈汤（中西医结合杂志，1990年第9期）

【组成与用法】牛蒡子30克 陈皮15克 茯苓15克 合欢皮15克 佩兰15克 石菖蒲15克 法半夏10克 竹茹10克 天竺黄（冲服）5克 甘草5克。水煎服，每日1剂，2次/日。

【功效与主治】清热化痰，开窍醒神。

【加减运用】头痛者重用牛蒡子，可逐渐加量至50克、最大量曾用60克，可有腹泻等副作用；痰盛者、加川贝母15克；痰火均重者、加龙胆草7.5克、大黄15克（后下）、枳实15克；伤津者，加天花粉25克。

3. 胃火炽盛

主症：头痛剧烈，以前额为主，亦可扩展全头，颈强，面红，口气秽臭，恶心呕吐，口苦口干，渴喜冷饮，大便秘结，小便短黄。舌质红，苔黄脉弦数或滑数。

治法：清胃泻火。

（1）泻心汤加味（吴翰香经验方）

【组成与用法】大黄3～10克 黄连3～10克 黄芩6～15克 侧柏叶30克 生地黄30克 石决明30克 龙胆草3～10克 墨旱莲9～15克。水煎服，每日1剂，2次/日。

【功效与主治】清胃泻火。

【加减运用】若兼见痰湿者，加法半夏8克、胆南星6克、竹茹10克、天竺黄10克、浙贝母30克；烦躁不宁者加用丹皮10克、栀子10克、茯神10克、灯芯草10克、淡竹叶10克、夜交藤20克以清热宁心安神；若见鼻衄等血症者加荆芥炭10克、茜草炭10克、栀子炭、丹皮10克、赤芍8克、生地黄10克以凉血收涩止血。

（2）通腑方（《当代名医临证精华》）

【组成与用法】生大黄30克 黄芩30克 知母20克。用法：加水煎成300ml，待温保留灌肠，每日1～2次；重者或不能口服者可鼻饲。

【功效与主治】通腑泄热。

【加减运用】腹胀者，加枳实、厚朴各12克；腹泻者，大黄减量；热甚者加石膏20克、黄连10克、黄芩10克、栀子10克、生地黄15克、当归10克。

（3）通腑解毒汤（浙江中医杂志，1993年第6期）

【组成与用法】生大黄 熟大黄（后下）各6克 银花 大青叶 连翘各15 芦根 茅根各60克 元明粉（后下） 黄芩 鲜石菖蒲 广郁金各10克 莱菔汁一杯

（冲）。生大黄、熟大黄后下，元明粉后冲，莱菔汁冲服。

【功效与主治】通腑泄热，解毒开窍。

【加减运用】泻下无度，停药即止。

（4）栀子金花汤（中医杂志，1985年第8期）

【组成与用法】焦栀子6～12克　黄连1～6克　黄芩6～12克　黄柏3～10克　大黄1～2克。水煎服，每日1剂，2次/日。

【功效与主治】清泻三焦，通腑泄热。

【加减运用】如初期火热炽盛，头痛，神昏，或二便失禁，原方中加金银花炭40～60克，菊花炭12～30克，生地炭30～60克，头痛减神清后，加生地黄15～30克，金银花及其炭各10～15克，头晕、呕吐，原方加竹茹12克，焦栀子重用；大便秘结，小便失禁，手足麻木或偏废，原方加牛膝炭12～30克，蚕沙12～30克，金银花20～30克，烦躁及舌咽神经麻痹，语言含糊，加地骨皮30克，丹皮10～15克，生地黄15～20克。

4. 痰浊内阻

主症：头重痛，眩晕，颈强，呕吐痰涎，胸脘满闷。手足麻木，或突发口眼歪斜，舌强言謇，舌淡红，苔白腻，脉弦滑。

治法：豁痰开窍，息风通络。

（1）平风汤（孔伯华经验方）

【组成与用法】麻黄4克　生石膏15克　郁金12克　桑枝30克　苏子霜4.5克　天竺黄15克　辛夷6克　竹茹10克　桃仁8克　杏仁8克　莲子心6克　胆草9克　全瓜蒌30克　鲜芦根30克　鲜苇茎30克　银花18克　羚羊角0.6克（分冲）　犀角（水牛角代30克）　竹沥水30克（分冲）　鲜石斛30克　鲜荷叶1个　鲜菖蒲根30克　安宫牛黄丸1粒　苏合香丸1粒（每次各半粒）。水煎服，每日1剂，2次/日。

【功效与主治】豁痰开窍，息风通络。

【加减运用】无。

（2）化湿开窍汤（辽宁中医杂志，1989年第2期）

【组成与用法】藿香　佩兰　白蔻　车前子各15克　枇杷叶10克　党参20克　茯苓15克　白术　黄柏　知母各10克　肉桂5克　甘草10克。水煎服，每日1剂，2次/日。神志不清者可鼻饲。

【功效与主治】益气扶脾，化浊利湿。

【加减运用】呕痰者加石菖蒲、淡竹茹；嗜睡者加麝香、冰片；小便少者加葶苈子、泽泻；大便溏黏者加山药、陈皮；大便水泻者加吴茱萸、五味子；热像偏重者，如苔黄腻，心烦，失眠，加用黄芩10克、黄连6克、苍术6克、厚朴20克、栀子10克；气虚者加白术10克、黄芪20克；不能言语者，加白附子5克、天麻10克、木香6克、羌活10克、全蝎5克。

（3）宣窍醒神汤（《古今名医临证金鉴·中风卷》）

【组成与用法】水牛角30克　羚羊角1.5克（冲服）　玳瑁（龟板30克代）　石菖蒲10克　郁金10克　山栀子10克　法半夏10克　白薇6克　细茶6克。水煎服，每日1剂，2次/日。

【功效与主治】豁痰宣窍醒神。

【加减运用】痰蒙清窍，神智昏蒙，言语不利者加用胆南星6克、法半夏10克、枳实10克、茯苓（去皮）10克、橘红10克、石菖蒲10克；言语不利，口眼歪斜者加白附子5克、天麻10克、木香6克、羌活10克、全蝎5克、僵蚕20克、蜈蚣1条；平素体质偏胖，气虚者加用党参10克、茯苓10克、白术10克、黄芪30克、桂枝6克。

（4）葶苈子二陈汤（辽宁中医杂志，1990年第7期）

【组成与用法】陈皮15克　法半夏10克　茯苓15克　竹茹10克　合欢、佩兰、石菖蒲各15克　葶苈子30克　天竺黄（研面冲服）5克　甘草5克。天竺黄研面冲服，余药常规煎服。

【功效与主治】化痰开窍。

【加减运用】头痛重用葶苈子可至50克~60克，痰盛者加川贝15克；痰血加龙胆草7.5克，大黄（后下）15克，枳实15克；伤津加天花粉25克；风重加生石决明50克。

（5）新血妙方（辽宁中医杂志，2001年第3期）

【组成与用法】炮山甲10克　皂角刺30克　生大黄　净桃仁各10克　紫丹参15　地龙　当归　川芎各10克。水煎服，每日1剂，2次/日。

【功效与主治】活血化瘀，通络开窍。

【加减运用】头痛甚者加玄胡索；呕吐者加葶苈子；痰多者加尖贝母、白僵蚕。

（6）祛痰逐瘀汤（吉林中医药，2000年第4期）

【组成与用法】葶苈子30克　法半夏10克　酒大黄10克　茯苓15克　丹参15克　三七粉5克　天竺黄粉5克。水煎服，每日1剂，2次/日。

【功效与主治】祛痰逐瘀。

【加减运用】无。

（7）涤痰息风汤（谭日强经验方）

【组成与用法】法半夏9克　胆南星9克　云茯苓9克　明天麻9克　白僵蚕9克　建菖蒲5克　远志肉5克　广陈皮5克　双钩藤10克　水牛角30克　竹沥50毫升（兑服）　生姜汁20毫升（兑服）　生甘草6克。水煎服，每日1剂，2次/日。

【功效与主治】涤痰开窍，镇痉息风。

【加减运用】抽搐甚者，加荆芥10克、防风10克、僵蚕20克、全蝎5克、地龙10克、生龙骨20克、生牡蛎20克、代赭石20克、麦芽15克；神智昏蒙者，言语不利者加用枳实10克、白附子5克、白芥子10克、僵蚕20克、白术10克；言语不利，口眼歪斜者加白附子5克、木香6克、羌活10克、全蝎5克、僵蚕20克、蜈蚣1条。

（8）化痰祛瘀合剂（湖南中医杂志，1997年第5期）

【组成与用法】葶苈子15克　胆南星10克　法半夏10克　石菖蒲10克　川芎10克　三七6克　代赭石15克　怀牛膝10克　水蛭6克　天竺黄6克　桃仁20克　鸡血藤10克　大黄30克。用法：浓缩水剂调配，每100ml含生药66克，每次100ml口服，每日3次，意识障碍者鼻饲，14天为一疗程。

【功效与主治】化痰祛瘀，开窍醒神。

【加减运用】大小便失禁者加人参，呕吐频繁者加泽泻，语謇者加桔梗、补骨脂、蝉蜕。

（9）乌附星香汤（李仲愚经验方）

【组成与用法】制川乌10克（先煎2小时）　制南星10克（先煎0.5小时）　制白附子5克　木香6克　酒大黄4克　桃仁10克　红花6克　姜黄15克　生姜3片。水煎服，每日1剂，2次/日。

【功效与主治】涤痰化饮通络。

【加减运用】气虚者加太子参8克或党参20克、白术10克、茯苓10克、黄芪20克；左侧肢体瘫痪者，多加血分药如归尾10克、生地黄10克、赤芍10克、川芎8克、柴胡8克等；右侧肢体瘫痪者，多加气分药如黄芪30克、白术10克、党参10克、茯苓10克等；肢体拘挛者，加伸筋草15克、丝瓜络10克、舒筋草10克、木瓜20克、芍药10克；痰郁化热，咳黄稠痰或咳痰不利者，加天竺黄6克、郁金10克、花粉10克、川贝母6克、化橘红10克；痰多色白清稀者，加云茯苓10克、益智仁10克、山药10克。

（10）化痰通络饮（辽宁中医杂志，1994年第5期）

【组成与用法】法半夏、天麻各10克　胆南星6克　丹参30克　香附15克　酒川军5克。水煎服，每日1剂，2次/日。意识障碍者可鼻饲或灌肠。

【功效与主治】祛风化痰，活血通络。

【加减运用】风甚者加钩藤、全蝎；痰甚者加法半夏、茯苓；瘀甚者加桃仁、红花；气滞甚者加川芎、枳实；腑实甚者改生大黄。

（11）祛瘀化痰方（浙江中医学院学报，1992年第2期）

【组成与用法】天竺黄10克　胆南星6克　法半夏10克　茯苓10克　桔梗10克　枳壳10克　桃仁10克　红花6克　赤芍10克　丹参15克　牛膝15克。水煎服，每日1剂，2次/日；神志不清者可鼻饲或灌肠。

【功效与主治】化痰祛瘀。

【加减运用】肝阳偏亢者加钩藤、菊花、石决明、白芍；肝火炽盛者去法半夏，加龙胆草、羚羊角；热痰壅盛者加鲜竹沥；痰迷心窍者加郁金、石菖蒲，并冲服安宫牛黄丸一粒，每日二次；此外，呕甚者加竹茹；头痛甚者加蔓荆子、刺蒺藜、羌活、藁本、白芷；热结胃肠，大便不通者去法半夏，加大黄适量。

5. 肝肾阴虚

主症：头痛，以空痛为主，目眩干涩，口干咽燥，颈强，五心烦热，腰膝酸软，或见半身不遂，舌强不语，舌红少苔，脉弦细数或细数。

治法：滋补肝肾。

（1）育阴潜阳醒脑汤（陕西中医，1990年第1期）

【组成与用法】生地黄　牛膝各15克　地龙10克　钩藤　益母草　石决明各20克　白芍12克。水煎服，每日1剂，2次/日。

【功效与主治】清热凉血，平肝息风。

【加减运用】兼痰浊阻窍，舌强言謇者，加菖蒲、胆南星；痰热交阻，舌苔黄厚腻者，加天竺黄或黄芩；肝肾阴虚者，舌红少苔或无苔者，加山萸肉、天冬；眩晕、血压高者，加杭菊、生龙牡；腑气不通，大便秘结者，加大黄。水煎少许频服或鼻饲。神昏窍闭，面赤身热，鼾声气粗者，加用醒脑静或清开灵10～40ml，加入5%～10%葡萄糖250～500ml内，静脉点滴，1日1次。一般用药3天/周，少数患者用药10天。

（2）清肝宁血方（辽宁中医杂志，1990年第5期）

【组成与用法】生地黄30克　苦丁茶10克　决明子30克　黄芩　夏枯草30克　黄柏10克　郁金12克　花蕊石30克　牛膝10克　白茅根50克　川军10克　杭芍12克　钩藤30克　生龙牡30克　全虫4克　蜈蚣4克　三七3克。用法：上药水煎，每日1剂，分2次服，粉末冲服，川军后下。

【功效与主治】平抑肝阳，止痉息风，清热凉血，化瘀止血。

【加减运用】痰多者加天竺黄10克，竹沥10克，石菖蒲10克；阴虚者，去蜈蚣粉、黄柏、黄芩，加山萸10克，天冬10克，阿胶6克（烊化）。

（3）育阴息风汤（《脑卒中良方》）

【组成与用法】生地黄10克　玄参10克　白芍10克　女贞子10克　寄生10克　丹参10克　钩藤15克。水煎服，每日1剂，2次/日。

【功效与主治】育阴息风。

【加减运用】腰膝酸软，目涩，口干等肝肾阴虚甚者，加熟地黄10克、枣皮10克、麦冬10克、天冬10克、石斛10克、狗脊10克、川牛膝10克、当归10克等药物加强滋补之力；肢体抽动甚者，加生龙骨20克、生牡蛎10克、天麻10克、白蒺藜10克、磁石10克、麦芽10克等药物加强潜阳息风之力；血瘀者，加用桃仁10克、红花6克、赤芍10克、鸡血藤10克、海风藤10克，瘀甚者可加用三棱6克、莪术6克等破血药物。

（4）养阴通络汤（辽宁中医药大学学报，2011 年第 12 期）

【组成与用法】蒸首乌 21 克　川牛膝 15 克　白芍 15 克　丹皮 9 克　地龙 21 克　全虫 9 克　土鳖虫 12 克　珍珠母 30 克　菊花 12 克　乌梢蛇 12 克　鸡血藤 30 克　天麻 9 克　甘草 3 克。水煎服，每日 1 剂，分两次服用；神志不清者可鼻饲。

【组成与用法】滋阴潜阳，息风通络。

【加减运用】如舌强语言謇涩者，加石菖蒲、远志、郁金各 9 克；如痰多者，加川贝母 9 克，天竺黄 12 克，法半夏 10 克、陈皮 10 克。

（5）脑清通汤加减（张学文经验方）

【组成与用法】天麻 12 克　钩藤（后下）12 克　菊花 12 克　川芎 10 克　地龙 10 克　全蝎 6 克　三七粉（冲）3 克　黄连 6 克　稀莶草 12 克　生地 12 克　生杜仲 12 克　川牛膝 30 克　山栀 10 克。水煎服，每日 1 剂，2 次/日；神志不清者可鼻饲。

【功效与主治】清肝活血，滋补肝肾。

【加减运用】肝火重者加生栀子、夏枯草、黄芩、白蒺藜等清肝泻火药；若热重伤胃，或有腑实，则加大黄、生石膏之类；阳亢明显者，加用潜阳药物如赭石、怀牛膝、生龙骨、生牡蛎、磁石、珍珠母等。

6. 瘀血阻络

主症：头痛如针刺，伴头晕目眩，颈强，或肢体麻木疼痛，半身不遂，口眼㖞斜，舌质紫暗或有瘀斑，脉细涩。

治法：活血祛瘀，祛风通络。

（1）化通合剂（福建中医学院学报，1994 年第 4 期）

【组成与用法】水蛭 5 克　大黄 6 克　桃红 12 克　丹参 15 克　三七 6 克　益母草 12 克　葶苈子 12 克。上药水煎，大黄后下，每日 1 剂，分 2 次服。

【功效与主治】活血化瘀，通腑开窍。

【加减运用】大便干结或秘结者，大黄增至 9～15 克，并加玄明粉 6 克冲服，腑气通畅，大便每日 2 次以上后去大黄。

（2）通脉舒络汤（张学文经验方）

【组成与用法】黄芪 30 克　红花 10 克　川芎 10 克　地龙 15 克　川牛膝 15 克　丹参 10 克　桂枝 6 克　山楂 30 克。水煎服，每日 1 剂，2 次/日。

【功效与主治】益气活血，通脉舒络，排滞荡邪，祛瘀生新。

【加减运用】如意识、语言障碍明显，属气郁或痰湿内阻者，加郁金 12 克，石菖蒲、法半夏各 10 克、茯苓 15 克；语言障碍，吞咽困难者，原方去桂枝，加胆南星、郁金各 10 克；头痛甚者去桂枝、红花，加僵蚕 10 克、菊花 15 克；眩晕明显，属肝阳上亢者，去桂枝、川芎、黄芪，加珍珠母 30 克（先煎），茺蔚子 10 克；纳呆胸闷、舌苔白腻、湿浊明显者，加白术、茯苓各 10 克、苡仁 20 克，或藿香、佩兰各 10 克；呕吐者，加竹茹、姜半夏各 10 克；便秘、口臭者，加大黄 12 克（后下）；抽搐者去桂枝，加僵蚕、钩藤各10克。

（3）逐痰化瘀汤（湖南中医药导报，2001年第10期）

【组成与用法】法半夏10克　陈皮10克　胆南星10克　石菖蒲10克　郁金10克　钩藤10克　牛膝15克　地龙10克　土鳖10克　竹茹10克　丹参15克。水煎服，每日1剂，2次/日。不能口服者鼻饲，连服14天。

【功效与主治】化痰逐瘀，通络，开窍醒神。

【加减运用】配合清开灵注射液30～60ml静脉滴注，每天1次，连用15天。

（4）破血散瘀汤（《兰室秘藏》）

【组成与用法】水蛭6克　当归10克　苏木10克　柴胡10克　羌活10克　防风10克　连翘10克　肉桂6克　麝香0.1克（冲服）。水煎服，每日1剂，2次/日。

【功效与主治】活血逐瘀，通脉行气。

【加减运用】瘀血久痹者，加䗪虫6克、山甲6克、桃仁10克、红花6克、牛膝15克、丹参10克、川芎10克、赤芍10克；肌肤麻木者，加地龙10克、蜈蚣1条、蕲蛇10克、乌蛇10克，减柴胡、羌活、连翘。

（5）活血息风汤（浙江中医杂志，2001年第6期）

【组成与用法】当归15克　川芎15克　益母草15克　牛膝15克　白芍30克　葛根30克　丹皮10克　赤芍10克　地龙10克　天麻10克　三七粉3克　羚羊角粉1克（分冲）　大黄5～15克　甘草5克。水煎服，每日1剂，2次/日。

【功效与主治】活血化瘀，息风止痉。

【加减运用】气虚者加黄芪30克、白术15克、茯苓15克；阴虚者加旱莲草10克、龟板15克、熟地黄15克、枣皮15克；痰盛者加石菖蒲15克、远志10克、天南星6克、陈皮10克、法半夏10克。

（6）通窍活血利水汤（张学文经验方）

【组成与用法】丹参15克　桃仁10克　红花6克　益母草15克　茯苓15克　川牛膝15克　白茅根15克　川芎10克　赤芍10克　水蛭6克　麝香0.1克（冲服）　黄酒25克。水煎服，每日1剂，2次/日；神志不清者可鼻饲。

【功效与主治】化瘀利水，醒脑通窍。

【加减运用】急性期麝香易为石菖蒲，加三七；阴虚者，加重白茅根；痰涎壅盛者用通窍活血汤加竹沥、胆南星、天竺黄；血压增高、躁扰不安、面红目赤者，加磁石、钩藤、天麻、羚羊角；脑水肿严重者，重用益母草、茯苓、川牛膝；腑实便秘者，加大黄、玄明粉；气滞者，加郁金。

7. 气血亏虚，阳气暴脱

主症：突然昏倒，不省人事，面色苍白，木合口开，手撒遗尿。舌萎缩，脉沉细微欲绝或浮大无根。

治法：益气补血固脱。

（1）加味补血汤（《医学衷中参西录》）

【组成与用法】生黄芪30克　当归10克　龙眼肉10克　鹿角胶10克（烊化）　丹参10克　乳香10克　没药10克　甘松10克。水煎服，每日1剂，2次/日。可鼻饲。

【功效与主治】活血通络。

【加减运用】无。

（2）中脏腑脱证方（天津中医，1992年第6期）

【组成与用法】党参　熟附子各30克　麦冬　五味子各15克　苏合香　安息香各3克。用法：水煎服，每日1剂。配合针百会、足三里、内关穴，灸神阙穴。

【功效与主治】扶正固脱，芳香开窍。

（3）固脱保元汤（王季儒经验方）

【组成与用法】黄芪30克　党参10克　熟地黄10克　山萸肉10克　桂圆肉10克　山药10克　枸杞子10克　茯神10克　酸枣仁20克　白术9克　生龙骨30克　生牡蛎各30克。水煎服，每日1剂，2次/日。

【功效与主治】补气固脱。

【加减运用】如四肢清冷，汗出如油，脉微细者，加附子15克（先煎），干姜5克，待四肢转温即去之；药后病情好转，但仍昏迷时，加十香丸1粒（方见《肘后积余集》），分2~3次服；大便燥，加肉苁蓉30克，或火麻仁20~30克。

对症良方

蛛网膜下隙出血如若及时行西医抢救（动脉瘤夹闭或动脉瘤栓塞等手术）后，后遗症遗留可能性不大，但如若失治或延误治疗时间，则可导致一系列并发症及后遗症的发生，如继发性脑血管痉挛、继发性脑梗死、急性或慢性脑积水、继发性癫痫等，患者往往表现为以某一证候为突出，对症治疗往往能取得良好效果。可根据患者的主要症状选择使用。

1. 继发性脑血管痉挛

（1）二芍三虫解痉汤（湖南中医药导报，1999年第5期）

【组成与用法】生白芍30克　赤芍25克　僵蚕10克　干地龙10克　全蝎5克（另包后下）　羚羊角1.5克（先煎兑服）　钩藤30克（另包后下）　生龙骨30克（另包先煎）　生牡蛎30克（另包先煎）　生地黄15克　牡丹皮10克　土茯苓30克　生大黄10克（另包后下）。水煎服，每日1剂，2次/日。

【功效与主治】息风止痉，凉血散瘀，通络止痛。

【加减运用】无。

（2）祛痰逐瘀汤（吉林中医药，2000年第4期）

【组成与用法】葶苈子30克　半夏　酒大黄各10克　茯苓　丹参各15克　三七　天竺黄各5克（研粉冲服）。水煎服，每日1剂，2次/日，疗程3周。

【功效与主治】祛痰逐瘀止痉。

【加减运用】肝火重者加龙胆草、焦栀子；胃火盛者加黄连、生石膏。

（3）天麻息风汤（浙江中医药大学学报，2014 年第 5 期）

【组成与用法】石决明　石菖蒲　钩藤各 15 克　山栀子　杜仲　天麻各 10 克　地龙　牛膝　桑寄生　黄芩各 8 克　甘草 5 克。水煎服，每日 1 剂，2 次/日。

【功效与主治】平肝息风，化瘀祛痰，滋阴潜阳。

【加减运用】无。

（4）解痉汤（齐齐哈尔医学院学报，2014 年第 7 期）

【组成与用法】葛根 30 克　赤芍 25 克　夏枯草 10 克　全蝎 5 克（后下）　羚羊角 1.5 克（先煎兑服）　钩藤 10 克（后下）　生龙骨 30 克（先煎）　生地黄 15 克　牡丹皮 10 克　土茯苓 30 克　生大黄 10 克（后下）　生白芍 30 克　僵蚕 10 克　生牡蛎 30 克（先煎）　陈皮 10 克　地龙 10 克。水煎服，每日 1 剂，2 次/日。

【功效与主治】息风止痉，通络止痛。

【加减运用】无。

（5）脑脉解痉汤 2 号（中国中西医结合杂志，2012 年第 10 期）

【组成与用法】人工牛黄粉 0.1 克（分冲）　水牛角 30 克　龙胆草 10 克　白芍 15 克　桃仁 10 克　红花 10 克。水煎服，每日 1 剂，2 次/日。

【功效与主治】泻热平肝，破血逐瘀，柔肝止痉。

【加减运用】无。

（6）凉血息风解痉汤（河南中医，2004 年第 7 期）

【组成与用法】益母草　葛根各 30 克　车前子（包）　僵蚕　当归各 20 克　广地龙　石菖蒲　川芎　法半夏各 15 克　天麻　竹茹　甘草各 10 克　蜈蚣 1 条。水煎服，每日 1 剂，2 次/日。

【功效与主治】凉血息风，通络解痉。

【加减运用】如有抽搐者加全蝎配蜈蚣、僵蚕息风止痉；痰多昏睡者另加胆南星、郁金以增加豁痰透窍之力；呕吐甚者少佐沉香降气以止呕吐；头痛甚者，加羚羊角、石决明、夏枯草以清息风阳；痰浊腑实者加大黄、枳实、瓜蒌以通腑泻浊。

（7）清热祛瘀汤（江西中医药，1990 年第 6 期）

【组成与用法】钩藤（后下）30 克　葛根 60 克　田七（冲服）2 克　石菖蒲 12 克　大黄 10 克。水煎服，每日 1 剂，2 次/日。

【功效与主治】清热平肝，祛瘀通络。

【加减运用】呕吐甚者加代赭石、竹茹；头痛甚者加玄胡索、乳香、没药；大便通者亦不可去大黄。

（8）祛痰逐瘀汤（吉林中医药，2000 年第 4 期）

【组成与用法】葶苈子 30 克　法半夏　酒制大黄各 10 克　茯苓、丹参各 15 克　三七　天竺黄（研末冲服）各 5 克。水煎服，每日 1 剂，2 次/日。3 周为 1 个疗程。

【功效与主治】祛痰逐瘀。主治蛛网膜下腔出血后脑血管痉挛者。临床表现为意识淡漠、甚则神志不清、大小便失禁及高级神经活动障碍。

【加减运用】肝火重者加龙胆草、焦栀子；胃火盛者加黄连、生石膏。

2. 继发性脑积水

（1）自拟逐水醒脑汤（现代中西医结合杂志，2003 年第 4 期）

【组成与用法】黄芩 15 克　山栀子 15 克　龙胆草 12 克　夏枯草 12 克　僵蚕 10 克　全虫 6 克　牛膝 15 克　远志 15 克　石菖蒲 15 克　大黄 12 克　羌活 10 克　防风 10 克。水煎服，每日 1 剂，2 次/日。

【功效与主治】清热利湿，活血化瘀，化痰开窍。

【加减运用】无。

（2）自拟活血健脾利水方（浙江中西医结合杂志，2013 年 9 期）

【组成与用法】当归　川芎　赤芍　猪苓　茯苓　焦白术　泽泻　路路通各 12 克　炮山甲　桂枝各 6 克　泽兰 15 克　车前子（包）20 克　藁本 10 克。水煎服，每日 1 剂，2 次/日。

【功效与主治】健脾活血，利水通窍。

【加减运用】头痛者加大蜈蚣 2 条，细辛 3 克；癫痫者加天麻、钩藤各 12 克，大蜈蚣 2 条，全蝎 3 克；精神障碍者加石菖蒲、郁金各 12 克，远志 6 克；步态不稳者加黄芪 30 克，牛膝 15 克；恶心呕吐者加法半夏 12 克，陈皮 6 克。每日 1 剂，水煎，分早晚 2 次服用。

3. 继发性癫痫

（1）天龙定痫汤 1 号（医学研究与教育，2009 年第 5 期）

【组成与用法】天麻 15 克　地龙 10 克　秦艽 10 克　木瓜 20 克　鸡血藤 20 克　石菖蒲 10 克　远志 10 克　僵蚕 10 克　全蝎 5 克　琥珀 6 克。水煎服，每日 1 剂，2 次/日，意识不清者，水煎两次，滤液 400mL，每次胃管注入煎剂 100mL，每隔 2 小时重复灌 100mL。

【功效与主治】平肝除湿，潜阳定痫。

【加减运用】无。

（2）天龙定痫汤二号（医学研究与教育，2009 年第 5 期）

【组成与用法】天麻 15 克　地龙 10 克　秦艽 10 克　木瓜 20 克　鸡血藤 20 克　法半夏 10 克　胆南星 6 克　白芥子 10 克　石菖蒲 10 克　茯神 10 克　僵蚕 10 克　全蝎 5 克　琥珀 6 克。水煎服，每日 1 剂，2 次/日。意识不清者，水煎两次，滤液 400mL，每次胃管注入煎剂 100mL，每隔 2 小时重复灌 100mL。

【功效与主治】平肝除湿，豁痰定痫。

【加减运用】无。

（3）加味温胆汤（中西医结合心脑血管病杂志，2010 第 2 期）

【组成与用法】枳实10克　竹茹10克　法半夏10克　陈皮10克　大枣6克　茯苓10克　甘草10克　丹参15克　石菖蒲10克　郁金10克　钩藤20克　僵蚕20克　全蝎6克。水煎服，每日1剂，2次/日。

【功效与主治】清热化痰，活血开窍，镇痉息风。

【加减运用】无。

（4）柴胡加龙骨牡蛎汤加味（中国中医急症，2007年第3期）

【组成与用法】柴胡15克　黄芩10克　法半夏10克　党参25克　桂枝10克　茯苓10克　生龙骨30克（先煎）　生牡蛎30克（先煎）　生大黄5克　桃仁10克　生姜5克　大枣12克　石菖蒲10克　远志10克　瓜蒌30克　白芍25克。水煎服，每日1剂，2次/日。

【功效与主治】和解少阳，豁痰开窍，镇心安神。

【加减运用】无。

（5）祛痰定痫汤（《石室秘录》）

【组成与用法】法半夏10克　陈皮10克　石菖蒲10克　附子6克　人参10克　白术10克　白芍10克　茯苓10克　甘草6克。水煎服，每日1剂，2次/日。

【功效与主治】豁痰开窍，镇痉息风。

【加减运用】痰火者，加黄连6克、胆南星6克、栀子10克、花粉10克、竹黄10克；抽搐者，加天麻15克、钩藤10克、全蝎5克、蜈蚣1条、僵蚕20克、石决明20克；瘀血者，加丹参10克、桃仁10克、郁金10克、红花6克。

（6）定痫丸（《医学心悟》）

【组成与用法】茯苓10克　茯神15克　川贝母6克　天麻10克　丹参10克　麦冬10克　陈皮10克　远志10克　石菖蒲10克　法半夏10克　胆南星6克　全虫6克　僵蚕30克　琥珀6克　竹沥30毫升（分冲）　甘草6克。水煎服，每日1剂，2次/日。

【功效与主治】涤痰息风。

【加减运用】无。

第十章　静脉窦血栓形成

颅内静脉、静脉窦血栓形成是一种不常见的特殊临床类型的脑血管病，是血栓引起窦腔狭窄、闭塞、脑静脉血回流和脑脊液吸收障碍的一种疾病。包括静脉窦血栓、大脑浅静脉（皮层静脉）血栓、大脑深静脉血栓、小脑静脉血栓、颈静脉血栓。多继发于眼眶、面部、乳突、鼻窦、颅内感染或败血症，中耳乳突部的感染。非感染性静脉窦血栓病因：（1）血液成分的改变：高凝状态，高脂血症、口服避孕药、血液病。（2）血液动力学改变：全身衰竭、脱水、心力衰竭、高热等，血流缓慢而形成血栓。（3）机械因素：外伤、开颅后、肿瘤或血肿压迫等。（4）遗传因素，约占15%～20%。（5）活性蛋白C抵抗的个体患本病的危险度较正常人增大27～7倍。全身感染中毒症状，多见炎性静脉窦血栓形成。神经系统症状因受累静脉窦的部位、范围、血栓形成的速度、侧支循环建立的情况不同而异。一般有以下症状：颅内压增高症状；静脉窦阻塞引起循环障碍的局灶症状（颜面肿胀、静脉怒张、球结膜水肿、突眼等）；继发的脑梗死、出血所致的限局性症状。

根据颅内静脉窦血栓形成的患者的临床表现，中医病名归属于“头痛”、“雷头风”、“温毒”、“脑络痹”、“中风”、“癫痫”等范畴。其发病与阴液亏损、荣气虚滞、温毒流注、瘀血内结等因素有关。治疗原则为化瘀解毒以治标，滋阴养液以治本。

诊断要点

1. 病史多为急性或亚急性发病，少数起病缓慢。炎性者病前有颜面、眼部、口腔、咽喉、副鼻窦、中耳、乳突或颅内感染史；非炎性者病前有全身衰竭、脱水、产褥期、心肌梗死、血液病、高热或颅脑外伤、脑瘤等病史。

2. 神经症状因受累静脉窦的部位、范围、血栓形成的程度、速度以及侧支循环建立情况的不同而异。老年人症状多较轻，可造成诊断困难。一般多有以下表现：

（1）颅内压增高。

（2）邻近栓塞静脉窦的头皮、颜面肿胀，静脉怒张迂曲；海绵窦血栓则更有眼睑、结膜肿胀充血和眼球突出（非搏动性且无血管杂音，可与海绵窦内动脉瘤和动静脉瘘鉴别），且可通过环窦而使对侧海绵窦出现相同症状。

（3）除横窦、窦汇和上矢状窦中段不全闭塞外，脑部因水肿、继发的出血性梗死或出血、血肿而呈现各种局限症状。①上矢状窦血栓。以下肢或近端为重的肢体瘫痪（双下肢瘫、偏瘫、三肢或四肢瘫）、局限性癫痫、双眼同向偏斜、皮质觉障碍、精神症状和一过性尿潴留等。②海绵窦血栓。因动眼神经和三叉神经Ⅰ、Ⅱ支受累，眼球活动受限或固定，颜面疼痛和角膜反射消失。③乙状窦血栓。岩窦受累时三叉和外展神经麻痹；血栓扩及颈静脉时，舌咽、迷走和副神经受累。④直窦血栓。出现去大脑性强直和不自主运动。

3. 炎性者可伴发败血症，久病或症状严重者又可继发脑膜-脑炎而出现精神错乱、谵妄或昏迷。

4. 脑脊液压力增高，炎性者尚有炎性改变。横窦或乙状窦血栓时，Tobey~Ayer征阳性。可有陈旧或新鲜出血。

5. 放射线检查

①外伤所致者头颅平片可见静脉窦附近有骨折或横越其上的骨折线。②双侧脑血管造影可发现静脉期病窦不显影或部分显影，但时间延长，并可有附近静脉和静脉窦的迂曲、扩张和异常吻合。③头颅CT可见梗死静脉窦分布区内脑回显影增强，病窦两侧有出血性软化灶。

6. 核素扫描可见脑软化灶处核素浓集，可持续数月。

通用良方

1. 通窍活血汤加减（山西医药杂志，2010年第9期上半月刊）

【组成与用法】 麝香0.3克（冲服）　桃仁10克　赤芍15克　红花10克　川芎10克　黄芪15克　地龙10克　生姜5克　葱茎3节。每日1剂，水煎2次，每次留取药液100~150 mL，麝香0.3克冲化入药液中，胃管注入。7~10天为1个疗程。用1~3个疗程。

【功效与主治】 活血化瘀，通络止痛。

【加减应用】 大便不通加大黄、芒硝；意识障碍加石菖蒲、远志；高热者加黄芩10克。

2. 补阳还五汤加减（《医林改错》）

【组成与用法】 生黄芪120克　当归尾6克　赤芍5克　地龙6克　川芎10克　红花6克　桃仁10克。水煎服，每日1剂，2次/日。

【功效与主治】 益气活血。

【加减应用】 血压高者，去黄芪；或将黄芪减量为20克或15克，加桂枝3克、白术5克、生地黄15克。

3. 清热通络汤加减（陕西中医，2005年第8期）

【组成与用法】 金银花10克　蒲公英15克　地丁15克　茯苓15克　车前子10克　生薏苡仁30克　白花蛇舌草30克　丹参15克　炮甲珠10克。水煎服，每日1剂，2次/日。

【功效与主治】 清热利湿，活血通络。

【加减应用】 肿胀明显者，皮色光亮者，加土茯苓、泽泻；疼痛明显者，加制乳香、制没药；气虚者加党参、黄芪。

4. 活血利水方（安徽中医学院学报，2011年第3期）

【组成与用法】桃仁10克　红花15克　当归10克　川芎10克　生地黄10克　赤芍15克　三棱10克　莪术10克　葶苈子10克　白芥子10克　猪苓15克　泽泻10克　细辛6克　生大黄5克　川牛膝10克，水煎服，每日1剂，2次/日。

【功效与主治】活血破瘀，利水通络。

【加减应用】土鳖虫35克、水蛭25克、蜈蚣15条、地龙20克，共研细末装胶囊口服，日服2次，每次3克。

5. 破血消痛汤（《兰室秘藏》）

【组成与用法】羌活3克　防风3克　肉桂各3克　苏木4.5克　连翘3克　当归梢3克　柴胡3克　水蛭（炒去烟尽，别研）9克　麝香0.1克。每服用酒400mL，水200mL，除水蛭、麝香另研如泥，煎余药至200mL，去滓，上火令稍热，调二味，空腹时服之。

【功效与主治】破血化瘀，消肿止痛。

【加减应用】无麝香，用白芷十倍代替。

6. 水蛭破血汤（周玉朱经验方）

【组成与用法】炙水蛭10～50克　穿山甲10～30克　土鳖虫6～8克　苏木　刘寄奴　红花　泽兰　三棱　莪术各20～30克。水煎服，每日1剂，2次/日。

【功效与主治】破血通脉。

【加减应用】血栓纤维化者，加皂角刺10～30克，威灵仙20～60克；水湿者，加蚕砂15～30克，或益母草10～15克；动脉炎者，加川牛膝20～30克，制附子20～40克；感染者，加虎杖10～30克，或丹皮10～15克。

7. 化癥回生丹（《温病条辨》）

【组成与用法】人参180克　安南桂60克　两头尖60克　麝香60克　片姜黄60克　公丁香90克　川椒炭60克　虻虫60克　京三棱60克　蒲黄炭30克　藏红花60克　苏木90克　桃仁90克　苏子霜60克　五灵脂60克　降真香60克　干漆60克　当归尾120克　没药60克　白芍120克　杏仁90克　香附米60克　吴茱萸60克　元胡索60克　水蛭60克　阿魏60克　小茴炭90克　川芎60克　乳香60克　良姜60克　艾炭60克　益母膏240克　熟地黄120克　鳖甲胶500克　大黄（为细末，以高米醋750克熬浓，晒干研末，再加醋熬，如是三次，晒干研末）240克。共为细末，以鳖甲、益母、大黄三胶和匀，再加炼蜜为丸，重4.5克，蜡皮封护。用时温开水和，空腹时服，瘀甚之证，黄酒下。

【功效与主治】化瘀血，消癥积。

【加减应用】根据辨证，可加用中药汤剂送服。

8. 水蛭活血方加味（上海中医药杂志，2001年第6期）

【组成与用法】生水蛭1份 地龙2份 川芎2份 炮山甲1份 蚤休2份 人参2份 土元1份 全虫1份 乌蛇1份 蜂房1份。共研细末，装入0号空心胶囊，每次8粒（约5克），1日3次，开水送服。

【功效与主治】活血化瘀，扶正托毒。

【加减应用】根据辨证，可加用中药汤剂送服。

辨证良方

1. 瘀血内结证

主症：突然头痛，或头痛数日逐渐加重，胀痛欲裂，伴恶心呕吐、烦躁不安，视物不清、抽搐，舌淡红或暗红，舌苔薄白或夹黄，脉弦有力或弦细涩。闭阻于络证者，偏身麻木；闭阻于经证者，偏身瘫痪。

治法：活血化瘀，除湿止痛。

（1）丹红化瘀汤（中国实用医学，2009年第6期）

【组成与用法】丹参30克 红花6克 秦艽10克 羌活10克 木瓜15克 桃仁10克 赤芍10克 柴胡10克 川牛膝15克 当归10克 川芎10克 煅乳香10克（包煎） 煅没药10克（包煎）。水煎服，每日1剂，2次/日。

【功效与主治】化瘀除湿，止痛。

【加减应用】水湿停积多者，加牵牛子。

（2）丹红通络汤（中国实用医学，2009年第6期）

【组成与用法】丹参30克 红花6克 川芎10克 秦艽10克 独活15克 丝瓜络10克 鸡血藤30克 地龙10克。水煎服，每日1剂，2次/日。

【功效与主治】化瘀除湿，通络。

【加减应用】水湿停积多者，加车前子。

（3）丹红通经汤（中国实用医学，2009年第6期）

【组成与用法】丹参30克 红花6克 川芎10克 秦艽10克 防风10克 桑枝10克 桂枝10克 鸡血藤30克。水煎服，每日1剂，2次/日。

【功效与主治】化瘀除湿，通经。

【加减应用】水湿停积多者，加牵牛子、葶苈子。

（4）丹红通经活络汤（中国实用医学，2009年第6期）

【组成与用法】丹参30克 红花6克 川芎10克 泽兰10克 益母草10克 茯苓15克 泽泻10克 秦艽10克 桑枝10克 桂枝10克 鸡血藤30克 丝瓜络10克。水煎服，每日1剂，2次/日。

【功效与主治】化瘀除湿，通经活络。

【加减应用】肢体麻木者，加石楠藤、威灵仙；肢体瘫痪者，加穿山甲、三棱、莪术；水湿停积多者，加牵牛子、葶苈子；神志模糊者，加苏木、白芷、石菖蒲、远志。

2. 脑痹瘀湿、热郁腑实证

主症：喜睡，昏睡，浅度昏迷，抽搐强痉，大小便闭，躁动不安，目睛斜视、或目睛束约，舌红苔黄，脉弦滑。局灶症征：偏侧或双侧肢体瘫痪，其他症状被掩盖。

治法：化瘀除湿，泻热通腑。

（1）丹红通腑汤（中国实用医学，2009 年第 6 期）

【组成与用法】丹参 30 克　红花 6 克　秦艽 10 克　防风 10 克　瓜蒌 15 克　大黄 10 克　枳实 10 克　炒莱菔子 15 克　川朴 10 克　芒硝 3 克。水煎服，每日 1 剂，2 次/日。

【功效与主治】化瘀除湿，泻热通腑。

【加减应用】胃管注入中药煎剂。静脉滴注安宫牛黄注射液。

（2）桃仁承气汤（《瘟疫论》）

【组成与用法】大黄 12 克　芒硝 6 克　桃仁 18 克　当归 6 克　芍药 6 克　丹皮 6 克。水煎服，每日 1 剂，2 次/日。

【功效与主治】逐瘀泻热。

【加减应用】瘀热动血者，加紫珠草、血余炭、白茅根；脑出血患者，多有阴伤之征，需加元参、麦冬、石斛、知母；热毒血瘀重者加紫草、大青叶；瘀热发黄者，加茵陈、郁金；各种传染病，病急势重，热毒炽盛，加大青叶、蚤休、蒲公英；瘀热阻窍昏迷者，加冰片、石菖蒲、丹参、郁金；瘀热酿痰者，加天花粉、胆南星；瘀热伤阴者，加元参、阿胶、知母、石斛；瘀热动风者，加石决明、地龙；气阴两伤者，加西洋参、麦冬。

3. 脑痹瘀湿、脏气衰竭证

主症：口鼻溢吐咖啡样物，目睛斜视或固定，中度昏迷，二便失禁，舌痿，脉细数或脉微。局灶症征：双侧肢体软瘫。其他症状被掩盖。

治法：化瘀除湿，益气复脏。

（1）丹红复脏汤（中国实用医学，2009 年第 6 期）

【组成与用法】丹参 30 克　红花 6 克　当归 10 克　秦艽 10 克　防风 10 克　黄芪 15 克　人参 10 克　麦冬 15 克　五味子 3 克。水煎服，每日 1 剂，2 次/日。

【功效与主治】化瘀除湿，益气复脏。

【加减应用】胃管注入中药煎剂、云南白药、凝血酶等。静脉滴注安宫牛黄注射液。患者中度意识障碍，病情危重，在内科抢救及中医辨证施治的前提下，应及时手术减压治疗。

（2）独参汤（《十药神书》）

【组成与用法】人参 30 克，水煎或炖，取汁温服，每日 1 剂，煎成 100 ~ 150mL，分 2 ~ 3 次服用，昏迷病人可采用鼻饲，或与口服交替服用。

【功效与主治】益气固脱。

【加减应用】若大汗淋漓不止，四肢不温，心悸不安，加黄芪、麦冬、五味子、煅龙骨、煅牡蛎；若出现于外感热病后期，兼见于足瘈疭，舌绛苔少，时时欲脱者，加白芍、阿胶（烊化）、龟板、生地黄、牡蛎、麦冬、鳖甲、五味子；若中风内闭外脱，伴猝然昏仆，面色苍白，口眼㖞斜，半身不遂，语言蹇涩等症，加生南星、生附子、生川乌、木通；若伴有胸闷、心痛、短气、四肢冷、脉沉细欲绝或结代等心阳衰脱之证，加附片、生龙骨、生牡蛎、炙甘草、肉桂、黄芪、五味子。

4. 脑痹瘀湿、脏衰阴竭证

主症：口鼻溢吐咖啡样物、深度昏迷，鼻鼾息微，肢冷汗出，二便失禁，舌痿，脉细数或脉微欲绝。局灶症征：双侧肢体萎软瘫痪。其他症状被掩盖。

治法：固脱复脏。

（1）固脱复脏汤（中国实用医学，2009年第6期）

【组成与用法】制附子6克　干姜6克　人参10克　麦冬15克　五味子6克　秦艽10克　防风10克　黄芪30克。水煎服，每日1剂，2次/日。

【功效与主治】固脱复脏。

【加减应用】胃管注入中药煎剂、云南白药、凝血酶等。或参附注射液、生脉注射液静脉滴注。患者深度意识障碍，病情极危重，在内科抢救及中医辨证施治前提下，应尽早手术减压治疗，或可挽救生命。

（2）地黄饮子（《宣明论方》）

【组成与用法】熟地黄30克　枣皮15克　五味子10克　石斛15克　麦冬15克　石菖蒲10克　远志10克　制附片10克　肉桂6克　甘草6克。水煎服，每日1剂，2次/日。

【功效与主治】滋肾阴，补肾阳，开窍化痰。

【加减应用】若属痱而无喑者，减去石菖蒲、远志；喑痱以阴虚为主，痰火偏盛者，去附、桂，酌加川贝母、竹沥、胆南星、天竺黄；兼有气虚者，酌加黄芪、人参。

5. 热毒内结证

主症：猝然昏仆，不省人事，或躁扰不宁，或昏蒙不语，或神志恍惚；半身不遂，肢体强痉拘急，口歪眼斜，舌强语謇，腹胀硬满，便干便秘；发热甚至高热；面色红赤或深紫；舌质红绛或紫黯，苔黄燥，脉弦滑数或结。

治法：凉血散血通瘀。

（1）犀角地黄汤加味（《备急千金要方》）

【组成与用法】水牛角30克　生地黄24克　芍药12克　牡丹皮9克。水煎服，每日1剂，2次/日。

【功效与主治】清热解毒，凉血散瘀。

【加减应用】若神昏谵语甚者，合用安宫牛黄丸或紫雪丹清热开窍；衄血者，加白茅根、黄芩清热止血；便血者，加槐花、地榆清肠止血；尿血者，加白茅根、小蓟清利止血；郁怒而夹肝火者，加柴胡、黄芩、栀子以清泻肝火。

（2）化痰通腑饮（王永炎经验方）

【组成与用法】全瓜蒌 15 克　胆南星 9 克　生大黄 15 克　芒硝 6 克。水煎服，每日 1 剂，2 次/日。

【功效与主治】通腑泻毒。

【加减应用】病程短者，加枸杞、白芍、石斛、天冬、玄参、生地黄；病程长者，加阿胶、熟地黄、巴戟天、鳖甲。

6. 痰厥气冲证

主症：严重头晕，恶心烦乱，吐清水，气短促，心神不安，语言颠倒，目不敢开，两寸脉滑而弦。

治法：降气化痰。

（1）葱白汤（《千金翼方》）

【组成与用法】葱白 15 克　乌头 0.6 克　甘草 6 克　珍珠 0.3 克　常山 0.6 克　桃叶 30 克。水煎服，每日 1 剂，2 次/日。

【功效与主治】涌吐风痰。

【加减应用】以盐汤吐，不吐撩出。

（2）镇肝涤痰汤（邹孟城经验方）

【组成与用法】礞石 30 克　珍珠母 30 克　龙齿 12 克　胆南星 9 克　郁金 9 克　石菖蒲 6 克　炙远志 9 克　天竺黄 9 克　鲜竹沥 1 支（冲）。水煎服，每日 1 剂，2 次/日。

【功效与主治】豁痰平肝、解郁清火。

【加减应用】目视黑点及羞明畏光者，于服汤药时吞服羚羊角粉 0.3 克；狂暴躁越者，送服礞石滚痰丸；年高之体者，加北沙参、麦冬、玄参。

（3）启闭汤（《辨证录》）

【组成与用法】白术 12 克　茯苓 15 克　白芍 9 克　柴胡 3 克　猪苓 9 克　泽泻 9 克　法半夏 9 克。水煎服，每日 1 剂，2 次/日。

【功效与主治】疏肝理脾，利水开窍。

【加减应用】意识模糊者，加石菖蒲、益智仁、皂荚。

（4）二陈汤加减（《实用中西医结合神经病学》）

【组成与用法】法半夏 12 克　陈皮 12 克　茯苓 15 克　炙甘草 10 克　生姜 10 克　川芎 10 克　乌梅 1 个。水煎服，每日 1 剂，2 次/日。

【功效与主治】燥湿化痰，通络止痛。

【加减应用】眩晕者，加天麻；食少纳呆者，加鸡内金、焦山楂；呕恶者，加代赭石、旋覆花；视物昏渺者，加薏苡仁、大豆卷。

7. 湿浊内停证

主症：头痛沉重，难以忍受，目黑昏眩，恶心呕涎，吐物如喷，不欲饮食伴胸闷烦躁，抽搐，舌淡红或淡暗；舌苔白滑或厚腻，脉弦滑。

治法：活血祛湿、止痛。

（1）丹红除湿汤（中国实用医学，2009 年第 6 期）

【组成与用法】丹参 30 克　红花 6 克　秦艽 10 克　羌活 10 克　川芎 10 克　泽兰 10 克　益母草 10 克　法半夏 10 克　橘红 6 克　茯苓 15 克　泽泻 10 克　白术 10 克　生龙、牡各 15 克　乳香 10 克　没药 10 克。水煎服，每日 1 剂，2 次/日。

【功效与主治】活血祛湿，止痛。

【加减应用】颅压增高者，加葶苈子、川木通。

（2）萆薢分清饮（《杨氏家藏方》）

【组成与用法】益智仁 10 克　川萆薢 10 克　石菖蒲 10 克　乌药 10 克。水煎服，每日 1 剂，2 次/日。

【功效与主治】理气利湿，分清化浊。

【加减应用】烦躁不安者，加栀子、莲子心、淡竹叶。

对症良方

1. 与感染相关的乙状窦血栓、海绵窦血栓和上矢状窦血栓形成，伴有剧烈的头痛。

（1）五味消毒饮加味（《医宗金鉴》）

【组成与用法】金银花 30 克　连翘 20 克　玄参 30 克　紫花地丁 30 克　丹参 20 克　蒲公英 15 克　七叶一枝花 10 克　紫背天葵 10 克　生甘草 10 克　川芎 10 克　葛根 20 克。水煎服，每日 1 剂，2 次/日。

【功效与主治】清热解毒，活血祛栓。

【加减应用】呕吐者，去葛根、川芎，加葶苈子、小通草；发热者，加生石膏、水牛角。

（2）清上瘀血汤（毕人俊经验方）

【组成与用法】羌活 6 克　川芎 6 克　独活 10 克　红花 3 克　甘草 3 克　连翘 15 克　枳壳 10 克　桔梗 10 克　赤芍 12 克　栀仁 12 克　黄芩 10 克　桃仁 10 克　生地黄 15 克　苏木 12 克　当归 10 克　大黄 10 克。水煎服，每日 1 剂，2 次/日。

【功效与主治】清热散结，活血化瘀。

【加减应用】口苦咽干加胆草；头昏目眩加僵蚕；口渴欲饮加麦冬，重用生地。

（3）脑静脉血栓验方（中医杂志，1963 第 11 期））

【组成与用法】水蛭 6 克　虻虫 6 克　连翘 6 克　甘草各 6 克　公英 15 克　银花 15 克　归尾 15 克　桃仁 12 克　生黄芪 30 克。水煎服，每日 1 剂，2 次/日。

【功效与主治】扶正解毒，破血消癥。

【加减应用】发热者，去黄芪、当归尾。

（4）普济消毒饮加减（《实用中西医结合神经病学》）

【组成与用法】黄芩15克　黄连15克　陈皮10克　玄参10克　连翘10克　板蓝根15克　牛蒡子10克　薄荷5克　僵蚕10克　生甘草10克。水煎服，每日1剂，2次/日。

【功效与主治】清热疏风解热。

【加减应用】呕吐者，加竹茹；便秘者，加大黄；癫痫者，加珍珠母、羚羊角粉；神志昏迷者，加服安宫牛黄丸。

2. 颅内静脉、静脉窦血栓形成癫痫发作专方

（1）下瘀血汤加味（江西中医药，1982年第3期）

【组成与用法】生川军（后下）15克　桃仁12克　蟞虫10克　川黄连5克　石菖蒲10克　酸枣仁15克　生甘草6克。水煎服，每日1剂，2次/日。

【功效与主治】活血逐瘀，醒神开窍。

【加减应用】神志转清后，生川军改酒制川军15克，加生地黄30克，水酒为引。

（2）犀牛角磨水配熊胆汁（民间经验方）

【组成与用法】犀牛角3克磨水　配熊胆汁6毫升。每日3次，口服。

【功效与主治】清热开窍，凉血活血。

【加减应用】癫痫发作不止者，加用苯巴比妥钠。

3. 颅内静脉、静脉窦血栓形成抗凝治疗后出血专用方

（1）白及血竭散（《博济方》）

【组成与用法】白及45克　血竭15克。两味药物共研细末和匀，温开水调服。每次6克，每日3次。

【功效与主治】活血止血，治胃出血。

【加减应用】阴虚者，加大蓟汁、生地黄汁；胃热者，加积雪草、黄连、黄芩、生地、当归、山栀、槐花、蒲黄。

（2）祛瘀止崩汤（《名医秘方荟萃》）

【组成与用法】柴胡10克　赤芍12克　当归10克　生地黄15克　红花10克　桔梗10克　牛膝12克　香附12克　阿胶（烊化兑入）10克　山栀子12克　丹皮10克　黄芩15克　甘草8克　鲜藕节3块为引。水煎服，每日1剂，2次/日。

【功效与主治】活血逐瘀，凉血止崩，治阴道出血。

【加减应用】若出血量多，加地榆炭、棕榈炭或焦山栀、香附炭；出血日久、量多者，加黄芪、阿胶加量；出血量多，热象明显者，加重生地黄、黄芩用量；出血量多，夹有瘀块，小腹痛者，加蒲黄炭、五灵脂、泽兰。

（3）止血牙粉（《奇效简便良方》）

【组成与用法】黄柏、青黛、薄荷、皮硝各等分，研末，加冰片少许，搽牙齿。

【功效与主治】清热止血，治牙龈出血，伴口臭者。

【加减应用】可加三七粉适量。

第十一章　皮层下动脉硬化性脑病

皮层下动脉硬化性脑病（SAE）又称 Binswanger 病（BD）。皮质动脉硬化性脑病由 Binswanger 尸解病例后首次报道，故又称 Binswanger's disease。临床上多见于60岁以上老年人，且年龄愈高发病率越大，本病男性患者居多。SAE 是一种临床常见的老年慢性脑血管疾病，是血管性痴呆的一种特殊类型，约占我国老年人口的2%，多数患者有高血压、高血糖、高血脂、高黏滞血症等易患因素存在。其病理过程是脑内动脉硬化使中枢神经系统内有广泛散在的脱髓鞘病变，在大脑、脑干与小脑内最为显著。该病发病形式多种多样，有锥体束征、锥体外系症状和体征、假性延髓性麻痹、小脑系统受损表现及 Pakinson's 综合征表现，临床可有较长的平稳和好转期。CT 或 MRI 提示双侧脑室周围及半卵圆中心白质低密度有不同程度脑室扩大脑萎缩。长谷川智力量表（HDS）评定 <30 分。但临床多以卒中或短暂性脑缺血发作为主，主要表现为进行性智能障碍、神经衰弱综合征、精神症状直至痴呆。SAE 的治疗是纠正动脉硬化的病因和诱因，改善脑部血液循环、溶解血栓，促进脑细胞的功能恢复。

中医学认为本病属于“中风”、“眩晕”、“郁证”、“呆证”、“健忘”、“痴呆”等范畴。其发生与五脏六腑均有着密切的关系，七情失调是形成本病的重要原因。人至老年，髓海空虚，神明失用，发为此病；或因情志不调，肝木失疏，克犯脾土，脾失健运，水谷不化精微，反而壅聚水湿生浊，上蒙清窍；或因脏气虚衰，衰则易于气滞，气滞多致血瘀，气滞也可壅聚水湿成痰，痰气瘀血相结，从而形成本病虚实夹杂之证。中医以驱邪开窍为治疗原则。

诊断要点

参照国内外学者的意见，从临床实际出发，BD 的梯级诊断标准：

1. 必备条件是：（1）持续高血压史、动脉硬化、糖尿病及多次卒中史等，即存在血管损害的危险因素，或确有系统的血管病变；（2）进行性痴呆；（3）PV LD。

2. 参照条件：（4）皮层下机能障碍，如①双下肢或四肢对称性无力，或双侧锥体束征，②轻偏瘫或一侧锥体束征，③震颤麻痹综合征，④假性球麻痹或单纯构音障碍，⑤共济失调、步态异常或尿失禁等；（5）除外其他疾病。

3. 根据必备条件和参照条件，梯级诊断标准是：临床确诊：满足上述（1）（2）（3）为基本确诊。基本确诊加（4）中两项，再加（5）为临床确诊。临床很可能：（1）必备，（2）或（3）一项典型，另一项不典型，如 PV LD 和单纯记忆、智能障碍，或进行性痴呆和不典型脑室旁低密度，加（4）中一项。临床可能：（1）必备，（2）或（3）一项典型存在，另一项正常；或（1）必备，（2）、（3）均不典型。

动态诊断的前提是随诊观察，超过3年无改变者可除外，而有改变者，可按上述标准升级诊断。

通用良方

1. 补肾健脾养血活血方（内蒙古中医药，2014年第12期）

【组成与用法】淫羊藿6克　女贞子6克　枸杞子6克　制何首乌6克　菟丝子12克　黄精（制）12克　黄芪9克　当归8克　丹参6克　山楂9克。水煎服，每日1剂，2次/日。3个月为1个疗程。

【功效与主治】补肾健脾，养血活血。

【加减应用】配合服用银杏叶分散片。

2. 梅花鹿酒（《脑卒中良方》）

【组成与用法】鹿茸3克　鹿血10克　鹿筋5克　鹿鞭5克　鹿骨30克　枸杞子25克　金樱子25克　桑葚子30克　怀山药30克　石斛30克　黑芝麻25克。浸高粱酒5kg，一般睡前服30～50mL，每天1次。

【功效与主治】补肾壮阳，通络止痛，抗衰益智，养颜益寿。

【加减应用】可配合鹿肉佐餐。

3. 脑心通胶囊（河南中医，2014年第12期）

【组成与用法】黄芪30克　赤芍10克　丹参10克　当归10克　川芎10克　桃仁10克　红花10克　乳香（制）10克　没药（制）　鸡血藤20克　牛膝15克　桂枝10克　桑枝10克　地龙10克　全蝎5克　水蛭10克。按比例（未公开）制成胶囊剂，每粒装0.4克。每次4粒，每日3次。

【功效与主治】舒经通络。

【加减应用】联合抗血小板聚集、改善循环、营养神经等治疗。

4. 加减薯蓣丸（中国中西医结合杂志，2013年第1期）

【组成与用法】山药30克　熟地黄12克　白芍12克　全当归10克　炙远志6克　茯苓10克　川芎5克　何首乌60克　西党参12克　石菖蒲10克　白术10克　杜仲10克　枸杞子10克　五味子6克。水泛丸梧桐子大小，每次9克，每日3次。疗程均为16周。

【功效与主治】补肾益精填髓，祛瘀化痰。

【加减应用】高血压患者予钙离子拮抗剂、β受体阻滞剂、血管紧张素转换酶抑制剂、血管紧张素Ⅱ受体阻滞剂等治疗；糖尿病患者予促胰岛素分泌剂、双胍类、α～葡萄糖苷酶抑制剂、胰岛素增敏剂、胰岛素等药物治疗；高脂血症者予他汀类或贝特类药物等治疗。基础疾病治疗包括针对脑梗死的抗血小板聚集、改善脑微循环、康复等。

5. 三黑荣脑汤（谢海洲经验方）

【组成与用法】桑葚子30克　黑豆30克　黑芝麻30克　黄芪15克　党参10克　熟地黄15克　菟丝子15克　枸杞10克　全虫10克　地龙10克　水蛭6克　土鳖虫6克　柴胡6克　羌活6克　陈皮6克　谷芽30克　麦芽30克。水煎服，每日1剂，2次/日。

【功效与主治】补肾健脾，益精荣脑，化瘀通络。

【加减应用】睡眠不安者，加琥珀、淡竹叶、莲子心、远志；语言障碍者，加石菖蒲、广郁金；呆滞淡漠者，加苏合香末；头目不清者，选加藁本、辛夷花、白芷、升麻、防风、苍耳子；肢体震颤者，加白蒺藜、天麻、生牡蛎；肢体活动障碍者，加桃仁、红花、茺蔚子、丹参、鸡血藤；肾虚者，合用左归丸、右归丸、五子衍宗丸。

6. 痴呆汤（中国民族民间医药杂志，2009年第4期）

【组成与用法】丹参15克　当归10克　川芎10克　牛膝15克　首乌30克　白术10克　桃仁10克　石菖蒲10克　红花10克　土元10克　地龙10克　酸枣仁10克　五加皮15克　绞股蓝10克　益智仁10克　枸杞10克　甘草6克。水煎服，每日1剂，2次/日。6个月为1个疗程。

【功效与主治】补益肝肾，化痰活血，安神益智。

【加减应用】配合使用654～2、维生素E、丹参酮、刺五加、维生素B_1、谷维素。

7. 天麻促智冲剂（中国中药杂志，1998年第11期）

【组成与用法】天麻3份　杜仲1份　钩藤1份　黄芩1份　益母草3份等配伍而成，经水或酒精提取、浓缩、除杂、干压制成冲剂，5.0克/包，每次口服1包，每日3次，连续1个月为1个疗程，共2个疗程。

【功效与主治】平肝息风，清热活血，补肾益智。

【加减应用】配合多奈哌齐治疗。

8. 眩晕方（杨牧祥经验方）

【组成与用法】天麻10克　钩藤（后下）15克　刺蒺藜15克　夏枯草15克　益母草15克　僵蚕10克　胆南星10克　女贞子15克　旱莲草15克　丹参15克　虎杖15克　地龙10克　桑寄生30克　怀牛膝15克。水煎服，每日1剂，2次/日。

【功效与主治】滋补肝肾，平肝潜阳，活血通络。

【加减应用】耳鸣者加石菖蒲、郁金，以解郁开窍；失眠多梦者加远志、酸枣仁，以养心安神；恶心呕吐者加旋覆花（包煎）、柿蒂，以降逆止呕；眩晕欲仆者加决明子、生龙骨（先煎）、生牡蛎（先煎），以平肝潜阳息风；心烦者加栀子、黄连，以清心除烦。舌苔白腻，属痰湿中阻者，加法半夏、炒白术，以健脾燥湿祛痰；

舌红少苔，阴虚火旺者，加生地黄、黄柏，以滋阴降火；舌有紫斑，肝风夹瘀者，重用丹参、虎杖等活血化瘀之品。若遇舌紫暗，瘀象明显，屡治不效者，酌加生水蛭、全蝎等虫类药，以活血逐瘀，搜剔络邪，但应中病即止，以防伤正。

9. 首乌延寿方（《脑动脉硬化症》）

【组成与用法】制首乌15克 桑葚子15克 法半夏15克 甘草15克 天麻10克 煅石决明10克 怀牛膝10克 丹参10克 炙龟板10克 云茯苓10克。水煎服，每日1剂，2次/日。

【功效与主治】养血调肝。

【加减应用】并发冠心病，加瓜蒌皮、藏红花、泽泻；并发高血压，加玉米须、夏枯草、草决明；并发高脂血症，加山楂、葛根等。

10. 脉荣汤（光明中医，2015年第2期）

【组成与用法】黄芪30克 党参15克 丹参15克 赤芍10克 王不留行10克 山楂10克 海藻15克 川芎10克 水蛭5克 地龙10克 葛根30克 牛膝10克。水煎服，每日1剂，2次/日。

【功效与主治】活血破瘀，通络止痛。

【加减应用】配合口服四虫片。

辨证良方

1. 髓海不足证

主症：头晕耳鸣，怠惰思卧，智能下降，神情呆滞愚笨，记忆力判断力减退，定向障碍，舌体瘦苔淡红，脉沉细尺弱。

治法：补肾益髓。

（1）健脑益智胶囊（中国中医药信息杂志，2009年第10期）

【组成与用法】人参 黄芪 制何首乌 黄精 当归 茯苓 石菖蒲 川芎 细辛 威灵仙 冰片等，按照设计配方及工艺流程要求制备成胶囊，0.5克/粒，每次4粒，每日3次，饭后温开水送服。

【功效与主治】补肾益气，活血祛痰，健脑益智。

【加减应用】配合针刺治疗，选百会、四神聪、神庭、风池、本神、关元、气海、足三里、肾俞、膈俞等穴，均采用平补平泻手法，留针30min，每日1次，每周5次。

（2）温阳益肾健脑方（河南中医，2009年第10期）

【组成与用法】熟附子（先煎2h）15～30克 熟地黄30克 生山茱萸30克 补骨脂30克 淫羊藿30克 菟丝子30克 丹参30克 川芎10克 制地龙粉（冲服）2.5克 蜈蚣粉（冲服）2.5克 红参片（另炖汁服）30克 白术30克 生磁石30克 炙甘草30克 茯苓30克 石菖蒲10克 远志10克。30d为1个疗程。另外，加用针灸治疗。以靳三针为主，主穴取四神针（位于百会穴前后左右各旁开1.5寸）、脑三针（即脑户和脑空穴）、智三针（即神庭和本神穴）、颞三针（耳尖上2寸及其前后各旁开1寸）。头针均用平刺法，余穴常规针刺。以华佗牌40 mm毫针针刺得气后用电针治疗仪（G~6805型）施以连续波，频率2.5~4.2 Hz，刺激量以患者能耐受为度，每次30min，每日1次，10次为1个疗程，休息3d后进行下1个疗程。

【功效与主治】补肾填精，健脾益气，化痰祛瘀，健脑益智。

【加减应用】针对高血压病、糖尿病等，应用西药治疗。气血亏虚型加黄芪、当归；肝阳上亢型加龙骨、生牡蛎。选穴加减：肾精亏虚证配肝俞、肾俞、足三里、太溪穴；痰浊阻窍证配丰隆、内关、人中、中脘穴；瘀血阻络证配四关、血海、膈俞穴；肝阳上亢证配肝俞、肾俞、太冲、太溪穴；气血亏虚配脾俞、肾俞、足三里、中脘穴；口角歪斜配地仓、颊车、下关、健侧合谷穴；半身不遂加肩髃、曲池、合谷、外关、环跳、阳陵泉、足三里穴。

（3）地黄饮子（中医研究，2010年第10期）

【组成与用法】熟地黄60克　生地黄60克　山茱萸45克　石斛30克　麦冬30克　五味子20克　石菖蒲25克　远志30克　茯苓45克　肉苁蓉60克　肉桂10克　制附子10克　巴戟天40克　薄荷20克　赤芍30克　川芎20克。以上药物共研细末，制成小丸，每丸0.3克。每次9克，每日2次，以空腹温开水送服。

【功效与主治】滋肾阴，补肾阳，益气填精益髓，化痰开窍。

【加减应用】可与吡拉西坦联用。

（4）滋阴益智汤（家庭医生报，2003年第19期）

【组成与用法】紫河车9克　龙眼肉9克　桑葚子15克　熟地黄12克　当归9克　丹参12克　赤芍9克　白芍各9克　太子参10克　云茯苓6克　远志9克　石菖蒲9克　郁金12克　生蒲黄9克。水煎服，每日1剂，2次/日。

【功效与主治】补气血，填精髓，宁心神，通脉络。

【加减应用】偏于阴虚者，合用地黄饮子；偏于络脉瘀阻者，合用桃红四物汤。还可加用黑芝麻、女贞子、菟丝子、枸杞子、山萸肉、何首乌、胡桃肉等。

（5）大补元煎加减（《景岳全书》）

【组成与用法】熟地黄30克　鳖甲各30克　白芍15克　怀牛膝15克　僵蚕各15克　山萸肉12克　杜仲12克　麦冬12克　石菖蒲12克　郁金12克　枸杞子10克　五味子10克　全蝎6克　蜈蚣3条。水煎服，每日1剂，2次/日。

【功效与主治】滋肾柔肝，息风定搐。

【加减应用】配合服用杞菊地黄丸。若遗精频频，可加芡实、桑螵蛸、覆盆子以固肾涩精；若眩晕较甚，无论阴虚、阳虚均可加用龙骨、牡蛎、磁石以潜镇浮阳。针刺神门、心俞、三阴交、四神聪。脾虚加脾俞、足三里；肝火，加肝俞、太冲；肾虚，加肾俞、涌泉。

（6）抗衰通脉灵（孙瑗经验方）

【组成与用法】川芎10克 葛根30克 人参10克 何首乌15克 淫羊藿10克 水蛭6克 法半夏10克 瓜蒌15克 草决明30克 焦山楂15克。制成颗粒剂，每次9克，每日3次。

【功效与主治】温补肾阳，化痰祛瘀。

【加减应用】联合服用藻酸双脂钠。

2. 心肝火旺证

主症：神情紧张，多言妄语，坐卧不安，头晕头痛，舌红苔黄，脉滑数。

治法：清肝泻火。

（1）摧肝丸加减（中外健康文摘，2013年第16期）

【组成与用法】钩藤15克 黄连10克 朱砂1.5克 青黛6克 胆南星6克 天麻12克 竹沥（冲兑）10毫升。水煎服，每日1剂，2次/日。

【功效与主治】清热化痰，息风开窍。

【加减应用】痰湿内盛，症见胸痞脘闷，痰多流涎者，重用法半夏、白术；痰热明显，症见胸闷，口干，面赤，大便不爽或黏腻者，加黄连、全瓜蒌；若胸闷、纳呆加苍术、佩兰、焦三仙；乏力气短加党参、黄芪、山药、炒白术；肌肤麻木不仁加地龙、丝瓜络、鸡血藤。

（2）黄连解毒汤（中国中医急症，2007年第4期）

【组成与用法】黄连9克 黄芩6克 黄柏6克 山栀子9克。水煎服，每日1剂，2次/日。

【功效与主治】清热解毒。

【加减应用】配合心理疏导和智能训练，合并高血压、糖尿病可继续服用原药物。

（3）疏肝清心饮（辽宁中医杂志，2012年第11期）

【组成与用法】黄连15克 柴胡15克 郁金15克 龙胆草15克 山栀子15克 豆豉15克 制大黄（后下）10克 木通10克 龙生骨30克 牡蛎30克 生地黄20克 菊花10克。水煎服，每日1剂，2次/日。

【功效与主治】疏肝清心，解郁安神。

【加减应用】配合针刺四神聪、神门、膻中及四关穴等，施以泻法，更助疗效。

（4）滋阴清心饮（辽宁中医杂志，2012年第11期）

【功效与主治】生地黄20克 玄参20克 丹皮15克 山茱萸20克 黄连15克 黄芩15克 阿胶（烊化）15克 炒枣仁30克 远志15克 合欢皮15克 百合20克 知母20克。水煎服，每日1剂，2次/日。

【功效与主治】滋阴清心，安神定惊。

【加减应用】配合针刺四神聪、内关、三阴交、太溪、太冲等，手法以补泻并用，疗效更佳。

（5）八妙通脉汤（光明中医，2015 年第 2 期）

【组成与用法】金银花 30 克　当归 20 克　玄参 30 克　苍术 15 克　黄柏 12 克　薏苡仁 30 克　牛膝 10 克　甘草 10 克。水煎服，每日 1 剂，2 次/日。

【功效与主治】清热利湿，凉血化瘀。

【加减应用】配合口服花栀通脉片。

（6）四妙勇安汤加味（光明中医，2015 年第 2 期）

【组成与用法】金银花 30 克　元参 30 克　当归 15 克　牛膝 15 克　蒲公英 60 克　板蓝根 30 克　知母 12 克　甘草 10 克。水煎服，每日 1 剂，2 次/日。

【功效与主治】清热解毒，养阴活血。

【加减应用】配合口服安宫牛黄丸。

3. 痰浊阻窍证

主症：表情呆板，智力减退，脘痞胀痛，口多涎沫，头重如裹，舌质淡，苔白，厚腻，脉濡滑。

治法：涤痰通络，开窍醒神。

（1）法半夏白术天麻汤（现代中医药，2013 年第 4 期）

【组成与用法】法半夏 10 克　白术 10 克　陈皮 10 克　茯苓 10 克　石菖蒲 10 克　天麻 10 克　白蔻仁（后下）6 克　葛根 10 克　丹参 15 克　牛膝 10 克　钩藤（后下）12 克　丝瓜络 10 克，水煎至 300mL，早晚分服。

【功效与主治】健脾化痰，开窍醒神。

【加减应用】和丹红注射液 20mL 加入 5% 葡萄糖注射液 100mL 静脉滴注，1 次/d。

（2）益智灵（中成药，1993 年第 6 期）

【组成与用法】太子参 30 克　熟地黄 20 克　天冬 10 克　炙远志 6 克　赤芍 6 克　制胆星 6 克。制成口服液，每 mL 含复方生药 1.0 克。每次 10mL，每日 3 次。

【功效与主治】涤痰化瘀，滋阴补肾。

【加减应用】联合多奈哌齐治疗。

（3）指迷汤加减（《辨证录》）

【组成与用法】法半夏 10 克　胆南星 10 克　白术 30 克　陈皮 10 克　石菖蒲 3 克　附子 3 克　人参 15 克　甘草 10 克　神曲 3 克　肉豆蔻 3 克。水煎服，每日 1 剂，2 次/日。

【功效与主治】健脾益气，除痰开窍。

【加减应用】若肝郁明显者，加柴胡、白芍疏肝解郁；并可加酸枣仁、柏子仁、茯神以增养心安神之力。

（4）化痰活血通络汤（山东中医药大学学报，2014 年第 6 期）

【组成与用法】法半夏 10 克　陈皮 10 克　茯苓 15 克　郁金 10 克　石菖蒲 10 克

银杏叶15克 川芎10克 何首乌15克 枳壳10克 生姜5克 甘草5克 大枣4枚。水煎服，每日1剂，2次/日。

【功效与主治】化痰活血通络。

【加减应用】继续服用拜阿司匹林、他汀类药物，合并高血压病、冠心病、糖尿病等，适当给予控制血压、改善心脏供血、控制血糖等基础治疗。

（5）星蝎二陈汤（李翰卿经验方）

【组成与用法】钩藤15克 地龙15克 全蝎10克 郁金10克 茯苓10克 胆南星10克 法半夏10克 橘红10克 连翘10克 竹沥（冲）15毫升 生姜汁（冲）5毫升。水煎服，每日1剂，2次/日。

【功效与主治】息风化痰，通络开窍。

【加减应用】可加黄芩、黄连。

（6）通脉饮（《老年百病防治》）

【组成与用法】全瓜蒌10克 陈皮10克 海藻10克 全当归15克 山楂15克 赤芍10克 川芎10克 丹参15克 红花6克 莪术10克。水煎服，每日1剂，2次/日。

【功效与主治】化痰散结，活血化瘀。

【加减应用】伴糖尿病者，加生黄芪、山药、天花粉；高血压者，加夏枯草、黄芩、臭梧桐；热甚伤阴者，加丹参、鸡血藤、天花粉、白花蛇舌草；剧痛不止，加制乳没，伴高热溃烂甚者，加紫花地丁、蒲公英；失眠者加夜交藤、柏子仁。

4. 气滞血瘀证

主症：神情淡漠，智力低下，语言颠倒，善忘易惊恐，思维异常，行为怪异，口干不欲饮，或伴有肢体麻木不遂，肌肤甲错，舌质暗有瘀点，脉细涩。

治法：益气活血，健脑益智。

（1）通窍活血汤（《医林改错》）

【组成与用法】赤芍10克 川芎各10克 桃仁15克 红花20克 老葱3根 大枣7枚 鲜姜10克 麝香0.02克（冲服）。水煎服，每日1剂，2次/日。

【功效与主治】行气活血，健脑开窍。

【加减应用】头目胀痛加葛根、田七；胸闷胁胀满加全瓜蒌、薤白；大便秘结加大黄，枳实、厚朴。方内麝香一味，药源稀少，价格高昂，有报道可用白芷10倍代替。

（2）郁舒血畅饮（中西医结合心脑血管病杂志，2014年第3期）

【组成与用法】柴胡15克 香附6克 郁金10克 合欢皮15克 素馨花20克 石菖蒲10克 竹茹15克 酸枣仁20克 红景天30克 丹参15克 水蛭10克 甘草5克。水煎温服。每日1剂，2次/日。

【功效与主治】疏肝解郁，活血化瘀。

【加减应用】联合西药氟哌噻吨/美利曲辛片（黛力新）治疗。

（3）冰蛹通脉含片（中国中医药信息杂志，2006年第2期）

【组成与用法】葛根、冰片、柞蚕蛹。舌下含服，一次1片，一日3次。

【功效与主治】活血，通脉，化浊。

【加减应用】配合使用辛伐他汀。

（4）化瘀活血汤（云南中医中药杂志，2014年第2期）

【组成与用法】黄芪15克　归尾10克　地龙10克　赤芍10克　川芎10克　桃仁10克　红花6克　丹参15克　粉葛15克　法半夏10克　陈皮10克　茯苓15克　山楂15克。水煎服，每日1剂，2次/日。

【功效与主治】益气活血，化瘀通络。

【加减应用】在汤药中兑服血塞通滴丸。若伴脘闷、腹胀、纳呆者，加蔻仁、砂仁等理气化湿健脾；肢体沉重伴苔腻者加藿香、佩兰、石菖蒲；失眠者加酸枣仁、柏子仁、炙远志、夜交藤；出汗多加生龙骨、煅牡蛎、麻黄根、糯稻根须；肢体麻木加豨莶草、鸡血藤以养血活血，祛风通络。

（5）丹参通脉汤（光明中医，2015年第2期）

【组成与用法】丹参30克　赤芍30克　当归30克　鸡血藤30克　桑寄生30克　牛膝15克　川芎15克　黄芪15克　郁金15克。水煎服，每日1剂，2次/日。

【功效与主治】活血破瘀，通络止痛。

【加减应用】配合口服四虫片。

对症良方

1. 改善BD的震颤麻痹症状

（1）息风汤（《帕金森病验方集》）

【组成与用法】天麻12克　全蝎5克　钩藤12克　洋金花0.6克　蜈蚣2条。水煎服，每日1剂，2次/日。

【功效与主治】息风通络，解痉止痛。

【加减应用】头晕耳鸣，腰酸腿软加龟板、生地黄、熟地、山萸肉；面色无华，食少倦怠，头晕乏力加人参、白术、当归、熟地黄；胸脘痞闷，咳痰色黄，苔黄腻加胆南星、枳实、竹茹等。

（2）止颤平郁汤（中国实验方剂学杂志，2011年第11期）

【组成与用法】炙黄芪30克　丹参30克　当归20克　白芍30克　生地黄20克　熟地黄20克　钩藤（后下）15克　升麻10克　川芎10克　防风10克　全蝎6克　细辛9克　威灵仙10克　甘草20克　茯苓15克。水煎服，每日1剂，2次/日。3个月为1疗程。

【功效与主治】滋养肝肾，补益气血，平肝息风，活血通络。

【加减应用】配合美多巴治疗。

2. 改善BD的流涎、小便失禁症状

（1）温脾汤加味（张涣经验方）

【组成与用法】丁香3克　木香6克　法半夏6克　白术12克　干姜9克　益智仁15克　乌药15克。用石斛30克　青果5个，煮水煎服，每日1剂，2次/日。

【功效与主治】温脾摄涎。

【加减应用】或加生姜、甘草。

（2）益气化瘀醒脑汤（谢昌仁经验方）

【组成与用法】党参30克　黄芪60克　丹参20克　川芎10克　桃仁10克　地龙15克　红花5克　天竺黄6克　石菖蒲6克　远志6克　鹿角霜15克。水煎服，每日1剂，2次/日。

【功效与主治】益气化瘀，涤痰醒脑。

【加减应用】流涎者，加益智仁；小便失禁者，加桑螵蛸。

3. 改善BD的共济失调性症状

（1）双补稳步汤（《中国医学百科》）

【组成与用法】黄芪30克　党参10克　白术8克　当归15克　丹参20克　熟地黄20克　淮山药10克　牛膝8克　杜仲10克　威灵仙12克　鹿角胶10克　炙草6克。水煎服，每日1剂，2次/日。

【功效与主治】补肾健脾，填精益脑。

【加减应用】肢萎无力明显加附子、桂枝；站立无能加补骨脂、巴戟天；肉萎形瘦加黄精、枸杞；肢体颤抖振摇加天麻、钩藤。

（2）填精稳步汤（《中国医学百科》）

【组成与用法】熟地黄20克　萸肉8克　龟板20克　鳖甲20克　知母10克　丹皮10克　麦冬10克　白芍12克　枸杞子12克　杜仲10克　桑寄生10克　牛膝10克　牡蛎20克。水煎服，每日1剂，2次/日。

【功效与主治】滋肾填精，柔肝息风。

【加减应用】肢萎干枯加黄精、石斛；肢挛僵直加僵蚕、蜈蚣、伸筋草；肢颤抖动加天麻、钩藤、羚羊角；烦躁难眠加酸枣仁、磁石；掌热颧红加玄参、石斛；舌强语蹇加白附子、全蝎；骨萎畸形加补骨脂、地鳖虫；阴阳两虚，加附子、黄芪、淮山药。

（3）温督稳步汤（《中国医学百科》）

【组成与用法】熟地黄30克　鹿角胶20克　杜仲12克　肉苁蓉10克　菟丝子10克　补骨脂10克　龟板20克　鳖甲20克　当归10克　阿胶8克　牛膝10克　桂枝8克。水煎服，每日1剂，2次/日。

【功效与主治】温补肾督，强筋壮骨。

【加减应用】若病得自幼年加狗脊、淫羊藿、巴戟天；筋挛艰行，加威灵仙、桑枝、鸡血藤；肢颤风动，加全蝎、蜈蚣、僵蚕；神疲力乏，加黄芪、附子；骨痿畸形，加骨碎补、牛脊髓；筋枯肉萎，加白芍、枸杞、黄精；舌强语蹇，加白附子、全蝎；神志呆愚，加益智仁、首乌、灵芝，或加石菖蒲、郁金。

（4）附桂稳步汤（《中国医学百科》）

【组成与用法】熟附子20克　桂枝10克　当归10克　三七（兑服）5克　全蝎10克　黄芪30克　吴茱萸克　蜈蚣2条。水煎服，每日1剂，2次/日。

【功效与主治】温阳益气，祛风活血。

【加减应用】胸闷心悸加丹参；恶风加防风；食欲不振加党参、白术；梦遗滑精加金樱子；喉中痰多加白芥子；月经过多或淋漓不尽加阿胶；经血色谈加鹿角霜。

4. 改善BD的抑郁焦虑症状

（1）柴桂温胆定志汤（郝万山经验方）

【组成与用法】柴胡20克　黄芩8克　法半夏12克　人参18克　生姜15克　大枣10克　甘草10克　桂枝8克　芍药8克　橘皮9克　竹茹6克　茯苓20克　石菖蒲10克　远志10克　枳实2枚。水煎服，每日1剂，2次/日。

【功效与主治】扶持心胆之阳，健脾祛痰，宁神开窍。

【加减应用】失眠者，加炒枣仁、龙骨、牡蛎。

（2）益心定志汤（言庚孚经验方）

【组成与用法】当归身10克　紫丹参12克　白檀香5克　细砂仁3克　酸枣仁6克　炙远志6克　北五味5克　玉桔梗6克　煅牡蛎12克。水煎服，每日1剂，2次/日。

【功效与主治】和血通阳，补益心气，育养心神，宁神定志。

【加减应用】心悸者，加龙齿、阳桃叶；失眠者，加五味子、栀子。

第十二章　混合性脑卒中

在脑血管病中，既有出血灶又有梗死灶的脑卒中称为混合性脑卒中，出血和梗塞二者可先后或同时发生。高血压性脑动脉硬化是混合性脑卒中的发病基础，并与其严重程度密切相关。其常见病因除高血压外还有脑动脉瘤、脑动静脉畸形等。混合性脑卒中发病率各家报道不一，约为2.7～13.1%不等。其病死率、病残率均居脑血管病之首。从表面看脑出血与脑梗死似乎是性质完全相反的两类疾病，但随着CT、MRI的日益广泛应用，越来越多的证据表明脑出血和脑梗死之间有着相同的病理基础，二者可互为因果，并在一定条件下相互转化。临床按病变先后或主次一般将混合性脑卒中分为脑出血继发梗塞，脑梗塞继发出血两类。

本病属中医学“中风”范畴，其病因病机与脑出血、脑梗塞相似。两种不同性质病理过程同时或相继发生，皆由脏腑亏虚，阴阳失调致脑脉痰瘀内蕴，加之各种诱因激发而致气血逆乱，发为中风。

第一节　脑出血继发梗塞

在脑出血的基础上并发脑梗死称为脑出血继发梗塞。常见于高血压性脑出血患者，这是因为高血压性动脉硬化是脑出血与腔隙性脑梗死的共同病理基础。病变早期以微动脉瘤破裂出血为主，病变后期小动脉中膜胶原增生，内膜呈现粥样硬化改变，就会导致动脉狭窄，发生梗塞。此外脑出血后血肿本身和血肿周围水肿的压迫，或因破裂的血管远端腔内压力的降低，因而周围的血管容易发生缺血、缺氧，在此基础上易导致血栓形成。蛛网膜下腔出血继发血管痉挛性脑梗塞在蛛网膜下腔出血一章论述。

本病属中医学“中风”，基本病机是脏腑功能失调，阴阳失衡，阴虚阳亢，肝阳化风，气血逆乱，直冲犯脑，络破血溢于脑脉之外，重症者可闭塞清窍，蒙蔽神明。病位在脑，与心、肾、肝、脾密切相关。病性是本虚标实，上盛下虚。在本为肝肾阴虚，气血亏虚；在标为风火相煽，痰湿壅盛，气血逆乱，络破血溢。

诊断要点

本病较单纯脑出血更为复杂多样，因此诊断困难，以下几点供参考。

1. 急性起病的脑血管病，临床症状及体征呈多灶性或多发性，难以用一种性质或一个部位来解释。

2. 在脑出血的治疗过程中，若单纯按出血性脑血管病治疗病情不见好转，反而加重甚至出现新的症状和体征。

3. 首选头部CT检查，头颅CT扫描示除高密度影血肿灶外还有伴有低密度影梗死灶，可以是同一血管分布区，或不同血管分布区，疑诊梗塞时加做MRI以确诊。

通用良方

混合性中风既有出血又有梗塞，治疗上不论是活血还是止血，偏执一端就会顾此失彼，不利病情。其治当以平冲降逆为主，兼以活血祛瘀。

1. *羚芍沥黄汤*（黑龙江中医药，1998年第1期）

【组成与用法】 羚羊角3～6克　白芍15克　竹沥汁45毫升　生大黄9克　钩藤15～30克　地龙干10克　石决明60克。上药水煎，其中羚羊角磨冲，钩藤后下，石决明先煎，每日1剂，2次/日。

【功效与主治】 平肝清热，化痰通腑。用于中风（包括脑梗死和脑出血）急性期治疗。

【加减应用】 神志昏迷者用安宫牛黄丸化水调服，大便不通者加大黄10克。

2. *风火煎*（中国中医急症，1993年第6期）

【组成与用法】 羚羊粉　犀角粉各1克　生地黄15克　丹皮12克　全蝎6克　石菖蒲12克　郁金12克　生大黄9克。上药浓煎300ml，日分4次鼻饲，配以安宫牛黄丸、至宝丹各1丸溶化后鼻饲，日2～4次。安宫牛黄丸可用安脑丸代之，犀角粉可用水牛角粉或玳瑁粉代替；另予鲜竹沥水每次100ml，鼻饲，日2～3次。

【功效与主治】 凉肝息风，清心化痰。用于脑出血及脑栓塞属中风阳闭证者。症见神昏，面红，目赤，舌红，脉数，肢体拘急，便闭。

【加减应用】 病人清醒后气阴耗伤，正气虚损者，应减少苦寒峻剂，增加益气养阴扶正之品。

3. *调和汤*（山东中医杂志，2007年第5期）

【组成与用法】 熟大黄15克　枳实15克　升麻3克　丹参30克　石菖蒲10克　水牛角30克　甘草20克。水煎服，每日1剂，2次/日。

【功效与主治】 调和气机，凉血止血。主治混合性中风。

【加减应用】 无。

4. *化瘀止血汤加减*（山东中医药大学学报，2000年第5期）

【组成与用法】 水蛭6～12克　三七粉6克（冲服）　生蒲黄　炒蒲黄各6克　花蕊石10克　郁金12克　大黄10克　天麻10克（先煎）　菊花10克　胆南星12克　川牛膝10克　益母草12克　何首乌18克。水煎服，每日1剂，2次/日。

【功效与主治】 活血止血，平肝息风，降气化痰，通络开窍。

【加减应用】 无。

5. 中风合剂（中西医结合实用临床急救，1996年第10期）

【组成与用法】丹参10克 川芎15克 赤芍15克 黄芩15克 地龙10克 钩藤10克 伸筋草30克 五灵脂15克 蒲黄15克 穿山甲10克 三七15克。水煎服，每日1剂，2次/日。

【功效与主治】清热止血，活血化瘀。

【加减应用】无。

辨证良方

本病的辨证根据正邪情况有闭证和脱证的区别。闭证以邪实内闭为主，属实证，急宜祛邪。脱证以阳气欲脱为主，属虚证，急宜扶正。闭证、脱证皆为危重病证。

1. 痰热闭窍证

主症：突然昏仆，不省人事，面赤身热，气粗口臭，躁扰不宁，苔黄腻，脉弦滑而数。

治法：清肝息风，辛凉开窍。

羚羊角汤（《通俗伤寒论》）

【组成与用法】羚羊角粉0.3克 龟板15克 生地黄15克 丹皮15克 白芍15克 柴胡15克 薄荷6克 蝉衣12克 菊花9克 夏枯草15克 石决明15克。水煎服，每日1剂，2次/日。

【功效与主治】清肝息风，育阴潜阳。

【加减应用】视情况灌服局方至宝丹或安宫牛黄丸以辛凉透窍。

2. 痰湿蒙窍证

主症：突然昏仆，不省人事，面白唇暗，静卧不烦，四肢不温，痰涎壅盛，苔白腻，脉沉滑。

治法：豁痰息风，辛温开窍。

（1）涤痰汤（《济生方》）

【组成与用法】制半夏15克 制南星15克 陈皮12克 枳实15克 茯苓15克 人参9克 石菖蒲15克 竹茹12克 甘草6克 生姜3片。水煎服，每日1剂，2次/日。

【功效与主治】豁痰息风。

【加减应用】可加用苏合香丸温开水化开灌服辛温开窍。

（2）开窍导痰汤（陕西中医，1988年第9期）

【组成与用法】石菖蒲、炙远志各6～10克 郁金、天竺黄各10～12克 法半夏 茯苓各10～20克 胆南星、泽泻各10～30克 生石决明20～30克 怀牛膝10～15克。水煎服，每日1剂，分2次服。病情危重者，每隔6小时灌服1次。

【功效与主治】开窍导痰。用于中风急性期（脑溢血、脑栓塞、蛛网膜下腔出血、脑血栓形成）。

【加减应用】脑出血严重者，加参三七、花蕊石、犀角；抽搐加全蝎、钩藤；血压高者，加生牡蛎、夏枯草；寒痰用生南星、生半夏；热痰用胆南星、鲜竹沥；

大便秘结者加生大黄、玄明粉或番泻叶。

（3）加味桃核承气汤（长春中医学院学报，1997 年第 03 期）

【组成与用法】桃仁 25 克　桂枝 10 克　生甘草 15 克　芒硝 10 克　生大黄 20 克　白薇 15 克　全瓜蒌 25 克。上药水煎，取汁灌肠或鼻饲或口服，每日可多次。

【功效与主治】通腑泄热。用于混合性中风。

【加减应用】神昏壮热可予紫雪丹、安宫牛黄丸；亦可加麝香、冰片开窍醒神；抽搐者可酌加僵蚕、钩藤等。

3. 中风脱证

主症：突然昏仆，不省人事，目合口张，鼻鼾息微，手撒肢冷，汗多，大小便自遗，肢体软瘫，舌痿，脉细弱或脉微欲绝。

治法：益气回阳，救阴固脱。

（1）参附汤（《妇人良方》）合生脉散（《备急千金要方》）。

【组成与用法】人参 30 克　熟附子 10 克　生姜 3 片　大枣 5 枚　麦冬 30 克　五味子 15 克。水煎服，每日 1 剂，少量频服。

【功效与主治】益气回阳，救阴固脱。

【加减应用】无。

（2）回阳救急汤（《伤寒六书》）

【组成与用法】人参 6 克　白术 6 克　肉桂 6 克　陈皮 6 克　干姜 6 克　茯苓 9 克　法半夏 9 克　炮附子 9 克　五味子 9 克　炙甘草 3 克　生姜 3 克。临服时，加麝香 0.9 克冲服之。水煎服，每日 1 剂，少量频服。

【功效与主治】回阳补阴，通关利窍，温中散寒。

【加减应用】若无脉者；加猪胆汁 3 克。

4. 肝阳暴亢

主症：半身不遂，肢体强痉，口舌㖞斜，言语不利。兼眩晕头胀痛，面红目赤，心烦易怒，口苦咽干，便秘尿黄。舌质红或绛，苔黄或黄燥。脉弦或弦数。

治法：平肝息风潜阳。

羚羊钩藤汤（《太平惠民和剂局方》）

【组成与用法】羚羊角（先煎）4.5 克　鲜地黄 15 克　钩藤（后下）9 克　菊花 9 克　生白芍 9 克　茯神 9 克　鲜竹茹（与羚羊角先煎带水）9 克　川贝母 12 克　生甘草 3 克　卧桑叶 6 克。水煎服，每日 1 剂，2 次/日。

【功效与主治】凉肝息风，增液舒筋，活络醒脑。

【加减应用】无。

5. 气虚血瘀证

主症：偏身瘫软不用，伴肢体麻木，甚则感觉完全丧失，口舌呐斜。兼少气懒言，纳差，自汗，面色萎黄，或偏侧肢体强痉而屈伸不利，或见患侧肢体 浮肿。舌质淡紫或紫暗，或有瘀斑，苔薄白或白腻。脉弦涩或脉细无力。

治法：益气活血，化瘀通络。

（1）补阳还五汤（《医林改错》）

【组成与用法】黄芪30克　桃仁10克　红花6克　赤芍15克　归尾10克　川芎15克　地龙10克　牛膝10克。水煎服，每日1剂，2次/日。

【功效与主治】益气活血通络。

【加减应用】口眼歪斜可加白附子、僵蚕、全蝎以祛风通络；患肢浮肿可加茯苓、泽泻、防己等淡渗利湿；上肢偏废甚可加桂枝、桑枝；下肢瘫软甚可加桑寄生、牛膝、杜仲。

（2）通络复元汤（承德医学院学报，1999年第1期）

【组成与用法】丝瓜络10克　路路通20克　羌活10克　穿山甲10克　丹参30克　水蛭10克　柴胡10克　菊花10克　赤芍15克　枸杞子15克　西洋参10克　甘草6克。水煎服，每日1剂，2次/日。

【功效与主治】祛风通络，补气活血。主治混合性中风。

【加减应用】无。

对症良方

对症用方，适宜于主症突出者，急则治其标，根据患者的主要症状选择使用。

1. 混合性中风后顽固性头痛专方

（1）通窍活血汤加味（中国医药指南，2013年第3期）

【组成与用法】桃仁10克　红花3克　赤芍12克　川芍10克　老葱3根　生姜3片　黄酒25克　大枣20克　麝香0.1克（冲服）　大黄（后下）6克　积实10克　川连3克。水煎服，每日1剂，2次/日。

【功效与主治】活血通窍，泄腑通便。

【加减运用】大便通后可去大黄、枳实、川连；可加石菖蒲10克　远志10克通窍。

（2）清肝散偏汤（陆芷青经验方）

【组成与用法】珍珠母30克　龙胆草6克　雏菊花10克　防风6克　当归10克　白芍9克　生地黄15克　川芎8克　全蝎5克　土鳖虫6克　地龙10克　牛膝10克。水煎服，每日1剂，2次/日。

【功效与主治】清肝潜阳，活血通络止痛。

【加减运用】苔腻口甜者，加佩兰5~9克、以化湿；食欲不振者，加焦神曲或谷麦芽各12克、以消食；舌胖嫩，神疲乏力者，加太子参10克、以滋阴补气；两目干涩者，加枸杞子12克、以清肝明目；恶心者加法半夏9克，陈皮5克，胆南星9克、以降逆止呕化痰；舌边有瘀斑、瘀点者，易白芍为赤芍，以活血化瘀。

2. 混合性中风后恶呕专方

顾胃健脾汤（云南中医中药杂志，2001年第2期）

【组成与用法】太子参30克 山药30克 焦白术15克 茯苓15克 莲子10克 三七10克 木香6克 大黄6克。水煎服或鼻饲，每日1剂，2次/日。3周为1个疗程。

【功效与主治】益气收涩止血。主治脑出血伴有呕血、黑便。

3. 混合性中风后中枢性呃逆专方

（1）镇肝降逆汤（江苏中医，1993年第11期）

【组成与用法】代赭石15~30克（先煎） 明天麻10克 茯苓10克 橘皮10克 竹茹10克 柿蒂10克 川郁金10克 炒枳实10克 沉香粉2克（分冲）。水煎服，每日1剂，2次/日。症情较重者，每日2剂，每6小时1次。

【功效与主治】镇肝降逆。主治混合性脑卒中继发呃逆。

【加减应用】若出血性脑卒中续发呃逆并有手足拘挛，可加羚羊角粉5克（冲服），钩藤10克（后下），石决明30克（先煎）以平肝息风；如续发呃逆，可加丹参10克以活血通络；若病者腹胀便秘，舌苔黄厚，可加生大黄5~10克以清热通腑。

（2）涤痰汤加减（山东中医杂志2003年第8期）

【组成与用法】法半夏10克 胆南星10克 橘红10克 枳实10克 竹茹10克 茯苓20克 人参3克 石菖蒲3克 甘草3克。水煎服，每日1剂，2次/日。

【功效与主治】化痰止呃。主治混合性脑卒中呃逆症。

【加减应用】气虚血瘀型，证见呃逆声沉缓，纳少乏力，舌微紫或紫斑、苔黄，脉细缓而涩者，加黄芪15克，桂枝9克，当归12克，川芎10克，花10克；痰阻血瘀型，证见呃逆声急促而不连续，咽中不适，面色晦滞，舌质暗或有紫斑，脉细涩者，加丹参15克，川芎15克，红花10克；肝阳暴亢型，证见呃逆声洪亮，冲逆而出，因抑郁恼怒而发作，头目昏眩，舌苔薄腻，脉弦滑者，加钩藤15克，菊花15克，石决明30克；元气败脱型，证见呃逆声低沉无力，气不得续，面色苍白，舌淡、苔白，脉细弱无力者，加人参10克，熟附子10克；痰热互结型，证见呃逆连声，咳嗽，痰黏不易咳出，舌苔薄腻，脉弦而滑者，加鲜竹沥（兑）20ml，瓜蒌15克。

第二节 脑梗死继发出血

脑梗死同时或随后并发脑出血称为脑梗死继发出血。多见于脑栓塞或大面积脑梗死。这是因为脑栓塞后血管再通时突然管腔压力等的增大可引起出血，大面积梗塞后脑水肿消退后小血管重新再灌注、梗塞后侧支循环的建立、缺血梗塞后新生毛细血管破裂出血等均增加了梗塞后出血的发生。此外在脑梗死时使用的一些治疗药物（如溶栓剂、抗凝剂、抗血小板聚集药等）在防治血栓的同时，会影响机体的凝血机制，使血管破裂出血的风险增高。一般按梗塞不同分为栓塞性出血和血栓后出血，以前者为多见。

本病相当于中医学“缺血性中风”，多是在内伤积损的基础上，复因劳逸失度、情志不遂、饮酒饱食或外邪侵袭等触引起脏腑阴阳失调，气虚导致血瘀、痰凝，闭阻脑脉，或随肝风上扰脑窍所致。其中正气内虚为病之根本，是产生风火痰瘀等病理因素的基础，也是导致阴阳失调、气血逆乱的前提，气血逆乱、直冲犯脑是中风发病之枢，脑脉闭阻是缺血性中风发生的最直接原因，导致神机失用，发为神昏、偏瘫。其基本病机总属气血阴阳失调，脑脉闭阻。病位在脑，与肝、脾、肾密切相关。

诊断要点

1. 有急性起病的脑梗死，特别是心源性脑栓塞的病因依据。

2. 神经系统定位体征符合脑血管损害的解剖定位，少量渗血原症状体征可无明显变化，继发大量出血时在原有脑梗死临床表现稳定基础上，病情突然变化且呈进行性加重。

3. CT 检查梗塞区域内有不规则高密度出血灶，或梗塞区域外有斑片状出血灶。MRI 有相应特征性表现。

通用良方

脑梗死继发出血主要矛盾在脑梗死，故其治疗参照缺血性中风，同样需重视祛邪、扶正两方面：①驱邪宜根据具体情况对症处理，予以平肝息风、清热涤痰、化痰活血通络等法。②扶正则以补中益气、养阴、回阳等。通过扶正祛邪之法，达到病除之功。

1. *滋阴起废汤*（新疆中医药，1996 年第 11 期）

【组成与用法】龟板、杭芍、豨莶草、地龙、生地黄、熟地黄各 15 克 肉苁蓉、丹参各 30 克 天麻、怀牛膝、胆南星、天竺黄、红花各 10 克。水煎服，每日 1 剂，2 次/日。

【功效与主治】补肝肾真阴，活血化瘀，息风通络。治疗混合性中风。

【加减应用】痰热盛者加全瓜蒌 30 克，生大黄 10 克；神志不清配合安宫牛黄丸；肝阳上亢加草决明、石决明各 30 克；元阴不足者加黄精、黄芪各 30 克。

2. *中风丸*（湖北中医杂志，2000 年第 3 期）

【组成与用法】人参 黄芪各 18 克 白术 白芍 川芎 熟地黄 僵蚕 乌梢蛇 地龙 桃仁 红花 续断各 15 克 茯苓 全虫各 10 克 当归 5 克 丹参 24 克 桑寄生 14 克。上药烘干碾末，蜜制为丸，每丸 3 克，每次 2 粒。

【功效与主治】益气养血，活血化瘀。可用于脑梗死早期、脑出血稳定期。

【加减应用】无。

3. *化瘀止血汤*（刘远新经验方）

【组成与用法】黄连 6 克 陈皮 6 克 法半夏 9 克 枳实 9 克 竹茹 9 克 胆南星 9 克 石菖蒲 9 克 全蝎 6 克 三七粉 2 克 天麻 9 克 旱莲草 15 克 丹参 15 克 红花

9克　牛膝15克　云苓12克。水煎服，每日1剂，2次/日。

【功效与主治】祛痰通络，活血化瘀。可用于脑梗死早期、脑出血稳定期。

【加减应用】无。

4. 化瘀醒神汤（云南中医学院学报，2002年第3期）

【组成与用法】制大黄10克　胆南星10克　水蛭10克　桃仁10克　红花10克　葛根15克　豨莶草15克　茯苓10克　白薇10克。水煎服，每日1剂，2次/日。昏迷者鼻饲。

【功效与主治】醒脑开窍，化瘀祛痰。

【加减应用】气虚者，加用参麦针30～50ml和黄芪针40ml释后静脉滴注，7～10d为1疗程。

5. 活血醒脑汤（四川中医，2007年第2期）

【组成与用法】川芎10克　石菖蒲15克　丁香10克　地龙10克　丹皮10克　黄芪30克　蜈蚣10克　鸡血藤30克　代赭石20克　当归10克　红花10克。水煎服，每日1剂，2次/日。

【功效与主治】行气活血，醒脑开窍。

【加减应用】无。

辨证良方

对缺血性中风患者按照中医理论辨证论治，分为肝阳上亢型、风痰阻络型、阳明腑实型、气虚血瘀型、肝肾阴虚型五种证型。

1. 肝阳上亢证

主症：平素头晕头痛，耳鸣目眩，突然发生半身不遂，肢体强痉，口舌㖞斜，舌强语謇，伴眩晕头痛，面红目赤，口苦咽干，心烦易怒，便秘尿黄，舌质红，苔黄或黄燥，脉弦或弦数。

治法：平肝息风，活血通络。

化瘀醒脑止血汤加减（中国现代药物应用，2014年第14期）

【组成与用法】三七粉（冲服）6克　天麻（先煎）10克　郁金12克　生蒲黄6克　水蛭6克　胆南星12克　何首乌18克　炒蒲黄6克　川牛膝10克　益母草12克。水煎服，每日1剂，2次/日。

【功效与主治】平肝息风，活血止血，降气化痰，通络开窍。主治混合性中风病。

【加减应用】高血压加草决明30克；头晕口干加沙参20克、菊花10克、二冬10克；大便干燥加麻仁10克、大黄6克。

2. 风痰阻络证

主症：半身不遂，肢体拘急，口舌㖞斜，言语不利，肢体麻木，头晕目眩，舌暗红，苔白腻，脉弦滑。

治法：化痰息风通络。

（1）黄藤南菖汤（湖北中医杂志，1989年第2期）

【组成与用法】大黄12克 鸡血藤60克 胆南星10克 石菖蒲15克。水煎服，每日1剂，2次/日。昏迷者鼻饲。

【功效与主治】祛瘀通络，豁痰开窍。主治脑血栓形成或脑出血急性期之痰瘀为患。

【加减应用】无。

（2）通栓化瘀汤（急性期）（中医急症，1994年第12期）

【组成与用法】丹参12克 红花9克 赤芍9克 川芎9克 当归9克 生地黄9克 桔梗9克 柴胡6克 牛膝6克 枳壳6克 甘草各6克。水煎服，每日1剂，2次/日。

【功效与主治】活血化瘀，疏肝行气。主治混合性中风病。

【加减应用】无。

（3）温胆汤加减（湖南中医杂志，2001年第3期）

【组成与用法】陈皮6克 胆南星6克 丹参25克 茯苓15克 白术10克 天麻10克 枳实10克 法半夏10克 水蛭10克。水煎服，每日1剂，2次/日。

【功效与主治】化痰逐瘀。主治混合性中风病。

【加减应用】兼见肝阳暴亢者加夏枯草15克，钩藤25克，珍珠母30克，牛膝12克；兼见痰热腑实证者加大黄6~10克，芒硝10克，瓜蒌仁15克；肢体麻木严重者加地龙15克，全蝎3~5克；有意识障碍者加安宫牛黄丸。

3. 痰热腑实证

主症：半身不遂，肢体强痉，言语不利，口舌㖞斜，腹胀便秘，午后面红烦热，舌红，苔黄腻或黄燥，脉弦滑。

治法：通腑泄热化痰。

（1）加味承气汤（辽宁中医杂志，1989年第1期）

【组成与用法】生石膏（后下）15克 元明粉（冲）10克 全蝎5克 胆南星10克 丹参15克。石膏后下，元明粉冲服，余药常规煎汤。每日1剂，2次/日。

【功用与主治】通腑逐邪，化瘀通络。适用于出血及缺血中风者。

【加减应用】脑出血深昏迷者加服安宫牛黄丸1粒；嗜睡，神昏，痰多者加竹沥10克。

（2）加减小承气汤（长春中医学院学报，1999年第04期）

【组成与用法】大黄12克 厚朴6克 枳实9克。水煎服，每日1剂，2次/日。每周为一个疗程。

【功效与主治】活血化瘀，祛痰通络。适用于中风病高脂血症。

【加减应用】偏肝阳上亢者加钩藤20克，石决明20克，夏枯草15克，黄连5克，水蛭5克；偏痰涎壅滞者加石菖蒲30克，水牛角40克，胆南星10克，瓜蒌15

克，全蝎5克，白僵蚕5克；偏气滞血瘀者加丹参25克，郁金20克，川芎20克，三七10克，莪术10克。

（3）通腑化瘀汤（江西中医药，2001年第5期）

【组成与用法】 生大黄（后下）15克 芒硝（冲服）10克 枳壳10克 制南星10克 石菖蒲15克 瓜蒌15克 丹参20克 川芎12克 桃仁12克 赤芍12克 当归12克 甘草10克。生大黄后下，芒硝研末冲服，余药水煎同服。每日1剂，2次/日。

【功效与主治】 通腑泻热，活血化瘀。用于脑中风急性期症见昏迷不醒，高热，喉中痰鸣，便秘者。

【加减应用】 出血中风加大蓟、小蓟、侧柏叶、茅根；缺血中风加红花、地龙、益母草；嗜睡，喉中痰鸣者加鲜竹沥（兑入）20ml；血压持续较高者，加羚羊角（另炖）3克。

（4）通腑开窍汤（陕西中医学院学报，1999年第4期）

【组成与用法】 黄连10克 陈皮12克 法半夏10克 石菖蒲8克 生地黄20克 天冬15克 麦冬15克 石斛15克 大黄20克。大便不下，水煎后保留灌肠。腑通后，大黄于复方中同煎。

【功效与主治】 化瘀通腑，育阴潜阳。治出血中风或缺血中风急性期，神志不清，肢体不遂，小便不禁，大便不通者。

【加减应用】 大便每日3次以上者，去大黄。

（5）顺气导痰祛瘀方（山东中医药大学学报，2003年第6期）

【组成与用法】 大黄6克 枳实10克 瓜蒌15克 水蛭粉10克 胆南星6克 石菖蒲6克 郁金10克 桃仁10克 红花6克。水煎服，每日1剂，2次/日。

【功效与主治】 顺气导痰祛瘀。

【加减应用】 加减注意：头痛眩晕明显、血压偏高者加羚羊角粉、天麻、石决明；呛咳多痰者加法半夏、竹茹、鲜竹沥汁；大便干结数日一行、脘腹胀满者加玄明粉、厚朴；口干舌燥、舌红少苔或舌红绛无苔者加玄参、白芍、麦冬；体倦肢软、汗出、面色无华者加黄芪，白术，党参。

4. 气虚血瘀证

主症：半身不遂，肢体瘫软，言语不利，口舌㖞斜，气短乏力，偏身麻木，心悸自汗，舌暗，有瘀斑，苔薄白或白腻，脉细缓或细涩。

治法：益气活血通络。

醒脑煎合剂（世界中医药学会联合会老年医学专业委员会第一届学术会议，2008年10月）

【组成与用法】 人参15克 石菖蒲10克 丹参20克 川芎10克 大黄10克 牛膝10克 香附10克 益智仁10克 荷梗40克 白术10克 茯苓15克 地龙10克 炙甘草10克 生姜6克。水煎服，每日1剂，2次/日。

【功效与主治】行气活血化瘀。

【加减应用】无。

5. 阴虚风动证

主症：半身不遂，口舌㖞斜，言语不利，手足心热，肢体麻木，五心烦热，失眠，眩晕耳鸣，舌质红，苔少或光剥无苔，脉弦细或弦细数。

治法：滋阴潜阳，镇肝息风。

中风回春灵（北京中医，1997 年第 6 期）

【组成与用法】熟地黄 20 克　山茱萸 15 克　巴戟天 15 克　肉苁蓉 15 克　石斛 15 克　石菖蒲 12 克　郁金 12 克　远志 6 克　茯苓 15 克　五味子 15 克　僵蚕 10 克　全蝎 10 克　胆南星 12 克。水煎服，每日 1 剂，2 次/日。

【功效与主治】滋阴温肾，开窍化痰。

【加减应用】阳虚不明显减巴戟天，肉苁蓉。

对症良方

1. 混合性中风后失眠、心悸、盗汗。

柏子养心方（云南中医学院报，1989 年第 2 期）

【组成与用法】柏子仁 20 克　茯神 15 克　当归 20 克　川芎 6 克　炙志远 10 克　酸枣仁 12 克　五味子 9 克　赤芍 20 克　丹参 15 克　龙骨 30 克　牡蛎 30 克　桂枝 9 克　炙甘草 10 克。水煎服，每日 1 剂，2 次/日。

【功效与主治】宁心安神，敛阴止汗。

【加减应用】虚热者去桂枝。

2. 混合性中风后痴呆、抑郁者。

（1）化呆汤（北京中医学院学报，1992 年第 5 期）

【组成与用法】白附子 6～9 克　法半夏 12 克　陈皮 12 克　石菖蒲 12 克　炙志远 6 克　郁金 12 克　当归 12 克　赤芍 12 克　红花 10 克　川芎 6 克。水煎服，每日 1 剂，2 次/日。

【功效与主治】化痰祛瘀。主治混合性中风后痴呆。

【加减应用】痰重者加胆南星 10 克，瘀血重者加桃仁 9 克，便干者加全瓜蒌 15 克。

（2）健脑丸（北京中医，1996 年第 1 期）

【组成与用法】红参　黄芪　龟胶　鹿胶　滇三七　水蛭　川蜈蚣　枸杞　川芎　苍术　神曲　香附　远志　石菖蒲　肉苁蓉　杜仲　天麻　熟地黄　酸枣仁　黄精　制首乌　菟丝子　巴戟天　丹参　红花　甘草各适量。上药炼蜜为丸 9 克，3 次/日。

【功效与主治】补虚损，解郁结，活气血，开清窍。

【加减应用】舌质淡苔白腻者加法半夏，舌质红加女贞子，舌苔黄厚腻加栀子。

第十三章　瘤卒中

有些脑肿瘤在其生长过程中，由于多种因素的影响可发生肿瘤出血，出血常扩展到周围脑组织或蛛网膜下腔，表现为脑内血肿或蛛网膜下腔出血的症状和体征，临床上称瘤卒中。

第一节　胶质瘤卒中

源自神经上皮的肿瘤统称为脑胶质瘤（胶质细胞瘤），占颅脑肿瘤的 40% ~ 50%，是最常见的颅内恶性肿瘤。根据病理又可分为星形细胞瘤、髓母细胞瘤、多形胶母细胞瘤、室管膜瘤、少枝胶母细胞瘤等。

脑胶质瘤是起源于脑部神经胶质细胞，是最常见的颅内肿瘤，约占所有颅内肿瘤的 45% 左右。在儿童恶性肿瘤中排第二位，近 30 年来，原发性恶性脑肿瘤发生率逐年递增，年增长率约为 1.2%，中老年人群尤为明显。据文献报道，中国脑胶质瘤年发病率为 3 ~6 人/10 万人，年死亡人数达 3 万人。

脑胶质瘤在发生之初，通常没有典型的症状。随着肿瘤的不断增大，会表现出如下症状：一是颅内压增高和其他一般症状，如头痛、呕吐、视力减退、复视、癫痫发作和精神症状等。另一是脑组织受肿瘤的压迫、浸润、破坏所产生的局部症状，局部症状依肿瘤生长位置不同而异。

胶质瘤系浸润性生长物，它和正常脑组织没有明显界限，难以完全切除，对放疗化疗不甚敏感，非常容易复发，生长在大脑等重要部位的良、恶性肿瘤，手术难以切除或根本不能手术。化学药物和一般抗肿瘤的中药，因血脑屏障等因素的影响，疗效也不理想，因此脑胶质瘤至今仍是全身肿瘤中预后最差的肿瘤之一。其可分为四类：1. 星形细胞瘤。2. 髓母细胞瘤。3. 少枝胶质瘤。4. 室管膜瘤。临床特点：脑胶质瘤大多缓慢发病，自出现症状至就诊时间一般为数周至数月，少数可达数年。恶性程度高的和后颅窝肿瘤病史较短，较良性的或位于静区的肿瘤病史较长。肿瘤若有出血或囊变，症状会突然加重，甚至有类似脑血管病的发病过程。胶质瘤的临床症状可分两方面，一是颅内压增高症状，如头痛、呕吐、视力减退、复视、精神症状等；另一是肿瘤压迫、浸润、破坏脑组织所产生的局灶症状，早期可表现为刺激症状如局限性癫痫，后期表现为神经功能缺失症状如瘫痪。

古代医籍在头痛、真头痛、头风、厥逆等疾病中提到了一些与胶质瘤相类似的症状，如《灵枢·厥病篇》记载："真头痛，头痛甚，脑尽痛，手足寒至节，死不治"，《素问·至真要大论》曰："头项囟顶脑户中痛，目如脱"。但对本病的病因病机并没有系统的论述。现代中医多认为归属于"头痛"、"眩晕"、"呕吐"、"中风"等范畴。无论外感六淫之邪或内伤七情，致机体的气血阴阳失衡，导致清阳不升，浊阴不降，气血郁结于脑内，日久成积。情志抑郁，肝失调达，气机郁滞，瘀血内阻；或因气滞津停、聚湿成痰；或气郁日久化火，灼津成痰，痰瘀交阻，积于清窍。正如《灵枢·百病始生篇》中所说："凝血蕴里而不散，津液涩渗，著而不去，而积皆成也"。另郁火上炎或灼伤阴液，肝阴受损，阳亢风动，引动痰瘀，发为本病。" 脾主运化，忧愁思虑，饮食伤脾，脾虚湿聚可成痰；张景岳也曾指出："脾肾不足及虚弱失调之人，多有积聚之病"。#先天禀赋不足、房劳、惊恐伤肾致肾脏亏虚，脑失所养，诸邪乘虚而入，脑部清阳之气失用，加之瘀血与顽痰互结酿毒，积于脑部，发为肿瘤。总之，脑胶质瘤为有形之邪，病位在脑，是瘀血，痰浊因风火上冲脑部凝聚而成，而正气不足，痰瘀毒聚贯穿本病始终。

诊断要点

结合临床表现，诊断有赖于神经影像学检查。

1. 脑胶质瘤的诊断步骤：询问详尽病史，体格检查，实验室检查，CT/MRI 检查。必要时辅以 MRA/DSA 或 PET 检查等。

2. 脑胶质瘤的临床诊断标准；

（1）病人以头痛/呕吐等颅内压增高症状起病，或以癫痫发作起病；部分病人有行走不稳，性格改变，记忆障碍等或仅以头晕为首发症状。少数病人可以没有特异性神经系统症状。

（2）体格检查可有视神经乳头水肿，中枢神经/颅神经功能损害，或有高级神经活动障碍以及精神症状等。特殊部位的胶质瘤可有特定的内分泌改变，小脑症状，丘脑或脑干症状。少数病人可以没有特异性神经系统阳性体征。

（3）影像学诊断依据：CT 和/或 MRI 证实颅内占位性病变，并具有胶质瘤的一般影像学改变。有条件的单位还需提供肿瘤代谢（PET，fMRI）信息，肿瘤血供情况（MRA，DSA）和痫灶定位（脑磁图）。

3. 病理诊断：要求以 2000 WHO 脑肿瘤分类为标准，诊断应包括脑胶质瘤的解剖部位，细胞类型和分级（表 1 ~ ~2）。有条件的单位还可以检测增值细胞核抗原、Ki — 67、EGF/EGFR、MGMT、LRP、MDR 等；对胶质母细胞瘤还可检测 ER、PR 等受体；对新鲜肿瘤标本进行体外细胞培养药敏试验_ 和数射敏感性试验。

通用良方

脑胶质瘤为有形之邪，病位在脑，是瘀血，痰浊因风火上冲脑部凝聚而成，而正气不足，痰瘀毒聚贯穿本病始终，所以主要治以化痰祛瘀，祛风凉血，扶正解毒。

1. 化瘀散（北京中医，1994年第5期）

【组成与用法】川芎　五灵脂　水蛭　土鳖虫　威灵仙　穿山甲各100克　干蟾皂角各40克。水煎服，每日1剂，2次/日。

【功效与主治】活血化瘀，攻毒化痰，软坚消癥。

【加减应用】心中烦热甚者，加石膏、栀子以清热除烦；痰多者，加胆南星、竹沥水以清热化痰；尺脉重按虚者，加熟地黄、山茱萸以补肝肾；中风后遗有半身不遂、口眼㖞斜等不能复元者，可加桃仁、红花、丹参、地龙等活血通络。

2. 清脑化瘀汤（北京中医，1994年第5期）

【组成与用法】桃仁　红花　赤芍　牛膝　防风　僵蚕　黄芩　菊花　代赭石　姜竹茹各10克　当归　夏枯草　生石膏　生地黄　云苓　土茯苓各20克　黄芪30克　连翘　石决明各15克　蜈蚣3条。水煎服，每日1剂，2次/日。

【功效与主治】活血化瘀醒神。

【加减应用】若疼痛缓解，呕吐止。原方减生石膏、姜竹茹、石决明，加白术10克，麦冬20克。

3. 益脑化瘤汤（北京中医，1994年第5期）

【组成与用法】生地黄　麦冬　杞果　山萸肉　当归　黄芪各20克　女贞子　牡蛎　龙骨各15克　法半夏　代赭石　菊花　龟板胶　白术　何首乌各10克　龙胆草6克　全蝎5克。水煎服，每日1剂，2次/日。

【功效与主治】滋阴补肾益肝，养脑填髓，化痰散结。

【加减应用】可合化瘀散同用，以加强药力。抽搐症状好转，可于原方减龙骨、牡蛎，加僵蚕10克，石决明30克，白花蛇舌草30克，石见穿10克。

4. 脑瘤消方（山东中医药大学学报，1997年第1期）

【组成与用法】金银花15克　连翘15克　蒲公英15克　地丁15克　夏枯草15克　三棱12克　莪术12克　半枝莲15克　白花蛇舌草15克　瓜蒌20克　瓦楞子15克　礞石20克　水蛭15克　蜈蚣3条　猪苓40克　牡蛎15克。水煎服，每日1剂，2次/日。

【功效与主治】清热解毒，化痰软坚散结

【加减应用】眩晕头痛剧者，可酌加羚羊角、龙骨、牡蛎等，以增强平肝潜阳息风之力；若肝火盛，口苦面赤，心烦易怒，加龙胆草、夏枯草，以加强清肝泻火之功；脉弦而细者，宜加生地黄、枸杞子、何首乌以滋补肝肾。

辨证良方

脑胶质瘤的形成主要为痰阻经络，气机郁塞，郁久而气血循环不畅，加之情志郁结，气郁化火上逆头部而成。治疗以祛痰软坚、活血通经为主，清热解毒为辅。如《灵枢·百病始生篇》中所说："凝血蕴里而不散，津液涩渗，著而不去，而积皆成也"。总之，脑胶质瘤为有形之邪，病位在脑，是瘀血，痰浊因风火上冲脑部凝聚而成，而正气不足，痰瘀毒聚贯穿本病始终。

1. 痰瘀阻窍证

主症：痰瘀互结，闭阻清窍，以头晕头痛，项强，目眩，视物不清，呕吐，失眠健忘，肢体麻木，面唇暗红或紫暗，舌紫暗或有瘀点、瘀斑，脉涩等为常见症的脑瘤证候。

治法：活血化瘀，通窍活络。

通窍活血汤（《医林改错》）

【组成与用法】 赤芍3克　川芎3克　桃仁9克（研泥）　红枣7个（去核）　红花9克　老葱3根（切碎）　鲜姜9克（切碎）　麝香0.15克（绢包）。用黄酒250毫升，将前七味煎至150毫升，去滓，将麝香入酒内，再煎二沸，临卧服。

【功效与主治】 活血化瘀，通窍活络。

【加减应用】 呕吐者，加竹茹、法半夏和胃止呕；失眠者，加酸枣仁、夜交藤养心安神。

2. 风毒上扰证

主症：以头痛头晕，耳鸣目眩，视物不清，呕吐，面红目赤，失眠健忘，肢体麻木，咽干，大便干燥，重则抽搐，震颤，或偏瘫，或角弓反张，或神昏谵语，项强，舌红或红绛，苔黄，脉弦等为常见症的脑瘤证候。

治法：平肝息风，泻火解毒。

（1）天麻钩藤饮（《杂病证治新义》）

【组成与用法】 天麻90克　川牛膝　钩藤各12克　生决明18克　山栀、杜仲、黄芩、益母草、桑寄生、夜交藤、朱茯神各9克。水煎服，每日1剂，2次/日。

【功效与主治】 平肝息风，清热活血，补益肝肾。

【加减应用】 眩晕头痛剧者，可酌加羚羊角、龙骨、牡蛎等，以增强平肝潜阳息风之力；若肝火盛，口苦面赤，心烦易怒，加龙胆草、夏枯草，以加强清肝泻火之功；脉弦而细者，宜加生地黄、枸杞子、何首乌以滋补肝肾。

（2）黄连解毒汤（《肘后备急方》）

【组成与用法】 黄连9克　黄芩6克　黄柏6克　山栀子9克。水煎服，每日1剂，2次/日。

【功效与主治】 泻火解毒。

【加减应用】 阳亢风动之势较著者，加代赭石、生龙骨、生牡蛎，重镇潜阳，镇肝息风；大便干燥者，加番泻叶、火麻仁，通腑泄热。

3. 阴虚风动证

主症：肝阴不足，筋脉失养，筋膜挛急，则见手足震颤、蠕动，肢体抽搐，脉弦；阴虚失养，故眩晕耳鸣，口燥咽干，舌红少津，脉细；虚热内蒸，故五心烦热，潮热盗汗，脉数。

治法：滋阴息风。

（1）大定风珠（《温病条辨》）

【组成与用法】生白芍　干地黄各18克　麦冬　连心各18克　麻仁　五味子各6克　生龟板　生牡蛎　甘草（炙）　鳖甲（生）各12克　阿胶9克　鸡子黄（生）2个。上药用水1.6升，煮取600毫升，去滓，再入鸡子黄，搅令匀，分3次服。

【功效与主治】滋阴息风。

【加减应用】喘者，加人参；自汗者，加龙骨、人参、小麦；悸者，加茯神、人参、小麦。虚热之象著者，加青蒿、白薇清退虚热；大便秘结者，加火麻仁、郁李仁润肠通便。

（2）镇肝息风汤（《医学衷中参西录》）

【组成与用法】怀牛膝　生赭石（轧细）各30克　生龙骨（捣碎）　生牡蛎（捣碎）　生龟板（捣碎）　生杭芍　玄参　天冬各15克　川楝子（捣碎）　生麦芽　茵陈各6克　甘草4.5克。水煎服，每日1剂，2次/日。

【功效与主治】镇肝息风，滋阴潜阳

【加减应用】心中烦热甚者，加石膏、栀子以清热除烦；痰多者，加胆南星、竹沥水以清热化痰；尺脉重按虚者，加熟地黄、山茱萸以补肝肾；中风后遗有半身不遂、口眼㖞斜等不能复元者，可加桃仁、红花、丹参、地龙等活血通络。

（3）地黄饮子（《圣济总录》）

【组成与用法】熟干地黄（焙）12克　巴戟天（去心）15克　山茱萸（炒）15克　石斛（去根）15克　肉苁蓉（酒浸，切焙）15克　附子（炮裂，去皮脐）15克　五味子（炒）15克　官桂（去粗皮）15克　白茯苓（去黑皮）15克　麦门冬（去心，焙）15克　石菖蒲15克　远志（去心）15克。加姜枣水煎服，每日1剂，2次/日。

【功效与主治】滋肾阴，补肾阳，开窍化痰。

【加减应用】若属痱而无喑者，减去石菖蒲、远志等宣通开窍之品；喑痱以阴虚为主，痰火偏盛者，去附、桂，酌加川贝母、竹沥、胆南星、天竺黄等以清化痰热；兼有气虚者，酌加黄芪、人参以益气补虚。

4. 气虚血瘀，脉络瘀阻证

主症：咽下困难、饮水呛咳，语言蹇涩、肢体麻木，头晕目眩，动则加剧，言语謇涩，或一侧肢体软弱无力，渐觉不遂，偶有肢体掣动，口角流涎，舌质暗淡，或有瘀点，苔白，脉沉细无力或涩。

治法：补气养血，活血通络。

补阳还五汤（《医林改错》）

【组成与用法】黄芪60～120克　川芎10克　当归10克　地龙10克　赤芍10克　桃仁10克　红花6克　鸡血藤20克　全蝎6克　牛膝15克　桑枝15克。水煎服，每日1剂，2次/日。

【功效与主治】补气养血，活血通络。

【加减应用】血压偏高者加珍珠母、石决明、磁石、牛膝，黄芪用量宜少；血压偏低者黄芪宜加量；血脂高者加山楂、大黄；失眠者加知母、茯神、酸枣仁；眩晕者加菊花、蔓荆子、白芷、延胡索。若半身不遂以上肢为主者，可加桑枝、桂枝以引药上行，温经通络；下肢为主者，加牛膝、杜仲以引药下行，补益肝肾；日久效果不显著者，加水蛭、虻虫以破瘀通络；语言不利者．加石菖蒲、郁金、远志等以化痰开窍；口眼㖞斜者，可合用牵正散以化痰通络；痰多者，加制法半夏、天竺黄以化痰；偏寒者，加熟附子以温阳散寒；脾胃虚弱者，加党参、白术以补气健脾。

5. 痰热腑实证

主症：咽下困难、饮水呛咳，语言蹇涩、肢体麻木，半身不遂，肢体强痉，腹胀便秘，头晕目眩，口黏痰多，午后面红烦热，舌质红，苔黄腻或黄燥，脉弦大。

治法：通腑泄热化痰。

(1) 星蒌承气汤（王永炎院士经验方）

【组成与用法】瓜蒌10克　胆南星12克　石菖蒲15克　地龙10克　丹参15克　郁金10克　枳壳10克　厚朴各10克　大黄3克。水煎服，每日1剂，2次/日。

【功效与主治】通腑泄热化痰。

【加减应用】午后热甚者加黄芩、石膏、栀子，痰盛者加竹沥、天竺黄、川贝母；兼见头晕头痛，目眩耳鸣者为动热肝风之象，可加天麻、钩藤、菊花、珍珠母、石决明以平肝息风；若口干舌燥者，苔燥或少苔，便秘者为热甚津伤，可加生地黄、玄参、麦冬以滋阴。

(2) 大承气汤（《伤寒论》）

【组成与用法】大黄（酒洗）12克　厚朴（去皮，炙）24克　枳实（炙）12克　芒硝9克。水煎服，大黄后下，芒硝溶服。水煎服，每日1剂，2次/日。

【功效与主治】峻下热结。

【加减应用】若兼气虚者，宜加人参以补气，以防泻下气脱；兼阴津不足者，宜加玄参，生地等以滋阴润燥，若兼痰盛者加陈皮、法半夏、瓜蒌皮、竹沥、天竺黄、川贝母；兼见头晕头痛，目眩耳鸣者为动热肝风之象，可加天麻、钩藤、菊花、珍珠母、石决明以平肝息风；若口干舌燥者，苔燥或少苔，便秘者为热甚津伤，可加生地黄、玄参、麦冬以滋阴。

对症良方

本症的主要表现为头痛、恶心及呕吐、癫痫、视物模糊等症状及卒中后的相关中风症状。脑胶质瘤卒中对症专方，主要适用于主症突出而其他症状不明显的情况。

1. 脑胶质瘤头痛、眩晕专方

(1) 镇肝息风汤（《医学衷中参西录》）

【组成与用法】怀牛膝　生赭石（轧细）各30克　生龙骨（捣碎）　生牡蛎（捣

碎） 生龟板（捣碎） 生杭芍 玄参 天冬各15克 川楝子（捣碎） 生麦芽 茵陈各6克 甘草4.5克。水煎服，2次/日。

【功效与主治】镇肝息风，滋阴潜阳。

【加减应用】心中烦热甚者，加石膏、栀子以清热除烦；痰多者，加胆南星、竹沥水以清热化痰；尺脉重按虚者，加熟地黄、山茱萸以补肝肾；中风后遗有半身不遂、口眼㖞斜等不能复元者，可加桃仁、红花、丹参、地龙等活血通络。

（2）通窍活血汤（《医林改错》）

【组成与用法】赤芍3克 川芎3克 桃仁9克（研泥） 红枣7个（去核） 红花9克 老葱3根（切碎） 鲜姜9克（切碎） 麝香0.15克（绢包）。用黄酒250毫升，将前七味煎至150毫升，去滓，将麝香入酒内，再煎二沸，临卧服。

【功效与主治】活血化瘀，通窍活络。

【加减应用】呕吐者，加竹茹、法半夏和胃止呕；失眠者，加酸枣仁、夜交藤养心安神。

2. 脑胶质瘤呕吐专方

（1）天麻钩藤饮（《杂病证治新义》）

【组成与用法】天麻90克 川牛膝 钩藤各12克 生决明18克 山栀 杜仲 黄芩 益母草 桑寄生 夜交藤 朱茯神各9克。水煎服，每日1剂，2次/日。

【功效与主治】平肝息风，清热活血，补益肝肾。

【加减应用】眩晕头痛剧者，可酌加羚羊角、龙骨、牡蛎等，以增强平肝潜阳息风之力；若肝火盛，口苦面赤，心烦易怒，加龙胆草、夏枯草，以加强清肝泻火之功；脉弦而细者，宜加生地黄、枸杞子、何首乌以滋补肝肾。

（2）半夏白术天麻汤（《医学心悟》）

【组成与用法】法半夏9克 天麻9克 白术9克 茯苓9克 橘红6克 甘草6克 生姜6克 大枣3枚。水煎服，每日1剂，2次/日。

【功效与主治】健脾燥湿，化痰息风。

【加减应用】若湿痰偏盛，舌苔白滑者，加泽泻、桂枝以利湿化饮；若肝阳偏亢者，加钩藤、代赭石以潜阳息风。

3. 脑胶质瘤癫痫专方

定痫丸（《医学心悟》）

【组成与用法】明天麻30克 川贝母30克 茯苓（蒸）30克 茯神（去木，蒸）30克 法半夏（姜汁炒）30克 胆南星15克 石菖蒲（石杵碎，取粉）15克 全蝎（去尾，甘草水洗）15克 僵蚕（甘草水洗，去嘴，炒）15克 真琥珀15克 陈皮（洗，去白）21克 丹参（酒蒸）60克 麦冬（去心）60克 远志（去心，甘草水洗）21克 辰砂（细研，水飞）9克。用竹沥100ml、姜汁20ml，再用甘草120克，熬膏，和药为丸，如弹子大，辰砂为衣。每服6~9克。用竹沥100ml、姜汁20ml，再用甘草120克，熬膏，和药为丸，如弹子大，辰砂为衣。每服6～9克。

【功效与主治】豁痰开窍，息风镇惊。

【加减应用】照五痫分引下：犬痫，杏仁5枚，煎汤化下；羊痫，薄荷1克、煎汤化下；马痫，麦冬6克、煎汤化下；牛痫，大枣2枚，煎汤化下；猪痫，黑料豆9克、煎汤化下；每日二至三次。眩晕、目斜视者，加生龙牡、磁石、珍珠母；肝火盛者加龙胆草、黄芩、木通；便秘者加大黄；胁胀嗳气者加柴胡、枳壳、青陈皮。

第二节 脑膜瘤卒中

脑膜瘤是起源于脑膜及脑膜间隙的衍生物，发病率占颅内肿瘤的19.2%，居第2位，女性: 男性为2:1，发病高峰年龄在45岁，儿童少见。许多无症状脑膜瘤多为偶然发现。多发脑膜瘤偶尔可见，文献中有家族史的报告。50%位于矢状窦旁，另大脑凸面，大脑镰旁者多见，其次为蝶骨嵴、鞍结节、嗅沟、小脑桥脑角与小脑幕等部位，生长在脑室内者很少，也可见于硬膜外。其他部位偶见。

脑膜瘤的发生可能与一定的内环境改变和基因变异有关，并非单一因素造成，可能与颅脑外伤，放射性照射、病毒感染以及合并双侧听神经瘤等因素有关。通常认为蛛网膜细胞的分裂速度是很慢的，上诉因素加速了细胞的分裂速度，可能是导致细胞变性的早期重要阶段。

疾病分类：1. 一般部位脑膜瘤：大脑凸面脑膜瘤，矢状窦旁脑膜瘤，镰旁脑膜瘤，脑室内脑膜瘤，多发脑膜瘤。2. 颅底部脑膜瘤：鞍结节脑膜瘤，嗅沟脑膜瘤，中颅窝脑膜瘤，桥小脑角脑膜瘤，小脑幕脑膜瘤，岩骨～斜坡脑膜瘤，枕骨大孔脑膜瘤，海绵窦脑膜瘤，眼眶及颅眶沟通脑膜瘤。3. 脑膜肉瘤。4. 恶性脑膜瘤。根据WHO的中枢神经系统肿瘤分类，脑膜瘤分为四类：脑膜瘤、脑膜间质非脑膜上皮肿瘤、原发性黑素细胞病变、组织来源不明的血管母细胞瘤。脑膜瘤是一组分为15个亚型和3个恶性级别的杂类肿瘤，在脑膜肿瘤中最为多见。已经肯定，大多数骨质增生是由肿瘤直接浸润所致，对此情况应考虑侵袭性脑膜瘤的诊断。单个脑膜瘤可能为硬脑膜上范围相对较大的肿瘤野中生长突出而能见到。基于这个概念，复发性脑膜瘤可分为两类：真性或局部性复发；假性或区域性的复发。非典型性和间变性脑膜瘤的影像学诊断是一个尚未解决的问题。

脑膜瘤呈球形生长，与脑组织边界清楚，常见的脑膜瘤有以下各型：内皮型，成纤维型，砂粒型，血管型，混合型（移行型），恶性脑膜瘤，脑膜肉瘤。

临床特点：脑膜瘤属于良性肿瘤，生长慢，病程长。因肿瘤呈膨胀性生长，病人往往以头疼和癫痫为首发症状。根据肿瘤位置不同，还可以出现视力、视野、嗅觉或听觉障碍及肢体运动障碍等。在老年人，尤以癫痫发作为首发症状多见。颅压增高症状多不明显，尤其在高龄病人。在CT检查日益普及的情况下，许多患者仅有轻微头痛，甚至经CT扫描偶然发现为脑膜瘤。因肿瘤生长缓慢，所以肿瘤往往长得很大，而临床症状还不严重。临近颅骨的脑膜瘤常可造成骨质的变化。

中国古代医籍中对“脑膜瘤”这一病名无明确的记载在“头痛”、“中风”、“呕吐”、“眩晕”等疾病中提到了一些与脑膜瘤的临床表现相类似的症状，如《灵枢~厥病篇》记载“真头痛，头痛甚，脑尽痛，手足寒至节，死不治”。《灵枢~大惑论》指出：“故邪中于项，因逢其身虚，…入于脑则脑转。脑转则引目系急，目系急则目眩以转矣”。又如《素问~奇病论》曰：“人有病头痛以数岁不已…当有所犯大寒，内至骨髓，髓者以脑为主，脑逆故令头痛…病名曰厥逆。”此外，《中藏经》也指出：“头目久痛，卒视不明者，死”。近年来许多医家对脑膜瘤病因和病机从虚，风，痰，瘀，毒五方面进行了深入的研究，总结出本虚标实的病机。

诊断要点

1. 头颅CT扫描：典型的脑膜瘤，在未增强的CT扫描中，呈现孤立的等密度或高密度占位病变。其基底较宽，密度均匀一致，边缘清晰，瘤内可见钙化。增强后可见肿瘤明显增强，可见脑膜尾征。

2. 磁共振扫描：对于同一病人，最好同时进行CT和MRI的对比分析，方可得到较正确的定性诊断。

3. 脑血管造影：各种类型的脑膜瘤都是富于血管结构的，DSA和超选择血管造影，对证实肿瘤血管结构，肿瘤富于血管程度，主要脑血管的移位，以及肿瘤与大的硬膜窦的关系，窦的开放程度都提供了必不可少的详细资料。同时造影技术也为术前栓塞供应动脉，减少术中出血提供了帮助。

通用良方

脑膜瘤在临床上具有头痛、头晕、半身不遂、抽搐等临床表现，脑膜瘤病变在脑，其成因多由痰湿之邪结聚于脑“脑部气滞血瘀”痰瘀阻滞“毒邪凝结所致”在其病变过程中“脑络痹阻日久”化热动风“风火相煽”耗伤阴液“可致肝肾不足”。故临床常用平肝息风、清热解毒、活血通络、化痰软坚、补益肝肾等法治疗。

1. 镇肝息风汤化裁（中医杂志，2005年第4期）

【组成与用法】牛膝生30克　龙骨生　牡蛎各15克　龟甲15克　白菊花15克　珍珠母20克先下　玄参15克　天冬10克　钩藤10克　白蒺藜10克　石见穿15克　莪术10克。水煎服，每日1剂，2次/日。

【功效与主治】镇肝息风，滋阴潜阳

【加减应用】心中烦热甚者，加石膏、栀子以清热除烦；痰多者，加胆南星、竹沥水以清热化痰；尺脉重按虚者，加熟地黄、山茱萸以补肝肾；中风后遗有半身不遂、口眼㖞斜等不能复元者，可加桃仁、红花、丹参、地龙等活血通络。

2. *左归丸合保元汤化裁*（中医杂志，2005年第4期）

【组成与用法】党参15克 生黄芪15克 熟地黄10克 肉桂10克 枸杞子15克 川牛膝10克 山茱萸10克 菟丝子10克 钩藤10克 白蒺藜10克 野菊花10克 白花蛇舌草25克 炙鳖甲10克 半枝莲15克。水煎服，每日1剂，2次/日。

【功效与主治】补脾益气，滋阴补肾。

【加减应用】如真阴失守，虚火炎上者，宜用纯阴至静之剂，本方去枸杞子、鹿角胶，加女贞子90克 麦冬90克；如火炼肺金，干枯多嗽者，加百合90克；如夜热骨蒸，加地骨皮90克；如小水不利、不清，加茯苓90克；如大便燥结，去菟丝子，加肉苁蓉90克；如气虚者，加人参90～120克；如血虚微滞，加当归120克；如腰膝酸痛，加杜仲90克、盐水炒用；如脏平无火而肾气不充者，加破故纸90克、莲肉、胡桃肉各120克、龟板胶不必用。

3. *天麻钩藤饮化裁*（中医杂志，2005年第4期）

【组成与用法】天麻5克 钩藤10克 黄芩10克 牛膝15克 藁本10克 菊花10克 僵蚕10克 蛇莓15克 白蒺藜10克 珍珠母15克先下 水牛角10克 白花蛇舌草25克 石决明20克先下。水煎服，每日1剂，2次/日。

【功效与主治】平肝息风，清热散结。

【加减应用】眩晕头痛剧者，可酌加羚羊角、龙骨、牡蛎等，以增强平肝潜阳息风之力；若肝火盛，口苦面赤，心烦易怒，加龙胆草、夏枯草，以加强清肝泻火之功；脉弦而细者，宜加生地黄、枸杞子、何首乌以滋补肝肾。

4. *涤痰汤加减*（中医研究，2009年第11期）

【组成与用法】石决明30克 瓦楞子20克 浙贝母15克 川牛膝15克 法半夏12克 代赭石30克 生牡蛎30克 石菖蒲15克 郁金15克 薏苡仁30克 陈皮12克 蛇六谷12克 川芎10克。水煎服，每日1剂，2次/日。并配合消瘤丸口服。

【功效与主治】化痰解毒，降逆止呕

【加减应用】肝风内动，加天麻、石决明。大便不通，加生大黄。

5. *化瘀散*（北京中医，1994年第5期）

【组成与用法】川芎 五灵脂 水蛭 土鳖虫 威灵仙 穿山甲各100克 干蟾皂角各40克。服法：每日3次，每次3克，连续服用1年。

【功效与主治】活血化瘀，攻毒化痰，软坚消癥。

【加减应用】心中烦热甚者，加石膏、栀子以清热除烦；痰多者，加胆南星、竹沥水以清热化痰；尺脉重按虚者，加熟地黄、山茱萸以补肝肾；中风后遗有半身不遂、口眼㖞斜等不能复元者，可加桃仁、红花、丹参、地龙等活血通络。

辨证良方

究其成因，瘤主要是由于痰、瘀、毒、火等相互作用，加之脏腑虚弱，清气不升，致使痰湿结聚，阳气阻滞，闭阻清窍，日久形成肿瘤。故治疗的基本方法是

“扶正祛邪，攻补兼施”。强调“治实当顾虚，补虚勿忘实”。

1. 痰瘀阻窍证

主症：痰瘀互结，闭阻清窍，以头晕头痛，项强，目眩，视物不清，呕吐，失眠健忘，肢体麻木，面唇暗红或紫暗，舌紫暗或有瘀点、瘀斑，脉涩等为常见症的脑瘤证候。

治法：活血化瘀，通窍活络。

通窍活血汤（《医林改错》）

【组成与用法】 赤芍3克　川芎3克　桃仁9克（研泥）　红枣7个（去核）　红花9克　老葱3根（切碎）　鲜姜9克（切碎）　麝香0.15克（绢包）。用黄酒250毫升，将前七味煎至150毫升，去滓，将麝香入酒内，再煎二沸，临卧服。

【功效与主治】 活血化瘀，通窍活络。

【加减应用】 呕吐者，加竹茹、法半夏和胃止呕；失眠者，加酸枣仁、夜交藤养心安神。

2. 痰结血瘀证

主症：痰气交阻，血脉瘀滞，脾失健运，故见纳差；舌质暗或紫，苔薄白，脉涩或弦为痰结血瘀之象。

治法：化痰软坚，理气散结。

海藻玉壶汤（《外科正宗》）

【组成与用法】 海藻　贝母　陈皮　昆布　青皮　川芎　当归　连翘　法半夏　甘草节　独活各3克　海带1.5克。水煎服，每日1剂，2次/日。

【功效与主治】 化痰软坚，理气散结。

【加减应用】 阳气亏虚者加薤白、桂枝以温经通脉。痰湿甚者，加泽泻、猪苓以渗湿健脾。血瘀甚者加桃仁、红花、水蛭、全蝎以活血通络。气滞者加人参、黄芪以益气行血。若烦躁不安，舌苔黄腻，脉滑数者，可加黄芩、栀子以清热泻火。

3. 风毒上扰证

主症：以头痛头晕，耳鸣目眩，视物不清，呕吐，面红目赤，失眠健忘，肢体麻木，咽干，大便干燥，重则抽搐，震颤，或偏瘫，或角弓反张，或神昏谵语，项强，舌红或红绛，苔黄，脉弦等为常见症的脑瘤证候。

治法：平肝息风，泻火解毒。

（1）天麻钩藤饮（《杂病证治新义》）

【组成与用法】 天麻90克　川牛膝　钩藤各12克　生决明18克　山栀　杜仲　黄芩　益母草　桑寄生　夜交藤　朱茯神各9克。水煎服，每日1剂，2次/日。

【功效与主治】 平肝息风，清热活血，补益肝肾。

【加减应用】 眩晕头痛剧者，可酌加羚羊角、龙骨、牡蛎等，以增强平肝潜阳息风之力；若肝火盛，口苦面赤，心烦易怒，加龙胆草、夏枯草，以加强清肝泻火之功；脉弦而细者，宜加生地黄、枸杞子、何首乌以滋补肝肾。

（2）黄连解毒汤（《肘后备急方》）

【组成与用法】黄连9克　黄芩6克　黄柏6克　山栀子9克。水煎服，每日1剂，2次/日。

【功效与主治】泻火解毒。

【加减应用】阳亢风动之势较著者，加代赭石、生龙骨、生牡蛎，重镇潜阳，镇肝息风；大便干燥者，加番泻叶、火麻仁，通腑泄热。

4. 肝火旺盛证

主症：眩晕耳鸣，头目胀痛，面红目赤，急躁易怒，失眠多梦，腰膝酸软，头重脚轻，舌红少津，脉弦或弦细数。

治法：清肝泻火。

栀子清肝汤（《外科正宗》）

【组成与用法】党参5克　砂仁5克　山栀子10克　山药5克　车前子5克　石膏5克　茯苓5克　黄连5克　山楂5克　甘草5克　葱头3个。用水800毫升，煎取400毫升，食后服，一日二次。

【功效与主治】清肝泻火。

【加减应用】肝火旺盛，可加龙胆草，黄芩，青黛，夏枯草；手指颤者，加石决明，钩藤，白蒺藜。兼见胃热内盛者，加生石膏，知母。

5. 阴虚风动证

主症：肝阴不足，筋脉失养，筋膜挛急，则见手足震颤、蠕动，肢体抽搐，脉弦；阴虚失养，故眩晕耳鸣，口燥咽干，舌红少津，脉细；虚热内蒸，故五心烦热，潮热盗汗，脉数。

治法：滋阴息风。

（1）大定风珠（《温病条辨》）

【组成与用法】生白芍　干地黄各18克　麦冬　连心各18克　麻仁　五味子各6克　生龟板　生牡蛎　甘草（炙）　鳖甲（生）各12克　阿胶9克　鸡子黄（生）2个。上药用水1.6升，煮取600毫升，去滓，再入鸡子黄，搅令匀，分三次服。

【功效与主治】滋阴息风。

【加减应用】喘者，加人参；自汗者，加龙骨、人参、小麦；心悸者，加茯神、人参、小麦。虚热之象著者，加青蒿、白薇清退虚热；大便秘结者，加火麻仁、郁李仁润肠通便。

（2）镇肝息风汤（《医学衷中参西录》）

【组成与用法】怀牛膝　生赭石（轧细）各30克　生龙骨（捣碎）　生牡蛎（捣碎）　生龟板（捣碎）　生杭芍　玄参　天冬各15克　川楝子（捣碎）　生麦芽　茵陈各6克　甘草4.5克。水煎服，每日1剂，2次/日。

【功效与主治】镇肝息风，滋阴潜阳

【加减应用】心中烦热甚者，加石膏、栀子以清热除烦；痰多者，加胆南星、竹沥水以清热化痰；尺脉重按虚者，加熟地黄、山茱萸以补肝肾；中风后遗有半身不遂、口眼㖞斜等不能复元者，可加桃仁、红花、丹参、地龙等活血通络。

（3）地黄饮子（《圣济总录》）

【组成与用法】熟干地黄（焙）12克　巴戟天（去心）15克　山茱萸（炒）15克　石斛（去根）15克　肉苁蓉（酒浸，切焙）15克　附子（炮裂，去皮脐）15克　五味子（炒）15克　官桂（去粗皮）15克　白茯苓（去黑皮）15克　麦门冬（去心，焙）15克　石菖蒲15克　远志（去心）15克。加姜枣水煎服，每日1剂，2次/日。

【功效与主治】滋肾阴，补肾阳，开窍化痰。

【加减应用】若属痱而无喑者，减去石菖蒲、远志等宣通开窍之品；喑痱以阴虚为主，痰火偏盛者，去附、桂，酌加川贝母、竹沥、胆南星、天竺黄等以清化痰热；兼有气虚者，酌加黄芪、人参以益气补虚。

6. 气虚血瘀，脉络瘀阻证

主症：咽下困难、饮水呛咳，语言蹇涩、肢体麻木，头晕目眩，动则加剧，言语謇涩，或一侧肢体软弱无力，渐觉不遂，偶有肢体掣动，口角流涎，舌质暗淡，或有瘀点，苔白，脉沉细无力或涩。

治法：补气养血，活血通络。

补阳还五汤（《医林改错》）

【组成与用法】黄芪60～120克　川芎10克　当归10克　地龙10克　赤芍10克　桃仁10克　红花6克　鸡血藤20克　全蝎6克　牛膝15克　桑枝15克。水煎服，每日1剂，2次/日。

【功效与主治】补气养血，活血通络。

【加减应用】血压偏高者加珍珠母、石决明、磁石、牛膝，黄芪用量宜少；血压偏低者黄芪宜加量；血脂高者加山楂、大黄；失眠者加知母、茯神、酸枣仁；眩晕者加菊花、蔓荆子、白芷、延胡索。若半身不遂以上肢为主者，可加桑枝、桂枝以引药上行，温经通络；下肢为主者，加牛膝、杜仲以引药下行，补益肝肾；日久效果不显著者，加水蛭、虻虫以破瘀通络；语言不利者．加石菖蒲、郁金、远志等以化痰开窍；口眼㖞斜者，可合用牵正散以化痰通络；痰多者，加制法半夏、天竺黄以化痰；偏寒者，加熟附子以温阳散寒；脾胃虚弱者，加党参、白术以补气健脾。

对症良方

本症的主要表现为头痛、恶心呕吐、抽搐、等症状及卒中后的相关中风症状。脑膜瘤对症专方，主要适用于主症突出而其他症状不明显的情况。

1. 脑膜瘤头痛、眩晕专方

（1）镇肝息风汤（《医学衷中参西录》）

【组成与用法】怀牛膝　生赭石（轧细）各30克　生龙骨（捣碎）　生牡蛎（捣碎）　生龟板（捣碎）　生杭芍　玄参　天冬各15克　川楝子（捣碎）　生麦芽　茵陈各6克　甘草4.5克。水煎服，每日1剂，2次/日。

【功效与主治】镇肝息风，滋阴潜阳。

【加减应用】心中烦热甚者，加石膏、栀子以清热除烦；痰多者，加胆南星、竹沥水以清热化痰；尺脉重按虚者，加熟地黄、山茱萸以补肝肾；中风后遗有半身不遂、口眼㖞斜等不能复元者，可加桃仁、红花、丹参、地龙等活血通络。

（2）通窍活血汤（《医林改错》）

【组成与用法】赤芍3克　川芎3克　桃仁9克（研泥）　红枣7个（去核）　红花9克　老葱3根（切碎）　鲜姜9克（切碎）　麝香0.15克（绢包）。用黄酒250毫升，将前七味煎至150毫升，去滓，将麝香入酒内，再煎二沸，临卧服。

【功效与主治】活血化瘀，通窍活络。

【加减应用】呕吐者，加竹茹、法半夏和胃止呕；失眠者，加酸枣仁、夜交藤养心安神。

2. 脑膜瘤呕吐专方

半夏白术天麻汤（《医学心悟》）

【组成与用法】法半夏9克　天麻9克　白术9克　茯苓9克　橘红6克　甘草6克　生姜6克　大枣3枚。水煎服，每日1剂，2次/日。

【功效与主治】健脾燥湿，化痰息风。

【加减应用】若湿痰偏盛，舌苔白滑者，加泽泻、桂枝以利湿化饮；若肝阳偏亢者，加钩藤、代赭石以潜阳息风。

3. 脑膜瘤抽搐专方

（1）大定风珠（《温病条辨》）

【组成与用法】生白芍　干地黄各18克　麦冬　连心各18克　麻仁　五味子各6克　生龟板　生牡蛎　甘草（炙）　鳖甲（生）各12克　阿胶9克　鸡子黄（生）2个。上药用水1.6升，煮取600毫升，去滓，再入鸡子黄，搅令匀，分三次服。

【功效与主治】滋阴息风。

【加减应用】喘者，加人参；自汗者，加龙骨、人参、小麦；心悸者，加茯神、人参、小麦。虚热之象著者，加青蒿、白薇清退虚热；大便秘结者，加火麻仁、郁李仁润肠通便。

（2）定痫丸（《医学心悟》）

【组成与用法】明天麻30克　川贝母30克　茯苓（蒸）30克　茯神（去木，蒸）30克　法半夏（姜汁炒）30克　胆南星15克　石菖蒲（石杵碎，取粉）15克　全蝎（去尾，甘草水洗）15克　僵蚕（甘草水洗，去嘴，炒）15克　真琥珀15克　陈皮（洗，去白）21克　丹参（酒蒸）60克　麦冬（去心）60克　远志（去心，甘草水洗）21克　辰砂（细研，水飞）9克。用竹沥100ml、姜汁20ml，再用甘草120克，熬膏，和药为丸，如弹子大，辰砂为衣。每服6~9克。

【功效与主治】豁痰开窍，息风镇惊。

【加减应用】照五痫分引下：犬痫，杏仁5枚，煎汤化下；羊痫，薄荷1克、煎汤化下；马痫，麦冬6克、煎汤化下；牛痫，大枣2枚，煎汤化下；猪痫，黑料豆9克、煎汤化下；每日二至三次。眩晕、目斜视者，加生龙牡、磁石、珍珠母；肝火盛者加龙胆草、黄芩、木通；便秘者加大黄；胁胀嗳气者加柴胡、枳壳、青陈皮。

第十四章 脊髓卒中

脊髓卒中包括脊髓出血和脊髓梗死。脊髓出血分为髓内出血和髓外出血，髓外出血如脊髓蛛网膜下腔出血、硬脊膜内血肿、硬脊膜外血肿。硬膜下血肿远较硬膜外血肿少见。脊髓梗死多为继发性，因为脊髓对缺血的耐受性很强，轻度间歇性供血不足不会造成明显的脊髓损害。脊髓血供中断15min以上才会造成脊髓不可逆性损伤。脊髓卒中多为急性发病，呈卒中样起病，脊髓症状常在数分钟或数小时达到高峰。首发症状为突发的病损水平相应部位根性疼痛、分离性感觉障碍、截瘫、大小便功能障碍等，根据病变部位累及生命中枢的可出现血压下降、呼吸心跳停止，重者甚至数小时至数日内死亡。

第一节 短暂性脊髓缺血发作

脊髓的血液供应大部分来自于主动脉发出的根动脉（90%），小部分来自于椎动脉（10%）。脊髓表面有三条锥形的动脉，一条脊髓前动脉，两条脊髓后动脉，期间有丰富的侧支相通，脊髓的供血很丰富，较少出现缺血。但在脊髓的主要动脉发生急性缺血时，可在相邻两根动脉分布区的交界处发生供血不足，以T4、L1两处多发。脊髓缺血可有各种各样的病因及发病机制，大致可分为3类；①心血管及脊髓血管本身的疾病；②某些病变造成供应脊髓的血管受压；③医源性。但有时一个病人常可有几种原因和发病机制同时存在，比如主动脉及其分支动脉粥样硬化和椎间盘脱出同时并存。心血管及脊髓血管本身疾病约占20%，包括先天性如动静脉瘤、动脉瘤、主动脉狭窄，后天性原因包括主动脉及脊髓动脉粥样硬化、动静脉炎、血栓形成，心肌梗死、心律失常等心脏疾病引起血循环功能不全也会导致脊髓缺血发生。某些病变造成供应脊髓的血管受压约占75%，比较多见的主要有椎间盘脱出、肿瘤压迫、脊柱异常或者炎症浸润。约有5%左右的原因见于医源性，如神经根切断术误将根动脉切除等。因其他疾病产生的短暂性低血压，可以使缺血加重，从而出现症状。短暂性脊髓缺血发作是指脊髓病灶症状发生在24小时内，有脊髓上、下动脉不同区域内血循环障碍的表现，主要分为以下4种类型：①跌倒综合征。②Unterscheidt综合征。③脊髓性间歇跛行。④马尾性间歇跛行。经短时间休息后症状消失。跛行时检查常出现腰骶神经根刺激症状，跟腱反射减弱，腰段脊柱前凸受限。有时可与脊髓性间歇跛行合并发生。需与其他疾病相鉴别，如：1. 栓塞性脉管炎多见于中年男性，并无明显的周围动脉硬化，发作时足部及小腿部疼痛，伴有足部肤温降低，足背动脉搏动消失，足趾发绀，无脊髓损害的体征。2. 椎间盘突出症椎间盘突出症亦可见间歇性跛行。其发病多与损伤相关。行走或长时间站立不动时易发，伴肌肉痉挛性疼痛，改变体位后可好转。X 线可见椎间盘突出，椎管狭窄等相应表现。休息或使用扩张血管药物可使无力缓解，但病情继续发展可造成永久性损害，导致脊髓梗死。

古代对于短暂性脊髓缺血发作并无一个明确的病名，但根据其发作特点及形式，当属于“中风”范畴，另外根据其临床表现，亦可按“腰痛”“痿症”等来论治。中风病是由于气血逆乱，产生风、火、痰、瘀，多种原因相互作用，合而为病。具有起病急、变化快，如风邪善行数变的特点，多见于中老年人。治疗原则上应该是急性期标实症状突出，急则治其标，治疗当以祛邪为主，常用平肝息风、清化痰热、化痰通腑、活血通络等治疗方法；缓则以治其本为主，同时注意标本兼顾，扶正同时注意兼顾祛邪。

诊断要点

1. 急性或亚急性起病，数分钟或数小时，不超过 24 小时，多表现为脊髓性间歇跛行或一过性轻瘫和神经根性疼痛。

2. 起病大多 40 岁以上，患有高血压、糖尿病、高脂血症、动脉硬化等慢性病者。

3. 反复发作。

4. 发作间隙无神经系统定位体征。

5. 没有高颅压。

6. 脊柱 X 线片和脊髓血管造影可能找到压迫原因。

通用良方

1. 补阳还五汤（《医林改错》）

【组成与用法】 黄芪 30~60 克　当归尾 10 克　赤芍 10 克　地龙（去土）6 克　川芎 6 克　红花 6 克　桃仁 6 克。水煎服，每日 1 剂，2 次/日。

【功用主治】 中风之气虚血瘀证。半身不遂，口眼㖞斜，语言謇涩，口角流涎，小便频数或遗尿失禁，舌暗淡，苔白，脉缓无力。

【加减应用】 半身不遂以上肢为主者，可加桑枝、桂枝以引药上行，温经通络；下肢为主者，加牛膝、杜仲以引药下行，补益肝肾；日久效果不显著者，加水蛭、虻虫以破瘀通络；语言不利者，加石菖蒲、郁金、远志等以化痰开窍；口眼㖞斜者，可合用牵正散以化痰通络；痰多者，加半夏、天竺黄以化痰；偏寒者，加熟附子以温阳散寒；脾胃虚弱者，加党参、白术以补气健脾。

2. 天麻钩藤饮（《杂病证治新义》）

【组成与用法】天麻 90 克　川牛膝　钩藤各 12 克　决明子 18 克　山栀　杜仲　黄芩　益母草　桑寄生　夜交藤　茯神各 9 克。水煎服，每日 1 剂，2 次/日。

【功用主治】平肝息风、清热活血、补益肝肾。

【加减应用】眩晕头痛剧者，可酌加羚羊角、龙骨、牡蛎等，以增强平肝潜阳息风之力；若肝火盛，口苦面赤，心烦易怒，加龙胆草、夏枯草，以加强清肝泻火之功；脉弦而细者，宜加生地黄、枸杞子、何首乌以滋补肝肾。

3. 镇肝息风汤（《医学衷中参西录》）

【组成与用法】怀牛膝　代赭石（轧细）各 30 克　生龙骨（捣碎）　生牡蛎（捣碎）　生龟板（捣碎）　生杭芍　玄参　天冬各 15 克　穿楝子（捣碎）　生麦芽　茵陈各 6 克　甘草 4.5 克。水煎服，每日 1 剂，2 次/日。

【功用主治】镇肝息风、滋阴潜阳。

【加减应用】心中烦热甚者，加石膏、栀子以清热除烦；痰多者，加胆南星、竹沥水以清热化痰；尺脉重按虚者，加熟地黄、山茱萸以补肝肾；中风后遗有半身不遂、口眼㖞斜等不能复元者，可加桃仁、红花、丹参、地龙等活血通络。

4. 化痰通腑汤（北京中医药大学学报，1999 年第 4 期）

【组成与用法】白术 40 克　紫苏子　枳实各 15 克　法半夏　羌活　柴胡各 9 克　厚朴 12 克　防风　甘草各 6 克。水煎服，每日 1 剂，2 次/日。

【功用主治】清热化痰，通腑导滞。

【加减应用】大便通而黄腻苔不退者，少阳枢机不利，气郁痰阻，配大柴胡汤化裁。风动不已，躁动不安，加镇肝息风之品，羚羊角、石决明、磁石之类。瘀血重者，加丹参、桃仁、红花以活血化瘀。黄腻苔呈斑块样剥脱，已见阴伤之势，减胆南星、全瓜蒌、芒硝、生大黄之量，加麦冬、玄参、女贞子、旱莲草等味，育阴生津，有增液承气之意。

5. 星蒌承气汤（王永炎经验方）

【组成与用法】全瓜蒌 10 克　胆南星 12 克　石菖蒲 15 克　地龙 10 克　丹参 15 克　郁金、枳壳 10 克　厚朴 10 克　大黄 3 克。水煎服，每日 1 剂，2 次/日。大黄、芒硝的用量需根据病人的体质而定，以大便通泻为度，不宜过量，防止耗伤正气。

【功用主治】通腑泄热化痰。

【加减应用】午后热甚者加黄芩、石膏、栀子；痰盛者可加竹沥、天竺黄、川贝母；兼见头晕头痛，目眩耳鸣者为热动肝风之象，可加天麻、钩藤、菊花、珍珠母、石决明以平肝潜阳息风；若口干舌燥，苔燥或少苔，便秘者为热盛伤津，可加生地黄、玄参、麦冬以滋阴液。

6. 血府逐瘀汤（《医林改错》）

【组成与用法】当归 9 克　生地黄 9 克　桃仁 12 克　红花 9 克　枳壳 6 克　赤芍 6 克　柴胡 3 克　甘草 6 克　桔梗 4.5 克　川芎 4.5 克　牛膝 9 克。水煎服，每日1剂，2次

/日。

【功用主治】活血祛瘀，行气止痛

【加减应用】瘀阻甚重者加三棱、莪术、水蛭、或制大黄等；阴虚火旺盛患者加用黄柏、知母；针对偏肾阳虚患者，辨证加用牡丹皮、紫河车、茯苓、仙灵脾、山茱萸、肉苁蓉以及肉桂等；针对有明显的气阴亏损症状患者加用生脉散；针对有明显肢体冰冷的患者加用附子；血瘀重者加水蛭3克，莪术15克；肢体麻木加木瓜15克，伸筋草15克。

辨证良方

根据短暂性脊髓缺血发作的病因及发作特点，以及腰痛、下肢麻木无力等临床表现，传统医学认为，主要是以肾虚为主，邪之所凑，其气必虚，在肾虚的基础上，外感六淫，情志过度、瘀血阻滞，最终导致不荣则痛或不通则痛。不荣是指气血津液不能荣养腰部经络、血脉、肌肉、筋骨，而导致腰部疼痛，脉络失养而出现肢体乏力；不通是指循行腰部的经脉、血脉阻滞不通，因各种因素导致经脉阻滞，不通则痛，气血运行不畅而亦会导致肢体麻木不仁、无力等症状。但是这两种原因也不是完全独立发挥作用导致，它们也可相互影响，共同作用从而导致了本病。短暂性脊髓缺血发作的分型主要集中在气滞血瘀证。

1. 气滞血瘀证

主症：腰腿疼痛，痛有定处，腰部刺痛，向下肢放射，坐卧不宁，便秘，舌质暗红或有瘀斑点，苔薄黄，脉弦或涩。

治法：活血化瘀止痛。

（1）身痛逐瘀汤（《医林改错》）

【组成与用法】当归9克　川芎6克　桃仁9克　红花9克　没药6克　五灵脂6克　地龙6克　香附3克　牛膝9克。根据病情随证加减，水煎服，每日1剂，2次/日。

【功用主治】活血化瘀、理气止痛。

【加减应用】若伴有外伤者可酌情加用乳香、土鳖虫，没药、地龙可适当加量；若有周身痹痛，还可加秦艽、羌活；若兼有风湿者，宜加独活、威灵仙以祛风除湿；若病久肾虚者，兼见腰膝酸软无力者，可加杜仲、桑寄生、续断、狗脊以补肾强腰。

（2）人参顺气散（《类证活人书》）

【组成与用法】麻黄（去节）45克　葛根30克　白术30克　炙甘草30克　桔梗（去芦）30克　人参30克　炮姜15克　白芷30克。上药捣为细末。每服9克，用水300毫升，加生姜片，葱白2寸，煎至240毫升，温服。有汗人勿服。

【功用主治】益气活血、化瘀止痛。

（3）乌药顺气散（《太平惠民和剂局方》）

【组成与用法】麻黄（去根、节）　陈皮（去瓤）　乌药（去木）各60克　僵蚕（去丝、嘴，炒） 川芎 枳壳（去瓤，麸炒） 甘草（炒） 白芷 桔梗各30克 干姜（炮制）15克。以上诸药研为细末。每服9克，用水150毫升，加生姜3片、大枣1枚，孕妇不可服。

【功用主治】疏风顺气。

【加减应用】如四时伤寒，憎寒壮热，头痛肢体倦怠，加葱白9厘米；如闪挫身体疼痛，温酒调；遍身瘙痒，抓之成疮，用薄荷3叶煎服。

（4）调荣活络饮（《证治准绳类方》）

【组成与用法】大黄 当归 川牛膝（去芦，酒洗） 杏仁（去皮，研如泥）各6克 赤芍 红花 羌活 生地黄（酒洗）各3克 川芎4.5克 桂枝0.9克。水煎服，每日1剂，2次/日。

【功用主治】调荣活血通络。

【加减应用】无。

（5）复元通气散（《秘传外科方》）

【组成与用法】青皮 陈皮各120克 甘草90克（生熟各半） 穿山甲 瓜蒌根60克 金银花30克 连翘30克。上为细末，每服3～6克，温酒调服。

【功用主治】理气止痛。

【加减应用】无。

2. 风寒湿阻证

主症：伤湿而痛，痛而重着，如坐水中，身体沉重，如带五千钱，其脉必带缓。若风湿相兼，则一身尽痛。若寒湿腰痛，见热则减，见寒则增，脉沉紧或沉迟。

治法：祛风除湿、散寒止痛。

（1）当归四逆汤（《伤寒论》）

【组成与用法】当归12克 桂枝9克 芍药9克 细辛3克 炙甘草6克 通草6克 大枣8枚。以水8升，煮取3升，去滓，温服1升，日3次。

【功用主治】温经散寒，养血通脉。

【加减应用】宿病寒疝，小腹痛甚，口吐白沫者，则加吴茱萸以止疝痛，生姜汁以止吐沫。

（2）黄芪桂枝五物汤（《金匮要略》）

【组成与用法】黄芪9克 芍药9克 桂枝9克 生姜18克 大枣12枚。水煎服，每日1剂，2次/日。

【功用主治】具有温阳行痹，益气护卫之功效，用于治疗荣卫外虚，风寒内侵而致的血痹、身体麻木不仁。

【加减应用】加减法：若气虚甚者，重用黄芪，加党参以益气固表；产后或月经后而见肌肤麻木者，加当归、川芎、鸡血藤以养血和血通络；阳虚肢冷者，加附子、细辛以温阳散寒；风邪偏盛者，加防风、防己以祛风通络；兼血瘀者，加桃仁、红花活血通络。

（3）独活寄生汤（《备急千金要方》）

【组成与用法】独活15克　桑寄生　杜仲　牛膝　细辛　秦艽　茯苓　肉桂心　防风　川芎　人参　当归　芍药　生地黄各10克　甘草3克。注意临证加减。水煎服，每日1剂，2次/日。

【功用主治】祛风湿、止痹痛、益肝肾、补气血。

【加减应用】痹证疼痛较剧者，可酌加制川乌、制草乌、白花蛇舌草等以助搜风通络，活血止痛；寒邪偏盛者，酌加附子、干姜以温阳散寒；湿邪偏盛者，去生地黄，酌加防己、薏苡仁、苍术以祛湿消肿；正虚不甚者，可减生地黄、人参。

3. 气虚血瘀证

主症：腰部疼痛如刺，拒按不移，身倦乏力，气少懒言，面色晦滞，气虚舌淡，血瘀舌紫暗，沉脉主里，涩脉主瘀。

治法：益气活血通络。

补阳还五汤（《医林改错》）

【组成和用法】黄芪（生）120克　当归尾6克　赤芍5克　地龙（去土）　川芎　红花　桃仁各3克。水煎服，每日1剂，2次/日。

【功效与主治】补气活血，祛瘀通络。

【加减应用】半身不遂以上肢为主者，可加桑枝、桂枝以引药上行，温经通络；下肢为主者，加牛膝、杜仲以引药下行，补益肝肾；日久效果不显著者，加水蛭、虻虫以破瘀通络；语言不利者，加石菖蒲、郁金、远志等以化痰开窍；口眼㖞斜者，可合用牵正散以化痰通络；痰多者，加制半夏、天竺黄以化痰；偏寒者，加熟附子以温阳散寒；脾胃虚弱者，加党参、白术以补气健脾。

对症良方

短暂性脊髓缺血发作的主要临床表现为间歇性的腰痛及间歇性跛行，而这些症状多在24小时以内能完全恢复。

1. 腰痛专方

（1）蠲痹汤加减（《医学心悟》）

【组成与用法】羌活10克　独活10克　桂枝10克　秦艽10克　海风藤10克　桑枝15克　当归10克　川芎10克　乳香10克　木香10克　甘草6克。水煎服，每日1剂，2次/日。

【功用主治】活血化瘀、祛风通络。

（2）温肾通脉汤（光明中医，2013年第12期）

【组成与用法】淫羊藿12克　熟地黄20克　菟丝子12克　当归12克　枳壳6克　赤芍12克　白术10克　黄芪30克　地龙10克　全蝎3克　蜈蚣1条　桂枝10克　甘草5克。水煎服，每日1剂，2次/日。

【功用主治】益气温肾、通络止痛。

2. 间歇性跛行专方

(1) 腰痹颗粒(世界中医,2013 年第 11 期)

【组成与用法】川芎 10 克 当归 15 克 独活 15 克 狗脊 10 克 牛膝 10 克 木瓜 10 克 熟地黄 10 克 白芍 15 克 龟甲 8 克 鳖甲 8 克。水煎服,每日 1 剂,2 次/日。

【功用主治】活血通络、养阴柔筋、软坚散结。

(2) 通脉活血汤(中医中药,2012 年第 12 期)

【组成与用法】当归 20 克 丹参 30 克 鸡血藤 30 克 甘草 9 克。水煎服,每日 1 剂,2 次/日。

【功用主治】养血行血、活血化瘀。

【加减应用】寒湿阻络加麻黄 12 克、制附子 12 克、细辛 9 克;瘀阻脉络加党参 20 克、水蛭 12 克、土鳖虫 12 克、两头尖 12 克。

(3) 丹鹿通督片(中国现代药物应用,2008 年第 22 期)

【组成与用法】丹参 鹿角胶 黄芪 延胡索 杜仲。口服,一次 4 片,一日 3 次。

【功用主治】活血通督,益肾通络。

第二节 脊髓出血

脊髓出血系指各种病因引起的脊髓组织实质内出血并出现相应临床症状的病变其特点为起病突然、症状重、预后不佳。在所有脊柱外伤的患者中,其发生率为 1% ~1.7% [1]。脊髓出血罕见,如不能及时诊治,会造成患者死亡或者永久性神经功能障碍,因此正确认识脊髓出血,至关重要。脊髓出血的病因有外伤性和自发性两种,以外伤所致者多见。有人统计自发性脊髓出血多见于脊髓血管畸形,亦与血管瘤、脊髓空洞症、怀孕、分娩、血友病、脊髓外伤、XI 因子缺乏症、高血压、心力衰竭、动脉硬化、脊髓蛛网膜炎、脊髓肿瘤等有关,另尚有报道抗凝治疗引发了自发性脊髓硬膜下出血。由于脊髓出血部位、累及范围以及出血后的病理过程不同,脊髓出血亦有纷纭复杂的临床表现。脊髓出血大多为急性发病,进展迅速。首发症状多为剧烈神经根性疼痛,数分钟至数小时内即可出现运动或者感觉及植物神经功能障碍,且多呈“脊髓休克”状态。几乎皆有大小便潴留或失禁。根据一次出血量的多少及部位不同,可对脊髓感觉传导束及后角产生不同程度的压迫而导致各种不同形式的感觉形式障碍。损伤平面以下深、浅感觉障碍,分离性感觉障碍,偏身感觉障碍以及节段性感觉障碍等,临床上可以表现为横贯性脊髓损害症状、半横贯性脊髓损害症状或脊髓休克、甚至表现为单瘫等。由于脊髓内出血首先破坏较疏松的灰质和中央管而表现出其支配区域的下运动神经元瘫痪，当血液沿灰质和中央管向上、下端发展，可以出现上升性感觉、运动障碍。

脊髓出血按其临床表现来说，亦当属于出血性中风。现代医学对于中风病的机理还没有完全研究清楚，虽然中风的几个危险因素已经确定，但仍有三分之一无法解释。出血性中风的病因病机也随着对中风病的认识加深而发展。《内经》认为中风与肝关系密切。唐宋以前比较重视“外风”。《素问·生气通天论篇》云：“大怒而形气绝，血菀于上，使人薄厥”。在宋金元时期，开始重视“内风”学说，突出了气、血、风、火、痰、虚的作用。至清代，对中风的病因病机的认识渐趋全面，认为外风可引动内风，内风可招致外风。张伯龙在《雪雅堂医案·类中秘旨》提出“木火内动，肝风上扬，而致血气并走于上，冲击前后脑气筋而昏不知人”。近代张锡纯《医学衷中参西录》提出充血的成因为“血之与气并走于上”而致。樊永平等认为，肝阳暴亢化风是出血性中风的始动原因。众多医家从不同角度丰富了出血性中风病机学内容，为临床治疗提供了理论依据。出血性中风，本病有内因外因之分：脏腑功能失调，气血亏虚，形成风、火、痰、瘀等病理产物，是本病发病的内因；五志过极，饮食不节，劳伤过度，气候骤变等是本病发病之外因。内外两因相合，致气血逆乱，血液不循常道，溢于脉外而发病。

诊断要点

1. 无论是脊髓硬膜下和硬膜外出血，均可突然出现剧烈的背痛、截瘫、括约肌障碍等，转移瘤所致的脊髓血管栓塞，由于伴发脊髓和椎管内广泛转移，病程进展较迅速；

2. 脊髓蛛网膜下腔出血表现为突然背痛、脑膜刺激征和截瘫等；如仅为脊髓表面血管破裂可能只有背痛而无脊髓受压表现。

3. 常有高血压和（或）动脉硬化病史，可有动脉瘤、动静脉畸形引起，或者有的近期有服用抗凝剂病史；

4. 青壮年急性起病，有中重度胸背痛或肩颈痛；

5. 起病后数小时内疼痛停止，然后出现双下肢瘫痪，伴有下半身感觉障碍和植物神经功能障碍；

6. CSF 为血性或含有红细胞；

7. 脊髓 MRI 检查或脊髓血管造影显示有出血征象或血管畸形。

通用良方

1. 小活络丹（《太平惠民和剂局方》）

【组成与用法】 川乌炮（去皮脐）　草乌炮（去皮脐）　地龙（去土）　天南星炮各 180 克　乳香研没药研各 66 克。上为细末，入研药和匀，酒面糊为丸。每服二十丸（3 克），空心，日午冷酒送下；荆芥汤送下亦可。

【功用主治】 祛风除湿、活血止痛、化痰通络。

【加减应用】无。

2. 大活络丹（《圣济总录》）

【组成与用法】白花蛇 乌梢蛇 威灵仙 两头尖俱酒浸 草乌 天麻煨 全蝎去毒 何首乌（黑豆水浸） 龟甲炙 麻黄 贯众 甘草炙 羌活 肉桂 藿香 乌药 黄连 熟地黄 大黄蒸 木香 沉香用心各60克 细辛 赤芍去油 没药去油 丁香 乳香去油 僵蚕 天南星姜制 青皮 骨碎补 豆蔻 安息香酒熬 附子制 黄芩蒸 茯苓 香附酒浸焙 玄参 白术各30克 防风75克 葛根 虎胫骨炙 当归各45克 血竭21克 地龙炙 犀角 麝香 松脂各15克 牛黄 冰片各4.5克 人参90克。上为末，蜜炼为丸，入龙眼大，金箔为衣。每服1丸（3克），陈酒送下。

【功用主治】活络止痛，祛风扶正。

【加减应用】无。

3. 虎潜丸（《丹溪心法》）

【组成与用法】黄柏半斤酒炒（240克） 龟板四两酒炙（120克） 知母二两酒炒（60克） 熟地黄 陈皮 白芍各二两（60克） 锁阳一两半（45克） 虎骨一两炙（30克） 干姜半两（15克）（一方加金箔一片，一方用生地黄，一方无干姜）。上为末，酒糊为丸或粥为丸（现代用法：上为细末，蜜炼为丸，每丸9克，每次一丸，日服2次，淡盐汤或温开水送下。亦可水煎服，用量按原方比例酌减）。

【功用主治】滋阴降火、强壮筋骨。

【加减应用】若虚火上炎，扰及心神、烦躁不安者，原方注曰少加金箔一片以镇心安神；虚火较甚，骨蒸盗汗者，可去温燥之干姜，改熟地黄做生地黄以增清热之力；面色萎黄、心悸怔忡，舌淡脉细者，加黄芪、党参、当归等以补气养血。

4. 蠲痹汤（《杨氏家藏方》）

【组成与用法】当归去土，酒浸一宿 羌活去芦头 姜黄 黄芪蜜炙 白芍 防风去芦头各一两半（45克） 甘草半两炙（15克）。上碎咀，每服半两（15克），水二盏，加生姜5片，枣3枚，同煎至一盏，去滓温服，不拘时候。

【功用主治】益气和营，祛风除湿。

【加减应用】若手臂麻木甚者可重用黄芪，加桂枝、全蝎等以增补气和血，通络止痛之功效。

5. 小续命汤（《备急千金要方》）

【组成与用法】麻黄 防己 人参 黄芩 肉桂 甘草 芍药 川芎 杏仁各一两（30克） 附子一枚（15克） 防风一两半（45克） 生姜五两（150克）。上十二味，㕮咀，以水一斗二升，先煮麻黄三沸，去沫，纳诸药，煮取三升，分三服。

【功用主治】益气温阳、祛风散寒。

【加减应用】骨节烦疼而热者，去附子，倍芍药，以附子性热而芍药性寒且可和营止痛。筋急语迟、脉玄者，倍人参，加薏苡仁、当归，去黄芩、芍药以避中寒；烦躁不大便，去附子、肉桂，倍芍药、竹沥。

辨证良方

脊髓出血最主要的证型为肝风内动，其他还有风痰阻络、气虚血瘀、阴虚风动、元气衰败等几种证型。

1. 肝风内动证

主症：腰痛剧烈，眩晕欲仆，步履不稳，头摇肢颤，语言蹇涩，甚至突然昏仆，口眼歪斜，半身不遂。兼症：头胀头痛，急躁易怒，肢麻项强。舌红，或苔腻，脉弦细有力。

治法：滋阴潜阳，镇肝息风。

天麻钩藤饮（《杂病证治新义》）

【组成与用法】天麻 90 克　川牛膝　钩藤各 12 克　决明子 18 克　山栀子　杜仲　黄芩　益母草　桑寄生　夜交藤　朱茯神各 9 克。水煎服，每日 1 剂，2 次/日。

【功用主治】平肝息风，清热活血，补益肝肾。

【加减应用】眩晕头痛剧者，可酌加羚羊角、龙骨、牡蛎等，以增强平肝潜阳息风之力；若肝火盛，口苦面赤，心烦易怒，加龙胆草、夏枯草，以加强清肝泻火之功；脉弦而细者，宜加生地黄、枸杞子、何首乌以滋补肝肾。

2. 风痰阻络证

主症：腰部疼痛，眩晕不适，或有半身不遂，肢体麻木不仁，舌苔滑白腻，脉弦滑。

治法：化痰通络。

化痰通腑汤（北京中医药大学学报，1999 年第 4 期）

【组成与用法】白术 40 克　紫苏子　枳实各 15 克　法半夏　羌活　柴胡各 9 克　厚朴 12 克　防风　甘草各 6 克。水煎服，每日 1 剂，2 次/日。

【功用主治】清热化痰，通腑导滞。

【加减应用】大便通而黄腻苔不退者，少阳枢机不利，气郁痰阻，配大柴胡汤化裁。风动不已，躁动不安，加镇肝息风之品，羚羊角、石决明、磁石之类。瘀血重者，加丹参、桃仁、红花以活血化瘀。黄腻苔呈斑块样剥脱，已见阴伤之势，减胆南星、全瓜蒌、芒硝、生大黄之量，加麦冬、玄参、女贞子、旱莲草等味，育阴生津，有增液承气之意。

3. 气虚血瘀证

主症：腰部疼痛，半身不遂，口眼㖞斜，语言謇涩，口角流涎，小便频数或遗尿失禁，舌暗淡，苔白，脉缓无力。

治法：益气活血通络。

补阳还五汤（《医林改错》）

【组成与用法】黄芪30~60克 当归尾10克 赤芍10克 地龙（去土）6克 川芎6克 红花6克 桃仁6克。水煎服，每日1剂，2次/日。

【功用主治】中风之气虚血瘀证。半身不遂，口眼㖞斜，语言謇涩，口角流涎，小便频数或遗尿失禁，舌暗淡，苔白，脉缓无力。

【加减应用】半身不遂以上肢为主者，可加桑枝、桂枝以引药上行，温经通络；下肢为主者，加牛膝、杜仲以引药下行，补益肝肾；日久效果不显著者，加水蛭、虻虫以破瘀通络；语言不利者，加石菖蒲、郁金、远志等以化痰开窍；口眼㖞斜者，可合用牵正散以化痰通络；痰多者，加制半夏、天竺黄以化痰；偏寒者，加熟附子以温阳散寒；脾胃虚弱者，加党参、白术以补气健脾。

4. 阴虚风动证

主症：腰部疼痛，复因肝阴不足，筋脉失养，筋膜挛急，则见手足震颤、蠕动，肢体抽搐，脉弦；阴虚失养，故眩晕耳鸣，口燥咽干，舌红少津，脉细；虚热内蒸，故五心烦热，潮热盗汗，脉数。

治法：镇肝息风、滋阴潜阳。

镇肝息风汤（《医学衷中参西录》）

【组成与用法】怀牛膝 生代赭石（轧细）各30克 生龙骨（捣碎） 生牡蛎（捣碎） 生龟板（捣碎） 生杭芍 玄参 天冬各15克 川楝子（捣碎） 生麦芽 茵陈各6克 甘草4.5克。水煎服，每日1剂，2次/日。

【功用主治】镇肝息风，滋阴潜阳。

【加减应用】心中烦热甚者，加石膏、栀子以清热除烦；痰多者，加胆南星、竹沥水以清热化痰；尺脉重按虚者，加熟地黄、山茱萸以补肝肾；中风后遗有半身不遂、口眼㖞斜等不能复元者，可加桃仁、红花、丹参、地龙等活血通络。

5. 元气衰败证

主症：见昏迷不醒，面色苍白，目合口开，手撒肢冷，大汗淋漓，呼吸短促或见歇止，大小便自遗，肢体软瘫，舌短缩，脉微欲绝，血压下降。

治法：益气回阳。

参附汤（《圣济总录》）

【组成与用法】人参12克 炮附子9克。水煎服，见危症立服。

【功用主治】益气，回阳，固脱。

【加减应用】无。

对症良方

脊髓出血常见的症状为半身不遂、腰痛、小便失禁、排便困难。

1. 半身不遂专方

补阳还五汤（《医林改错》）

【组成与用法】黄芪30~60克 当归尾10克 赤芍10克 地龙（去土）6克 川

芎6克　红花6克　桃仁6克。水煎服，每日1剂，2次/日。注意随症加减。

【功用主治】补气活血通络。

【加减应用】半身不遂以上肢为主者，可加桑枝、桂枝以引药上行，温经通络；下肢为主者，加牛膝、杜仲以引药下行，补益肝肾；日久效果不显著者，加水蛭、虻虫以破瘀通络；语言不利者，加石菖蒲、郁金、远志等以化痰开窍；口眼㖞斜者，可合用牵正散以化痰通络；痰多者，加制半夏、天竺黄以化痰；偏寒者，加熟附子以温阳散寒；脾胃虚弱者，加党参、白术以补气健脾。

2. 腰部疼痛专方

身痛逐瘀汤加减（《医林改错》）

【组成和用法】秦艽3克、川芎6克、桃仁9克、红花9克、甘草6克、羌活3克、没药6克、当归9克、灵脂6克（炒）、香附3克、牛膝9克、地龙6克（去土）。水煎服，每日1剂，2次/日。

【组成与用法】活血祛瘀，祛风除湿，通痹止痛。

【加减应用】若微热，加苍术、黄柏，若虚弱，量加黄花30～60克。

3. 小便失禁专方

健脑补肾汤加味续（时珍国医国药，2000年第7期）

【组成用法】川断15克、杜仲15克、枸杞子15克、菟丝子30克、五味子12克、女贞子15克、桑葚子30克、益智仁15克、桑寄生15克。水煎服，每日1剂，2次/日。

【功用主治】健脑补肾。

【加减应用】症见有半身不遂，辨证为气虚血瘀型者，加用黄芪、当归、川芎、地龙、赤芍、全蝎、蜈蚣；若有头痛头晕，辨证为肝阳上亢者，可加用天麻、钩藤、石决明、牛膝、栀子、黄芩、益母草、全蝎、蜈蚣等；若痰湿明显者，可加云苓、陈皮、法半夏、枳实、竹茹、胆南星、石菖蒲、党参等。

4. 排便困难专方

星蒌承气汤（王永炎院士经验方）

【组成与用法】瓜蒌10克　胆南星12克　石菖蒲15克　地龙10克　丹参15克　郁金10克　枳壳10克　厚朴各10克　大黄3克。水煎服，每日1剂，2次/日。

【功用主治】中风急性期出现腑气不通征象时，即可运用化痰通腑法。

【加减应用】热象明显者，加黄芩、栀子；年老体弱津亏者，加生地黄、麦冬、玄参。

第三节　脊髓梗死

脊髓梗死是在继发脊髓缺血性病变的基础上进一步缺血、坏死、功能障碍的血管性病变。脊髓血管的本身病变如粥样硬化、动静脉炎、血栓、栓塞；病变造成的血管受压如椎间盘突出、椎管变窄、椎管内肿瘤、黏连性硬膜、蛛网膜炎等均可造成脊髓缺血或梗死。病变早期脊髓充血水肿、软化灶形成、晚期可形成萎缩。脊髓损伤后主要发生脊髓血流改变、自由基与脂质过氧化、离子平衡失调等三方面变化. 外伤、压迫、缺血是小同的始动因子。由于外力机械性因素或血管内二氧化碳分压、氧分压下降. 或血管内儿茶酚胺增多起血管痉挛等原因导致脊髓缺氧。发生缺血、坏死。坏死以发生于脊髓中央灰质区为主。临床表现包括周身反应、局部及神经症状。一方面取决于破坏性质、程度和部位. 损伤部位越高、累及区域越大、临床症状和病理改变越严重；另一方面取决于脊髓继发性损伤。创伤不仅可以造成局部组织的损伤和功能障碍，而且可以引起全身反应。会出现损伤平面以下感觉、运动、反射或括约肌功能障碍。

脊髓梗死属于中医里的缺血性中风，《景岳全书·非风》说："猝倒多由昏愦，本皆内伤积损颓败而然。"，年老体衰，或久病气血亏损，元气耗伤，导致脉络失养，气虚则致运血无力，血流不畅，而致脉络阻滞不通，或因阴血亏虚致阴不胜阳，肝风内动，携血瘀、痰湿，发而为病。劳倦内伤、烦恼过劳，易使阳气升张，引为内风，内风旋动，则气血上炎，或挟带痰瘀上壅头目脑络，发而为病；或因痰浊内生，脾失运化：因过食肥甘厚腻，导致脾胃损伤，脾失健运，内生痰浊，郁久而热，热与痰相结，阻滞于脉络，上发于头目；或因肝旺日久，气结瘀滞，聚而生痰，耗伤脾胃；或因肝久郁而生风化火，挟瘀携风，上窜于脑络，致而中风。故《丹溪心法·中风》曰："湿生痰，痰生热，热生风也。"情志过极，五志乃伤：气机阻滞，肝失调达，血行瘀滞，结于脑络；或因肝火上盛，火风相结，气血上逆，冲犯于脑；或因怒而肝损，致肝阳骤涨，冲逆脑脉，或因肝阳上亢，气血上逆，致而中风，其中尤以激怒发而中风较为多见。

诊断要点

1. 起病大多急骤，发病后病隋进展在 4 小时到 7 天达到顶峰，呈卒中样过程，偶有数日内缓慢起病者，多有动脉硬化的基础病变，如高血压、糖尿病等，能排除脊髓外压迫疾病；

2. 首发症状多为病变水平急性疼痛、麻木，呈根性特点；

3. 病变以胸颈段多见，腰骶段最少，短时间内出现相应节段的弛缓性瘫痪，病变水平以下的痉挛性瘫痪，常为不完全性瘫痪，肌力 2 ~ 3 级以上，早期可表现为脊髓休克、病变特点多较对称，偶有程度差异较大者；

4. 病变水平以下分离性感觉障碍是特征性变化，痛温觉丧失而深感觉存在，但可有仅主观感觉障碍，体格检查正常者；

5. 尿、便障碍明显，早期尿潴留，后期失禁；

6. 脑脊液压力正常，椎管通畅，细胞数及生化正常，偶有蛋白、细胞数轻度升高者。

7. 磁共振检查可辅助诊断。

通用良方

1. *瘫复灵汤2号*（现代中西医结合杂志，2002第3期）

【组成与用法】黄芩30克　赤芍15克　川芎20克　当归20克　红花15克　丹参20克　乌梢蛇20克　三七（冲服）9克　鸡血藤20克　桂枝15克。水煎服，每日1剂，2次/日。

【功用主治】补气活血，通经活络化瘀。

【加减应用】烦躁不安者加莲子心15克，栀子15克；大便秘结者加大黄12克；血压高者加羚羊角（另炖）3克，钩藤15克。

2. *血府逐瘀汤*（《医林改错》）

【组成与用法】当归9克　生地黄9克　桃仁12克　红花9克　枳壳6克　赤芍6克　柴胡3克　甘草6克　桔梗4.5克　川芎4.5克　牛膝9克。水煎服，每日1剂，2次/日。

【功用主治】活血祛瘀，行气止痛。

【加减应用】瘀阻甚重者加三棱、莪术、水蛭、或制大黄等。

3. *复元活血汤*（《医学发明》）

【组成与用法】柴胡15克　瓜蒌根　当归各9克　红花　甘草　穿山甲炮各6克　大黄酒浸30克　桃仁酒浸，去皮尖　研如泥各15克。除桃仁外，锉如麻豆大。每服30克，水一盏半，酒半盏，同煎至七分，去滓，大温服之，食前。以利为度，得利痛减，不尽服。

【功用主治】活血祛瘀、疏肝通络。

【加减应用】血瘀较重者，可加三七粉，或酌加乳香、没药等增强化瘀止痛之功效。若气滞较甚者，酌加木香、香附、青皮、枳壳、郁金以助行气止痛之力。

4. *大活络丹*（《圣济总录》）

【组成与用法】白花蛇　乌梢蛇　威灵仙　两头尖俱酒浸　草乌　天麻煨　全蝎去毒　何首乌（黑豆水浸）　龟甲炙　麻黄　贯众　甘草炙　羌活　肉桂　藿香　乌药　黄连　熟地黄　大黄蒸　木香　沉香用心各60克　细辛　赤芍去油　没药去油　丁香　乳香去油　僵蚕　天南星姜制　青皮　骨碎补　白豆蔻仁　安息香酒熬　附子制　黄芩蒸　茯苓　香附酒浸焙　玄参　白术各30克　防风75克　葛根　虎胫骨炙　当归各45克　血竭21克　地龙炙　犀角　麝香　松脂各15克　牛黄　冰片各4.5克　人参90克。上为末，蜜炼为丸，入龙眼大，金箔为衣。每服1丸（3克），陈酒送下。

【功用主治】活络止痛，祛风扶正。

【加减应用】无。

5. 桂枝芍药知母汤（《金匮要略》）

【组成与用法】桂枝12克　芍药9克　甘草6克　麻黄12克　生姜15克　白术15克　知母12克　防风12克　炮附子10克上九味，以水7升，煮取2升，温服7合，日三服。

【功用主治】温经宣痹，养阴清热，祛风除湿。

【加减应用】正虚者加黄芪益气扶正，瘀重者加乳香、没药、桃仁、红花以活血祛瘀。

辨证良方

脊髓梗死常见证型痰浊痹阻、阴虚风动、气虚血瘀等。

1. 痰浊痹阻证

主症：腰部胀痛、刺痛，痛处不移，半身不遂，肢体麻木不仁，兼有头晕目眩，倦怠乏力，苔薄白，舌质偏暗或有瘀斑、瘀点，脉细弦或沉细。

治法：化痰通痹。

三生饮（《简易方》）

【组成与用法】胆南星30克　川乌15克　生附子15克　木香7.5克。上细咀。每服15克，水二盏，加生姜十片，煎至六分，去滓温服。现代用法：用量酌减，水煎服，每日1剂，2次/日。

【功用主治】散寒助阳化痰。

【加减应用】若脉沉而弱，阳气有暴脱之虞者，加人参以补气固本。

2. 阴虚风动证

主症：腰部疼痛，复因肝阴不足，筋脉失养，筋膜挛急，则见手足震颤、蠕动，肢体抽搐，脉弦；阴虚失养，故眩晕耳鸣，口燥咽干，舌红少津，脉细；虚热内蒸，故五心烦热，潮热盗汗，脉数。

治法：镇肝息风、滋阴潜阳。

（1）风引汤（《金匮要略》）

【组成与用法】大黄　干姜　龙骨各120克　桂枝90克　甘草　牡蛎各60克　寒水石　滑石　赤石脂　白石脂　紫石英　石膏各180克。上十二味，杵末粗筛，以韦囊盛之。每服6~9克，用井花水三升，煮三沸，温服一升。现代用法：用量酌减，水煎服，每日1剂，2次/日。

【功用主治】重镇息风，清热安神。

【加减应用】酌加磁石、代赭石、怀牛膝镇潜降逆；加竹沥、胆南星、石菖蒲豁痰开窍；加羚羊角、钩藤、全蝎凉肝止痉；热甚酌减干姜、桂枝、赤石脂、紫石英等。半身不遂可加磁石、龟甲、鳖甲、生铁落。

（2）羚角钩藤汤（《通俗伤寒论》）

【组成与用法】羚角片4.5克（先煎）　霜桑叶6克　京川贝12克（去心）　鲜生

地黄15克　双钩藤9克（后入）　滁菊花9克　茯神木9克　生白芍9克　生甘草2.5克。水煎服，每日1剂，2次/日。

【功用主治】平肝息风、清热止痉。

【加减应用】肢体麻木疼痛加地龙、鸡血藤、川芎、桃仁、红花等活血化瘀。

3. 气虚血瘀证

主症：腰部疼痛，半身不遂，口眼㖞斜，语言謇涩，口角流涎，小便频数或遗尿失禁，舌暗淡，苔白，脉缓无力。

治法：益气活血通络。

（1）补阳还五汤（《医林改错》）

【组成与用法】生黄芪30~60克　当归15克　川芎10克　赤芍10克　桃仁10克　地龙10克　丹参15克　川牛膝15克，并根据病情随症加减。水煎服，每日1剂，2次/日。

【功用主治】益气活血化瘀。

【加减应用】下肢乏力加牛膝、鸡血藤等，小便失禁加桑螵蛸等。

（2）化瘀消栓汤（陕西中医，2005年第2期）

【组成与用法】黄芪45克~60克　葛根　丹参各30克　川芎　赤芍　红花　九节石菖蒲各15克　天麻　陈皮　僵蚕各10克　连翘20克。水煎服，每日1剂，2次/日。

【功用主治】益气活血化瘀、消栓通络。

【加减应用】高血压加夏枯草、珍珠母；高血脂加决明子、生山楂；肢体麻木加鸡血藤、桑枝；头晕头痛加菊花、桑叶；大便干加大黄、枳实；痰热甚者加黄芩、栀子、胆南星等。

（3）黄芪九物汤（实用中医内科杂志，2005年第5期）

【组成与用法】黄芪20克~50克　党参20克　僵蚕10克　川芎10克　独活（酒炒）10克　白术10克　茯苓10克　牛膝7克　甘草5克　白芍10克　地龙10克。水煎服，每日1剂，2次/日。

【功用主治】益气活血。

【加减应用】若头痛加天麻、葛根；口苦易怒加柴胡；便秘加大黄；夜寐不安加灵芝、远志。

对症良方

脊髓梗死常见的症状会出现神经根痛、肢体无力、感觉障碍、括约肌功能障碍，甚至导致呼吸困难。

1. 神经根痛专方

（1）身痛逐瘀汤（《医林改错》）

【组成与用法】秦艽3克　川芎6克　桃仁9克　红花9克　甘草6克　羌活3克

没药6克 当归9克 五灵脂炒6克 香附3克 牛膝9克 地龙去土6克。水煎服，每日1剂，2次/日。

【功用主治】活血祛瘀、温经止痛。

【加减应用】双下肢水肿加泽泻、茯苓、猪苓；肢体抽搐加羚羊角、钩藤、全蝎凉肝止痉。

（2）小活络丹（《太平惠民和剂局方》）

【组成与用法】川乌炮，去皮脐 草乌炮，去皮脐 地龙去土 天南星炮各六两（各180克） 乳香研没药研各二钱各（66克）。上为细末，入研药和匀，酒面糊为丸。每服二十丸（3克），空心，日午冷酒送下；荆芥汤送下亦可。

【功用主治】祛风除湿、活血止痛、化痰通络。

【加减应用】无。

（3）活络效灵丹（《医学衷中参西录》）

【组成与用法】当归15克 丹参15克 生明乳香5克 生明没药15克。水煎服。若作散，一剂分作4次服，温酒送下。

【功用主治】活血祛瘀，行气止痛。

【加减应用】下肢疼甚加牛膝活血通脉，引血下行；亦可酌情加地龙、水蛭、赤芍、三棱、莪术等行气活血之品以活血通络止痛。

2. 肢体无力专方

（1）地黄饮子（《圣济总录》）

【组成与用法】熟干地黄焙 巴戟天去心 山茱萸炒 石斛去根 肉苁蓉酒浸切焙 附子炮裂 去皮 脐 五味子炒 肉桂去粗皮 白茯苓去黑皮各30克 麦门冬去心，焙 菖蒲 远志去心各15克。上为粗末，如麻豆大。每服三钱匕，水一盏，加生姜三片，大枣二枚，同煎七分，去滓，食前温服。

【功用主治】滋肾阴，补肾阳，开窍化痰。

【加减应用】有气虚者加黄芪、人参以益气。痰火甚者，去温燥之附子、肉桂、酌加川贝母、竹沥、陈胆南星、天竺黄等以清化痰热。

（2）青娥丸（《太平惠民和剂局方》）

【组成与用法】胡桃去皮 膜二十个（150克） 蒜熬膏四两（120克） 破故纸酒浸 炒八两（240克） 杜仲去皮 姜汁浸，炒十六两（500克）。上为细末，蒜膏为丸，每服30丸，空心温酒送下，妇人淡醋汤送下。

【功用主治】温肾，强腰，壮阳。

【加减应用】无。

（3）虎潜丸（《丹溪心法》）

【组成与用法】黄柏酒炒240克 龟甲酒炙120克 知母酒炒60克 熟地黄 陈皮 白芍各60克 锁阳45克 虎骨炙30克 干姜15克（一方加金箔一片，一方用生地黄，一方无干姜)。上为末，酒糊为丸或粥为丸。现代用法：上为细末，蜜炼为丸，每丸9克，每次一丸，日服2次，淡盐汤或温开水送下。亦可水煎服，用量按原方比例酌减。

【功用主治】滋阴降火、强壮筋骨。

【加减应用】若虚火上炎，扰及心神、烦躁不安者，原方注曰少加金箔一片以镇心安神；虚火较甚，骨蒸盗汗者，可去温燥之干姜，改熟地黄做生地黄以增清热之力；面色萎黄、心悸怔忡，舌淡脉细者，加黄芪、党参、当归等以补气养血。

3. 感觉障碍专方

(1) 三痹汤(《妇人良方大全》)

【组成与用法】川续断　杜仲去皮；切　姜汁炒　防风　桂心　华阴细辛　人参　白茯苓　当归　白芍药　甘草(各30克)　秦艽　生地黄　川芎　川独活(各15克)　黄芪　川牛膝(各30克)。上药嚼咀为末，每服五钱(15克)，水二盏，加生姜3片，大枣1枚，煎至150毫升，去滓，空腹时热服。

【功用主治】补益肝肾，益气和血。

【加减应用】四肢不温加桂枝、附子。

(2) 蠲痹汤(《杨氏家藏方》)

【组成与用法】当归去土　酒浸一宿　羌活去芦头　姜黄　黄芪蜜炙　白芍　防风去芦头各一两半(45克)　甘草半两炙(15克)。上细咀，每服半两(15克)，水二盏，加生姜5片，枣3枚，同煎至一盏，去滓温服，不拘时候。

【功用主治】益气和营，祛风除湿。

【加减应用】若手臂麻木甚者可重用黄芪，加桂枝、全蝎等以增补气和血，通络止痛之功效。

4. 括约肌功能障碍专方

缩泉丸(《魏氏家藏方》)

【组成与用法】乌药　川椒(去目并合口者，出汗)　吴茱萸(九蒸九晒)　益智(炒)各等分上药为细末，酒煮面糊为丸，如梧桐子大。每服50~60丸，临卧盐汤下。

【功用主治】补肾缩尿。

【加减应用】无。

第十五章 外伤性脑卒中

发生于颅脑外伤后，与颅脑外伤本身有直接因果关系的急性脑血管意外称外伤性脑卒中。临床上常根据硬脑膜是否完整，将颅脑损伤分为闭合性损伤和开放性损伤。本节讨论闭合性颅脑损伤，临床上以脑挫裂伤、急性硬膜下血肿和脑内血肿最常见，其次为外伤后脑梗死、外伤性短暂性脑缺血发作等。

第一节 外伤性短暂性脑缺血发作

外伤性短暂性脑缺血发作类似于脑震荡综合征，是指外伤后出血的暂时性脑功能障碍。通常在颅脑外伤后发生短暂意识丧失，清醒后有近事遗忘，头痛、头晕、恶心呕吐等表现，无神经系统器质性改变。

本病相当于中医“头痛”“眩晕”“厥证”范畴，多因外伤跌仆引起，以醒后头痛剧烈，性质多为胀痛、钝痛，常伴眩晕、耳鸣、怕光、呕吐等症状，舌质暗，苔薄白，脉弦涩等为主要表现。中医治疗主要以活血化瘀、配合其他辨证治疗，多获得良效。

诊断要点

目前无统一的诊断标准，结合疾病临床特点诊断要点如下：

1. 头部外伤后立即发生短暂性昏迷，时间在30分钟内，清醒后常有近事遗忘、头痛、头晕、恶心、厌食、呕吐、耳鸣、注意力不集中等症状，血压，呼吸和脉搏基本正常。

2. 神经系统检查无阳性体征，腰椎穿检查脑脊液压力和成分正常。

3. 影像学检查无急性脑血管意外证据。

通用良方

1. 柴胡细辛汤（《中医伤科学讲义》）

【组成与用法】柴胡9克　细辛6克　薄荷4.5克　当归尾9克　土鳖虫6克　丹参9克　制半夏9克　川芎6克　泽兰叶9克　黄连6克。水煎服，每日1剂，2次/日。

【功效与主治】祛瘀生新，调和升降。

【加减应用】头晕较甚者，加天麻10克、白蒺藜12克。头痛较甚者，加藁本

12克、细辛5克。呕吐较甚者，加法半夏9克、姜竹茹9克。夜寐不宁者，加龙齿（先煎）30克、夜交藤12克。

2. 乌头通脉汤（浙江中医学院学报，2000年05期）

【组成与用法】制川乌10克（先煎1小时）　当归　川芎　赤芍　牡丹皮各10克　鸡血藤30克　土鳖虫3克　桃仁　吴茱萸　藁本　延胡索各10克。水煎服，每日1剂，2次/日。

【功效与主治】疏瘀通络，开窍醒神。

【加减应用】头痛明显者加用全蝎、蜈蚣、土鳖虫，并根据不同的头痛部位加用引经药，如巅顶头痛选用吴茱萸、藁本；前额部及眉棱头痛选用葛根、白芷；两侧头痛选用柴胡、黄芩；头后部疼痛选用蔓荆子、羌活、独活；头晕，失眠，遗忘，记忆力减退明显者加用枸杞子、熟地黄、酸枣仁、天麻；久病气血不足者加黄芪、党参、阿胶；脾胃虚弱，有纳差、便溏者加用炒白术、茯苓。

3. 活血除热汤（《中医名方全书》）

【组成与用法】柴胡10克　石菖蒲10克　川连9克　薄荷10（后下）克　川芎12克　丹参15克　陈皮6克　当归尾10克　泽兰12克　土鳖虫10克　法半夏10克　蔓荆子10克　黄连9克　水牛角30克。水煎服，每日1剂，2次/日。

【功效与主治】清热化痰通络。

4. 涤痰祛瘀汤（河北中医，1985年12期）

【组成与用法】青礞石15克　天竺黄10克　石菖蒲15克　僵蚕10克　川芎30克　白芷10克　细辛3克　赤芍20克　丹参30克　水煎服，每日1剂，2次/日。

【功效与主治】涤痰开窍，活血开窍。

【加减应用】头痛严重者加全蝎6克、地龙6克、蜈蚣2条，共研细末分2次冲服；步履艰难者加怀牛膝、木瓜各10克以补肝肾壮筋骨；惊恐失眠者加远志10克、胆南星10克、琥珀粉1.5克（冲）；兴奋烦躁不安者加瓜蒌15克、槟榔15克、大黄15克。

辨证良方

1. 肝阳上亢证

主症：头部受伤后猝然昏倒，不省人事，或心神恍惚，无抽搐，舌质淡红，苔薄，脉弦滑。

治法：活血止痛，开窍醒神。

（1）天麻决明汤（《疑难杂病临证效验方》）

【组成与用法】天麻10克　石决明15克　钩藤12克　桑寄生15克　白僵蚕12克　焦山栀子10克　干生地黄15克　川牛膝6克　牡蛎30克　生甘草6克。水煎服，每日1剂，2次/日。

【功效与主治】息风通络止痛。

【加减应用】如头痛剧烈，加蔓荆子10克，白芷6克，藁本10克；头晕明显，加山羊角片12克，生白芍10克；夜寐不安，加酸枣仁10克，夜交藤12克，合欢花10克；烦躁不宁，加北秫米15克，磁石20克；伴有恶心，加姜半夏10克，姜汁黄连15克，淡竹叶10克。水煎服，每日1剂，2次/日。

（2）通脑逐瘀汤（四川中医，1984年5期）

【组成与用法】苏木15克　刘寄奴10克　石菖蒲10克　豨莶草15克　鸡血藤30克　泽兰10克　赤芍10克　川芎6克。水煎服，每日1剂，2次/日。

【功效与主治】息风通络止痛。

2. 痰瘀阻络证

主症：半身不遂，肢体拘急，口舌㖞斜，言语不利，肢体麻木，头晕目眩，舌暗红，苔白腻，脉弦滑。

治法：化痰息风通络。

（1）夏贝菖僵方（陕西省中医函授，1990年第6期）

【组成与用法】法半夏　茯苓　贝母　天麻　胆南星　地龙各15克　代赭石　丹参　川芎各30克　陈皮　僵蚕　菖蒲各10克。水煎服，每日1剂，2次/日。

【组成与用法】祛风豁痰，化瘀通络。

（2）十味温胆汤加减（光明中医，2009年第2期）

【组成与用法】姜半夏15克　陈皮15克　茯苓18克　甘草10克　竹茹10克　枳实12克　党参18克　黄芪18克　石菖蒲15克　远志10克。水煎服，每日1剂，2次/日。

【功效与主治】益气化痰，健脾和胃。

【加减应用】胃纳不佳者加豆蔻、砂仁；痰涎壅盛者加竹沥、川贝；眩晕重者加天麻、钩藤，肢体麻木甚者加鸡血藤、丝瓜络。

（3）祛痰通滞汤（河北职工医学院院报，2007年第4期）

【组成与用法】天竺黄10克　胆南星6克　泽泻10克　丹参15克　红花5克　川芎10克　地龙15克　鸡血藤20克。水煎服，每日1剂，2次/日。

【功效与主治】祛瘀活血通滞。

辨证良方

1. 以发作性肢体乏力、麻木为主者

（1）当归养血汤（《证治准绳》）

【组成与用法】当归10克　川芎10克　白芍12克　熟地黄15克　羌活10克　防风10克　白芷10克。水煎服，每日1剂，2次/日。

【功效与主治】养血和营，行血活络。

【加减应用】瘀血者，加血藤、丹参、赤芍、桃仁、红花；无风者，减羌活、防风、白芷等。

（2）破血散瘀汤（《兰室秘藏》）

【组成与用法】水蛭3克　当归12克　苏木10克　柴胡6克　羌活10克　防风10克　连翘15克　肉桂10克　麝香2克。水煎服，每日1剂，2次/日。

【功效与主治】活血逐瘀，通脉行气。

【加减应用】瘀血久痹者，加蔗虫、穿山甲、桃仁、红花、牛膝、丹参、川芎、赤芍。肌肤麻木者，加地龙、蜈蚣、蕲蛇、乌梢蛇等；减柴胡、羌活、连翘。

（3）黄芪桂枝五物汤（《金匮要略》）

【组成与用法】黄芪9克　芍药9克　桂枝9克　生姜18克　大枣12枚。以水6升，煮取3升，温服7合，每日3次。

【功用主治】具有温阳行痹，益气护卫之功效，用于治疗荣卫外虚，风寒内侵而致的血痹、身体麻木不仁。

【加减应用】加减法：若气虚甚者，重用黄芪，加党参以益气固表；产后或月经后而见肌肤麻木者，加当归、川芎、鸡血藤以养血和血通络；阳虚肢冷者，加附子、细辛以温阳散寒；风邪偏盛者，加防风、防已以祛风通络；兼血瘀者，加桃仁、红花活血通络。

2. 以发作性言语不利为主者

（1）会厌逐瘀汤（《医林改错》）

【组成与用法】桃仁10克　红花10克　生地黄10克　赤芍10克　当归12克　玄参10克　柴胡6克　枳壳10克　桔梗10克　甘草6克。水煎服，每日1剂，2次/日。

【功效与主治】活血化瘀，行气开窍。

【加减应用】痰浊者，加半夏、胆南星、远志、橘红、茯苓；瘀血者，加丹参、郁金、石菖蒲、降香等。

（2）复语汤（山东中医药大学学报，2000年第3期）

【组成与用法】天麻10克　全蝎5克　白附子10克　制胆南星10克　法半夏10克　石菖蒲15克　丹参30克　当归12克　路路通10克　水蛭5克　川芎10克。水煎服，每日1剂，2次/日。

【功效与主治】化痰息风通络。

【加减应用】肝肾亏虚；可加桑寄生、川牛膝、川续断、鹿筋、杜仲等补益肝肾；麻木者可加桑寄生、杜仲、牛膝、鸡血藤以补肝肾，强筋骨；气虚明显者加党参或人参；口角流涎，言语不利者加远志以化痰宣窍。

第二节　外伤性脑出血

由头部外伤引起的脑出血称为外伤性脑出血。是颅脑外伤的主要并发症之一。

根据血肿在脑内的位置不同可分为：硬脑膜外血肿、硬脑膜下血肿、脑内血肿。临床以颅内高压症为表现，因出血部位，出血量，血肿形成速度不同，症状可表现为急性或亚急性出现的意识障碍，以病灶侧为重的头痛；呕吐，去大脑性强直与抽搐，肢体偏瘫等不同症状。这是因为脑损伤后颅内出血聚集在颅腔的一定部位，造成颅内压增高，脑组织受压而引起相应的临床症状。在正常状态下，颅腔容积等于颅内血容量、颅内脑脊液量和脑组织体积三者的总和。由于颅骨缺乏伸缩性和脑组织缺乏压缩性，只有颅内血容量和脑脊液量能起到代偿作用。当颅内血肿超过代偿限度，即引起颅内压增高，当颅内压增高到一定程度可形成脑疝。诊断首先要明确出血的部位和出血量的多少，这对治疗有指导意义。

本病归属于中医的“头痛”“出血性中风”“呕吐”等范畴。中医认为，脑为元神之府，“诸阳之会”，“五脏六腑之精气皆上注于脑”。颅脑外伤受损后，气机逆乱，脉络闭塞，气滞血瘀，不通则痛；病程迁延日久，耗气伤血，气血亏损，心脾失养，终致心脾两虚；肾藏精生髓，脑为髓之海；因病久必及于肾，肾阴阳俱虚，髓海不足则脑转耳鸣，故常有眩晕、耳鸣、记忆下降等症状；头脑损伤，病久心、肝、肾阴血不足，虚火上炎，心火不下交于肾，肾水不上济于心，心肾功能失调，故出现失眠等症状。

诊断要点

目前无统一的诊断标准，结合疾病临床特点诊断要点如下：

1. 明确的颅脑外伤史。

2. 一般于头部外伤后出现头痛、呕吐、血压升高，同时常很快出现意识障碍、偏瘫和其他神经系统局灶症状。

3. CT 检查可见脑内一处或多处高密度病灶。

通用良方

1. 逐瘀开窍汤（中外医疗，2014 年第 8 期）

【组成与用法】黄芩　茯苓各 20 克　三棱　莪术　乳香　没药　石斛　桃仁各 10 克　冰片　三七粉各 3 克　西洋参 15 克　白及 30 克。水煎服，每日 1 剂，2 次/日。

【功效与主治】益气逐瘀，清热止血。

【加减应用】无。

2. 脑出血方（中国中西医结合急救杂志，2005 年第 1 期）

【组成与用法】天麻 15 克　钩藤 10 克　黄芩 12 克　赤芍 15 克　石菖蒲 15 克　红花 10 克　地龙 15 克　丹参 15 克　牛膝 20 克　云苓 20 克　大黄粉 1 克。水煎服，每日 1 剂，2 次/日。

【功效与主治】化痰醒脑开窍，活血化瘀。主治脑出血急性期。

【加减应用】无。

3. 定狂逐瘀汤（湖南中医杂志，2001 年第 3 期）

【组成与用法】丹参25克　赤芍12克　桃仁10克　红花10克　琥珀粉10克　大黄10克　石菖蒲10克　郁金10克　柴胡10克　香附10克。水煎服，每日1剂，2次/日。

【功效与主治】疏瘀通络，开窍醒神。

【加减应用】头痛较重者加猪苓12克、泽泻12克；彻夜不眠者加生牡蛎30克、磁石30克；尚有痰涎夹杂者加天竺黄10克、川贝母10克。

4. 芳香开窍嗅吸剂（中医杂志，2015年第6期）

【组成与用法】白芷30克　细辛18克　辛夷15克　川芎24克　苍术12克　石菖蒲10克　醋没药6克　麝香0.5克　薄荷脑6克　冰片6克。研细末喷鼻。

【功效与主治】活血通络，开窍醒神。

【加减应用】无。

5. 清脑益智汤（湖南中医杂志，2009年第1期）

【组成与用法】麝香0.05克　冰片0.25克　柴胡10克　川芎30克　远志15克　石菖蒲15克　茯神10克　益智仁15克。方中麝香、冰片制成胶囊，其他药物水煎服。

【功效与主治】开通心窍，安神定志。

【加减应用】无。

6. 葛根汤加减方（中国中医药现代远程教育，2010年第2期）

【组成与用法】葛根30克　桂枝6克　芍药15克　甘草10克　白芷10克　桃仁15克　红花15克　川芎10克。口服或鼻饲。

【功效与主治】活血化瘀，舒筋通络。

【加减应用】恶心呕吐加竹茹10克，便秘加大黄15克。

7. 醒脑汤（中国中医急症，2011年01期）

【组成与用法】珍珠母、龙骨、龙齿各30克（先煎）　当归15克　桃仁12克　红花10克（或藏红花1克泡服）　紫苏梗10克　竹茹12克　炙甘草6克。水煎服，每日1剂，2次/日。

【功效与主治】平肝息风，祛瘀通络。

【加减应用】颅内血肿较大加用血竭粉1.5克，每日2次冲服（或装入大号胶囊吞服），或三七粉3克，日2次吞服。

辨证良方

1. 痰浊上蒙证

主症：突然昏仆，不省人事，半身不遂，肢体松懈，口舌歪斜。兼痰涎涌盛，面白唇暗。四肢不温，甚则逆冷。舌质暗淡，苔白腻。脉沉滑或缓。

治法：燥湿化痰，醒神开窍。

（1）治痰醒脑汤（临床医药实践，2014年第9期）

【组成与用法】生龙骨 生牡蛎 生代赭石 白术 泽泻 怀牛膝 枳实 制大黄 石菖蒲。水煎服，每日1剂，2次/日。水煎服或鼻饲管注入。

【功效与主治】活血逐瘀利水，通经开窍醒神。

（2）化痰逐瘀汤（云南中医中药杂志，2003年第3期）

【组成与用法】黄芪 丹参各30克 川芎 天竺黄 法半夏 胆南星各15克 葛根 升麻各10克 乳香 没药各10克 蜈蚣 全蝎各10克（研末吞服） 炙远志 夜交藤各10克 甘草5克。水煎服，每日1剂，2次/日。

【功效与主治】豁痰开窍，逐瘀通络。

（3）健脑益智胶囊（中国中医急症，2011年第10期）

【组成与用法】水蛭 石菖蒲 郁金 白茅根 葛根。1粒/12kg，最多不超过5粒，3次/天。

【功效与主治】豁痰开窍，化瘀利水。

（4）经验方（中外医学研究，2013年第16期）

【组成与用法】法半夏12克 白术9克 陈皮12克 茯苓6克 天麻6克 枳实6克。水煎服，每日1剂，2次/日。

【功效与主治】理气化痰，开窍醒神。

【加减应用】痰热较明显的患者，咳黄痰，加贝母9克，瓜蒌9克。

2. 瘀阻脑络证

主症：半身不遂，肢体拘急，口舌㖞斜，言语不利，肢体麻木。兼头晕目眩。舌质暗红，苔白腻。脉弦滑。

治法：化痰息风通络。

（1）醒脑开窍汤（中华综合临床医学杂志，2004年第4期）

【组成与用法】麝香0.2克 石菖蒲10克 郁金15克 丹参15克 天竺黄10克 瓜蒌15克 水蛭6克 莪术10克 刘寄奴10克 石蒲黄10克 大黄6克 黄芩10克 连翘10克。用法：麝香吹两鼻孔内，余药水煎300ml，分三次，鼻饲管注入。

【功效与主治】活血化瘀，化痰利水，醒脑开窍。

（2）活血化瘀汤（中国现代医生，2015年第3期）

【组成与用法】白术、陈皮、桃仁、法半夏、土鳖虫各10克，甘草6克。水煎服，每日1剂，2次/日。

【功效与主治】活血化瘀，健脾燥湿。

（3）通窍活血汤加减（江苏中医药，2002年第7期）

【组成与用法】桃仁10克 红花10克 川芎10克 赤芍10克 白芷10克 郁金10克 细辛3克 当归10克 白术10克 茯苓10克 甘草5克。水煎服，每日1剂，2次/日。

【功效与主治】活血祛瘀，通窍止痛。

（4）经验方（中外医学研究，2013年第16期）

【组成与用法】当归9克　生地黄9克　红花9克　桃仁12克　川芎5克　赤芍6克　石菖蒲6克　丹参6克　枳壳6克　甘草6克　柴胡3克。水煎服，每日1剂，2次/日。

【组成与用法】祛瘀活血，开窍醒神。

【加减应用】头痛较重病例加用全蝎6克；失眠多梦患者，加用夜交藤9克，合欢皮9克。

（5）桃红四物汤加味（陕西中医，2007年第10期）

【组成与用法】桃仁　红花　夜交藤　远志各12克　赤芍　生地黄各9克　当归10克　川芎5克。水煎服，每日1剂，2次/日。

【功效与主治】活血化瘀，安神定志。

（6）复元活血汤（浙江中医杂志，2007年第5期）

【组成与用法】柴胡、天花粉、当归尾、穿山甲各15克，桃仁、红花、制大黄各9克，甘草6克。水煎服，每日1剂，2次/日。

【功效与主治】活血祛瘀，疏肝通络。

【加减应用】如伴腕、踝关节等软组织血肿，且局部皮色温度正常，按之肿如绵者，加青陈皮、木香、香附；如局部肿硬，表面有瘀青，温度正常者加赤芍、苏木、血竭、三七；如肿硬如石，皮色红紫，温度增高者加赤芍、丹皮、乳香、没药、紫草、地龙；伤在上肢加桑枝，伤在下肢加牛膝、木瓜。

（7）活血消瘀汤（实用中西医结合临床，2002年第3期）

【组成与用法】桃仁10克　红花8克　川芎10克　当归10克　水蛭5克　赤芍10克　益母草15克　泽兰10克　地龙10克　生大黄10克。水煎服，每日1剂，2次/日。

【功效与主治】活血化瘀，消肿通络。

【加减应用】气虚重者，加黄芪10～30克、党参10～30克；痰湿盛者，加用胆南星10克、天竺黄10克；头痛属肝阳上亢者，加钩藤10克、天麻10克、石决明30克、怀牛膝30克；肢体麻木者，加全蝎5克、蜈蚣1条。

3. 气虚血瘀证

主症：偏身瘫软不用，伴肢体麻木，甚则感觉完全丧失，口舌㖞斜。兼少气懒言，纳差，自汗，面色萎黄，或偏侧肢体强痉而屈伸不利，或见患侧肢体浮肿。舌质淡紫或紫暗，或有瘀斑，苔薄白或白腻。脉弦涩或脉细无力。

治法：益气活血，化瘀通络。

（1）补阳还五益气化瘀汤（湖南中医杂志，2001年第4期）

【组成与用法】黄芪30～120克　鸡血藤30克　地龙15克　当归12克　川芎12克　赤芍10克　桃仁10克　红花10克　丹参10克　乌梢蛇10克　钩藤10克　天麻10

克　水蛭6克。水煎服，每日1剂，2次/日。

【功效与主治】益气活血，通脉活络，排瘀荡滞，祛瘀生新。主治脑出血气虚瘀阻明显者。

【加减应用】口角流涎者，加远志、石菖蒲、郁金；口眼歪斜者，加熟附子、僵蚕、全蝎；气虚者，重用黄芪，或加太子参；手足肿胀者，加茯苓、泽泻、防己；肢体麻木、屈伸不利者，加桑枝、络石藤；肢体疼痛不温者，加桂枝；下肢无力者，加续断、桑寄生、牛膝；大便干燥者，加何首乌、火麻仁、瓜蒌；头痛头晕、面红耳赤者，加夏枯草、石决明；语言謇涩者，加石菖蒲、郁金；痰热重者，加胆南星、天竺黄、竹沥；胸闷重者，加瓜蒌、橘红、法半夏、枳实。

（2）上池饮（《寿世保元》）

【组成与用法】人参6克　白术6克　陈皮6克　天麻6克9克　牛膝6克　茯苓9克　当归（酒洗）9克　白芍（酒洗）9克　熟地黄9克　法半夏9克　防风9克　羌活3克　红花（酒洗）1.2克　乌药1.2克　炙甘草1.2克　桂枝1.8克　黄芩（酒洗）2.5克　炒酸枣仁2.5克。水煎服，每日1剂，2次/日。

【功效与主治】补气养血，舒筋活络，通风清热，理气去痰。主治脑出血气血亏虚，经络痹阻证。

（3）小续命汤（《千金要方》）

【组成与用法】麻黄4.5克　川芎6克　人参6克　桂枝9克　芍药9克　杏仁9克　防风9克　防己9克　黄芩（酒洗）9克　炮附子9克　炙甘草3克　干姜9克。水煎服，每日1剂，2次/日。

【功效与主治】补气养血，逐风活血通络。主治脑出血气虚血瘀兼表证。

【加减应用】气虚者，加人参9克、黄芪9克。中风有汗、身热不恶寒而口渴者，加生石膏18克知母6克，去炮附子。中风有汗者，加葛根12克、桂枝、黄芩各增十倍。中风无汗者，加炮附子一倍，干姜27克，甘草6克。

（4）八珍汤加减（光明中医，2010年第6期）

【组成与用法】当归12克　白芍、党参、熟地黄各10克　川芎、白术、茯苓各9克　甘草6克。水煎服，每日1剂，2次/日。

【功效与主治】健脾益气，养血安神。

【加减应用】痰浊中阻、眩晕明显者加橘红、法半夏、天麻；心脾两虚、健忘寐差者加酸枣仁、远志、莲子；肝火偏旺、面红目涩者加石决明、牡丹皮、钩藤；肾精不足、腰酸耳鸣者加何首乌、菟丝子、炒杜仲；食滞胃呆，饱胀纳差加莱菔子、紫苏梗、神曲。

4. 阴虚风动证

主症：半身不遂，口舌喎斜，言语不利。兼症：手足心热，肢体麻木，五心烦热，失眠，眩晕耳鸣。舌质红或暗红，苔少或光剥无苔。脉弦细或弦细数。

治法：滋阴潜阳，镇肝息风。

（1）镇肝息风汤（《医学衷中参西录》）

【组成与用法】生代赭石（先煎）30克　生龙骨（先煎）15克　生牡蛎（先煎）15克　玄参15克　生白芍15克　生龟板（先煎）15克　天冬15克　川楝子15克　生麦芽6克　茵陈6克　甘草4.5克　牛膝30克。水煎服，每日1剂，2次/日。

【功效与主治】平肝清热息风，通经活络。主治脑出血阴虚风动证。

【加减应用】痰多者，加胆南星、天竺黄、石菖蒲等药。口渴咽干舌燥者，加生石膏30克。尺脉虚者，加熟地黄15克、山萸肉15克。大便不实者，去龟板、代赭石，加赤石脂4克。目胀酸痛，加苦丁茶6克。大便实者，加大黄、芒硝。如神昏不省人事，加石菖蒲10克、羚羊角3克、钩藤10克、姜汁10克、薄荷10克（后下）。潮热盗汗，五心烦热者加黄柏、知母、地骨皮以清相火；腰膝酸软者加女贞子、旱莲草、枸杞子、杜仲、何首乌等以补益肝肾；兼痰热者加天竺黄、瓜蒌、胆南星以清热化痰；心烦失眠者可加珍珠母、夜交藤以镇心安神。

（2）地黄饮子（《宣明论方》）

【组成与用法】熟地黄15克　吴茱萸15克　石斛15克　麦冬15克　五味子15克　石菖蒲15克　茯苓15克　远志15克　肉苁蓉15克　肉桂15克　炮附子15克　巴戟天15克　薄荷（后下）10克　生姜6克　大枣6克。水煎服，每日1剂，2次/日。

【功效与主治】滋阴平肝，养阴开窍，引火归元。主治脑出血之喑痱。

【加减应用】若属痱而无喑者，减去石菖蒲、远志等宣通开窍之品；喑痱以阴虚为主，痰火偏盛者，去附子、肉桂，酌加川贝母、竹沥、胆南星、天竺黄等以清化痰热；兼有气虚者，酌加黄芪、人参以益气。

辨证良方

1. 脑出血致患者头痛头昏症状专方

（1）地参香仁汤加减（中医药通报，2008年6月）

【组成与用法】生地黄10克、党参10克、丹参10克、香附10克、木香10克、川芎10克、酸枣仁10克、柏子仁10克、五味子10克、茯苓10克、桔梗5克、远志10克、柴胡10克、知母10克、牡丹皮10克、当归5克、夜交藤10克。水煎服，每日1剂，2次/日。

【功效与主治】滋阴养血，行气活血止痛。

【加减应用】前额痛加白芷10克；后枕痛加羌活10克；两太阳穴痛加川芎、荆芥穗各10克；眉棱骨痛加藁本10克；巅顶痛加细辛3克、吴茱萸10克；项背强硬疼痛加葛根30克、钩藤10克；头晕加天麻、钩藤、菊花各15克；失眠加合欢花10克；呕吐加旋覆花15克、竹茹、藿香各10克；耳鸣加磁石30克、蝉衣5克；口苦心烦加黄芩10克、炒山栀10克；痰甚加胆南星、茯苓各10克；肝气郁滞加白芍15克、枳壳10克；肾虚加女贞子各10克、制何首乌10克；气虚乏力加黄芪30克；

肢体偏瘫或麻木加鸡血藤30克、络石藤15克、蜈蚣2~3条。

（2）川芎茶调散（广西中医药，2009年第2期）

【组成与用法】川芎20克 白芷 羌活各12克 细辛3克 薄荷15克 荆芥 防风 甘草各6克 清茶9克 蜈蚣2条（约3克）。水煎服，每日1剂，2次/日。

【功效与主治】疏风通络止痛。

【加减应用】痰浊上扰证者加半夏、陈皮、白术、天麻、茯苓；瘀阻脑络证者加桃仁、红花、当归、赤芍；气血亏虚证者加熟地黄、当归、白芍、黄芪、党参；肝肾阴虚证者加熟地黄、山茱萸、杜仲、枸杞子、黄柏。

（3）络脉通（中医药学刊，2005年第3期）

【组成与用法】人参10克 黄芪20克 川芎10克 当归10克 红花8克 全蝎3克 牛膝15克 枸杞子15克 制何首乌15克 熟地黄15克。水煎服，每日1剂，2次/日。

【功效与主治】补气止痛，化瘀通络。

【加减应用】无。

（4）疏风活血定眩汤（中国民间疗法，2003年08期）

【组成与用法】生龙骨30克 生牡蛎30克 香附12克 川芎12克 白芍9克 生地黄9克 当归9克 制半夏9克 白芥子9克 白芷9克 白薇9克 桃仁12克 红花12克 夏枯草6克 远志9克。水煎服，每日1剂，2次/日。

【功效与主治】疏肝活血，重镇止眩。

【加减应用】无。

2. 脑出血致患者健忘失眠症状专方

（1）益气聪明汤（山东中医杂志，2003年第7期）

【组成与用法】黄芪50克 党参50克 白芍20克 升麻10克 葛根15克 蔓荆子15克 盐黄柏15克 炙甘草5克。水煎服，每日1剂，2次/日。

【功效与主治】提中气，升清阳，益肝肾。

【加减应用】失眠重者加琥珀，神昏者加石菖蒲，头痛重疑有瘀血者加川芎，呃逆重伴呕吐者加石决明、牡蛎、代赭石。

（2）补阳还五汤合归脾汤加减（浙江中医药大学学报，2013年第8期）

【组成与用法】生黄芪30~60克 当归 桃仁 红花 白芍各10克 川芎15克 地龙8克 茯神15~30克 远志10克 酸枣仁15克 丹参15克 龙眼肉30克。水煎服，每日1剂，2次/日。

【功效与主治】气血双补，养心安神。

【加减应用】头痛明显者加天麻15~30克，蜈蚣1~2条，可重用川芎，最大可30克；偏瘫、久病者加水蛭6克，白术15~30克，生姜6克；健忘寐差者重用茯神并加合欢皮15克，夜交藤30克。

3. 脑出血致患者偏瘫症状专方

（1）桃红四物汤加味（中医临床研究，2010年第23期）

【组成与用法】当归10克　赤芍10克　川芎10克　生地黄18克　桃仁10克　红花10克　丹参18克　土鳖虫10克　三七10克　忍冬藤30克　泽兰10克　炙甘草6克　大枣6克　白酒2两，松木皮50克。水煎服，每日1剂，2次/日。

【功效与主治】养血活血，柔筋通络。

【加减应用】无。

（2）舒筋活血汤（《伤科补要》）

【组成与用法】川芎9克　熟地黄9克　白芍9克　当归9克　羌活9克　防风9克　茯苓9克　牛膝9克　白术9克　桃仁9克　威灵仙9克　白芷9克　龙胆草9克　防己6克　陈皮6克　炙甘草3克　生姜3克。水煎服，每日1剂，2次/日。

【功效与主治】养血除风，祛湿通络。主治脑出血后遗症期气血亏虚合风湿痹症。

【加减应用】痰多，加胆南星3克、法半夏9克、白芥子9克。寒多，加炮附子9克、肉桂6克。

第三节　外伤性脑梗死

由头部外伤引起的脑梗死谓之外伤性脑梗死。这种病多见于青少年，均有头部外伤史，神经系统定位体征多出现在伤后24小时以内。而伤后2周或立即出现症状者较少见，脑血管造影，CT或核磁共振检查，可以帮助确诊。近年来，由于CT及MRI的广泛应用，小儿外伤性脑梗死的诊断率明显提高。其发病机制，与动脉内膜损伤及血管痉挛有关。头部外伤时，头颈部突然的伸屈活动，造成颈部血管的牵拉，使血管壁挫伤或内膜受损，一方面直接形成创伤性血栓；另一方面可反射性地引起血管痉挛。血管痉挛本身为血栓形成提供可能。同时，因为血管损伤、痉挛，或血栓形成产生缺血改变，损伤的血管壁可成为延缓形成血栓的部位。血栓扩大或血栓脱落，栓塞了基底动脉或大脑后动脉，从而引起脑梗死。另外，外伤性脑梗塞也可能与夹层动脉瘤形成有关。脑血管内层与中层之间，由于外伤损害后，血流撞击作用，导致内膜与中层进行性分离，而形成夹层动脉瘤，血管腔进行性狭窄，最终导致血管闭塞。而小儿由于脑发育不健全，加之血管纤细等生理解剖特点，轻微的外伤性打击，就可引起颅内深穿支及分支血管闭塞而发生脑梗死。

本病的中医病名仍相当于“缺血性中风”、“头痛”、“眩晕”等范畴。其发病与外伤跌仆有关，以头痛剧烈，突发半身不遂，言语蹇涩，舌质暗，苔薄白，脉弦涩等为主要表现。瘀血阻滞，经络不通为主要病机。

诊断要点

目前无统一的诊断标准，结合疾病临床特点诊断要点如下：

1. 明确的头颈部外伤史，多为颅脑闭合伤。

2. 一般于头部外伤后24到48小时出现一侧口角流涎，同侧肢体偏瘫，有或无语言障碍。

3. 轻型或重型头外伤病情稳定后，突发偏瘫或偏瘫加重，但意识状态、生命体征及脑压测定均无明显变化。

4. CT检查可见脑内一处或多处局限性低密度改变，甚至可出现广泛大脑半球低密度改变，无占位效应。

5. 可排除脑水肿，脑血管意外引起脑梗死。

通用良方

1. 活血散瘀汤（陕西中医，2014年第2期）

【组成与用法】川芎　丹参　川牛膝　三七　桃仁各10克。水煎服，每日1剂，2次/日。

【功效与主治】化痰祛瘀通络。

【加减应用】痰多者加竹茹，头晕者加天麻，烦躁者加茯神，高热抽搐者加安宫牛黄丸。

2. 健脑合剂（中国中医急症，2007年第6期）

【组成与用法】黄芪60克　三七、川芎、土鳖虫、制大黄各10克　泽泻30克、麝香0.3克（研末吞服）。水煎服，每日1剂，2次/日。

【功效与主治】滋阴潜阳，活血化瘀通窍。

【加减应用】痰浊中阻、眩晕明显者加陈皮、法半夏、天麻；心脾两虚、健忘寐差者去大黄，加白术、茯神、远志、大枣；肝火偏旺、面红目涩者加牡丹皮、钩藤、石决明；肾精不足、腰酸耳鸣者加熟地黄、菟丝子、炒杜仲；食滞胃呆、饱胀纳差加莱菔子、紫苏梗、神曲。

3. 脑梗通胶囊方（中国社区医师，2008年第2期）

【组成与用法】水蛭24克、汉三七30克、血竭30克、法半夏30克、茯苓30克、制白附子30克、全蝎30克、麝香4.5克、冰片3克、人工牛黄2.5克、天麻30克、羚羊角（挫细）12克。将精选的中药饮片（除麝香、冰片外）粉成细粉，经灭菌消毒、烘、晒干，然后将麝香、冰片研极细与上药充分拌匀，分装胶囊，每次服3克　每日服3次。

【功效与主治】活血化瘀，利气化痰，通窍醒脑

【加减应用】无。

辨证良方

1. 痰湿蒙窍证

主症：神志蒙昧，半身不遂，舌蹇不语，肢体松懈，瘫软不温，面白虚暗，痰浊壅盛，舌胖淡暗，舌苔白腻，脉沉滑或细缓。

治法：涤痰除脂，开窍醒神。

（1）半夏天麻白术汤加减（临床合理用药，2015年第3期）

【组成与用法】法半夏15克、天麻10克、白茯苓20克、橘皮15克、白术20克、黄柏8克、干姜10克、苍术10克、黄芪12克、泽泻10克、人参10克、炒曲10克、大麦10克。水煎服，每日1剂，2次/日。

【功效与主治】活血化瘀，通络开窍。

【加减应用】头刺痛者方中加制乳香、没药各10克，水蛭10克，石菖蒲10克，共奏活血化瘀，通络开窍之功，瘀祛而络通，元神恢复，通则不痛也。头晕、头昏、记忆力减退者方中加补骨脂10克，龙眼肉15克。心神不宁、失眠多梦加夜交藤、酸枣仁。痰瘀阻窍，语言不能加石菖蒲、羚羊角粉，并重用石菖蒲。耳鸣耳聋者加钩藤15克，泽兰12克。津亏口干加天花粉、麦冬，肾阳虚腰膝冷沉加肉桂、黑附子。记忆力差重用桑葚、黑芝麻。

（2）涤痰汤加味（李今庸经验方）

【组成与用法】竹茹12克、制南星10克　制半夏10克　陈皮10克　炒枳实10克　白僵蚕10克　甘草8克　石菖蒲10克　远志8克　茯苓10克　党参10克。上11味，以适量水煎药，汤成去渣取汁温服，日2次。

【功效与主治】开窍化痰，健脾益气。

【加减应用】肢体屈伸不利者加伸筋草、乌梢蛇；肢体麻木者，加豨莶草、川牛膝、防己、威灵仙、丝瓜络、桑寄生、鸡血藤；患侧肢体浮肿者；可加泽泻、防己等淡渗利湿；大便秘结不通，腹胀满者，为热盛腑实，宜加大黄、芒硝等以通腑泄热。

（3）温胆汤合桃红四物汤加减（广西中医药，2006年第3期）

【组成与用法】丹参　生地黄各15克　当归　法半夏　赤芍　茯苓各10克　竹茹9克　陈皮　桃仁　红花　胆南星各，甘草3克。水煎服，每日1剂，2次/日。

【功效与主治】祛湿化痰，活血化瘀。

（4）化痰活血方（湖北中医杂志，2014年第02期）

【组成与用法】法半夏10克　白术10克　胆南星6克　郁金15克　白附子6克　天麻12克　全蝎6克　鸡血藤15克　丹参12克　桃仁10克　红花10克　川芎12克　水蛭6克。每日服1剂，水煎服，分3次服。

【功效与主治】化痰除湿，活血通络。

【加减应用】阴虚加生地黄、玄参；阴虚加生地黄、麦冬；舌强语謇者加天竺黄、远志等。

2. 瘀血阻络证

主症：偏身麻木，肌肤不仁，眩晕头痛，或醒后半身不遂，口眼歪斜，肢体痹痛，舌苔薄白，脉弦细或细涩。

治法：养血活血，化瘀通络。

（1）血府逐瘀汤（《医林改错》）

【组成与用法】桃仁　红花　当归　生地黄　川芎　赤芍各10克　牛膝　桔梗　枳壳各6克　甘草　柴胡各5克。水煎服，每日1剂，2次/日。

【功效与主治】活血化瘀，调气行血。

【加减应用】兼夹痰湿者加法半夏、白术各10克，去桔梗、枳壳；兼有肝肾阴虚、肝阳亢盛加枸杞子15克，山茱萸10克，天麻、钩藤各6克，去桔梗；兼有肝郁气滞加香附、郁金各10克；病久气血亏虚者加黄芪15克，党参、阿胶各10克。

（2）康脑灵胶囊（中西医结合心脑血管病杂志，2003年第3期）

【组成与用法】川芎15克　沉香12克　荆芥12克　防风12克　薄荷12克　枳实12克　丹参20克　生地黄15克　黄芪15克　全蝎10克　石菖蒲12克　远志12克　细辛5克　白芷10克　桃仁10克　红花10克　天麻10克　菊花15克　炒枣仁10克。

【功效与主治】芳香理气，化浊止痛，安神定志。

（3）活血通脉方（山东中医杂志，2006年第9期）

【组成与用法】黄芪20克　桃仁15克　红花10克　丹参20克　水蛭10克　当归10克　川芍10克　怀牛膝15克　丝瓜络15克　王不留行15克。每日1剂，每剂药先加水800ml，浸泡15min后，煎至300ml，二煎混合，分早晚2次温服。

【功效与主治】补气活血通脉。

【加减应用】肝阳暴亢，风火上扰证，加钩藤、菊花、生石决明（先煎）；风痰瘀血闭阻脉络证，加天麻、白芍、法半夏、石菖蒲、胆南星；痰热腑实，风痰上扰证，加生大黄（后下）、胆南星、全瓜蒌；气虚血瘀证，重用黄芪、党参、鸡血藤；阴虚动风证，加龟甲（先煎）、生地黄、麦冬；中脏腑，阳闭加至宝丹或安宫牛黄丸灌服，阴闭用苏合香丸灌服，脱证加人参、麦冬、附子。

（4）愈脑丹（中国中西医结合急救杂志，2010年第6期）

【组成与用法】倒扣草、益母草、地精草、土鳖虫、西洋参、车前子、三七粉、水蛭、茯苓、石菖蒲、胆南星等组成。

【功效与主治】破血逐瘀，化痰息风，醒脑开窍。

（5）活血通络汤（陕西中医，2012年第11期）

【组成与用法】当归、白附子、牡丹皮各15克，陈皮、胆南星各12克，丹参25克，蔗虫、茯苓、桃仁、竹茹、炒酸枣仁、生地黄、川芎各10克，甘草6克。水煎服。每日1剂，2次/日。

【功效与主治】活血化瘀，通络养血，安神益智。

（6）化瘀清脑汤（中华医药学杂志，2004年第3期）

【组成与用法】当归12克　川芎15克　桃仁12克　红花15克　地龙20克　何首乌15克。水煎服，每日1剂，2次/日。

【功效与主治】活血化瘀。

【加减应用】血瘀加丹参15克，王不留行12克，气虚加党参20克，刺五加20克，眩晕耳鸣、失眠、惊悸加珍珠母20克，代赭石20克，远志15克，天麻20克. 食欲不振、呕吐加云苓25克，竹茹20克，法半夏15克，肢体麻木、颈痛加骨碎补12克，葛根30克，狗脊15克，淫羊藿15克。

(7) 逐瘀至神丹（《石室秘录》）

【组成与用法】当归15克　大黄6克　生地黄9克　赤芍9克　桃仁3克　红花3克　丹皮3克　败龟板3克。用水250毫升，酒250毫升，煎服。

【功效与主治】破血逐瘀。

【加减应用】血压偏高、有热象者加黄芩、莱菔子、石决明、夏枯草；目眩耳鸣者为热动肝风之象；可加天麻、钩藤、菊花、珍珠母、石决明；口眼歪斜加白附子、僵蚕、全蝎；肢体麻木者，加豨莶草、川牛膝、防己、威灵仙、丝瓜络、桑寄生、鸡血藤。

3. 气虚血瘀证

主症：手足麻木，半身无力，渐觉口眼歪斜，语气不利，口角流涎，甚则半身不遂，舌淡或暗淡，舌苔薄白，脉弦或弦细。

治法：补气活血，开窍通络。

(1) 补阳还五汤加味（陕西中医，2005年第11期）

【组成与用法】黄芪　鸡血藤各30克　当归　丹参各15克　川芎　白芍　桃仁各12克　红花　地龙　补骨脂　菟丝子　枸杞子　熟地黄各9克。水煎服，每日1剂，2次/日。

【功效与主治】补气活血通络，益肾壮骨生髓

【加减应用】意识障碍加石菖蒲、郁金、远志、法半夏；语言障碍，吞咽困难加胆南星、郁金；痰涎壅盛加竹沥、天竺黄；头痛加白芷、葛根、菊花；眩晕加天麻、钩藤。

(2) 复方泥丸伤汤（中国中医骨伤科杂志，2007年第4期）

【组成与用法】生黄芪60克　当归15克　桃仁10克　红花10克　川芎10克　土鳖虫10克　三七10克　水蛭10克　全蝎10克　丹皮10克　赤勺10克　生地黄10克　黄牛角10克　天麻10克　柴胡10克。水煎服，每日1剂，2次/日。

【功效与主治】益气活血，通络开窍，息风止痉。

【加减应用】神昏失语加麝香0.1克（冲服）　石菖蒲10克　郁金10克　远志10克。神清语謇加山茱萸15克　制何首乌30克　核桃7个（捣碎）；震颤抽搐加柴胡10克　桂枝10克　龙骨10克　牡蛎10克；痰多加白芥子10克；头疼重者加石决明30

克；肢体萎软加石斛15克 忍冬藤30克；上肢不遂加桂枝10克 姜黄10克；下肢不遂加牛膝30克 木瓜15克；失眠多梦加炒酸枣仁30克 灵芝10克 黄连3克 肉桂3克。偏瘫加马钱蜈蚣散0.5克（冲服）；失语加失语丹（石菖蒲、远志、郁金、麝香等）3克（冲服）：癫痫加清窍醒神散（羚羊角、石菖蒲、远志、天麻、琥珀、白矾等）2克（冲服）。

4. 心脾两虚证

主症：外伤日久，但头痛、眩晕仍比较明显，并伴有心悸气短、失眠多梦、面色萎黄、倦怠乏力等表现，舌质淡苔白，或有齿痕，脉多细弱。

主治：益气健脾活血通络。

（1）四君子汤合二陈汤加减（《太平惠民和剂局方》）

【组成与用法】人参10克（另炖） 炒白术10克 云茯苓15克 姜半夏10克 陈皮10克 木香10克 砂仁10克（捣） 苏子10克 白芥子10克 莱菔子10克（布包）、石菖蒲10克 天麻6克 炙甘草10克 生姜三片 大枣五枚。水煎服。配方：朱砂1.5克，分三包，每晚睡前温水送服一包。可同时服脑力宝丸，一日三次，每次4丸。

【组成与用法】健脾祛痰，清心利窍。

【加减应用】1、患者昏昏欲睡，时寐时醒，神情淡漠，反应迟钝较重者，加用祛痰药：胆南星、白附子。2、睡眠不实，恶噩纷纭，重用安神药：生龙骨、生牡蛎、灵磁石、珍珠母、炒枣仁等可任选一、二味。3、若寐多醒少，有痴呆表现，可选用：麝香、冰片、远志、栀子等。4、老年患者伴脑动脉硬化或患病早期头痛明显者，可加理气活血之品：当归、赤芍、川芎、鸡血藤、桃仁、红花、丹参等。5、时间长，体质差，伴腰困、耳鸣或夜尿多者，加用补肾药：枸杞子、菟丝子、鹿茸、五味子、杜仲、川断、桑寄生、狗脊、仙茅等。

（2）归脾汤加减（陕西中医，2009年第6期）

【组成与用法】党参10克 黄芪10克 白术10克 当归10克 茯苓10克 远志10克 酸枣仁10克 龙眼肉10克。水煎服，每日1剂，2次/日。

【功效与主治】健脾养心，益气生血。

【加减应用】脾虚便溏者，加用炒二芽、薏苡仁健脾和胃；怔忡惊悸者，加用龙骨、牡蛎镇惊宁心。

5. 肝肾亏虚证

主症：手足麻木，半身无力，口眼歪斜，言语不利，口角流涎，甚则半身不遂，伴耳鸣耳聋，腰酸腿软。舌淡或暗淡，舌苔薄白，脉沉或细。

治法：益肾养肝，活血通络。

（1）右归丸加减（陕西中医，2009年第6期）

【组成与用法】熟地黄20克 山茱萸10克 杜仲10克 枸杞子10克 山药10克

党参10克　当归10克　黄芪20克　川续断10克　牛膝10克　桑寄生10克。水煎服，每日1剂，2次/日。

【功效与主治】补益肝肾，填精益髓。

【加减应用】偏阴虚者，加用知母、黄柏以滋阴清热；偏阳虚者，加用仙茅、仙灵脾以温润助阳。

（2）可保立苏汤加减（浙江中医杂志，2010年第6期）

【组成与用法】生黄芪60克　党参30克　白术　当归　白芍　炒酸枣仁　山茱萸各10克　枸杞子　补骨脂各15克　甘草6克　核桃2个（连皮打碎）。水煎服，每日1剂，2次/日。

【功效与主治】补肝肾，充脑髓。

【加减应用】头痛头晕明显，加天麻30克；腰酸耳鸣甚，加灵磁石、何首乌各30克；健忘寐差甚，加茯神12克，夜交藤30克。

（3）杞菊地黄汤合三甲复脉汤加减（中医民间疗法，2011年第5期）

【组成与用法】枸杞子15克　菊花10克　熟地黄10克　山茱萸10克　茯苓10克　淮山药15克　白芍20克　牛膝15克　龟板15克　鳖甲10克　牡蛎15克　钩藤20克　葛根20克　丹参12克　泽泻10克。水煎服，每日1剂，2次/日。

【功效与主治】滋肾平肝，育阴潜阳。

（4）潜阳活血汤加减（中医民间疗法，2011年第5期）

【组成与用法】天麻10克　钩藤10克　石决明10克　当归10克　白芍10克　泽泻10克　白术10克　茯苓10克　郁金10克　延胡索10克　羌活10克　红花10克　半夏10克　酒大黄8克　柴胡10克　田三七10克。水煎服，每日1剂，2次/日。

【功效与主治】平肝潜阳，活血化瘀。

辨证良方

1. 外伤性脑梗死后心烦、失眠症状专方

健脑安神汤加减（新中医，2010年第9期）

【组成与用法】法半夏　天麻　土鳖虫　地龙　丹参　当归　茯苓　枸杞子各10克　琥珀　葛根　钩藤　菊花各15克　桃仁　川芎各8克　血竭　全蝎各3克　鸡内金12克　石菖蒲　磁石各18克。水煎服，每日1剂，2次/日。

【功效与主治】养心安神，活血通络。

2. 外伤性脑梗塞后头晕头痛症状专方

（1）升清化瘀方（陕西中医，2008年第8期）

【组成与用法】川芎、赤芍、柴胡各15克，黄芪20克，白芷12克，当归、牛膝各10克。水煎服，每日1剂，2次/日。

【功效与主治】升清化瘀，活血止痛。

【加减应用】头痛较剧者加大黄10克以加强活血之功；伴有恶心、呕吐者加半夏10克，细辛3克；伴有烦躁者加郁金12克；伴有失眠多梦，健忘者加熟地黄15克，首乌15克；日久不愈加蜈蚣3条，水蛭6克等

（2）活血化瘀方（山西中医，2004年第6期）

【组成与用法】当归、苏木、川芎各15克，赤芍、桃仁、红花各12克，刘寄奴、泽兰各10克，石菖蒲6克。水煎服，每日1剂，2次/日。

【功效与主治】活血通络，舒肝理气。

【加减应用】头晕加天麻、钩藤、菊花各15克；失眠加酸枣仁30克，远志15克，合欢花12克；呕吐加旋复花15克，竹茹、藿香各9克；耳鸣加磁石30克，蝉衣9克；痰甚加胆南星、茯苓各12克；肝气郁滞加柴胡、香附各9克，白芍15克，枳壳12克；口苦心烦加连翘9克，炒山栀子12克；肾虚加生地黄、女贞子各12克，制何首乌10克；项背强硬疼痛加葛根12克，钩藤15克；肢体偏瘫或麻木加鸡血藤30克，络石藤15克，蜈蚣2~3条；并发癫痫加郁金、胆南星各10克，莱菔子30克，沉香3~5克；气虚乏力加黄芪30克；后枕痛加羌活9克，前额痛加白芷10克，两太阳穴痛加柴胡10克，眉棱骨痛加藁本10克，巅顶痛加细辛3克，吴茱萸9克；肝气郁滞加香附12克。

（3）自拟通窍活血汤（江西中医药，2012年第9期）

【组成与用法】川芎10克 赤芍15克 桃仁6克 红花5克 生姜9克 法半夏9克 白芷6克 石菖蒲6克 大枣6枚 泽泻10克 枳壳10克。水煎服，每日1剂，2次/日。

【功效与主治】化瘀通络。

【加减应用】久病气血亏虚者，加黄芪、当归；病程较长，瘀血较重者，加全蝎、蜈蚣；有热者，加菊花、黄芩；有寒者，加桂枝、细辛；失眠健忘者，加酸枣仁、柏子仁、生龙牡。

（4）石氏颅脑方（辽宁中医杂志，2014年第10期）

【组成与用法】柴胡6克 细辛2克 薄荷（后下）3克 当归10克 丹参10克 川芎6克 姜制半夏6克 石菖蒲10克 黄连2克。水煎服，每日1剂，2次/日。

【功效与主治】调气机，化瘀热，祛痰安神。

（5）川芎汤（《伤科补要》）

【组成与用法】川芎6克 白芷10克 防风10克 当归10克 赤芍12克 生地黄10克 羌活6克 陈皮6克 蔓荆子10克 天花粉10克 茄皮6克。水煎服，每日1剂，2次/日。

【功效与主治】行气活血祛风通络。

第四节　介入术后脑卒中

介入手术中或之后新出现的神经系统症状或体征往往提示有脑卒中发生，是介入治疗的常见神经系统并发症。根据症状体征分为缺血性脑卒中和出血性脑卒中。缺血性脑卒中多由于术中血管壁斑块脱落或导管壁上血栓形成而出现脑栓塞，少部分由于气栓造成。另外导管或导丝的刺激有时候会引起血管痉挛，会出现一过性脑缺血发作或脑梗死。出血性卒中则主要见于开通血管后的过度灌注，术中操作不当致血管、动脉瘤破裂等。本病发生率与患者血管条件，术者经验及手术操作技术等相关。

本病相当于中医“头痛”、“中风”等范畴，古代并无中风病的手术治疗，围介入手术期的中医辨证治疗重点突出“瘀血”的机制，并需注意手术前后患者证型演变。

诊断要点

1. 脑血管造影或介入治疗史。
2. 脑血管介入手术当时或术后 24 小时内出现新的神经系统症状或体征。
3. 影像学证实新发症状相关的脑梗死或脑出血。

通用良方

按外伤后脑卒中治疗。

辨证良方

按外伤后脑卒中治疗。

第十六章 特殊类型脑卒中

第一节 常染色体显性遗传病合并皮质下梗死和白质脑病

常染色体显性遗传病合并皮质下梗死和白质脑病即CADASIL。伴有皮质下梗死和白质脑病的常染色体显性遗传性脑动脉病，是一种遗传性小动脉疾病，位于19号染色体上的Notch3基因突变所致的遗传性脑小血管疾病，表现为皮质下缺血事件，并导致进行性痴呆伴假性球麻痹，以及精神异常，此外患者常在疾病早期出现典型偏头痛。发病率为1.98/10万成年人。一般中年发病，平均发病年龄46岁。自然进程为30余岁开始出现先兆症状的偏头痛，40余岁出现缺血性卒中，50余岁出现进行性痴呆，平均死亡年龄为60～70岁。病程持续时间通常为20～30年。其重要特点之一是约84%患者无高血压、糖尿病、高血脂等血管危险因素。

本病对应的中医病症名属于“痴呆”、“中风”、“头痛”、“郁病”、“脑络痹”等范畴。其发病与肝肾亏虚、内风上扰、脑络痹阻有关，临床从滋阴养液、息风潜阳、活血通络论治。

诊断要点

CADASIL的诊断标准

1. 发病情况：中年起病，常染色体显性遗传，多无高血压、糖尿病、高胆固醇等血管病传统危险因素；

2. 临床表现：脑缺血性小卒中发作、认知障碍或情感障碍等表现中的1项或多项；

3. 头颅MRI：大脑白质对称性高信号病灶，颞极和外囊受累明显，伴有腔隙性脑梗死灶；

4. 病理检查：血管平滑肌细胞表面GOM，或Notch3蛋白免疫组化染色呈现阳性；

5. 基因检查：NOTCH3基因突变。

满足前3条加4或5为确定诊断；只有前3条为可疑诊断，只有前2条为可能诊断。

通用良方

1. 东坡四神丹（《玉机微义》）

【组成与用法】羌活6克　玄参30克　当归12克　熟地黄15克。水煎服，每日1剂，2次/日。

【功效与主治】养阴息风。

【加减应用】虚热者加柴胡、白薇；虚秘者加火麻仁。

2. 滋肾息风汤（《医醇剩义》）

【组成与用法】熟地黄12克　菟丝子12克　当归6克　甘菊6克　枸杞子9克　巴戟天9克　豨莶草9克　天麻2克　独活3克　生姜5克　红枣10枚。水煎服，每日1剂，2次/日。

【功效与主治】补养肝肾，平熄内风。

【加减应用】不可去独活。

3. 活血降黏汤（《中西医结合脑血管病治疗学》）

【组成与用法】川芎9克　石决明30克　天麻15克　法半夏12克　红花6克　黄芪15克　泽兰12克　郁金12克　石菖蒲12克　毛冬青15克。水煎服，每日1剂，2次/日。

【功效与主治】化瘀活血，息风通络，降黏抗凝。

【加减应用】若见肢体麻木或无力者，加蜈蚣、地龙；若伴遗忘，记忆下降明显者，加核桃肉、熟地黄；偏热者加黄柏、葛根；偏寒者加鹿角霜、巴戟天。

4. 六藤汤（上海中医药杂志，1995年第9期）

【组成与用法】络石藤15克　天仙藤15克　鸡血藤15克　海风藤15克　钩藤15克　红藤15克　当归9克　丹参9克　赤芍9克　川芎9克　桃仁9克　红花3克。水煎服，每日1剂，2次/日。

【功效与主治】活血化瘀，舒筋活络。

【加减应用】气虚加黄芪、党参、山药；气郁气滞加郁金、制香附、三棱、莪术等；阴虚阳亢加生地黄，牡蛎、黄芩、酸枣仁等。

5. 通脉络汤（山西中医，1994年第4期）

【组成与用法】水蛭12克　地龙12克　当归12克　三棱10克　莪术10克　丹参15克　黄芪40克。水煎服，每日1剂，2次/日。

【功效与主治】活血化瘀。

【加减应用】有痰热可加法半夏、胆南星。

6. 五虫四藤汤（北京中医，1987年第2期）

【组成与用法】蜈蚣3条　地龙15克　乌梢蛇9克　土鳖虫9克　全蝎6克　鸡血藤25克　忍冬藤15克　络石藤20克　钩藤15克　黄芪90克　丹参30克。水煎服，每日1剂，2次/日。

【功效与主治】活血化瘀通络。

【加减应用】神志不清者加石菖蒲、远志；偏头痛加茺蔚子；血压偏高者加珍珠母、磁石、牛膝；肢麻加姜黄、桑枝；语言不利加石菖蒲、生蒲黄；痰盛加天竺黄、胆南星；小便不利加车前子、旱莲草；肝火盛加龙胆草、栀子；失眠加女贞子、朱砂；腿软无力加桑寄生、狗脊。

7. 通脑复步汤（中医药学刊，2002 年第 10 期）

【组成与用法】黄芪 15 克　白芍 12 克　地龙 12 克　胆南星 12 克　乌梢蛇 1 条　蔗虫 6 克　豨莶草 15 克　白芥子 12 克　玄参 15 克　透骨草 15 克　桃仁 12 克　红花 6 克。水煎服，每日 1 剂，2 次/日。

【功效与主治】化痰活血，通络除痹。

【加减应用】肝阳上亢、风火上扰者，加以天麻 15 克，钩藤 15 克；痰热腑实者加大黄 10 克；阴虚风动者加生地黄 15 克，天冬 15 克。

8. 新病痴呆汤方（朱良春经验方）

【组成与用法】枸杞子 10 克　杭菊花 10 克　天麻 10 克　地龙 10 克　生牡蛎 15 克　制龟板 15 克　生地黄 15 克　熟地黄 15 克　桑寄生 15 克　淫羊藿 10 克　生白芍 10 克　甘草 6 克　丹参 15 克　赤芍 10 克　桃仁 10 克　红花 6 克　胆南星 6 克　远志 10 克。水煎服，每日 1 剂，2 次/日。

【功效与主治】益肝肾，化痰瘀。

【加减应用】气虚者，加人参。

9. 填精通窍汤（江苏中医药，2010 年第 2 期）

【组成与用法】黄芪 15 克　党参 15 克　何首乌 10 克　淮山药 15 克　怀牛膝 15 克　菟丝子 15 克　益智仁 15 克　石菖蒲 10 克　当归 15 克　赤芍 10 克　川芎 15 克　枳实 10 克。水煎服，每日 1 剂，2 次/日。

【功效与主治】补肝肾益脑髓，化痰祛瘀通窍。

【加减应用】痴呆重者酌加冰片、丁香；肾阳虚明显者酌加肉苁蓉、补骨脂；肾阴虚明显者酌加枸杞子、山萸肉、熟地黄、龟板；血瘀证明显者酌加水蛭、莪术；痰浊明显者酌加胆南星、法半夏；有脾胃亏虚证候者酌加茯苓、白术。根据原发疾病采用降血压、降血糖、降血脂等治疗。

10. 补智益脑汤（江苏中医药，2004 年第 3 期）

【组成与用法】人参 10 克　山药 15 克　制首乌 15 克　熟地黄 15 克　胡桃仁 15 克　淫羊藿 10 克　远志 10 克　石菖蒲 10 克　白术 10 克　当归 10 克　炙甘草 6 克。水煎服，每日 1 剂，2 次/日。

【功效与主治】补肝肾，开脑窍。

【加减应用】伴头晕耳鸣，齿枯发焦，腰膝酸软，证属髓海不足者，加鹿角胶、紫河车、阿胶；伴心烦溲赤，舌红少苔，脉细而弦数，证属肾阴不足，心火亢盛者，加丹参、莲子心；伴食少纳呆，气短懒言，腰膝酸软，证属脾肾两虚者，加茯苓、巴戟天、五味子、大枣；伴颧红盗汗，耳鸣如蝉，证属肝肾阴虚者，加知母、黄柏；

伴不思饮食，脘腹胀满不适，舌淡、苔白腻，脉细滑，证属痰浊蒙窍者，加陈皮、法半夏、神曲；伴口干不欲饮，舌暗，脉细涩，证属瘀血内阻者，加麝香、赤芍、郁金。

辨证良方

1. 痰瘀交阻证

主症：头痛，突起一侧肢体活动不利，痴呆，抑郁淡漠，面色滞黯或晦暗，舌体胖大，边缘有齿痕，舌质紫暗，舌苔白厚腻或淡黄厚腻，脉沉涩。若痰浊瘀而化热，则可出现口渴喜冷饮，心烦，小便黄赤，大便秘结，舌色红紫等；若痰从寒化，则可以出现畏寒肢冷，纳呆便溏，小便清长等。

治法：化痰活血通络。

（1）活血醒脑汤（林亚明经验方）

【组成与用法】 生黄芪15克　当归10克　川芎10克　水蛭3克　桃仁10克　红花、法半夏10克　陈皮10克　石菖蒲10克　郁金10克　桂枝10克　白芍10克　羌活10克　白薇10克　茯苓15克，水煎服，每日1剂，2次/日。

【功效与主治】 化痰醒脑，活血通络。

【加减应用】 并与阿司匹林、巴曲酶。

（2）牵正散加味（四川中医，1992年第6期）

【组成与用法】 白僵蚕10克　茺蔚子10克　白附子6克　焦栀子仁6克　酒大黄（后下）6克　丹参30克　川芍3克　全蝎（研末分吞）1条　蜈蚣（研末分吞）1条。水煎服，每日1剂，2次/日。

【功效与主治】 祛风化痰，活血定痛。

【加减应用】 大便通畅者，去酒大黄。

（3）化痰通窍汤（医药前沿，2013年第2期）

【组成与用法】 半夏颗粒12克　天麻颗粒12克　僵蚕颗粒10克　白术颗粒12克　黄芪颗粒30克　丹参颗粒10克　赤芍颗粒10克　党参颗粒20克　桃仁颗粒10克　红花颗粒6克　川芎颗粒12克　黄精颗粒30克　益智仁颗粒12克。全部用滚开水150mL溶解后口服，每日1剂。

【功效与主治】 益气化痰，活血化瘀，通窍益脑。

【加减应用】 如睡眠欠佳，烦躁者去白术颗粒、半夏颗粒加酸枣仁颗粒20克、白芍颗粒15克、柏子仁颗粒20克；大便烂者去桃仁颗粒、黄精颗粒加云茯苓颗粒15克。

2. 阴虚血瘀证

主症：突起一侧肢体活动不利，记忆力减退，头目晕沉，疲乏，精神倦怠或萎靡，抑郁淡漠，午后潮热，五心烦热，口燥咽干，舌紫暗，或舌有斑点，脉细涩。

治法：养阴活血通络。

（1）利窍益智汤（中医杂志，2009 年第 4 期）

【组成与用法】茯苓 25 克　石菖蒲 15 克　制半夏 10 克　陈皮 6 克　党参 15 克　制首乌 15 克　熟地黄 15 克　益智仁 15 克　胆南星 20 克　炙甘草 3 克。水煎服，每日 1 剂，2 次/日。

【功效与主治】利窍益智，补肾填精。

【加减应用】兼肝阳偏亢者加钩藤（后下）10 克、石决明（先煎）25 克；兼阳虚者加淫羊藿 15 克、肉桂 6 克；兼阴虚者加女贞子、生地黄各 15 克；兼肝郁者加柴胡 6 克、制香附 10 克。每日 1 剂，水煎服，每日 1 剂，2 次/日。30 天为 1 个疗程。

（2）益肾健脑颗粒剂（中西医结合学报，2004 年第 2 期）

【组成与用法】制首乌 30 克　桑葚 10 克　枸杞子 15 克　五味子 5 克　丹参 15 克　葛根 30 克　红花 10 克　石菖蒲 10 克　郁金 10 克　远志 10 克　全蝎 5 克　山楂 30 克。每包含生药 15 克，1 包/次，3 次/d，沸水冲服。

【功效与主治】滋补肝肾，安神健脑，活血通络。

【加减应用】针对高血压病、冠心病、糖尿病、高脂血症等基础病症，使用西药治疗。

（3）脑脉通合丹参注射液（江西中医药，1995 年第 S1 期）

【组成与用法】脑脉通口服液，每次 1 支（每支 10mL，含生药川芎 12.5 克、天麻 8 克），每日 3 次。同时用丹参注射液 20mL 兑入 5% 葡萄糖或 9% 氯化钠液 250mL ~ 500mL 中，每日静脉点滴 1 次。

【功效与主治】养血活血，通络止痛。

【加减应用】头痛剧烈者，脑脉通口服液中加乳香、没药。

（4）玉参汤（中国医药指南，2007 年 9 月上半月刊）

【组成与用法】玉竹 30 克　玄参 15 克　北沙参 15 克　枸杞子 15 克　生黄芪 15 克　杜仲 15 克　桑寄生 15 克　丹参 15 克　生葛根 15 克　赤芍 15 克　干地龙 15 克　锁阳 10 克　怀牛膝 10 克　桃仁 10 克　红花各 10 克　蜈蚣 2 ~ 3 条。水煎服，每日 1 剂，2 次/日。

【功效与主治】益阴扶正，祛瘀通络。

【加减应用】挟痰热酌加胆南星、郁金、天竺黄、绞股蓝、瓜蒌、竹沥、法半夏；瘀血偏重加重活血化瓣药用量，并酌加土鳖虫、水蛭；阴虚偏重加重补阴药用量，并酌加龟板、鳖甲、干地黄。对高血压病、高脂血症、症状性癫痫、帕金森氏综合征、糖尿病、心律失常等常规用药。

（5）益肾活血汤（贵阳中医学院学报，1991 年第 1 期）

【组成与用法】葛根 30 克　白蒺藜 15 克　地龙 10 克　川芎 10 克　丹参 15 克　制何首乌 15 克　女贞子 10 克　枸杞子 10 克。水煎服，每日 1 剂，2 次/日。

【功效与主治】益肾活血。

【加减应用】血瘀甚者，加三棱、莪术；阴虚甚者，加五味子、玄参。

（6）补肾活血汤（曹元成经验方）

【组成与用法】熟地黄30克　山茱萸15克　山药30克　丹皮12克　茯苓15克　泽泻12克　黄精15克　龙眼肉15克　枸杞子15克　补骨脂15克　沙苑子12克　茺蔚子12克　肉桂10克　附子6克　当归15克　丹参20克　泽兰12克　甘草6克，水煎服，每日1剂，2次/日。

【功效与主治】补肾活血。

【加减应用】根据辨证可与补肾丸、活血丸口服。

3. 肝肾亏虚证

主症：疲劳，不耐劳作，头晕目眩，头痛，肢体麻木僵硬，健忘耳鸣，失眠多梦，五心烦热，咽干口燥，腰膝酸软，大便干燥，尿少色黄，舌红少苔，脉细数。

治法：滋补肝肾，养阴通络。

（1）补肝汤加味（《医学六要》）

【组成与用法】当归8克　生地黄20克　川芎8克　白芍20克　木瓜6克　麦冬12克　酸枣仁12克　首乌12克　甘草6克。水煎服，每日1剂，2次/日。

【功效与主治】补养肝阴。

【加减应用】若阴虚潮热，颧赤盗汗者，加地骨皮、白薇、青蒿。

（2）滋补肝肾汤（山东中医学院学报，1995年第5期）

【组成与用法】玄参9克　麦冬9克　益母草15克　首乌15克　枸杞子12克　菟丝子12克　女贞子9克　丹皮9克　覆盆子9克　桑葚15克。水煎服，每日1剂，2次/日。

【功效与主治】补益肝肾，和血养阴。

【加减应用】气短懒言明显加黄芪、党参；畏寒明显加附子、肉桂；失眠重加酸枣仁、柏子仁；头痛明显加川芎、全蝎；有低热加青蒿、地骨皮。

（3）济阴地黄丸（《证治准绳》）

【组成与用法】五味子5克　麦冬15克　当归10克　熟地黄15克　肉苁蓉15克　山茱萸10克　干山药15克　枸杞子15克　甘菊花10克　巴戟肉10克。水煎服，每日1剂，2次/日。

【功效与主治】滋补三阴，固肾养脑。

【加减应用】头痛者，加蔓荆子、川芎；虚火者，去巴戟天、肉苁蓉，加银柴胡、胡黄连。

（4）补肾育阴汤（湖北中医杂志，2007年第4期）

【组成与用法】山药12克　枸杞子12克　茯苓12克　鹿角胶12克　菟丝子10克　熟地黄10克　杜仲10克　知母10克　当归10克　酸枣仁10克　山茱萸15克　女贞

子15克 旱莲草15克 制首乌15克 丹参15克。水煎服，每日1剂，2次/日。

【功效与主治】滋补肾阴。

【加减应用】头晕者，加蓝布正、鹿衔草；头痛者，加菊花、细辛。

4. 风阳上亢，脑络痹阻证

主症：眩晕欲仆，头胀头痛，耳鸣，急躁易怒，肢体麻木，或活动不利，记忆下降，面赤，舌红少苔，脉弦。

治法：潜阳息风，活血通络。

（1）玉竹钩藤汤（李斯炽经验方）

【组成与用法】丹参12克 玉竹12克 女贞子12克 生牡蛎12克 钩藤12克 竹茹12克 白芍15克 麦冬9克 茯神9克 柏子仁9克 知母9克 远志6克 石菖蒲6克 甘草3克。水煎服，每日1剂，2次/日。

【功效与主治】滋阴潜阳，开窍化痰。

【加减应用】耳鸣者，加磁石。

（2）羚羊角骨汤（邓铁涛经验方）

【组成与用法】羚羊角骨25克 钩藤15克 白芍12克 地龙12克 石决明30克 天竺黄10克 杜仲12克 牛膝15克。水煎服，每日1剂，2次/日。

【功效与主治】平肝息风，镇肝潜阳，活血化瘀。

【加减应用】瘀血重者，加鸡冠花、鬼箭羽、桃仁、红花；兼热盛者，可加黄芩、莲子心、石膏；兼痰可加胆南星、全蝎、僵蚕；兼失语者加全蝎、石菖蒲，或合至宝丹。

（3）羚角钩藤汤加减（《通俗伤寒论》）

【组成与用法】羚羊角粉（冲）0.2克 钩藤30克 菊花30克 夏枯草30克 珍珠母（先煎）30克 生地黄15克 石决明15克 地龙15克 川牛膝15克 赤芍10克 僵蚕10克 牡丹皮10克。水煎服，每日1剂，2次/日。

【功效与主治】平肝潜阳，息风止痛，活血通络。

【加减应用】急躁易怒者，加栀子、莲子心。

（4）养阴通脑颗粒（张学文经验方）

【组成与用法】生地黄20克 石斛10克 生黄芪20克 葛根20克 水蛭10克 川芎10克。制成颗粒剂，每包5.5克。每次1包，每日3次。

【功效与主治】养阴益气，化瘀通络。

【加减应用】可以配合使用阿司匹林、瑞舒伐他汀等。

对症良方

1. 改善CADASIL的头痛、认知功能和失眠

（1）养血清脑颗粒（内蒙古医学杂志，2014年第11期）

【组成与用法】当归10克 川芎10克 白芍10克 熟地黄20克 钩藤15克 鸡

血藤 30 克　夏枯草 10 克　决明子 30 克　珍珠母 15 克　延胡索 15 克　细辛 5 克。制成颗粒剂，每次 4.0 克，口服，每日 3 次，连续服药 8 周。

【功效与主治】缓急止痛，养血平肝，活血清脑。

【加减应用】认知功能障碍者，加用美金刚。

（2）清上蠲痛汤（《寿世保元》）

【组成与用法】当归 10 克　川芎 10 克　白芷 10 克　细辛 3 克　羌活 10 克　独活 15 克　防风 10 克　菊花 10 克　蔓荆子 15 克　苍术 10 克　麦冬 15 克　黄芩 10 克　甘草 3 克。水煎服，每日 1 剂，2 次/日。

【功效与主治】清利头目，散风止痛。

【加减应用】头痛日久者，加鬼箭羽、鸡冠花。

（3）加味左归饮（《医学从众录》）

【组成与用法】熟地黄 15 克　山茱萸 10 克　山药 15 克　茯苓 15 克　枸杞子 15 克　肉苁蓉 15 克　细辛 5 克　炙甘草 5 克　川芎 10 克。水煎服，每日 1 剂，2 次/日。

【功效与主治】滋补肝肾，缓急止痛。

【加减应用】头痛剧烈者，加全蝎、蜈蚣。

2. 改善 CADASIL 的脑微出血

（1）活血涤痰汤（中国实验方剂学杂志，2015 年第 4 期）

【组成与用法】丹参 20 克　黄芪 50 克　枸杞子 15 克　银杏叶 15 克　制何首乌 15 克　天麻 15 克　石菖蒲 15 克　川芎 10 克　泽泻 15 克　竹茹 10 克　葛根 20 克　地龙 10 克　大黄 10 克。水煎服，每日 1 剂，2 次/日。

【功效与主治】益气活血，利水通腑，豁痰醒脑。

【加减应用】血压高者，去黄芪、葛根；血糖高者，加黄连；颅压不高者，去大黄、泽泻。

（2）加味滋阴止血饮（李藻云经验方）

【组成与用法】生地黄 15 克　当归 9 克　白芍 12 克　茯苓 12 克　旱莲草 12 克　女贞子 12 克　仙鹤草 15 克　珍珠母 24 克　鳖甲 30 克。水煎服，每日 1 剂，2 次/日。

【功效与主治】养肝潜阳，滋阴止血。

【加减应用】头痛者，加白蒺藜、钩藤；烦躁不安者，加酸枣仁、首乌藤。

（3）破血化瘀填精补髓方（中国中医急症，2015 年第 1 期）

【组成与用法】石菖蒲 15 克　全瓜蒌 20 克　烫水蛭 8 克　生大黄 10 克　蒲黄 15 克　龟板胶 10 克　虻虫 5 克　三七 10 克。水煎服，每日 1 剂，2 次/日。

【功效与主治】破血行瘀，消痰利水，泄热通经，填精补髓。

【加减应用】可联合醒脑静注射剂使用。

3. 改善 CADASIL 的皮质下梗死和白质脑病

（1）化瘀通络方（冯方俊经验方）

【组成与用法】丹参15克 桃仁10克 红花10克 赤芍10克 当归10克 川芎10克 地龙12克 僵蚕10克 郁金10克 石菖蒲10克 胆南星10克 甘草6克。水煎服，每日1剂，2次/日。

【功效与主治】活血化瘀，化痰通络。

【加减应用】气虚血瘀者加黄芪；肝经热盛者加羚羊角、钩藤；痰热腑实者加大黄；阴虚风动者加白芍、麦冬、钩藤；痰湿热盛者加制半夏、竹茹。

（2）补血破瘀汤（《医林改错》）

【组成与用法】当归9克 生地黄9克 桃仁12克 红花9克 枳壳6克 赤芍克 柴胡3克 甘草3克 桔梗4.5克 川芎4.5克 牛膝10克。水煎服，每日1剂，2次/日。

【功效与主治】活血祛瘀，行气通络。

【加减应用】血压高者，去桔梗、柴胡，加川楝子。

（3）脑心康方（辽宁中医药大学学报，2008年第11期）

【组成与用法】赤芍10克 川芎10克 王不留行10克 当归10克 地龙10克 黄芪30克 鸡血藤30克 伸筋草15克。水煎服，每日1剂，2次/日。3周为1个疗程。

【功效与主治】益气活血，通经活络。

【加减应用】可配合银杏叶胶囊使用。

4. 改善CADASIL的发作性肢体抽搐

（1）风引汤（辽宁中医杂志，2003年第6期）

【组成与用法】寒水石30克 滑石（另包）10克 赤石脂30克 白石脂30克 紫石英30克 石膏30克 龙骨30克 牡蛎30克 干姜10克 大黄各10克 桂枝15克 甘草10克。制成水煎液，每50mL含生药40克，首次发病后，每日3次口服或鼻饲汤药50mL；局灶性发作不予西药治疗，大发作和癫痫持续状态，首次发病用安定20～40mg静脉注射，病情控制后用鲁米那0.1克，每隔6小时肌注1次，治疗3天。注意保持呼吸道通畅，对脑水肿、感染、水电解质失衡要对症处理，全部患者在控制癫痫发作的同时应用治疗脑梗死的药物。

【功效与主治】重镇心肝，除热瘫痫。

【加减应用】大便干燥者，可稍加量；大便溏泻者，可稍减量。

（2）白利丸（新中医，1986年第6期）

【组成与用法】明矾70克 郁金30克 朱砂15克 利眠宁40毫克 鲁米那40毫克。将上药共研成极细末，或者制成水丸，或装入胶囊。成人日服2次，每次2.5克，饭后服。20天为1疗程。忌辛、辣。

【功效与主治】解痉，安神镇静，豁痰开窍。

【加减应用】可用辨证汤剂送服。

第二节　脑血管肌纤维发育不良

脑血管肌纤维发育不良即 FMD。是一种以中小动脉非动脉粥样硬化性平滑肌纤维和弹性组织异常为特征的遗传性疾病。青年或中年起病，其神经系统异常表现为轻偏瘫、偏侧感觉障碍、失语、忽略等短暂性脑缺血发作（大约 7～67%）或脑梗死（大约 0～2%）症状。颞浅动脉活检可能显示诊断意义。FMD 治疗措施：（1）若 FMD 患者存在肾脏症状，可行保守治疗；若患者存在高血压症状，可行常规降压药物治疗。以上两点遵循与动脉粥样硬化性肾脏疾病诊治相同的原则。（2）若 FMD 患者存在颈动脉或脑血管疾病症状，则药物治疗效果有限，需行介入治疗。（3）常用的血管介入方式为不放置支架的血管成形术，但老年患者治疗效果不佳，需注意预防栓塞在内的多种并发症。（4）考虑到 FMD 可进展为动脉粥样硬化，部分医生建议采取积极的治疗措施，如给予患者阿司匹林或他汀等药物治疗预防 FMD 危险因素。

本病对应的中医病症名属于“小中风”、“眩晕”、“脑络痹”、“脉痹”等等范畴。其发病与肝肾亏虚、肝阳上扰、风邪侵袭、脉络痹阻有关，临床从补益肝肾、滋阴潜阳、祛风通络、活血通脉论治。

诊断要点

1. FMD 人群病发率约为 4%，女性多发；

2. FMD 多数情况为良性疾病，患者无症状，或仅存在轻度动脉狭窄、扩张，预后较好；

3. FMD 患者症状严重度变异性较大，部分患者可有动脉夹层、肾梗死或卒中。

通用良方

1. *蠲痹汤*（《医学心悟》）

【组成与用法】 羌活 15 克　独活 15 克　桂心 10 克　秦艽 15 克　海风藤 15 克　桑枝 15 克　当归 10 克　川芎 15 克　乳香 6 克　广木香 6 克　甘草 3 克　细辛 10 克。水煎服，每日 1 剂，2 次/日。

【功效与主治】 祛风散寒，除湿通络。

【加减应用】 痛甚加威灵仙、防己；恶寒、无汗加荆芥、薄荷、麻黄；发热、汗出，加柴胡、知母、生石膏；湿盛，加薏苡仁、萆薢。

2. *三甲复脉汤*（《温病条辨》）

【组成与用法】 炙甘草 30 克　干地黄 15 克　白芍药 10 克　阿胶 15 克　麻仁 15 克　麦冬 15 克　生牡蛎 15 克　生鳖甲 15 克　生龟板 15 克。生牡蛎、生鳖甲、生龟板先煎，阿胶烊化冲。

【功效与主治】滋阴潜阳，缓急复脉。

【加减应用】头晕者，加白蒺藜、天麻；肢体麻木者，加全蝎。

3. 养血治痹汤（刘立华经验方）

【组成与用法】当归30克 白芍15克 桂枝12克 细辛6克 大枣15克 威灵仙15克 郁金15克 僵蚕10克 茯苓10克。水煎服，每日1剂，2次/日。

【功效与主治】养血温经，调营通络。

【加减应用】上肢麻木痛甚者加牛膝、海风藤；腰部痛甚者加续断、鸡血藤；下肢麻木痛甚者加桑寄生、络石藤；腰部以下沉重麻木者加杜仲、薏苡仁；关节红肿有灼热感者，桂枝、细辛减量，加黄柏、知母；气血虚者，重用当归、加黄芪；瘀血甚者加川芎、地龙；病久、疼痛难忍者加蜈蚣、水蛭。

辨证良方

1. 肝肾亏虚、肝阳上扰证

主症：眩晕，头目不清，头重目胀，偏侧麻木，全身酸疼，烦躁不安，失眠多梦，舌红少苔，脉弦。

治法：补益肝肾，滋阴潜阳。

（1）羚羊角汤（《医醇剩义》）

【组成与用法】羚羊角6克 龟板24克 生地黄18克 白芍3克 牡丹皮4.5克 柴胡3克 薄荷3克 菊花6克 夏枯草4.5克 蝉蜕3克 生石决明（打碎）24克 红枣10枚。水煎服，每日1剂，2次/日。

【功效与主治】滋阴清热，息风潜阳。

【加减应用】恶心者，可加竹茹、法半夏；失眠者，加首乌藤、酸枣仁。

（2）加减建瓴汤（王少华经验方）

【组成与用法】生地黄15克 杭白芍10克 枸杞子15克 石决明30克 生牡蛎30克 龙齿30克 柏子仁15克 杭菊花10克 嫩钩藤15克。水煎服，每日1剂，2次/日。

【功效与主治】滋阴潜阳。

【加减应用】耳鸣加煅灵磁石，打碎先煎；心悸、健忘者，加炙龟板、远志；咳痰、泛泛欲吐者，去龙齿，加陈皮、白僵蚕、天麻；兼阳虚见症者，加龟鹿二仙胶、菟丝子；胸痞少纳者，去枸杞子、生地黄，用砂仁少许，加陈皮、绿萼梅。

2. 风邪阻络证

主症：肢体麻木，手指活动不利，偶有语塞，疲乏无力，舌质淡白或淡红，舌苔薄白，脉浮弦促。

治法：祛风通络。

（1）牵正散加味（中西医结合心脑血管病杂志，2012年第1期）

【组成与用法】全蝎3克 僵蚕10克 白附子6克 防风10克 荆芥10克 赤芍

10克　桃仁10克　红花6克　羌活10克　白芷10克　地龙10克。水煎服，每日1剂，2次/日。

【功效与主治】祛风通络，活血化痰。

【加减应用】痰甚者，加皂角、胆南星；瘀血者，加苏木、王不留行。

（2）复方祛风通络方（《关幼波临床经验选》）

【组成与用法】生黄芪15克　僵蚕4.5克　全蝎3克　钩藤30克　玄参12克　知母10克　黄柏10克　桔梗7.5克　滁菊花10克　生地黄15克　川芎4.5克　赤芍12克　白芍12克　当归12克　丹参15克　刺蒺藜10克　蜈蚣4条。水煎服，每日1剂，2次/日。

【功效与主治】祛风化痰通络，养血平肝。

【加减应用】正气不虚者，去黄芪、玄参、当归、白芍、生地黄。

3. 瘀血痹阻证

主症：轻偏瘫，头皮或肢体麻木，偶有失语，面部黯黑，舌质紫黯或有瘀斑，舌苔薄白或薄黄，脉沉弦细涩。

治法：活血化瘀，疏通脉络。

（1）健脑散（中医杂志，1989年第1期）

【组成与用法】红人参15克　土鳖虫21克　当归21克　枸杞子21克　制马钱子15克　川芎15克　地龙12克　制乳香12克　没药12克　炙全蝎12克　紫河车24克　鸡内金24克　血竭9克　甘草9克。上药研极细末，每早晚各服4.5克，开水送服，可连续服2～3月。

【功效与主治】化瘀通络。

【加减应用】参须30克可代红人参。

（2）化瘀通脉汤（傅冠城经验方）

【组成与用法】酒炒丹参15克　全当归15克　红花10克　炒桃仁10克　炙水蛭10克　炙穿山甲10克　炒乳香10克　炒没药10克　炒王不留行15克　川芎10克　生甘草10克。水煎服，每日1剂，2次/日。

【功效与主治】活血化瘀，通经活络。

【加减应用】体弱者加生黄芪、党参。

（3）活络效灵丹（《医学衷中参西录》）

【组成与用法】当归25克　丹参25克　生明乳香25克　生明没药25克。上药全研细末，备用，亦可水泛为丸。若为散剂，一剂分作4次服，温酒送下。或作汤服。

【功效与主治】活血祛瘀，疏通脉络。

【加减应用】阴虚者加石斛、生地黄、黄柏；气虚者加党参、黄芪。

对症良方

1. FMD的高血压症状

（1）通降煎（于敏经验方）

【组成与用法】生地黄25克 女贞子20克 夏枯草15克 益母草15克 丹参20克 杜仲25克 白芍15克 枸杞子20克 牛膝15克 决明子15克。水煎服，每日1剂，2次/日。

【功效与主治】滋补肝肾，活血通脉。

【加减应用】头晕者，加天麻、钩藤；浮肿者，加小通草、防己。

（2）三草降压汤（刘渡舟经验方）

【组成与用法】益母草30克 夏枯草15克 龙胆草10克 白芍20克 炙甘草10克。水煎服，每日1剂，2次/日。

【功效与主治】清肝泻火，滋阴活血。

【加减应用】加牛膝引火下行；加石决明、珍珠母平肝潜阳；加黄芩、栀子清泄肝火；加大黄泻下实热；加丹皮凉血活血，加钩藤、菊花平肝息风；加茯苓、泽泻、滑石利湿消肿；目珠疼痛，按之如石，加茺蔚子、石斛、玄参以养肝阴。

（3）清脑降压片（时珍国医国药，2007年第7期）

【组成与用法】黄芩100克 夏枯草60克 槐米60克 磁石（煅）60克 牛膝60克 当归100克 地黄40克 丹参40克 水蛭20克 钩藤60克 决明子100克 地龙20克 珍珠母40克。上十三味，珍珠母、磁石、当归、钩藤粉碎成细粉，过筛。其余黄芩等九味加水煎煮二次，第一次3小时，第二次2小时，合并煎液，滤过，滤液减压浓缩成膏，加入珍珠母等细粉，混匀，制成颗粒，干燥，压制成1000片，包糖衣，即得。口服，一次4～6片，一日3次。

【功效与主治】平肝潜阳，清脑降压。

【加减应用】可与降糖降压降脂药物联用。

2. FMD的短暂性脑缺血发作症状

（1）养阴通脑颗粒（张学文经验方）

【组成与用法】生地黄15克 生黄芪15克 石斛10克 葛根30克 水蛭3克 川芎10克。制成颗粒剂，每次10克，冲服，一日3次。

【功效与主治】养阴益气，活血通脉。

【加减应用】无。

（2）活血通脉汤（石占城经验方）

【组成与用法】当归15克 白芍12克 川芎12克 红花12克 丹参15克 桃仁12克 牛膝各12克 鸡血藤15克 乌梢蛇10克 白花蛇6克 桂枝10克 黑栀子6克 神曲10克 甘草6克。水煎服，每日1剂，2次/日。

【功效与主治】活血通脉。

【加减应用】风邪侵袭者，加海风藤、威灵仙；痰瘀交阻者，加白附子、胆南星。

第三节　脑淀粉样血管病

脑淀粉样血管病（cerebral amyloid angiopathy，CAA）是指β~淀粉样蛋白在大脑皮质和髓质的中小动脉（极少累及静脉）中层和外膜上的沉积。淀粉样蛋白在脑内的沉积可以是任何疾病的组成部分，但不伴有全身性淀粉样蛋白沉积。业已查明，CAA是Alzheimer病（AD）的一种形态学标志，但也经常见于那些神经功能正常的老年患者中。CAA通常无症状，但也可表现为颅内出血（ICH）、痴呆或刻板样短暂性神经功能缺损（通常包括面部无力、感觉异常或麻木），其中以ICH最为常见。据估计，在60岁以上的ICH患者中15%是由CAA引起的，而在70岁以上的非创伤性脑叶ICH患者中，CAA可高达50%［约15~20/（10万·年）］。在老年AD和Down综合征患者中，CAA和CAA相关性脑出血尤为常见。根据出血大小和部位的不同，额叶ICH可表现为从一侧肢体无力到意识水平受损伴对侧轻偏瘫、偏身感觉减退和水平凝视麻痹的任何症状。左半球出血可表现为失语，较前部的出血可导致意识丧失伴额叶释放征。顶叶ICH表现为偏身感觉减退、同侧偏盲、偏侧忽视和失用症。优势半球颞叶血肿可导致失语和偏盲，非优势半球血肿可导致意识模糊状态。枕叶ICH常伴发单侧偏盲或象限盲和视幻觉。大多数CAA是无法治疗的。CAA相关性ICH的处理与ICH的处理原则相同。但特别要注意避免抗凝治疗，并注意管理颅内压和预防并发症。如果血管造影和脑活检发现同时存在血管炎，则提示有长期类固醇和环磷酰胺治疗的指征（1年）。当血肿引起显著的占位效应并有脑疝形成的倾向时，血肿清除术能够挽救生命，尤其是颅内压增高经药物治疗无效时。血肿清除术的目的是降低颅内压。

本病属于中医学“脑络痹”、“郁病”、“虚损”、“出血中风”、“痴呆”、“昏迷”等范畴。由于先天精气不足，气化失调，脑窍虚滞，神机不利，痰瘀毒浊痹阻经脉、络脉、玄府，影响脑髓功能，发为脑淀粉样血管病。治疗原则为补益正气，活血化瘀，利水化痰，解毒化浊，开窍醒神。

诊断要点

波士顿脑淀粉样血管病研究组详细制定了有关伴有ICH的CAA的诊断指南。将CAA的诊断分为4级，即明确的CAA、有病理学证据的高度可能的CAA、很可能的CAA和可能的CAA。前3个等级要求肯定无其他可致出血的病因；尽管其有效性还需要进一步验证，但这一指南已用于临床。

1. 明确的CAA：完整的尸体解剖检查发现脑叶、皮质、或皮质-皮质下出血和严重CAA的证据。

2. 有病理学证据的高度可能的CAA：临床资料和病理组织学（通过对血肿或皮

质活检标本）证实有出血，同时伴有上面提到的特征和不同程度的血管淀粉样蛋白沉积。

3. 很可能的CAA：>60岁的患者，临床资料和MRI结果（缺乏病理学证据时）证实有多发性血肿（如上所述）。

4. 可能的CAA：>60岁的患者，临床和MRI资料提示有单个脑叶、皮质或皮质－皮质下出血而无其他病因时，或多发性出血有可能但不是确定性的病因时，或某些不典型部位的出血时，均可考虑为可能的CAA。

5. 鉴别诊断：鉴别诊断应包括前循环卒中、心源性栓塞性卒中、脑动脉瘤、额叶综合征、额叶和颞叶痴呆、头部外伤、颅内出血、癫痫部分发作、创伤后癫痫以及溶栓治疗的并发症。其他尚需考虑到的情况包括：抗凝治疗并发症、血液病、支气管癌、绒毛膜癌、原发和转移性中枢神经系统肿瘤、纤溶疗法并发症、高血压、恶性黑色素瘤、肾细胞癌、吸毒及血管畸形。

通用良方

1. 舒肝散结方（印会河经验方）

【组成与用法】柴胡9克　丹参15克　赤芍15克　当归15克　生牡蛎（先煎）30克　玄参15克　川贝母（分冲）3克　夏枯草15克　海藻15克　昆布15克　海浮石（先煎）15克　牛膝9克。水煎服，每日1剂，2次/日。

【功效与主治】舒肝散结。

【加减应用】颅压高者加泽兰叶、葶苈子。

2. 清热解毒化痰活血方（中国中医药报，2011年第4期）

【组成与用法】金银花3克　夏枯草5克　党参10克　白术10克　甘草3克　半夏6克　炒白芥子3克　紫背天葵3克　姜黄3克　陈皮3克　白花舌蛇草6克　山甲珠3克　山慈姑3克　土鳖虫3克　炙僵蚕3克　水蛭2克。上药研为细末，装胶囊吞服。每两日一剂，每日服3次。

【功效与主治】清热解毒，软坚散结，活血化瘀。

【加减应用】无。

3. 补阳还五汤合菖蒲郁金汤加减（周文泉经验方）

【组成与用法】黄芪25克　赤芍15克　川芎15克　红花10克　桃仁10克　地龙10克　川牛膝10克　石菖蒲15克　郁金10克　远志10克　丹参30克　全蝎10克　竹茹10克　胆南星10克　炙甘草6克。水煎服，每日1剂，2次/日。

【功效与主治】益气化瘀，涤痰开窍。

【加减应用】随证加减。

4. 周义杰经验方（《中风病诊疗常规》）

【组成与用法】熟大黄12克　法半夏12克　茯苓9克　陈皮9克　胆南星9克　竹茹9克　天竺黄9克　石菖蒲15克　远志12克　石决明15克　桃仁9克　红花6克

川芎9克　赤芍9克　全蝎3克　僵蚕3克　地龙9克　水蛭9克。水煎服，每日1剂，2次/日。

【功效与主治】行瘀导滞，通腑解毒，涤痰通络，开窍醒神。

【加减应用】大便通者改熟大黄。

辨证良方

1. 髓海不足证

主症：抑郁不欢，智力下降，神情呆滞，记忆力和计算力下降，懈怠思卧，头晕耳鸣，舌瘦质淡红，脉沉细弱。

治法：滋补肝肾。

（1）金匮肾气汤加减（周文泉经验方）

【组成与用法】党参30克　黄芪15克　熟地黄30克　当归15克　山茱萸肉12克　白术15克　白芍15克　茯苓30克　枸杞子30克　炙龟板10克　女贞子10克　仙灵脾15克　山药15克　青皮6克　陈皮6克　菟丝子30克　五味子9克　补骨脂20克　鸡内金10克　焦三仙各15克　石菖蒲10克　郁金10克。水煎服，每日1剂，2次/日。

【功效与主治】补肾健脾，益气生精。

【加减应用】随症加减。

（2）补肾益髓汤加减（中外医疗，2010年第2期）

【组成与用法】鹿角胶10克　龟板胶10克　熟地黄15克　山萸肉10克　白术10克　当归15克　淮山药30克　石菖蒲10克　广郁金10克　杏仁10克　炙远志10克。水煎服，每日1剂，2次/日。

【功效与主治】补肾益髓开窍。

【加减应用】纳谷不香者加用炒谷芽、炒麦芽、炙鸡内金、砂仁、白蔻仁；苔腻者加用姜半夏、陈皮、苍术等化痰祛湿之品。

2. 风痰阻窍证

主症：表情呆痴，智力减退，或哭笑无常，或默默不语，或者神气不清，舌强难言，肢体不利，头眩脚软，口多痰涎，舌质淡或红，苔黄腻或腐浊，脉滑或濡。

治法：祛风化痰，开窍醒神。

（1）李斯炽经验方（《李斯炽医案》）

【组成与用法】法半夏9克　茯苓9克　竹茹12克　牡蛎12克　生白芍12克　枳实9克　钩藤12克　桑枝30克　牛膝6克　石菖蒲9克　郁金9克　天花粉12克　瓜蒌皮20克　琥珀（冲）6克　冬瓜仁12克　甘草3克。水煎服，每日1剂，2次/日。

【功效与主治】养肝潜阳利湿，豁痰开窍通络。

【加减应用】神志清醒后，加女贞子、山药、芦根滋阴柔肝而不滋腻。

（2）清热化痰汤（《医宗金鉴》）

【组成与用法】人参10克　白术10克　茯苓15克　甘草（炙）6克　橘红6克　法半夏6克　麦冬15克　石菖蒲10克　枳实6克　木香6克　竹茹10克　黄芩10克　黄连6克　胆南星6克。水煎，加竹沥、生姜汁服。

【功效与主治】清热化痰，健脾益气。治疗脑淀粉样血管病中风痰热者。

【加减应用】热甚者加栀子，去人参、白术。

3. 瘀血内结，经脉痹阻证

主症：表情迟钝，言语不利，动作缓慢，或思维异常，行为古怪，善忘，易惊恐，面色黧黑，肢体活动不利，口干不欲饮，舌质暗或有瘀斑，脉细涩。

治法：活血化瘀，通脉开窍。

（1）桃仁复苏汤加减（《中医名方全书》）

【组成与用法】桃仁10克　生大黄10克　甘草6克　玄明粉（分冲）10克　桂枝10克　龙骨（先煎）30克　牡蛎（先煎）30克　朱茯神15克　石菖蒲10克　远志10克　蜈蚣2条。水煎服，每日1剂，2次/日。

【功效与主治】活血化瘀，通腑解毒，潜阳开窍。主治脑淀粉样血管病瘀血内结者。

【加减应用】神情默默者，加制胆南星。

（2）破瘀通络汤加减（广州中医药大学学报，2000年第3期）

【组成与用法】土鳖虫15克　穿山甲15克　莪术30克　红花15克　当归15克　鸡血藤30克　生黄芪20克　延胡索30克。水煎服，每日1剂，2次/日。

【功效与主治】活血破瘀，疏通脉络。

【加减应用】关节肿痛、晨僵明显者加薏苡仁30克、猪苓15克、泽泻10克。

（3）化瘀通络散（新中医，1992年07期）

【组成与用法】丹参30克　当归20克　川芎15克　地龙15克　全蝎15克　三棱10克　莪术10克　桂枝10克　川牛膝20克　桑枝10克　木瓜30克　生黄芪20克　龟板15克　生甘草5克。水煎服，每日1剂，2次/日。

【功效与主治】活血养血，疏通经脉。

【加减应用】阴虚甚者，去桂枝、黄芪，加玄参、天花粉。

4. 湿热浊毒阻络证

主症：头痛，头目不清，眼睑下垂，面部感觉异常或麻木，口干苦，渴欲饮水，便干溲赤，舌红苔薄黄或黄腻或腐苔，脉弦细或滑数。

治法：清热化浊解毒。

（1）清热利湿解毒汤（山东中医学院学报，1988年第2期）

【组成与用法】金银花30克　紫花地丁18克　蒲公英24克　白花蛇舌草30克　土茯苓30克　土贝母12克　羌活9克　赤芍21克　苍术12克　黄柏12克　薏苡仁24克。水煎服，每日1剂，2次/日，忌茶。

【功效与主治】清热解毒，利湿通络，祛风除浊，活血化瘀。

【加减应用】热毒炽盛，头面烘热明显，伴全身发热者，重用金银花、蒲公英、紫花地丁、土贝母；流涎，记忆障碍，舌苔腐浊厚剥者，重用土茯苓、白花蛇舌草、黄柏、薏苡仁。

（2）清解三藤汤加减（《风湿病效方400首》）

【组成与用法】雷公藤（先煎）15克　青风藤30克　红藤15克　金银花15克　蒲公英12克　黄柏15克　土茯苓30克　白芍12克　甘草6克。水煎服，每日1剂，2次/日。

【功效与主治】化浊解毒，清热通络。

【加减应用】热甚者加板蓝根15克、连翘12克、石膏30克、知母15克；肢体浮肿，指趾麻木者加蜂房10克、夏枯草15克、猪苓15克。

对症良方

1. 脑淀粉样血管病神郁者

（1）赵东奇经验方（《抑郁症秘方》）

【组成与用法】石菖蒲15克　茯苓15克　醋白芍15克　醋青皮15克　醋郁金15克　醋香附15克　姜栀子15克　姜半夏15克　胆南星6克　化橘红15克　海浮石15克　川贝母15克　广木香12克　酸枣仁15克　灯芯草3克　朱砂（水飞冲服）0.5克。水煎服，每日1剂，2次/日。

【功效与主治】清火化痰，佐以疏肝理气。治疗抑郁症。

【加减应用】热甚者，加生大黄。

（2）佛手郁金汤加减（《中医名方全书》）

【组成与用法】佛手10克　郁金10克　黄连6克　法半夏9克　木香6克　白芷6克　白术9克　蒲公英12克　炒白芍10克　乌贼骨10克　甘草6克，水煎服，每日1剂，2次/日。

【功效与主治】疏肝清热，理气健脾，缓急止痛。

【加减应用】若疼痛甚者，可加用五灵脂、炒蒲黄；若便秘者，可加用火麻仁、煨葛根。

2. 脑淀粉样血管病痴呆者

（1）七福饮加减（《景岳全书》）

【组成与用法】熟地黄20克　当归15克　人参10克　白术10克　炙甘草10克　远志6克　杏仁6克。水煎服，每日1剂，2次/日。

【功效与主治】填精补髓，益气开智。主治智力下降，神情呆滞，记忆力和计算力下降，懈怠思卧，头晕耳鸣，舌瘦质淡红，脉沉细弱。

【加减应用】肝肾阴虚，年老智能减退，腰膝酸软，头晕耳鸣者，去人参、白术，加怀牛膝10克、生地黄15克、枸杞子10克、女贞子10克、制何首乌10克；

肾阳亏虚，症见面白无华，形寒肢冷，口中流涎，舌淡者，加熟附片3克、巴戟天10克、益智仁15克、仙灵脾10克、肉苁蓉10克；兼言行不经，心烦溲赤，舌红少苔，脉细而弦数者，加丹参15克、莲子心3克、石菖蒲10克，加服知柏地黄丸。

（2）指迷汤加减（《中医名方全书》）

【组成与用法】人参10克　白术12克　法半夏10克　陈皮10克　石菖蒲15克　肉豆蔻8克　制南星10克　附片（先煎）8克　茯神12克　生酸枣仁15克　神曲12克　甘草10克。水煎服，每日1剂，2次/日。

【功效与主治】温肾健脾，化痰开窍。主治表情呆痴，智力减退，或哭笑无常，或默默不语，头晕重，口多痰涎，舌质淡，苔腻，脉滑或濡。

【加减应用】肝郁明显者，加柴胡10克、白芍10克、柏子仁10克、丹参15克；纳呆腹胀者，加木香10克、枳壳10克、莱菔子10克。

3. 脑淀粉样血管病出血中风者

（1）脑出血1号方（浙江中医杂志，1992年第8期）

【组成与用法】桑寄生30克　金银花30克　槐花30克　生地黄30克　地龙30克　鸡血藤30克　钩藤30克　菊花15克　当归15克　陈皮15克　胆南星10克　川贝母10克　全蝎6克。水煎服，每日1剂，2次/日。

【功效与主治】滋阴平阳，化痰泻火，适用于脑出血属肝阳上亢，痰火上扰型患者，常见舌质红，苔黄，脉弦数。

【加减应用】火热腑实者加生大黄、黄连。

（2）新血妙方（辽宁中医杂志，2001年第3期）

【组成与用法】炮山甲10克　皂角刺30克　生大黄　净桃仁各10克　紫丹参15克　地龙10克　当归10克　川芎10克。水煎服，每日1剂，2次/日。

【功效与主治】活血化瘀，通络开窍。用于蛛网膜下腔出血症属瘀血内结，脉络阻滞者。

【加减应用】头痛甚者加玄胡索；呕吐者加葶苈子；痰多者加尖贝母、白僵蚕。

第十七章　脑卒中并发症

脑卒中常会并发身体其他脏器的疾病，常见的有脑心综合征、肺部感染和急性肺水肿、急性消化道出血、褥疮、中枢性呼吸困难、中枢性呃逆、脑卒中后抑郁等，分述如下：

第一节　肺部感染

肺部感染是指终末气道、肺泡和肺间质的炎症，可由病原微生物、理化因素、免疫损伤、过敏及药物所致。根据发病的场所不同，分为社区获得性肺炎和医院获得性肺炎。社区获得性肺炎是指在医院外罹患肺炎，包括具有明确潜伏期的病原体感染而在入院后平均潜伏期内发病的肺炎；医院获得性肺炎是指患者入院时不存在，也不处于感染潜伏期，而于入院≥48h 在医院内发生的肺炎，包括在医院内获得感染而于出院后 48h 内发病的肺炎。其中以呼吸机相关肺炎最为常见，它是指建立人工气道（气管插管或切开）和接受机械通气 48h 后发生的肺炎。

中风病人发生肺部感染的机会增多：①老年人全身各器官系统的功能和结构都在衰退，不论是咽喉、气管等上呼吸道的防御功能，还是支气管、肺泡的通气和换气功能，都有不同程度的减退。尤其是原来就有慢性支气管炎、哮喘或肺气肿的老人，以及长期吸烟者，呼吸系统的病理状态就已经制造了感染的温床；②中风后一旦卧床，换气功能也会减低，特别是背部受压，妨碍了肺底部的通气，如有痰液也不易咳出，因此在不同程度上创造了感染发生的机会；③卧床后机体抵抗力下降也是一个重要因素。④中风后发生肺部感染较多见于昏迷的病人。昏迷时吞咽功能减退或丧失，于是口腔或鼻腔的分泌物大量流入气道。同时，由于咳嗽反射的减退或消失，分泌物便不能从气道排出，因其吸入而发生肺部感染，引起吸入性肺炎；⑤吸入性肺炎也可见于清醒的病人，多半是有不同程度软腭麻痹的患者，常见于两侧大脑半球的多发性梗死或脑干部位、特别是延脑的梗死。由于软腭麻痹，吞咽发呛，食物、水或口鼻分泌物可能会呛入气道，造成吸入感染的机会。社区获得性肺炎和医院获得性肺炎发病率分别约为 12/1000 人口和 5～10/1000 住院患者，今年发病率有增加的趋势。门诊患者肺炎病死率＜1%～5%，住院患者平均为 12%，入住重症监护病房者约为 40%。发病率和病死率高的原因与社会人口老龄化、吸烟、伴有基础疾病和免疫能力低下有关，如慢性阻塞性肺疾病、心力衰竭、肿瘤、糖尿病、尿毒症、神经系统疾病、药瘾、嗜酒、艾滋病、久病体衰、大型手术、应用免疫抑制剂和器官移植等。此外，亦与病原体变迁、新病原体出现、医院获得性肺炎发病率增加、病原学诊断困难、不合理使用抗生素导致细菌耐药性增加，尤其是多耐药病原体增加。正常的呼吸道免疫防御机制（支气管内黏液~纤毛运载系统、肺泡巨噬细胞等细胞防御的完整性等）是器官隆凸以下的呼吸道保持无菌。是否发生肺炎取决于两个因素：病原体和宿主因素。如果病原体数量多、毒力强和（或）宿主呼吸道局部和全身免疫防御系统损害，即可发生肺炎。病原体可通过下列途径引起社区获得性肺炎：①空气吸入；②血性播散；③邻近感染部位蔓延；④上呼吸道定植菌的误吸。医院获得性肺炎还可通过误吸胃肠道的定植菌（胃食管反流）和通过人工气道吸入环境中的致病菌引起。病原体直接抵达下呼吸道后，孳生繁殖，引起肺泡毛细血管充血、水肿，肺泡内纤维蛋白渗出及细菌浸润。除了金黄色葡萄球菌、铜绿假单胞菌和肺炎克雷伯杆菌等可引起肺组织的坏死性病变易形成空洞外，肺炎治愈后多不留瘢痕，肺的结构与功能均可恢复。

肺部感染属于中医“肺热病”的范畴。病位在肺，与心、肝、肾关系密切。因“温邪上受，首先犯肺”；若邪热内陷，即现“逆传心包”；或邪热羁留不解，深入下焦，则劫灼真阴，下竭肝肾。病性初病为阳、热、实证，后期则虚实夹杂或以虚为主。病机关键在于痰、热、毒互结于肺。本病是因机体正气不足，营不内守，卫不御外，抗病能力低下，暴感风热之邪而发。其感染途径是从口鼻而入，先犯上二焦肺卫，首当其冲，“肺主气属卫”，所以，风热犯肺，外而邪正相争，表现为发热恶寒；内而肺气不清，失于宣肃，则咳嗽咳痰。病势不解，则卫气之邪入里而达气分，肺气壅塞，出现高热烦渴、咳喘胸痛、咳痰带血等痰热壅肺之证，但病变重点始终在肺；若失治误治或治之不当或正不胜邪，必邪气深入，病情发展，其传变趋势有二，一为顺传于肺胃，而气（痰热壅肺）而营而血；一为逆传心包，而心营，而神明（脑）。所谓逆传心包者，为邪热内炽，上扰神明，神明错乱，而有神昏谵语、舌謇之症。总之，肺卫之邪顺传入气，逆传心营，是风温传变的两种不同趋向；若邪热深盛，邪正剧争，正气溃败，骤然外脱，则阴津失其内守，阳气不能固托，终则阴阳不能维系，形成阴竭阳脱。此外，风温热邪，久羁不解，易深入下焦，下竭肝肾，导致真阴欲竭，气阴两伤。

诊断要点

1. 社区获得性肺炎诊断（2012 年卫生部医疗服务标准专业委员会提出，2013 年 2 月实施）。

a）、b）、c）、d）中任何一项加 e），并除外肺结核、肺部肿瘤、非感染性肺间质性疾病、肺水肿、肺不张、肺栓塞、肺嗜酸性粒细胞浸润症、肺血管炎等，可建立临床诊断。a）~e）各项内容如下：

a）新近出现的咳嗽、咳痰，或原有呼吸道症状加重，出现脓性痰，伴或不伴胸痛；b）发热；c）肺实变体征和（或）湿性啰音；d）外周血 WBC > 10×10^9/L 或 < 4×10^9/L，伴或不伴核左移；e）胸部 X 线检查显示新出现片段、斑片状浸润性阴影或间质性改变，伴或不伴胸腔积液。

2. 医院获得性肺炎诊断（2012 年卫生部医疗服务标准专业委员会提出，2013 年 2 月实施）。

①至少行两次胸片检查（对无心、肺基础疾病，如呼吸窘迫综合征、支气管肺发育不良、肺水肿或慢性阻塞性肺病的患者，可行一次胸片检查），并至少符合以下一项：a）新出现或进行性发展且持续存在的肺部浸润阴影；b）实变；c）空洞形成。

②至少符合以下一项：a）发热（体温 > 38℃），且无其他明确原因；b）外周血 WBC > 12×10^9/L 或 < 4×10^9/L；c）年龄≥70 岁的老年人，没有其他明确病因而出现神志改变。

③至少符合以下两项：a）新出现的浓痰，或者痰的性状发生变化，或者呼吸道分泌物增多，或者需要吸痰次数增多；b）新出现的咳嗽、呼吸困难或呼吸频率加快，或原有的咳嗽、呼吸困难或呼吸急促加重；c）肺部啰音或支气管呼吸音；d）气体交换情况恶化，氧需求量增加或需要机械通气支持。

医院获得性肺炎诊断应符合①、②、③的要求。

通用良方

1. 小青龙汤（《伤寒论》）

【组成与用法】麻黄 3 克　芍药 10 克　细辛 3 克　干姜 6 克　桂枝 10 克　五味子 6 克　半夏 10 克　甘草 6 克。水煎服，每日 1 剂，2 次/日。

【功用与主治】解表散寒，温肺化饮

【加减应用】外寒证轻者，可去桂枝、麻黄改用炙麻黄；兼有热象而出现烦躁者，加生石膏、黄芩；兼喉中痰鸣，加杏仁、射干、款冬花以化痰降气平喘；若鼻塞，清涕多者，加辛夷、苍耳子；若兼水肿，加茯苓、猪苓。

2. 麻杏石甘汤（《伤寒论》）

【组成与用法】麻黄　杏仁　甘草　石膏各 10 克，水煎服，每日 1 剂，2 次/日。

【功用与主治】辛凉宣泄，清肺平喘

【加减应用】因肺中热甚，津液大伤，汗少或无汗者，加重石膏用量，或加炙桑皮、芦根、知母；若表邪偏重，无汗而见恶寒，加荆芥、薄荷、淡豆豉、牛蒡子；若痰黏稠、胸闷者，加瓜蒌、贝母、黄芩。外证已解者，百合二母汤解之（《剂阴纲目》）：百合、知母、贝母、麦冬、白茯苓、天花粉、前胡、陈皮、白术、黄芪、桔梗、五味子、酒生地黄、甘草

3. 简易杏子汤（《剂阴纲目》）

【组成与用法】杏仁 人参 茯苓 法半夏 肉桂 芍药各10克 细辛3克 五味子6克 甘草6克。水煎服，每日1剂，2次/日。

【功用与主治】健脾化痰。

【加减应用】湿痰者，加苍术、厚朴；热痰者，加胆南星、瓜蒌；寒痰者，加干姜、细辛；风痰者，加天麻、僵蚕。

4. 山虎汤（《医醇賸义》）

【组成与用法】蛤蚧 生地黄 山药 补骨脂 人参 沙参 茯苓 贝母 杏仁 麦冬 人乳 干姜各10克 沉香6克，水煎服，每日1剂，2次/日。

【功用与主治】补阳益气。

【加减应用】寒痰内盛，咳痰稀薄者，钟乳石、苏子、款冬花、法半夏；畏寒怯冷，尿少肢肿，加附子、干姜、桂枝、泽泻。

5. 神仙不老丸（《寿亲养老新书》）

【组成与用法】人参 牛膝 川巴戟天 蜀当归 杜仲 地黄 菟丝子 柏子仁 石菖蒲 枸杞子 地骨皮各10克，水煎服，每日1剂，2次/日。

【功用与主治】滋阴润肺

【加减应用】也可用滋阴润肺汤（《国医大师任继学》）：黑豆20克 龟板胶15克 炒熟地黄15克 枸杞子20克 生山药20克 天冬15克 麦冬15克 黄精15克 人参粉15克 用人乳浸24小时晒干用，每天冲1.5克，贝母15克，百合20克。水煎服，每日1剂，2次/日。

6. 化痰丸（《济阴纲目》）

【组成与用法】黄芩 胆南星 贝母 白芥子各10克 风化硝 滑石各6克，水煎服，每日1剂，2次/日。

【功用与主治】清热化痰。

【加减应用】兼喉中痰鸣，加杏仁、射干、款冬花以化痰降气平喘；津伤甚者，加沙参、玉竹；燥热甚者，加天冬、石斛；阴虚潮热，加银柴胡、青蒿、胡黄连。

7. 滋阴润肺汤（《国医大师任继学》）

【组成与用法】黑豆20克 龟板胶15克 炒熟地黄15克 枸杞子20克 生山药20克 天冬15克 麦冬15克 黄精15克 人参粉15克 用人乳浸24小时晒干用，每天冲1.5克，贝母15克、百合20克。水煎服，每日1剂，2次/日。

【功用与主治】滋阴润肺

【加减应用】津伤甚者，加沙参、玉竹；燥热甚者，加天冬、石斛；阴虚潮热，加银柴胡、青蒿、胡黄连。

8. 补阳温肺汤（《国医大师任继学》）

【组成与用法】鹿角胶15克 冬虫夏草15克 鹅管石20克 鹿茸粉2克冲为一次量 补骨脂15克 佛耳草15克 款冬花15克 贝母20克。水煎服，每日1剂，2次/

日。

【功用与主治】补阳益气。

【加减应用】咳痰量多色白，加炙苏子、莱菔子、白芥子；气虚及阳，畏寒怯冷，尿少肢肿，加附子、干姜、桂枝、泽泻。

9. 泻白散（《小儿药证直诀》）

【组成与用法】地骨皮　桑白皮各15克　粳米10克　甘草6克。水煎服，每日1剂，2次/日。

【功用与主治】清泻肺热，止咳平喘

【加减应用】肺经热重者，加黄芩、知母等以增强清泻肺热之效；燥热咳嗽者，可加瓜蒌皮、川贝母等润肺止咳；阴虚潮热者，加银柴胡、鳖甲滋阴退热；热伤阴津，烦热口渴者，加天花粉、芦根清热生津。

10. 葶苈大枣泻肺汤（《金匮要略》）

【组成与用法】葶苈子10克　大枣4枚，水煎服，每日1剂，2次/日。

【功用与主治】邪肺行水，下气平喘

【加减应用】湿痰者，加苍术、厚朴；热痰者，加胆南星、瓜蒌；寒痰者，加干姜、细辛；风痰者，加天麻、僵蚕。

辨证良方

肺实者，宜疏邪祛痰利气。偏于寒者宜温宣，偏于热着宜清肃。肺虚者，应辨其阴虚、气虚而培补之。阴虚者，滋阴养肺；气虚者，补益肺气；气阴并虚者，治当兼顾。

1. 风寒束肺

主症：恶寒发热，无汗，头痛，肢节酸楚，鼻塞流涕，或咳嗽频频，气喘急促，咳痰稀白，痰黏量多。舌苔薄白，脉浮而紧。

治法：疏风宣肺散寒

（1）三拗汤（《太平惠民和剂局方》）

【组成与用法】甘草　麻黄　杏仁各等分15克，水煎服，每日1剂，2次/日。

【功用与主治】宣肺解表

【加减应用】如表寒重，恶寒无汗而不发热者，加重麻黄、桂枝用量；鼻塞流涕较著，加荆芥、防风、苍耳子；喉中痰鸣有声，喘哮发作，加苏子、莱菔子、五味子、细辛；咳声嘶哑或失音者，加蝉蜕、胖大海等。

（2）麻黄汤（《伤寒论》）

【组成与用法】麻黄9克　桂枝6克　杏仁6克　甘草3克。水煎服，温覆取微汗。

【功用与主治】发汗解表，宣肺平喘

【加减应用】夹湿邪者，加白术；夹湿热者，加薏苡仁、黄连、栀子；兼里热者，加石膏、黄芩；痰多者，加桑白皮、枇杷叶。

（3）荆防达表汤（《古今医彻》）

【组成与用法】荆芥 防风 苏叶 白芷 橘红 杏仁 赤苓各10克 生姜 葱头 炒建曲各6克，水煎服，每日1剂，2次/日。

【功用与主治】疏风散寒

【加减应用】表湿重者，加羌活、独活；湿邪蕴中，加藿香。苍术、厚朴、法半夏；表寒重者，加麻黄、桂枝。

（4）荆防败毒散（《摄生众妙》）

【组成与用法】荆芥 防风 茯苓 独活 柴胡各10克 前胡 川芎 枳壳 羌活 桔梗 薄荷各6克 甘草3克。水煎服，每日1剂，2次/日。

【功用与主治】发散风寒，解表祛湿。

【加减应用】头痛者，加白芷、川芎；身热较著者，加柴胡、薄荷；表寒重者，加麻黄、桂枝。

（5）小青龙汤（《伤寒论》）

【组成与用法】麻黄3克 芍药10克 细辛3克 干姜6克 桂枝10克 五味子6克 半夏10克 甘草6克，水煎服。

【功用与主治】解表散寒，温肺化饮

【加减应用】外寒证轻者，可去桂枝、麻黄改用炙麻黄；兼有热象而出现烦躁者，加生石膏、黄芩；兼喉中痰鸣，加杏仁、射干、款冬花以化痰降气平喘；若鼻塞，清涕多者，加辛夷、苍耳子；若兼水肿，加茯苓、猪苓。

2. 风热袭肺

症见：恶风，发热汗出，鼻流浊涕，咳声洪亮，咳痰黄稠，大便干结，小便黄赤。苔薄黄，脉浮数。

治法：疏风清热肃肺

（1）桑菊饮（《温病条辨》）

【组成与用法】桑叶 菊花 桔梗 连翘 杏仁 薄荷 芦根各10克 甘草 知母 石膏各6克，水煎服，每日1剂，2次/日。

【功用与主治】疏风清热，宣肺止咳。

【加减应用】二三日不解，气粗似喘，燥在气分者，加石膏、知母；舌绛，暮热甚燥，邪初入营，加玄参，犀角；在血分者，去薄荷、芦根，加生地黄、玉竹、牡丹皮各6克；肺热甚，加黄芩，渴甚者，加天花粉；咽喉红肿疼痛者，加玄参、板蓝根；咳嗽咯血者，加白茅根、茜草根。

（2）银翘散（《温病条辨》）

【组成与用法】连翘 金银花 桔梗 薄荷 竹叶 荆芥穗 淡豆豉 牛蒡子各10克 甘草5克。水煎服，每日1剂，2次/日。

【功用与主治】辛凉透表，清热解毒。

【加减应用】表寒未解，入里化热，加麻黄、石膏；热邪伤津，口干舌红，加天花粉、芦根，清热生津。

3. 风燥伤肺

症见：咳嗽痰少，或带血丝，咳时胸部隐痛，口干而渴，唇燥咽痛。舌质红，脉细数。多发生于秋季。

治法：疏风清肺润燥

（1）桑杏汤（《温病条辨》）

【组成与用法】桑叶　淡豆豉　杏仁　贝母　南沙参　梨皮　山栀子各10克，水煎服，每日1剂，2次/日。

【功用与主治】清宣燥肺，润肺止咳。

【加减应用】津伤较甚，干咳，咳痰不多，舌干红少苔，加麦冬、北沙参；热重不恶寒，心烦口渴，加石膏、知母；肺络受损，痰中夹血，加白茅根。

（2）杏苏散（《温病条辨》）

【组成与用法】苏叶　法半夏　茯苓　前胡　杏仁各10克　桔梗　枳壳　橘皮　甘草各6克　生姜3片　大枣3枚，水煎服，每日1剂，2次/日。

【功用与主治】轻宣凉燥，理肺化痰。

【加减应用】无汗，脉弦甚或紧，加羌活；汗后咳不止，去苏叶、羌活，加苏梗；兼泄泻腹满者，加苍术、厚朴；头痛兼眉棱骨痛者，加白芷；热甚者，加黄芩。

（3）清燥救肺汤（《医门法律》）

【组成与用法】桑叶　石膏　杏仁　麦冬　枇杷叶　胡麻仁　阿胶　党参各10克　甘草6克，水煎服，每日1剂，2次/日。

【功用与主治】清燥润肺，养阴益气。

【加减应用】痰多者，加川贝母、瓜蒌；热甚者，加羚羊角、水牛角。

4. 痰湿蕴肺

症见：咳嗽反复发作，咳声重浊，痰多，因痰而咳，痰出咳平，痰黏腻或稠厚成块，色白或带灰色，每于早晨或进食后则咳甚痰多，进甘甜油腻食物加重，胸闷脘痞，呕恶食少，体倦，大便时溏，舌苔白腻，脉象濡滑。

治法：燥湿化痰，理气止咳。

（1）二陈汤（《太平惠民和剂局方》）

【组成与用法】法半夏　陈皮　茯苓各10克　乌梅1个　生姜3片　甘草6克。水煎服，每日1剂，2次/日。

【功用与主治】燥湿化痰，理气和中。

【加减应用】湿痰者，加苍术、厚朴；热痰者，加胆南星、瓜蒌仁；寒痰者，加干姜、细辛；风痰者，加天麻、僵蚕；食痰者，加莱菔子、麦芽；郁痰者，加香附、青皮、郁金。

（2）三子养亲汤

【组成与用法】紫苏子　白芥子　莱菔子各10克，水煎服，每日1剂，2次/日。

【功用与主治】温肺化痰，降气消食

【加减应用】兼脾气虚者，可六君子汤合用；兼表寒者，可与三拗汤合用。

（3）温胆汤（《三因极~病证方论》）

【组成与用法】半夏　竹茹　枳实　陈皮　茯苓各10克　甘草6克，水煎服，每日1剂，2次/日。

【功用与主治】理气化痰，和胃利胆

【加减应用】心热烦甚者，加黄连、山栀、豆豉；失眠者，加琥珀粉、远志；惊悸者，加珍珠母、生牡蛎；呕吐呃逆者，加苏叶、枇杷叶、旋覆花；眩晕者，加天麻、钩藤。

（4）射干麻黄汤（《金匮要略》）

【组成与用法】射干10克　麻黄6克　细辛3克　生姜　紫菀　款冬花　法半夏各10克　大枣3枚，五味子6克，水煎服，每日1剂，2次/日。

【功用与主治】宣肺祛痰，下气止咳。

【加减应用】胸膈满闷者，加瓜蒌仁，心下满，不能平卧者，加茯苓、猪苓、泽泻。

5. 痰热郁肺

症见：咳嗽气粗，痰黄质稠量多，咯吐不爽，或有腥味，或吐血痰，胸胁胀满，咳时痛著，或有身热，口干欲饮，舌苔薄黄而腻，脉滑数。

治法：清热化痰肃肺

（1）清金化痰汤（《医方考》）

【组成与用法】陈皮　杏仁　枳实　黄芩　瓜蒌仁　茯苓胆南星　法半夏各10克，水煎服，每日1剂，2次/日。

【功用与主治】清热化痰，理气止咳。

【加减应用】痰多气急者，加鱼腥草、桑白皮；痰稠胶黏难咯者，加青黛、蛤粉；恶心呕吐明显者，加竹茹；烦躁不眠者，去黄芩，加黄连、山栀子、远志。

（2）桑白皮汤（《古今医统》）

【组成与用法】桑白皮　法半夏　苏子　杏仁　贝母　山栀子　黄芩　黄连各10克，水煎服，每日1剂，2次/日。

【功用与主治】清肺降气，化痰止嗽

【加减应用】身热重者，加石膏；喘甚痰多者，黏稠色黄，加葶苈子、海蛤壳、鱼腥草、冬瓜仁、薏苡仁；腑气不通，痰涌便秘者，加瓜蒌仁、大黄。

（3）小陷胸汤（《伤寒论》）

【组成与用法】黄连6克 法半夏10克 瓜蒌仁15克。水煎服，每日1剂，2次/日。

【功用与主治】清热化痰，宽胸散结

【加减应用】加枳实，可提高疗效；心胸闷痛者，加柴胡、桔梗、郁金、赤芍；咳嗽痰黄稠难咯者，加胆南星、杏仁、贝母。

（4）葶苈大枣泻肺汤（《金匮要略》）

【组成与用法】葶苈子10克 大枣4枚。水煎服，每日1剂，2次/日。

【功用与主治】泻肺行水，下气平喘

【加减应用】肺经热重者，加黄芩、知母；燥热咳嗽者，加瓜蒌皮、川贝母；阴虚潮热者，加银柴胡、鳖甲；热伤阴津，加天花粉、芦根。

（5）贝母瓜蒌散（《医学心悟》）

【组成与用法】贝母 瓜蒌 天花粉 茯苓 橘红 桔梗各10克，水煎服，每日1剂，2次/日。

【功用与主治】润肺清热，理气化痰。

【加减应用】兼感风寒，咽痒而咳，微恶风者，加桑叶、杏仁、蝉蜕、牛蒡子；燥热甚者，咽喉干涩哽痛明显者，加麦冬、玄参、生石膏；声音嘶哑、痰中带血者，可去陈皮，加南沙参、阿胶、白及。

（6）千金苇茎汤（《外台秘要》）

【组成与用法】苇茎15克 薏苡仁30克 瓜瓣10克 桃仁10克，水煎服，每日1剂，2次/日。

【功用与主治】清肺化痰，逐瘀排脓

【加减应用】脓未成者，加金银花、鱼腥草；脓已成者，加桔梗、甘草、贝母。

6. 肺气郁痹

症见：每遇情志刺激而诱发，发时突然呼吸短促，息粗气憋，胸闷胸痛，咽中如窒，但喉中痰鸣不著，或无痰声。平素常多忧思抑郁，失眠，心悸。苔薄，脉弦。

（1）五磨饮子（《医方考》）

【组成与用法】乌药 沉香 槟榔 枳实 木香各10克，水煎服，每日1剂，2次/日。

【功用与主治】开郁降气平喘

【加减应用】肝郁气滞较著者，加柴胡、郁金、青皮；心悸、失眠者，加百合、合欢皮、酸枣仁、远志；气滞腹胀，大便秘结者，加大黄。

（2）柴胡疏肝散（《医学统旨》）

【组成与用法】柴胡 陈皮各9克 川芎 香附 枳壳 芍药各6克 甘草6克，水煎服，每日1剂，2次/日。

【组成与用法】疏肝理气，活血止痛

【加减应用】若咳者，加五味子、干姜以温肺散寒止咳；心悸者，加桂枝温心阳；小便不利者，加茯苓以利小便；泄利下重者，加薤白以通阳散结；气郁甚者，加香附、郁金以理气解郁；有热者，加栀子以清内热。

7. 肺（肾）气亏虚

症见：咳嗽气短，痰涎清稀，倦怠懒言，声低气怯，面色苍白，自汗畏风。舌淡苔白，脉细弱。

治法：补肺益气。

（1）补肺汤（《永类钤方》）

【组成与用法】人参　黄芪各20克　熟地黄　五味子　紫菀　桑白皮各10克，水煎服，每日1剂，2次/日。

【功用与主治】补肺益肾，清火化痰。

【加减应用】肺气上逆，喘咳较著者，加沉香、苏子；肾虚不纳气，动则喘甚者，加补骨脂、胡桃肉；寒痰内盛，咳痰稀薄者，加钟乳石、苏子、款冬、法半夏。

（2）参苓白术散（《太平惠民和剂局方》）

【组成与用法】白扁豆　白术　茯苓　桔梗　莲子　人参　砂仁　山药各10克　薏苡仁20克　甘草6克。水煎服，每日1剂，2次/日。

【功用与主治】补脾胃，益肺气。

【加减应用】气虚痰湿偏盛，咳痰量多色白，加炙苏子、莱菔子、白芥子；气虚及阳，畏寒怯冷，尿少肢肿，加附子、干姜、桂枝、泽泻。

（3）平喘固本汤（《中医内科学》引南京中医学院附属医院验方）

【组成与用法】党参　胡桃肉15克　五味子　灵磁石　款冬花　沉香　苏子　法半夏各10克　冬虫夏草　橘红各6克，水煎服，每日1剂，2次/日。

【功用与主治】补肺纳肾，降气化痰。

【加减应用】肺虚有寒，怕冷，舌质淡，加肉桂、干姜、钟乳石；兼有阴伤，低热，舌红苔少，加麦冬、玉竹，生地黄。

（4）六君子汤（《医学正传》）

【组成与用法】党参　茯苓　白术　法半夏　陈皮各10克　甘草6克，水煎服，每日1剂，2次/日。

【功用与主治】健脾益气，培土生金。

【加减应用】怕冷，畏风，加桂枝，白芍、附子；痰多，加前胡、杏仁；表虚自汗，加浮小麦、黄芪、大枣。

8. 肺阴亏虚

症见：呛咳气逆，痰少质黏，痰中带血，口干咽痛，发音嘶哑，午后颧红，潮热盗汗，心烦少寐，手足心热。舌红少苔，脉细而数。

治法：滋养肺阴。

（1）百合固金汤（《慎斋遗书》）

【组成与用法】生地黄　熟地黄　麦冬　贝母　百合　当归　芍药　玄参　桔梗各10克　甘草6克，水煎服，每日1剂，2次/日。

【功用与主治】养阴润肺，化痰止咳。

【加减应用】火旺较甚，热象明显者，加胡黄连、黄芩；骨蒸劳热，加秦艽、白薇、鳖甲；痰热蕴肺，咳痰黏色黄，加桑白皮、天花粉、知母、海蛤粉；盗汗较著者，加乌梅、浮小麦、煅龙骨、煅牡蛎；咳呛而声音嘶哑者，加诃子肉、白蜜、血余炭。

（2）沙参麦冬汤（《温病条辨》）

【组成与用法】沙参　麦冬　玉竹　桑叶　天花粉　白扁豆各10克　甘草6克，水煎服，每日1剂，2次/日。

【功用与主治】滋阴润肺，化痰止咳。

【加减应用】肺气不敛，咳而气促者，加五味子、诃子；阴虚潮热，加银柴胡、青蒿、胡黄连；阴虚盗汗，加乌梅、浮小麦；肺热灼津，咳吐黄痰，加海蛤粉、知母、黄芩；热伤血络，痰中带血，加牡丹皮、山栀子、藕节。

（3）养阴清肺汤（《重楼玉玥》）

【组成与用法】生地黄、麦冬、玄参、贝母、牡丹皮、薄荷、白芍各10克　甘草6克，水煎服，每日1剂，2次/日。

【功用与主治】养阴清肺

【加减应用】阴虚甚者，加熟地黄；热毒甚者，加金银花、连翘；燥热甚者，加天冬、石斛。

（4）麦门冬汤（《金贵要略》）

【组成与用法】麦冬15克　法半夏　人参各10克　粳米　甘草各6克　大枣3枚，水煎服，每日1剂，2次/日。

【功用与主治】清养肺胃，降逆下气。

【加减应用】津伤甚者，加沙参、玉竹；阴虚胃痛，脘腹灼热，加石斛、白芍。

（5）金水六君煎（《景岳全书》）

【组成与用法】当归　熟地黄　陈皮　法半夏　茯苓各10克　甘草6克，水煎服，每日1剂，2次/日。

【功用与主治】滋养肺肾，祛湿化痰。

【加减应用】津伤甚者，加沙参、玉竹；燥热甚者，加天冬、石斛；阴虚潮热，加银柴胡、青蒿、胡黄连。

（6）竹叶石膏汤（《伤寒论》）

【组成与用法】竹叶、石膏、法半夏、麦冬粳米各10克，人参6克　甘草6克。水煎服，每日1剂，2次/日。

【功用与主治】清热生津，益气和胃。

【加减应用】胃阴不足，胃火上炎，口舌糜烂，舌红而干，加石斛、天花粉等以清热养阴生津；胃火炽盛，消谷善饥，舌红脉数者，可加知母、天花粉以增强清热生津之效；气分热犹盛，可加知母、黄连，增强清热之功。

9. 气阴两虚

症见：喘促短气，咳呛痰少，质黏，烦热口干。舌红苔剥，脉细兼数。

治法：益气养阴润肺

(1) 生脉散（《医学启源》）

【组成与用法】人参 15 克　麦冬 10 克　五味子 6 克。水煎服，每日 1 剂，2 次/日。

【功用与主治】益气生津，敛阴止汗

【加减应用】人参性味甘温，若阴虚有热者，可用西洋参代替；病情急重者，全方用量加重。

(2) 七味都气丸（《中国药典》）

【组成与用法】五味子　山茱萸　茯苓　牡丹皮　熟地黄　山药　泽泻各 10 克，水煎服，每日 1 剂，2 次/日。

【功用与主治】补肾纳气。

【加减应用】咳痰量多色白，加炙苏子、莱菔子、白芥子；气虚及阳，畏寒怯冷，尿少肢肿，加附子、干姜、桂枝、泽泻。

对症良方

咳嗽专方

(1) 麻黄苏子汤（《百病验方》）

【组成与用法】炙麻黄 10 克　苏子 10 克　防风 10 克　前胡 10 克　杏仁 10 克　桔梗 6 克　款冬花 15 克　紫菀 15 克　炙枇杷叶 10 克　百部 20 克　枳壳 10 克，水煎服，每日 1 剂，2 次/日。

【功用与主治】散寒，宣肺，止咳。

【加减应用】头痛者，加白芷、川芎；身热较著者，加柴胡、薄荷；表寒重者，加麻黄、桂枝。

(2) 三子二花汤（《百病验方》）

【组成与用法】白芥子 6 克　苏子 10 克　款冬花 15 克　旋覆花 15 克　白前 10 克　胆南星 10 克　金沸草 10 克　莱菔子 15 克。水煎服，每日 1 剂，2 次/日。

【功用与主治】温肺，祛痰，止咳。

【加减应用】胸膈满闷者，加瓜蒌，心下满，不能平卧者，加茯苓、猪苓、泽泻。

(3) 橘苏散（《百病验方》）

【组成与用法】橘红 30 克　苏叶 30 克　法半夏 30 克　乌药 30 克　川贝母 30 克　荆芥 30 克　杏仁 18 克　防风 30 克，水煎服，每日 1 剂，2 次/日。

【功用与主治】疏风，宣肺，止咳。

【加减应用】头痛者，加白芷、川芎；身热较著者，加柴胡、薄荷；表寒重者，加麻黄、桂枝。

（4）润肺汤（《百病验方》）

【组成与用法】百合 30 克　麦冬 15 克　白茅根 30 克　百部 15 克　桑白皮 15 克　炙枇杷叶 12 克　连翘 15 克　生甘草 6 克　桑叶 10 克　北沙参 15 克　瓜蒌 30 克，水煎服，每日 1 剂，2 次/日。

【功用与主治】养阴润肺，降逆止咳。

【加减应用】津伤甚者，加沙参、玉竹；燥热甚者，加天冬、石斛；阴虚潮热，加银柴胡、青蒿、胡黄连。

（5）半夏导痰汤（《百病验方》）

【组成与用法】苍术 15 克　白术 30 克　法半夏 10 克　陈皮 10 克　茯苓 30 克　胆南星 10 克　厚朴 10 克　紫菀 15 克　白扁豆 12 克　山药 30 克　莱菔子 10 克，水煎服，每日 1 剂，2 次/日。

【功用与主治】健脾燥湿，祛痰止咳。

【加减应用】湿痰者，加苍术、厚朴；热痰者，加胆南星、瓜蒌；寒痰者，加干姜、细辛；风痰者，加天麻、僵蚕；食痰者，加莱菔子、麦芽；郁痰者，加香附、青皮、郁金。

（6）止嗽散（《医学心悟》）

【组成与用法】桔梗　紫菀　百部　荆芥　陈皮各 10 克　甘草 6 克，水煎服，每日 1 剂，2 次/日。

【功用与主治】宣利肺气，疏风止咳。

【加减应用】若外感风寒初起，头痛鼻塞，恶寒发热等表证较重者，加防风、紫苏、生姜等以解表散邪；湿聚生痰，痰涎稠黏者，加法半夏、茯苓、桑白皮以除湿化痰；燥气焚金，干咳无痰者，加瓜蒌、贝母、知母以润燥止咳。

（7）止咳丸（《百病验方》）

【组成与用法】罂粟壳 45 克　乌梅 60 克　诃子 30 克　白果 30 克　桔梗 24 克　枳壳 40 克　柏子仁 45 克　当归 45 克，研为细末，炼蜜为丸，每丸 9 克，温水送服。

【功用与主治】收敛肺气，固本止咳。

【加减应用】咳痰量多色白，加炙苏子、莱菔子、白芥子；气虚及阳，畏寒怯冷，尿少肢肿，加附子、干姜、桂枝、泽泻。

第二节 脑卒中并发急性肺水肿

急性肺水肿是由不同原因引起肺组织血管外液体异常增多，液体由间质进入肺泡，甚至呼吸道出现泡沫状分泌物。表现为急性呼吸困难，紫绀，呼吸做功增加，两肺布满湿性啰音，甚至从气道涌出大量泡沫样痰液。在无呼吸、循环系统疾病情况下继发于中枢神经系统损伤的一种急性肺水肿称为神经源性肺水肿（neurogenic pulmonary edema，NPE），除急性肺水肿的表现外，还有神经系统表现，如头痛、呕吐、不同程度意识障碍、颈抵抗，病理征阳性等，病死率可高达60%～100%。

本病属于中医“肺胀”、“心悸”、“喘证”、“脱证”的范畴，病变首先在肺，继则影响脾、肾，后期病及于心。因肺主气，开窍于鼻，外合皮毛，职司卫外，为人身之藩篱，故外邪从口鼻、皮毛入侵，每多首次犯肺，以致肺的宣降功能不利，气逆于上而为咳，升降失常则为喘。久则肺虚，肺之主气功能失常，影响呼吸出入，肺气壅滞，还于肺间，导致肺气胀满，不能敛降。若肺病及脾，子盗母气，脾失健运，则可导致肺脾两虚。肺为气之主，肾为气之根，若久病肺虚及肾，金不生水，致肾气衰惫，肺不主气，肾不纳气，则气喘加重，呼吸短促难续，吸气尤为困难，动则更甚。心脉上通于肺，肺气辅佐心脏治理、调节心血的运行，心阳根于命门真火，或肺虚治节失职，或肾虚命门火衰，均可病及心，使心气、心阳衰竭，甚则可以出现喘脱等危候。

诊断要点

NPE的诊断尚无明确的标准。通常结合高危因素、临床表现、影像学检查、动脉血气、血流动力学监测等综合分析，协助诊断。

1. 高危因素：各种严重颅脑神经疾病包括脑血管疾病、颅脑或颈髓损伤、中枢神经系统感染、癫痫、脑肿瘤、颅内手术、理化中毒等均可引起NPE。其中，最常见的病因是动脉瘤破裂引起的蛛网膜下腔出血。其次常见的原因是脑出血。其中以高血压性脑出血多见，其发生率可达8%。感染引起重症手足口病常累及神经系统并可导致神经源性肺水肿甚至死亡，一度成为严重的社会公共问题。

2. 临床表现：NPE的临床特征不典型，既可伴随原发病起病，甚至以首发症状表现，也可在发病后数天表现。NPE以进行性呼吸困难和低氧血症为特征，其最常见的，临床表现是呼吸衰竭。包括呼吸困难、呼吸急促、心动过速和发绀，1/3的患者有粉红色泡沫样痰、肺部捻发音和湿啰音等。但早期可仅有呼吸急促、心率增快、血压升高等非特异性表现。

3. 影像学检查：NPE的胸部X片和CT早期可仅表现肺纹理增粗和轻度间质改变，典型表现为双肺弥散性肺泡浸润，两肺有多发片状影，分布可不对称，亦有单侧肺水肿的报道，但少见。重症手足口病并发 NPE 的 X 线胸片早期可发现轻度间质病变，如肺纹理增粗、模糊、有间隔线和透光度下降等。晚期则表现为双肺斑片状或云雾状阴影，肺门两侧呈蝴蝶状阴影。

4. 动脉血气：动脉血气检查及动态监测可反映肺通气、换气情况，在 NPE 的诊治中尤为重要。NPE 最典型的表现为低氧血症，可伴有二氧化碳分压的下降或增高，其中动脉血氧分压（PaO_2:）的增减与吸入氧浓度（FIO_2:）紧密相关，两者的比值下降是最敏感的指标，较单独的 PaO_2 更为可靠。

通用良方

1. 葶苈散（《河间六书》）

【组成与用法】杏仁 10 克　葶苈子 10 克　桑皮 10 克　山栀子 6 克　桔梗 10 克　陈皮 10 克　海蛤粉 10 克　赤茯苓 10 克　荆芥 10 克　薄荷 3 克　人参 6 克　甘草 3 克，水煎服，每日 1 剂，2 次/日。

【功效与主治】清热豁痰，利气开郁。

【加减应用】发热、咳喘多汗者，去荆芥、薄荷，加石膏、知母；咳痰带血者，去桔梗，加山茅根、生地黄；胸中烦闷、痰不易出者，加黄连、瓜蒌、郁金；咳喘无痰者，加冬瓜仁、麦冬、贝母。

2. 参蛤散（《内科临证辨治录》）

【组成与用法】人参　蛤蚧各等分，研末，每服 6 克，姜开水下。

【功效与主治】补益肺肾。

【加减应用】畏寒短气、自汗者，加黄芪、附子；气促无痰，小便清长者，加胡桃仁、五味子；心悸、面色晦暗者，加肉桂、茯苓琥珀末；浮肿、食少便溏者，加泽泻、白术。

3. 苓甘五味姜辛汤（《金匮要略》）

【组成与用法】茯苓 15 克　干姜 10 克　五味子 6 克　细辛 3 克　甘草 3 克，水煎服，每日 1 剂，2 次/日。

【功效与主治】温肺化饮。

【加减应用】咳喘多汗者，去麻黄、细辛，倍干姜，加杏仁、苏子，心悸头眩者，去麻黄，倍桂枝、茯苓，加白术，唇舌青紫者，加桃仁、当归、陈皮。

4. 补肾防喘汤（《赵昌基临床经验与学术研究》）

【组成与用法】淫羊藿 15 克　巴戟天 12 克　黄芪 15 克　沙参 15 克　瓜蒌壳 12 克　葶苈子 10 克　地龙 10 克　细辛 3 克　桂枝 10 克　黄芪 12 克　苏子 10 克　车前子 10 克，水煎服，每日 1 剂，2 次/日。

【功效与主治】温肾补肺，止咳平喘。

【加减应用】畏寒短气、自汗者，加黄芪、附子；气促无痰，小便清长者，加胡桃仁、五味子；心悸、面色晦暗者，加肉桂、茯苓琥珀末；浮肿、食少便溏者，加泽泻、白术。

5. 清肺祛痰汤（《增辑经验效方》）

【组成与用法】苏子　浙贝母　瓜蒌皮　炙紫菀　炙款冬花各10克　旋覆花　南北沙参各9克　橘红　法半夏各6克　茯苓12克　甘草5克，水煎服，每日1剂，2次/日。

【功效与主治】清肺祛痰。

【加减应用】气急加沉香4克、代赭石15克；纳食差加鸡金9克、炒谷芽12克；苔黄口干加竹沥。

6. 祛痰宣肺汤（《医方妙用》）

【组成与用法】北沙参30克　杏仁10克　厚朴9克　白术12克　茯苓15克　法半夏9克　白芥子9克　瓜壳10克　陈皮6克　甘草6克。水煎服，每日1剂，2次/日。

【功效与主治】祛痰宣肺。

【加减应用】若风寒偏重，以恶寒发热咳喘为主者，本方加麻黄、石膏、陈茶叶，发越水气、清解里热、利尿平喘；属风热偏重、发热汗出、胸中烦灼、黄痰稠黏如胶者，加黄芩、知母：皂荚，清热涤痰、宣通壅滞；属肺脾阴虚者，以干咳喉痒、胸中烦灼为主症，法半夏、陈皮、厚朴，加麦冬、五味子，百部、山药，清金培土；偏肺脾虚寒者，以咳喘畏寒、胸闷痰多清稀为主症，加炮姜、炙麻黄、苏梗，温养脾肺、宣散陈寒；偏阳虚痰饮者，以畏寒肢冷胸凉、痰白量多为主症，则加炮姜、细辛、五味子温运脾阳。

7. 前胡散（《证治准绳》）

【组成与用法】桑白皮15克　前胡9克　贝母9克　麦冬10克　杏仁9克　甘草6克，水煎服，每日1剂，2次/日。

【功效与主治】清肺祛痰。

【加减应用】痰鸣喘息，不得卧加射干9克　葶苈子15克；若便干加全瓜蒌15克。

辨证良方

1. 痰浊壅肺证

主症：胸膺满闷，短气喘息，稍劳即著，咳嗽痰多，色白黏腻或呈泡沫，畏风易汗，脘痞纳少，倦怠乏力，舌暗，苔薄腻或浊腻，脉小滑。

治法：化痰降气，健脾益肺。

（1）苏子降气汤合三子养亲汤（《太平惠民和剂局方》、《杂病广要》）

【组成与用法】紫苏子　法半夏　当归　前胡　厚朴　肉桂　莱菔子　白芥子各10克　生姜2片　大枣3枚　甘草6克，水煎服，每日1剂，2次/日。

【功效与主治】降气平喘，祛痰止咳。

【加减应用】痰涎壅盛，喘咳气逆难卧者，加沉香；兼表证者，加麻黄、杏仁；兼表虚者，加人参。

（2）小青龙汤（《伤寒论》）

【组成与用法】麻黄3克　芍药10克　细辛3克　干姜6克　桂枝10克　五味子6克　法半夏10克　甘草6克，水煎服，每日1剂，2次/日。

【功用与主治】解表散寒，温肺化饮。

【加减应用】外寒证轻者，可去桂枝、麻黄改用炙麻黄；兼有热象而出现烦躁者，加生石膏、黄芩；兼喉中痰鸣，加杏仁、射干、款冬花以化痰降气平喘；若鼻塞，清涕多者，加辛夷、苍耳子；若兼水肿，加茯苓、猪苓。

（3）二陈汤（《太平惠民和剂局方》）

【组成与用法】法半夏　陈皮　茯苓各10克　乌梅1个　生姜3片　甘草6克。水煎服，每日1剂，2次/日。

【功用与主治】燥湿化痰，理气和中。

【加减应用】湿痰者，加苍术、厚朴；热痰者，加胆南星、瓜蒌；寒痰者，加干姜、细辛；风痰者，加天麻、僵蚕；食痰者，加莱菔子、麦芽；郁痰者，加香附、青皮、郁金。

（4）导痰汤（《传信适用方》引黄甫坦方）

【组成与用法】法半夏　天南星　橘红　赤茯苓　枳实各10克　生姜4片，水煎服，每日1剂，2次/日。

【功效与主治】燥湿祛痰，行气开郁。

【加减应用】湿痰者，加苍术、厚朴；热痰者，加胆南星、瓜蒌；寒痰者，加干姜、细辛；风痰者，加天麻、僵蚕；食痰者，加莱菔子、麦芽；郁痰者，加香附、青皮、郁金。

（5）贝母瓜蒌散（《医学心悟》）

【组成与用法】贝母　瓜蒌　天花粉　茯苓　橘红　桔梗各10克，水煎服，每日1剂，2次/日。

【功效与主治】润肺清热，理气化痰。

【加减应用】兼感风寒，咽痒而咳，微恶风者，加桑叶、杏仁、蝉蜕、牛蒡子；燥热甚者，咽喉干涩哽痛明显者，加麦冬、玄参、生石膏；声音嘶哑、痰中带血者，可去陈皮，加南沙参、阿胶、白及。

2. 痰热郁肺证

症见：咳逆，喘息气粗，胸满，烦躁，目胀睛突，痰黄或白，黏稠难咯，或伴身热，微恶寒，有汗不多，口渴欲饮，溲赤，便干，舌边尖红，苔黄或黄腻，脉数或滑数。

治法：清肺化痰，降逆平喘。

（1）越婢加半夏汤（《金匮要略》）

【组成与用法】麻黄6克　石膏　法半夏10克　生姜4片　大枣3枚，水煎服，每日1剂，2次/日。

【功效与主治】清肺化痰，降逆平喘。

【加减应用】痰热内盛，胸满气逆，痰质黏稠不易咯吐者，加鱼腥草、金荞麦、瓜蒌皮、海蛤粉；痰鸣喘息不得平卧者，加葶苈子、射干；痰热伤津者，加天花粉、知母、芦根；痰热壅肺，腑气不通，胸满喘逆，大便秘结者，加大黄、芒硝；阴伤而痰量已少者，加沙参、麦冬。

（2）桑白皮汤（《古今医统》）

【组成与用法】桑白皮　法半夏　苏子　杏仁　贝母　山栀子　黄芩　黄连各10克，水煎服，每日1剂，2次/日。

【功用与主治】清肺降气，化痰止嗽。

【加减应用】身热重者，加石膏；喘甚痰多者，黏稠色黄，加葶苈子、海蛤壳、鱼腥草、冬瓜仁、薏苡仁；腑气不通，痰涌便秘者，加瓜蒌仁、大黄。

（3）麻杏石甘汤（《伤寒论》）

【组成与用法】麻黄　杏仁　甘草　石膏各10克，水煎服，每日1剂，2次/日。

【功用与主治】辛凉宣泄，清肺平喘。

【加减应用】因肺中热甚，津液大伤，汗少或无汗者，加重石膏用量，或加炙桑皮、芦根、知母；若表邪偏重，无汗而见恶寒，加荆芥、薄荷、淡豆豉、牛蒡子；若痰黏稠、胸闷者，加瓜蒌、贝母、黄芩。

（4）小陷胸汤（《伤寒论》）

【组成与用法】黄连6克　法半夏10克　瓜蒌15克。水煎服，每日1剂，2次/日。

【功用与主治】清热化痰，宽胸散结。

【加减应用】加枳实，可提高疗效；心胸闷痛者，加柴胡、桔梗、郁金、赤芍；咳嗽痰黄稠难咳者，加胆南星、杏仁、贝母。

（5）清气化痰方（《医方考》）

【组成与用法】陈皮　杏仁　枳实　黄芩　瓜蒌仁　茯苓　胆南星　法半夏各10克，水煎服，每日1剂，2次/日。

【功用与主治】清热化痰，理气止咳。

【加减应用】若痰多气急者，加鱼腥草、桑白皮；痰稠胶黏难咳者，减半夏用量，加青黛、蛤粉；恶心呕吐明显者，加竹茹；烦躁不眠者，可去黄芩，加清热除烦之黄连、山栀子，并酌加琥珀粉、远志等宁心安神之品。

（6）三仁汤（《温病条辨》）

【组成与用法】杏仁15克　飞滑石18克　白通草6克　白蔻仁6克　竹叶6克

厚朴6克　生薏苡仁18克　法半夏15克，水煎服，每日1剂，2次/日。

【功用与主治】宣畅气机，清利湿热。

【加减应用】若湿温初起，卫分症状较明显者，加藿香、香薷以解表化湿；若寒热往来者，可加青蒿、草果以和解化湿。

（7）定喘汤（《摄生众妙方》）

【组成与用法】白果9克　麻黄9克　苏子6克　甘草3克　款冬花9克　杏仁6克　桑白皮9克　黄芩6克　法半夏9克，水煎服，每日1剂，2次/日。

【功用与主治】宣降肺气，清热化痰。

【加减应用】若无表证者，以宣肺定喘为主，麻黄可减量应用；痰多难咳者，可酌加瓜蒌、胆南星以助清热化痰之功；肺热偏重，酌加石膏、鱼腥草以清泄肺热。

3. 痰蒙神窍证

症见：神志恍惚，表情淡漠，谵妄，烦躁不安，撮空理线，嗜睡，甚则昏迷，或伴肢体瞤动，抽搐，咳逆喘促，咳痰不爽，苔白腻或黄腻，舌质暗红或淡紫，脉细滑数。

治法：涤痰，开窍，息风。

（1）涤痰汤（《奇效良方》）

【组成与用法】胆南星　法半夏　枳实　茯苓　橘红各10克　石菖蒲　人参各6克　竹茹3克　甘草6克　生姜4片，水煎服，每日1剂，2次/日。

【功效与主治】涤痰开窍。

【加减应用】痰热内盛，身热，烦躁，神昏，谵语，舌红苔黄者，加葶苈子、天竺黄、竹沥；肝风内动，抽搐，加钩藤，全蝎，另服羚羊角粉；血瘀明显，唇甲紫绀，加丹参、红花、桃仁；皮肤黏膜出血，咯血，便色鲜红者，加水牛角、生地黄、牡丹皮、紫珠草。

（2）至宝丹（《苏沈良方》）

【组成与用法】主要成分为水牛角　玳瑁　琥珀　朱砂　雄黄各30克　牛黄　龙脑　麝香各0.3克　安息香40克研沫，制成丸、散，口服，每次一丸，每日一次。

【功效与主治】化痰开窍，清热解毒。

【加减应用】本方清热相对不足，可用《温病条辨》清宫汤送服本方，以加强清心解毒之功；若湿热酿痰，蒙蔽心包，热邪或痰浊并重，症见身热不退、朝轻暮重、神志昏蒙、舌绛上有黄浊苔垢者，可用《温病条辨》菖蒲郁金汤（石菖蒲、炒栀子、鲜竹叶、牡丹皮、郁金、连翘、灯芯、木通、淡竹茹、紫金片）煎汤送服本方，以清热利湿，化痰开窍；如营分受热，瘀阻血络，瘀热交阻心包，症见身热夜甚、谵语昏狂、舌绛无苔或紫暗而润、脉沉涩者，则当通瘀泻热与开窍透络并进，可用《重订通俗伤寒论》犀地清络饮（水牛角汁、牡丹皮、连翘、淡竹沥、鲜生地黄、生赤芍、桃仁、生姜汁、鲜石菖蒲汁、鲜茅根、灯芯）送服本方；如本方证有内闭外脱之势，急宜人参煎汤送服本方。

（3）安宫牛黄丸（《温病条辨》）

【组成与用法】主要成分为牛黄、郁金、犀角、黄连、朱砂、梅片、麝香、珍珠、栀子、雄黄、黄芩，研细末，制成丸、散，口服，每次一丸，每日一次。

【功效与主治】清热解毒，开窍醒神。

【加减应用】用《温病条辨》清宫汤送服本方，以加强清心解毒之功；若温病初起，邪在肺卫，迅即逆传心包，可用银花、薄荷或银翘散加减煎汤送服本方，以增强清热透解作用；若邪陷心包，兼有腑实，症见神昏舌短、大便秘结、饮不解渴者，宜开窍与攻下并用，以安宫牛黄丸2粒化开，调生大黄末9克内服，先服一半，不效再服；热闭证见脉虚，有内闭外脱之势者，急宜人参煎汤送服本方。

（4）苏合香丸（《广济方》录自《外台秘要》）

【组成与用法】白术、光明砂、麝香、诃梨勒皮，香附子、沉香、青木香、丁子香安息香、白檀香、荜茇、犀角各30克，乳香、苏合香、龙脑香各15克，极细末。炼蜜为丸，如梧桐子大，温水送服。

【功效与主治】芳香开窍，行气止痛。

【加减应用】无。

4. 阳虚水泛证

症见：心悸，喘咳，咳痰清稀，面浮，下肢浮肿，甚则一身悉肿，腹部胀满有水，脘痞，纳差，尿少，怕冷，面唇青紫，苔白滑，舌胖质黯，脉沉细。

治法：温肾健脾，化饮利水。

（1）真武汤（《伤寒论》）

【组成与用法】茯苓　芍药　白术　附子10克　生姜3片，水煎服，每日1剂，2次/日。

【功效与主治】温阳利水。

【加减应用】若水寒射肺而咳者，加干姜、细辛温肺化饮，五味子敛肺止咳；阴盛阳衰而下利甚者，去芍药之阴柔，加干姜以助温里散寒；水寒犯胃而呕者，加重生姜用量以和胃降逆，可更加吴茱萸、半夏以助温胃止呕。

（2）五苓散（《伤寒论》）

【组成与用法】茯苓　猪苓　泽泻　白术　桂枝各10克，水煎服，每日1剂，2次/日。

【功效与主治】利水渗湿，温阳化气。

【加减应用】若水肿兼表证者，可与越婢汤合用（麻黄、石膏、生姜、大枣、甘草）；水湿壅盛者，可与五皮散合用（生姜皮、桑白皮、陈橘皮、大腹皮、茯苓皮）泄泻偏于热者，需去桂枝，可加车前子、木通以利水清热。

（3）苓桂术甘汤（《金匮要略》）

【组成与用法】茯苓　桂枝　白术各10克　甘草6克，水煎服，每日1剂，2次/日。

【功效与主治】温阳化饮，健脾利湿。

【加减应用】咳嗽痰多者，加法半夏、陈皮以燥湿化痰；心下痞或腹中有水声者，加枳实、生姜以消痰散水。

5. 肺肾气虚证

症见：呼吸浅短难续，声低气怯，甚则张口抬肩，喘息不能平卧，咳嗽，痰白如沫，咯吐不利，胸闷心慌，形寒汗出，或腰膝酸软，小便清长，或尿有余沥，舌淡或黯紫，脉沉细数无力，或有结代。

治法：补肺纳肾，降气平喘。

(1) 平喘固本汤（《中医内科学》引南京中医学院附属医院验方）

【组成与用法】党参　五味子　冬虫夏草　胡桃肉　沉香　灵磁石　脐带　苏子　款冬花　法半夏　橘红各10克，水煎服，每日1剂，2次/日。

【功效与主治】补肺纳肾，降气平喘。

【加减应用】肺虚有寒，怕冷，舌质淡，加肉桂、干姜、钟乳石温肺散寒；兼有阴伤，低热，舌红苔少，加麦冬、玉竹、生地养阴清热；气虚瘀阻，颈脉动甚，面唇紫绀明显，加当归、丹参、苏木活血通脉。如见喘脱危象者，急用参附汤送服蛤蚧粉或黑锡丹补气纳肾，回阳固脱。

(2) 补肺汤（《永类钤方》）

【组成与用法】人参　黄芪各20克　熟地黄　五味子　紫菀　桑白皮各10克，水煎服，每日1剂，2次/日。

【功用与主治】补肺益肾，清火化痰。

【加减应用】肺气上逆，喘咳较著者，加沉香、苏子；肾虚不纳气，动则喘甚者，加补骨脂、胡桃肉；寒痰内盛，咳痰稀薄者，加钟乳石、苏子、款冬花、法半夏。

(3) 参附汤（《妇人良方》）

【组成与用法】人参　熟附子各10克　生姜3片　大枣3枚，水煎服，每日1剂，2次/日。

【功效与主治】回阳，益气，固脱。

【加减应用】阳衰寒厥，可用四逆汤（附子、干姜、甘草）；若阴盛格阳，真阳欲脱，可用通脉四逆汤（附子、干姜、甘草）。

(4) 金匮肾气丸（《金匮要略》）

【组成与用法】主要成分：熟地黄、山药、山茱萸、泽泻、茯苓、牡丹皮、桂枝、附子，研细末，炼蜜为丸，温开水送服。

【功效与主治】补肾纳气。

【加减应用】若脐下筑筑跳动，气从少腹上冲胸咽，为肾失潜纳，加紫英石、磁石、沉香等镇纳之；喘剧气怯，不能稍动，加人参、五味子、蛤蚧以益气纳肾。肾阴虚者，不宜辛燥，宜用七位都气丸合生脉散加减以滋阴纳气，药用生地黄、天门冬、麦门冬、龟板胶、当归养阴；五味子、诃子敛肺纳气。

（5）右归丸（《景岳全书》）

【组成与用法】主要成分：熟地黄、山药、山茱萸、枸杞子、菟丝子、鹿角胶、杜仲、肉桂、当归、制附子，研细末，炼蜜为丸，温开水送服。

【功效与主治】温补肾阳，填精益髓。

【加减应用】若阳衰气虚，加人参以补之；阳虚精滑或带浊、便溏，加补骨脂以补肾固精止泻；肾泻不止，加五味子、肉豆蔻以涩肠止泻；饮食减少或不易消化，或呕恶吞酸，加干姜以温中散寒；腹痛不止，加吴茱萸以散寒止痛；腰膝酸软者，加胡桃肉以补肾助阳，益髓强腰

对症专方

1. 以肢体浮肿为主症

（1）麻黄连翘赤小豆汤（《伤寒论》）

【组成与用法】麻黄6克　连翘9克　赤小豆6克，水煎服，每日1剂，2次/日。

【功效与主治】宣肺利尿。

【加减应用】热毒浸渍，可合五味消毒饮同用；风盛者，加白鲜皮，地肤子；大便不通，加大黄、芒硝；尿痛、尿血，加石韦、大蓟、荠菜花；脓毒盛者，加紫花地丁、蒲公英。

（2）五皮饮（《华氏中藏经》）

【组成与用法】生姜皮　桑白皮　陈橘皮　大腹皮　茯苓皮各9克，水煎服，每日1剂，2次/日。

【功效与主治】利水消肿，理气健脾。

【加减应用】偏寒者，加附子、干姜以温阳利水；偏热者，加滑石、木通清利湿热。

（3）实脾饮（《重订严氏济生方》）

【组成与用法】厚朴　白术　木瓜　木香　草果仁　大腹子　附子　白茯苓　干姜各12克　甘草6克，水煎服，每日1剂，2次/日。

【组成与用法】温阳健脾，行气利水。

【加减应用】气短乏力，倦怠懒言者，加黄芪补气以助行水；小便不利，水肿甚者，加猪苓、泽泻以增利水消肿之效；大便秘结者，加牵牛子以通利二便。

（4）猪苓汤（《伤寒论》）

【组成与用法】茯苓　猪苓　泽泻　滑石　阿胶各10克，水煎服，每日1剂，2次/日。

【功效与主治】利水，养阴，清热。

【加减应用】用于热淋，加栀子、车前子，以清热利水通淋；用治血淋、尿血，加白茅根、大蓟、小蓟以凉血止血。

（5）防己黄芪汤（《金匮要略》）

【组成与用法】防己 12 克　黄芪 15 克　甘草 6 克　白术 9 克，水煎服，每日 1 剂，2 次/日。

【功效与主治】益气祛风，健脾利水。

【加减应用】若兼喘者，加麻黄以宣肺平喘；腹痛肝脾不和者，加芍药以柔肝理脾；冲气上逆者，加桂枝以平冲降逆；水湿偏盛，腰膝肿者，加茯苓、泽泻以利水消肿。

2. 以心悸、胸痛为主症

（1）桂枝甘草龙骨牡蛎汤（《金匮要略》）

【组成与用法】桂枝 9 克　甘草 6 克　龙骨　牡蛎各 9 克。水煎服，每日 1 剂，2 次/日。

【功效与主治】温补心阳。

【加减应用】若寒重者，加干姜、附子以助通阳散寒之功；气滞重者，加厚朴、枳实以助理气行滞之功；痰浊重者，加半夏、茯苓以助消痰之功。

（2）苓桂术甘汤（《金匮要略》）

【组成与用法】茯苓 12 克　桂枝 9 克　白术 6 克　甘草 6 克，水煎服，每日 1 剂，2 次/日。

【功效与主治】温阳化饮。

【加减应用】痰多者，加陈皮、半夏以燥湿化痰；心下痞或腹中有水声者，加枳实、生姜以消痰散水。

（3）归脾汤（《正体类要》）

【组成与用法】白术　当归　白茯苓　黄芪　远志　龙眼肉　酸枣仁各 10 克　人参 6 克　木香 1.5 克　炙甘草 6 克，水煎服，每日 1 剂，2 次/日。

【功效与主治】益气补血，健脾养心。

【加减应用】偏热者，加生地黄、阿胶珠、棕榈炭。

（4）黄连温胆汤（《六因条辨》）

【组成与用法】黄连 6 克　法半夏　竹茹　枳实各 10 克　陈皮 15 克　茯苓 10 克　甘草 6 克，水煎服，每日 1 剂，2 次/日。

【功效与主治】清热化痰，和胃安神。

【加减应用】若心热烦甚者，加黄连、山栀子、淡豆豉以清热除烦；失眠者，加琥珀粉、远志以宁心安神；惊悸者，加珍珠母、生牡蛎、生龙齿以重镇定惊；呕吐呃逆者，加苏叶、枇杷叶、旋覆花以降逆止呕；眩晕，加天麻、钩藤以平肝息风；

癫痫抽搐，可加胆南星、钩藤、全蝎以息风止痉。

(5) 瓜蒌薤白半夏汤（《金匮要略》）

【组成与用法】 瓜蒌实 12 克　薤白 12 克　白酒适量，水煎服，每日 1 剂，2 次/日。

【功效与主治】 通阳散结，行气祛痰。

【加减应用】 若寒重者，加干姜、附子以助通阳散寒之功；气滞重者，加厚朴、枳实以助理气行滞之功；痰浊重者，加半夏、茯苓以助消痰之功。

(6) 当归四逆汤（《伤寒论》）

【组成与用法】 当归 12 克　桂枝 9 克　芍药 9 克　细辛 3 克　甘草 6 克　通草 6 克　大枣 8 枚，水煎服，每日 1 剂，2 次/日。

【功效与主治】 温经散寒，养血通脉。

【加减应用】 内有久寒，兼有水饮呕逆者，加吴茱萸、生姜。

(7) 柴胡疏肝散（《证治准绳》引《医学统旨》）

【组成与用法】 柴胡　陈皮各 9 克　川芎　香附　枳壳　芍药各 6 克　甘草 6 克，水煎服，每日 1 剂，2 次/日。

【功效与主治】 疏肝理气，活血止痛。

【加减应用】 若咳者，加五味子、干姜以温肺散寒止咳；悸者，加桂枝温心阳；小便不利者，加茯苓以利小便；泄利下重者，加薤白以通阳散结；气郁甚者，加香附、郁金以理气解郁；有热者，加栀子以清内热。

(8) 炙甘草汤（《伤寒论》）

【组成与用法】 甘草 12 克　生姜 9 克　桂枝 9 克　人参 6 克　生地黄 50 克　阿胶 6 克　麦冬 10 克　麻仁 10 克　大枣 10 枚，清酒适量，水煎服，每日 1 剂，2 次/日。

【功效与主治】 益气滋阴，通阳复脉。

【加减应用】 方中可加酸枣仁、柏子仁以增强养心安神之功，或加龙齿、磁石重镇安神；偏心气不足者，重用炙甘草、人参；偏于阴血虚者重用生地、麦门冬；心阳偏虚者，易桂枝为肉桂，加附子以增强温心阳之功；阴虚有内热较盛者，易人参为南沙参，并减去桂、姜、枣、酒，酌加知母、黄柏，则滋阴降虚火之力更强。

第三节　脑心综合征

脑心综合征（Brain ~ Heart syndrome，BHS）又称脑源性心脏损害，是指急性脑血管病、急性颅脑损伤、脑肿瘤、颅内炎症及其他引起颅内压增高的疾病引起的继发性心脏损伤。尤其是急性脑血管病所致，临床上常见，发生率高达 61.2%，意识障碍患者发病率较高，91% 的患者在起病后 1 周内发生。因累及下视丘、脑干和植物神经系统所引起的类似急性心肌梗死、心肌缺血、心律失常或心力衰竭，称为脑心综合征。其主要临床表现包括心电图复极改变、心律失常、血浆心肌酶谱的升高以及心功能障碍等，严重者可发生猝死。1947 年 Byer 首先报道了 BHs，指出其具有发病急、进展快、病死率高等特点。因此，研究脑卒中后脑心综合征的发病机制及防治措施有重要的临床实用价值。脑源性心功能及心电图异常的机制是多方面的，经近年来的基础及临床研究证实其具体机制可通过下列各方面而形成：（1）下丘脑—垂体—肾上腺皮质系统：丘脑下部包括视前核，视上核，室旁核，灰结节，漏斗，乳头体，而以后二者为主要部位；急性脑血管病常累及下丘脑，脑干诸重要核团导致交感副交感神经失衡，影响心脏结论已为实验所证实，上述各部受损易致自主神经，内脏功能及代谢紊乱，与心电图异常关系密切。当 SAH 后丘脑下部主要病理改变位于漏斗，乳头体被血液覆盖，第三脑室积血扩张，乳头体向下移位，丘脑下水肿，神经核团细胞坏变，导致血管周围出血和脑梗死，下丘脑受损后通过垂体 ~ 肾上腺轴使血液皮质激素增高，引起心率增快，血压升高；过多皮质激素导致电解质紊乱，特别血清钾下降致心肌复极化过程障碍，可有心电图的 ST ~ T 改变及 U 波出现，血清钾下降可导致心肌兴奋性增加，易致期前收缩，严重者可有室性心动过速或室颤，另蛛网膜下腔出血致脑血管痉挛，特别是丘脑下部穿动脉主干及分支痉挛致该部缺血引起心电图异常。（2）交感—肾上腺髓质系统；下丘脑受累后通过交感—肾上腺髓质系统，促肾上腺皮质激素影响儿茶酚胺的合成，可直接或通过皮质激素促使儿茶酚胺合成，过多的儿茶酚胺可产生毒害作用，引起心内膜下损害，蛛网膜下腔出血可引起交感神经功能兴奋，亢进，血浆肾上腺素和去甲肾上腺素浓度增加导致系统高血压，加重心肌缺血缺氧，引起心肌纤维变性及心内膜下缺血致左心室劳损及 Q – T 间期延长，心律失常或传导障碍等各种心电图异常。（3）网膜下腔出血后心脏本身改变：网膜下腔出血后心脏本身是否有组织学损害曾有过争议，目前少数学者认为其“可抑性”，但多数学者认为心电图异常和心脏损害是一致的，二者间有密切关系，网膜下腔出血病人有血清肌酸磷酸激酶升高，心肌同工酶及心肌肌酸激酶增加，组织学显示局灶性心肌细胞溶解和心内膜下缺血坏死，心肌纤维周围出现炎性细胞，影响心肌除极和复极，进而导致心电图异常。（4）额叶眶面 13 区：额叶眶面 13 区有迷走神经皮层代表区，该部位受刺激可出现心电图异常，另前中颅窝，大脑前中动脉缺血如果累及边缘系统受损，心电图波幅低下；脑干中上部缺血可致窦性心动过速，一过性期前收缩或心肌缺血；脑干下部受损可致窦性心动过缓或心肌缺血；大脑深部，脑室或中脑出血则有明显心电图异常，在动物试验时刺激第三脑室底部或脑底动脉环（感觉反射区）可有心电图及心律失常，脑室内出血尸检心肌形态半数有心内膜下或广泛间壁出血，左心室心肌多灶坏死，心肌毛细血管扩张伴 RBC 瘀滞，血管周围水肿，心肌纤维化或透明变性，综上所述，脑心综合征为神经系统多水平的神经—体液调节异常而形成，而其中以神经机制为主导。

本病属中医“心悸”、“胸痹”、“厥证”等范畴。主要有虚实两方面。虚证为气血阴阳的亏损，实证为痰、饮、火、瘀等阻滞。正虚邪扰，血脉不畅，心神不宁，则为心悸；寒、痰、瘀等邪痹阻心脉，胸阳不振，则为胸痹；气血逆乱，阴阳不能相接，则为厥证。

诊断要点

根据病史和临床特点，心电图特征即可诊断。

1. AMI ST 段压低或抬高、倒置 T 波、异常 Q 波多见于心肌缺血性病变，可有血清 CK、LDH 等酶活性异常值鉴别，CVD 血清酶值增高速度比 AMI 缓慢。但需要结合临床病史和症状。

2. 心脑卒中无胸痛，卒中样发病的 AMI 是老年性 AMI 所特有，藤氏报告 AMI 与 CVD 同时发生率达 5% ~10%，故未同时发生时则诊断困难。

3. 急性可逆性心肌梗死：特点：①异常 Q 波多见于 V1 ~ V3 导联，ST 段抬高冠状 T 波等典型 AMI 波形；②持续时间 1 ~2 周后可转为正常；③心肌酶逸出轻；④尸检肉眼可见 AMI 改变，心肌组织学见附壁血栓小血管血栓与周围心肌组织散在性坏死；⑤合并有 DIC、凝血功能亢进等冠状微小血管循环障碍等因素。

4. 鉴别诊断：CVD 的 ECG 异常和其他心脏疾病相鉴别。

通用良方

1. 桂川合剂（《裴正学教授治疗心律失常经验点滴》）

【组成与用法】桂枝 10 克　五味子 6 克　麦冬 10 克　党参 10 克　磁石 15 克　紫石英 15 克　川芎 6 克　丹参 20 克　葛根 20 克　珍珠母 15 克　生龙骨 15 克　生牡蛎 15 克　甘草 6 克。水煎服，每日 1 剂，2 次/日。

【功效与主治】活血化瘀，通络止痛。

【加减应用】气郁甚者，加香附、郁金以理气解郁；有热者，加牡丹皮、栀子以清内热。

2. 参桂饮加味（陕西中医，2009 年第 6 期）

【组成与用法】红参 15 克　制附子 30 克　炙甘草 20 克　桂枝　白芍　麦冬　赤芍各 12 克　五味子　川芎各 10 克　生姜 6 克　大枣 2 枚。水煎服，每日 1 剂，2 次/日。

【功效与主治】温通心阳。

【加减应用】寒象明显者，加干姜、蜀椒、高良姜；气滞加檀香。

3. 保元汤加味（新中医，2007 年第 9 期）

【组成与用法】黄芪 30 克　太子参 20 ~30 克　丹参　淫羊藿各 15 克。肉桂　炙甘草各 10 克，水煎服，每日 1 剂，2 次/日。

【功效与主治】益气温阳，理气化痰。

【加减应用】痰多者，加陈皮、半夏以燥湿化痰；心下痞或腹中有水声者，加枳实、生姜以消痰散水。

4. 苦黄增液汤（山西中医，2012年第11期）

【组成与用法】黄连　苦参　麦冬　生地黄　玄参各12克　炒酸枣仁　柏子仁各15克，水煎服，每日1剂，2次/日。

【功效与主治】滋阴泻火，宁心复脉。

【加减应用】若胸中烦热较甚者，加山栀子、莲子心以增强清心除烦之力；兼惊恐，宜加生龙骨、生牡蛎以镇惊安神；失眠多梦者，加酸枣仁、柏子仁以养心安神。

5. 心悸二号方（中光明医，2014年第11期）

【组成与用法】黄芪30克　麦冬15克　五味子3克　川芎15克　丹参20克　青蒿20克　黄连12克　瓜蒌20克　木香9克　生甘草12克，水煎服，每日1剂，2次/日。

【功效与主治】清热化痰，养心安神。

【加减应用】伴头痛者，可加蔓荆子、白蒺藜、细辛等解表祛风止痛药；伴有头晕者，可加石菖蒲、远志、天麻、钩藤等平肝息风、安神益智之品；伴有颈椎病者，可加羌活、白芷、防风等祛风胜湿止痛药；伴腰痛者，可加独活、桂枝、牛膝、杜仲等药；伴食欲不振者，可加白豆蔻、藿香、砂仁等祛湿健脾之品；若大便不畅，可加酒大黄、瓜蒌等润肠通便之品。

6. 龙胆泻肝汤（《医方集解》）

【组成与用法】龙胆草6克　黄芩　山栀子　泽泻　木通　当归　生地黄　柴胡　车前子各10克　甘草6克，水煎服，每日1剂，2次/日。

【功用与主治】清泻肝胆实火，清利肝经湿热。

【加减应用】若肝胆实火较盛者，可去木通、车前子，加黄连以助泻火之功；若湿盛热轻者，可去黄芩、生地黄，加滑石、薏苡仁以增强利湿之功；若玉茎生疮，或便毒悬痈以及阴囊肿痛，红热甚者，可去柴胡，加连翘、黄连、大黄以泻火解毒。

7. 酸枣仁汤（《金匮要略》）

【组成与用法】酸枣仁15克　甘草3克　知母6克　茯苓6克　川芎6克，水煎服，每日1剂，2次/日。

【功用与主治】养血安神，清热除烦

【加减应用】血虚甚而头目眩晕者，加当归、白芍、枸杞子增强养血补肝之功；虚火重而咽干口燥者，加麦冬、生地黄以养阴清热；若寐而易惊，加龙齿、珍珠母镇惊安神；兼见盗汗者，加五味子、牡蛎安神敛汗。

辨证良方

1. 心血不足证

症见：心悸气短，头晕目眩，面色无华，倦怠乏力，纳呆食少，舌淡红，脉细弱。

治法：补血养心。

（1）归脾汤（《正体类要》）

【组成与用法】白术 当归 白茯苓 黄芪 远志 龙眼肉 酸枣仁各9克 人参6克 木香3克 甘草6克，水煎服，每日1剂，2次/日。

【组成与用法】益气补血，健脾养心。

【加减应用】偏热着，加生地黄、阿胶珠、棕榈炭以清热止血。

（2）养心汤（《仁斋直指方论》）

【组成与用法】黄芪 白茯苓 茯神 半夏曲 当归 川芎 远志 辣桂 柏子仁 酸枣仁 五味子 人参各10克 甘草6克，水煎服，每日1剂，2次/日。

【功效与主治】益气补血，养心安神。

【加减应用】血滞者，加桃仁、红花，白芍亦为赤芍，以加强活血化瘀之功；血虚有寒者，加肉桂、炮姜、吴茱萸，以温通血脉。

（3）八珍汤（《瑞竹堂经验方》）

【组成与用法】人参 白术 茯苓 当归 川芎 白芍药 熟地黄 炙甘草各10克，水煎服，每日1剂，2次/日。

【功效与主治】益气补血。

【加减应用】若以血虚为主，眩晕心悸明显者，加大地、芍用量；以气虚为主，气短乏力明显者，加大参、术用量；兼见不寐者，加酸枣仁、五味子。

（4）四物汤（《太平惠民剂局方》）

【组成与用法】当归 川芎 熟地黄 白芍各10克，水煎服，每日1剂，2次/日。

【功用与主治】补血调血。

【加减应用】若兼气虚者，加黄芪、人参，以补气养血；以血滞为主者，加桃仁、红花，白芍亦为赤芍，以加强活血化瘀之功；血虚有寒者，加肉桂、炮姜、吴茱萸，以温通血脉；血虚有热者，加黄芩、丹皮、熟地黄亦为生地黄，以清热凉血。

（5）炙甘草汤（《伤寒论》）

【组成与用法】甘草12克 生姜9克 桂枝9克 人参6克 生地黄50克 阿胶6克 麦门冬10克 麻仁10克 大枣10枚，清酒适量，水煎服，每日1剂，2次/日。

【功效与主治】益气滋阴，通阳复脉。

【加减应用】方中可加酸枣仁、柏子仁以增强养心安神之功，或加龙齿、磁石重镇安神；偏心气不足者，重用炙甘草、人参；偏于阴血虚者重用生地黄、麦冬；心阳偏虚者，易桂枝为肉桂，加附子以增强温心阳之功；阴虚有内热较盛者，易人参为南沙参，并减去桂、姜、枣、酒，酌加知母、黄柏，则滋阴降虚火之力更强。

2. 心阳不振证

症见：心悸不安，胸闷气短，动则尤甚，面色苍白，形寒肢冷，舌淡苔白，脉象虚弱，或沉细无力。

治法：温补心阳。

（1）桂枝甘草龙骨牡蛎汤（《伤寒论》）

【组成与用法】桂枝15克　炙甘草15克　龙骨30克　牡蛎30克，水煎服，每日1剂，2次/日。

【功效与主治】温补心阳。

【加减应用】血虚有寒者，加肉桂、炮姜、吴茱萸，以温通血脉；兼气虚者，加黄芪、人参，以补气养血。

（2）四逆汤（《伤寒论》）

【组成与用法】甘草6克　干姜6克　附子15克，水煎服，每日1剂，2次/日。

【功效与主治】回阳救逆。

【加减应用】阳气脱陷者，加人参益气回阳固脱。

（3）参附汤（《妇人良方》）

【组成与用法】人参　熟附子各10克　生姜3片　大枣3枚，水煎服，每日1剂，2次/日。

【功效与主治】回阳，益气，固脱

【加减应用】阳衰寒厥，可用四逆汤（附子、干姜、甘草）；若阴盛格阳，真阳欲脱，可用通脉四逆汤（附子、干姜、甘草）。

（4）回阳救急汤（《伤寒六书》）

【组成与用法】熟附子9克　干姜6克　人参6克　甘草6克　白术9克　肉桂3克　陈皮6克　五味子3克　茯苓9克　法半夏9克。水煎服，每日1剂，2次/日。

【功效与主治】回阳固脱，益气生脉。

【加减应用】呕吐涎沫者，或少腹痛者，加吴茱萸，温胃暖肝，下气止呕；泄泻不止者，加升麻、黄芪等益气升阳止泻；呕吐不止者，加姜汁温胃止呕。

3. 气阴两虚证

症见：心胸隐痛，时作时休，心悸气短，动则益甚，伴倦怠乏力，声息低微，面色苍白，易汗出，舌质淡红，舌体胖且边有齿痕，苔薄白，脉虚细缓或结代。

治法：益气养阴。

（1）天王补心丹（《校注妇人良方》）

【组成与用法】人参　茯苓　玄参　丹参　桔梗　远志各15克　当归　五味子　麦门冬　天门冬　柏子仁　酸枣仁各30克　生地黄120克，炼蜜为丸，每服6～9克，温水送服。

【功效与主治】滋阴清热，养血安神。

【加减应用】失眠重者，加龙骨、磁石以重镇安神；心悸怔忡者，加龙眼肉、夜交藤以增强养心安神之功；遗精者，加金樱子、煅牡蛎以固肾涩精。

（2）朱砂安神丸（《内外伤辨惑论》）

【组成与用法】 朱砂15克　黄连18克　炙甘草16克　生地黄5克　当归8克，研末，练蜜为丸，每次6～9克。温水送服。

【功效与主治】 镇心安神，清热养血。

【加减应用】 若胸中烦热较甚者，加栀子、莲子心以增强清心除烦之力；兼惊恐，宜加生龙骨、生牡蛎以镇惊安神；失眠多梦者，加酸枣仁、柏子仁以养心安神。

（3）知柏地黄丸（《医方考》）

【组成与用法】 知母、黄柏各6克，熟地黄24克，山萸肉、干山药各12克，泽泻、牡丹皮茯苓各9克，炼蜜丸，每服6～9克，温水送服。

【功效与主治】 滋阴降火。

【加减应用】 虚火较甚者，可更加玄参以增强清热降火之功；兼脾虚气滞者，加白术、砂仁、陈皮以健脾和胃。

（4）生脉散（《医学启源》）

【组成与用法】 人参15克　麦冬10克　五味子6克。水煎服，每日1剂，2次/日。

【功用与主治】 益气生津，敛阴止汗。

【加减应用】 人参性味甘温，若阴虚有热者，可用西洋参代替；病情急重者，全方用量加重。

4. 水饮凌心证

症见：心悸眩晕，胸闷痞满，渴不欲饮，小便短少，或下肢浮肿，形寒肢冷，伴恶心，欲吐，流涎，舌淡胖，苔白滑，脉象弦滑或沉细而滑。

治法：温阳化气。

（1）苓桂术甘汤（《金匮要略》）

【组成与用法】 茯苓12克　桂枝9克　白术6克　甘草6克，水煎服，每日1剂，2次/日。

【功效与主治】 温阳化饮。

【加减应用】 痰多者，加陈皮、半夏以燥湿化痰；心下痞或腹中有水声者，加枳实、生姜以消痰散水。

（2）真武汤（《伤寒论》）

【组成与用法】 茯苓9克　芍药9克　白术6克　生姜9克　附子9克，水煎服，每日1剂，2次/日。

【功效与主治】 温阳利水。

【加减应用】 水寒射肺而咳者，加干姜、细辛温肺化饮，五味子敛肺止咳；水寒射胃而呕者，加重生姜用量以和胃降逆，可更加吴茱萸、半夏以助温胃止呕。

5. 瘀阻心脉证

症见：心悸不安，心痛时作，痛如针刺，唇甲青紫，舌质紫暗或有瘀斑，脉涩或结代。

治法：活血通脉。

（1）桃仁红花煎（《陈素庵妇科补解》）

【组成与用法】红花9克　当归9克　桃仁9克　香附9克　延胡索6克　赤芍9克　川芎12克　乳香6克　丹参8克　青皮6克　生地黄6克，水煎服，每日1剂，2次/日。

【功效与主治】活血通脉，行气止痛。

【加减应用】有热者，加酒炒大黄；兼寒者，加肉桂、熟艾。

（2）血府逐瘀汤（《医林改错》）

【组成与用法】桃仁12克　红花9克　当归9克　生地黄9克　川芎5克　赤芍6克　牛膝9克　桔梗5克　柴胡3克　枳壳6克　甘草6克，水煎服，每日1剂，2次/日。

【功效与主治】活血化瘀，行气止痛。

【加减应用】若瘀痛入络，加全蝎、穿山甲、地龙、三棱、莪术以破血通络止痛；气机郁滞较重，加川楝子、香附、青皮以疏肝理气止痛；胁下有痞块者，可加丹参、郁金、蛰虫、水蛭以活血破瘀止痛。

6. 痰浊闭阻证

症见：胸闷重而心痛微，痰多气短，肢体沉重，形体肥胖，遇阴雨天而易发作或加重，伴有倦怠乏力，纳呆便溏，咯吐痰涎，舌体胖大且边有齿痕，苔浊腻或白滑，脉滑。

治法：化痰开窍。

（1）温胆汤（《三因极一病证方论》）

【组成与用法】法半夏　竹茹　枳实　陈皮　茯苓各10克　甘草6克　水煎服，每日1剂，2次/日。

【功用与主治】理气化痰，和胃利胆。

【加减应用】若心热烦甚者，加黄连、山栀子、淡豆豉以清热除烦；失眠者，加琥珀粉、远志以宁心安神；惊悸者，加珍珠母、生牡蛎、生龙齿以重镇定惊；呕吐呃逆者，加苏叶、枇杷叶、旋覆花以降逆止呕；眩晕，加天麻、钩藤以平肝息风；癫痫抽搐，可加胆南星、钩藤、全蝎以息风止痉。

（2）二陈汤（《太平惠民和剂局方》）

【组成与用法】法半夏　陈皮　茯苓各10克　乌梅1个　生姜3片　甘草6克。水煎服，每日1剂，2次/日。

【功用与主治】燥湿化痰，理气和中。

【加减应用】湿痰者，加苍术、厚朴；热痰者，加胆南星、瓜蒌；寒痰者，加干姜、细辛；风痰者，加天麻、僵蚕；食痰者，加莱菔子、麦芽；郁痰者，加香附、青皮、郁金。

（3）涤痰汤（《奇效良方》）

【组成与用法】胆南星　法半夏　枳实　茯苓　橘红各10克　石菖蒲　人参各6克　竹茹3克　甘草6克　生姜4片，水煎服，每日1剂，2次/日。

【功效与主治】涤痰开窍。

【加减应用】痰热内盛，身热，烦躁，神昏，谵语，舌红苔黄者，加葶苈子、天竺黄、竹沥；肝风内动，抽搐，加钩藤，全蝎，另服羚羊角粉；血瘀明显，唇甲紫绀，加丹参、红花、桃仁；皮肤黏膜出血，咯血，便色鲜红者，加水牛角、生地黄、牡丹皮、紫珠草。

7. 寒凝心脉证

症见：胸痛彻背，胸闷气短，心悸不宁，神疲乏力，形寒肢冷，舌质淡黯，舌苔白腻，脉沉无力，迟缓或结代。

治法：温阳通脉。

当归四逆汤（《伤寒论》）

【组成与用法】当归12克　桂枝9克　芍药9克　细辛3克　甘草6克　通草6克　大枣8枚，水煎服，每日1剂，2次/日。

【功效与主治】温经散寒，养血通脉。

【加减应用】寒象明显者，加干姜、蜀椒、荜茇、高良姜；气滞加白檀香；痛剧急予苏合香丸之类。

8. 气滞心胸证

症见：心悸满闷，隐痛阵发，痛有定处，时欲太息，遇情志不遂时容易诱发或加重，或兼有脘腹胀满，得嗳气或矢气则舒，苔薄或薄腻，脉细弦。

治法：理气活血。

（1）柴胡疏肝散（《医学统旨》）

【组成与用法】柴胡　陈皮各9克　川芎　香附　枳壳　芍药各6克　甘草6克，水煎服，每日1剂，2次/日。

【功效与主治】疏肝理气，活血止痛

【加减应用】若咳者，加五味子、干姜以温肺散寒止咳；心悸者，加桂枝温心阳；小便不利者，加茯苓以利小便；泄利下重者，加薤白以通阳散结；气郁甚者，加香附、郁金以理气解郁；有热者，加栀子以清内热。

（2）逍遥散（《太平惠民和剂局方》）

【组成与用法】甘草6克　当归　茯苓　白芍　白术　柴胡各9克，水煎服，或共为散，每服6～9克。

【功效与主治】疏肝解郁，养血健脾。

【加减应用】肝郁气滞较重者，加香附、郁金、陈皮以疏肝解郁；血虚甚者，加熟地以养血；肝郁化火，加牡丹皮、栀子以清热凉血。

对症良方

1. 厥证为主症

症见：实证表现为突然昏仆，面红气粗，声高息促，口噤握拳，或夹痰涎壅盛。舌红苔黄腻，脉洪大有力；虚证表现为眩晕昏厥，面色苍白，声低息微，口开手撒，或汗出肢冷，舌胖或淡，脉细弱无力。

（1）五磨饮子（《医方考》）

【组成与用法】乌药　沉香　槟榔　枳实　木香各10克，水煎服，每日1剂，2次/日。

【功用与主治】开郁降气平喘。

【加减应用】肝郁气滞较著者，加柴胡、郁金、青皮；心悸、失眠者，加百合、合欢皮、酸枣仁、远志；气滞腹胀，大便秘结者，加大黄。

（2）羚角钩藤汤（《通俗伤寒论》）

【组成与用法】羚角片4.5克　霜桑叶6克　川贝12克　鲜生地黄15克　双钩藤9克　菊花9克　茯神9克　生白芍9克　生甘草3克　淡竹茹15克，水煎服，每日1剂，2次/日。

【功效与主治】凉肝息风，清热解毒。

【加减应用】若邪热内闭，神昏谵语者，可配合紫雪或安宫牛黄丸以清热开窍；抽搐甚者，可配合止痉散以加强息风止痉之效；便秘者，加大黄、芒硝通腑邪热。

（3）导痰汤（《传信适用方》引黄甫坦方）

【组成与用法】法半夏　天南星　橘红　赤茯苓　枳实各10克　生姜4片，水煎服，每日1剂，2次/日。

【功效与主治】燥湿祛痰，行气开郁。

【加减应用】湿痰者，加苍术、厚朴；热痰者，加胆南星、瓜蒌；寒痰者，加干姜、细辛；风痰者，加天麻、僵蚕；食痰者，加莱菔子、麦芽；郁痰者，加香附、青皮、郁金。

（4）安宫牛黄丸（《温病条辨》）

【组成与用法】主要成分为牛黄、郁金、犀角、黄连、朱砂各30克　冰片7.5克　麝香7.5克　珍珠15克　山栀子、雄黄、黄芩各30克，研沫，制成丸、散，口服，每次一丸，每日一次。

【功效与主治】清热解毒，开窍醒神。

【加减应用】用《温病条辨》清宫汤送服本方，以加强清心解毒之功；若温病初起，邪在肺卫，迅即逆传心包，可用银花、薄荷或银翘散加减煎汤送服本方，以增强清热透解作用；若邪陷心包，兼有腑实，症见神昏舌短、大便秘结、饮不解渴者，宜开窍与攻下并用，以安宫牛黄丸2粒化开，调生大黄末9克内服，先服一半，不效再服；热闭证见脉虚，有内闭外脱之势者，急宜人参煎汤送服本方。

（5）苏合香丸（《外台秘要》）

【组成与用法】白术、光明砂、麝香、诃梨勒皮，香附子、沉香、青木香、丁子香安息香、白檀香、荜茇、犀角各30克，熏陆香、苏合香、龙脑香各15克，极细末。炼蜜为丸，如梧桐子大，温水送服。

【功效与主治】芳香开窍，行气止痛。

（6）生脉散（《医学启源》）

【组成与用法】人参9克　麦冬9克　五味子6克，水煎服，每日1剂，2次/日。

【功效与主治】益气生津，敛阴止汗。

【加减应用】人参性味甘温，若属阴虚有热者，可用西洋参代替；病情急重者，全方用量宜加重。

（7）独参汤（《十药神书》）

【组成与用法】大人参6克，水煎服。

【功效与主治】益气固脱。

【加减应用】病情急重者，人参用量宜加重。

2. *以头痛、头晕为主症*

（1）川芎茶调散（《太平惠民和剂局方》）

【组成与用法】薄荷9克　川芎　荆芥各6克　细辛3克　防风6克　白芷6克　羌活6克　甘草3克，水煎服，每日1剂，2次/日。

【功效与主治】疏风止痛。

【加减应用】风寒头痛，减薄荷用量，加苏叶、生姜以加强祛风散寒之功；风热头痛，加菊花、僵蚕、蔓荆子以疏风热；风湿头痛，加苍术、藁本以散风祛湿；头风头痛，宜重用川芎，并酌加桃仁、红花、全蝎、地龙等以活血祛瘀、搜风通络。

（2）羌活胜湿汤（《脾胃论》）

【组成与用法】羌活　独活各6克　藁本　防风　甘草各3克　蔓荆子2克　川芎2克，水煎服，每日1剂，2次/日。

【功效与主治】祛风，胜湿，止痛。

【加减应用】若胸闷脘痞、腹胀便溏显著者，加苍术、厚朴、陈皮、藿香以燥湿宽中，理气消痞；恶心呕吐者，加半夏、生姜降逆止呕；纳呆食少者，加麦芽、神曲健胃助运。

（3）天麻钩藤饮（《杂病证治新义》）

【组成与用法】天麻9克　钩藤12克　生决明18克　山栀子　黄芩各9克　川牛膝12克　杜仲　益母草　桑寄生　夜交藤　茯神各9克，水煎服，每日1剂，2次

/日。

【功效与主治】平肝潜阳息风。

【加减应用】若郁化火，肝火上炎，症见头痛剧烈，目赤口苦，急躁，便秘溲黄者，加夏枯草、龙胆草、大黄。若兼肝肾亏虚，水不涵木，症见头晕目涩，视物不明，遇劳加重，腰膝酸软者，加枸杞子、白芍、山茱萸。

(4) 半夏白术天麻汤（《医学心悟》）

【组成与用法】法半夏4.5克　天麻　茯苓　橘红　白术各9克　甘草3克，水煎服，每日1剂，2次/日。

【功效与主治】化痰息风，健脾祛湿。

【加减应用】若痰湿郁久化火，加黄芩、竹茹、枳实、胆南星；若胸闷、呕恶明显者，加厚朴、枳壳、生姜和中降逆。

(5) 右归丸（《景岳全书》）

【组成与用法】熟地黄9克　山药6克　山茱萸6克　枸杞子6克　菟丝子9克　鹿角胶6克　杜仲6克　肉桂3克　附子3克，水煎服，每日1剂，2次/日。

【功效与主治】温补肾阳，填精益髓。

【加减应用】肾阴亏虚，虚火上炎者，可用知柏地黄丸。

(6) 通窍活血汤，(《医林改错》)

【组成与用法】桃仁12克　红花9克　当归9克　生地黄9克　川芎5克　赤芍6克　牛膝9克　桔梗5克　柴胡3克　枳壳6克　甘草6克，水煎服，每日1剂，2次/日。

【功效与主治】活血化瘀，行气止痛。

【加减应用】头痛较剧者，久痛不已，可加全蝎、蜈蚣、土鳖虫搜风通络止痛。

(7) 归脾汤（《正体类要》）

【组成与用法】白术　当归　茯苓　黄芪　远志　龙眼肉　酸枣仁各6克　人参9克　木香3克　甘草3克，水煎服，每日1剂，2次/日。

【功效与主治】益气补血，健脾养心。

【加减应用】若中气不足，清阳不升，可合用补中益气汤；若脾虚湿盛，腹泻或便溏，腹胀纳呆，可加薏苡仁、炒白扁豆、泽泻等；若兼见形寒肢冷，可加桂枝、干姜温中补阳。

第四节　肺栓塞

肺栓塞是一组各种栓子将肺动脉系统栓塞引起发病的综合征，以呼吸困难、咯血、胸痛、发热等为主要临床症状。脑卒中合并肺栓塞在临床上也较为常见，国内外文献报道并不多，一旦脑卒中合并肺栓塞，则意味着临床治疗预后较差。脑卒中患者急性期有相当一部分死于肺栓塞，因此也被许多学者认为其为导致脑卒中患者死亡的常见原因。脑卒中后并发肺栓塞的危险因素较多，主要包括以下几点：1. 高龄为脑卒中合并肺栓塞的危险因素之一；2. 大面积脑梗死水肿高峰期常应用大量利尿剂、脱水剂限制液体摄入或液体摄入量不足导致血容量下降，造成血液高凝，为脑卒中并发肺栓塞的危险因素之一。

中医没有肺栓塞的病名，肺栓塞在祖国医学中根据临床表现不同可归属于胸痹、喘证、血证、厥证等范畴。其病因主要多由年老体弱患者气虚血行不畅；或久卧、久坐、产后、腹部或盆腔手术、外伤后制动后、气血运行滞缓；或外伤手术、骨折等原因损伤筋脉、气血运行不畅、以致瘀血阻于络道、脉络滞塞不通、营血回流受阻溢于脉外、瘀、毒、痰等互结于下肢。瘀、毒、痰等浊气上逆、搏阻心脉而见胸痛胸搏；肺络受损、肺气不降而见喘促、甚则咯血；气机逆乱、升降失常、阴阳气不相顺接而致厥证；或因气机闭塞、阳气暴脱于外、而致阳脱证。因此、急性肺栓塞以瘀、毒、痰互结、阳气受阻为主要病机病位在心、肺、常因气虚血瘀痰阻或气滞痰瘀互结于心肺或气闭阳脱而致病。在近年的临证中，我们收集的病例都为肺栓塞急性期，临床观察中医分型以瘀毒互结为主，阳气暴脱，痰浊阻肺次之，皆为本虚标实之证，以标实为主；急性期后以气虚血瘀、气虚水停证型多见，以本虚为主；痰瘀互结、痰浊阻肺型提示急性肺栓塞面积相对小，病情相对轻，多见于急性亚广泛型肺栓塞；气虚血瘀型多为肺栓塞经久不愈或反复发生小血管栓塞的结果，多见于慢性栓塞。

诊断要点

1. 根据临床情况疑诊肺栓塞：（1）对存在危险因素，特别是并存多个危险因素的病例，需有较强的诊断意识。（2）症状、体征，特别是在高危病例出现不明原因的呼吸困难、胸痛、晕厥和休克，或伴有单侧或双侧不对称性下肢肿胀、疼痛等对诊断具有重要的提示意义。（3）结合心电图、x 线胸片、动脉血气分析等基本检查，可以初步疑诊肺栓塞或排除其他疾病。（4）宜尽快常规行 D～～聚体检测（ELISA 法），据以作出可能的排除诊断。（5）超声检查可以迅速得到结果并可在床旁进行，虽一般不能作为确诊方法，但对于提示肺栓塞诊断和排除其他疾病具有重要价值，宜列为疑诊肺栓塞时的一项优先检查项目。若同时发现下肢深静脉血栓的证据则更增加了诊断的可能性

2. 对疑诊病例合理安排进一步检查以明确肺栓塞诊断：

（1）有条件的单位宜安排核素肺通气/灌注扫描检查或在不能进行通气显像时进行单纯灌注扫描，其结果具有较为重要的诊断或排除诊断意义。若结果呈高度可能，对 PIE 诊断的特异性为 96%，除非临床可能性撅低，基本具有确定诊断价值；结果正常或接近正常时可基本除外肺栓塞；如结果为非诊断性异常．则需要做进一

步检查，包括选做肺动脉造影。(2) 螺旋 CT/电子束 CT 或 MRI 有助于发现肺动脉内血栓的直接证据，已成为临床上经常应用的重要检查手段。有专家建议，将螺旋 CT 作为一线确诊手段。应用中需注意阅片医师的专业技能与经验对其结果判读有重要影响。(3) 肺动脉造影目前仍为肺栓塞诊断的“金标准”与参比方法。需注意该检查具有侵入性，费用较高，而且有时其结果亦难于解释。随着无创检查技术的日臻成熟，多数情况下已可明确诊断，故对肺动脉造影的临床需求已逐渐减少。

注意肺栓塞的相关症状和体征，有助于提高肺栓塞的诊断率，以下情况应考虑本病的可能：

1. 与肺部体征不相称的、难以用基础肺部疾病解释的呼吸困难；

2. 呼吸困难明显，但患者可以平卧；

3. 突发的昏厥或休克；

4. 急性右心室负荷增加的临床表现；

5. 心电图提示有明显的右心室负荷过重的表现；

6. 超声心动图提示肺动脉高压和右心室负荷过重的表现，但又无右心室增大，尤其是左心室功能正常者。

7. 对长期卧床等有下肢深静脉血栓形成危险因素的患者，更应高度警惕急性肺栓塞的可能。

8. 疑诊 PTE，即应检查下肢静脉有无深静脉血栓，及其他 PTE 的成因和危险因素危险因素。

(1) 大面积 PTE 的评判标准：临床上以休克和低血压为主要表现，即体循环动脉收缩压 <90mmHg，或较基础值下降幅度 ≥ 40mmHg，持续 15min 以上。须除外新发生的心律失常、低血容量或感染中毒症所致血压下降。

(2) 次大面积 PTE 的评判标准：不符合以上大面积 PTE 标准，但在超声心动图上表现有右心室运动功能减弱（右心室前后径/左心室前后径 >0.6，或右心室壁运动幅度 <5mm）或临床上出现心功能不全的表现。

通用良方

1. 韩文忠经验方（中西医结合心脑血管病杂志，2008 年第 3 期）

【组成与用法】生附子10克　黄芪30克　地龙15克　水蛭10克　麦冬20克；水煎服，每日1剂，2次/日。

【功效与主治】益气温阳，活血利水。

【加减应用】阳气亏虚重者加大黄芪用量50克；瘀血重者加大地龙用量30克；湿热重者加桑白皮30克。

2. 血府逐瘀汤（《医林改错》）

【组成与用法】桃仁四钱12克　红花三钱9克　当归三钱9克　生地黄三钱9克　川芎一钱半4.5克　赤芍二钱6克　牛膝三钱9克　桔梗一钱半4.5克　柴胡一钱3克　枳

壳二钱6克 甘草二钱6克。水煎服，每日1剂，2次/日。

【功效与主治】活血行气化瘀。

【加减应用】若瘀痛入络，可加全蝎、穿山甲、地龙、三棱、莪术等以破血通络止痛；气机郁滞较重，加川楝子、香附、青皮等以疏肝理气止痛；胁下有痞块，属血瘀者，可酌加丹参、郁金、虻虫、水蛭等以活血破瘀，消瘕化滞。

3. 补阳还五汤（《医林改错》）

【组成与用法】黄芪30克 当归尾6克 赤芍5克 地龙（去土） 川芎 红花 桃仁各3克。水煎服，每日1剂，2次/日。

【功效与主治】补气，活血，通络。

【加减应用】若半身不遂以上肢为主者，可加桑枝、桂枝以引药上行，温经通络；下肢为主者，加牛膝、杜仲以引药下行，补益肝肾；日久效果不显著者，加水蛭、虻虫以破瘀通络；语言不利者，加石菖蒲、郁金、远志等以化痰开窍；口眼㖞斜者，可合用牵正散以化痰通络；痰多者，加制半夏、天竺黄以化痰；偏寒者，加熟附子以温阳散寒；脾胃虚弱者，加党参、白术以补气健脾。

辨证良方

1. 阳气不足，痰瘀痹肺证

主症：咳嗽，气喘，唇甲青紫、精神倦困、形寒肢冷、食欲不振、舌体胖大边有齿痕、舌质紫暗苔白腻、脉沉细。

治法：温阳益气，祛瘀化痰。

（1）附子汤合枳实薤白桂枝汤加减（中华中医药学刊，2011年8月）

【组成与用法】党参20克 附子10克 茯苓20克 瓜蒌30克 白芍10克 枳实10克 薤白10克 桂枝10克 黄芪30克 厚朴12克 杏仁12克 桔梗12克。水煎服，每日1剂，2次/日。

【功能主治】温经散寒，振奋阳气、祛痰宽胸理气。

【加减应用】咳嗽明显者，加紫苑、前胡；水肿明显者，加车前子、泽泻；有痰热者，加黄芩、竹茹；兼阴虚者，加生地黄、麦冬；大便干结者，加大黄、芒硝；喘促气急者，加苏子、白芥子，莱菔子；大便稀者，去瓜篓、厚朴，加白术、芡实。

（2）大补元煎合血府逐瘀汤合葶苈大枣泻肺汤加减（贵阳中医学院学报，2011年第4期）

【组成与用法】黄芪60克 山药15克 熟地黄15克 杜仲15克 当归15克 山茱萸15克 桔梗15克 柴胡10克 牛膝15克 赤芍10克 川芎10克 地龙10克 红花10克 桃仁10克 全瓜蒌15克 法半夏10克 枳壳10克 葶苈子10克 大枣10克 水蛭3克 甘草6克，水煎服，每日1剂，2次/日。

【功效与主治】补气活血，化痰通络。

【加减应用】咳嗽明显者，加紫苑、前胡，如水肿明显者，加车前子、泽泻；

有痰热者，加黄芩、竹茹；兼阴虚者，加生地黄、麦冬；大便干结者，加大黄、芒硝；喘促气急者，加苏子、白芥子；大便稀者，加白术、芡实、柴胡。

2. 血瘀胸膈证

主症：胸痛为主，兼有心悸胸闷，或有发热，咳嗽咳痰，痰中带血丝，唇紫目黑，舌质暗红，瘀点，脉弦涩或紧

治法：活血化瘀。

（1）通阳宣痹汤加减（中国中医急症，2010年第12期）

【组成与用法】 生黄芪12克　党参9克　当归12克　赤芍9克　桃仁9克　红花9克　丹参12克　泽兰9克　三棱9克　川牛膝12克　地龙4克（焙黄研粉吞）　莪术9克；每日1剂，2次/日。

【功效与主治】 通阳祛瘀止痛。

【加减应用】 心悸胸闷明显者加瓜蒌，薤白；发热明显者加板蓝根，大青叶，蒲公英；以咳嗽咳痰明显者加杏仁；如兼气滞者，酌加香附、乌药、枳实、青皮、木香等以理气止痛。对胸闷疼痛不已者，加苏木、三七等以活血祛瘀止痛。对于火旺而血郁于上之吐血、衄血，可以本方釜底抽薪，引血下行，并可酌加生地黄、牡丹皮、栀子等以清热凉血。

（2）膈下逐瘀汤（《医林改错》）

【组成与用法】 灵脂6克（炒）　当归9克　川芎6克　桃仁9克（研泥）　牡丹皮6克　赤芍6克　乌药6克　玄胡索3克　甘草9克　香附4.5克　红花9克　枳壳4.5克；水煎服，每日1剂，2次/日。病轻者少服，病重者多服，病去药止。

【功效与主治】 活血祛瘀，行气止痛。

【加减应用】 心悸胸闷明显者加瓜蒌，薤白；发热明显者加板蓝根，大青叶，蒲公英；以咳嗽咳痰明显者加杏仁；如兼气滞者，酌加乌药、枳实、青皮、木香等以理气止痛。对胸闷疼痛不已者，加当归尾、苏木、三七等以活血祛瘀止痛；对于火旺而血郁于上之吐血、衄血，可以本方釜底抽薪，引血下行，并可酌加生地黄、牡丹皮、栀子等以清热凉血。

（3）通窍活血汤（《医林改错》）

【组成与用法】 赤芍3克　川芎3克　桃仁9克（研泥）　红枣7个（去核）　红花9克　老葱3根（切碎）　鲜姜9克（切碎）　麝香0.15克（绢包）；水煎服，每日1剂，2次/日。

【功效与主治】 活血化瘀，通窍活络。

【加减应用】 以心悸胸闷为主加瓜蒌，薤白；以发热为主加板蓝根，大青叶，蒲公英；以咳嗽咳痰为主者加杏仁；如兼气滞者，酌加香附、乌药、枳实、青皮、木香等以理气止痛。对于火旺而血郁于上之吐血、衄血，可以本方釜底抽薪，引血下行，并可酌加生地黄、牡丹皮、栀子等以清热凉血。

（4）抵挡汤（《金匮要略》）

【组成与用法】水蛭30克 虻虫30克 桃仁10克 酒大黄10克。水煎服，每日1剂，2次/日。

【功效与主治】攻逐蓄血，化瘀通脉。

【加减应用】本方水蛭、虻虫剂量稍大，祛瘀力强，仅用于邪实并且正气不虚的情况，并“中病即止”。治疗本病时，加用杜仲、木瓜、续断、牛膝等引药下行疗效更佳。若患者气机郁滞，喜叹息，加用柴胡、青皮、香附等疏肝理气；若患肢伴水肿，酌情加豨莶草、木瓜、薏苡仁等利水渗湿之品。脾胃不适，胃脘饱胀者，少许砂仁、神曲，可缓解症状。

3. 痰瘀互结证

主症：咳嗽，黄痰量多，发热，或有胸痛，痰中带血，舌质暗红，舌苔黄厚腻，脉滑数。

治法：祛瘀化痰。

（1）千金苇茎汤合桃红四物汤加减（广州中医药大学学报，2006年第23卷）

【组成与用法】苇茎10克 桃仁10克 生薏仁10克 冬瓜仁10克 海蛤壳10克 红花10克 川芎10克 白芍15克 当归15克 熟地黄10克，每日1剂，2次/日。

【功效与主治】活血行气化瘀。

【加减应用】兼见胸闷者加瓜蒌，薤白；兼见发热者加金银花，连翘，板蓝根；兼见咯血者加大蓟，藕汁；若肺内瘀血轻者，宜加金银花、鱼腥草以增强清热解毒之功；瘀血严重者，可另加桔梗、贝母以增强化痰排瘀之效；若呕吐者，加半夏以降逆止呕；胸膈痞满者，加枳壳、陈皮以行气宽胸；心悸失眠者，加酸枣仁以宁心安神。

（2）六君子汤加减（中国中医急症，2010年第12期）

【组成与用法】党参20克 紫苑10克 炒白术12克 苏子12克 杏仁12克 陈皮12克 胆南星12克 前胡12克 款冬花12克 法半夏10克 茯苓10克 麻黄6克；水煎服，每日1剂，2次/日。

【功效与主治】健脾化痰祛瘀。

【加减应用】兼见胸闷者加瓜蒌，薤白；兼见发热者加金银花，连翘，板蓝根；兼见咯血者加大蓟，藕汁；若呕吐者，加半夏以降逆止呕；胸膈痞满者，加枳壳、陈皮以行气宽胸；心悸失眠者，加酸枣仁以宁心安神。

4. 阴虚内热证

（1）百合固金汤（《慎斋遗书》）

【组成与用法】百合20克 北沙参15克 黄芪15克 生地黄15克 麦门冬12克 黄芪12克 当归12克 赤芍12克 熟地黄12克 山栀子12克 桑白皮10克 地骨皮10克 桔梗10克 仙鹤草10克 白及10克；水煎服，每日1剂，2次/日。

【功能主治】益气养阴清热。

【加减应用】若痰多而色黄者，加胆南星、黄芩、瓜蒌皮以清肺化痰；若咯喘甚者，可加杏仁、五味子、款冬花以止咳平喘；若咳血重者，可去桔梗之升提，加白及、白茅根、仙鹤草以止血。

（2）大补元煎（《景岳全书》）

【组成与用法】人参少用10克　熟地黄用6～9克　杜仲6克　当归6～9克　山茱萸3克　枸杞6～9克　炙甘草3～6克；用水400毫升，煎至280毫升，空腹时温服。

【功效与主治】救本培元，大补气血。

【加减应用】如兼见寒象者，加附子、肉桂、炮姜；兼见气虚者，加黄芪、白术；兼见血瘀者，加川芎，去山茱萸；若见腹泻者去当归；若见畏酸吞酸者去山茱萸。

（3）五福饮（《景岳全书》）

【组成与用法】人参10克　熟地黄10克　当归10～15克　白术10克　炙甘草6克；水400毫升，煎取280毫升。空腹时温服。

【功效与主治】益气养阴。

【加减应用】若痰多而色黄者，加胆南星、黄芩、瓜蒌皮以清肺化痰；若咳喘甚者，可加杏仁、五味子、款冬花以止咳平喘；若咯血重者，加白及、白茅根、仙鹤草以止血。

（4）补阴益气煎（《景岳全书》）

【组成与用法】人参3～9克　当归6～9克　山药（酒炒）6～9克　熟地黄9～15克或30～60克　陈皮3克　炙甘草3克　升麻0.9～1.5克　柴胡3～6克；用水400毫升，加生姜3～7片，煎至320毫升，空腹时温服。

【功效与主治】益气养阴。

【加减应用】火浮于上者，去升麻，无外邪者，去柴胡；若痰多而色黄者，加胆南星、黄芩、瓜蒌皮以清肺化痰；若咯喘甚者，可加杏仁、五味子、款冬花以止咳平喘；若咳血重者，加白及、白茅根、仙鹤草以止血。

对症良方

脑卒中后并发肺栓塞的对症良方，只适用于脑卒中恢复期或后遗症期并发肺栓塞主症突出而其他症候不明显者。

1. 脑卒中后并发肺栓塞所致胸痛

（1）柴胡疏肝散（《医学统旨》）

【组成与用法】陈皮（醋炒）6克　柴胡10克　川芎10克　香附10克　枳壳（麸炒）10克　芍药10克　甘草（炙）10克。水煎服，分次温服。

【功效与主治】疏肝理气，活血止痛。

【加减应用】胁肋痛甚者，酌加郁金、青皮、当归、乌药等以增强其行气活血之力；肝郁化火者，可酌加山栀子、黄芩、川楝子以清热泻火；若咳者，加五味子、干姜以温肺散寒止咳；心悸者，加桂枝以温心阳；小便不利者，加茯苓以利小便；腹中痛者，加炮附子以散里寒；泄利下重者，加薤白以通阳散结；气郁甚者，加香附、郁金以理气解郁；有热者，加栀子以清内热。

（2）瓜蒌薤白半夏汤（《金匮要略》）

【组成与用法】栝蒌实 12 克　薤白 9 克　法半夏 9 克　白酒 70 毫升（非现代之白酒，实为黄酒，或用醪糟代之亦可。）水煎分三次温服。

【功效与主治】行气解郁，通阳散结，祛痰宽胸。

【加减应用】痰重者可加涤痰汤；若咳者，加五味子、干姜以温肺散寒止咳；悸者，加桂枝以温心阳；小便不利者，加茯苓以利小便；腹中痛者，加炮附子以散里寒；泄利下重者，加柴胡升阳；气郁甚者，加香附、郁金以理气解郁；有热者，加栀子以清内热。

（3）枳实薤白桂枝汤（《金匮要略》）

【组成与用法】枳实 12 克　厚朴 12 克　薤白 9 克　桂枝 6 克　瓜蒌 12 克；水煎服，每日 1 剂，2 次/日。

【功效与主治】通阳散结，祛痰下气。

【加减应用】若寒重者，可酌加干姜、附子以助通阳散寒之力；气滞重者，可加重厚朴、枳实用量以助理气行滞之力；痰浊重者，可酌加半夏、茯苓以助消痰之力。

（4）人参养荣汤加减（《三因极一病证方论》）

【组成与用法】人参 15 克　白术 10 克　茯苓 15 克　甘草 10 克　陈皮 6 克　黄芪 15 克　当归 15 克　白芍 10 克　熟地黄 10 克　五味子 10 克　桂心 10 克　远志 15 克；加姜、枣水煎分次温服。

【功效与主治】补脾益肺，养血益气。

【加减应用】若血虚气弱出血不止者，可加煅龙骨、阿胶、山茱萸以固涩止血；出血多者，酌加三七、白及等以止血；兼脾虚气滞者，加砂仁、木香等以健脾和胃；兼见不寐者，可加酸枣仁、茯神。

（5）炙甘草汤（《伤寒论》）

【组成与用法】甘草（炙）12 克　生姜（切）9 克　桂枝（去皮）9 克　人参 6 克　生地黄 50 克　阿胶 6 克　麦门冬（去心）10 克　麻仁 10 克　大枣（擘）10 枚。水煎服，每日 1 剂，2 次/日。阿胶烊化，冲服。

【功效与主治】益气滋阴，通阳复脉。

【加减应用】方中可加酸枣仁、柏子仁以增强养心安神定悸之力，或加龙齿、磁石重镇安神；偏于心气不足者，重用炙甘草、人参；偏于阴血虚者重用生地、麦门冬；心阳偏虚者，易桂枝为肉桂，加附子以增强温心阳之力；阴虚而内热较盛者，易人参为南沙参，并减去桂、姜、枣、酒，酌加知母、黄柏，则滋阴液降虚火之力更强。

2. 脑卒中后并发肺栓塞所致呼吸困难

（1）桑白皮汤加减（《古今医统》）

【组成与用法】桑白皮 10 克　法半夏 10 克　苏子 10 克　杏仁 10 克　贝母 10 克　山栀子 15 克　黄芩 10 克　黄连 6 克；上药用水 400 毫升，加生姜 3 片，煎至 320 毫升，分两次温服。

【功效与主治】清肺降气，化痰止嗽；主治肺经热甚，喘嗽痰多。

【加减应用】胸闷气促明显者可加瓜蒌，陈皮；伴发热甚者去生姜，加大栀子用量；伴咳嗽咳痰者可加枇杷叶，紫菀，款冬花，胆南星、瓜蒌以清热化痰；脾虚，纳少，神疲，便溏，加党参、白术健脾益气。

（2）二陈汤合三子养亲汤加减（《太平惠民和剂局方》、《皆效方》）

【组成与用法】紫苏子 10 克　白芥子 10 克　莱菔子 10 克　陈皮 10 克　法半夏 10 克　茯苓 10 克　甘草 6 克；水煎服，分两次温服。

【功效与主治】燥湿化痰，理气和中。

【加减应用】伴有咳咳咳痰，痰多色白者，可加苍术、厚朴以增燥湿化痰之力；痰多色黄兼见发热者，可加胆南星、瓜蒌以清热化痰；脾虚，纳少，神疲，便溏，加党参、白术健脾益气；痰从寒化，色白清稀，畏寒，加干姜、细辛。

（3）补肺汤（《备急千金要方》）

【组成与用法】黄芪 30 克　甘草 12 克　钟乳 12 克　人参 12 克　桂心 15 克　干地黄 15 克　茯苓 15 克　白石英 15 克　厚朴 15 克　桑白皮 15 克　干姜 15 克　紫菀 15 克　橘皮 15 克　当归 15 克　五味子 15 克　远志 15 克　麦冬 15 克　大枣 20 枚；水煎分两次温服。

【功效与主治】益气养阴润肺；主治：肺气不足，逆满上气，胸中闷塞，短气，甚则吐血者。

【加减应用】咳逆，咳痰稀薄者，加紫菀、款冬花等止咳定喘；偏阴虚者加沙参、麦冬等养阴；咳痰黏稠，加川贝母、桑白皮等化痰；病重兼肾虚者加山茱萸、胡桃肉等补肾纳气；中气虚弱可以配合补中益气汤，补脾养肺，益气升陷。

3. 脑卒中后并发肺栓塞所致咯血

（1）百合固金汤（《素问·气交变大论》）

【组成与用法】生地黄 10 克　熟地黄 15 克　当归身 15 克　芍药 10 克　甘草 6 克　百合 12 克　贝母 12 克　麦冬 12 克　桔梗 10 克　玄参 10 克。水煎分两次温服。

【功效与主治】养阴润肺，化痰止咳止血。

【加减应用】咯血较多者可加白及、藕节、白茅根、茜草等止血，或合十灰散凉血止血。反复咯血及咯血量多者，加阿胶、三七；潮热、颧红者，加青蒿、鳖甲、地骨皮、白薇；盗汗加糯稻根、浮小麦、五味子、牡蛎。

(2) 归脾汤（《正体类要》）

【组成与用法】白术10克　当归15克　白茯苓15克　炙黄芪20克　龙眼肉5克　远志10克　酸枣仁（炒）10克　人参15克　木香10克　甘草（炙）10克。加生姜、大枣，水煎温服，每日1剂，2次/日。

【功效与主治】益气补血，健脾养心。

【加减应用】可酌加仙鹤草、白及、乌贼骨、炮姜炭等以温经固涩止血。若气损及阳，脾胃虚寒，症见肤冷、畏寒、便溏者，治宜温经摄血，可加柏叶，艾叶。

(3) 咯血方（《丹溪心法》）

【组成与用法】青黛（水飞）10克　诃子10克　瓜蒌仁15克　海粉15克　山栀子（炒黑）15克；水煎分两次温服。

【功能主治】清肝宁肺，凉血止血。

【加减应用】若兼见热甚伤阴者，可酌加沙参、麦冬等以清肺养阴；若咳甚痰多者，可加川贝、天竺黄、枇杷叶等以清肺化痰止咳；若气火上逆、血热较盛者，加大大黄、栀子的用量，作为君药，并可配入牛膝、代赭石等镇降之品，引血下行。

4. 脑卒中后并发肺栓塞所致发热

(1) 桃仁承气汤（《奇效良方》）

【组成与用法】桃仁6克　甘草6克　芒硝12克　大黄10克；水煎服，每日1剂，2次/日。

【功效与主治】活血化瘀，通下泄热。

【加减应用】如兼气滞者，酌加香附、乌药、枳实、青皮、木香等以理气止痛。对于火旺而血郁于上之吐血、衄血，可以本方釜底抽薪，引血下行，并可酌加生地黄、牡丹皮、栀子等以清热凉血。若瘀痛入络，可加全蝎、穿山甲、地龙、三棱、莪术等以破血通络止痛；胁下有痞块，属血瘀者，可酌加丹参、郁金、水蛭等以活血破瘀，消瘕化滞。

(2) 当归补血汤（《内外伤辨惑论》）

【组成与用法】黄芪30克　当归6克；水煎服，每日1剂，2次/日。

【功效与主治】补气生血。主治血虚阳浮发热证。

【加减应用】发热严重者加桃仁、红花、柴胡、防风、知母、石膏；若发热头痛者，加葱白、淡豆豉、生姜、大枣以疏风解表；若疮疡久溃不愈，气血两虚而又余毒未尽者，可加金银花、甘草以清热解毒；若血虚气弱出血不止者，可加煅龙骨、阿胶、山茱萸以固涩止血。

(3) 小柴胡汤（《伤寒论》）

【组成与用法】柴胡30克　黄芩9克　人参9克　法半夏9克　甘草（炙）9克　生姜9克　大枣4枚；水煎温服，每日1剂，2次/日。

【功效与主治】和解少阳。主治邪在少阳，经气不利，郁而化热者。

【加减应用】若胸中烦闷，去法半夏、人参，加栝楼实清热理气宽胸；若渴，去法半夏，加天花粉止渴生津；若腹中痛者，去黄芩，加芍药柔肝缓急止痛；若胁下痞梗，去大枣，加牡蛎软坚散结；若心下悸，小便不利者，去黄芩，加茯苓利水宁心；若咳者，去人参、大枣、生姜，加五味子、干姜温肺止咳。

（4）柴胡清骨散（《血证论》）

【组成与用法】柴胡9克　青蒿9克　秦艽9克　白芍9克　地骨皮9克　鳖甲9克　知母9克　黄芩6克　甘草3克　胡黄连3克；水煎服，每日1剂，2次/日。

【功效与主治】泻火疏肝，养阴退热。

【加减应用】若血虚者，加当归、白芍、生地以益阴养血；嗽多者，加阿胶、麦门冬、五味子以益阴润肺止咳。

（5）温胆汤（《三因极一病证方论》）

【组成与用法】法半夏12克　竹茹12克　枳实（麸炒，去瓤）12克　陈皮15克　甘草（炙）10克　茯苓10克　加生姜5片　大枣1枚，水煎服，每日1剂，2次/日。

【功效与主治】理气化痰，和胃利胆。主治胆郁痰扰所见发热。

【加减应用】若心烦热甚者，加黄连、山栀子、淡豆豉以清热除烦；睡眠差者，加琥珀粉、远志以宁心安神；惊悸者，加珍珠母、生牡蛎、生龙齿以重镇定惊；呕吐呃逆者，酌加苏叶或梗、枇杷叶、旋覆花以降逆止呕；眩晕，可加天麻、钩藤以平肝息风；癫痫抽搐，可加胆南星、钩藤、全蝎以息风止痉。

第五节　深静脉血栓形成

脑卒中是神经系统的常见病及多发病，在我国每年新发卒中人数达150万例，是目前人类的第二大死亡原因。有文献报道卒中后并发静脉血栓栓塞症是造成住院时间延长和病死率增加的常见原因，存活50%～70%病人遗留失语、瘫痪等严重残疾，瘫痪肢体及长时间卧床发生静脉血流改变造成深静脉血栓（DVT）和肺栓塞（PTE）形成。国外很多临床研究试验也显示脑卒中后易发生深静脉血栓，发生率高达50%左右，在严重偏瘫的患者发病率可高达60%～75%。并认为脑卒中患者高龄，伴有高脂血症、糖尿病、高同型半胱氨酸是深静脉血栓形成的危险因素。我国在2001年进行的调查显示，脑卒中的患者深静脉血栓发生率约为6.67%。2004年对488例住院脑卒中患者的深静脉血栓发病情况进行了更加详细的调查，提示深静脉血栓的发生率为21.7%；检出率最高的年龄组为70～79岁组为28.0%；卒中合并严重瘫痪者深静脉血栓发生率为25.9%；74.5%的深静脉血栓患者无明显临床症状；使用低分子量肝素可使缺血性卒中患者的深静脉血栓发生率减低40.0%。深静脉血栓可出现于卒中发病后第2天，高峰在4~7天。有症状的深静脉血栓发生率仅为2%。瘫痪重、年老及心房颤动者发生深静脉血栓的比例更高。

深静脉血栓形成（DVT），是在某些情况下，血液于静脉腔内凝结并阻塞静脉腔，导致静脉回流障碍引起血栓远端静脉高压和肢体肿胀、疼痛及浅静脉扩张等临床症状。血流瘀滞、静脉内皮损伤和血液高凝状态，由于破坏了机体凝血和纤溶系统的平衡而容易诱发DVT。研究发现，脑卒中合并下肢深静脉血栓形成时约2/3位于小腿，且以腓静脉受累最多见，其原因可能与下肢远端尤其是腓肠肌肌间静脉丛血流缓慢，长期卧床造成肌肉泵作用丧失，易引起血流瘀滞有关。研究还发现左下肢LDVT的发生率高于右下肢，这可能与左髂静脉的解剖结构有关。左髂静脉受乙状结肠及右髂总动脉的跨越压迫，易造成血管狭窄，而且左髂静脉多数无瓣膜，回流入下腔静脉的左髂静脉入角大，当血流流经分支时，造成涡流损伤血管壁，激发凝血系统，使左下肢静脉更易形成血栓。重度偏瘫及长期卧床患者的LDVT发生率较高，且患者瘫痪程度越重，LDVT发生率越高。对于脑卒中的患者来说，血液高凝状态和血流瘀滞为血栓形成的主要原因，血液流变学改变是其中的一个重要因素，腿部静脉通常处于低剪切速率和低流率状态，长期卧床、偏瘫、截瘫时更为明显，低流率将增加血黏度，有利于DVT的发生和发展［7］。研究表明：危险因素越多，越容易发生VTE，卒中患者往往同时具备高龄、偏瘫、卧床、高脂血症、糖尿病、合并房颤、肺部或尿路感染、脱水治疗等多种危险因素而成为VTE的高危人群，如同时存在AT~Ⅲ，PC，PS遗传性缺乏、活化的蛋白C抵抗、FV Leiden突变、凝血酶原基因G202IOA变异、抗磷脂酶抗体等遗传性危险因素时，危险性将进一步增加。目前国内外对下肢DVT的治疗尚无理想方案。西医治疗DVT多采用手术取栓或应用溶栓、抗凝药物等方法，药物预防主要包括抗血小板药和抗凝血药，抗血小板药可抑制血小板黏附聚集功能，从而产生抗血栓的效应。但以上治疗方法危险性较大，费用高，适用范围局限。

DVT在传统医学中没有统一的病名，根据DVT患肢疼痛、肿胀、皮温增高、静脉怒张、皮肤色素沉着、营养障碍、溃烂等临床特征，可知本病属中医学“肿胀”、“瘀证”、“血瘤”、“筋瘤”、“恶脉”、“臁疮”、“瘀血流注”、“脉痹”等范畴，《黄帝内经》中已有“恶血”、“留血”、“衃血”等病名。《诸病源候论·恶脉候》云：“恶脉者，身里忽有赤络，脉起茏苁，聚如死蚯蚓状，看如似有水在脉中，长短皆逐其络脉所生是也。”形象的描述了DVT患者急性期患肢肿胀疼痛、筋脉红赤的临床特点。《证治准绳》中不仅列举了“脱疽”、“瘀血”、“臁疮”、“血瘤”、“青蛇便”等病名，还进行了较详细的论述。《圣济总录》中将血脉瘀阻这一类疾病统称为“脉痹”，唐容川《血证论》中“瘀血流注，四肢疼痛肿胀”的记述，不仅提出了瘀血流注的病名，同时提示了该病因瘀而致肢体肿胀疼痛的临床特征。《景岳全书》中“有血蓄而结者、以破之遂之”的记载，并提出用桃仁、红花、三棱等活血化瘀类中药治疗本病。直至1994年国家中医药管理局颁布的《中医病症诊断疗效标准》才将该病命名为“股肿”。现代医学把该病的发病过程一般划分为急性期、迁延期和后遗症期三个时期或分为急性期和慢性期两个阶段。结合古代各医家对本病的见解认识到“湿热瘀结，阻于脉络”是贯穿本病始终的基本病机。对于DVT的证候变化规律，多数人认为急性期有“湿”、“热”之象，迁延期或中期则“湿”、“瘀”为重，慢性期或后期则会出现“虚”象。

诊断要点

参照1995年10月，全国第四届中西医结合治疗周围血管疾病学术会议修订的诊断标准。

（1）急性期

①发病急骤，患肢胀痛或剧痛，股三角区或小腿有明显压痛。

②患肢广泛性肿胀。

③患肢皮肤呈暗红色，温度升高。

④患肢广泛性浅静脉怒张。

⑤Homans征阳性。

（2）慢性期（深静脉血栓形成综合征）

慢性期具有下肢静脉回流障碍和后期血液逆流，浅静脉怒张或曲张，活动后肢体凹陷性肿胀、胀痛，出现营养障碍改变：皮肤色素沉着、瘀血性皮炎、瘀血性溃疡等。

（3）排除急性动脉栓塞、急性淋巴管炎、丹毒、原发性盆腔肿瘤、小腿损伤性血肿、小腿纤维组织炎等疾病。

（4）超声多普勒、静脉血流图和静脉造影可以确诊。静脉造影：静脉充盈缺损，全下肢（或节段）深静脉阻塞或狭窄；静脉再通。呈扩张状，管壁毛糙，管腔不规则狭窄，瓣膜阴影消失；侧支循环形成，呈扩张扭曲状。

通用良方

1. 利湿逐瘀汤（临床和实验医学杂志，2007年2月）

【组成与用法】丹参30克　当归30克　黄芪30克　银花藤30克　川牛膝30克　赤芍20克　玄参20克　地龙20克　乳香15克　没药15克　泽兰15克　大黄15克　连翘15克　王不留行15克　炒穿山甲（研冲）10克　水蛭（研冲）1克。水煎服，每日1剂，2次/日。

【功效与主治】利湿逐瘀，活血通脉。

【加减应用】若湿热明显者加用蒲公英、紫花地丁等清热解毒，脾虚者加用白术及党参益气健脾，气虚者加桂枝提气升阳，若素来胃敏感者，加用砂仁、鸡内金，疼痛甚者加用青风藤、海风藤等通络止痛。

2. 溶栓汤（中医药临床杂志，2006年6月）

【组成与用法】当归30克 丹参30克 地龙20克 水蛭20克 壁虎6克 泽泻20克 茯苓20克；水煎服，每日1剂，2次/日。

【功效与主治】活血消肿，祛瘀通脉。

【加减应用】若水肿甚者，加用防已、花椒目、薏苡仁等利水消肿，疼痛甚者加用全蝎、川牛膝等活血祛瘀定痛，伴头晕者加用天麻、菊花，伴胃脘不适者加用延胡索、砂仁，伴全身乏力者，加用黄芪、党参补中益气。

3. 化瘀消肿汤（河南中医，2008年第11期）

【组成与用法】黄芪20克 当归20克 川芎18克 泽兰18克 丹参18克 赤芍18克 薏苡仁30克 猪苓20克 黄柏20克 土鳖虫20克 水蛭20克 炙甘草9克；水煎服，每日1剂，2次/日。

【功效与主治】活血利湿，通脉止痛。

【加减应用】若肢体畏寒，加用桂枝、细辛等温阳，若情绪抑郁加用柴胡、香附等调气疏肝解郁，若静脉曲张甚者，加用川牛膝、红花等活血，若口舌干燥加用瓜蒌根等清热生津，若全身困重加用白术、佩兰补中醒脾。

4. 益气活血汤（光明中医，2008年第2期）

【组成与用法】水蛭6克 黄芪30克 当归15克赤芍15克 川芍20克 地龙15克 丹参30克 桃仁10克 红花12克 茯苓皮20克 赤小豆20克 汉防已10克 甘草6克；将上药加水600ml，浸泡30分钟，用文火煎30分钟，取汁400ml，二煎加水500ml煎20分钟，取汁300ml，两煎合兑，每日1剂，分两次空腹服用。30剂为一疗程。

【功效与主治】益气活血，通阳利水。

【加减应用】根据病情调整剂量，虚寒型者加桂枝、附子；热毒型加二花、蒲公英、黄柏、紫花地丁等；瘀血较重者加三棱、莪术；痛甚者加制乳香、没药、元胡，下肢加川牛膝，肿甚者加薏苡仁，泽泻。

5. 消肿破瘀胶囊（新中医，2008年第4期）

【组成与用法】地龙10克 水蛭10克 土鳖虫10克 大黄10克 木瓜10克 牛膝10克 当归20克 猪苓20克 泽泻20克 益母草20克 泽兰20克 车前子15克 牡丹皮15克 赤芍30克 白茅根30克 冬瓜皮30克 大腹皮30克。制成每粒含生药0.5克，每次5粒，每天3次，口服。疗程3月或水煎服。

【功效与主治】活血消肿，破疲散结。

6. 外用冰硝散（江苏中医药，2008年第11期）

【组成与用法】芒硝2000克大黄200克，冰片20克；混合均匀后装入布袋中外敷患肢固定，待药袋湿后（因药物吸收肿胀肢体水液）取下，晾干，揉搓药袋数次，再次外敷，每2天更换一次药袋，一个月为一个疗程。

【功效与主治】清热解毒，行气止痛，活血化瘀，消肿软坚。

7. 外用中药熏洗方（中国中医药信息杂志，2006 年第 6 期）

【组成与用法】苏木 30 克　乳香 15 克　没药 15 克　冰片 10 克　芒硝 30 克　透骨草 30 克　伸筋草 30 克　大黄 30 克　十大功劳 30 克；上药浓煎，药液热时包裹熏蒸患肢，温时浸洗患肢，冷却后外敷患肢，每日药液作用患肢 6～8h。

【功效与主治】活血化瘀，清热解毒，消肿散结止痛。

8. 消栓通脉汤（中国中西医结合外科杂志，2009 年第 3 期）

【组成与用法】茵陈 10 克　金银花 15 克　赤小豆 15 克　桃仁 10 克　黄柏 10 克　红花 10 克　赤芍 15 克　山栀子 15 克　水蛭 6 克　苍术 10 克。一日一剂，水煎服。2 次/日。

【功效与主治】清热利湿化瘀。

【加减应用】若肢体畏寒，加用桂枝、细辛等温阳，若情绪抑郁加用柴胡、香附等调气疏肝解郁，若静脉曲张甚者，加用川牛膝、川芎等活血，若口舌干燥加用瓜蒌根等清热生津，若全身困重加用白术，佩兰补中醒脾。

9. 槐米浮萍胶囊（新中医，2005 年第 5 期）

【组成与用法】槐米　浮萍　水蛭　乳香　没药　茯苓　白鲜皮　蛇床子　怀牛膝　黄芩　苦参　甘草等组成，共研细末，过 100 目筛，装胶囊，每粒含生药 0.39），每次 8 粒，每天 3 次。

【功效与主治】清热利湿，活血祛瘀。

10. 股肿消协定方（现代中西医结合杂志，2009 年第 21 期）

【组成与用法】水蛭 3 克　地龙 10 克　泽兰 10 克　薏苡仁 15 克　益母草 15 克　当归 10 克　赤芍 10 克　穿山甲 10 克　王不留行 10 克　川牛膝 10 克　苦参 10 克　赤小豆 10 克　茵陈 6 克　麻黄 6 克。水煎服，每日 1 剂，2 次/日。

【功效与主治】活血化瘀，发汗利湿。

【加减应用】偏阴寒者加鸡血藤、肉桂、熟附子（先煎），鹿角霜冲服；偏血瘀加丹参、地龙、赤芍；湿热者加金银花、当归、生甘草、苍术；偏热毒盛者加金银花、蒲公英、紫花地丁；偏气血虚者加党参、当归、熟地黄、白术。

11. 神效托里散（《太平惠民和剂局方》）

【组成与用法】忍冬草 30 克　黄芪 30 克　当归 10 克　甘草 10 克。水煎服或制成散剂。

【功效与主治】益气养血，清热通络。

【加减应用】疾病早期，病邪入浅之时，辅以通散之法加以祛风舒筋活络之药，如威灵仙、海风藤等；后期反复迁延，加化痰祛疲之品，如陈皮、法半夏、莪术、红花等。同时根据具体临床表现，加减变化运用。如肢水肿者，加清热利湿以消肿之品，如萆薢、瞿麦、牛膝等；如肢疼痛者，加乳香、没药、延胡索等；若血瘀严重者，加红花、川牛膝、川芎等；热象重者加清热凉血之品，如生地黄、牡丹皮等。

12. 通脉化瘀汤（中医药研究，1996年第6期）

【组成与用法】丹参30克 黄芪30克 川芎10克 姜黄10克 当归12克 赤芍12克 桃仁12克 地龙15克 土茯苓15克 全蝎6克 甘草6克。水煎服，每日1剂，2次/日。

【功效与主治】活血通脉，解毒利湿。

【加减应用】疼痛重时，可加王不留行、乳香、没药等行气活血止痛；局部压痛明显者，加三棱、莪术、水蛭等祛瘀通络；热象明显时，加金银花、连翘、蒲公英、漏芦等清热解毒；湿热明显加薏苡仁、泽泻、车前子、茯苓、木瓜等利湿清热；气虚体弱者，加黄芪、党参、白术等大补中气。

13. 静栓通（江苏中医，1995年第4期）

【组成与用法】土鳖虫10克 赤芍药10克 川芎10克 熟地黄10克 当归20克 苏木20克 骨碎补20克 地龙20克 木瓜15克 参三七5克 甘草5克。水煎服，每日1剂，2次/日。

【功效与主治】活血祛瘀。

【加减应用】偏于寒盛者加桂枝、制川草乌温脉通络；偏于热盛者加忍冬藤、连翘、蒲公英等清热解毒；偏于气血亏虚者加炙黄芪、党参、白术、黄精等健脾补中益气。患肢水肿甚者，加薏苡仁、黄柏、木瓜、土茯苓等利水祛湿之品；若疼痛难忍，加延胡索、乳香、没药等行气活血止痛之品。

14. 十妙消栓汤（黑龙江中医药，1996年15期）

【组成与用法】丹参30克 当归20克 红花15克 水蛭10克 玄参30克 黄芪20克 延胡索12克 苍术15克 黄柏10克 川牛膝10克。水煎服，每日1剂，2次/日。

【功效与主治】活血祛瘀，消栓通脉，利湿消肿。

【加减应用】湿热下注，患肢肿胀，皮色潮红，皮温升高者重用黄柏，加金银花、丹皮、防己、木通；血瘀湿重，患肢肿甚，皮肤光亮，按之凹陷者加土茯苓、赤小豆、泽泻；瘀血阻滞严重，患肢青紫肿胀，固定性剧痛，浅静脉扩张明显者加虻虫、土鳖虫以破血逐瘀；气虚者重用黄芪，加党参、白术；血虚者重用当归，加熟地黄、鸡血藤；阳虚水肿加桂枝、附子以温阳利水。

15. 活血通脉煎（甘肃中医，2008年第6期）

【组成与用法】丹参 玄参各30克 当归20克 红花15克 水蛭10克 延胡索12克 黄芪15克 苍术10克 黄柏15克 川牛膝10克。水煎服，每日1剂，2次/日。

【功效与主治】活血通脉。

【加减应用】湿热重者重用黄柏，加金银花、防己、土茯苓；瘀血重者加虻虫、土鳖虫；痰瘀互结者加瓦楞子、白芥子；气虚者重用黄芪，加党参、白术；血虚者重用当归，加熟地黄、鸡血藤；阳虚水肿者加桂枝、附子。

16. 解毒活血汤（河南中医学院学报，2004年第8期）

【组成与用法】金银花30克　玄参15克　当归15克　石斛15克　川牛膝10克　茜草15克　桃仁10克　红花6克　土鳖虫10克　生地黄15克　水蛭5克　甘草5克。水煎服，每日1剂，2次/日。

【功效与主治】清热解毒，活血通脉。

【加减应用】若毒热盛加黄芩、栀子；偏湿者加薏苡仁、防己、木瓜、泽泻；凉甚者加黄芪、党参，易生地黄为熟地黄；瘀结不通加全蝎、穿山甲片；疼痛加乳香、没药、延胡索；咽干口渴者加芦根、天花粉、生石膏、麦冬；失眠加夜交藤、酸枣仁、远志。

17. 韩颐经验方（四川中医，2005年第8期）

【组成与用法】丹参30克　当归30克　赤芍30克　牛膝12克　鸡血藤30克　茯苓皮30克　大腹皮30克　生薏苡仁15克　生黄芪40克。水煎服，每日1剂，早晚饭后服用。

【功效与主治】活血化瘀，利湿通络。

【加减应用】脉络湿热加双花30克、蒲公英30克、车前子15克、脾虚湿阻加白术30克、党参12克、甘草12克、脉络湿瘀加三棱12克、莪术12克、郁金12克。

18. 蠲泣一号煎剂（四川中医，2005年第8期）

【组成与用法】黄芪9克　桂枝9克　丹参9克　当归9克　赤芍9克　红花9克　川芎9克等，水浓煎，250ml/次，每日4次，服用30天为一个疗程。

【功效与主治】温经行气，活血化瘀。

【加减应用】无。

19. 活血化瘀利湿汤（山西中医，2006年第2期）

【组成与用法】丹参30克　赤芍30克　当归15克　鸡血藤15克　红花10克　泽兰10克　牛膝10克　川芎10克　泽泻10克　黄柏10克　苍术10克　生薏苡仁10克　生甘草6克。水煎服，每日1剂，2次/日。

【功效与主治】活血化瘀利湿。

【加减应用】热重者加银花、蒲公英、紫花地丁各30克；湿重者加猪苓10克、车前子15克；瘀阻重者加乳香、没药、三棱、莪术各10克；气虚重者加黄芪20克。每日1剂，早晚饭后服用。肿胀明显者，给予冰硝散（芒硝1000克、冰片5克）装入布袋，外敷患肢肿胀处。

20. 李诚经验方（中国中西医结合外科杂志，2010年第2期）

【组成与用法】川芎10克　牡丹皮15克　当归15克　生地黄10克　赤芍10克　丹参15克　水蛭13克　川牛膝15克木瓜10克；每日1剂，水煎分早晚2次服。服

2~8周。

【功效与主治】化瘀通络。

【加减应用】早期加苍术10克、黄柏10克、泽兰20克、防己20克、薏苡仁30克，以清热利湿，行气消肿；后期加党参20克、白术12克、茯苓10克、甘草10克、泽兰10克、仙茅12克、以利湿化瘀，温阳健脾。

21. 益气通脉方（中国临床康复，2004年第29期）

【组成与用法】生黄芪30克 党参15克 当归15克 丹参15克 地龙15克 茯苓15克 防己10克。每日1剂，水煎分早晚2次服。

【功效与主治】益气通脉除湿。

【加减应用】偏热邪盛属脉络湿热，加金银花30克，黄柏10克，大黄5克；偏湿、癖邪盛属脉络湿瘀者，加苍术10克，泽兰20克、赤小豆20克，赤芍15克，枳壳6克；属脾虚湿阻者，加白术10克．薏苡仁20克，泽泻15克、猪等15克，陈皮6克；瘀血较甚者加水蛭10克，三棱6克、莪术6克；兼脾肾阳虚者加肉桂6克，熟附子9克，1付/天，煎两次，煎取300 mL，早晚服，90天为1个疗程。

22. 脉痹汤（现代中西医结合杂志，2005年第16期）

【组成与用法】生黄芪30克 当归10克 桃仁10克 地龙10克 川芎6克 丹参30克 鸡血藤15克 茯苓30克 猪苓30克 车前子15克 焦山楂10克。水煎服，每日1剂，2次/日。治疗7~10d。

【功效与主治】益气活血，渗水利湿。

【加减应用】发热者加金银花10克、连翘15克，红肿者加紫花地15克、天花粉15克，痛甚者加乳香10克、没药10克，瘀血重者加炮山甲10克、水蛭10克。

23. 活血通脉汤（山东中医杂志，2005年第11期）

【组成与用法】丹参60克 当归60克 益母草30克 红花20克 穿山甲15克 桃仁15克 鸡血藤15克 川牛膝15克 甘草10克。水煎服，每日1剂，2次/日。20 d为1疗程。

【功效与主治】活血消肿，化瘀通脉。

【加减应用】无。

24. 宋强中药熏洗方（山东中医杂志，2005年第11期）

【组成与用法】透骨草 刘寄奴 苏木 红花 艾叶 花椒 干姜各15克，装入纱布袋内，用水煮沸，将煎好的药液倒入特制的不锈钢容器内，待药液变温后将患肢浸入药液中泡洗，温度宜36℃左右，嘱患者用浸有药液的毛巾反复搓洗患肢，一般熏洗40 min左右，每日1~2次，30 d为1疗程。熏洗时注意避风寒保暖，每次熏洗治疗完毕后，用毛巾擦干患肢，将患肢抬高15°~30°。

【功效与主治】软坚散结，活血消肿。

25. 消栓通脉汤（中国中西医结合外科杂志，2009年第3期）

【组成与用法】茵陈10克　赤小豆10克　山栀10克　赤芍10克　黄柏10克　苍术10克　牛膝10克　双花5克　桃仁10克　红花5克　水蛭10克；1剂/d，由山东中医药大学附属医院药剂科制成400 mL药液，平均分为2份，早晚空腹口服。

【功效与主治】清热利湿，活血化瘀。

【加减应用】无。

26. 补肾祛瘀汤（中国中西医结合外科杂志，2002年第1期）

【组成与用法】怀牛膝30克　杜仲15克　仙茅15克　淫羊藿10克　水蛭15克　地龙15克　穿山甲10克　龟板胶10克。上方加水500 ml，煎至150 ml，复煎加水300 ml，煎至100ml，两煎相兑，早晚分服，1剂/日，30天为1疗程。

【功效与主治】滋肾阴，补肾阳，祛瘀通络。

【加减应用】若有明显静脉炎表现，加金银花15克、毛冬青15克、黄柏10克；发热者加金银花10克、连翘15克；红肿者加紫花地丁15克、天花粉15克；痛甚者加乳香10克、没药10克；瘀血重者加炮山甲10克、水蛭10克。

27. 活血通脉煎（甘肃中医，2008年第6期）

【组成与用法】丹参30克　玄参30克　当归20克　红花15克　水蛭10克　延胡索12克　黄芪15克　苍术10克　黄柏15克　川牛膝10克，1剂/d，水煎2次，取汁500 mL，分3次服用（妇女月经期及孕产期停服）。药渣再煎汤，熏洗、热敷患肢，1～2次/日，每次30分钟。

【功效与主治】活血祛瘀，消栓通脉。

【加减应用】湿热重者重用黄柏，加金银花、防已、土茯苓；瘀血重者加虻虫、土鳖虫；痰瘀互结者加瓦楞子、白芥子；气虚者重用黄芪，加党参、白术；血虚者重用当归，加熟地黄、鸡血藤；阳虚水肿者加桂枝、附子。

辨证良方

1. 湿热瘀阻证

主症：患肢红肿疼痛，伴有明显静脉曲张，双下肢或有水肿，局部皮温增高，色暗红，平素嗜食辛辣油腻，口中黏腻感，胸中烦闷，夜寐欠安，小便色黄，偏热，大便溏结不调，排便不爽，舌红苔黄厚腻，脉滑数。

治法：清热利湿，通络止痛。

（1）四妙散（《丹溪心法》）

【组成与用法】苍术10克　黄柏10克　川牛膝15克　薏苡仁15克；水煎服，每日1剂，2次/日。

【功效与主治】清热利湿，化瘀舒筋。

【加减应用】若水肿甚，加木瓜、豨莶草、防已等渗湿降浊，若疼痛甚者，加延胡索、全蝎、地龙、五加皮等通络止痛，若血瘀重者，加用当归、红花、川芎等活血祛瘀，若伴皮肤瘙痒者，加土茯苓、赤小豆、苦参等清热解毒利湿，若伴大便不畅，加用熟大黄、火麻仁、柏子仁等润肠通便。

（2）茵陈赤小豆汤（李廷来经验方）

【组成与用法】茵陈30克　赤小豆12克　炒薏苡仁24克　泽泻9克　炒苍术9克　炒黄柏9克　苦参12克　防己9克　佩兰9克　木通9克　白豆蔻9克　生甘草3克。水煎服，每日1剂，2次/日。

【功效与主治】清热解毒，利湿消肿。

【加减应用】若血瘀明显者，加桃仁、红花、虎杖；气血两虚者，加党参、炙黄芪、生地、白术、鸡血藤；若热毒重者，加蒲公英、连翘助清热解毒之力；若气滞甚者，加柴胡、香附、青皮等疏肝理气；若疼痛甚者，可加全蝎、地龙、水蛭等通经止痛；若口渴小便量少，可酌情加芦根、天花粉等清热生津之品。

（3）四妙勇安汤加味（北京中医，2006年第2期）

【组成与用法】金银花10克　当归15克　玄参10克　赤芍15克　山栀子10克　苍术10克　连翘15克　黄芩10克　紫草10克　甘草6克；水煎服，每日1剂，2次/日。

【功效与主治】清热解毒，利湿消肿。

【加减应用】）血瘀湿重型内服活血通脉饮加味（丹参、银花、赤芍、茯苓、当归、川芎、猪苓、泽泻等）之汤剂；气血两虚者，加党参、炙黄芪、生地、白术、鸡血藤；若热毒重者，加蒲公英助清热解毒之力；若气滞甚者，加柴胡、香附、青皮等疏肝理气；若疼痛甚者，可加全蝎、地龙、水蛭等通经止痛；若口渴小便量少，可酌情加芦根、天花粉等清热生津之品。

（4）原焕勇经验方（中国中医基础学杂志，2006年第3期）

【组成与用法】当归20克　毛冬青60克　金银花40克　赤芍15克　泽兰10克　川牛膝20克　牡丹皮15克　汉防己30克　萆薢20克　赤小豆30克　丝瓜络8克　泽泻30克　车前子30克　土茯苓30克。水煎温服，每日1剂，2次/日。

【功效与主治】清热利湿，活血通络。

【加减应用】若血瘀明显者，加桃仁、红花、虎杖；气血两虚者，加党参、炙黄芪、生地、白术、鸡血藤；若热毒重者，加蒲公英、连翘助清热解毒之力；若气滞甚者，加柴胡、香附、青皮等疏肝理气；若疼痛甚者，可加全蝎、地龙、水蛭等通经止痛；若口渴小便量少，可酌情加芦根、天花粉等清热生津之品。

（5）原焕勇外洗方（中国中医基础学杂志，2006年第3期）

【组成与用法】红花15克　金银花30克　蒲公英30克　芒硝12克　当归20克。上药加水3000—4000ml，煎汤，先熏后洗，每日1—2次，每次30ml。

【功效与主治】清热利湿，活血通络。

（6）清利通络汤加味（麦秀筠经验方）

【组成与用法】金银花30克　蒲公英30克　紫花地丁30克　丹参30克　鸡血藤

30克　白花蛇舌草30克　生薏苡仁24克　车前子10克　炮甲珠10克　云苓10克；水煎服，每日1剂，分早晚服。

【功效与主治】清热利湿，活血化瘀。

【加减应用】便秘者加大黄10克，发热者加生石膏10克　知母10克；若血瘀明显者，加桃仁、红花、虎杖；气血两虚者，加党参、炙黄芪、生地黄、白术；若热毒重者，加蒲公英、连翘助清热解毒之力；若气滞甚者，加柴胡、香附、青皮等疏肝理气；若疼痛甚者，可加全蝎、地龙、水蛭等通经止痛；若口渴小便量少，可酌情加芦根、天花粉等清热生津之品。

（7）奚氏清营化瘀冲剂（中医杂志，2000年第6期）

【组成与用法】益母草15克　紫草15克　牡丹皮12克　生大黄5克　玄明粉5克等组成、可内外并用。内服：每次1包，3次/日，冲服，保持大便2～3次/日，疗程1月。外敷：上方加等量面粉，米醋调如糊，外敷患肢，2次/日。患者应卧床休息至少2周，过早活动需防肺栓塞。患肢平放，不必抬高，以免正气不达，血虚生热。

【功效与主治】清营凉血泻瘀。

【加减应用】气血两虚者，加党参、炙黄芪；若热毒重者，加蒲公英、连翘助清热解毒之力；若疼痛甚者，可加全蝎、地龙、水蛭等通经止痛；若口渴小便量少，可酌情加芦根、天花粉等清热生津之品。

（8）黄晋红经验方（成都中医药大学学报，2000年第2期）

【组成与用法】黄芩15克　桑白皮15克　郁金15克　杏仁15克　毛冬青30克　瓜蒌30克　丹参20克　三七粉3克（冲服）。水煎服，每日1剂，2次/日。

【功效与主治】肃肺降气，泻热化痰，活血化瘀。

【加减应用】若肿胀甚，加用木瓜、车前子、黄柏、薏苡仁等下行之品，若咳嗽气逆者，酌加郁金、青皮、陈皮等以增强其理气之力；兼见热象者，可酌加山栀子、黄芩、川楝子以清热泻火，若血瘀重者，可合用失笑散，以增强活血行瘀、散结止痛之作用。

（9）消肿破瘀汤（河北中医，2010年第6期）

【组成与用法】赤芍药30克　牡丹皮15克　当归20克　泽兰20克　益母草20克　泽泻20克　车前子15克　白茅根30克　大腹皮30克　木瓜10克　猪苓20克　酒大黄10克　地龙10克　水蛭10克　土鳖虫10克　牛膝10克。日1剂、水煎取汁200 mL分2次服。

【功效与主治】活血通络，清热利湿。

【加减应用】若血瘀明显者，加桃仁、红花、虎杖；气血两虚者，加党参、炙黄芪、鸡血藤；若热毒重者，加蒲公英、金银花、连翘助清热解毒之力；若气滞甚者，加柴胡、香附、青皮等疏肝理气；若疼痛甚者，可加全蝎、地龙、水蛭等通经止痛；若口渴小便量少，可酌情加芦根、天花粉等清热生津之品。

2. 气滞血瘀证

主症：患肢怕冷，触之冰凉，呈胀痛或刺痛，常于夜间加重，皮色紫红、暗红或青紫色，肢端皮肤有瘀点、瘀斑。兼有胸胁胀痛，时欲太息，遇情志不遂时容易诱发或加重，得嗳气或矢气则舒。舌暗红苔薄白或薄黄，舌下络脉变粗变多，脉沉弦或弦紧。

治法：行气，通经止痛。

（1）柴胡疏肝散（《证治准绳》）

【组成与用法】柴胡10克　枳壳10克　当归10克　茯苓10克　川芎10克　香附10克　白芍10克　陈皮6克　甘草6克。水煎服，每日1剂，2次/日。

【功效与主治】疏肝行气，活血止痛。

【加减应用】若肿胀甚，加用木瓜、川牛膝、黄柏、薏苡仁等下行之品，若胁肋痛甚者，酌加郁金、青皮、当归、乌药等以增强其行气活血之力；肝郁化火者，可酌加山栀、黄芩、川楝子以清热泻火，若血瘀重者，可合用失笑散，以增强活血行瘀、散结止痛之作用。

（2）姜黄散（《妇人大全良方》）

【组成与用法】姜黄20克　莪术10克　红花10克　肉桂10克　川芎10克　延胡索10克　牡丹皮10克　当归60克　白芍药90克。水煎服，每日1剂，2次/日。

【功效与主治】破血行气，通经止痛。

【加减应用】下肢深静脉血栓严重者加续断、杜仲、川牛膝、木瓜等引药下行之品。若气滞甚者，加柴胡、香附、青皮等疏肝理气；若血瘀甚者，可加三七、桃仁、没药等活血破瘀之品，若疼痛甚者，可加全蝎、地龙、水蛭等通经止痛；若水肿甚者，可加薏苡仁、豨莶草、五加皮等利湿通节之品，若伴言语艰涩，可酌情加石菖蒲、远志之类开窍。

（3）复方水蛭通脉汤（中医药学报，1992年第6期）

【组成与用法】水蛭20克　苍术10克　地龙10克　三棱10克　莪术10克　黄柏10克　当各10克　薏苡仁15克　川牛膝15克　甘草10克。水煎服，每日1剂，2次/日。

【功效与主治】破血行血，化瘀通脉。

【加减应用】若气滞甚者，加柴胡、香附、青皮等疏肝理气；若水肿甚者，可加薏苡仁、豨莶草、五加皮等利湿通节之品，若肢节活动不便者，可加桑枝、桂枝、姜黄等通利肢节；若伴言语艰涩，加石菖蒲、远志之类开窍，若痰涎多，加益智仁醒脾摄唾；若脾胃不舒者，可加鸡内金、砂仁、神曲等健胃消食之品，若中气不足者，加党参、白术、黄芪补中益气。

（4）血府逐瘀汤（《医林改错》）

【组成与用法】桃仁10克　红花10克　当归10克　川芎10克　赤芍10克　柴胡10克　枳壳10克　生地黄15克　川牛膝15克　桔梗6克　甘草6克。水煎服，每日1剂，2次/日。

【功效与主治】活血化瘀，行气止痛。

【加减应用】若疼痛甚，加全蝎、地龙、三棱、莪术以破血通络止痛；气滞较甚者，加川楝子、青皮、香附等以疏肝理气止痛，若水肿甚，可加木瓜、薏苡仁、豨莶草等利湿通络，若脾胃不舒者，可加鸡内金、砂仁、神曲等健胃消食之品。

(5) 复元活血汤（《医学发明》）

【组成与用法】柴胡15克　桃仁15克　瓜蒌根9克　当归9克　红花6克　甘草6克　穿山甲6克　酒大黄30克。水煎服，每日1剂，2次/日。

【功效与主治】活血化瘀，疏肝通络。

【加减应用】若瘀重而痛甚，加三七或酌情加乳香、没药、延胡索等增强活血祛瘀、消肿止痛之功；气滞而痛甚者，加川芎、香附、青皮、郁金等以增强行气止痛之力；若大便稀溏，可酌情减少酒大黄用量并加砂仁、白芍用来缓泄。但需注意，运用本方须"以利为度"，若虽"得利痛减"，而病未痊愈，需继续服药者，必须更换方剂或调整原方剂量。

(6) 通络活血方合抵挡汤加减（广州中医药大学硕士论文，2007年）

【组成与用法】当归10克　赤芍15克　桃仁10克　红花5克　香附10克　青皮15克　王不留行20克　牛膝15克　泽兰10克　大黄5克；水煎服，每日1剂，2次/日。

【功效与主治】活血化瘀通络。

【加减应用】若患者气机郁滞，喜叹息，加用柴胡、青皮、香附等疏肝理气；若患肢伴水肿，酌情加豨莶草、木瓜、薏苡仁等利水渗湿之品。脾胃不适，胃脘饱胀者，少许砂仁、神曲，可缓解症状。

(7) 活血通脉汤（麦秀筠经验方）

【组成与用法】当归30克　赤芍90克　土茯苓90克　桃仁60克　银花30克　白芍30克；水煎服，每日1剂，2次/日。

【功效与主治】活血化瘀，通络止痛。

【加减应用】疼痛严重者加王不留行20克、乳香10克、没药10克，局部压痛拒按者加三棱10克、莪术10克；若血瘀甚者，可加三七、没药等活血破瘀之品，若疼痛甚者，可加全蝎、地龙、水蛭等通经止痛；若水肿甚者，可加薏苡仁、豨莶草、五加皮等利湿通节之品，若伴言语艰涩，可酌情加石菖蒲、远志之类开窍。

(8) 活血通脉饮（中国中西医结合杂志，1995年第5期）

【组成与用法】丹参60克　牛膝15克　当归15克　金银花60克　鸡血藤15克　川芎15克；水煎服，每日1剂，2次/日。

【功效与主治】活血消肿，化瘀通脉。

【加减应用】若疼痛甚，加全蝎、地龙、三棱、莪术以破血通络止痛；气滞较甚者，加川楝子、青皮、香附等以疏肝理气止痛，若水肿甚，可加木瓜、薏苡仁、豨莶草等利湿通络，若脾胃不舒者，可加鸡内金、砂仁、神曲等健胃消食之品。

3. 气虚湿阻证

主症：双下肢肿胀，皮温不高，沉重酸痛，缠绵不解，或兼有水肿，皮肤绷极发亮，伴全身乏力，精神疲乏，嗜睡，纳食欠佳，脘腹痞满，小便清长，大便稀溏，舌淡红苔滑腻或舌苔薄白，脉细缓。

治法：健脾益气，利湿通络。

（1）参苓白术散（《太平惠民和剂局方》）

【组成与用法】莲子肉10克 砂仁10克 白扁豆10克 桔梗10克 人参15克 白茯苓15克 薏苡仁15克 白术20克 山药20克 甘草10克。水煎服，每日1剂，2次/日。

【功效与主治】益气健脾，利水消肿。

【加减应用】若水肿甚者，可加五加皮、蚕沙、豨莶草等利湿之品，更甚者可加防己、花椒目等利水；若头晕困重、嗜睡，可加天麻、羌活、藁本、白芷等上行头目祛风湿之品；若血瘀甚者，加川芎、当归、延胡索、红花等活血之品；若疼痛甚者，可加地龙、乌梢蛇、全蝎、虻虫等通经止痛之类；若口渴但不欲饮水，是为中焦湿阻，不能上承之故，可加天花粉、芦根等生津清热祛湿之品。

（2）升阳益胃汤（《内外伤辨惑论》）

【组成与用法】黄芪30克 法半夏15克 人参15克 炙甘草15克 独活9克 防风9克 白芍药9克 羌活9克 橘皮6克 茯苓5克 柴胡5克 泽泻5克 白术5克 黄连3克。水煎服，每日1剂，2次/日。

【功效与主治】健脾，益气，利湿。

【加减应用】若患者小便正常，则去掉泽泻勿用。若头晕头痛嗜睡，可加天麻、羌活、藁本等上行头目祛风湿之品；若伴言语不利者，加石菖蒲、郁金、远志以化痰开窍；伴有口眼㖞斜者，可合用牵正散以化痰通络；若伴全身酸重疼痛，加白芷、羌活、姜黄等祛湿通络止痛；若血瘀甚者，加川芎、当归、延胡索、红花等活血之品；若疼痛甚者，可加地龙、乌梢蛇、全蝎、虻虫等通经止痛之类。

（3）健脾通络汤加味（麦秀筠经验方）

【组成与用法】北黄芪30、丹参30克 鸡血藤30克 党参10克 川牛膝10克 茯苓皮10克 车前子10克 姜皮10克 生薏苡仁24克 白术30克；水煎服，每日1剂，2次/日。

【功效与主治】益气健脾，祛湿通络。

【加减应用】若伴言语不利者，加石菖蒲、郁金、远志以化痰开窍；伴有口眼㖞斜者，可合用牵正散以化痰通络；若伴全身酸重疼痛，加延胡索、白芷、羌活、姜黄等祛湿通络止痛。

4. 气虚血瘀证

主症：患肢红肿疼痛，色暗红，局部皮温增高，胀痛或刺痛，夜间为甚，静脉曲张严重，肢体沉重，患者素体衰弱，神疲乏力，或兼气短，或伴肌肤甲错，皮肤瘀斑，纳食尚可，二便一般，舌暗红苔薄白或苔薄黄，舌下络脉增粗，脉细弦或沉。

治法：益气活血通络。

（1）黄芪桂枝五物汤（《金匮要略》）

【组成与用法】黄芪 10 克　白芍 10 克　桂枝 10 克　生姜 18 克　大枣 4 枚。每日一剂，水煎，分两次服。

【功效与主治】益气温经，和血通痹。

【加减应用】本方由桂枝汤减去甘草，加黄芪化裁而成。治疗双下肢栓塞时，可酌情添加牛膝、木瓜、杜仲、续断等引药下行之品，效果更佳。若气虚甚者，可加大黄芪用量至 60 克，或加用人参、白术、山药等甘温补气；若疼痛甚者，加用全蝎、地龙、延胡索等通经止痛；若血瘀严重者，加用川芎、当归、红花、莪术等活血化瘀之品；若脾胃不和，可加用茯苓、白术、砂仁补脾健运之品。

（2）补阳还五汤（《医林改错》）

【组成与用法】黄芪 30 克 ~120 克　当归 6 克　赤芍 5 克　地龙 3 克　川芎 10 克　红花 6 克　桃仁 10 克　甘草 6 克。水煎服，每日 1 剂，2 次/日。

【功效与主治】补气活血，通络止痛。

【加减应用】本方生黄芪用量独重，但开始可先用小量（一般从 30 ~ 60 克开始），效果不明显时，再行增加。临床使用时，可酌情加川牛膝、杜仲、木瓜等引药下行，补益肝肾；日久效果不显时，可加水蛭、虻虫以破瘀通络；言语不利者，加石菖蒲、郁金、远志以化痰开窍；口眼㖞斜者，可合用牵正散以化痰通络；脾胃虚弱者，加党参、白术以补气健脾；若痰涎多者，加制半夏、天竺黄等化痰。

（3）桃红四物汤（《医垒元戎》）

【组成与用法】当归 15 克　熟地黄 15 克　川芎 15 克　白芍 15 克　桃仁 15 克　红花 15 克；水煎服，每日 1 剂，2 次/日。

【功效与主治】活血补血，化瘀通脉。

【加减应用】若气滞甚者，加柴胡、香附、青皮、延胡索等理气止痛；若疼痛较甚，加全蝎、水蛭、地龙、虻虫逐瘀通经止痛；若下肢水肿，加用防己、薏苡仁、黄柏、木瓜等利水渗湿之品；若平素气短、中气不足，加用黄芪、白术、党参甘温补气；若脾胃虚弱，加用砂仁护胃。若口眼㖞斜，合用牵正散可奏其功。皮肤色素沉着者可加鸡血藤 20 克，益母草 25 克，丹参 20 克，柴胡 15 克，香附 15 克，牡丹皮 20 克；下肢皮温升高者可加连翘 15 克，金银花 15 克。

（4）奚氏益气通脉片（中医杂志，2000年第6期）

【组成与用法】黄芪15克 党参15克 石斛12克 当归12克等。服法：6片/次，3次/日。

【功效与主治】益气通脉。

（5）奚氏利湿消肿冲剂（中医杂志，2000年第6期）

【组成与用法】马鞭草15克 薏苡仁30克 茯苓皮15克 车前子12克组成。服法：每次1包，2次/日。

【功效与主治】益气利湿消肿。

5. 寒凝血瘀证

主症：患肢畏寒，冷痛拘急，得温痛减，肌肤紫黯或发凉，明显静脉曲张，或伴唇甲青紫，面色黧黑，妇女可见月经后期，经量偏少，经色黯黑，夹有血块，或可见痛经。舌暗红苔薄白，脉沉细涩或沉迟。

治法：温经散寒，活血通脉。

（1）阳和汤（《外科证治全生集》）

【组成与用法】熟地黄30克 麻黄2克 鹿角胶9克 白芥子6克 肉桂3克 炮姜炭2克 甘草6克。水煎服，每日1剂，2次/日。

【功效与主治】温阳补血，散寒通滞。

【加减应用】若兼气虚不足者，可加党参、黄芪、白术等甘温补气；若阴寒重者，可酌情加用附子、干姜温阳散寒；亦可将肉桂改为桂枝，以增强温通血脉、和营通滞的作用；若伴脾胃虚弱、脘腹饱胀，可加砂仁、神曲、山药等健胃消食；若大便不畅，可加熟大黄少许或火麻仁、柏子仁润肠通便；若妇女月经后期，经量偏少夹有瘀块，可加艾叶、川芎、香附等活血温经止痛。

（2）当归四逆汤（《伤寒论》）

【组成与用法】当归12克 桂枝、白芍各9克 细辛3克 甘草 通草各6克 大枣8枚。水煎服，每日1剂，2次/日。

【功效与主治】温经散寒，养血通脉。

【加减应用】若兼有血虚症状（面色萎黄、精神不济等），可酌情加用续断、怀牛膝、鸡血藤、木瓜等活血补血祛瘀之品；若寒象甚重，可加用吴茱萸、生姜之类温经散寒；或可同时佐以艾叶熏患肢局部；若冷痛甚者，可加香附、高良姜、小茴香、乌药等温经理气止痛；若兼头痛头晕，加天麻、菊花、全蝎等上清头目，若伴言语不利，可加石菖蒲、远志之类化痰开窍。

（3）原焕勇经验方（中国中医基础学杂志，2006年第3期）

【组成与用法】党参20克 黄芪30克 当归20克 赤芍15克 桃仁15克 红花30克 丹参20克 泽兰50克 牛膝20克 三棱18克 地龙30克 莪术18克。水煎服，每日1剂，2次/日。

【功效与主治】温阳利水，活血化瘀。

【加减应用】腰膝绵软者加菟丝子20克　川断10克；肢冷麻木者加桂枝10克。若伴言语不利者，加石菖蒲、郁金、远志以化痰开窍；伴有口眼㖞斜者，可合用牵正散以化痰通络；若伴全身酸重疼痛，加白芷、羌活、姜黄等祛湿通络止痛。

（4）原焕勇外洗方（中国中医基础学杂志，2006年第3期）

【组成与用法】苏木30克　当归20克　芒硝12克　苦参20克　红花30克　透骨草30克；上药加水3000～4000ml，煎汤，先熏后洗，每日1～2次，每次30分钟。

【功效与主治】温阳利水，活血化瘀。

6. 脾肾阳虚证

主症：双下肢水肿甚，腰膝、下腹冷痛，畏冷肢凉，得温可缓；缺少光泽，按之皮肤凹陷，双下肢沉重乏力，行走困难，或纳食欠佳，或便质稀溏，甚者完谷不化，或小便不利或小便清长，夜尿频多，面色㿠白。舌淡胖苔白滑，脉沉迟无力。

治法：温肾健脾、活血化瘀。

（1）真武汤（《伤寒论》）

【组成与用法】茯苓9克　芍药9克　生姜9克　附子9克　白术6克。水煎服，每日1剂，2次/日。

【功效与主治】温阳利水，补益脾肾。

【加减应用】若水寒射肺而咳者，加干姜、细辛温肺化饮，五味子敛肺止咳；阴盛阳衰而下利甚者，去芍药之阴柔，加干姜以助温里散寒；水寒犯胃而呕者，加重生姜用量以和胃降逆，可更加吴茱萸、半夏以助温胃止呕。下肢瘀重者，加川芎、当归、虎杖等活血之品；精神不济者，可加党参、黄芪大补元气；夜尿频者，可加乌药、益智仁等补肾固摄之品。

（2）温肾健脾汤（中国中西医结合外科杂志，2007年第6期）

【组成与用法】附子9克　肉桂9克　干姜9克　生黄芪24克　党参18克　当归18克　赤芍9克　红花12克　桃仁9克　元参18克　苏木15克　川牛膝9克　陈皮6克　山药15克　甘草9克。水煎服，每日1剂，2次/日。

【功效与主治】温肾健脾，活血化瘀。

【加减应用】若伴患肢水肿，可酌情加木瓜、豨莶草、薏苡仁等利水消肿；若兼头晕头痛，可加天麻、全蝎、菊花等，并可根据头痛部位选用相对的引经药；若头蒙、昏沉、嗜睡，可加羌活、葛根、薏苡仁等祛风湿之品。若伴口眼歪斜，可合用牵正散、白芷等；如有口角流涎，可加益智仁健脾摄唾；若患者夜尿频，可合用缩泉丸补肾固摄。

对症良方

脑卒中后并发下肢深静脉血栓的对症良方，只适用于脑卒中恢复期或后遗症期并发下肢深静脉血栓主症突出而其他症候不明显者。

1. 疼痛专方

（1）奚九一将军散（深圳中西医结合杂志，2006 年第 2 期）

【组成与用法】生大黄粉、玄明粉、赤小豆粉各 30 克 适量面粉及米醋，调成厚糊状，调敷患肢，每日 1 ~ 2 次。

【功效与主治】清热消肿，泻瘀通络。

（2）双柏散（深圳中西医结合杂志，2011 年第 5 期）

【组成与用法】侧柏叶 泽兰 黄柏 大黄 薄荷按 40g/100 cm^2 体表面积，用水 30 mL、蜜糖 5 mL 制成双柏散膏，当温度为 38 ~ 40℃或病人耐受温度小于 38℃时外敷于患肢，每次 4 小时，每天 2 次，14 天为 1 疗程。

【功效与主治】活血祛瘀，消肿止痛，清热凉血解毒。

（3）硝矾洗药（中国民间疗法，2001 年第 4 期）

【组成与用法】硝矾洗药 1 包（内含朴硝 25 克 硼砂 15 克 明矾 10 克）放入盆内，开水冲化后，用 7 ~ 8 层纱布蘸药液（稍微拧一下，以不滴水为宜），乘热湿敷在患肢的大腿根部及小腿肚，稍凉即更换，如此连续操作，每次 30 ~ 60min，每日 2 次，15 天为 1 个疗程。

【功效与主治】清热解毒，消肿软坚，燥湿收敛。

（4）御痹痛消散（河南中医，2014 年第 4 期）

【组成与用法】桂枝 20 克 生川草乌各 6 克 川牛膝 25 克 丹参 40 克 红花 20 克 鸡血藤 35 克 透骨草 45 克 花椒 28 克 土鳖虫 22 克赤白芍各 30 克 白芥子 15 克；足浴。15 天为一个疗程。

【功效与主治】活血，利湿，通络。

【加减应用】若伴全身酸重疼痛，加白芷、羌活、姜黄等祛湿通络止痛；伴有肢体偏瘫，活动不利，可加桑枝、牛膝通利关节。

（5）解毒洗药（辽宁中医杂志，1997 年第 12 期）

【组成与用法】金银花 30 克 蒲公英 30 克 连翘 15 克 黄柏 15 克 苦参 15 克 赤芍 15 克 牡丹皮 15 克 蟅虫 10 克 芙蓉叶 10 克 甘草各 10 克；研为粗末，纱布包，水煎熏洗并塌渍患肢

【功效与主治】解毒消肿止痛。

（6）聂杰辉经验方（中国现代药物应用，2010 年第 20 期）

【组成与用法】红花 20 克 川芎 10 克 当归 15 克 黄柏 10 克 丹参 15 克 苍术 10 克 牛膝 30 克 茯苓 10 克 玄参 30 克 赤芍 15 克 金银花 30 克；水煎服，1 次/日，6 天为一疗程。

【功效与主治】行气消瘀，软坚散结，祛风除湿。

【加减应用】兼见热象者，可加大金银花用量，酌加连翘、栀子泄热；兼见寒象者，可加附子、干姜温阳利水；兼见气虚明显者，可加黄芪，人参益气养血；下

肢瘀重者，加川芎、虎杖等活血之品；若伴言语不利者，加石菖蒲、郁金、远志以化痰开窍；伴有口眼㖞斜者，可合用牵正散以化痰通络；若伴全身酸重疼痛，加白芷、羌活、姜黄等祛湿通络止痛；伴有肢体偏瘫，活动不利，可加桑枝、牛膝通利关节。

(7) 蠲痹汤（《医学心悟》）

【组成与用法】 羌活10克　独活10克　桂枝10克　秦艽10克　桑枝10克　当归10克　川芎10克　乳香10克　木香6克　甘草6克　海风藤15克。水煎服，每日1剂，2次/日。

【功效与主治】 祛风除湿，蠲痹止痛。

【加减应用】 风气胜者，更加秦艽、防风；寒气胜者，加附子；湿气胜者，加防己、萆薢、薏苡仁。痛在上者，去独活，加荆芥；痛在下者，加牛膝、杜仲；间有湿热者，其人舌干、喜冷、口渴、溺赤、肿处热辣，此寒久变热也，去肉桂，加黄柏三分。脾胃虚弱者，可加砂仁、白术健脾护胃。

(8) 抵挡汤（《金匮要略》）

【组成与用法】 水蛭30克　虻虫30克　桃仁10克　酒大黄10克；水煎服。水煎服，每日1剂，2次/日。

【功效与主治】 攻逐蓄血，化瘀通脉。

【加减应用】 本方水蛭、虻虫剂量稍大，祛瘀力强，仅用于邪实并且正气不虚的情况，并“中病即止”。治疗本病时，加用杜仲、木瓜、续断、牛膝等引药下行疗效更佳。若患者气机郁滞，喜叹息，加用柴胡、青皮、香附等疏肝理气；若患肢伴水肿，酌情加豨莶草、木瓜、薏苡仁等利水渗湿之品。脾胃不适，胃脘饱胀者，少许砂仁、神曲，可缓解症状。

(9) 当归拈痛汤（《医学启源》）

【组成与用法】 羌活　甘草　茵陈（酒炒）各15克　防风　苍术　当归身　知母（酒洗）　猪苓　泽泻各9克　升麻　白术　黄芩（炒）各3克　葛根　人参　苦参（酒浸）各6克。水煎服，每日1剂，2次/日。

【功效与主治】 利湿清热，疏风止痛。

【加减应用】 若脚膝肿甚，可去升麻，加防己、木瓜以祛湿消肿，加牛膝、杜仲以引药下行；若身痛甚者，可加姜黄、海桐皮以活血通络止痛。若患者风邪不盛，去防风；若患肢血瘀甚重，加川芎、红花、桃仁、延胡索等活血祛瘀；若患肢疼痛，加延胡索、白芷等止痛之品。

2. 色素沉着专方

(1) 燥湿解毒洗药（辽宁中医杂志，1997年第12期）

【组成与用法】 白鲜皮30克　马齿苋30克　苦参各30克　苍术15克　黄柏15克　当归20克　红花12克　牡丹皮12克；水煎熏洗患肢。

【功效与主治】燥湿止痒活血化瘀。

(2) 顾步汤（《外科真诠》）

【组成与用法】黄芪30克 人参9克 金钗30克 当归30克 银花30克 牛膝30克 菊花15克 甘草9克 蒲公英15克 紫花地丁30克；水煎服，每日1剂，2次/日。

【功效与主治】益气活血化瘀。

【加减应用】若伴言语不利者，加石菖蒲、郁金、远志以化痰开窍；伴有口眼㖞斜者，可合用牵正散以化痰通络；若伴全身酸重疼痛，加白芷、羌活、姜黄等祛湿通络止痛；伴口渴者加天花粉，葛根。

(3) 八珍汤（《瑞竹堂经验方》）

【组成与用法】人参30克 白术30克 白茯苓30克 当归30克 川芎30克 白芍药30克 熟地黄30克 甘草（炙）30克；作汤剂，加生姜3片，大枣5枚，水煎服，每日1剂，2次/日。

【功效与主治】益气补血。

【加减应用】若以血虚为主，眩晕心悸明显者，可加大地、芍用量；以气虚为主，气短乏力明显者，可加大参、术用量；兼见不寐者，可加酸枣仁、五味子；兼见寒象者加附子，肉桂；兼见下肢肿胀者，可加泽兰、车前子利湿消肿；兼见疼痛者可加延胡索、姜黄通络止痛。

3. 双下肢水肿专方

(1) 麻黄连翘赤小豆汤（《伤寒论》）

【组成与用法】麻黄6克 连翘9克 杏仁9克 赤小豆30克 大枣12枚，桑白皮10克 生姜6克 甘草6克。水煎分三次温服。

【功效与主治】清热利湿消肿；主治湿热蕴郁于内，外阻经络肌肤之病候。

【加减应用】若脓毒甚者，当重用蒲公英、紫花地丁；若湿盛糜烂而分泌物多者，加苦参、土茯苓、黄柏；若风盛而瘙痒者，加白鲜皮、地肤子；若血热而红肿，加牡丹皮、赤芍；若大便不通，加大黄、芒硝。

(2) 五味消毒饮（《医宗金鉴》）

【组成与用法】金银花15克 野菊花6克 蒲公英6克 紫花地丁6克 紫背天葵子6克；水煎温服；每日1剂，2次/日。

【功效与主治】清热解毒，消散疔疮。

【加减应用】热重，可加黄连、连翘之类清泄热毒；血热毒盛，加赤芍、牡丹皮、生地黄等，以凉血解毒；积液多、炎症包块大者，加败酱草、红藤、双花；腹痛甚者，加赤芍、牡丹皮、红花、乳香、没药；体质弱者，加茯苓、生地黄；有尿频、尿痛、尿急症状者，加滑石。

(3) 胃苓汤（《普济方》）

【组成与用法】苍术（泔浸）16克　陈皮10克　厚朴（姜制）10克　甘草（蜜炙）6克　泽泻15克　猪苓10克　赤茯苓（去皮）10克　白术10克　肉桂6克　加生姜3片　大枣2枚，水煎服，每日1剂，2次/日。

【功效与主治】安胃利水止泻，祛湿和胃。

【加减应用】若上半身肿甚而喘，可加麻黄、杏仁、葶苈子宣肺泻水而平喘；热重，可加黄连、连翘之类清泄热毒；血热毒盛，加赤芍、牡丹皮、生地黄等，以凉血解毒；积液多、炎症包块大者，加败酱草、红藤、双花；腹痛甚者，加赤芍、牡丹皮、红花、乳香、没药；下肢水肿明显者可合五皮饮加减。

（4）疏凿饮子（《重订严氏济生方》）

【组成与用法】泽泻12克　赤小豆（炒）15克　商陆6克　羌活（去芦）9克　大腹皮15克　椒目9克　木通12克　秦艽（去芦）9克　槟榔9克　茯苓皮30克。加生姜5片，煎至7分，去滓温服，不拘时候。

【功效与主治】泻下逐水。

【加减应用】若腹满不减，大便不通者，可合已椒苈黄丸，以助攻泻之力，使水从大便而泄；若症见尿痛、尿血，乃湿热之邪下注膀胱，伤及血络，可酌加凉血止血之品，如大小蓟、白茅根等；若肿势严重，兼见气粗喘满，倚息不得平卧，脉弦有力，系胸中有水，可用葶苈大枣泻肺汤合五苓散加杏仁、防己、木通，以泻肺行水，上下分消；若湿热久羁，化燥伤阴，症见口燥咽干、大便干结，可用猪苓汤以滋阴利水。

（5）实脾饮（《重订严氏济生方》）

【组成与用法】厚朴姜制30克　炒白术30克　木瓜去瓤30克　木香30克　草果仁30克　大腹皮30克　附子炮30克　白茯苓去皮30克　干姜炮30克　甘草炙15克；加生姜、大枣，水煎服，每日1剂，2次/日。

【功效与主治】温阳健脾，行气利水。

【加减应用】阳虚者加附子、补骨脂温肾助阳，以加强气化作用；若气短乏力，倦惰懒言者，可加黄芪补气以助行水；小便不利，水肿甚者，可加猪苓、泽泻以增利水消肿之功；大便秘结者，可加牵牛子以通利二便。

（6）济生肾气丸（《济生方》）

【组成与用法】附子炮15克　白茯苓去皮30克　泽泻30克　山茱萸取肉30克　山药30克　车前子酒蒸30克　牡丹皮30克　官桂15克　川牛膝去芦，酒浸15克　熟地黄15克；上为细末，炼蜜为丸，如梧桐子大，每服七十丸（9克），空心米饮送下。或作汤剂。

【功效与主治】温肾化气，利水消肿。

【加减应用】若心悸，唇绀，脉虚或结或代，乃水邪上犯，心阳被遏，瘀血内阻，宜重用附子再加桂枝、炙甘草、丹参、泽兰，以温阳化瘀；若先见心悸，气短神疲，形寒肢冷，自汗，舌紫暗，脉虚数或结或代等心阳虚衰证候，后见水肿诸症，则应以真武汤为主，加人参、桂枝、丹参、泽兰等，以温补心肾之阳，化瘀利水。若见喘促，呼多吸少，汗出，脉虚浮而数，是水邪凌肺，肾不纳气，宜重用人参、蛤蚧、五味子、山茱萸、牡蛎、龙骨，以防喘脱之变。

第六节　急性消化道出血

脑卒中是由脑局部血供异常而引起的神经功能损伤，分为缺血性脑卒中和出血性脑卒中两大类，缺血性卒中占85%。缺血性卒中多由脑血管闭塞引起，通常为栓塞或血栓形成。出血性脑卒中是指非创伤性的自发性颅内出血，常见病因包括高血压脑动脉硬化、颅内动脉瘤或脑血管畸形、脑淀粉样血管病、烟雾病以及凝血障碍性疾病等。临床上可表现为脑实质和脑室内出血及蛛网膜下腔出血等。脑卒中并发上消化道出血非常多见，往往是引起致死的重要并发症之一。据文献报道，脑卒中并发上消化道出血的发生率为14.6%～61.8%，病死率为67.57%。脑卒中并发上消化道出血多在发病后24 h内出现，亦可发生于病程10天左右。出血性脑卒中并发消化道出血远较缺血性脑卒中多见，前者的发生率为后者的3～4倍，尤以脑干出血的发生率最高。上消化道出血的发生与患者发病时的意识水平及预后有一定关系。出现意识障碍的脑卒中患者并上消化道出血的发生率明显高于清醒组患者发生率。其常见临床表现包括呕血、黑便、贫血、失血性周围循环衰竭、发热、氮质血症。

脑卒中并发急性消化道出血的发病机制迄今不明确，认为可能与以下几点有关：①脑功能受损。脑卒中引发的一系列理化损伤，直接或间接地影响了丘脑、丘脑下部、延髓内迷走神经及边缘系统的结构和功能，影响副交感中枢，使其作用于内分泌系统，引起胃泌素的分泌增加，胃酸分泌过多，病损导致迷走神经张力增高，释放乙酰胆碱，直接刺激胃壁细胞分泌盐酸和刺激G细胞分泌胃泌素。②应激状态。严重而持久的应激导致自主神经调节功能紊乱，兴奋交感神经及迷走神经，使黏膜下动静脉短路开放，促使黏膜缺血、缺氧加重，导致胃黏膜上皮损害，发生糜烂和出血。同时5～羟色胺及组胺等释放，刺激胃壁细胞释放胃蛋白酶及胃酸，进一步损害胃黏膜屏障。③药物因素。非甾体消炎药、某些降压药、肾上腺皮质激素类的大量使用。国外有研究证实，约1/4接受溶栓治疗的患者发生消化道出血。④鼻饲、安置胃管。重症急性脑卒中患者早期多有意识障碍，不能进食，增高的胃酸得不到中和及消耗，胃黏膜失去食糜的保护，也是导致其损伤的原因之一。下胃管是一项与患者黏膜直接接触的机械性、侵入性操作，操作者技术不娴熟，反复多次插管，易损伤黏膜而诱发感染。另外，胃管留置时间过长或胃管本身质地可导致胃管与黏膜黏连，胃管对黏膜的压迫也可能导致黏膜缺血坏死。⑤其他因素。脑卒中患者大多有高血压、糖尿病、动脉硬化，胃黏膜血管硬化处于缺血状态，也是合并消化道出血的原因之一。

急性消化道出血属中医便血、吐血的范畴。中医认为出血的本质是络伤血溢，多数学者认为引起络伤血溢的病机主要责于“热”与“虚”。热者因于胃热、肝火、阴虚火旺，并由饮食不节、情志不和等诱发；虚者多因于脾虚、劳倦过度，久病等因素，致脾虚不摄，胃络瘀血等导致血不循经而外溢。

诊断要点

1. 根据1993年卫生部制定发布的《中药新药治疗吐血、黑便（上消化道出血）的临床研究指导原则》中“吐血、黑便的分级标准中的轻中度”而修订。

①轻度：估计出血量在500ml以内，黑便形成，偶有头晕、心悸，脉率、血红蛋白无明显变化。

②中度：估计出血量在500－1000ml，大便稀溏，色黑如漆，可有吐血、烦躁、心悸、口干、眩晕，或见昏厥，脉率100次/分左右，血红蛋白70—9×10^9/L。

上消化道出血诊断标准

（1）有上消化道出血依据：①吐血或黑便史；②头昏、心悸、晕厥、口渴、尿少等；③大便潜血试验阳性；④血压、脉搏改变；⑤血红蛋白<90g/L，红细胞压积$<12.8\%$。其中前三项为必具条件。

（2）急诊胃镜检查发现出血灶和明确为胃、十二指肠溃疡，胃、十二指肠糜烂性炎症，胃癌等病所致出血。

通用良方

1. 胶七散（邓铁涛经验方）

【组成与用法】阿胶30克　炒三七末6克，合而为散剂，每日服用1～2次。

【功效与主治】化瘀止血、解毒祛瘀。

【加减应用】无。

2. 泻心汤（《金匮要略》）

【组成与用法】大黄10克　黄连5克　黄芩5克；水煎服，每日1剂，2次/日。

【功效与主治】泻火解毒，燥湿泄热。

【加减应用】胃热明显者，可配伍半夏以防致瘀伤胃，配伍芩连，又有辛开苦降、调理脾胃之用。后期气血亏虚明显者，可配伍归脾汤加减，以益气养血；呕血明显者，可配伍十灰散加减；便血明显者，可配伍地榆散加减；烦热，口渴者，可加石膏、知母、麦冬；胃气上逆兼见恶心呕吐者，可加代赭石、竹茹、旋覆花和胃降逆；肝火旺盛者，可加柴胡、栀子、龙胆草清肝泻火；湿热蕴结中焦，呕甚而痞，中气不虚，或舌苔厚腻者，加枳实、生姜以下气消痞止呕。

3. 三七粉（中国实用医药，2015年第6期）

【组成与用法】取得三七原药，清理杂质，清理后用95%乙醇浸泡24 h，淋干出乙醇阴干后于110℃烤箱中烘烤4 h，粉碎，过110目筛，装袋包装；用法：6g/次，用无菌水60ml制造成黏液状态，3次/天。

【主治功效】散瘀生新，消痈定痛，通经活血止血。

【加减应用】无。

4. 大黄止血散（新中医，1997年第9期）

【组成与用法】每包含炒大黄3克　白及10克　海螵蛸15克，研末，过100目筛，混合制成散剂。每次1包用生理盐水或凉开水送服，每日3次。如患者不能服药或频频呕血影响服药者，可插胃管，抽出胃内残血后予大黄止血散1包加入生理盐水100~200 ml拌匀后经胃管注入，每日3次，大便潜血3次阴转即停药。

【功效与主治】祛瘀，收敛，止血。

【加减应用】无。

5. 胃血止散（山东中医杂志，2001年第4期）

【组成与用法】大黄、黄连、白及、地榆炭、三七等，分别煎煮，提取浓缩制颗粒，研为细粉装瓶，每瓶30克）口服，每次3~5克，3次/日，温开水送服，连用7天。

【功效与主治】清热泻火，止血化瘀，收敛止血。

【加减应用】无。

6. 生大黄联合云南白药（中国中医急症，2011年第1期）

【组成与用法】生大黄6克　云南白药0.5克，每日2次鼻饲。

【功效与主治】清热泻下祛瘀，止血愈伤，活血散瘀，消炎散肿。

【加减应用】无。

7. 复方旱莲汤（广西中医药，1988年第1期）

【组成与用法】旱莲草（鲜）50克　岗捻根（鲜）25克　刺苋菜根（鲜）25克　假蒟（鲜）25克　甘草15克。水煎服，每日1剂。病情重者可日服2—3剂。

【功效与主治】凉血止血，清热解毒，利湿，收敛止血。

【加减应用】无。

8. 去瘀止血汤（广东医学，1990年第3期）

【组成与用法】田七末3克（冲服）　蒲黄10克　五灵脂10克　大黄15克；水煎服，每天一剂，分2—3次服或胃管灌入。

【功效与主治】活血化瘀止血。

【加减应用】本方对胃热瘀血型效果较好，以脾虚型出血者可合用四君子汤益气健脾；以阴虚火旺型出血者，可加麦冬、沙参；以肝火旺型出血者，可加龙胆草、柴胡、栀子清肝泻火。

9. 赤芍地榆汤（云南中医杂志，1991年10月）

【组成与用法】：赤芍15克　炒白术15克　地榆20克　肉桂12克　炮姜12克

阿胶各12克　杭芍24克　木香9克　砂仁9克　甘草9克　吴茱萸6克　白及15~30克　海螵蛸20~30克。水煎服，每日1剂，2次/日。

【功效与主治】凉血化瘀，温中益气，摄血补血。

【加减应用】实热偏盛者加大黄通腑涤热，葛根生津，泽泻清热利湿；寒热虚实错杂者加入吴茱萸、黄柏、黑芝麻等温清并用收寒热同治之功。

10. 泻心汤加味（黑龙江中医药，1991年第4期）

【组成与用法】黄连6克　黄芩10克　大黄8克　白及15克　乌贼骨15克　生地榆30克　仙鹤草15克　侧柏炭20克　茜草根12克。浓煎成300ml，每日1剂，分三次服。

【功效与主治】清胃泻火，宁血止血，降气止逆。

【加减应用】胃热明显者，可配伍半夏以防致瘀伤胃，配伍芩连，又有辛开苦降、调理脾胃之用。后期气血亏虚明显者，可配伍归脾汤加减，以益气养血；呕血明显者，可配伍十灰散加减；便血明显者，可配伍地榆散加减；烦热，口渴者，可加石膏、知母、麦冬；胃气上逆兼见恶心呕吐者，可加代赭石、竹茹、旋覆花和胃降逆；肝火旺盛者，可加柴胡、栀子、龙胆草清肝泻火；湿热蕴结中焦，呕甚而痞，中气不虚，或舌苔厚腻者，加枳实、生姜以下气消痞止呕。

11. 加味泻心汤（湖北中医杂志，1991年第5期）

【组成与用法】生大黄30克　黄连6克　黄芩9克　生赭石18克　花蕊石12克　乌贼骨6克（为末，分2次兑服）。每日1剂，水煎2次分服。

【功效与主治】通腑热泄，平逆行瘀。

【加减应用】胃热明显者，可配伍半夏以防致瘀伤胃，配伍芩连，又有辛开苦降、调理脾胃之用。后期气血亏虚明显者，可配伍归脾汤加减，以益气养血；呕血明显者，可配伍十灰散加减；便血明显者，可配伍地榆散加减；烦热，口渴者，可加石膏、知母、麦冬；胃气上逆兼见恶心呕吐者，可加竹茹、旋覆花和胃降逆；肝火旺盛者，可加柴胡、栀子、龙胆草清肝泻火；湿热蕴结中焦，呕甚而痞，中气不虚，或舌苔厚腻者，加枳实、生姜以下气消痞止呕。

12. 宁血煎（中成药，1991年第5期）

【组成与用法】太子参10克　白术10克　大黄6克　白及10克　乌贼骨6克　煅瓦楞10克，水煎服，每日1剂，2次/日。

【功效与主治】清热泻火，宁血止血。

【加减应用】热象明显者，可加金银花、连翘、黄连；瘀血明显者，可加失笑散加减；气血亏虚者，可加大太子参用量，另加黄芪、当归益气养血；兼见便血者，可加地榆炭，槐花。

13. 三黄乌芍止血汤（湖南中医杂志，1993年第4期）

【组成与用法】三七（切片或杆碎）10克　生大黄10克　乌贼骨5克　赤芍药15

克 郁金10克 浙贝母10克 茜草10克 藕节15克 生地榆16克 法半夏10克 甘草10克；每日服1剂、分2次于上下午温服。

【功效与主治】祛瘀止血，清郁宁胃。

【加减应用】腹胀痛加木香6克，砂仁6克；兼见发热者加银花10克、连翘10克、栀子10克；兼见贫血明显者，可加人参10克、黄芪15克、当归15克。

14. 藕节合剂合四君子汤（新中医，1993年第8期）

【组成与用法】藕节（研末冲服）6克 田三七（研末冲服）1.5克 党参10克 白术10克 茯苓15克 甘草6克；水煎服，每日1剂，分两次温服。

【功效与主治】益气活血，收敛止血。

【加减应用】气虚明显者，可加大党参用量，或者易党参为白参，加黄芪；血虚明显者，加当归；兼见便血者，加地榆，槐花。

15. 上消止血汤（新中医，1994年第2期）

【组成与用法】田三七粉（冲）8克 白及12克 煅海螵蛸12克 黑侧柏15克 党参（或吉林参）15克 炙甘草6克。水煎服、每日1剂、微温服。对伴有呕吐呕血者，给予暂时禁食，中药则多次分服。

【功效与主治】活血化瘀，止血止痛。

【加减应用】偏脾胃虚寒者加干姜炭、砂仁、木香；偏脾虚肝郁者加郁金、延胡索、白芍、香附；偏脾虚湿热者加黄连、法半夏、陈皮、黄芩；偏气滞血瘀者加五灵脂、赤芍、延胡索、木香；偏于气虚血瘀者加黄芪、茯苓、当归。

16. 自拟益气凉血汤（四川中医，1994年第1期）

【组成与用法】炙绵芪15克 潞党参12克 全当归12克 地榆炭12克 槐花炭12克 蒲黄炒阿胶20克，另乌贼骨粉、紫珠草各30克，生川军末3克 参三七末6克，三味药末和匀分三次温开水调服。

【功效与主治】补气摄血，祛瘀收敛。

【加减应用】偏脾胃虚寒者加干姜炭、砂仁、木香；偏脾虚肝郁者加郁金、延胡索、白芍、香附；偏脾虚湿热者加黄连、法半夏、陈皮、黄芩；偏气滞血瘀者加五灵脂、赤芍、延胡索、木香；偏于气虚血瘀者黄芪加量、另加茯苓、当归。

17. 三七白及汤（河北中医药，1994年第2期）

【组成与用法】三七粉（冲服）6克 白及粉（冲服）6克 生大黄粉（冲服）6克 仙鹤草20克 煅瓦楞子20克 枳实9克 陈皮15克 茯苓15克 清半夏10克。每日1剂，水煎2次取150nrl，早晚分服。

【功效与主治】止血，生肌，散瘀。

【加减应用】若胃腕部胀痛．痛连及两胁者，宜加元延胡索、白芍、川楝子；呃逆，嗳气者，可加旋覆花（包）、代赭石、党参、郁金；胃院部冷痛者，加荜茇、香附、高良姜；大便色黑如漆者，宜加地榆炭、槐花炭、蒲黄炭；体质虚弱者，加黄芪、当归、阿胶等。

18. 温中止血汤（四川中医，1994 年第 8 期）

【组成与用法】潞党参 30 克　土炒白术、炒蒲黄各 15 克　茜草 30 克　炮姜炭 30 克　炙甘草 5 克　罂粟壳 3 克。水浓煎 3 次，共取煎药液 250－300ml，每日分 3 次，餐前温服。若病情危重者可每日煎服两剂。

【功效与主治】益中益气，止血消瘀。

【加减应用】病情严重，出血量多，气虚证明显者易党参为生晒参 10～20 克；血虚明显者，加当归；兼见便血者，加地榆，槐花；呕血明显者，可配伍十灰散加减。

19. 二黄乌及汤（中医急症，1998 年第 11 期）

【组成与用法】①将生大黄 10 克　黄芩 25 克　三七 15 克研成粗粉，用 4 倍量的 70% 乙醇浸渍 48h 后，收集滤液。②将白及 20 克　乌贼骨 15 克及上述药物（药渣）加水浸过药面，煎煮 3 次，每次 40min，过滤，浓缩成稠膏状，加 3 倍 95% 乙醇放置 24h，过滤，滤液与前次滤液合并，回收乙醇，加入苯甲醇钠（0.5%）与适量水至 300 ml，搅匀冷却即得。轻者每日 300 ml，中、重度出血者每日 450～600 ml，分 3～5 次口服。

【功效与主治】清热祛瘀止血。

20. 乌黄白及汤（中西医结合实用临床急救，1997 年 4 月第 4 期）

【组成与用法】白及 30 克　太子参 30 克　黄芪 30 克　生白术 30 克　乌贼骨 15 克　地榆炭 10 克　生大黄粉 10 克（冲服）。每日 1 剂，煎成 300m l，早晚各 150ml，重度出血者每日 2 剂。

【功效与主治】益气凉血止血。

【加减应用】脾胃虚寒甚者加炮干姜、吴茱萸、砂仁；肝郁甚者加延胡索、郁金、佛手、柴胡；脾胃湿热甚者加黄连、半夏、薏苡仁、苍术；气滞血瘀甚者加五灵脂、制乳没、延胡索、赤芍。

辨证良方

1. 气滞血瘀证

主症：脘腹胀闷，甚则作痛，吐血色红或紫黯，常夹有食物残渣，口臭，便秘，大便色黑，舌质红，苔黄腻，脉滑数。

治法：活血祛瘀，行气止痛。

（1）三七白及粉（邓力经验方）

【组成与用法】三七末 1 克　白及粉 1 克；用温开水调和，每日 4～6 次。

【功效与主治】活血化瘀，收敛止血。

【加减应用】无。

（2）三七郁金汤（中医杂志，1998 年 12 月）

【组成与用法】三七10克　郁金10克　牛膝10克　熟大黄15克　炒栀子10克　瓜蒌壳10克　煅海螵蛸15克　白及15克；水煎服，每日1剂，冷服，对伴有呕吐、呕血者暂禁食，中药则多次分服。

【功效与主治】清热泻火，理气化瘀止血。

【加减应用】兼见气脱者加白参或西洋参；呕吐明显者加代赭石；气滞重者加绛香、檀香；肝气犯胃者加柴胡、川楝；痛连两胁者加白芍；懊侬烦满加炒山栀子；胃脘虚冷加缩砂仁；胃阴虚、舌光无苔加石斛或茅根。

(3) 丹参饮（《时方歌括》）

【组成与用法】丹参30克　檀香4.5克　砂仁4.5克；以水一杯，煎七分服。

【功效与主治】活血祛瘀，行气止痛。

【加减应用】若瘀血甚者，可酌加当归、赤芍、川芎、桃仁、红花、丹参等以加强活血祛瘀之力；若兼见血虚者，可合四物汤同用，以增强养血之功；若疼痛较剧者，可加乳香、没药、延胡索等以化瘀止痛；气滞明显者，可加香附、川楝子，或配合金铃子散以行气止痛；兼见寒象者，加炮姜、艾叶、小茴香等以温经散寒。

(4) 失笑散（《太平惠民和剂局方》）

【组成与用法】五灵脂（酒研，淘去沙土）6克　蒲黄炒香6克；共为细末，每服6克，用黄酒或醋冲服，亦可每日取8~12克，用纱布包煎，作汤剂服。

【功效与主治】活血祛瘀，散结止痛。

【加减应用】若瘀血甚者，可酌加当归、赤芍、川芎、桃仁、红花、丹参等以加强活血祛瘀之力；若兼见血虚者，可合四物汤同用，以增强养血之功；若疼痛较剧者，可加乳香、没药、延胡索等以化瘀止痛；气滞甚者，可加香附、川楝子，或配合金铃子散以行气止痛；兼见寒象者，加炮姜、艾叶、小茴香等以温经散寒。

(5) 通幽汤（《兰室秘藏》）

【组成与用法】炙甘草10克　红花10克　生地黄15克　熟地黄15克　升麻12克　桃仁泥12克　当归身12克；上药用水600毫升，煎至300毫升，去滓，调槟榔细末15克，食前，稍热服之。

【功效与主治】养血益气活血。

【加减应用】若胃腕部胀痛．痛连及两胁者，宜加延胡索、白芍、川楝子；呃逆，嗳气者，可加旋覆花（包）、代猪石、党参、郁金；胃院部冷痛者，加荜茇、香附、高良姜；大便色黑如漆者，宜加地榆炭、槐花炭、蒲黄炭；体质虚弱者，加黄芪、当归、阿胶等。

2. 胃中积热证

主症：吐血紫暗或呈咖啡色，甚则鲜红，常混有食物残渣，大便色黑如漆；烦躁不安，心悸甚或昏厥；口干口臭，喜冷饮，或胃院胀闷灼痛；舌红，苔黄或黄腻；脉滑数。

治法：清胃泻火，化瘀止血。

（1）清胃散（《脾胃论》）

【组成与用法】生地黄10克　当归身6克　牡丹皮9克　黄连6克　升麻9克；作汤剂，水煎服，每日1剂，2次/日。

【功效与主治】清胃凉血。

【加减应用】若兼肠燥便秘者，可加大黄以导热下行；口渴饮冷者，加石膏、玄参、天花粉以清热生津；若胃脘部胀痛，痛连及两胁者，宜加延胡索、白芍、川楝子行气止痛；呃逆，嗳气者，可加旋覆花（包）、代赭石、党参、郁金；兼见牙衄者，可加牛膝导血热下行；大便色黑如漆者，宜加地榆炭、槐花炭、蒲黄炭；体质虚弱者，加黄芪、阿胶等。

（2）玉女煎（《景岳全书》）

【组成与用法】石膏9～15克　熟地黄9～30克　麦冬6克　知母5克　牛膝5克；水煎服，每日1剂，2次/日。

【功效与主治】清胃热，滋肾阴。

【加减应用】火盛者，可加山栀子、地骨皮以清热泻火；血分热盛，齿衄出血量多者，去熟地黄加生地黄、玄参以增强清热凉血之功；兼肠燥便秘者，可加大黄以导热下行；口渴饮冷者，加重石膏用量，再加玄参、天花粉以清热生津。

（3）保和丸（《丹溪心法》）

【组成与用法】山楂20克　神曲12克　法半夏15克　茯苓15克　陈皮10克　连翘10克　莱菔子10克；水煎服，每日1剂，2次/日。

【功效与主治】消食和胃泄热。

【加减应用】兼见呕血明显者，加茜草根、旱莲草、藕节、三七；苔黄脉数者，可加黄连、黄芩；大便秘结者，可加大黄；兼脾虚者，可加白术；火盛者，可加山栀子、地骨皮以清热泻火；血分热盛，齿衄出血量多者，加生地黄、玄参以增强清热凉血之功。

（4）地榆散（《太平圣惠方》）

【组成与用法】地榆30克　黄连30克　犀角屑（水牛角代）30克　茜根30克　黄芩30克　栀子仁15克；上药为散。每服12克，用水150毫升，入薤白10克，煎至90毫升，去滓，候温服。

【功效与主治】清肠止血。

【加减应用】若便血较多，加入荆芥炭、黄芩炭、地榆炭、棕榈炭等，以加强止血之功；若大肠热甚，可加入黄连等以清肠泄热；若脏毒下血紫暗，可加入苍术、茯苓等以祛湿毒；便血日久血虚，可加入熟地黄、当归等以养血和血。

（5）槐花散（《普济本事方》）

【组成与用法】炒槐花12克　侧柏叶12克　荆芥穗6克　麸炒枳壳6克；水煎

服，每日1剂，2次/日。

【功效与主治】清肠止血，疏风行气。

【加减应用】若便血较多，荆芥可改用荆芥炭，并加入黄芩炭、地榆炭、棕榈炭等，以加强止血之功；若大肠热甚，可加入黄连、黄芩等以清肠泄热；若脏毒下血紫暗，可加入苍术、茯苓等以祛湿毒；便血日久血虚，可加入熟地、当归等以养血和血。

（6）四生丸（《妇人大全良方》）

【组成与用法】生荷叶　生艾叶　生柏叶　生地黄各等分，共研丸如鸡子大，每服一丸。亦可作汤剂水煎服，用量按原方比例酌定。

【功效与主治】凉血止血。

【加减应用】若气火上逆、血热较盛者，当加大黄、栀子，并可配入牛膝、代赭石等镇降之品，引血下行；兼肠燥便秘者，可加大黄以导热下行；口渴饮冷者，加玄参、天花粉、葛根以清热生津。

（7）枳实导滞丸（《内外伤辨惑论》）

【组成与用法】大黄30克　枳实麸炒15克　神曲炒15克　茯苓去皮9克　黄芩9克　黄连9克　白术9克　泽泻6克；水煎服，每日1剂，分两次服。

【功效与主治】消导化积，清热利湿。

【加减应用】腹胀满较甚，里急后重者，可加木香、槟榔等以助理气导滞之功；若气火上逆、血热较盛者，当加大黄、栀子，并可配入牛膝、代赭石等镇降之品，引血下行；兼肠燥便秘者，可加大黄以导热下行；口渴饮冷者，加玄参、花粉、葛根以清热生津。

3. 肝火犯胃证

主症：吐血色红或紫黯，口苦胁痛，心烦易怒，寐少梦多，舌质红绛，脉弦数。

治法：泻肝清胃，凉血止血。

（1）四逆散（《伤寒论》）

【组成与用法】甘草炙10克　枳实10克　柴胡10克　芍药10克；水煎服，每日1剂，2次/日。

【功效与主治】透邪解郁，疏肝理脾。

【加减应用】若咳者，加五味子、干姜以温肺散寒止咳；心悸者，加桂枝以温心阳；小便不利者，加茯苓以利小便；腹中痛者，加炮附子以散里寒；泄利下重者，加薤白以通阳散结；气郁甚者，加香附、郁金以理气解郁；有热者，加栀子以清内热。

（2）龙胆泻肝汤（《医方集解》）

【组成与用法】龙胆草10克　黄芩炒10克　山栀子15克　泽泻12克　木通6克　当归酒炒10克　生地黄酒炒10克　柴胡15克　生甘草10克　车前子15克；水煎

服，亦可制成丸剂，每服6－9克，日2次，温开水送下。

【功效与主治】清泻肝胆实火，清利肝经湿热。

【加减应用】若肝胆实火较盛，可去木通、车前子，加黄连以助泻火之力；若湿盛热轻者，可去黄芩、生地黄，加滑石、薏苡仁以增强利湿之功；元气虚，加人参；血虚，加当归、白芍药；大便结者，加大黄；气结者，加青皮。

（3）柴胡疏肝散（《证治准绳》）

【组成与用法】柴胡12克　陈皮醋炒12克　川芎10克　香附10克　枳壳麸炒10克　芍药10克　甘草6克；水煎服，食前服。

【功效与主治】疏肝行气，活血止痛。

【加减应用】若兼见寒象者，加五味子、干姜以温肺散寒止咳；心悸者，加桂枝以温心阳；小便不利者，加茯苓以利小便；腹中冷痛者，加炮附子以散里寒；泄利下重者，加薤白以通阳散结；气郁甚者，加香附、郁金以理气解郁；有热者，加栀子以清内热。

（4）丹栀逍遥散（《内科摘要》）

【组成与用法】当归12克　芍药12克　茯苓12克　白术炒12克　柴胡12克　牡丹皮10克　山栀炒10克　甘草炙10克；水煎服，水煎服，每日1剂，2次/日。

【功效与主治】养血健脾，疏肝清热。

【加减应用】肝郁气滞较甚，加香附、郁金、陈皮以疏肝解郁；血虚甚者，加熟地以养血；肝郁化火者，加黄芩以加强清热。

（5）左金丸（《丹溪心法》）

【组成与用法】黄连180克　吴茱萸30克；为末，水泛为丸，每服2～3克，温开水送服。亦可作汤剂，用量参原方比例酌定。

【功效与主治】清泻肝火，降逆止呕。

【加减应用】黄连与吴茱萸用量比例为6：1。吞酸重者，加乌贼骨、煅瓦楞以制酸止痛；胁肋疼甚者，可合四逆散以加强疏肝和胃之功。

（6）金铃子散（《太平圣惠方》）

【组成与用法】金铃子30克　玄胡各30克　两药为末，每服6～9克，酒或开水送下；亦可作汤剂，水煎服，用量按原方比例酌定。

【功效与主治】疏肝泄热，活血止痛。

【加减应用】如兼见胸胁疼痛，可酌加郁金、柴胡、香附等；脘腹疼痛，可酌加木香、陈皮、砂仁等；大便色黑如漆者，宜加地榆炭、槐花炭、蒲黄炭；体质虚弱者，加黄芪、当归、阿胶等。

（7）清肝止血方（云南中医中药杂志，2002年第2期）

【组成与用法】龙胆草10克　山栀子10克　夏枯草10克　牡丹皮10克　黄芩10克　白芍10克　生地黄20克　地榆10克　旱莲草10克　侧柏叶10克。水煎温服，每日1剂，2次/日。

【功效与主治】清肝泻火，降逆止血。

【加减应用】若肝胆实火较盛，可加黄连以助泻火之力；若湿盛热轻者，可去黄芩、生地黄，加滑石、薏苡仁以增强利湿之功；元气虚，加人参；血虚，加当归、白芍药；大便结，加大黄；气结，加青皮。

4. 脾胃虚弱、气虚不摄证

主症：胃脘隐痛，饥时痛甚，大便黑如柏油，面白少华，动则汗出，神疲乏力，形寒肢冷，舌淡或边有齿印，苔薄腻，脉细弱。

治法：健脾养血，益气固脱。

（1）四君子汤（《太平惠民和剂局方》）

【组成与用法】人参10克　白术10克　茯苓10克　甘草炙6克；水煎服，每日1剂，2次/日。

【功效与主治】益气健脾。

【加减应用】若呕吐者，加半夏以降逆止呕；胸膈痞满者，加枳壳、陈皮以行气宽胸；心悸失眠者，加酸枣仁以宁心安神；兼畏寒肢冷、脘腹疼痛者，加干姜、附子以温中祛寒。

（2）归脾汤（《正体类要》）

【组成与用法】白术10克　当归10克　白茯苓10克　炙黄芪10克　远志10克　龙眼肉10克　炒酸枣仁10克　人参20克　木香15克　甘草炙6克；加生姜、大枣，水煎温服，每日1剂，2次/日。

【功效与主治】益气补血，健脾养心。

【加减应用】便血偏寒者，可加艾叶炭、炮姜炭，以温经止血；偏热者，加生地炭、阿胶珠、棕榈炭，以清热止血；呕吐者可加半夏降逆止呕；兼见腹痛者加白芍缓急止痛。

（3）八珍汤（《瑞竹堂经验方》）

【组成与用法】人参30克　白术30克　白茯苓30克　当归30克　川芎30克　白芍药30克　熟地黄30克　甘草炙30克　加生姜3片　大枣5枚，水煎服，每日1剂，2次/日。

【功效与主治】益气补血。

【加减应用】若以血虚为主，眩晕心悸明显者，可加大地黄、白芍用量；以气虚为主，气短乏力明显者，可加大人参、白术术用量；兼见不寐者，可加酸枣仁、五味子。

（4）黄芪建中汤（《金匮要略》）

【组成与用法】桂枝9克　炙甘草6克　大枣6枚　芍药18克　生姜9克　胶饴30克　黄芪10克；水煎取汁，兑入饴糖，文火加热溶化，分两次温服。

【功效与主治】温中补气，和里缓急。

【加减应用】若中焦寒重者，可加干姜以增强温中散寒之力；若兼有气滞者，可加木香行气止痛；便溏者，可加白术健脾燥湿止泻；面色萎黄、短气神疲者，可加加大黄芪用量，另加人参、当归以补养气血。

（5）补中益气汤《内外伤辨惑论》

【组成与用法】黄芪18克　甘草炙9克　人参6克　当归酒3克　橘皮不去白6克　升麻6克　柴胡6克　白术9克；水煎温服。每日1剂，2次/日。

【功效与主治】补中益气，升阳举陷。

【加减应用】若兼腹中痛者，加白芍以柔肝止痛；头痛者，加蔓荆子、川芎；兼见头顶痛者，加藁本、细辛以疏风止痛；兼见咳嗽者，加五味子、麦冬以敛肺止咳；兼气滞者，加木香、枳壳以理气解郁；兼见呕吐者加旋覆、代赭石；兼见便血者加地榆、槐花。

（6）参苓白术散《太平惠民和剂局方》

【组成与用法】莲子肉10克　薏苡仁10克　缩砂仁6克　桔梗10克　白扁豆12克　白茯苓20克　人参20克　炙甘草20克　白术20克　山药20克；水煎温服。每日1剂，2次/日。

【功效与主治】益气健脾。

【加减应用】若呕血者加白及粉、大黄粉、乌贼粉；血虚者加当归、白芍；寒象明显者加干姜、附子、肉桂；呕吐者加旋覆、代赭石；便血者加黄芪、地榆；若兼腹中痛者，加白芍以柔肝止痛；兼咳嗽者，加五味子、麦冬以敛肺止咳。

（7）香砂六君汤（《古今名医方论》）

【组成与用法】人参10克　茯苓18克　白术18克　茯苓18克　甘草6克　陈皮6克　半夏10克　砂仁6克　木香6克　上加生姜三片，水煎服，每日1剂，2次/日。

【功效与主治】益气健脾行气。

【加减应用】若呕吐者，加半夏以降逆止呕；胸膈痞满者，加枳壳、陈皮以行气宽胸；心悸失眠者，加酸枣仁以宁心安神；兼畏寒肢冷、脘腹疼痛者，加干姜、附子以温中祛寒。

（8）归芍六君子汤《笔花医镜》

【组成与用法】当归身18克　白芍药18克　人参12克　白术12克　茯苓12克　陈皮10克　半夏10克　炙甘草6克；水煎服，每日1剂，2次/日。

【功效与主治】益气健脾，补血止血；主治脾气虚弱，大便下血者。

【加减应用】若呕吐者，加代赭石、旋覆花以降逆止呕；胸膈痞满者，加枳壳、青皮以行气宽胸；心悸失眠者，加酸枣仁以宁心安神；兼畏寒肢冷、脘腹疼痛者，加干姜、附子以温中祛寒；便血严重者加地榆、槐花；血虚者可合四物汤加减。

（9）甘草人参汤（新中医，2008年第10期）

【组成与用法】生甘草60克 红参30克；用法：将红参切片，加水约1000mL，先煎30分钟，再入生甘草，煎沸20分钟，过滤取汁，再加水复煎2次，每次煮沸20分钟，即可过滤取汁，每剂总量约1200mL，将药液冷却至常温后备用。每2小时1次，每次服100mL，重者频频饮之，不受时间、剂量的限制，每天可服用2～3剂。

【功效与主治】益气健脾，摄血固脱。

【加减应用】无。

5. 胃阴亏损、胃失濡养证

主症：胃脘隐隐灼痛，咽干口燥，心烦少寐，大便干结，手足心热。舌红或有裂纹，苔少，脉细弦。

治法：养阴益胃生津。

（1）一贯煎（《续名医类案》）

【组成与用法】北沙参10克 麦冬10克 当归身10克 生地黄20克 枸杞子15克 川楝子6克；水煎服，每日1剂，2次/日。

【功效与主治】滋阴疏肝养胃。

【加减应用】若大便秘结，加瓜蒌仁；有虚热或汗多，加地骨皮；痰多，加川贝母；舌红而干，阴亏过甚，加石斛；胁胀痛，按之硬，加鳖甲；烦热而渴，加知母、石膏；腹痛，加芍药、甘草；两足痿软，加牛膝、薏苡仁；不寐，加酸枣仁；口苦燥，加黄连。

（2）茜根散（《太平圣惠方》）

【组成与用法】茜根30克 黄芩22克 栀子仁10克 阿胶15克（烊化冲服）；水煎服，每日1剂，2次/日。

【功效与主治】养阴清热止血。

【加减应用】若汗多、气短，兼有气虚者，加党参、五味子（与生脉散合用）以益气敛汗；食后脘胀者，加陈皮、神曲以理气消食；呕血者合十灰散加减；便血者加地榆、槐花。

（3）麦门冬汤（《金匮要略》）

【组成与用法】麦冬42克 法半夏6克 人参9克 甘草3克 粳米3克 大枣4枚；水煎服，每日1剂，2次/日。

【功效与主治】清养肺胃，降逆下气。

【加减应用】若津伤甚者，可加沙参、玉竹以养阴液；若阴虚胃痛、脘腹灼热者，可加石斛、白芍以增加养阴益胃止痛之功；食后脘胀者，加陈皮、神曲以理气消食；呕血者合十灰散加减；便血者加地榆、槐花。

（4）益胃汤（《温病条辨》）

【组成与用法】沙参9克 麦冬15克 冰糖3克 细生地黄15克 玉竹炒香4.5

克；水煎温服，每日1剂，2次/日。

【功效与主治】养阴益胃。

【加减应用】若汗多、气短，兼有气虚者，加党参、五味子（与生脉散合用）以益气敛汗；食后脘胀者，加陈皮、神曲以理气消食；呕血者合十灰散加减；便血者加地榆、槐花。

（5）沙参麦冬汤（《温病条辨》）

【组成与用法】北沙参10克　玉竹10克　麦冬10克　天花粉15克　扁豆10克　桑叶6克　生甘草3克；水煎服，每日1剂，2次/日。

【功效与主治】清养肺胃，生津润燥。

【加减应用】若大便秘结，加瓜蒌仁；有虚热或汗多，加地骨皮；痰多，加川贝母；舌红而干，阴亏过甚，加石斛；胁胀痛，按之硬，加鳖甲；烦热而渴，加知母、石膏；腹痛，加芍药、甘草；两足痿软，加牛膝、薏苡仁；不寐，加酸枣仁；口苦燥，加黄连。

对症良方

脑卒中并发急性消化道出血的对症用方，主要适用于某一症状明显者而其他症状不典型者，根据患者的主要症状选择使用。

1. 呕血专方

（1）十灰散（《十药神书》）

【组成与用法】大蓟9克　小蓟9克　荷叶9克　侧柏叶9克　白茅根9克　茜根9克　山栀子9克　大黄9克　牡丹皮9克　棕榈9克；各药烧炭存性，为末，藕汁或萝卜汁磨京墨适量，调服9～15克；亦可作汤剂，水煎服，每日1剂，2次/日。

【功效与主治】凉血止血。

【加减应用】若气火上逆、血热较盛者，可用本方改作汤剂使用，此时当加大大黄、栀子的用量，并可配入牛膝、代赭石等镇降之品，引血下行；兼肠燥便秘者，可加大黄以导热下行；口渴饮冷者，加玄参、花粉、葛根以清热生津。

（2）玉女煎（《景岳全书》）

【组成与用法】石膏9～15克　熟地黄9～30克　麦冬6克　知母5克　牛膝5克；水煎服，每日1剂，分两次服。

【功效与主治】清胃热，滋肾阴。

【加减应用】火盛者，可加山栀子、地骨皮以清热泻火；血分热盛，齿衄出血量多者，去熟地黄加生地黄、玄参以增强清热凉血之功。

2. 便血专方

（1）柏叶汤（《金匮要略》）

【组成与用法】侧柏叶9克　干姜9克　艾叶3克；上药三味，以水500毫升，取马通汁100毫升，合煮取200毫升，分2次温服。

【功效与主治】温中止血，助阳止血。

【加减应用】出血多者，酌加三七、白及等以止血；若气虚甚者，可加人参以益气摄血；脾胃虚寒较甚者，可加炮姜炭以温中止血。

（2）黄土汤（《金匮要略》）

【组成与用法】甘草 9 克　干地黄 9 克　白术 9 克　附子炮 9 克　阿胶 9 克　黄芩 9 克　灶心黄土 30 克；先将灶心土水煎过滤取汤，再煎余药，阿胶烊化冲服。

【功效与主治】温阳健脾，养血止血。

【加减应用】出血多者，酌加三七、白及等以止血；若气虚甚者，可加人参以益气摄血；胃纳较差者，阿胶可改为阿胶珠，以减其滋腻之性。脾胃虚寒较甚者，可加炮姜炭以温中止血。方中灶心黄土缺时，可以赤石脂代之。

（3）知柏地黄汤（《医宗金鉴》）

【组成与用法】熟地黄 24 克　山茱萸 20 克　干山药 20 克　泽泻 9 克　牡丹皮 9 克　茯苓去皮 9 克　知母盐炒 6 克　黄柏盐炒 6 克；水煎服，每日 1 剂，2 次/日。

【功效与主治】滋阴清热，降火止血。

【加减应用】若虚火明显者，加知母、玄参、黄柏等以加强清热降火之功；兼脾虚气滞者，加白术、砂仁、陈皮等以健脾和胃；出血多者，酌加三七、白及等以止血。

3. 贫血专方

（1）当归建中汤（《千金翼方》）

【组成与用法】当归 12 克　桂心 9 克　甘草炙 6 克　芍药 18 克　生姜 9 克　大枣 6 枚、水煎服，若大虚，加饴糖 30 克。

【功效与主治】温补气血，缓急止痛。

【加减应用】若中焦寒重者，可加干姜以增强温中散寒之力；若兼有气滞者，可加木香行气止痛；便溏者，可加白术健脾燥湿止泻；面色萎黄、短气神疲者，可加人参、黄芪、当归以补养气血。

（2）当归补血汤（《内外伤辨惑论》）

【组成与用法】黄芪 30 克　当归酒洗 6 克；水煎，空腹温服。

【功效与主治】补气生血。

【加减应用】若兼见发热者，可加金银花、甘草以清热解毒；若血虚气弱出血不止者，可加煅龙骨、阿胶、山茱萸以固涩止血，出血多者，酌加三七、白及等以止血；兼脾虚气滞者，加白术、砂仁、陈皮等以健脾和胃。

（3）十全大补汤（《太平惠民和剂局方》）

【组成与用法】人参 6 克　肉桂去皮 3 克　川芎 6 克　干熟地黄 12 克　茯苓 9 克　白术 9 克　甘草炒 3 克　黄芪 12 克　当归去芦 9 克　白芍药 9 克　加生姜三片　枣子二枚，水煎，不拘时候温服。

【功效与主治】温补气血。

【加减应用】若血虚气弱出血不止者，可加煅龙骨、阿胶、山茱萸以固涩止血，出血多者，酌加三七、白及等以止血；兼脾虚气滞者，加白术、砂仁、陈皮等以健脾和胃；兼见不寐者，可加酸枣仁、五味子。

（4）人参养荣汤（《三因极一病证方论》）

【组成与用法】黄芪10克　当归10克　桂心10克　甘草炙10克　橘皮10克　白术10克　人参10克　白芍药30克　熟地黄9克　五味子4克　茯苓4克　远志去心15克　加生姜三片　大枣二枚，水煎服，去滓空腹服。

【功效与主治】益气补血，养心安神。

【加减应用】若血虚气弱出血不止者，可加煅龙骨、阿胶、山茱萸以固涩止血，出血多者，酌加三七、白及等以止血；兼脾虚气滞者，加砂仁、木香等以健脾和胃；兼见不寐者，可加酸枣仁、五味子。

（5）五福饮（《景岳全书》）

【组成与用法】人参10克　熟地黄15克　当归10克　白术（炒）4.5克　炙甘草10克；水煎温服，每日1剂，2次/日。

【功效与主治】益气养血；主治气血亏损证。

【加减应用】便血偏寒者，可加艾叶炭、炮姜炭，以温经止血；偏热者，加生地炭、阿胶珠、棕榈炭，以清热止血；呕吐者可加半夏降逆止呕；兼见腹痛者加白芍缓急止痛。

（6）大补元煎（《景岳全书》）

【组成与用法】人参10克　山药10克　熟地黄10克　杜仲10克　当归10克　山茱萸6克　枸杞子10克　炙甘草3~6克；水煎服，每日1剂，2次/日。

【功效与主治】救本培元，大补气血。

【加减应用】如畏酸吞酸者去山茱萸；若大便泄泻者去当归；便血偏寒者，可加艾叶炭、炮姜炭，以温经止血；偏热者，加生地炭、阿胶珠、棕榈炭，以清热止血；呕吐者可加半夏降逆止呕；兼见腹痛者加白芍缓急止痛。

第七节　中枢性呃逆

中枢性呃逆是指中枢神经系统疾病直接或间接刺激呃逆中枢而引起的膈肌和其它呼吸肌突发不自主强有力的痉挛性收缩、继而出现延迟、突然的声门关闭而终止、伴发短促而有特征性的声音。中枢性呃逆是因呃逆反射弧抑制功能丧失、器质性病变部位以延脑最重要、包括脑肿瘤、脑血管意外、脑炎、脑膜炎、代谢性病变有尿毒症、酒精中毒、其他如多发性硬化症等。呃逆发作超过48 h未停止者称作顽固性呃逆。顽固性呃逆是中枢神经系统疾病常见临床并发症表现之一、为脑干网状结构直接或间接受累、应激性消化道溃疡致胃痉挛、胃扩张、颅内压增高、水电解质和酸碱平衡失调引起迷走神经、膈神经兴奋性增高而造成顽固性膈肌痉挛、是难以自制的一种症状、较为顽固、治疗比较棘手、给患者造成极大的痛苦、易引起上消化道出血、导致病情恶化、甚至危及生命。

呃逆中医古称为“哕”、俗称“打呃”、中枢呃逆多为肝肾阴虚、燥热内盛、气郁痰阻、肝阳偏亢引动内风、上乘肺胃、致胃气狭滞上逆动膈而发呃逆。呃逆之病位在膈、病变的关键脏腑在胃，还与肝、脾、肺、肾诸脏腑有关。病性为本虚标实、虚为脾胃阳虚或胃阴不足、实为寒邪、胃火、食滞、气郁、痰饮、瘀血。病之初以实为主、涉及肺、胃、日久则为虚实夹杂证，可逐渐波及肝、脾、肾、并气血阴阳受损。核心为胃气上逆扰膈、膈间之气不利而致呃逆。辨证一辨生理病理、二辨虚实寒热。治疗总以降逆、平呃、和胃为治疗原则，并根据寒、热、虚、实的不同、分别施以祛寒、清热、补虚、泻实之法。

诊断要点

根据1996中华医学会第四届全国脑血管病学术会议各项脑血管病诊断要点及《中医内科学》有关呃逆的诊断。

1. 符合呃逆诊断依据，多为顽固性呃逆。

2. 有各种脑血管病病史、症状及体征（特别是脑干病变），并有影像学依据。

3. 除外单纯食物刺激、受凉等所致呃逆。

通用良方

呃逆一证，总由胃气上逆动膈而成，所以理气和胃、降逆止呃为基本方法。

1. 麦门冬汤加减（《金匮要略》）

【组成与用法】麦冬10克　党参10克　乌梅10克　石斛10克　旋覆花10克　川牛膝10克　枇杷叶10克　代赭石15克　红花5克　制半夏5克　柿蒂5克　炙甘草各5克。水煎服，每日1剂，早晚分服。

【组成与用法】养阴生津降火、降逆止呃。

【加减应用】若津伤甚者，可加沙参，玉竹以养阴液；若阴虚胃痛，脘腹灼热者，可加石斛、白芍以增加养阴益胃止痛之功。

2. 平肝降逆止呃汤加减（中西医结合心脑血管病杂志，2009年第12期）

【组成与用法】石决明24克~30克　代赭石24克~30克　党参18克~30克　柿蒂20枚~30枚　茯苓12克~18克　制半夏9克~12克　陈皮9克~15克　生姜4片~7片　大黄6克~10克（后下）。每日1剂，水煎服，早晚分服。

【组成与用法】补益脾肾、平肝和胃、降逆止呃。

【加减应用】上消化道出血、加三七粉、复方铝酸铋（胃必治）；痰热内阻、舌红苔黄腻者加石菖蒲、胆南星、黄芩；胃寒者加吴茱萸、砂仁；脾胃气虚者加白术、砂仁；肝火旺者加旋覆花、栀子、夏枯草；抽搐发热者加羚羊角粉、钩藤、天麻。

3. *丁香柿蒂汤加味*（江西医药，2009年第7期）

【组成与用法】丁香10克　柿蒂15克　生姜10克　制半夏15克　旋覆花15克　麦冬12克　当归10克　人参5克　陈皮10克　水煎取汁100ml、顿服或鼻饲。

【组成与用法】温中益气，降逆平呃。

【加减应用】若寒气较重，脘腹胀痛者，加吴茱萸、肉桂、乌药散寒降逆；若寒凝食滞，脘闷嗳腐者，加莱菔子、槟榔行气降逆导滞；寒凝气滞，脘腹痞满者，加枳壳、厚朴、陈皮以行气消痞。

4. *呃逆散*（陕西中医，2007年第10期）

【组成与用法】旋覆花（包煎）9克　陈皮9克　法半夏9克　苏梗9克　柿蒂9克　白术10克　砂仁10克　代赭石30克　生姜5片　炙甘草6克。每日1剂，水煎服，早晚分服。

【组成与用法】理气和胃，降逆止呃。

【加减应用】胃脘胀闷者加枳实、厚朴，食欲不振者加焦三仙，久呃气虚者加党参、黄芪，胃寒者加吴茱萸、高良姜。

5. *旋覆代赭汤加减*（内蒙古中医药，2005年第4期）

【组成与用法】旋覆花（包煎）10克　代赭石30～60克　党参30克　姜半夏10克　生姜15克　甘草6克　大枣15克。水煎服，每日1剂，2次/日。

【组成与用法】和胃降逆，化痰下气。

【加减应用】脾胃虚弱者，加茯苓15克　肉豆蔻10克　炒白术15克；肝郁痰阻者去党参加柴胡15克　沉香10克　苏子15克乌药15克；肠胃积热者加生石膏30克　生大黄10克　枳实15克；寒邪蕴胃者加高良姜10克，丁香10、吴茱萸9克　厚朴15克。

6. *八珍汤加味*（河北中医，2001年第4期）

【组成与用法】党参10克　白术12克　茯苓12克　当归15克　白芍药10克　熟地黄10克　竹茹12克　川芎10克　枇杷叶15克　柿蒂10克　甘草5克。水煎取汁200 ml，温度40℃～42℃，8号导尿管插入肛门约20cm，15 min内灌完，保留30 min以上，每日1次，3日为1个疗程。

【组成与用法】平补气血，扶持元气，顺气降逆止呃。

【加减应用】兼阳明腑实证者，加大黄、厚朴、枳壳；兼胃阴不足者加麦门冬、玉竹、砂仁。

辨证良方

呃逆一证，总由胃气上逆，扰动膈肌而成，然胃气以降为顺，之所以上逆，原因不外其二：一为外感，二为内伤。外感者，得之风寒暑湿燥火；内伤者，得之脾胃肝胆肺肠，而顽固性呃逆者，常相兼为病，或外感引动内伤，或内伤诱使外感，故治疗上，当先辨其外感内伤，以去其本因，降其标逆。止呃要分清寒热虚实、分别施以驱寒、清热、虚补、泻实之法，因此，应在辨证的基础上和胃降逆止呃。

1. 风寒表证

主症：恶寒发热，头身疼痛，呃逆，舌苔薄白，脉紧。

治法：解表止呃。

（1）方名：麻黄汤（《伤寒论》）

【组成与用法】麻黄 6 克　桂枝 10 克　杏仁 9 克　甘草 10 克。每日 1 剂，水煎服，早晚分服。

【组成与用法】辛温发汗，宣肺平喘，降逆止呃。

【加减应用】肺郁生痰，兼咳痰稀薄，胸闷气急者，可加苏子、橘红，以增强祛痰止咳平喘之功；风寒郁热，兼心烦口渴者，可加石膏、黄芩，以兼清里热；风寒夹湿，见无汗而头身重痛，舌苔白腻者，可加苍术或白术，以发汗祛湿。

（2）藿香正气散加减（河南中医，2009 年第 1 期）

【组成与用法】藿香 10 克　大腹皮 10 克　紫苏 10 克　陈皮 10 克　桔梗 10 克　茯苓 20 克　白术 20 克　厚朴 20 克　法半夏 10 克　白芷 10 克　枳实 20 克　大黄（后下）10 克　制南星 10 克　天竺黄 10 克　僵蚕 10 克　生姜 10 片　炙甘草 3 克。每日 1 剂，水煎服，早晚分服。

【组成与用法】调节气机、温化痰湿、消除滞塞。

【加减应用】口渴加麦冬 20，大便数日不解或秘结不通加枳实 20 克，大黄 10 克。

（3）杏苏散加减（浙江中医杂志，2014 年第 7 期）

【组成与用法】苏叶 15 克　款冬花 15 克　白前 15 克　柿蒂 15 克　炒苏子 10 克　制半夏 10 克　炒枳壳 10 克　茯苓 10 克　杏仁 10 克　白芥子 10 克　射干 10 克　大枣 10 克　桔梗 6 克　陈皮 6 克　生甘草 6 克　生姜 3 克。每日 1 剂，水煎服，2 次/日。

【组成与用法】泻肺降逆。

【加减应用】若风寒闭表，无汗身痛，脉弦甚或紧，加羌活、防风；兼湿阻中焦，泄泻腹满者，加苍术、厚朴以化湿除满；邪伤阳明经，头痛兼眉棱骨痛者，加白芷以祛风止痛。

2. 气滞血瘀证

主症：呃逆连声，胸胁满闷，脘腹胀满，纳减嗳气，肠鸣矢气，舌暗，苔薄白，脉弦涩。

治法：顺气活血，降逆止呃

（1）柴胡三莪汤（中国中西医结合消化杂志，2005 年第 5 期）

【组成与用法】柴胡 6 克　黄芩 10 克　党参 12 克　甘草 5 克　姜半夏 10 克　大枣 3 枚　生姜 2 片　三棱 15 克　莪术 15 克。每日 1 剂，水煎服，2 次/日。

【组成与用法】疏肝和胃、破血祛瘀、补气止呃逆

【加减应用】若胸中烦热，加瓜蒌清热理气宽胸；渴者，加天花粉止渴生津；腹中痛，是肝气乘脾，宜去黄芩，加芍药柔肝缓急止痛；胁下痞硬，是气滞痰郁，去大枣，加牡蛎软坚散结。

（2）血府逐瘀汤加减（中西医结合，2007 年第 3 期）

【组成与用法】桃仁 15 克　红花 15 克　当归 10 克　川芎 10 克　赤芍 10 克　生地黄 10 克　牛膝 10 克　柴胡 5 克　枳壳 10 克　桔梗 10 克　甘草 10 克。每日 1 剂，水煎服。2 次/日。

【组成与用法】活血、行气、降逆止呕。

【加减应用】胃中寒冷者去生地黄，加肉桂，吴茱萸。胃火上逆者加石膏、麦门冬，气机郁滞者加木香、代赭石，脾胃虚弱者去柴胡、枳壳，加白术、白豆蔻，诸药配伍，共奏之功。

3. 肝胃不和证

主症：呃逆连声，常因情志不畅而诱发或加重，胸胁满闷，脘腹胀满，纳减嗳气，肠鸣矢气，苔薄白，脉弦。

治法：顺气解郁，降逆止呃。

（1）小柴胡合桂枝汤加减（陕西中医，1995 年第 3 期）

【组成与用法】桔梗 10 克　枳实 10 克　杏仁 15 克　柴胡 10 克　黄芩 10 克　法半夏 10 克　党参 10 克　桂枝 10 克　白芍 10 克　甘草 6 克　牛膝 10 克　生姜 3 片　大枣 5 枚。每日 1 剂，水煎服，2 次/日。

【功效与主治】调肝和胃，畅通气机。

【加减应用】二诊：药后诸证减轻，但呃逆仍未完全消失。舌质淡暗，脉细弦。予上方加白芝麻 30 克，柿蒂 30 克。三诊：上方服 14 剂，呃逆基本消失。为巩固疗效，上方加茯苓 20 克，白术 15 克，服 7 剂，诸症皆消。

（2）镇肝降逆汤（北京中医杂志，2002 年第 5 期）

【组成与用法】代赭石 30 克（先煎）　钩藤 10 克（后下）　丁香 6 克　柿蒂 10 克　旋覆花 10 克（包煎）　法半夏 10 克　川楝子 10 克　枳壳 10 克，每日 1 剂，水煎 300ml，日 3 服。不能服药者鼻饲。

【功效与主治】镇肝降逆，化痰和胃。

【加减应用】痰涎壅盛者加鲜竹沥水 20ml，以增强化痰之功；身热咳嗽者加鱼腥草 20 克，桑白皮 10 克清热解毒，泻肺化痰；口气臭秽或大便秘结者加生大黄 10 克（后下）通腑气；呃逆数日不愈者加太子参 30 克益气养阴。

（3）五磨饮子加减（《医便》）

【组成与用法】木香 6 克　乌药 9 克　枳壳 9 克　沉香 6 克　槟榔 9 克，每日 1 剂，水煎服，2 次/日。

【功效与主治】顺气解郁，和胃降逆。

【加减应用】可加丁香6克、代赭石6克降逆止呃；川楝子6克、郁金6克疏肝解郁；如热象较重加竹茹6～10克、枇杷叶10克、生山栀子6克、黄芩6克；便秘加大黄（后下）6克、枳实6克；肝郁化热伤阴，见口咽干燥、舌边红少苔者，加北沙参10克、麦冬10～15克、石斛15～30克、芦根12克；脘痞明显加白豆蔻3～6克、佛手6克、藿香梗10克。

4. 肝郁脾虚证

主症：胸胁胀满疼痛、情志抑郁或烦躁，食少、腹胀、便溏，舌红苔白，脉弦或缓。

治法：疏肝健脾，和胃止呃。

（1）芍药甘草汤（现代临床医学，2011年第1期）

【组成与用法】白芍60克　甘草15克　枳实15克　小茴香25克　代赭石30克（先煎）、制半夏10克　生姜10克　生大黄10克。上方水煎，取汁450 ml少量频服，每日1剂。

【功效与主治】调和肝脾，缓急止痛，降浊止呃。

【加减应用】苔薄少津、舌红口渴者加天花粉、知母，胃寒者加丁香、高良姜，胃热加石膏、竹茹，气机郁滞者加郁金、川楝子，舌苔腻、脉弦滑者加陈皮、茯苓、薏苡仁，大便素稀溏者减生大黄或加黄连、肉桂。

（2）逍遥散加减（《太平惠民和剂局方》）

【组成与用法】柴胡15克　当归10克　茯苓15克　芍药20克　白术15克　甘草6克　法半夏10克　生姜10克。每日1剂，水煎服，2次/日。

【功效与主治】疏肝解郁，健脾和营。

【加减应用】肝郁气滞较重者，加香附、郁金、川芎以疏肝解郁；肝郁化火者，加牡丹皮、栀子以清热泻火；肝血瘀滞者，加丹参、桃仁活血祛瘀，脾胃气滞者，加陈皮、枳壳；血虚者，加何首乌、生地黄以养血。

（3）痛泻要方（《丹溪心法》）

【组成与用法】白术30克　芍药20克　陈皮15克　防风20克　麦芽15克　芡实20克　川楝子8克　丁香6克　大黄10克　甘草10克。每日1剂，水煎服，2次/日。

【功效与主治】疏肝实脾理气。

【加减应用】阴虚血瘀证者加生地黄15克、玉竹10克、丹参10克，阴虚阳亢证者加生地黄15克、栀子10克、黄连10克，气虚血瘀证者加黄芪15克、丹参10克；风痰阻络者加石菖蒲10克、半夏10克。

5. 风阳上扰证

主症：平素头晕头痛，耳鸣目眩，突发中风后出现呃逆，声短而频。舌质红苔黄，脉弦。

治法：平肝镇逆，清胃止呃。

（1）降逆清胃汤（四川中医，2001年第1期）

【组成与用法】代赭石30克（先煎） 丁香6克 柿蒂10克 旋覆花10克（包煎）、半夏10克 竹茹10克 山栀子10克 大黄10克（后下）。每日1剂，水煎服，2次/日。

【功效与主治】平肝镇逆，清胃止呃。

【加减应用】阳亢明显者加天麻15克、钩藤20克（后下），伴腹胀者加槟榔15克，气虚明显者加生黄芪30克、党参30克，胃阴虚者加玄参、沙参、麦冬各15克。

（2）天麻钩藤饮（《杂病证治新义》）

【组成与用法】天麻10克 钩藤15克 石决明（先煎）15克 山栀子10克 黄芩10克 川芎10克 杜仲10克 益母草15克 桑寄生15克 夜交藤20克 茯神15克。每日1剂，水煎服，2次/日。

【功效与主治】平肝息风，清热活血，补益肝肾。

【加减应用】肝阳上亢而头晕头痛者，可加珍珠母、白芍；兼肠胃燥热而大便干结者，可加大黄。

6. 胃火上逆证

主症：呃声洪亮有力，冲逆而出，口臭烦渴，多喜饮冷，脘腹满闷，大便秘结，小便短赤，苔黄燥，脉滑数。

治法：清热和胃，降逆止呃

竹叶石膏汤加味（中西医结合心脑血管病杂志，2004年第4期）

【组成与用法】竹叶10克 生石膏30克 沙参15克 麦冬15克 法半夏10克 竹茹15克 丁香6克 柿蒂30克 羚羊角粉1克（冲服）、菊花10克 夏枯草15克 蝉衣3克 龟板15克 白芍15克 石决明15克（先煎） 牡丹皮12克 生地12克。水煎服，或鼻饲。

【功效与主治】清肝息风辛凉开窍，清降泻热止呃

【加减应用】腑气不通，痞满便秘加小承气汤；痰多加竹沥、天竺黄、胆南星。

7. 寒凝气滞证

主症：呃声沉缓有力，胸膈及胃脘不舒，得热则减，遇寒则甚，进食减少，口淡不渴，舌苔白，脉迟缓。

治法：温中散寒，降逆止呃

（1）温中止呃汤（山东中 医杂志，2008年第4期）

【组成与用法】桂枝20克~30克 白芍20克~30克 吴茱萸6克 黄芪40克 三棱10克 白术10克 代赭石30克 炙甘草12克 生姜10克 大枣5枚。每日1剂，水煎服，2次/日。

【功效与主治】温中散寒、降逆止呃。

【加减应用】胃阴不足者加用生地黄 12 克、麦冬 12 克；肾阳虚者加肉桂 6 克。

（2）旋覆代赭石汤加减（周德生经验方）

【组成与用法】代赭石 15 克　旋覆花 10 克　炮干姜 6 克　肉桂 3 克　白芍 15 克　甘草 6 克。水煎服，每日 1 剂，2 次/日。

【功效与主治】温中缓急，降逆止呃。

【加减应用】胃痛者，加玄胡索；反酸者，加瓦楞子。

8. 气虚血瘀证

主症：呃声低长无力，气不得续，面色淡白或晦滞，身倦乏力，气少懒言，疼痛如刺，常见于胸胁，痛处不移，拒按，舌淡暗或有紫斑，脉沉涩。

治法：益气养血，活血止呃。

补中益气汤加减（中国社区医师，2008 年第 23 期）

【组成与用法】黄芪 15 克　党参 15 克　陈皮 15 克　白术 10 克　升麻 6 克　柴胡 6 克　当归 10 克　枳实 6 克　竹茹 10 克　吴茱萸 10 克　黄连 6 克　炙甘草 6 克。每日 1 剂，水煎服，2 次/日。

【功效与主治】补益脾胃止呃。

【加减应用】兼头痛者，轻者加蔓荆子，重者加川芎，以助升阳止痛之功；兼腹痛者，加白芍以缓急止痛，兼气滞脘腹痞胀者，加枳壳、木香、砂仁等，以行气消痞；久泻不愈者，加莲子肉、诃子、肉豆蔻等，以增涩肠止泻之功；发热心烦者，加黄柏、生地黄等，以泄下焦之阴火；若外感风寒，兼恶寒头痛者，加苏叶、防风等，以扶正祛邪。

9. 脾胃阳虚证

主症：呃声低长无力，气不得续，泛吐清水，脘腹不舒，喜温喜按，面色㿠白，手足不温，食少乏力，大便溏薄，舌质淡，苔薄白，脉细弱。

治法：温补脾胃，和中降逆。

（1）理中丸（中医研究，2004 年第 1 期）

【组成与用法】干姜 10 克　党参 20 克　白术 10 克　炙甘草 6 克　吴茱萸 10 克　乌药 10 克　沉香 3 克　枳实 10 克　厚朴 10 克　陈皮 6 克　当归 10 克。每日 1 剂，水煎服，2 次/日。

【功效与主治】温补脾胃止呃。

【加减应用】若虚寒甚者，可加附子、肉桂以增强温阳祛寒之力；呕吐甚者，可加生姜、半夏降逆和胃止呕；下利甚者，可加茯苓、白扁豆健脾渗湿止泻；阳虚失血者，可将干姜易为炮姜，加艾叶、灶心土温涩止血；胸痹，可加薤白、桂枝、枳实振奋胸阳，舒畅气机。

（2）瓜蒌薤白半夏汤（《金匮要略》）合二陈汤加减（《太平惠民和剂局方》）

【组成与用法】栝蒌实12克　薤白9克　法半夏9克　橘红10克　白茯苓9克　炙甘草6克。每日1剂，水煎服，2次/日。

【功效与主治】行气解郁，通阳散结，和胃降逆。

【加减应用】若寒重者，可酌加干姜、附子以助通阳散寒之力；气滞重者，胸满而胀，或兼逆气上冲者，可加重厚朴、枳实用量以助理气行滞之力。

10. 胃阴不足证

主症：呃声短促而不得续，口干咽燥，烦躁不安，不思饮食，或食后饱胀，大便干结，舌质红，苔少而干，脉细数。

治法：益胃养阴，和胃止呃。

（1）都气丸加减（中国中医信息杂志，2009年第9期）

【组成与用法】熟地黄15克　山药12克　牡丹皮10克　泽泻10克　山茱萸15克　五味子30克　丁香20克　沉香10克　代赭石30克　甘草6克。水煎服，每日1剂，分4次服。

【功效与主治】补肾敛气、温中降逆。

【加减应用】若虚火明显者，加知母、玄参、黄柏等以加强清热降火之功；兼脾虚气滞者，加白术、砂仁、陈皮等以健脾和胃。

（2）橘皮竹茹汤加减（《重订严氏济生方》）

【组成与用法】生地黄20克　白芍20克　石斛15克　麦冬15克　炙甘草6克　公丁香6克　陈皮10克　姜竹茹12克　太子参12克　生姜9克　代赭石30克。每日1剂，水煎服，2次/日。

【组成与用法】降逆止呃，益气清热。

【加减应用】若胃热呕逆兼气阴两伤者，可加麦冬、茯苓、半夏、枇杷叶以养阴和胃；兼胃阴不足者，可加麦冬、石斛等养胃阴；胃热呃逆，气不虚者，可去人参、甘草、大枣，加柿蒂降逆止呃。

11. 湿热蕴脾证

主症：脘腹胀闷，纳呆，恶心欲呕，口苦口黏，渴不多饮，便溏不爽，小便短黄，肢体困重，或身热不扬，汗出热不解，或见面目发黄色鲜明，或皮肤瘙痒，舌质红，苔黄腻，脉濡数。

治法：清热祛湿，健脾益气止呃。

（1）连朴饮合旋覆代赭汤加减（中国中西医结合消化杂志，2015年第2期）

【组成与用法】黄连6克　厚朴10克　姜半夏9克　干芦根30克　石菖蒲15克　陈皮10克　茯苓15克　旋覆花（包）10克　广郁金10克　代赭石30克　党参15克　炙甘草6克　檀香5克　天花粉30克。水煎服，每日1剂，2次/日。

【功效与主治】清热利湿，通腑降气。

【加减应用】若大便干，舌质红，苔少，脉弦，加西洋参10克、天花粉30克、酒军10克。

（2）温胆汤加味（四川中医，2007年第6期）

【组成与用法】法半夏10克　陈皮15克　茯苓15克　枳实10克　竹茹10克　旋覆花12克　代赭石10克　炙甘草10克。用法：水煎服每日1剂，2次/日，每次150ml。

【功效与主治】理气活血，化痰通腑。

【加减应用】伴腹胀，大便不通者加生大黄10克，槟榔15克；气虚明显者加生黄芪30克，党参30克；胃寒者加干姜、吴茱萸各6克；胃阴虚者加玄参、沙参、麦冬各15克。

对症良方

脑卒中并发中枢性呃逆的对症用方，主要适用于某一症状明显者而其他症状不典型者，根据患者的主要症状选择使用。

1. 失眠专方

（1）龙胆泻肝汤加减（《医方集解》）

【组成与用法】龙胆草酒炒（6克）　黄芩炒（9克）　栀子酒炒（9克）　泽泻（12克）　木通（6克）　当归酒炒（3克）　生地黄酒炒（9克）　柴胡（6克）　生甘草（6克）　车前子（9克）　当归12克　淡竹叶6克　生龙骨20克　生牡蛎20克　酸枣仁12克　竹茹6克。水煎服，每日1剂，水煎两遍取汁300mL，2次/日。

【功效与主治】疏肝泻火，镇心安神。

【加减应用】胸闷胁胀，善太息者，加香附、郁金、佛手、绿萼梅以疏肝解郁；若头晕目眩，头痛欲裂，不寐躁怒，大便秘结者，可用当归龙荟丸。

（2）黄连温胆汤加减（《六因条辨》）

【功效与主治】川黄连6克　竹茹12克　枳实6克　法半夏6克　橘红6克　甘草3克　生姜6克　茯苓10克　生姜3片　大枣6枚。水煎服，每日1剂，2次/日。

【功效与主治】清热化痰，和中安神。

【加减应用】若心热烦甚者，加山栀子、淡豆豉以清热除烦；失眠者，加琥珀粉、远志以宁心安神；惊悸者，加珍珠母、生牡蛎、生龙齿以重镇定惊；呕吐呃逆者，酌加苏叶或梗、枇杷叶、旋覆花以降逆止呕；眩晕，可加天麻、钩藤以平肝息风；癫痫抽搐，可加胆南星、钩藤、全蝎以息风止痉。

（3）归脾汤（《正体类要》）

【组成与用法】白术10克　党参10克　黄芪20克　当归15克　甘草6克　茯苓15克　远志10克　酸枣仁20克　木香10克　龙眼肉10克　生姜3片　大枣6枚。每日1剂，水煎服，2次/日。

【功效与主治】补益心脾，养血安神。

【加减应用】心血不足者，加熟地、白术、阿胶以养心血；不寐较重者，加五味子、夜交藤、合欢皮、柏子仁养心安神，或加生龙骨、生牡蛎、琥珀末以镇静安神；兼见脘闷纳呆，苔腻，重用白术，加苍术、法半夏、陈皮、茯苓、厚朴以健脾燥湿，理气化痰。

2. 呕吐专方

(1) 降气和胃方（上海中医药杂志，2001 第 7 期）

【组成与用法】 旋覆花 10 克　代赭石（先煎）10 克　半夏 10 克　陈皮 10 克　黄连 3 克　吴茱萸 3 克　枳壳 10 克　厚朴 10 克　山栀子 10 克　乌贼骨 10 克等组成，每日 1 剂，水煎剂 450ml，每次 150ml，分 3 次口服。

【功效与主治】 降气和胃。

【加减应用】 中虚者加太子参、甘草以益气温中。

(2) 泄肝和胃方（中医杂志 1986 年）

【组成与用法】 黄连 3 克　吴茱萸 1 克　法半夏 10 克　陈皮 10 克　茯苓 15 克　炙甘草 3 克。水煎服，每日 1 剂，2 次/日。

【功效与主治】 泄肝和胃。

【加减应用】 反酸甚者，加象贝母 10 克、乌贼骨 20 克、白及 10 克；烧心明显者，加山栀子 10 克、蒲公英 15 克；嗳气频繁者，加代赭石 10 克、旋覆花 10 克；胸痛明显者，加紫丹参 15 克、砂仁（后下）3 克、檀香 3 克；大便秘结者，决明子 15 克、瓜蒌仁 20 克；夜寐欠佳者，加酸枣仁 20 克、茯神 10 克；食管黏膜糜烂者，加三七粉 3 克（冲）、白及粉 3 克（冲）。

第八节　肾功能衰竭

肾功能衰竭（ARF）是指肾脏功能部分或全部丧失的病理状态。按其发作之急缓分为急性和慢性两种。急性肾功能衰竭是由各种原因引起的肾功能在短时间内（几小时至几周）突然下降而出现的氮质废物滞留和尿量减少综合征。肾功能下降可发生在原来无肾脏疾病的患者，也可发生在慢性肾脏病患者。ARF 主要表现为氮质废物血肌酐（Cr）和尿素氮（BUN）升高，水、电解质和酸碱平衡紊乱，及全身各系统并发症。常有少尿（ $<400ml/d$ ），但也可无少尿表现。急性肾功能衰竭病因为肾缺血及肾中毒，引起肾前性氮质血症的各种因素持续作用使肾缺血、缺氧；各种肾毒性物质如药物、细菌的内毒素、重金属毒物及生物毒等作用于肾脏均可致病。此外误型输血及药物可引起急性血管内溶血，挤压伤、烧伤及严重肌病，可因血红蛋白及肌红蛋白堵塞肾小管，而发生急性肾小管坏死和急性肾衰。急性肾衰发病机理仍不明，急性肾小管损伤学说不能圆满解释，近年来认为，血管收缩活性物质释放紊乱引起的肾内血流动力学改变以及细胞的钙内流和氧自由基在急性肾衰发病机

理中均起重要作用。当前ARF死亡率仍高达50%～70%，早期诊断，及时治疗是决定预后的关键。

慢性肾脏病是指各种原因引起的慢性的肾脏结构和功能障碍（肾脏损伤病史>3个月），包括GFR正常和不正常的病理损伤、血液或尿液成分异常，及影像学检查异常，或不明原因的GFR下降（GFR<60ml/min）超过3个月，而广义的慢性肾衰竭（CRF）则是指慢性肾脏病引起的肾小球率过滤（GFR）下降及于此相关的代谢紊乱和临床症状组成的综合征，简称慢性肾衰。根据肾功能损害的程度将慢性肾功能衰竭分为4期：①肾贮备功能下降，患者无症状。②肾功能不全代偿期。③肾功能失代偿期（氮质血症期），患者有乏力，食欲不振和贫血。④尿毒症阶段，有尿毒症症状。慢性肾衰早期表现为无力、精神欠佳，以后出现食欲差、恶心、呕吐等消化系统症状。病情进一步发展出现贫血、心悸、皮肤瘙痒、肢体感觉异常、麻木。晚期侵及中枢神经系统表现为表情淡漠、注意力不能集中，重者有癫痫发作及昏迷，还可有下肢周围神经病变之表现。终末期肾病我国每年发病人数估计为12万人，目前约有100万患者需要肾脏替代治疗。随着社会发展及疾病谱的变化，每年发病率和患病率都将逐年增加。

肾功能衰竭从临床表现看来，属于中医学“水肿”、“癃闭”、“关格”、“浮肿阴水”、“肾劳”、“溺毒”等范畴。其发病原因复杂多变，归纳起来不外外感和内伤。由于先天享赋不足，后天失养，内伤脏腑，导致脾肾虚弱，气化不利，升清降浊功能失职，清者不升而泄漏，浊者不降而内聚；外因主要是外感六淫和劳倦过度，常常促使病情加重，导致病情迅速恶化甚至死亡。肾功能衰竭的病理性质为本虚标实，中医病因病机特点为肾气阴两虚是病机之本，浊毒内闭是其标。其病机特点为脾肾阳虚，湿邪内蕴，浊毒上逆，湿浊内蕴，郁积化热，血行不畅，阻滞为瘀，湿浊血瘀阻于肾络；肾主水、藏精功能失职，物质代谢出现紊乱。先天之本、阴阳之根失常，最终累及他脏，加之湿浊弥散，最终导致三焦气机闭塞、上关下格。

诊断要点

根据1996中华医学会第四届全国脑血管病学术会议各项脑血管病诊断要点及人卫版内科学急慢性肾衰的诊断要点：

急性肾功能衰竭一般是基于血肌酐的绝对或相对值的变化诊断，如血肌酐绝对值每日平均增加44.2umol/L或88.4umol/L；或在24～72小时内血肌酐值相对增加25～100%。

慢性肾功能衰竭的诊断

1. 临床表现

虽然慢性肾功能衰竭会影响到机体多个系统和器官，并引起各种各样的临床表现。但是，因为肾脏的强大代偿功能，慢性肾功能衰竭早期因缺乏特异的临床症状，常导致诊断的延迟。在80%的肾单位丧失以前或当GFR下降到25ml/min以前，机体可以没有任何临床症状甚至没有生化变化或很少的生化变化。慢性肾功能衰竭后期的症状相当复杂，常可累及全身各个脏器和组织，主要有：

（1）消化系统表现为厌食、恶心、呕吐、腹泻、舌炎、口有尿臭味、口腔糜烂、消化道出血等。病理表现可以从轻度的胃肠道炎症水肿到黏膜溃烂直至溃疡、坏死。

（2）精神神经系统表现出现精神萎靡不振、疲乏、头晕、头痛、记忆力减退、失眠、四肢麻木、手足灼痛，可有嗅觉异常，神经性耳聋，咽部及舌部肌肉无力等，甚至引起尿毒症脑病而出现癫痫发作、昏迷。

（3）心血管系统表现心血管病变是长期维持血液透析病人死亡的主要原因，约占慢性肾功能衰竭尿毒症患者总死亡人数的40%，尿毒症患者高血压的发生率高达80%，心律紊乱（12%），有部分病人出现心肌损害、心力衰竭、并可有小动脉、视网膜小动脉硬化可影响视力及视网膜出血。严重者可出现心包炎，少数可有心包积液，甚至发生心包填塞。

（4）造血系统表现贫血可为尿毒症患者的主要症状，一般为正细胞、正色素性贫血，部分病人可出现雷诺现象，贫血的主要原因为尿毒症毒素对骨髓造血的抑制作用肾脏分泌促红细胞生成素的缺乏。晚期患者多有出血倾向，常伴有皮下瘀斑，鼻衄、牙龈出血，少数病人可发生胃肠道出现、血尿、颅内出血等。主要是尿毒症毒素引起血小板功能异常所致。

（5）内分泌系统表现慢性肾功能衰竭尿毒症患者由于体内代谢产物蓄积，会影响体内一系列的代谢变化，主要包括糖、脂肪、氨基酸代谢的紊乱，和继发性甲状旁腺功能亢进。表现为血糖、血脂升高，必须氨基酸水平降低，营养不良，骨痛，骨折，皮肤瘙痒。

（6）皮肤表现慢性肾功能衰竭尿毒症患者多有皮肤瘙痒、干燥、脱屑表现。

（7）其他表现多数患者有性功能的下降，免疫力下降等。

2. 实验室及其他检查

（1）血液检查：血尿素氮、肌酐增高。血红蛋白一般在80g/L以下，严重者可降20～30g/L，可伴有血小板降低或白细胞偏高。动脉血气，酸碱测定，PaC02呈代偿性降低电解质测定可出现异常。

（2）尿液检查：尿常规改变可因基础病因不同而有所差异，可有蛋白尿、红、白细胞或管型，也可以改变不明显。尿比重多在1.018以下，尿毒症时固定在1.010～1.012之间，夜间尿量多于日间尿量。尿毒症患者常常无尿或者少尿。

（3）肾功能测定：肾小球滤过率、内生肌酐清除率降低。酚红排泄试验及尿浓缩稀释试验均减退。核素肾图：肾扫描及闪烁照相亦有助于了解残存肾功能。

（4）超声检查：可发现肾脏缩小。

（5）泌尿系X线平片或造影，肾穿刺活检，有助于病因诊断。

通用良方

1. 肾衰方（郑平东经验方）

【组成与用法】由党参10克 丹参10克 炮附子10克 仙灵脾15克 制大黄5克 黄连3克 虫草菌丝4.5克。水煎服，每日1剂，2次/日。

【功效与主治】扶正降浊。

【加减应用】神疲乏力，头晕耳鸣，气血亏虚者加当归、制首乌、白芍；纳呆恶心者加姜半夏、砂仁，浮肿明显者加桂枝、泽兰、车前子；皮肤瘙痒者加白鲜皮、苦参；湿热甚者加六月雪、碧玉散，血压高者加天麻、钩藤，蛋白尿多者加薏苡仁根、石韦、玉米须；牙龈鼻出血者加白茅根、仙鹤草等。

2. 肾衰三号方（杜雨茂经验方）

【组成与用法】大黄12克 附片（先煎）9克 桂枝6克 赤芍15克 丹参18克 生龙骨20克 煅牡蛎20克 炒枳壳12克。浓煎至100ml保留灌肠日一次，尤宜用于肾衰的中后期。

【功效与主治】温阳益肾、通腑泄浊、活血化瘀。

【加减应用】腹痛甚，喜温，加肉桂温里祛寒止痛；腹胀满，可加厚朴、木香以行气导滞；体虚或积滞较轻，可用制大黄，以减缓泻下之功；如体虚较甚，加党参、当归以益气养血。

3. 李莹经验方（中国中西医结合肾病杂志，2009年第9期）

【组成与用法】大黄10-30克（后下） 蒲公英30克 金银花15克 生龙骨50克（先煎） 生牡蛎50克（先煎） 炮附子5-15克（先煎）为主。灌肠法中药结肠透析。

【功效与主治】降浊阴、升清阳。

【加减应用】无。

4. 王行宽经验方（中国中医急症，2004年第4期）

【组成与用法】柴胡10克 羚羊角4.5克 钩藤10克 石决明10克 白蒺藜15克 珍珠母10克 牡蛎10克 天麻10克 生地15克 白芍20克 炒山栀子10克 牡丹皮10克。水煎服，每日1剂，2次/日。

【功效与主治】疏肝、平肝、养肝、清肝。

【加减应用】若邪热内闭，神昏谵语者，宜配合紫雪或安宫牛黄丸以清热开窍；抽搐甚者，可配合止痉散以加强息风止痉之效；便秘者，加大黄、芒硝通腑泄热。

5. 犀角地黄汤合半夏泻心汤或黄连温胆汤加减（中国中医急症，2004年第4期）

【组成与用法】犀角（水牛角代）30克 生地黄15克 芍药20克 牡丹皮10克 法半夏10克 黄芩10克 干姜10克 党参10克 黄连3克 炙甘草6克。水煎服，每日1剂，2次/日。

【功效与主治】清泄血中溺毒。

【加减应用】湿热蕴积中焦，呕甚而痞，中气不虚，或舌苔厚腻者，可去党参、干姜，加枳实、生姜以下气消痞止呕。

6. 麻黄连翘赤小豆汤（王行宽经验方）

【组成与用法】麻黄6克　连翘10克　杏仁10克　赤小豆30克　大枣6枚　桑白皮10克　生姜6克　甘草6克。水煎服，每日1剂，2次/日。

【功效与主治】清宣肺气。

【加减应用】患者症状重者可酌加紫苏叶、马勃、牛蒡子、山豆根、重楼、金荞麦等。

7. 扶正泄浊保肾汤（亚太传统医药，2013年第10期）

【组成与用法】黄芪30克　党参30克　生地黄10克　茯苓20克　枸杞子14克　丹参18克　制大黄5克　陈皮9克　苏梗8克，水煎煮，每剂药量为200ml，每次取100ml，1天2次。

【功效与主治】扶正泄浊保肾。

【加减应用】阳虚加附子9克、血虚加当归10克、首乌14克、紫河车5克、砂仁6克、黄连6克，水湿加车前子17克，热毒加半枝莲30克、忍冬藤30克，血瘀加红花10克。

8. 活血益肾排浊法（上海中医药杂志，2001年第10期）

【组成与用法】刘寄奴30克　六月雪30克　泽兰叶15克　益母草15克　黄芪15克　熟地黄10克　牡蛎30克　土茯苓30克　生大黄（后下）6克。水煎服，2次/日。

【功效与主治】活血益肾。

【加减应用】蛋白尿者，加鸡血藤30克、忍冬藤30克、蝉蜕6克；腰酸乏力明显者，加杜仲15克、桑寄生15克；浮肿者，酌加萹蓄草15克、车前草15克、玉米须10克；恶心泛吐者，酌加姜半夏10克、陈皮6克。

9. 降蛋白汤（杜雨茂经验方）

【组成与用法】黄芪　薏苡仁　益母草各20克　苍术10克　金樱子　芡实各15克　山茱萸9克　党参　女贞子各12克。水煎服，每日1剂，2次/日。

【组成与用法】补脾益肾。

【功效与主治】偏肾阴虚者加旱莲草、生地黄、怀牛膝等；偏肾阳虚者加附子、桂枝、菟丝子、桑寄生等；夹瘀血者加丹参、牡丹皮、红花、泽兰等；有湿热者加金钱草、土茯苓、石韦、鱼腥草、半枝莲等。

辨证良方

1. 脾肾气虚证

主症：水肿，尿频，滴沥不畅，神疲乏力，舌淡，苔白，脉细无力。

治法：益肾健脾，化湿利水。

（1）参苓白术散合右归丸加减（中国中西医结合肾病杂志，2009年第9期）

【组成与用法】莲子肉 15 克 薏苡仁 15 克 砂仁 6 克 桔梗 15 克 白扁豆 10 克 白茯苓 10 克 党参 15 克 甘草克 白术 15 克 山药 15 克 熟地黄 20 克 山茱萸 10 克 枸杞子 10 克 杜仲 20 克 菟丝子 20 克 肉桂 10 克 制附子 10 克 当归 10 克。水煎服，每日 1 剂，2 次/日。

【功效与主治】温补脾肾，淡渗利湿。

【加减应用】以上为治本之法，对于标证的治疗。兼有外感者，常加金银花、连翘、蒲公英等；瘀血者，加丹参、当归、红花、益母草等；湿热表现明显者，清热化湿、和胃降浊，合黄连温胆汤加减；阴虚火旺者，加知母、黄柏；肝阳上亢者，加入镇肝息风之品，如天麻、钩藤、石决明等；水肿者，加车前子、五苓散等。此外，大黄为必用之品，但因病情不同而多用、少用、生用或炙用。

(2) 四君子汤合济生肾气丸加减（邵朝弟经验方）

【组成与用法】党参 15 克 黄芪 30 克 白术 10 克 茯苓 15 克 山药 15 克 山茱萸 15 克 怀牛膝 15 克 车前子 15 克 淫羊藿 10 克。水煎服，每日 1 剂，2 次/日。

【功效与主治】补气健脾益肾。

【加减应用】若纳差腹胀明显者，加炒二芽；腰膝酸痛甚者加杜仲、川断续；若脾虚便溏者加炒扁豆健脾助运；便干者加制大黄通腑泄浊；水肿明显者加猪苓、泽泻利水消肿。

(3) 滋阴益肾汤（杜雨茂经验方）

【组成与用法】生地黄 10 克 山茱萸 10 克 旱莲草 10 克 粉丹皮 10 克 泽泻 10 克 茯苓 15 克 猪苓 10 克 怀牛膝 15 克 桑寄生 15 克 白茅根 20 克 生益母草 10 克 黄芪 20 克 石苇 10 克。水煎服，每日 1 剂，2 次/日。

【组成与用法】滋肾健脾，清热利湿。

【加减应用】若尿蛋白较多，乏力明显，可加黄芪、金樱子、芡实以补气固涩摄精；若潜血≥+2，五心烦热较著者，可加白芍、槐花、大小蓟等，以增强益阴、清热、宁络止血之力。

2. 脾肾阳虚证

主症：小便短少，色清，甚则尿闭，面色晦滞，形寒肢冷，神疲乏力，浮肿以腰下为主，大便溏薄，舌淡体胖，苔白，脉沉细。

治法：温补脾肾，温阳利水。

(1) 补中益气汤加味（《脾胃论》）

【组成与用法】党参 15 克 黄芪 15 克 白术 12 克 茯苓 20 克 当归 9 克 陈皮 9 克 砂仁 9 克 升麻 6 克 柴胡 9 克 石韦 30 克 车前子 12 克 生薏苡仁 30 克 炙甘草 6 克。水煎服，每日 1 剂，2 次/日。

【功效与主治】健脾益气，升清降浊。

【加减应用】若出现恶心呕吐、腹胀满、苔厚腻等正虚邪实，湿浊壅滞，先用辛开苦降、宣清导浊，方用黄连温胆汤，使邪气渐除后，再用补中益气汤健脾益气固本。

（2）补肾扶正方（北京中医，1998年第5期）

【组成与用法】熟地黄15克　山茱萸15克　山药15克　枸杞子15克　菟丝子15克　杜仲10克　淫羊藿20克　茯苓20克　白术12克　大黄12克　丹参30克。水煎服，每日1剂，2次/日。

【功效与主治】补肾扶正。

【加减应用】脾肾阳虚型加巴戟天，炙黄芪；脾肾气阴两虚型加女贞子；肝肾阴虚型加生龙牡，白芍，白蒺藜；阴阳两虚加太子参。可配合灌肠方：生大黄15克 煅龙牡各30克，川厚朴10克，每煎300ml，保留灌肠。

3. 肝肾阴虚证

主症：头晕、头痛，腰膝酸软，口干咽燥，五心烦热，或伴大便干结，尿少色黄，舌淡红少苔，脉沉细或弦细。

治法：滋补肝肾。

（1）六味地黄丸合二至丸加减（中国中西医结合肾病杂志，2009年第9期）

【组成与用法】熟地黄15克　山茱萸肉10克　干山药20克　泽泻10克　牡丹皮10克　茯苓10克　菟丝子30克　肉苁蓉20克　黄芪15克　黄柏10克　牛膝15克。水煎服，每日1剂，2次/日。

【功效与主治】滋养肝肾。

【加减应用】若阴虚较重者，可加天冬、麦冬以润燥养阴；阴虚盗汗者，可加地骨皮以退热除蒸；咯血、吐血者，加仙鹤草、旱莲草、白茅根以凉血止血。

（2）一贯煎加减（邵朝弟经验方）

【组成与用法】生地黄15克　沙参10克　当归10克　枸杞子15克　川楝子6克 怀牛膝15克　车前子15克　茯苓15克　山药15克　山茱萸15克。水煎服，每日1剂，2次/日。

【功效与主治】滋补肝肾。

【加减应用】若头晕头痛明显者，耳鸣眩晕，血压升高者，可加钩藤、夏枯草、石决明以清泻肝火。

（3）归芍地黄汤（《症因脉治》）

【组成与用法】当归10克　白芍药15克　生地黄15克　丹皮10克　茯苓15克 山药15克　山茱萸10克　泽泻10克。水煎服，每日1剂，2次/日。

【功效与主治】滋养肝肾。

【加减应用】若虚火明显者，加知母、玄参、黄柏等以加强清热降火之功；兼脾虚气滞者，加白术、砂仁、陈皮等以健脾和胃。

（4）杞菊地黄丸（《麻疹全书》）

【组成与用法】熟地黄10克 山萸肉15克 干山药15克 泽泻10克 牡丹皮10克 茯苓（去皮）10克 枸杞子10克 菊花10克。水煎服，每日1剂，2次/日。

【功效与主治】滋肾养肝明目。

【加减应用】若虚火明显者，加知母、玄参、黄柏等以加强清热降火之功；兼脾虚气滞者，加白术、砂仁、陈皮等以健脾和胃。

4. 气阴两虚证

主症：倦怠乏力，腰膝酸软，口干咽燥，五心烦热，或伴夜尿清长，舌淡有齿痕，脉沉细。

治法：健脾补肾，益气养阴。

加减参芪地黄汤（邵朝弟经验方）

【组成与用法】党参15克 黄芪30克 生地黄15克 泽泻10克 茯苓15克 山药15克 山茱萸15克 怀牛膝15克 车前子15克 益母草15克。水煎服，每日1剂，2次/日。

【功效与主治】健脾补肾，益气养阴。

【加减应用】临床加减化裁：若表卫不固，常易感冒，加防风、白术；若脾虚偏重，脘闷腹胀、纳呆，下肢浮肿，大便稀，加莲子肉、薏苡仁、白扁豆、车前子；若出现真阴亏损，虚火上炎，潮热盗汗，五心烦热，加知母、黄柏，出现血尿者，加白茅根、茜草；若蛋白尿明显者，加金樱子、芡实、萆薢；腰痛者，加杜仲、川断；若湿热之象明显者，加瞿麦、萹蓄、蒲公英；若水肿、少尿者，加泽泻、猪苓、车前子，若心悸明显者，方中党参改用太子参；若睡眠不佳，加合欢花、夜交藤；若血压偏高者，加天麻、钩藤。

5. 阴阳两虚，浊毒内蕴证

主症：畏寒肢冷，五心烦热，口干咽燥，腰膝酸软，恶心呕吐，肢体困重，食少纳呆，或伴夜尿清长，大便干结，脘腹胀满，口中黏腻，舌质暗苔厚腻，脉沉细。

治法：健脾补肾，益气养血，通腑泄浊。

（1）济生肾气丸（《中国药典》）

【组成与用法】熟地黄160克 山茱萸（制）80克 牡丹皮60克 山药80克 茯苓120克 泽泻60克 肉桂20克 附子（制）20克 牛膝40克 车前子40克。水煎服，2次/日。

【功效与主治】阴阳双补。

【加减应用】若纳差、哕逆者，加白豆蔻、砂仁；若腹胀痞满，大便干少，加枳实、厚朴；腰痛者，加杜仲、川断；若心悸、喘促者，加葶苈子、大枣；若常感冒者，加防风、白术；蛋白尿明显者，加金樱子、芡实；血尿明显者，加小蓟、仙鹤草。

（2）肾衰一号汤加减（邵朝弟经验方）

【组成与用法】黄芪30克 当归10克 陈皮10克 法半夏6克 制大黄5克 茯苓15克 仙灵脾10克。水煎服，每日1剂，2次/日。

【功效与主治】健脾补肾，益气养血，通腑泄浊。

【加减应用】湿浊较重，舌苔白腻加苍术、白术、生薏苡仁以运脾燥湿，厚朴以行气化湿；若水肿、少尿者，加泽泻、猪苓、车前子利水消肿；若纳差、呃逆者，加白豆蔻、砂仁；若腹胀痞满，大便干少，加枳实、厚朴；腰痛者，加杜仲、川断；若心悸、喘促者，加葶苈子、大枣；若常感冒者，加防风、白术；蛋白尿明显者，加金樱子、芡实；血尿明显者，加小蓟、仙鹤草；若湿热之象明显者，加瞿麦、萹蓄、蒲公英；眩晕、头痛、血压过高者，加桑寄生、石决明、怀牛膝等。日一剂，水煎服，每日1剂，2次/日。

(3) 疏利降浊汤（杜玉茂经验方）

【组成与用法】柴胡15克 黄芩10克 姜半夏10克 生姜3片 泽泻10克 茯苓15克 白术15克 桂枝10克 党参10克 桑寄生10克 虎杖15克 益母草15克。水煎服，每日1剂，2次/日。

【功效与主治】扶正达邪，疏调三焦，利湿清热，降逆泄浊。

【加减应用】若脾肺气虚，化血之源缺乏，兼见乏力、倦怠，唇甲色淡者，可酌加黄芪、当归、枸杞，以益气养血，滋养肾肝；若恶心、呕吐较甚，胸满、烦躁，院腹喜温者，与吴茱萸汤合用之，以达温里散寒、辛开苦降之功；若院腹痞满，大便秘结或不畅利者，可合小承气汤而用之，脾胃虚寒者可用酒制大黄代生大黄，利于多服且无戕伐脾胃之弊；若见舌质暗紫，有瘀血者可选加丹参、川芎、莪术、红花、三七粉；若眩晕、头痛明显，血压偏高者，可加钩藤、天麻、草决明、石决明，以平肝潜阳，息风以降压；若见腹胀，便溏且次数多，遇寒凉下泄之品而反加重者，应合干姜苓术汤而用之，以增温散中下焦之寒湿，健脾止泻之功；若效未显著，还可再加炒苍术、砂仁、薏仁等。

(4) 八珍汤加减（《瑞竹堂经验方》）

【组成与用法】人参10克 白术15克 白茯苓15克 当归10克 川芎10克 白芍药20克 熟地黄15克 炙甘草6克。水煎服，每日1剂，2次/日。

【功效与主治】益气补血。

【加减应用】若以血虚为主，眩晕心悸明显者，可加大地、芍用量；以气虚为主，气短乏力明显者，可加大参、术用量；兼见不寐者，可加酸枣仁、五味子。

(5) 金匮肾气汤加减（《金匮要略》）

【组成与用法】熟地黄20克 山药15克 山茱萸10克 泽泻10克 茯苓10克 牡丹10克 肉桂10克 炮附子10克 天冬10克。水煎服，每日1剂，2次/日。

【功效与主治】温阳滋阴。

【加减应用】宜肾气丸加五味子；小便数多，色白体羸，为真阳亏虚，宜加补骨脂、鹿茸等，加强温阳之力。

（6）麦味地黄丸加减（《医部全录》）

【组成与用法】 生地黄15克 熟地黄15克 麦冬15克 茯苓15克 山药15克 山茱萸10克 黄芪20克 当归10克 肉苁蓉15克 五味子15克。水煎服，每日1剂，2次/日。

【功效与主治】 补养气血，阴阳双补。

【加减应用】 可加用黄柏、知母，滋阴清热以治阴虚诸症：如咽干口燥，五心烦热舌红少苔，脉细弱等。水停于内，肾司开合失职，膀胱气化不利，小便不利，肢体浮肿，利水渗湿消肿，加用五苓散，利水渗湿，温阳化气。浮肿，大便溏薄者，可加车前子，利小便以实大便，止泻消肿。用缩泉散治疗夜尿频多。恶心呕吐是因脾肾阳虚，不能运化水湿，当以藿香、木香、半夏、陈皮以化湿止呕。薏苡仁可燥湿运脾，厚朴可化湿行气，可用于湿阻中焦之胸脘痞闷之症候；出现心悸、气促，全身浮肿，系因水邪偏盛，用猪苓、泽泻以利水渗湿消肿；选用丹参、赤芍等活血化瘀。

（7）温肾排毒汤（新中医，1987年第7期）

【组成与用法】 熟附块（先煎） 姜半夏各9~15克 生大黄（后下）6~15克 紫苏30克 绿豆 落得打各15~30克 党参12~30克 六月雪30~60克 川黄连3克 生甘草6克 炒白术12克。水煎服，每日1剂，2次/日。

【功效与主治】 扶正降浊。

【加减应用】 若呕吐甚者，以生半夏代姜半夏，常用9~12克，气虚甚者加炙黄芪15~30克，如有条件可服人参6~12克；尿素氮较高者可加生大黄、煅龙牡、六月雪各30克，熟附块12克，水煎至160ml，保留灌肠；同时还可用丹参注射液静点。

6. 痰浊内阻证

主症：痰多，色白易咯，恶心呕吐，胸膈痞闷，肢体困重，或头眩心悸，舌苔白滑或腻，脉滑。

治法：燥湿化痰，理气和中。

（1）二陈汤加减（《太平惠民和剂局方》）

【组成与用法】 姜半夏10克 陈皮10克 茯苓10克 竹茹10克 枳实10克 郁金10克 砂仁3克 佩兰10克 薏苡仁10克 苍术10克 佛手6克。水煎服，每日1剂，2次/日。

【功效与主治】 和胃化痰，理气降逆。

【加减应用】 大便秘结者，加制大黄或生大黄以通腑泄浊；尿少、水肿者，加车前子、泽泻以利水消肿。

（2）黄连温胆汤加减（《六因条辨》）

【组成与用法】黄连6克　法半夏10克　陈皮10克　茯苓15克　枳实10克　竹茹6克　黄芪10克　白花蛇舌草30克。水煎服，每日1剂，2次/日。

【功效与主治】清热燥湿，理气化痰，和胃利胆。

【加减应用】若心热烦甚者，加山栀、豆豉以清热除烦；失眠者，加琥珀粉、远志以宁心安神；惊悸者，加珍珠母、生牡蛎、生龙齿以重镇定惊；呕吐呃逆者，酌加苏叶或梗、枇杷叶、旋覆花以降逆止呕；眩晕，可加天麻、钩藤以平肝息风；癫痫抽搐，可加胆星、钩藤、全蝎以息风止痉。

（3）牡蛎泽泻散合二陈汤加减（长春中医药大学学报，2007年第4期）

【组成与用法】牡蛎30克　泽泻10克　白术10克　法半夏10克　陈皮10克　白蔻仁6克　茯苓10克　车前子20克（包）　六月雪30克　土茯苓30克　制大黄5克。水煎服，每日1剂，2次/日。

【功效与主治】化痰泄浊、活血行瘀法。

【加减应用】如腰酸明显者，加怀牛膝、桑寄生、制狗脊以补肾强腰；不论有无面色黧黑，舌有紫斑者，均可加泽兰、丹参、赤芍、川芎以活血化瘀。

（4）竹沥达痰丸加减（《赤水玄珠》）

【组成与用法】大黄10克　黄芩12克　竹沥12克　法半夏10克　橘红10克　茯苓15克　郁金12克　石菖蒲12克　生龙骨15克　六月雪30克　土茯苓30克。水煎服，每日1剂，2次/日。

【功效与主治】化痰息风、解毒泄浊法。

【加减应用】如胸闷喘息者，加葶苈子、苏子以降逆平喘；如呕吐不止者，加生姜、代赭石、旋覆花以和胃降逆止呕；大便燥结者，加积实、槟榔以导滞通腑。

对症良方

1. 肾衰竭所致晕厥

（1）参附龙牡汤加味（《中医儿科学》）

【组成与用法】人参10　制附片10　生龙牡各30（先煎）　炙甘草10　五味子10　炮姜15。水煎服，每日1剂，2次/日。

【功效与主治】回阳救逆。

【加减应用】气阴两竭，宜育阴潜阳救逆，可加生脉散；在心阳虚衰之时，常伴见面色、唇舌青紫瘀血之症状，以及右胁下瘀块明显者，可酌加当归、红花、紫丹参等活血化瘀之品，以助血行畅利。

（2）涤痰汤加减（《济生方》）

【组成与用法】胆南星姜制　半夏汤洗七次各7.5克　枳实麸炒6克　茯苓去皮6克　橘红4.5克　石菖蒲　人参各10克　竹茹10克　甘草5克。水煎服，每日1剂，2次/日。

【功效与主治】涤痰开窍。

【加减应用】治热痰，可加胆南星、瓜蒌以清热化痰；治寒痰，可加干姜、细辛以温化寒痰；治风痰眩晕，可加天麻、僵蚕以化痰息风；治食痰，可加莱菔子、麦芽以消食化痰；治郁痰，可加香附、青皮、郁金以解郁化痰。

2. 肾衰竭所致湿毒内阻，大便不通

（1）温脾汤加减（《备急千金要方》）

【组成与用法】制附片 10 克　干姜 10 克　炙甘草 6 克　人参 10 克　大黄 5 克　猪苓 10 克　茯苓 10 克　白术 10 克　厚朴 10 克　黄连 3 克　吴茱萸 15 克。水煎服，每日 1 剂，2 次/日。

【功效与主治】温补脾肾，通腑导浊。

【加减应用】若腹中胀痛者，加厚朴、木香以行气止痛；腹中冷痛，加肉桂、吴茱萸以增强温中祛寒之力。

（2）济川煎（《景岳全书》）

【组成与用法】当归 9～15 克　牛膝 6 克　肉苁蓉酒洗去咸 6～9 克　泽泻 4.5 克　升麻 1.5～3 克　枳壳 3 克。水煎服，每日 1 剂，2 次/日。

【功效与主治】温肾益精，润肠通便。

【加减应用】如气虚者，但加人参无碍；如有火加黄芩；若肾虚加熟地黄；虚甚者，枳壳不必用。

（3）肾衰竭所致湿浊犯胃

槐军温胆汤（石景亮经验方）

【组成与用法】槐花 10 克　大黄 3 克　茯苓 15 克　法半夏 10 克　陈皮 10 克　枳实 10 克　升麻 10 克　竹茹 10 克　藿香 10 克　佩兰 10 克　生姜 3 片　红枣 6 枚。水煎服，每日 1 剂，2 次/日。

【功效与主治】祛痰和胃，升清降浊。

【加减应用】呕吐止者可重用半夏 30 克先煎 1 小时，另加旋覆赭石汤、伏龙肝以增强降逆化浊之功。

（4）肾衰所致头痛

羚羊钩藤汤加减（《通俗伤寒论》）

【组成与用法】羚羊角 4.5 克　钩藤 10 克　天麻 10 克　天冬 10 克　桑叶 10 克　生地黄 10 克　菊花 10 克　茯神 10 克　白芍 20 克　生石决明 15 克　怀牛膝 15 克　代赭石 20 克　珍珠母 20 克　浙贝母 10 克　玄参 10 克　生牡蛎 20 克　竹茹 10 克。水煎服，每日 1 剂，2 次/日。

【组成与用法】镇肝息风。

【加减应用】若邪热内闭，神昏谵语者，宜配合紫雪或安宫牛黄丸以清热开窍；抽搐甚者，可配合止痉散以加强息风止痉之效；便秘者，加大黄、芒硝通腑泄热。本方清热凉血解毒之力不足，运用时可酌加水牛角、丹皮等。

第九节　电解质紊乱

人体血浆中主要的阳离子是 Na、K、Ca、Mg，对维持细胞外液的渗透压、体液的分布和转移起着决定性的作用；细胞外液中主要阴离子以 Cl^- 和 HCO^{3-} 为主，二者除保持体液的张力外，对维持酸碱平衡有重要作用。通常，体液中阴离子总数与阳离子总数相等，并保持电中性。当出现任何一个电解质数量改变时，将导致不同的机体损害，即出现电解质紊乱。

1. 钠代谢紊乱

①血浆钠浓度降低，小于 130mmol/L 称为低钠血症。低血钠可见于摄入少（少见），丢失多、水绝对或相对增多。是一个复杂的水与电解质紊乱。原因很多，可分为肾性和非肾性原因两大类。肾功能损害而引起低钠血症的有因渗透性利尿、肾上腺功能低下以及急、慢性肾功能衰竭等情况，非肾性因素如可见于呕吐、腹泻、肠瘘、大量出汗和烧伤等疾病过程；另外，还有假性低钠血症：由于血浆中一些不溶性物质和可溶性物质的增多。使单位体积的水含量减少，血钠浓度降低（钠只溶解在水中），引起低钠血症，前者见于高脂蛋白血症（血脂 >10g/L）、高球蛋白血症（总蛋白 >100g/L 如多发性骨髓瘤、巨球蛋白血症、干燥综合征）；后者见于静脉注射高张葡萄糖或静脉滴注甘露醇以后。②高钠血症：血钠浓度升高，大于 150mmol/L 称为高钠血症。主要见于水的摄入减少（如下丘脑损害引起的原发性高钠血症）、排水过多（尿崩症）、钠的潴留（原发性醛固酮增多症、Cushing 综合征）。

2. 钾代谢紊乱

（1）低钾血症血清钾低于 3. 5mmol/L 以下，称为低钾血症。临床常见原因有：①钾摄入不足：比如长期进食不足（如慢性消耗性疾病）或者禁食者（如术后较长时间禁食）；钾丢失或排出增多：常见于严重腹泻、呕吐、胃肠减压和肠瘘者；肾上腺皮质激素有促进钾排泄及钠潴留作用，当长期应用肾上腺皮质激素时，均能引起低血钾；心力衰竭，肝硬化患者，在长期使用利尿剂时，因大量排尿增加钾的丢失。②细胞外钾进入细胞内：如静脉输入过多葡萄糖，尤其是加用胰岛素时，促进葡萄糖的利用，进而合成糖原，都有 K + 进入细胞内，很易造成低血钾；代谢性碱中毒或输入过多碱性药物，形成急性碱血症，H + 从细胞内进入细胞外，细胞外 K + 进入细胞内，造成低血钾症。此外，血浆稀释也可形成低钾血症。

（2）高钾血症血清钾高于 5. 5mmol/L，以上，称为高血钾症。临床常见原因有：①钾输入过多，多见于钾溶液输入速度过快或量过大，特别是有肾功能不全、尿量减少，又输入钾溶液时易于引起高血钾。②钾排泄障碍：各种原因引起的少尿或无尿如急性肾功能衰竭；细胞内的钾向细胞外转移，如大面积烧伤，组织细胞大量破坏，细胞内钾大量释放到人血液中；代谢性酸中毒，血浆氢离子往细胞内转移，细胞内钾向细胞外转移，与此同时，肾小管上皮细胞泌 H + 增加，而泌 K + 减少，使钾潴留于体内。

3. 钙代谢紊乱

血钙的浓度除受磷的影响外与蛋白质的浓度、维生素 D、甲状旁腺激素等也有关。钙主要参与成骨作用，以及调节神经肌肉的兴奋性，它可使神经兴奋阈上升及神经传导速度减慢。血清钙浓度 < 2.2mmol/L 即低钙血症，血清钙浓度 > 2.75mmol/L 即高钙血症。

4. 镁离子代谢异常

镁离子是机体内主要元素之一，它与神经间隙及交感神经节等部位的乙酰胆碱分泌有关，对神经、肌肉有抑制、镇静作用，镁离子缺乏时出现神经肌肉兴奋性异常。血清镁浓度 < 0.75mmol/L 即低镁血症，而血清镁浓度 > 1.25mmol/L 即高镁血症。一般由于镁的摄入不足、肾小管的再吸收障碍，内分泌障碍，长期禁食、吸收不良、慢性酒精中毒、胰腺炎、甲状旁腺功能减退、醛固酮增多症、糖尿病性昏迷、长期使用利尿剂、血紫质病等。低血镁症常伴有高血钙。

临床表现

1. 高钠血症

临床表现不典型，可以出现乏力。唇舌干燥，皮肤失去弹性，烦躁不安，甚至躁狂、幻觉、谵妄和昏迷。高钠血症引起的脑萎缩，可继发脑出血，蛛网膜下腔出血，甚至死亡。

2. 低钠血症

轻度低钠血症（血清钠浓度 120 ~ 135mmol/L）可以出现味觉减退、肌肉酸痛；中度（血清钠浓度 115 ~ 120mmol/L）有头痛、个性改变、恶心、呕吐等；重度（血清钠浓度 < 115mmol/L）可出现昏迷、反射消失。

3. 高钾血症

表现为 3 方面：①躯体症状严重的心动过缓，房室传导阻滞甚至窦性停搏。心电图表现 T 波高尖，严重时 PR 间期延长，P 波消失、QRS 波增宽，最终心脏停搏，早期血压轻度升高，后期血压降低，呼吸不规则，心律失常等。②神经肌肉症状早期表现肌肉疼痛、无力，以四肢末端明显严重时可出现呼吸肌麻痹。③精神症状早期表现为表情淡漠、对外界反应迟钝、也可出现兴奋状态，情绪不稳、躁动不安等，严重时出现意识障碍，嗜睡、昏迷等。

4. 低钾血症

不仅与血清钾的浓度有关，而且与形成低血钾的速度密切相关，因此在缓慢起病的患者虽然低血钾严重，但临床症状不一定明显；相反起病急骤者，低血钾虽然不重，但临床症状可很显著①躯体症状食欲缺乏、腹胀、口渴、恶心、呕吐、胸闷、心悸、心肌受累严重时可导致心力衰竭，心电图初期表现T波低平或消失，并出现U波，严重时出现室性心动过速、室性纤颤或猝死。②神经肌肉症状为低血钾最突出症状，重要表现为四肢肌力减退，软弱无力，出现弛缓性瘫痪及周期性瘫痪。③精神症状早期表现为易疲劳、情感淡漠、记忆力减退、抑郁状态，也可出现木僵。严重时出现意识障碍，嗜睡、谵妄直至昏迷。

5. 高钙血症

反应迟钝、对外界不关心、情感淡漠和记忆障碍；也可有幻觉、妄想、抑郁等症状；严重者可有嗜睡、昏迷等意识障碍。

6. 低钙血症

常见神经精神症状手足抽搐、癫痫样发作、感觉异常、肌张力增高、腱反射亢进、肌肉压痛、意识障碍等，还可以出现支气管痉挛、喉痉挛和呼吸衰竭。

7. 低血镁症

临床可表现眩晕、肌肉无力、震颤、痉挛、听觉过敏、眼球震颤、运动失调、手足徐动、昏迷等各种症状、也可见易激惹、抑郁或兴奋、幻觉、定向力障碍、健忘~谵妄综合征。

8. 高血镁症

常发生于肾功能不全时、糖尿病酸中毒治疗前、黏液水肿等。神经症状主要为抑制作用，是中枢或末梢神经受抑制，出现瘫痪及呼吸麻痹。四肢腱反射迟钝或消失常为早期高血镁症的重要指征。

电解质紊乱在中医没有确定的病名，根据其症状可归属于中医“厥证”、“呕吐”、“郁证”、“颤证”、“痿证”等。

“厥证”是以突然昏倒，不省人事，四肢厥冷为主要表现的一种病证，其病因主要有情志内伤、体恤劳倦、亡血失津、饮食不节等方面，病机主要是气机突然逆乱，升降乖戾，气血阴阳不相顺接，辨证应注意辨病因，辨虚实，分气血，醒神回厥是主要的治疗原则。

“呕吐”是指胃失和降，气逆于上，迫使胃中之物从口中吐出的一种病证，病因是多方面的，外感六淫、内伤饮食、情志不调、禀赋不足均可影响于胃，使胃失和降，胃气上逆，发生呕吐，辨证首辨虚实，治以和胃降逆为原则。

“郁证”是由于情志不舒、气机郁滞所致，以心情抑郁、情绪不宁、胸部满闷、胸胁胀痛，或易怒喜哭，或咽中如有异物梗死等症为主要临床表现的一类病证，病机总属情志所伤，发病与肝关系最为密切，其次涉及心、肝、脾。肝失疏泄、脾失健运、心失所养、脏腑阴阳气血失调是郁证的主要病机。辨证应辨明所受脏腑与六郁、辨别证候虚实，理气开郁、调畅气机、怡情易性是治疗郁病的基本原则。

“颤证”是以头部或肢体摇动颤抖，不能自制为主要临床表现的一种病症。其基本病机为肝风内动，筋脉失养，病理性质总属本虚标实，本为气血阴阳亏虚，标为风、火、痰、瘀为患。治疗应辨清标本虚实后对症治疗。

“痿证”是指肢体筋脉迟缓，软弱无力，不能随意运动，或伴有肌肉萎缩的一种病症。病变部位在筋脉肌肉，但根本在于五脏虚损辨证重在辨脏腑病位，审标本虚实。治疗虚证宜扶正补虚为主，实证宜祛邪和络，虚实夹杂者，又当兼顾之。

诊断要点

1. 符合电解质紊乱的实验室阳性检查结果。

2. 符合电解质紊乱的辅助检查改变。

通用良方

1. 吴茱萸汤（《伤寒论》）

【组成与用法】吴茱萸10克　党参10克　大枣6枚　生姜10克。每日1剂，水煎服，2次/日。

【功效与主治】温肝暖胃，降逆止呕。

【加减应用】若呕吐较甚者，可加半夏、陈皮、砂仁等以增强和胃止呕之力；头痛较甚者，可加川芎以加强止痛之功。肝胃虚寒重证，可加干姜、小茴香等温里祛寒。

2. 当归四逆汤（《伤寒论》）

【组成与用法】当归15克　桂枝10克　芍药10克　细辛3克　炙甘草6克　通草6克　大枣6枚。每日1剂，水煎服，2次/日。

【功效与主治】温经散寒，养血通脉。

【加减应用】治腰、股、腿、足疼痛属血虚寒凝者，可酌加川续断、牛膝、鸡血藤、木瓜等活血祛瘀之品；若加吴茱萸、生姜，又可治本方证内有久寒，兼有水饮呕逆者；若用治妇女血虚寒凝之经期腹痛，及男子寒疝、睾丸掣痛、牵引少腹冷痛、肢冷脉弦者，可酌加乌药、茴香、良姜、香附等理气止痛。

3. 回阳救急汤（《伤寒六书》）

【组成与用法】熟附子9克　干姜6克　党参10克　炙甘草6克　炒白术10克　肉桂3克　陈皮6克　五味子6克　茯苓10克　半夏制10克。每日1剂，水煎服，2次/日。

【组成与用法】回阳固脱，益气生脉。

【加减应用】若呕吐涎沫，或少腹痛者，可加盐炒吴茱萸，温胃暖肝，下气止呕；泄泻不止者，可加升麻、黄芪等益气升阳止泻；呕吐不止者，可加姜汁温胃止呕；若无脉者，可加少许猪胆汁，用为反佐，以防阳微阴盛而成阳脱之变。

辨证良方

1. 厥证

主症：突然昏倒，不知人事，或四肢厥冷，汗出肢冷，口噤握拳，舌苔薄白，脉伏或沉弦。

治法：开窍醒神。

（1）通关散合五磨饮子加减（《中医内科学》（周仲英版））

【组成与用法】皂角1克　细辛3克　沉香10克　乌药10克　槟榔10克　枳实10克　木香10克　檀香10克　丁香10克　藿香10克。水煎服，每日1剂，2次/日。

【组成与用法】开窍，顺气，解郁。

【加减应用】若肝阳偏亢，头晕而痛，面赤躁扰者，可加钩藤、石决明、磁石等平肝潜阳；若兼有痰热，症见喉中痰鸣，痰壅气塞者，可加胆南星、贝母、橘红、竹沥等涤痰清热；若醒后哭笑无常，睡眠不宁者，可加茯神、远志、酸枣仁等安神宁志。由于本证的发作常由明显的情志精神因素诱发，且部分患者有类似既往病史，因此平时可服用柴胡疏肝散、逍遥散、越鞠丸之类，理气解郁，调和肝脾。

（2）四味回阳饮（《景岳全书》）

【组成与用法】人参20克　附子10克　炮姜10克　甘草6克。水煎服，每日1剂，2次/日。

【组成与用法】补气，回阳，醒神。

【加减应用】急救时用生脉注射液、参附注射液、四味回阳饮。汗出多者，加黄芪、白术、煅龙骨、煅牡蛎，加强益气功效，更能固涩止汗；心悸不宁者，加远志、柏子仁、酸枣仁等养心安神；纳谷不香，食欲不振者，加白术、茯苓、陈皮健脾和胃。

（3）人参养营汤（《太平惠民和剂局方》）

【组成与用法】人参15克　黄芪30克　当归15克　熟地黄15克　白芍20克　五味子15克　白术15克　茯苓15克　远志15克　甘草6克　肉桂10克　生姜3片　大枣6枚，陈皮10克。水煎服，每日1剂，2次/日。

【组成与用法】补养气血。

【加减应用】急用独参汤灌服，亦可用人参注射液、生脉注射液静脉推注或滴注。若自汗肤冷，呼吸微弱者，加附子、干姜温阳；若口干少津者，加麦冬、玉竹、沙参养阴；心悸少寐者，加龙眼肉、酸枣仁养心安神。

（4）导痰汤加减（《校注妇人良方》）

【组成与用法】陈皮10克　枳实10克　法半夏10克　胆南星10克　茯苓15克　苏子10克　白芥子10克。水煎服，每日1剂，2次/日。

【功效与主治】行气豁痰。

【加减应用】若痰湿化热，口干便秘，舌苔黄腻，脉滑数者，加黄芩、栀子、竹茹、瓜蒌仁清热降火。

2. 呕吐

2.1　脾胃阳虚证

主症：饮食稍多即吐，时作时止，面色㿠白，倦怠乏力，喜暖恶寒，四肢不温，口干而不欲饮，大便溏薄，舌质淡，脉濡弱。

治法：温中健脾，和胃降逆。

（1）理中丸加减（《伤寒论》）

【组成与用法】人参 10 克　白术 15 克　甘草 6 克　干姜 10 克　吴茱萸 10 克　丁香 10 克　柿蒂 10 克。水煎服，每日 1 剂，2 次/日。

【功效与主治】温补脾胃止呃。

【加减应用】若呕吐较甚者，可加半夏、陈皮、砂仁等以增强和胃止呕之力；头痛较甚者，可加川芎以加强止痛之功。肝胃虚寒重证，可加干姜、小茴香等温里祛寒。

（2）小建中汤（《伤寒论》）

【组成与用法】桂枝 9 克　炙甘草 6 克　大枣 3 枚　芍药 20 克　生姜 10 克　胶饴 20 克。水煎取汁，兑入饴糖，文火加热溶化，分两次温服。每日 1 剂，水煎服，2 次/日。

【功效与主治】温中补虚，和里缓急。

【加减应用】若中焦寒重者，可加干姜以增强温中散寒之力；若兼有气滞者，可加木香行气止痛；便溏者，可加白术健脾燥湿止泻；面色萎黄、短气神疲者，可加人参、黄芪、当归以补养气血。

（3）黄芪建中汤（《金匮要略》）

【组成与用法】桂枝 9 克　炙甘草 6 克　大枣 3 枚　芍药 20 克　生姜 10 克　胶饴 20 克　黄芪 30 克。水煎取汁，兑入饴糖，文火加热溶化，分两次温服。

【功效与主治】阴阳气血俱虚证。

【加减应用】若嗳腐吞酸，夹有食滞者，可加神曲、麦芽消食导滞；若脘腹胀满，脾虚气滞者，可加法半夏、陈皮理气化浊；若呃声难续，气短乏力，中气大亏者，可加党参补益中气；若病久及肾，肾阳亏虚，形寒肢冷，腰膝酸软，呃声难续者，为肾失摄纳，可加肉桂、补骨脂、山茱萸肉、刀豆子补肾纳气。

2.2　痰饮内阻证

主症：呕吐清水痰涎，脘闷不食，头眩心悸，舌苔白腻，脉滑。

治法：温中化饮，和胃降逆

小半夏汤合苓桂术甘汤加减（《金匮要略》）

【组成与用法】法半夏 10 克　生姜 10 克　茯苓 15 克　桂枝 9 克　白术 15 克　炙甘草 6 克　桔梗 10 克。水煎服，每日 1 剂，2 次/日。

【组成与用法】化痰散饮，和胃降逆 温阳化饮，健脾利湿。

【加减应用】脘腹胀满，舌苔厚腻者，可去白术，加苍术、厚朴以行气除满；脘闷不食者加白蔻仁、砂仁化浊开胃；胸膈烦闷，口苦，失眠，恶心呕吐者，可去桂枝，加黄连、陈皮化痰泄热，和胃止呕。

2.3　肝气犯胃证

主症：呕吐吞酸，嗳气频繁，胸胁胀痛，舌质红，苔薄腻，脉弦。

治法：疏肝理气，和胃降逆。

四七汤加减（《太平惠民和剂局方》）

【组成与用法】苏叶10克　厚朴10克　法半夏10克　生姜10克　茯苓15克　大枣6枚。水煎服，每日1剂，2次/日。

【功效与主治】疏肝理气，和胃降逆。

【加减应用】若胸胁胀满疼痛较甚，加川楝子、郁金、香附、柴胡疏肝解郁；如呕吐酸水，心烦口渴，宜清肝和胃，辛开苦降，可酌加左金丸及山栀、黄芩等；若兼见胸胁刺痛，或呕吐不止，诸药无效，舌有瘀斑者，可酌加桃仁、红花等活血化瘀。

3. 郁证

主症：精神抑郁，情绪不宁，胸胁胀满，或嗳气，或目赤，耳鸣，大便秘结，或精神恍惚，心神不宁，脉弦。

治法：疏肝开郁，养心安神。

（1）柴胡疏肝散加减（《景岳全书》）

【组成与用法】柴胡15克　香附10克　枳壳10克　陈皮6克　川芎15克　芍药15克　甘草6克。水煎服，每日1剂，2次/日。

【功效与主治】疏肝解郁，理气畅中。

【加减应用】肝气犯胃，胃失和降，嗳气频作，脘闷不舒，加旋覆花、代赭石、紫苏梗、法半夏和胃降逆；兼有食滞腹胀者，加神曲、麦芽、山楂、鸡内金消食化滞；肝气乘脾而见腹胀、腹痛、腹泻者，加苍术、茯苓、乌药、白豆蔻健脾除湿，理气止痛；兼有血瘀而见胸胁刺痛，舌质有瘀点、瘀斑，加当归、丹参、郁金、红花活血化瘀。

（2）丹栀逍遥散加减（《方剂学》）

【组成与用法】柴胡15克　薄荷10克　郁金10克　制香附10克　当归15克　白芍15克　白术15克　茯苓15克　丹皮10克　山栀子10克。水煎服，每日1剂，2次/日。

【功效与主治】疏肝解郁，清肝泻火。

【加减应用】气郁化火证，热势较甚，口苦、大便秘结者，加龙胆草、大黄泻热通腑；肝火犯胃，胁肋疼痛、口苦、嘈杂吞酸、嗳气、呕吐者，加黄连、吴茱萸清肝泻火，降逆止呕；肝火上炎，头痛、目赤、耳鸣，加菊花、钩藤、刺蒺藜清热平肝；热盛伤阴，舌红少苔、脉细数，去当归、白术、生姜，加生地黄、麦冬、山药滋阴健脾。

（3）半夏厚朴汤加减（《金匮要略》）

【组成与用法】厚朴10克　紫苏10克　法半夏10克　茯苓15克　生姜3片。水煎服，每日1剂，2次/日。

【功效与主治】行气开郁，化痰散结。

【加减应用】痰气郁结证，湿郁气滞而兼胸胁痞闷、嗳气、苔腻，加香附、佛手片、苍术理气除湿；痰郁化热，烦躁、舌红、苔黄，加竹茹、瓜蒌、黄芩、黄连清化痰热；病久入络而有瘀血征象，胸胁刺痛，舌质紫暗或有瘀点、瘀斑，脉涩，加郁金、丹参、降香、姜黄活血化瘀。

（4）甘麦大枣汤加减（《金匮要略》）

【组成与用法】甘草9克　小麦30克　大枣10枚。水煎服，每日1剂，2次/日。

【功效与主治】甘润缓急，养心安神。

【加减应用】心神失养证，血虚生风而见手足蠕动或抽搐者，加当归、生地黄、珍珠母、钩藤养血息风；躁扰、失眠，加酸枣仁、柏子仁、茯神、制首乌养心安神；喘促气逆者，可合五磨饮子开郁散结，理气降逆。

（5）归脾汤加减（《正体类要》）

【组成与用法】党参10克　茯苓10克　白术15克　甘草6克　黄芪15克　当归10克　龙眼肉15克　酸枣仁20克　远志10克　茯苓15克　木香10克　神曲10克。水煎服，每日1剂，2次/日。

【功效与主治】健脾养心，补益气血。

【加减应用】心脾两虚证，心胸郁闷，情志不舒者，加郁金、佛手片理气开郁；头痛加川芎、白芷活血祛风而止痛。

（6）天王补心丹合六味地黄丸加减（《校注妇人良方》）

【组成与用法】地黄10克　淮山药15克　山茱萸10克　天冬10克　麦冬10克　玄参10克　人参10克　茯苓15克　五味子　当归10克　柏子仁20克　酸枣仁20克　远志10克　丹参15克　丹皮10克。水煎服，每日1剂，2次/日。

【功效与主治】滋养心肾。

【加减应用】心肾不交，心烦失眠，多梦遗精，可合交泰丸（黄连、肉桂）交通心肾；遗精较频者，加芡实、莲须、金樱子补肾固涩。

4. 颤证

4.1　肝阳上亢证

主症：头痛，眩晕，失眠多梦，或口苦面红，舌红苔黄，脉弦或数。

治法：肝阳偏亢，肝风上扰证

天麻钩藤饮合镇肝息风汤加减（《杂病证治新义》）

【组成与用法】天麻10克　钩藤10克　石决明15克　代赭石20克　生龙骨20克　生牡蛎20克　生地黄15克　白芍15克　玄参20克　龟板10克　天冬15克　怀牛膝

10克　杜仲10克　桑寄生15克　黄芩10克　山栀子10克　夜交藤20克　茯神10克。水煎服，每日1剂，2次/日。

【功效与主治】镇肝息风，舒筋止颤。

【加减应用】肝火偏盛，焦虑心烦，加龙胆草、夏枯草；痰多者加竹沥、天竺黄以清热化痰；肾阴不足，虚火上扰，眩晕耳鸣者，加知母、黄柏、牡丹皮；心烦失眠，加炒枣仁、柏子仁、丹参养血补心安神；颤动不止，加僵蚕、全蝎，增强息风活络止颤之力。

4.2　痰热风动证

主症：高热不退，烦闷躁扰，手足抽搐，发为痉厥，甚则神昏，舌绛而干，或舌焦起刺，脉弦而数；以及肝热风阳上逆，头晕胀痛，耳鸣心悸，面红如醉，或手足躁扰，甚则瘈疭，舌红，脉弦数。

治法：凉肝息风，增液舒筋。

羚角钩藤汤加减（《通俗伤寒论》）

【组成与用法】法半夏10克　胆南星10克　竹茹10克　川贝母10克　黄芩10克　羚羊角4.5克　桑叶10克　钩藤10克　菊花10克　生地黄10克　生白芍20克　甘草6克　橘红6克　茯苓15克　枳实10克。水煎服，每日1剂，2次/日。

【功效与主治】清热化痰，平肝息风。

【加减应用】痰湿内聚，证见胸闷恶心，咯吐痰涎，苔厚腻，脉滑者，加煨皂角、白芥子以燥湿豁痰；震颤较重，加珍珠母、生石决明、全蝎；心烦易怒者，加天竺黄、牡丹皮、郁金；胸闷脘痞，加瓜蒌皮、厚朴、苍术；肌肤麻木不仁，加地龙、丝瓜络、竹沥；神志呆滞，加石菖蒲、远志。

4.3　髓海不足证

主症：头摇肢颤，持物不稳，腰膝酸软，失眠心烦，头晕，耳鸣，善忘，老年患者常兼有神呆、痴傻。舌质红，舌苔薄白，或红绛无苔，脉象细数。

治法：填精补髓，育阴息风。

（1）大定风珠加减（《温病条辨》）

【组成与用法】龟板10克　鳖甲10克　生牡蛎20克　钩藤15克　阿胶10克　枸杞子10克　熟地黄20克　生地黄20克　白芍20克　麦冬10克　麻仁10克　人参10克　山药15克　茯苓15克　五味子10克　甘草6克。水煎服，每日1剂，2次/日。

【功效与主治】填精补髓，育阴息风。

【加减应用】肝风甚，肢体颤抖、眩晕较著，加天麻、全蝎、石决明；阴虚火旺，兼见五心烦热，躁动失眠，便秘溲赤，加黄柏、知母、丹皮、元参；肢体麻木，拘急强直，加木瓜、僵蚕、地龙，重用白芍、甘草以舒筋缓急。

（2）地黄饮子加减（《圣济总录》）

【组成与用法】附子10克　肉桂15克　巴戟天10克　山茱萸肉10克　熟地黄20

克 党参15克 白术20克 茯苓15克 生姜3片 白芍20克 甘草6克。水煎服，每日1剂，2次/日。

【功效与主治】补肾助阳，温煦筋脉。

【加减应用】大便稀溏者，加干姜、肉豆蔻温中健脾；心悸者加远志、柏子仁养心安神。

5. 痿证

5.1 湿热浸淫证

主症：肢体困重，痿软无力，尤以下肢或两足痿弱为甚，兼见微肿，手足麻木，扪及微热，喜凉恶热，或有发热，胸脘痞闷，小便赤涩热痛。舌质红，舌苔黄腻，脉濡数或滑数。

治法：清热利湿，通利经脉。

加味二妙散加减（《丹溪心法》）

【组成与用法】苍术10克 黄柏10克 萆薢10克 防己10克 薏苡仁15克 蚕砂10克 木瓜15克 牛膝15克 龟板4.5克。水煎服，每日1剂，2次/日。

【功效与主治】清热利湿，通利经脉。

【加减应用】湿邪偏盛，胸脘痞闷，肢重且肿，加厚朴、茯苓、枳壳、陈皮以理气化湿；夏令季节，加藿香、佩兰芳香化浊，健脾祛湿；热邪偏盛，身热肢重，小便赤涩热痛，加忍冬藤、连翘、蒲公英、赤小豆清热解毒利湿；湿热伤阴，兼见两足焮热，心烦口干，舌质红或中剥，脉细数，可去苍术，重用龟板，加玄参、山药、生地；若病史较久，兼有瘀血阻滞者，肌肉顽痹不仁，关节活动不利或有痛感，舌质紫暗，脉涩，加丹参、鸡血藤、赤芍、当归、桃仁。

5.2 脾胃虚弱证

主症：肢体软弱无力逐渐加重，神疲肢倦，肌肉萎缩，少气懒言，纳呆便溏，面色白或萎黄无华，面浮。舌淡苔薄白，脉细弱。

治法：补中益气，健脾升清。

参苓白术散合补中益气汤加减（《太平惠民和剂局方》）

【组成与用法】党参10克 白术10克 山药15克 扁豆10克 莲肉15克 甘草6克 大枣6枚 黄芪15克 当归10克 薏苡仁15克 茯苓15克 砂仁6克 陈皮10克 升麻10克 柴胡10克 神曲10克。水煎服，每日1剂，2次/日。

【功效与主治】益气健脾。

【加减应用】脾胃虚者，易兼夹食积不运，当健脾助运，导其食滞，酌佐谷麦芽、山楂、神曲；气血虚甚者，重用黄芪、党参、当归，加阿胶；气血不足兼有血瘀，唇舌紫黯，脉兼涩象者，加丹参、川芎、川牛膝；肥人痰多或脾虚湿盛，可用六君子汤加减。

5.3 肝肾亏损证

主症：肢体痿软无力，尤以下肢明显，腰膝酸软，不能久立，甚至步履全废，腿胫大肉渐脱，或伴有眩晕耳鸣，舌咽干燥，遗精或遗尿，或妇女月经不调。舌红少苔，脉细数。

治法：补益肝肾，滋阴清热。

虎潜丸加减（《丹溪心法》）

【组成与用法】虎骨（用狗骨代）10克　牛膝10克　熟地黄15克　龟板4.5克　知母10克　黄柏15克　锁阳10克　当归10克　白芍20克　陈皮10克　干姜10克。水煎服，每日1剂，2次/日。

【功效与主治】补益肝肾，滋阴清热。

【加减应用】病久阴损及阳，阴阳两虚，兼有神疲，怯寒怕冷，阳痿早泄，尿频而清，妇女月经不调，脉沉细无力，不可过用寒凉以伐生气，去黄柏、知母，加仙灵脾、鹿角霜、紫河车、附子、肉桂，或服用鹿角胶丸、加味四斤丸；若证见面色无华或萎黄，头昏心悸，加黄芪、党参、首乌、龙眼肉、当归以补气养血；腰脊酸软，加续断、补骨脂、狗脊补肾壮腰；热甚者，可去锁阳、干姜，或服用六味地黄丸加牛骨髓、鹿角胶、枸杞子滋阴补肾，以去虚火；阳虚畏寒，脉沉弱，加右归丸加减。

5.4　脉络瘀阻证

主症：四肢痿弱，肌肉瘦削，手足麻木不仁，四肢青筋显露，可伴有肌肉活动时隐痛不适。舌痿不能伸缩，舌质暗淡或有瘀点、瘀斑，脉细涩。

治法：益气养营，活血行瘀。

圣愈汤合补阳还五汤加减（《脉因症治》）

【组成与用法】党参10克　黄芪15克　当归10克　川芎10克　熟地黄10克　白芍20克　川牛膝15克　地龙10克　桃仁10克　红花6克　鸡血藤15克。水煎服，每日1剂，2次/日。

【功效与主治】益气养营，活血行瘀。

【加减应用】手足麻木，舌苔厚腻者，加橘络、木瓜；下肢痿软无力，加杜仲、锁阳、桑寄生；若见肌肤甲错，形体消瘦，手足痿弱，为瘀血久留，可用圣愈汤送服大黄䗪虫丸，补虚活血。

对症良方

1. *越婢加术汤加减（《金匮要略》）*

【组成与用法】麻黄6克　杏仁10克　防风10克　浮萍10克　白术15克　茯苓15克　泽泻10克　车前子10克　石膏20克　桑白皮15克　黄芩10克。水煎服，每日1剂，2次/日。

【功效与主治】疏风清热，宣肺行水。治疗电解质紊乱所致水肿。

【加减应用】风寒偏盛，去石膏，加苏叶、桂枝、防风祛风散寒；若风热偏盛，可加连翘、桔梗、板蓝根、鲜芦根，以清热利咽，解毒散结；若咳喘较甚，可加前胡以降气定喘；如见汗出恶风，卫阳已虚，则用防己黄芪汤加减，以益气行水；若表证渐解，身重而水肿不退者，可按水湿浸渍证论治。

2. 麻黄连翘赤小豆汤合五味消毒饮加减（《伤寒论》）

【组成与用法】麻黄6克　杏仁10克　桑白皮10克　赤小豆10克　银花10克　野菊花15克　蒲公英15克　紫花地丁10克　紫背天葵10克。水煎服，每日1剂，2次/日。

【功效与主治】宣肺解毒，利湿消肿。

【加减应用】脓毒甚者，当重用蒲公英、紫花地丁清热解毒；湿盛糜烂者，加苦参、土茯苓；风盛者，加白鲜皮、地肤子；血热而红肿，加丹皮、赤芍；大便不通，加大黄、芒硝；症见尿痛、尿血，乃湿热之邪下注膀胱，伤及血络，可酌加凉血止血之品，如石韦、大蓟、荠菜花等。

3. 五皮饮合胃苓汤加减（《华氏中藏经》）

【组成与用法】桑白皮10克　陈皮10克　大腹皮10克　茯苓皮10克　生姜皮10克　苍术10克　厚朴10克　陈皮10克　草果10克　桂枝10克　白术15克　茯苓10克　猪苓10克　泽泻10克。水煎服，每日1剂，2次/日。

【功效与主治】运脾化湿，通阳利水。

【加减应用】外感风邪，肿甚而喘者，可加麻黄、杏仁宣肺平喘；面肿，胸满，不得卧，加苏子、葶苈子降气行水；若湿困中焦，脘腹胀满者，可加川椒目、大腹皮、干姜温脾化湿。

4. 疏凿饮子加减（《济生方》）

【组成与用法】羌活10克　秦艽10克　防风10克　大腹皮10克　茯苓皮10克　生姜皮10克　猪苓10克　茯苓15克　泽泻10克　木通10克　椒目10克　赤小豆10克　黄柏15克　商陆10克　槟榔10克　生大黄3克。水煎服，每日1剂，2次/日。

【功效与主治】分利湿热。

【加减应用】腹满不减，大便不通者，可合己椒苈黄丸，以助攻泻之力，使水从大便而泄；若肿势严重，兼见喘促不得平卧者，加葶苈子、桑白皮泻肺利水；若湿热久羁，亦可化燥伤阴，症见口燥咽干，可加白茅根、芦根，不宜过用苦温燥湿、攻逐伤阴之品。

5. 实脾饮加减（《重订严氏济生方》）

【组成与用法】干姜10克　附子10克　草果6克　桂枝10克　白术10克　茯苓10克　炙甘草10克　生姜10克　大枣6枚　泽泻10克　车前子10克　木瓜10克　木香10克　厚朴10克　大腹皮10克。水煎服，每日1剂，2次/日。

【功效与主治】健脾温阳利水。

【加减应用】气虚甚，症见气短声弱者，可加人参、黄芪以健脾益气；若小便短少，可加泽泻以助膀胱气化而行水。又有水肿一证，由于长期饮食失调，脾胃虚弱，精微不化，而见遍体浮肿，面色萎黄，晨起头面较甚，动则下肢肿胀，能食而疲倦乏力，大便如常或溏，小便反多，舌苔薄腻，脉软弱，与上述水肿不同。此由脾气虚弱，气失舒展，不能运化水湿所致。治宜益气健脾，行气化湿，不宜分利伤气，可用参苓白术散加减。浮肿甚，大便溏薄，可加黄芪益气通阳，或加补骨脂温肾助阳。并适当注意营养，可用黄豆、花生佐餐，作为辅助治疗，多可调治而愈。

6. 济生肾气丸合真武汤加减（《伤寒论》）

【组成与用法】附子10克　肉桂10克　巴戟肉10克　淫羊藿10克　白术10克　茯苓10克　泽泻10克　车前子10克　牛膝10克。水煎服，每日1剂，2次/日。

【功效与主治】温肾助阳，化气行水。

【加减应用】小便清长量多，去泽泻、车前子，加菟丝子、补骨脂以温固下元。若症见面部浮肿为主，表情淡漠，动作迟缓，形寒肢冷，治以温补肾阳为主，方用右归丸加减。病至后期，因肾阳久衰，阳损及阴，可导致肾阴亏虚，出现肾阴虚为主的病证，如水肿反复发作，精神疲惫，腰酸遗精，口渴干燥，五心烦热，舌红，脉细弱等。治当滋补肾阴为主，兼利水湿，但养阴不宜过于滋腻，以防伤害阳气，反助水邪。方用左归丸加泽泻、茯苓、冬葵子等。如病程缠绵，反复不愈，正气日衰，复感外邪，证见发热恶寒，肿势增剧，小便短少，此为虚实夹杂，本虚标实之证，治当急则治标，先从风水论治，但应顾及正气虚衰一面，不可过用解表药，以越婢汤为主，酌加党参、菟丝子等补气温肾之药，扶正与祛邪并用。

7. 桃红四物汤合五苓散（《伤寒论》）

【组成与用法】当归10克　赤芍10克　川芎15克　丹参10克　益母草10克　红花10克　凌霄花10克　路路通10克　桃仁10克　桂枝10克　附子10克　茯苓15克　泽泻10克　车前子10克。水煎服，每日1剂，2次/日。

【功效与主治】活血祛瘀，化气行水。

【加减应用】全身肿甚，气喘烦闷，小便不利，此为血瘀水盛，肺气上逆，可加葶苈子、川椒目、泽兰以逐瘀泻肺；如见腰膝酸软，神疲乏力，乃为脾肾亏虚之象，可合用济生肾气丸以温补脾肾，利水肿；对气阳虚者，可配黄芪、附子益气温阳以助化瘀行水之功。对于久病水肿者，虽无明显瘀阻之象，临床上亦常合用益母草、泽兰、桃仁、红花等药，以加强利尿消肿的效果。

第十节　尿路感染

尿路感染（UTI），简称尿感，是指病原体侵犯尿路黏膜或组织引起的尿路炎症。细菌是最多见的病原体，真菌、病毒、寄生虫等也可引起感染。尿路感染根据感染部位分为上尿路感染和下尿路感染，前者为肾盂肾炎，后者主要为膀胱炎；根据两次感染之间的关系可分为孤立或散发性感染和复发性感染，后者又可分为再感染和细菌持续存在，细菌持续存在也称为复发；根据感染发作时的尿路状态又可分为单纯性尿路感染、复杂性尿路感染及尿脓毒血症。尿路感染是一种很常见的疾病，其发病率根据我国普查统计占人口0.91%，男女老少均可发病，特别以女性常见，尤其多发于性生活活跃期及绝经后女性。此外也多见于老年人、免疫功能低下、肾移植和尿路畸形者。本病主要临床表现为尿频、尿急、尿痛，甚至小腹、腰部疼痛，全身恶寒发热。任何入侵尿路的细菌均可引起尿路感染。尿路感染的致病菌有细菌、真菌、病毒、衣原体、支原体等，其中95%以上是革兰阴性杆菌。大肠杆菌常见于无症状菌尿、首次发生的尿路感染及非复杂尿路感染，变形杆菌多见于有尿路结石的病人，金黄色葡萄球菌多见于败血症等血源性感染，院内感染的尿路感染、复杂性尿路感染、反复发作的尿路感染以及器械检查后发生的尿路感染多为变形杆菌、克雷白杆菌、粪链球菌及铜绿假单胞菌。真菌性的尿路感染少见，念珠菌及酵母菌为其常见的致病菌，其中以前者为主要致病菌。沙眼衣原体尿感多发生在不洁性交者。细菌能否引起感染主要取决于细菌的致病力和人体的免疫力两个方面。与易感因素也密切相关。其中尿路感染的感染途径主要有：上行感染：绝大多数尿路感染是由细菌上行感染引起，即细菌由尿道经膀胱、输尿管上行至肾脏。血行感染：细菌从体内的感染灶侵入血流，到达肾脏和其他尿路引起感染。此种途径少见，仅占所有尿感的3%以下。常见的病原菌有金黄色葡萄球菌、沙门菌属、假单胞菌属等。直接感染：外伤或尿道周围脏器发生感染时，细菌可直接侵入到泌尿系统，导致尿路感染。淋巴道感染。细菌进入泌尿系统后是否发生尿路感染与机体的防御功能有关，主要的防御机制包括：①排尿可冲洗出绝大部分细菌；②输尿管和膀胱连接处活瓣可防止尿液和细菌反流进入肾脏；③前列腺分泌物可抑制细菌生长；④其他尿路免疫防御体系等。尿路感染易发生于妇女、老年人、免疫功能低下、肾移植和尿路畸形者，与易感因素有关。临床上尿路感染是脑卒中患者常见并发症，住院期间40% ~60%中重度脑卒中患者发生尿失禁，29%发生尿潴留。尿路感染主要继发于因尿失禁或尿潴留留置导尿管的患者，约5%出现败血症，与脑卒中预后不良有关。卒中后感染主要包括卒中相关性肺炎和尿路感染，恢复期和康复病房内的患者则以尿路感染多见。中女性、高龄和卒中严重程度是发生尿路感染的独立危险因素，高龄和留置尿管为发生尿路感染的高危因素。

尿路感染在中医学中属于“淋证”、“腰痛”等范畴，其主要的病机为湿热下注、膀胱气化不利。淋证的成因虽有内、外因之分，但其基本病理变化为湿热蕴结下焦，肾与膀胱气化不利。其病位在膀胱与肾。肾者主水，维持机体水液代谢。膀胱者州都之官，有贮尿与排尿功能。两者脏腑表里相关，经脉相互络属，共主水道，司决渎：当湿热等邪蕴结膀胱，或久病脏腑功能失调，均可引起肾与膀胱气化不利，而致淋证。由于湿热导致病理变化的不同，及累及脏腑器官之差异，临床上乃有六淋之分。若湿热客于下焦，膀胱气化不利，小便灼热刺痛，则为热淋；若膀胱湿热，灼伤血络，迫血妄行，血随尿出，以至小便涩痛有血，乃成血淋；若湿热久蕴，熬尿成石，遂致石淋；若湿热蕴久，阻滞经脉，脂液不循常道，小便浑浊不清，而为膏淋；若肝气失于疏泄，气火郁于膀胱，则为气淋；若久淋不愈，湿热留恋膀胱，由腑及脏，继则由肾及脾，脾肾受损，正虚邪弱，遂成劳淋；若肾阴不足，虚火扰动阴血，亦为血淋；若肾虚下元不固，不能摄纳精微脂液，亦为膏淋；若中气不足，气虚下陷，膀胱气化无权，亦成气淋。可见淋证的发生除膀胱与肾外，还与肝脾相关联。其病理因素主要为湿热之邪。淋证的病理性质有实，且多见虚实夹杂之证。淋久湿热伤正，由肾及脾，每致脾肾两虚，而由实转虚：如邪气未尽，正气渐伤，或虚体受邪，则成虚实夹杂之证。常见阴虚夹湿热，气虚夹水湿等。因此淋证多以肾虚为本，膀胱湿热为标：淋证虽有六淋之分，但各种淋证问存在着一定的联系。表现在转归上，首先足虚实之间的转化。如实证的热淋．血淋、气淋可转化为虚证的劳淋。反之虚证的劳淋，亦可能兼夹实证的热淋、血淋，气淋。而当湿热未尽，正气已伤，处于实证向虚证的移行阶段，则表现为虚实夹杂的证候。此外正气淋，血淋。膏淋等淋证本身，这种虚实互相转化的情况也同样存在。而石淋由实转虚时，则表现为正虚邪实之证，其次是某些淋证间的相互转换或同时并见。前者如热淋转为血淋，热淋也可诱发石淋。后者如在石淋的基础上，再发生热淋，血淋，或膏淋并发热淋、血淋等：在虚证淋证的各种证型之间，则可表现为彼此参差互见，损及多脏的现象。

诊断要点

参考 1985 年第二届全国肾脏病学术会议讨论通过的尿感诊断标准。

①正规清洁中段尿细菌定量培养，菌落数≥105/mL。

②参考清洁离心中段尿沉渣白细胞数 >10 个/HP，或有尿路感染症状者。

（具备上述①、②可以确诊。如无②则应在作尿细菌计数复查，如仍≥105/mL，且 2 次的细菌相同者，可以确诊。）

③作膀胱穿刺尿培养，如细菌阳性（不论菌数多少），亦可确诊。

④未有条件做细菌培养计数，可用治疗前清晨清洁中段尿（尿停留于膀胱 4 ~ 6 小时以上）正规方法的离心尿沉渣革兰染色找细菌，如细菌 >1 个/油镜视野，结合临床尿感症状，亦可确诊。

⑤尿细菌数在 104 ~ 105/mL 之间者，应复查，如仍为 104 ~ 105/mL，需结合临床表现作膀胱穿刺尿培养来确诊。

通用良方

尿路感染的辨病治疗，要重视以实则清利，虚则补益为原则。实证以膀胱湿热为主者，治宜清热利湿；以热伤血络为主者，治宜凉血止血；以砂石结聚为主者，治宜通淋排石；以气滞不利为主者，治宜利气疏导。虚证以脾虚为主者，治宜健脾益气；以肾虚为主者，治宜补虚益肾。

1. 石韦散（《外台秘要》）

【组成与用法】通草60克　石韦60克（去毛）　王不留行30克　滑石60克　甘草（炙）　当归各60克　白术　瞿麦　芍药　葵子各90克。水煎服，每日1剂，2次/日。

【功效与主治】清热利水，活血通淋。

【加减应用】腰腹绞痛者，加甘草以缓急止痛；若尿中带血，可加小蓟草、生地黄、藕节以凉血止血，去王不留行；小腹胀痛加木香，乌药行气通淋；伴有瘀滞，舌质紫者，加桃仁、红花，炮山甲，皂角刺，加强破气活血，化瘀散结作用。石淋日久，证见神疲乏力，少腹坠胀者，为虚实夹杂，当标本兼顾，补中益气汤加金钱草、海金沙益气通淋；腰膝酸软，腰部隐痛者，加杜仲，续断、补骨脂补肾益气；形寒肢冷，夜尿清长，加巴戟肉、肉苁蓉，肉桂以温，肾化气；舌红，口干，肾阴亏耗者，配生熟地黄、麦冬、鳖甲滋养肾阴。

2. 导赤散（《小儿药证直诀》）

【组成与用法】杏仁15克　飞滑石18克　白通草6克　白蔻仁6克　竹叶6克　厚朴6克　生薏苡仁18克　半夏15克。水煎服，每日1剂，2次/日。

【功效与主治】清心利水养阴。

【加减应用】若心火较盛，可加黄连以清心泻火；心热移于小肠，小便不通，可加车前子、赤茯苓以增强清热利水之功；阴虚较甚，加麦冬增强清心养阴之力；小便淋涩明显，加萹蓄、瞿麦、滑石之属，增强利尿通淋之效；出现血淋，可加白茅根、小蓟、旱莲草凉血止血。

3. 膏淋汤（《医学衷中参西录》）

【组成与用法】生山药30克　生芡实18克　生龙骨18克（捣细）　生牡蛎18克（捣细）　大生地18克（切片）　潞党参9克　生杭芍9克。水煎服，每日1剂，2次/日。

【功效与主治】清热利湿，分清泄浊。

【加减应用】小便混浊但不稠黏者，龙骨、牡蛎宜减半。小腹胀，尿涩不畅，加台乌药、青皮疏利肝气；伴有血尿，加小蓟，藕节、白茅根凉血止血；小便黄赤，热痛明显，加甘草梢、竹叶、通草清心导火；兼肝火者，配龙胆草、山栀泻肝清火，导热下行；病久湿热伤阴，加生地、麦冬，知母滋养肾阴。

4. 补中益气汤（《内外伤辨惑论》）

【组成与用法】黄芪18克　甘草炙9克　人参6克　当归3克　橘皮6克　升麻6克　柴胡6克　白术9克。水煎服，每日1剂，2次/日。

【功效与主治】健脾益气，升清固摄。

【加减应用】桑螵蛸、覆盆子、益智仁等药，补肾固摄，可收捷效。伴有血尿，加小蓟，藕节，白茅尿浊夹血，加藕节、阿胶，旱莲草补气摄血；若见肢冷便溏，可加附子、炮姜温补脾阳。

5. 小柴胡汤合四苓散加减（四川中医，1986年第22期）

【组成与用法】生地黄　五味子　枸杞子　菟丝子　金樱子　狗脊　当归、山药、黄芪、穿山甲、皂角刺酱草、赤小豆、车前子。

【功效与主治】补肾托毒。

【加减应用】无。

6. 清心莲子饮（《太平惠民和剂局方》）

【组成与用法】黄芩　麦冬　地骨皮　莲子　炙甘草　茯苓各10克　车前子（包煎）20克　太子参各15克　柴胡15克。水煎服，每日1剂，2次/日。

【功效与主治】清热养阴，利尿通淋。

【加减应用】伴小腹冷痛者加附子5克、肉桂5克、小茴香6克以温肾阳。伴尿频、尿痛甚者加白茅根30克。伴腰痛甚者加狗脊15克。伴少腹不舒感者加砂仁6克。伴有瘀象者加桃仁12克、酒川军6克。

7. 龙胆泻肝汤合八正散（浙江中西医结合杂志，2000年第3期）

【组成与用法】龙胆草9克　柴胡　山栀　黄芩　车前子　滑石各10克　扁蓄　瞿麦　木通　生大黄　甘草梢各9克。水煎服，每日1剂，2次/日。

【功效与主治】清热利湿通淋。

【加减应用】如患者全身症状轻微，仅尿频，尿急，尿痛，腹痛者去柴胡、黄芩；畏寒发热较重，加银花，连翘；腹胀便秘者加枳实，川厚朴，大黄（用量10克）；胸闷、呕恶、苔腻者去生大黄，木通，加法半夏，苍术，川厚朴各9克，少腹痛甚者加小麦皮7克、川楝子10克；湿热伤阴者去生大黄加生地黄、知母、黄柏各10克。

8. 银白导赤汤（中国中医急症，1997年第3期）

【组成与用法】金银花15克　白花蛇舌草25克　生地黄12克　木通6克　淡竹叶10克　车前子15克　黄柏10克　泽泻15克　瞿麦18克　甘草10克。水煎服，每日1剂，2次/日。

【功效与主治】清热泻火，利水通淋。

【加减应用】发热恶寒者加大银花的用量，加柴胡12克，黄芩10克；尿道刺激症状重，加乌药12克，琥珀3克（冲）；腰痛重者加怀牛膝15克；脾虚湿重加薏仁20克；血尿加白茅根20克。

9. 柴芩八正散加减（中外健康文摘，2009年第5期）

【组成与用法】柴胡20克　黄芩12克　瞿麦12克　萹蓄12克　木通9克　大黄6克　山栀6克　灯芯草5克　车前子15克　滑石20克　甘草6克。水煎服，每日1剂，2次/日。

【组成与用法】清热利湿通淋。

【加减应用】痛甚加白芍20克、甘草6克以缓急止痛；血淋加小蓟12克、白茅根15克以清热止血；尿浊加菖蒲12克、萆薢12克以分清降浊；石淋加金钱草25克、鸡内金15克以利尿排石；阴虚、五心烦热、腰背酸痛加生地黄15克、知母12克、地骨皮12克以清热滋阴；下腹拘急胀痛加川楝子9克、香附6克以理气止痛。

10. 导赤散加味药物（浙江中西医结合杂志，2001年第12期）

【组成与用法】生地黄20克　木通、竹叶、甘草梢、生栀子、石苇、扁蓄、车前子、猪苓各10克　黄柏、滑石、蒲公英各15克。

【组成与用法】清热利湿解毒。

11. 蒲连汤组成（四川中医，2000年第6期）

【组成与用法】蒲公英　滑石　半枝莲　东通　扁豆　白术各15克　土茯苓　萹蓄　瞿麦　生地黄各20克　车前草30克　黄连　苦参各10克　甘草6克。水煎服，每日1剂，2次/日。

【功效与主治】清热利湿，利水通淋。

【加减应用】尿痛者加芍药；血尿加藕节、大小蓟；发热加金银花、连翘、竹叶；小腹胀加乌药、白芍、黄芪；腰痛加续断、川牛膝、桑寄生；小便浑浊加萆薢、黄芪。

12. 尿感灵冲剂（《山西中医学院学报，2003年第3期》）

【组成与用法】海金沙　金钱草　凤尾草　紫花地丁等组成，每次15克。

【功效与主治】清热解毒通淋。

【加减应用】无。

13. 清热通淋汤（湖北中医杂志，2007年第2期）

【组成与用法】滑石20克　萹蓄15克　瞿麦15克　石韦15克　山栀子15克　黄柏10克　生地黄15克　淡竹叶10克　炙甘草20克。水煎服，每日1剂，2次/日。

【功效与主治】清热泻火，利湿通淋。

【加减应用】五心烦热者加知母10克、地骨皮15克；血尿者加旱莲草15克、小蓟15克、白茅根20克；腰痛者加杜仲15克、狗脊15克。

14. 乳糜尿方（赖天松等《临床奇效新方》）

【组成与用法】石苇　萹蓄　萆薢　刘寄奴　鸡血藤各30克　茯苓　生地黄各12克　红花10克。

【功效与主治】利湿通淋。

【加减应用】小腹胀，尿涩不畅，加台乌药、青皮疏利肝气；伴有血尿，加小蓟，藕节、白茅根凉血止血；病久湿热伤阴，加生地黄、麦冬，知母滋养肾阴。

15. 猪苓汤（《伤寒论》）

【组成与用法】猪苓（去皮）　茯苓　泽泻　阿胶　滑石（碎）各10克。水煎服，每日1剂，2次/日。

【功效与主治】利水，养阴，清热。

【加减应用】本方可用于热淋、血淋、尿血之属于水热互结而兼阴虚者。用治热淋，可加栀子、车前子，以清热利水通淋；用治血淋、尿血，可加白茅根、大蓟、小蓟以凉血止血。

辨证良方

实则清利，虚则补益，为淋证的基本治则。具体而言，实证以膀胱湿热为主者，治宜清热利湿；以热灼血络为主者，治以凉血止血；以砂石结聚为主者，治以通淋排石；以气滞不利为主者，治以利气疏导。虚证以脾虚为主者，治以健脾益气；以肾虚为主者，治宜补虚益肾。同时正确掌握标本缓急，在淋证治疗中尤为重要。对虚实夹杂者，又当通补兼施，审其主次缓急，兼顾治疗。

1. 膀胱湿热证

主症：小便短频，灼热刺痛，少腹拘急胀痛，可伴有恶寒发热、口干口苦、恶心呕吐、腰痛。舌苔黄腻，脉滑数。

治法：清热利湿通淋。

（1）八正散（《太平惠民和剂局方》）

【组成与用法】山栀子12克　车前子10克　瞿麦　萹蓄各12克　滑石15克　丹皮　赤芍　泽泻各10克　甘草6克。水煎服，每日1剂，2次/日。

【功效与主治】清热泻火，利水通淋。

【加减应用】若尿血者加生地黄、仙鹤草凉血止血；尿黄淋沥涩痛者加茵陈蒿、金钱草、海金砂清热通淋。若属血淋者，宜加生地黄、小蓟、白茅根以凉血止血；石淋，可加金钱草、海金沙、石韦等以化石通淋；膏淋，宜加萆薢、菖蒲以分清化浊。

（2）白头翁汤合蒲灰散加减（《伤寒论》、《金匮要略》）

【组成与用法】白头翁20克　黄连6克　黄柏10克　蒲黄12克　滑石18克　败酱草30克　金银花30克　瞿麦12克　蒲黄52.5克　滑石22.5克。水煎服，每日1剂，2次/日。

【功效与主治】凉血消瘀，通利小便。

【加减应用】湿热甚者，加山栀子、萆薢、车前子；血尿明显，加大小蓟、地榆；小腹坠胀，小便不利者，加香附、川楝子。

（3）八正散合白头翁汤（《太平惠民和剂局方》、《伤寒论》）

【组成与用法】瞿麦　萹蓄　滑石　黄柏　秦皮各15克　车前子　白头翁　连翘　灯芯草各10克　甘草6克白头翁15克　黄连6克　黄柏12克　秦皮12克。水煎服，每日1剂，2次/日。

【功效与主治】清热解毒，凉血止痢。

【加减应用】发热甚时加蒲公英、黄连、菊花；尿道热涩痛时加淡竹叶、琥珀：便秘加大黄：小便浑浊加萆薢、紫花地丁：尿检镜下红细胞较多者加小蓟炭、血余炭、白茅根：镜下脓细胞、白细胞多者加鱼腥草、败酱草：尿结石梗阻者用三金片（金樱根、金刚刺、金沙藤、广郁金、鸡内金、海金砂等）。

（4）肾舒冲剂（中医药学刊，2002年第2期）

【组成与用法】大青叶 白花蛇舌草 瞿麦 萹蓄 海金砂 生地黄 茯苓 甘草各等份。水煎服，每日1剂，2次/日。

【功效与主治】清热解毒，利湿通淋。

【加减应用】无。

（5）杨毅经验方（吉林中医药，2005年第7期）

【组成与用法】萆薢 乌药 土茯苓 车前子 萹蓄 益智仁 滑石 甘草各等份。水煎服，每日1剂，2次/日。

【功效与主治】清热解毒，利湿通淋。

【加减应用】血尿加白茅根、地榆，高热加金银花，尿有脓血加败酱草、薏苡仁、蒲公英，腰痛加续断、桑寄生，尿痛加海金沙。

（6）地榆大黄汤（《临床奇效新方》）

【组成与用法】地榆30克 大黄 白茅根 川萆薢 瞿麦各15克 石榴皮12克 牡丹皮 黄柏 石苇 白槿花各9克 琥珀6克（冲服） 甘草5克。水煎服，每日1剂，2次/日。

【功效与主治】清热利湿通淋。

【加减应用】舌苔厚腻者，可加苍术以加强清化湿热；若兼心烦、口舌生疮糜烂者，可合导赤散以清心火，利湿热；若湿热久恋下焦，导致肾阴灼伤而出现口干咽燥，潮热盗汗，手足心热，舌光红，可改用滋肾通关丸加生地黄、车前子、牛膝等，以滋肾阴，清湿热，而助气化；若因湿热蕴结三焦，气化不利，小便量极少或无尿，面色晦滞，胸闷烦躁，恶心呕吐，口中有尿臭，甚则神昏谵语，宜用黄连温胆汤加车前子、通草，制大黄等，以降浊和胃，清热利湿。

（7）分清五淋丸（《中华人民共和国药典》2010年版）

【组成与用法】木通80克 盐车前子40克 黄芩80克 茯苓40克 猪苓40克 黄柏40克 大黄120克 萹蓄40克 瞿麦40克 知母40克 泽泻40克 山栀子40克 甘草20克 滑石80克。水煎服，每日1剂，2次/日。

【功效与主治】清热泻火，利尿通淋。

【加减应用】无。

（8）柴芩汤（湖北中医杂志，1986年第1期）

【组成与用法】柴胡 黄芩 车前草 石苇 六一散各30克。水煎服，每日1剂，2次/日。

【功效与主治】解表和里，利水渗湿。

【加减应用】无汗，加麻黄；有汗，加桂枝；寒多，加肉桂；热多，加黄芩。

2. 肝气郁滞证

主症：少腹满痛，尿意频急，排尿不畅，涩滞难尽，或淋沥短少，伴腰胁胀痛。舌苔薄白，脉沉弦。

治法：疏肝理气，利水通淋。

沉香散（《金匮翼》）

【组成与用法】沉香　陈皮各10克　当归　白芍各12克　石苇　王不留行　冬葵子各15克　甘草6克。水煎服，每日1剂，2次/日。

【功效与主治】疏肝理气，利水通淋。

【加减应用】少腹胀满者加延胡索、川楝子；日久气滞血瘀者加牛膝、丹参；气郁日久化火而成肝胆郁热者可用龙胆泻肝汤。久病气虚，不能摄纳，尿有余沥者，用补中益气汤加减。

3. 肝胆郁热证

主证：小便频急、短赤涩痛，寒热往来，胸脘苦满，烦躁不安，口苦纳呆，少腹胀满，或有呃逆，舌红，苔薄黄或黄腻，脉弦数。

治法：清热利胆，通淋利湿。

(1) 龙胆泻肝汤（《兰室秘藏》）

【组成与用法】龙胆草　黄芩　山栀子　泽泻　柴胡　丹皮各10克　生地黄12克　甘草6克。水煎服，每日1剂，2次/日。

【功效与主治】清热利胆，通淋利湿。

【加减应用】发热者加大青菜、金银花、生石膏：呕吐加黄连、竹茹：胸闷胁胀者加川楝子、瓦楞子、延胡索、佛手、青皮。若少腹满痛甚者加王不留行15克、川楝子15克；若久病血瘀者可加红花3克、赤芍10克。

(2) 萆薢分清饮（《丹溪心法》）

【组成与用法】益智　川萆薢　石菖蒲　乌药各等分（各9克）。水煎服，每日1剂，2次/日。

【功效与主治】温肾利湿，分清化浊。

【加减应用】若兼虚寒腹痛者，可加肉桂、盐小茴香以温中祛寒；久病气虚者，可加黄芪、白术以益气祛湿。

(3) 杨毅经验方（吉林中医药，2005年第7期）

【组成与用法】柴胡10克　黄芩10克　车前子10克　山栀子10克　萹蓄10克　瞿麦10克　滑石15克　甘草10克。水煎服，每日1剂，2次/日。

【功效与主治】清肝利胆，清热通淋。

【加减应用】小便红赤者加白茅根、小蓟。发热加金银花、蒲公英、白花蛇舌草等。

4. 脾肾亏虚证

主症：小便频数，排尿困难，淋沥不尽。面浮足肿，纳呆腹胀，神疲乏力，腰酸腿软，形寒肢冷，头晕耳鸣，大便溏薄。舌淡苔白或白腻，脉沉细。

治法：健脾益肾。

（1）无比山药丸《太平惠民和剂局方》

【组成与用法】山药15克　泽泻10克　茯苓15克　生地黄15克　巴戟天10克　菟丝子15克　杜仲10克　肉苁蓉15克。水煎服，每日1剂，2次/日。

【功效与主治】益肾健脾，清利湿浊。

【加减应用】若纳呆腹胀明显可加党参10克、白术15克、厚朴10克；若见浮肿夜尿多或小便不利，则加仙茅10克、车前子15克。

（2）三仁汤加减（《温病条辨》）

【组成与用法】杏仁15克　薏米15克　白蔻仁15克　厚朴15克　法半夏10克　通草30克　滑石15克　竹叶15克　黄芩10克　紫花地丁30克　金银花30克　车前草15克。水煎服，每日1剂，2次/日。

【功效与主治】化湿清热。

【加减应用】呕恶重者，加竹茹10克清中焦热而利湿；大便溏者，加茯苓、泽泻以分利水湿；大便秘者，加大黄后下以清热通下而燥湿。

（3）参苓白术散合二仙汤（《妇产科学》）

【组成与用法】党参　白术　茯苓　山药　仙茅　仙灵脾各10克　扁豆　薏苡仁各15克　砂仁　陈皮各5克　甘草5克。水煎服，每日1剂，2次/日。

【功效与主治】益肾健脾，清利湿浊。

【加减应用】若阳虚明显者，可加熟附子、桂枝；血虚明显者，可合八珍汤。

（4）四君子汤合济生肾气丸化裁（《太平惠民和剂局方》《济生方》）

【组成与用法】山药20克　党参　熟地黄各12克　白术　茯苓　山茱萸　泽泻　丹皮　川牛膝　车前子各10克　土茯苓15克。水煎服，每日1剂，2次/日。

【功效与主治】补脾益肾。

【加减应用】腹胀甚者加大腹皮、桑白皮、陈皮；小便淋漓不尽者加枳壳、乌药、当归。

（5）杨毅经验方（吉林中医药，2005年第7期）

【组成与用法】黄芪30克　苍术10克　茯苓10克　黄精10克　枸杞子10克　陈皮10克　车前子10克　菟丝子10克。水煎服，每日1剂，2次/日。

【功效与主治】健脾益气，兼清湿热。

【加减应用】无。

（6）防己黄芪汤合葵子茯苓散加减（《金匮要略》）

【组成与用法】汉防己10克　黄芪10克　白术12克　茯苓15克　冬葵子15克　熟地黄15克　连翘12克　败酱草15克　甘草梢6克。水煎服，每日1剂，2次/日。

【功效与主治】健脾补肾，利湿清热通淋。

【加减应用】湿热甚者，加苦参、黄柏、蒲公英、瞿麦；脾虚气陷者，倦怠少气，尿液不尽，点滴而出，少腹坠账，加党参、升麻；腰痛者，加杜仲、桑寄生。

（7）肾气丸加减（《济生方》）

【组成与用法】熟地黄20克　山药15克　山茱萸10克　茯苓12克　泽泻10克　制附子10克　肉桂6克　菟丝子12克　白花蛇舌草30克　石韦15克　蒲公英30克。水煎服，每日1剂，2次/日。

【功效与主治】补肾滋阴助阳，清利湿热。

【加减应用】腰痛甚者，加炒杜仲、枸杞子；若双下肢浮肿者，加猪苓、车前草、葫芦巴；若兼疲乏无力，食欲不振者，可加黄芪、党参益气健脾；小便短急，难以控制者可加龙骨、牡蛎收敛固涩。

4. 阴虚湿热证

主症：头晕耳鸣，腰膝酸软，咽干口燥，尿频而短，小便涩痛，或伴有低热。舌质红，苔薄白，脉弦细而数。

治法：滋阴清热。

（1）知柏地黄丸（《医宗金鉴》）

【组成与用法】知母15克　黄柏10克　生地黄15克　山药15克　山茱萸12克　丹皮12克　茯苓15克　泽泻12克。水煎服，每日1剂，2次/日。

【功效与主治】滋阴清热利湿。

【加减应用】若阴虚内热证明显者，可改熟地黄为生地黄、加二至丸；湿热明显者，可加马鞭草、白花蛇舌草、蒲公英、凤尾草等。腰痛甚者加续断、狗脊、桑寄生；少气乏力者加黄芪、人参、黄精、白术。

（2）杨毅经验方（吉林中医药，2005年第7期）

【组成与用法】山药　生地黄　茯苓　女贞子　旱莲草　知母　黄柏　猪苓　泽泻　土茯苓。水煎服，每日1剂，2次/日。

【功效与主治】滋阴清热。

（3）猪苓汤合六味地黄汤加减（《伤寒论》、《小儿药证直诀》）

【组成与用法】猪苓12克　茯苓15克　泽泻12克　滑石15克　阿胶10克（烊化）　生地黄12克　山药12克　山茱萸10克　白茅根30克。水煎服，每日1剂，2次/日。

【功效与主治】滋阴清热，利湿通淋。

【加减应用】若内热较著，加知母，或合竹叶石膏汤化裁；若见气阴两虚者，加太子参、麦冬、地骨皮等；肾阴虚明显者，加龟板、旱莲草等。

5. 气血瘀滞，湿热留恋证

主证：尿频、尿急、尿痛或小便淋沥不畅，反复发作，少腹、腰胁酸胀刺痛，舌质紫暗，或有瘀斑，脉象细涩。

治法：祛瘀行气，清利湿热。

桃核承气汤（《伤寒论》）

【组成与用法】生大黄10克　桂枝10克　当归10克　赤芍12克　桃仁10克　枳壳6克　益母草15克　石苇15克　甘草6克。水煎服，每日1剂，2次/日。

【功效与主治】祛瘀行气，清利湿热。

【加减应用】若低热腰膝酸软症状明显，酌加女贞子12克　旱莲草12克；若尿黄、尿频、尿痛，苔黄腻等湿热偏重，酌加车前子15克　白茅根30克等；小便阻塞，欲出不能而痛，宜茯苓、秋石，海金沙，泽泻、滑石。

对症良方

1. 血尿专方

(1) 小蓟饮子（《济生方》）

【组成与用法】生地黄　小蓟　滑石　木通　蒲黄　藕节　淡竹叶　当归　山栀子　甘草各9克。水煎服，每日1剂，2次/日。

【功效与主治】凉血止血，利水通淋。

【加减应用】若尿道刺痛者，可加琥珀末1.5克吞服，以通淋化瘀止痛；若血淋、尿血日久气阴两伤者，可减木通、滑石等寒滑渗利之晶，酌加太子参、黄芪、阿胶等以补气养阴。有瘀血征象，加三七、牛膝、桃仁以化瘀止血；若出血不止，可加仙鹤草、琥珀粉以收敛止血；若久病肾阴不足，虚火扰动阴血，症见尿色淡红，尿痛涩滞不显著，腰膝酸软，神疲乏力者，宜滋阴清热，补虚止血，用知柏地黄丸加减；肾阴亏耗严重者，加熟地黄、麦冬、鳖甲、旱莲草滋养肾阴；若久病脾虚气不摄血，症见神疲乏力，面色少华者，用归脾汤加仙鹤草、泽泻、滑石益气养血通淋。

(2) 经验方（广西中医药，2004年第2期）

【组成与用法】车前草10克　木通10克　篇蓄10克　大黄5克　山栀子10克　滑石7克　灯芯草5克　瞿麦10克　甘草梢10克　紫珠草10克　旱莲草10克　石橄榄10克　石韦10克　凤尾草10克　藕节10克。水煎服，每日1剂，2次/日。

【功效与主治】止血利尿通淋。

【加减应用】无。

2. 癃闭专方

清肺饮加减（《证治汇补》）

【组成与用法】黄芩　桑白皮　鱼腥草　麦冬　芦根　天花粉　地骨皮　车前子　茯苓　泽泻　猪苓各10克。水煎服，每日1剂，2次/日。

【功效与主治】清泄肺热，通利水道。

【加减应用】有鼻塞、头痛，脉浮等表证者，加薄荷、桔梗宣肺解表；肺阴不足者加沙参、黄精、石斛；大便不通者，加大黄、杏仁以通腑泄热；心烦，舌尖红者，加黄连、竹叶清心火；兼尿赤灼热、小腹胀满者，合八正散上下并治。

3. 腰痛专方

（1）桃红四物汤加减（《玉机微义》）

【组成与用法】桃仁9克　红花6克　川芎6克　当归9克　白芍9克　熟地黄12克　香附　木香　枳壳各6克。水煎服，每日1剂，2次/日。

【功效与主治】活血化瘀，理气散结。

【加减应用】血尿较著者，酌减破血逐瘀的桃仁，红花，加三七、花蕊石化瘀止血；发热者，加丹皮、丹参清热凉血。

（2）大补元煎加减（《千家妙方》）

【组成与用法】人参10克　山药15克　黄芪10克　熟地黄15克　杜仲15克　枸杞子15克　山茱萸15克　海藻10克　昆布10克。水煎服，每日1剂，2次/日。

【功效与主治】健脾益肾，软坚散结。

【加减应用】尿血者，酌加仙鹤草，血余炭收敛止血；畏寒肢冷、便溏者，可合附子理中汤温中健脾，药用炮附子、党参，白术、炮姜、炙甘草。

第十一节　尿失禁

尿失禁是指尿液不受意识控制地经尿道流出，是中风后常见的功能障碍之一，严重影响患者的身心健康，发生率为37%～58%。尿失禁的临床表现可分为充溢性尿失禁、无阻力性尿失禁、反射性尿失禁、急近性尿失禁及压力性尿失禁5类：1. 充溢性尿失禁是由于下尿路有较严重的机械性（如前列腺增生）或功能性梗阻引起尿潴留，当膀胱内压上升到一定程度并超过尿道阻力时，尿液不断地自尿道中滴出。这类患者的膀胱呈膨胀状态。2. 无阻力性尿失禁是由于尿道阻力完全丧失，膀胱内不能储存尿液，患者在站立时尿液全部由尿道流出。3. 反射性尿失禁是由完全的上运动神经元病变引起，排尿依靠脊髓反射，患者不自主地间歇排尿（间歇性尿失禁），排尿没有感觉。4. 急迫性尿失禁可由部分性上运动神经元病变或急性膀胱炎等强烈的局部刺激引起，患者有十分严重的尿频、尿急症状。由于强烈的逼尿肌无抑制性收缩而发生尿失禁。5. 压力性尿失禁是当腹压增加时（如咳嗽、打喷嚏、上楼梯或跑步时）即有尿液自尿道流出。引起这类尿失禁的病因很复杂，需要作详细检查。脑卒中后尿失禁原因复杂多样，包括：1. 病灶直接破坏排尿高级中枢及其与下位排尿中枢之间的联系，从而导致排尿障碍；2. 脑卒中并发症包括：失语（不能表达便意）、肢体活动障碍（影响入厕的速度）、认知障碍（痴呆）、意识障碍等，它们可单独作用引起尿失禁，也可与1合并存在；3，脑卒中前即存在尿失禁或尿失禁易感因素：如糖尿病性周围神经病、良性或恶性前列腺肥大、脊髓病变；4. 应用影响排尿功能的药物，如三环类抗抑郁剂、抗胆碱能药物等，均可引起排尿无力，继发尿潴留、充盈性尿失禁。所以不能用一元论来解释脑卒中后尿失禁，应根据每个病人的实际情况来分析。脑卒中后患者尿失禁的发生是由于脊上排尿中枢失去对脊髓反射的脊上抑制作用，逼尿肌发生无抑制性收缩引起尿失禁。中风后尿失禁患者不仅会造成在心理上的痛苦易引起情绪失调，也容易引起尿路感染，并上行引起肾盂肾炎，严重者引起肾功能衰竭威胁患者的生命，还易引起褥疮，使患者的康复进程和生活质量及睡眠状况也受到严重影响。现代医学对本病的治疗包括非手术和手术治疗方法，非手术疗法包括留置导尿、膀胱冲洗、膀胱排尿训练、药物治疗等方法。由于留置导尿有尿路感染、膀胱结石、慢性膀胱挛缩等合并症；膀胱冲洗有可能将细菌带入膀胱；膀胱排尿训练对于膀胱输尿反流、肾积水、肾盂肾炎患者禁用，对于结石、高血压病、糖尿病患者及不能主动配合患者均不适用。

脑卒中后尿失禁当属于中医的“遗溺"、“失溺”、“小便不禁"等范畴。关于小便失禁的记载最早见于《索问·宣明五气篇》“膀胱不利为癃，不约为遗溺”。指出了小便失禁的病位在膀胱。《灵枢·本输》进一步指出该病的性质和治疗原则：“实则闭癃，虚则遗溺：遗溺则补之. 闭癃则泻之”。后世医家虽有阐发，但都认为“气虚”，脏腑功能失调而致肾、膀腕不固失约为其主要的病机。小便不禁之名见《诸病源候论·小便病诸侯》：“小便不禁者，肾气虚，下焦受冷也。”小便不禁的发病机理众多医家多认为其病在膀胱，但与三焦、肺、脾、肝、肾关系密切，为肾气不足，脾气亏虚，膀胱不能约束，气化无权，开阖失常所致。肾主津液、主闭藏，与膀胱互为表里。若肾阳气受损，膀胱虚冷，失其温养，则不能制约小便，而发生尿失禁。在内伤方面有肺气虚不能制下，致膀胱失约；脾虚中气下陷，劓尿自遗；肾虚不能温他水短而尿出不知；心气不足小肠传送失废而致尿白出；肝经疏泄失司，不能调节尿道之开启而遗尿。外感方面有湿热太盛，迫水妄行。此外，下焦蓄血亦可产生小便失禁。后世医家根据中医辨证论治所证证型，将小便不禁分为肾气不固证、脾肺气虚证、湿热下注证、下焦瘀滞证等。现代中医学认为卒中后尿失禁乃大脑元神失控所致。中医学认为，尿液排出依赖于气”和许多脏腑一系列生理功能的协调平衡。其中以肺、脾、肾三脏起着主要的调节、固摄、约束作用。此外，膀胱为贮尿之器、州都之官，管理着尿液的贮存与排泻。但是它的这些功能全赖于肾的气化功能。所谓膀胱的气化、固摄、约束，实际上是肾的气化功能的具体体现。

诊断要点

1. 排尿记录

尿失禁病史复杂，此外还受其他因素的影响，因此老年病人很难准确表述其症状的特点和严重程度。排尿日记能客观记录病人规定时间内的排尿情况（一般记录

2~3天），如每次排尿量、排尿时间、伴随症状等。这些客观资料是尿失禁诊断的基础。

2. 体检

了解有无、脑卒中、脊髓损伤和其他中枢或外周神经系统疾病等与尿失禁相关的体征，了解有无心力衰竭、四肢水肿等。

3. 实验室常规检查

应进行的实验室检查有尿常规、尿培养、肝肾功能、电解质、提示有多尿现象，应行血糖、血钙和白蛋白等相关检查。

4. 尿动力学检查

通过病史和体检，多数情况下能了解尿失禁的类型和病因。如经验性保守治疗失败，或准备手术治疗等都应进行尿动力学检查血糖等。如排尿日记般检查不能确诊。

尿动力学检查的内容应包括膀胱功能的测定和尿道功能的测定。如完全性膀胱测压能了解充盈期逼尿肌是否稳定，有无反射亢进，顺应性是否良好，排尿期逼尿肌反射是否存在，逼尿肌收缩功能是否正常，膀胱出口有无梗阻。尿道功能测定主要采用尿道压力描计了解尿道闭合压，而压力性尿道压力描计尿道近端出现倒置的波形，提示膀胱颈后尿道下移。

5. 尿失禁程度判定标准

国际尿失禁咨询委员会提供之尿失禁问卷表（ICI~Q~SF），根据ICI~Q~SF将患者尿失禁等级归为4级评定（满分21分）。

0级：完全节制性排尿，0级=0分；

1级：经常节制性排尿，失禁次数≤1次，0<评分≤7分；

2级：偶尔失禁，尿失禁次数每周≥2次，7分<评分<14分；

3级：经常失禁，每天都发生，但还有节制排尿，14分≤评分<21分；

4级：排尿完全失去控制，4级=21分。

通用良方

本病由脏腑虚衰，或病邪侵扰，三焦气化失司，膀胱不约所致。病变部位在膀胱，但与三焦、肾、脾、肺、肝、与督脉有密切关系。本病多虚寒，故以温补为治本之大法，佐以固涩治其标。如病夹湿热，则大忌补涩之品，必待湿热已清，方可用之。

1. 桑螵蛸散（《本草衍义》）

【组成与用法】桑螵蛸　远志　石菖蒲　龙骨　人参　茯神　当归　龟板各30克。上为末，夜卧人参汤调下6克。或水煎服，每日1剂，2次/日，用量按原方等比例酌减。

【功效与主治】调补心肾，固涩缩尿。

【加减应用】方中加入益智仁、覆盆子等，可增强涩精缩尿止遗之力。若健忘心悸者，可加酸枣仁、五味子以养心安神；兼有遗精者，可加沙苑子、山萸肉以固肾涩精。

2. 金匮肾气丸（《金匮要略》）

【组成与用法】干地黄240克　山药　山茱萸各120克　泽泻　茯苓　牡丹皮各90克　桂枝　附子炮各30克。用法：水煎服，每日1剂，2次/日，用量按原方等比例酌减。

【功效与主治】补肾助阳。

【加减应用】若夜尿多者，宜肾气丸加五味子；小便数多，色白体羸，为真阳亏虚，宜加补骨脂、鹿茸等，加强温阳之力。

3. 金芪饮水（中国中医药信息杂志，2011年第02期）

【组成与用法】黄芪60克　太子参15克　当归10克　升麻12克　益智仁10克　覆盆子10克　金樱子15克　山茱萸15克　淫羊藿15克，用法：水煎服，每日1剂，2次/日。

【功效与主治】益气温阳，固涩缩尿。

【加减应用】言语不利加石菖蒲、郁金、胆南星；肢体瘫痪、神疲乏力加红花、地龙、赤芍。

4. 益肾固泉液（实用医学杂志，1998年第10期）

【组成与用法】熟地黄　五味子　益智仁等。

【功效与主治】补肾固摄。

【加减应用】无。

5. 健脑补肾加味汤（时珍国医国药，2000年第7期）

【组成与用法】川断15克　杜仲15克　枸杞子15克　菟丝子30克　五味子12克　女贞子15克　桑葚子30克　益智仁15克　桑寄生15克，用法：水煎服，每日1剂，2次/日。

【功效与主治】补益肝肾，固涩小便。

【加减应用】气虚血瘀型合补阳还五汤加减，肝阳上亢型合天麻钩藤饮加减，痰湿阻络型合涤痰汤加减。

6. 补气固脬扬（中医药学刊，2001年第8期）

【组成与用法】黄芪30克　党参　白术各15克　升麻　柴胡各6克　益智仁　山茱萸　海螵蛸　乌药各10克　胡桃仁12克　肉桂　麻黄各3克　甘草5克　用法：水煎服，每日1剂，2次/日。

【功效与主治】益气升阳，补肾固脬。

【加减应用】气虚明显者加红参6克（另炖）；阳虚甚者加制附片6克、补骨脂10克；若血虚加当归10克、熟地15克；若阴虚去肉桂、麻黄，加女贞子、旱莲草各10克。

7. 固本止遗汤（中医临床研究，2013年第3期）

【组成与用法】黄芪25克　肉桂10克　益智仁12克　桑螵蛸10克　五味子12克　石菖蒲10克　乌药10克　党参15克　白术12克　山药20克　芡实10克　鸡内金10克　甘草6克，用法：水煎服，每日1剂，2次/日。

【功效与主治】健脾益气，补肾固脬。

【加减应用】无。

8. 戎盐散方（《太平圣惠方》）

【组成与用法】戎盐三分（0.3克）　甘草半两（5克）　蒲黄一两（10克）　白矾三分（0.3克）　龙骨一两（10克）　鹿角胶二两（20克），用法：水煎服，每日1剂，2次/日。

【功效与主治】固涩缩尿。

【加减应用】无。

9. 泽泻散方（《太平圣惠方》）

【组成与用法】泽泻　牡丹　牡蛎　鹿茸　桑螵蛸　阿胶　赤茯苓各一两（30克），用法：水煎服，每日1剂，2次/日。

【功效与主治】补肾固脬。

【加减应用】无。

10. 秘元方（《丹溪心法》）

【组成与用法】白龙骨三两（30克）　烧诃子十个、炮、去核　砂仁一两（10克）　灵砂二两（20克），用法：水煎服，每日1剂，2次/日。

【功效与主治】补肾固脬。

【加减应用】无。

11. 暖肾丸（《丹溪心法》）

【组成与用法】葫芦巴炒　故纸　川楝子　用牡蛎炒后去牡蛎　熟地黄　益智仁　鹿茸酒炙　山茱萸　代赭石烧　赤石脂各七钱半（15克）　龙骨　海螵蛸　熟地艾　丁香　沉香　乳香各五钱（10克）　禹余粮煅七钱半（15克），用法：水煎服，每日1剂，2次/日。

【功效与主治】补脾温肾，缩尿固摄。

【加减应用】兼有大便失禁者加肉豆蔻15克、吴茱萸10克，五味子10克温补脾肾涩肠止泻；言语不利加石菖蒲10克，远志10克，郁金10克，胆南星10克；面色萎黄，种疲乏力、肢体瘫痪者加重黄芪用量，另加桃仁10克，红花10克，地龙10克，赤芍10克益气活血通络。

辨证良方

尿失禁多因肺虚不能制下，致膀胱失约；脾虚中气下陷，则尿自遗；肾虚不能温化水液而尿出不知；肝肾阴虚，相火妄动。膀胱气化失常，失约不禁；湿热下注，壅滞膀胱，气化失常，尿液自溢。临床辨证应首辨虚实，病位虽在膀胱，但与肺、脾、肾、心、肝相关。临证以虚证居多。在辨证施治的同时应注意对原发病的治疗，如：膀胱炎、结石、肿瘤、尿路梗阻等。

1. 君火旺动，心神受扰证

主症：多见于中风发病初期，症见小便黄赤，难以控制，尿黄赤或尿血，心烦失眠，烦躁易怒，甚至癫狂，神志不清，语无伦次，哭笑无常，多做噩梦，面红耳赤，口渴喜冷饮，舌苔黄，脉数。

治法：清心火，安心神。

清营汤（《温病条辨》）

【组成与用法】犀角（水牛角代）30克　生地黄15克　玄参9克　竹叶心3克　麦冬9克　丹参6克　黄连5克　银花9克　连翘6克　连子芯6克，用法：水煎服，每日1剂，2次/日。

【功效与主治】清心火，安心神。

【加减应用】若窍闭神昏者，可与安宫牛黄丸或至宝丹合用以清心开窍；若见痉厥抽搐者，可配用紫雪，或酌加羚羊角、钩藤、地龙以息风止痉；若兼热痰，可加竹沥、天竺黄、川贝母之属，如气分热邪犹盛，可重用金银花、连翘、黄连，或更加石膏、知母，及大青叶、板蓝根、贯众之属，增强清热解毒之力。

2. 肺脾气虚证

主症：小便失禁而频数，伴咳喘气怯，神疲体倦，纳减便溏等。尿意频急，时有尿自遗，甚则在咳嗽、谈笑时也可出现尿失禁，小腹时有坠胀，面白气短，舌淡红，脉虚软无力。

治法：温肺健脾、补益中气。

（1）补中益气汤加减（《内外伤辨惑论》）

【组成与用法】黄芪30克　土白术18克　党参25克　当归15克　升麻、柴胡各9克　龙骨、牡蛎各30克　五味子12克　陈皮9克　炙甘草10克。用法：水煎服，每日1剂，2次/日。

【功效与主治】健脾补肺，益气固脬。

【加减应用】咳嗽气喘者加紫菀、款冬花、桑白皮，止咳平喘；痰多者加法半夏、桔梗，宣肺化痰止咳；便溏者加炒山药、炒薏苡仁，健脾利湿止泻。

（2）参苓白术散（《太平惠民和剂局方》）

【组成与用法】莲子肉去皮5克　薏苡仁5克　缩砂仁5克　桔梗5克　白扁豆8克　白茯苓10克　人参10克　甘草炒10克　白术10克　山药10克，用法：水煎服，每日1剂，2次/日。

【功效与主治】益气健脾，渗湿固涩。

【加减应用】若兼里寒而腹痛者，加干姜、肉桂以温中祛寒止痛。

(3) 六君子汤（《医学正传》）

【组成与用法】麻黄10克　杏仁10克　桂枝15克　甘草10克　干姜15克　乌药30克　益智仁20克，用法：水煎服，每日1剂，2次/日。

【功效与主治】温宣肺气，固涩缩尿。

【加减应用】若呕吐者，加半夏以降逆止呕；胸膈痞满者，加枳壳、陈皮以行气宽胸；心悸失眠者，加酸枣仁以宁心安神；兼畏寒肢冷、脘腹疼痛者，加干姜、附子以温中祛寒。

3. 湿热下注证

主症：尿频、尿急、尿失禁，小便灼热或有涩痛感，色黄赤或浑浊，小腹胀痛迫急，或伴有发热，口渴不多饮，舌红苔黄腻，脉滑数。

治法：清热化湿。

(1) 八正散（《太平惠民和剂局方》）

【组成与用法】山栀子12克　车前子10克　瞿麦、萹蓄各12克　滑石15克　丹皮、赤芍、泽泻各10克　甘草6克，用法：水煎服，每日1剂，2次/日。

【功效与主治】清热泻火。

【加减应用】若尿血者加生地黄、仙鹤草凉血止血；尿黄淋沥涩痛者加茵陈蒿、金钱草、海金砂清热通淋。

(2) 龙胆泻肝汤加减（《医方集解》）

【组成与用法】龙胆草6克　黄芩9克　山栀子9克　泽泻12克　通草9克　车前子9克　当归9克　生地黄15克　柴胡9克　生甘草6克　黄柏9克　川牛膝9克　生大黄6克，用法：水煎服，每日1剂，2次/日。

【功效与主治】泻肝清热利湿。

【加减应用】发热者加大青叶、金银花、生石膏：呕吐加黄连、竹茹：胸闷胁胀者加川楝子、瓦楞子、延胡索、佛手、青皮。若少腹满痛甚者加王不留行15克，川楝子15克；若久病血瘀者可加红花3克，赤芍10克。

(3) 导赤散（《小儿药证直诀》）

【组成与用法】杏仁15克　飞滑石18克　白通草6克　白蔻仁6克　竹叶6克　厚朴6克　生薏苡仁18克　法半夏15克，用法：水煎服，每日1剂，2次/日。

【功效与主治】清心利水养阴。

【加减应用】若心火较盛，可加黄连以清心泻火；心热移于小肠，小便不通，可加车前子、赤茯苓以增强清热利水之功；阴虚较甚，加麦冬增强清心养阴之力；小便淋涩明显，加萹蓄、瞿麦、滑石之属，增强利尿通淋之效；出现血淋，可加白茅根、小蓟、旱莲草凉血止血。

(4) 小柴胡汤加减（《伤寒论》）

【组成与用法】柴胡 15 克 黄芩 12 克 法半夏 10 克 山栀子 10 克 车前草 20 克 滑石 18 克 通草 6 克 炙甘草 6 克。用法：水煎服，每日 1 剂，2 次/日。

【功效与主治】和解清热，利湿通淋。

【加减应用】便秘者加大黄，也可用大柴胡汤加减；腰痛明显加独活、桑寄生；小便红赤者，加白茅根、小蓟。发热明显者，应加大柴胡用量，加金银花、蒲公英、白花蛇舌草等。

(5) 甘露消毒丹（《医效秘传》）

【组成与用法】飞滑石 20 克 淡黄芩 15 克 绵茵陈 16 克 石菖蒲 10 克 川贝母 木通各 8 克 藿香 连翘 白蔻仁 薄荷 射干各 6 克，用法：水煎服，每日 1 剂，2 次/日。

【功效与主治】利湿化浊，清热解毒。

【加减应用】若黄疸明显者，宜加栀子、大黄清泄湿热；咽喉肿甚，可加山豆根、板蓝根等以解毒消肿利咽。

(6) 二妙散（《丹溪心法》）

【组成与用法】黄柏炒苍术米泔水浸炒（各 15 克），用法：水煎服，每日 1 剂，2 次/日。

【功效与主治】清热燥湿。

【加减应用】用本方宜根据病证之不同适当加味。湿热痿证，可加豨莶草、木瓜、萆薢等祛湿热，强筋骨；湿热脚气，宜加薏苡仁、木瓜、槟榔等渗湿降浊；下部湿疮、湿疹，可加赤小豆、土茯苓等清湿热，解疮毒。

(7) 五苓散（《伤寒论》）

【组成与用法】猪苓 9 克 泽泻 15 克 白术 9 克 茯苓 9 克 桂枝 6 克，用法：水煎服，每日 1 剂，2 次/日。

【功效与主治】利水渗湿，温阳化气。

【加减应用】若水肿兼有表证者，可与越婢汤合用；水湿壅盛者，可与五皮散合用；泄泻偏于热者，须去桂枝，可加车前子、木通以利水清热。

(8) 防己黄芪汤（《金匮要略》）

【组成与用法】防己 12 克 黄芪 15 克 甘草 6 克 白术 9 克，用法：水煎服，每日 1 剂，2 次/日。

【功效与主治】益气祛风，健脾利水。

【加减应用】若兼喘者，加麻黄以宣肺平喘；腹痛肝脾不和者，加芍药以柔肝理脾；冲气上逆者，加桂枝以平冲降逆；水湿偏盛，腰膝肿者，加茯苓、泽泻以利水退肿。

4. 肝肾阴虚证

主症：小便失禁，尿量短涩而色黄，伴头晕目眩，耳鸣健忘，失眠多梦，口燥咽干，腰膝酸软，五心烦热，颧红盗汗，男子遗精，女子月经量少，舌红少苔，脉细数。

治法：滋补肝肾，佐以固涩。

（1）大补阴丸（《丹溪心法》）

【组成与用法】熟地黄酒蒸龟板酥炙各180克，黄柏炒褐色、知母酒浸，炒，各120克，上为末，猪脊髓，蜜为丸。每服七十丸，空心盐白汤下。

【功效与主治】滋阴降火。

【加减应用】若阴虚较重者，可加天冬、麦冬以润燥养阴；阴虚盗汗者，可加地骨皮以退热除蒸；咯血、吐血者，加仙鹤草、旱莲草、白茅根以凉血止血；遗精者，加金樱子、芡实、桑螵蛸、山茱萸以固精止遗。

（2）知柏地黄丸（《医方考》）

【组成与用法】熟地黄24克　山茱萸肉　干山药各20克　泽泻　牡丹皮　茯苓各9克　知母　黄柏各6克。用法：水煎服，每日1剂，2次/日。

【功效与主治】滋阴降火。

【加减应用】若阴虚内热证明显者，可改熟地黄为生地黄、加二至丸；湿热明显者，可加马鞭草、白花蛇舌草、蒲公英、凤尾草等。腰痛甚者加续断、狗脊、桑寄生；少气乏力者加黄芪、薰参、黄精、白术。

（3）杞菊地黄丸（《麻疹全书》）

【组成与用法】枸杞子12克　熟地黄20克　菊花12克　山药15克　山茱萸12克　丹皮9克　旱莲草12克　女贞子10克　桑螵蛸15克　益智仁12克　覆盆子10克　甘草6克。用法：水煎服，每日1剂，2次/日。

【功效与主治】滋养肝阴，益肾固脬。

【加减应用】若虚火明显者，加知母、玄参、黄柏等以加强清热降火之功；兼脾虚气滞者，加白术、砂仁、陈皮等以健脾和胃。

5. 脾肾阳虚证

主症：小便失禁，清冷不利，伴形寒肢冷，面色㿠白，腰膝或腹部冷痛，久泄久痢，或五更泄泻，完谷不化，或面浮肢肿，舌淡胖，苔白滑，脉沉迟无力。

治法：补脾温肾，缩尿固摄。

（1）金匮肾气丸（《金匮要略》）

【组成与用法】熟地黄　炒山药各20克　山茱萸10克　丹皮9克　肉桂　附子各10克　桂枝6克　菟丝子15克　益智仁12克　桑螵蛸15克　覆盆子　补骨脂各12克　甘草6克。用法：水煎服，每日1剂，2次/日。

【功效与主治】补脾温肾，缩尿固摄。

【加减应用】腰膝酸软者加川断、金毛狗，温肾强健筋骨；五更泄者配合四神丸，温阳止泻；遗精者加金樱子、芡实，涩精止遗；白带多者加苍术、白果，燥湿止带；阳痿者加淫羊藿，温肾壮阳；伴遗尿，困寐不醒者加石菖蒲、远志，开窍醒神。

（2）巩堤丸（《景岳全书》）

【组成与用法】熟地黄60克 菟丝子（酒煮）60克 白术（炒）60克 北五味 益智仁（酒炒） 故纸（酒炒） 附子（制） 茯苓 家韭子（炒）各30克，用法：水煎服，每日1剂，2次/日。

【功效与主治】温补固摄。

【加减应用】若兼虚寒腹痛者，可加肉桂、盐茴以温中祛寒；久病气虚者，可加黄芪、白术以益气祛湿。

（3）菟丝子散加减（《太平圣惠方》）

【组成与用法】菟丝子9克 鸡内金9克 肉苁蓉9克 牡蛎20克 五味子9克 桑螵蛸9克 山药9克 山茱萸9克 生甘草6克 茯苓9克 乌药6克 益智仁9克，用法：水煎服，每日1剂，2次/日。

【功效与主治】温补肾阳，固涩小便。

【加减应用】若阳虚明显者，可加熟附子、桂枝；血虚明显者，可合八珍汤。

6. 下焦瘀滞证

主症：小便不禁，小腹胀满隐痛，或可触及肿块，舌质暗或有紫斑、苔薄，脉涩。

治法：通瘀固脬。

少腹逐瘀汤加减（《医林改错》）

【组成与用法】小茴香（炒）7粒 干姜（炒）0.6克 延胡索3克 没药（研）6克 当归9克 川芎6克 官桂3克 赤芍6克 蒲黄9克 五灵脂（炒）6克。用法：水煎服，每日1剂，2次/日。

【功效与主治】化瘀散结、温阳散寒。

【加减应用】若瘀痛入络，可加全蝎、穿山甲、地龙、三棱、莪术等以破血通络止痛；气机郁滞较重，加川楝子、香附、青皮等以疏肝理气止痛；胁下有痞块，属血瘀者，可酌加丹参、郁金、虻虫、水蛭等以活血破瘀，消瘕化滞。

对症良方

脑卒中并发尿失禁的对症用方，主要适用于某一症状明显者而其他症状不典型者，根据患者的主要症状选择使用。

1. 尿浊专方

（1）程氏萆薢分清饮加减（《丹溪心法》）

【组成与用法】萆薢 石菖蒲 黄柏 茵陈 滑石 车前子 莲子心 连翘心 丹皮 灯芯各9克，用法：水煎服，每日1剂，2次/日。

【功效与主治】清利湿热，分清泄浊。

【加减应用】若兼虚寒腹痛者，可加肉桂、盐茴以温中祛寒；久病气虚者，可加黄芪、白术以益气祛湿。

（2）鹿茸固涩丸（《沈氏尊生书》）

【组成与用法】人参10克　黄芪20克　菟丝子10克　桑螵蛸10克　莲肉10克　茯苓10克　肉桂6克　山药10克　附子6克　鹿茸10克　桑叶10克　龙骨20克　补骨脂10克　五味子5克，用法：水煎服，每日1剂，2次/日。

【功效与主治】温肾固摄。

【加减应用】可加用玉米须、马鞭草、飞廉，葵花心以增强疗效。尿浊夹血者，加阿胶、生地黄、旱莲草养血止血；兼夹湿热者，加知母、黄柏清化湿热；兼有脾气不足者，加黄芪，党参，白术健脾益气。

2. 水肿专方

（1）越婢加术汤（《金匮要略》）

【组成与用法】麻黄6克　杏仁10克　防风10克　浮萍10克　白术10克　茯苓15克　泽泻10克　车前子10克　石膏10克　桑白皮10克　黄芩10克。用法：水煎服，每日1剂，2次/日。

【功效与主治】疏风泄热，发汗利水。

【加减应用】风寒偏盛，去石膏，加紫苏叶、桂枝、防风祛风散寒；若风热偏盛，可加连翘、桔梗，板蓝根、鲜芦根，以清热利咽，解毒散结；若咳喘较甚，可加杏仁、前胡，以降气定喘；如见汗出恶风，卫阳已虚，则用防己黄芪汤加减，以益气行水；若表证渐解，身重而水肿不退者，可按水湿浸渍证论治。

（2）麻黄连翘赤小豆汤合五味消毒饮加减（《中医内科学》）

【组成与用法】麻黄6克　杏仁　桑白皮　赤小豆　金银花　野菊花　蒲公英　紫花地丁　紫背天葵各10克。用法：水煎服，每日1剂，2次/日。

【功效与主治】宣肺解毒，利湿消肿。

【加减应用】脓毒甚者，当重用蒲公英、紫花地丁清热解毒；湿盛糜烂者，加苦参、土茯苓；风盛加白鲜皮，地肤子；血热而红肿，加丹皮，赤芍；大便不通，加大黄，芒硝；症见尿血，乃湿热之邪下注膀胱，伤及血络，可酌加凉血止血之品，如石韦、大蓟、荠菜花。

（3）五皮饮合胃苓汤（《中医内科学》）

【组成与用法】桑白皮　陈皮　大腹皮　茯苓皮　生姜皮　白术　苍术　厚朴　猪苓　泽泻各10克　茯苓15克　肉桂6克。用法：水煎服，每日1剂，2次/日。

【功效与主治】健脾化湿，通阳利水。

【加减应用】若肿甚而喘，可加麻黄、杏仁、葶苈子宣肺泻水而平喘。浮肿甚，大便溏薄，可加黄芪、桂枝益气通阳，或加补骨脂、附子温肾助阳。并适当注意营养，可用黄豆、花生佐餐，作为辅助治疗，多可调治而愈。

(4) 真武汤加减(《伤寒论》)

【组成与用法】茯苓9克　芍药9克　白术6克　生姜9克　附子9克，用法：水煎服，每日1剂，2次/日。

【功效与主治】温肾助阳，化气行水。

【加减应用】肾虚肝旺，头昏头痛，心慌腿软，肢困者，加鳖甲，牡蛎、杜仲，桑寄生、野菊花，夏枯草。

(5) 桃红四物汤合五苓散(《玉机微义》《伤寒论》)

【组成与用法】当归　赤芍　川芎　益母草　凌霄花　路路通　桃仁　泽泻　车前子各10克　红花　桂枝　附子各6克　丹参　茯苓15克。用法：水煎服，每日1剂，2次/日。

【功效与主治】活血祛瘀，化气行水。

【加减应用】全身肿甚，气喘烦闷，小便不利，此为血瘀水盛，肺气上逆，可加葶苈子、川椒目，泽兰以逐瘀泻肺；如见腰膝酸软，神疲乏力，乃为脾肾亏虚之象，可合用济生肾气丸以温补脾肾，利水肿；对气阳虚者，可配黄芪、附子益气温阳以助化瘀行水之功。此外可合用益母草，泽兰、桃仁、红花等药，以加强利尿消肿的效果。

第十二节　高渗血症、高渗性昏迷

脑卒中并发高渗血症，其定义为血浆渗透压>310mmol/L，它是重症卒中患者常见的并发症，常与全身各重要脏器的功能障碍互为因果，血浆渗透压的增高将严重干扰脑细胞代谢，甚至造成细胞死亡或凋亡，影响神经功能恢复和生存率。其主要原因是细胞外液高渗导致细胞脱水皱缩、功能障碍。严重者颅骨与脑皮质间的桥静脉受到牵拉和破坏，引起局部脑出血和蛛网膜下腔出血。此外，血浆渗透压增高，血液浓缩，血黏度增高，病灶周边区域神经元血供减少，使脑组织受损体积扩大，脑损伤加重。当对其进行合理干预后，患者住院期病死率下降。高渗血症的关键性干预措施在于：①补充足够的液体。重症卒中患者高渗血症的原因很多，其中使用大剂量渗透性利尿药、高热多汗(自主神经中枢功能失调)、过度换气和机械通气，均可使水分丢失大于钠盐丢失。补充足够的液体不仅可纠正高渗血症，而且还可降低血黏度，改善脑灌注，提高生存率。②控制血糖异常增高。卒中急性期常伴随应激性血糖增高，有人报道重症脑损伤后应激性血糖增高患者占66.3%。血糖增高时脑缺血区域葡萄糖含量增高，此时葡萄糖无氧酵解增加，大量乳酸生成，局部血管扩张麻痹，血管调解功能丧失，血流缓慢或瘀滞，脑缺血加重，同时三磷酸腺苷生成减少，钠离子内流，细胞水肿；兴奋性氨基酸浓度增加，钙离子内流，细胞受损；

血黏度增高，红细胞变形能力下降，局部脑血流量减少。当血糖得到合理的控制后，不仅血浆渗透压下降，还可减少无氧代谢，减轻脑损伤。③调整甘露醇的用量。甘露醇有时是卒中救治中不可缺少药物，但甘露醇的单次应用剂量、应用频率和应用持续时间与其不良反应密切相关。动物实验和临床实践显示，甘露醇半量（25克/次）与全量（50克/次）的脱水效果相同，但不良反应不同，前者更为安全。因此，合理控制和调整甘露醇用量，既可减轻脑水肿，又可避免高渗血症发生。对血浆渗透压的干预研究提示，控制补液量是最常用的干预措施，其次为控制渗透性利尿药用量和控制血糖，控制钠盐入量是较少使用的干预措施。血浆渗透压越高，特别是＞320mmol/L时，越需多种干预措施联合应用。

脑卒中并发高渗性昏迷，病情危重，治疗困难，愈后差。脑卒中并发高渗性昏迷诊断困难，易漏诊、误诊。一方面是由于卒中患者常有意识障碍，失语；给询问病史、观察病情带来了很大困难，且并发高渗性昏迷无特异表现，往往只是在卒中症状基础上有所加重，临床只注意其表现，而忽视了并发高渗性昏迷的可能，造成漏诊。因此，临床发现病情加重，多尿，脱水征，血压下降时，应及时复查血糖、电解质、渗透压、尿酮体等，以了解有无并发高渗性昏迷；另一方面，糖尿病非酮症高渗性昏迷除意识障碍外，还可有偏瘫等神经系统局灶体征，从而易把卒中并发高渗性昏迷误诊为单纯高渗性昏迷。卒中并发高渗性昏迷除影像学有相应部位的病灶，纠正血糖、血浆渗透压后局灶体征不会明显改善，有利于和单纯高渗性昏迷的鉴别。下丘脑、垂体直接或间接受刺激，导致激素分泌失衡，可能是引起卒中并发高渗性昏迷的原因。临床上应用甘露醇脱水，速尿利尿，限液体入量，以及发热等情况加重或诱发高渗性昏迷的发生。血浆高渗状态及其所引起的脱水是病情的关键，是造成患者昏迷死亡的主要原因；而高血糖、高血钠是造成血浆高渗状态的主要因素。因此，治疗的关键在降低血糖，矫正电解质紊乱，补充血容量。目前主张小剂量胰岛素持续静脉滴注治疗，以达到每小时降低血糖2～5.5mmol/L。液体的补充应根据血钠情况，选择等渗、低渗，高血钠明显时经胃管注入蒸馏水也是行之有效的方法。

脑卒中并发症高渗血症、高渗性昏迷在中医属于中风中脏腑，属于临床危重疾病，主要表现是：突然昏倒，不省人事。中风病中脏腑分为闭证和脱证。而其中闭症以突然昏倒，不省人事，牙关紧闭，口噤不张，两手握固，大小便闭，肢体强痉。病机表现为邪气闭塞机窍，叶氏认为因秉质先虚，风夹痰火壅塞，以致营卫脉络失和，而诸窍闭塞。治宜先用宣开关窍，继而益气养血，佐以消痰消火，宣通经络。气血充盈，脉络通利，则病可愈。神志昏迷是因痰蒙心窍而内闭经络，开窍醒神为当务之急。闭证之间又分为阳闭和阴闭：其一阳闭者兼见面赤身热，气粗口臭，躁扰不宁，苔黄腻，脉弦滑而强。阳闭乃心包络间久积之热弥漫，以致机窍不灵，症见昏厥、语言难出、二便不通调、舌厚边紫等，治宜急予芳香宣窍，解毒清热为先，用至宝丹、安宫牛黄丸灌服或用鼻饲法，为临床所最常见。其二阴闭者兼见面白唇暗，静卧不烦，四肢不温，痰涎壅盛，舌苔白腻，脉弦滑缓。阴闭为痰法，宜辛温开窍，可用苏合香丸。脱证为突然昏倒，不省人事，目合口张，鼻鼾息微，手撒肢冷，汗多，大小便宜遗，肢体瘫软，舌萎，脉微欲绝。脱证为元气脱败，心神散乱，宜益气回阳救逆，可用参附汤灌服或用鼻饲法，以大补元气，扶正固脱，也可静脉滴注参附、生脉、醒脑静针注射液。

诊断要点

1. 脑卒中并发高渗血症可分为：高钠性高渗血症与高糖性高渗血症。

①当血钠 >145mmol/L，血浆渗透压一旦超过 290mmol/L 即可诊断高钠性高渗血症。

②血糖浓度 >7mmol/L，血浆渗透压 >290mmol/L，再结合有无引起高糖性高渗血症的病史和临床表现，即可诊断高糖性高渗血症。

2. 脑卒中并发症高渗性昏迷，其诊断要点：

①临床症状、体征—严重脱水：皮肤干燥、弹性差，舌干唇裂，眼球凹陷，血压降低，心率增快。进行性意识障碍：神志恍惚，定向障碍，幻觉，反应迟钝，甚者嗜睡、昏迷。中枢神经系统损害：常有痉挛及抽动、不同程度的偏瘫及癫痫样发作。

②实验室诊断指标：血糖 >33.3 毫摩尔/升（600 毫克/分升）；可达 55.5 ~ 138.8 毫摩尔/升（1000 ~ 2500 毫克/分升）。血钠：145 毫摩尔/升；亦可正常；甚而偏低。血酮：正常或偏高。血浆渗透压 >350 毫渗透充分子量/升。尿糖：呈强阳性。

为避免漏诊、误诊，争取早期诊断，凡具备上述主要症状、体征、关键性实验室检测指标者，无论有否糖尿病病史，尤其老年者，均应高度考虑本病的可能。

通用良方

1. *四逆汤*（中国中医急症，2012 年第 8 期）

【组成与用法】 附子 12 克　炙甘草 21 克　干姜 18 克。中药煎水约 200mL，每日 2 次，早晚各服用 1 次。

【功效与主治】 中风之寒厥证，凑温阳散寒，回阳救逆之效。

【加减应用】 阳虚较甚者加肉桂 12 克，寒邪较重者加吴茱萸 18 克。

2. *凉血通瘀汤*（中国中医急症，2014 年第 10 期）

【组成与用法】 熟大黄 10 克　水牛角片 30 克（先煎）　赤芍 15 克　生地黄 20 克　牡丹皮 10 克　地龙 10 克　三七 5 克　石菖蒲 10 克。用法：水煎服，每日 1 剂，2 次/日。

【功效与主治】 治疗急性脑梗死昏迷（瘀热证）凑凉血化瘀、通腑泄热之功。

【加减应用】 无。

3. 通腑醒脑汤（陕西中医，2011 年第 3 期）

【组成与用法】大黄（后下） 厚朴 石菖蒲各 20 克 木香（后下） 芒硝（冲）各 10 克 枳实 30 克 冰片 3 克冲。每日 1 剂，水煎取 100mL，保留灌肠。

【功效与主治】中风之痰热腑实之厥证，奏通腑泻下，理气降逆，开窍醒神之功。

【加减应用】大便通畅后去芒硝，大黄后下改为同煎。

4. 醒脑汤（中医中药，2010 年第 19 期）

【组成与用法】桃仁 6 克 红花 5 克 赤芍 15 克 川芎 10 克 羚羊角 2 克 麝香 0.5 克 夏枯草 10 克 胆南星 15 克 石菖蒲 15 克 大黄 6 克 三七粉 5 克。上方每日 1 剂，麝香入黄酒 5ml，煎水约 200ml，分 4 次鼻饲给入，连续服用 30 天。

【功效与主治】为瘀血阻络，蒙蔽清窍之中风厥证，凑活血通络，豁痰开窍，醒脑增智之功。

【加减应用】无。

5. 通窍化瘀醒神方（临床合理用药，2014 年第 2 期）

【组成与用法】赤芍 15 克 川芎 12 克 红花 10 克 丹参 15 克 石菖蒲 10 克 云茯苓 15 克 土元 9 克 麝香 0.2 克，用法：水煎服，每日 1 剂，2 次/日。

【功效与主治】主治痰瘀闭窍之中风闭证。奏镇心醒神，活血化瘀，清热开窍之功。

【加减应用】如患者脑水肿则加益母草 20 克，川牛膝 10 克；若浊痰壅盛则加薄荷 9 克，竹茹 12 克；伴缺血改变则加地龙 6 克，泽泻 20 克；高热不退者加生石膏 30 克。

6. 涤痰汤加味（中医中药，2014 年第 14 期）

【组成与用法】茯苓 15 克 制半夏 15 克 枳实 11 克 橘红 13 克 胆南星 9 克 石菖蒲 15 克 竹茹 11 克 山药 15 克 人参 6 克 炙甘草 6 克 远志 15 克。服法：常规水煎 300mL，早晚各 150mL。每日 1 剂。口服或鼻饲。

【功效与主治】主治痰浊蒙窍之中风闭证。

【加减应用】无。

7. 通窍活血汤（陕西中医，2013 年第 11 期）

【组成与用法】丹参 20 克 桃仁 红花 川芎 赤芍各 15 克 生地黄 当归各 20 克 麝香（包冲）0.1 克 牛黄（包冲）0.2 克 冰片（包冲）0.5 克 三七粉（冲）5 克。用法：水煎服（鼻饲），每日 1 剂。2 次/日。

【功效与主治】治疗瘀血阻滞之中风病。

【加减应用】无。

8. 涤痰醒脑承气汤（广西中医药，2013 年第 2 期）

【组成与用法】大黄 6 克 石菖蒲 12 克 麝香 1 克 冰片 4 克 芒硝 10 克 枳实 6

克　厚朴6克　半夏12克　水牛角15克　竹茹6克　黄柏6克，口服，以温开水100ml调和，经胃管鼻饲（2次/天）。

【功效与主治】治疗痰浊蒙窍之中风病。共奏涤痰醒脑，攻下泻浊之功效。

【加减应用】无。

辨证良方

1. 火扰心神证

主症：高热烦躁，神昏或昏睡不语，或抽搐，面赤气粗，口燥唇焦，便结溺赤，舌红绛，苔黄燥，脉细滑数。

治法：清热解毒、醒神开窍。

（1）清瘟败毒散或犀角地黄汤加减（现代中医药，2009年第12期）

【组成与用法】生石膏30克　生地黄10克　知母10克　玄参10克　水牛角20克　炒山栀10克　黄连6克　地骨皮20克　天花粉20克。用法：水煎服，每日1剂，2次/日。

【功效与主治】治以清热解毒，醒神开窍。

【加减应用】高热便秘者用增液承气汤加减。

（2）通腑化瘀醒脑汤（四川中医，2003年第7期）

【组成与用法】酒大黄12克　厚朴12克　枳实12克　川芎12克　炒穿山甲12克　知母12克　桃仁10克　石菖蒲10克　石膏40克　藏红花3克　水煎后再溶入琥珀粉5克　田三七粉6克　麝香0.3克　芒硝10克。（胃管注入每次100～150ml每日3次）。

【功效与主治】通腑泄热，活血化瘀，醒脑开窍。

【加减应用】颅脑损伤，脑肿胀、脑水肿明显者，应用高渗性脱水剂、肾上腺皮质激素以治疗脑水肿，降颅压。同时早期加用中药鼻饲，以起到逐瘀泄热、醒脑开窍、祛瘀醒神之功效。颅脑损伤后，离经之血瘀滞脑脉，脑络瘀阻，加之脱水后津液匮乏而致热瘀津伤，蒙蔽清窍；又因严重颅脑损伤后患者会迅速出现唇焦齿垢，舌绛乏津，加之有效脱水，更致津液亏乏，无水舟停，大便干结难下，口唇燥裂，腹胀满，口臭难闻，苔黄厚腻等热瘀津伤、蒙蔽清窍、上扰心神而神志昏蒙之里热实证。

2. 风阳上亢证

主症：烦躁不安，眩晕欲仆，肢体麻木或震颤，神昏偏瘫，口眼歪斜，舌红、苔白或薄黄，脉弦数。

治法：平肝潜阳，息风开窍。

（1）羚羊角汤合六味地黄汤加减（《中风斠诠》）

【组成与用法】羚羊角15克　龟板10克　蝉蜕6克　石决明10克　熟地黄10克　淮山药20克　山萸肉10克　丹皮10克　柴胡10克。

【功效与主治】治以滋阴息风开窍。

（2）息风化痰活血汤配合醒脑静注射液（中国中医急症，2004年第11期）

【组成与用法】羚羊角粉3克（分冲） 钩藤20克 石决明20克 夏枯草18克 僵蚕15克 全瓜蒌30克 川贝母10克 石菖蒲20克 三七粉3克（分冲） 怀牛膝10克 胆南星10克 枳壳10克 桃仁20克 丹参20克。配合醒脑静注射液，由麝香、栀子、郁金、冰片等组成。上方加水浓煎2次，共取汁300ml，鼻饲或口服，每次150ml，早晚各1次。并予醒脑静注射液10~20ml加入5%葡萄糖注射液或0.9%氯化钠注射液静滴，每日1次。治疗3周。

【功效与主治】治以化痰息风开窍。

【加减应用】①风火闭窍加人工牛黄0.2克（分冲），玳瑁3克，黄连10克，生地黄30克；②痰火闭窍兼热结腑实加生大黄15克，厚朴10克，芒硝10克（兑服），鱼腥草30克；③元气衰败加西洋参30克（单煎），制附片10克，煅龙骨、煅牡蛎各20克，黄芪50克；④抽搐频繁加全蝎3克，蜈蚣3条。

（3）醒脑合剂（北京中医药大学学报，1997年第9期）

【组成与用法】广角树（冲）1~3克 羚羊角粉（冲）1~3克 怀牛膝45克 珍珠母（先煎）100克 连翘心30克 丹皮30克 玄参30克 地龙30克 生地黄30克 蜈蚣2条 全蝎10克 僵蚕12克，加水适量，浓煎200mL（备用），喂服或鼻饲醒脑合剂100mL日2次或每6h1次。

【功效与主治】清热解毒，凉血开窍。

【加减应用】①若腑气不通者酌加大黄粉6~10克冲服、芒硝粉6~10克冲服，大便以每日2~3次为度；②兼痰鸣者加竹沥水100mL、生姜汁10mL，每日2~4次。

（4）通腑醒脑合剂（中国中医药信息杂志，2009年第3期）

【组成与用法】大黄10~20克（后下） 枳实15克 厚朴15克 羌活10克 秦艽15克 黄芩20克 石菖蒲12克 胆南星12克 皂角刺15克 白芷12克 僵蚕10克 全蝎10克 天麻15克 羚羊角0.9克 蜈蚣10克 蝉蜕12克。阳闭为主，先灌服（或鼻饲）安宫牛黄丸，每次1~2丸，2次/日，连用2~3天；后用通腑醒脑合剂。

【功效与主治】清肝息风，豁痰开窍，中风（中脏腑）主要分为闭证、脱证，临床上以闭证为多见，尤以阳闭为多。

【加减应用】无。

3. 痰浊蒙蔽证

主症：面色垢滞，神志痴呆，意识朦胧，或神昏躁扰，咳痰色黄黏稠，舌苔白燥，脉弦。

治法：化痰开窍。

（1）金水六君煎合指迷茯苓丸加减（《中风斠诠》）

【组成与用法】半夏10克 茯苓15克 陈皮10克 生甘草6克 生地黄10克 当归10克 石菖蒲20克 葛根20克。用法：水煎服，每日1剂，2次/日。

【功效与主治】治以化痰开窍。

【加减应用】无。

（2）息风化痰方（《古今名医临证金鉴》）

【组成与用法】羚羊角3克 天竺黄10克 川贝母6克 玄参15克 胆南星6克 全蝎6克 制僵蚕6克 乌药10克 木香6克 山栀子10克 橘红6克。配合至宝丹，竹沥一两，姜汁三匙，石菖蒲汁五匙，调服，愈。

【功效与主治】昨从右手麻木而起，陡然神昏不语，面色红亮，舌腻痰鸣，脉来促急不齐，系风中于腑，化痰息风，痰热蒙闭中焦也。必须痰化风熄，方位稳定，否则恐就而厥脱。

【加减应用】无。

（3）八味顺气散（《济生方》）

【组成与用法】白术10克 茯苓15克 青皮10克 白芷6克 陈皮10克 乌药15克 人参10克 甘草6克。用法：水煎服，每日1剂，2次/日。

【功效与主治】气中，七情内伤，气机逆乱，痰涎壅盛，神志不清，牙关紧闭，气中脉沉。

【加减应用】无。

（4）化痰开窍方（《丹溪心法》）

【组成与用法】白术10克 茯苓15克 法半夏10克 人参10克 甘草6克 胆南星6克 木香10克 石菖蒲10克 远志10克 竹沥10克 姜汁10克，水煎服。

【功效与主治】豁痰开窍。神气昏聩，盖由痰气逆卫，心主被障，故昏不知人，此系中脏而非中腑，闭症而非脱症。

【加减应用】宜配合至圣保命丹。

（5）开窍丸（河北中医药学报，2005年第6期）

【组成与用法】由麝香 石菖蒲 胆南星 熟大黄 郁金 黄连 葶苈子 牛黄 枳实等（剂量未公开），制成丸剂。

【功效与主治】中风的发生是在脏腑功能失调基础上，在诱因的作用下，致肝阳暴涨，化火生风，气血逆乱，风火痰瘀蒙蔽清窍，痹阻脉络。病机以肝肾阴虚为本，风火痰瘀为标，中风病急性期当以治标实为主。

【加减应用】无。

（6）星蒌承气汤加减（光明中医，2007年第3期）

【组成与用法】胆南星10克 全瓜蒌25克 枳实15克 厚朴15克 生大黄10克 石菖蒲10克 郁金10克 芒硝10克。100ml煎剂3袋，每次1袋，每日3次鼻饲。共服用5天。

【功效与主治】化痰开窍，通腑泄热。

【加减应用】无。

（7）救急稀涎散（《中风斠诠》）

【组成与用法】生川乌3～9克（先煎） 生南星3～10克 生白附子3～6克 橘红15克 茯苓15克 竹茹12克 石菖蒲10克 枳实10克 钩藤25克 川芎30克。阴闭温开息风、豁痰开窍为主，以救急稀涎散（皂角刺15克，白矾30克）温水灌服，每服5～10克。

【功效与主治】温化痰涎，祛风开窍。

【加减应用】无。

（8）加味星蒌承气汤（中国中医急症，2014年第5期）

【组成与用法】生大黄10克 芒硝6克 全瓜蒌30克 胆南星15克 石菖蒲30克 丹参15克 天竺黄10克。上药煎成100～200mL的浓缩汤汁，纱布过滤，保留灌肠，每日1次，4～10天为1疗程。同时临床操作中需注意灌肠药温39～41℃为宜。抬高臀部，插肛管10～15cm，保留时间至少30min。插管前检查患者有无痔疮、肛裂等。据病情以便通每日1～3次为度，不可过泻。

【功效与主治】清热通腑，凉血醒脑。中风中脏腑，其病位在脑。痰浊内阻，腑气不通，神明被扰而致气机逆是中风闭证。

【加减应用】①伴血压持续较高者加用牛膝15克，决明子15克；②伴有肾损害者加煅牡蛎45克，槐花30克；③伴有肺部感染者加黄芩15克，鱼腥草30克；伴有高热者加生地黄15克，玄参15克。

（9）镇肝益阴汤（《古今名医临证金鉴》）

【组成与用法】生石膏30克，生石决明30克，黛蛤粉30克，龙胆草9克，天竺黄9克，九节石菖蒲9克，旋覆花9克，代赭石9克，知母9克，黄柏9克，牛膝9克，川郁金9克，竹茹12克，滑石12克，磁石12克，安宫牛黄丸1粒（化入），羚羊角粉0.6克，犀角粉0.6克（无犀角以广角代）冲服。

【功效与主治】清热镇肝，豁痰开窍。突然倒仆，不省人事，牙关紧闭，两手握固，面赤气粗，痰涎壅盛，口眼歪斜，半身偏瘫，脉弦滑而数，或沉弦而缓。系阴虚肝热，热极风动，风起痰壅，气血上逆，肝风挟痰火上蒙清窍，内闭络道。

【加减应用】①如突然昏仆，脉沉弦而缓者，必然四肢不温，面色苍白，此气血郁闭之象，可先用苏合香丸以开之，或于方内去安宫牛黄丸，加入苏合香丸。如服后脉转滑数，面转红润，再去苏合香丸，改用安宫牛黄丸。②如牙关紧闭，可用乌梅1个，温水泡软，塞于腮内，牙关即开。③如湿痰盛者，加陈皮、半夏或竹沥水30克（兑入），猴枣0.6克（冲服）。④如脉弦有力，头晕甚者，石决明可用至60－90克，加白蒺藜10克，杭菊花10克。⑤面赤烦躁，脉数大有力，生石膏用至60－90克。⑥大便燥者，加元明粉、大黄、瓜蒌等，大便溏者，加黄连、芡实等。

⑦舌赤少苔为阴液不足，加川石斛15克，北沙参15克，麦冬12克。⑧热势不重，脉弦滑而不数，去石膏、石决明，加生牡蛎、生龙骨各15克，珍珠母30克，生海蛤30克。⑨神志清醒后，去安宫牛黄丸、犀角，加桑寄生30克，威灵仙10克，鸡血藤30克，地龙10克，生穿山甲10克，全蝎3克，以及大活络丹等，活血通络以治偏瘫。

4. 瘀阻脑络证

主症：半身不遂，头胀痛，肢麻或口眼歪斜，语言不利，甚则神昏，舌紫，脉涩。

治法：活血化瘀通络。

（1）桃仁参芪地黄汤加减（浙江中医药杂志，2002年第7期）

【组成与用法】桃仁10克　红花6克　西洋参20克　生黄芪20克　熟地黄10克　山药20克　山萸肉10克　茯苓20克。用法：水煎服，每日1剂，2次/日。

【功效与主治】养血通络醒神。

【加减应用】无。

（2）中风醒神散（现代医药卫生，2012年第9期）

【组成与用法】水牛角30克　麝香0.1克　黄芩10克　生大黄10克　浙贝母10克　水蛭6克　丹参15克　郁金10克。制成散剂。每次10克，水冲服，每日3次。

【功效与主治】治法以醒脑开窍。

【加减应用】无。

（3）化瘀醒脑汤（河南中医，2002年第1期）

【组成与用法】桃仁10克　赤芍12克　藏红花3克　川芎12克　酒大黄12克　厚朴12克　枳实12克　芒硝6克（冲服）　石菖蒲10克　牡丹皮12克　三七粉3克（冲服）　麝香0.5克（冲服）。（鼻饲注入每次100～150ml，每日2次）

【功效与主治】醒脑开窍，逐瘀泄热，祛瘀醒神。

【加减应用】①若烦躁不安，头痛剧烈，加生磁石、水蛭、虻虫、琥珀末（冲服）；②若醒后眩晕如坐舟船者，合苓桂术甘汤；若肢体功能障碍，加穿山甲、土鳖虫、地龙、络石藤。

（4）化痰通络汤加减（广州中医药大学，2009年第15期）

【组成与用法】黄芪30克　葛根30克　天麻20克　玳瑁20克　茯苓30克　当归20克　赤芍30克　三七粉（冲）3克　石菖蒲20克　远志10克　川牛膝6克　升麻3克　地龙20克。2剂，每日1剂，以猪蹄煮汤，去上沫，猪蹄汤与水合煎药物，每次250mL，胃管导入。同时配合安宫牛黄丸，早晚各半丸。

【功效与主治】益气豁痰化瘀，解毒醒脑开窍。

【加减应用】无。

5. 气阴两虚证

主症：猝然昏仆不语，口开，眼合，手撒，鼾声，遗尿，或四肢清冷，汗出如油，或面赤如状，脉浮大无根，或沉细欲绝。

治法：益气养阴固脱。

（1）固脱保元汤（《古今名医临证金鉴》）

【组成与用法】黄芪30克　党参30克　熟地黄30克　山茱萸18～30克　桂圆肉18－30克　山药30克　枸杞子15克　茯神12克　酸枣仁12克　白术10克　生龙骨12～30克　生牡蛎12－30克　甘草3克。用法：水煎服，每日1剂，2次/日。

【功效与主治】口开为心绝；鼾声为肺厥；眼合为肝厥；手撒为脾厥；遗尿为肾厥；汗出如油四肢清冷为阳厥；面赤如状为阴厥；脉浮大无根为阳气外越，脉沉细欲绝为阴阳俱竭。凡五绝俱全者，死不治，如再加汗出如油，四肢清冷，危在顷刻。对五绝中仅出现肝、脾、肾三绝者，常用固脱保元汤，以补气固脱。

【加减应用】①如天柱骨倒，症见头不能直竖，加鹿茸0.6克（分冲），或用参茸卫生丸1粒（分2次服）②大便燥加肉苁蓉30克。③药后病情好转，神志仍朦胧时加十香丹（旧名十香返魂丹）1粒（分2－3次服）

（2）救阴补液合剂（山东中医杂志，2003年第4期）

【组成与用法】人参10～30克　麦冬15克　五味子15克　生地黄20克　熟地黄20克　龟板15克　黄芪30克　生龙骨30克　生牡蛎30克　山茱萸15克　沙参30克　天花粉20克　石菖蒲15克　石斛15克。脱证以益气回阳、救阴固脱为主，参附注射液50～100ml静脉点滴，每日1次，口服救阴补液合剂以益气养阴回阳。

【功效与主治】中风（中脏腑）脱证。突然昏倒，不省人事，目合口张，鼻鼾息微，手撒肢冷，汗多，大小便宜遗，肢体瘫软，舌萎，脉微欲绝。

【加减应用】无。

第十三节　中枢性体温调节障碍

卒中后并发中枢性高热是继发于各种严重脑血管意外及颅内手术后全身产热与散热失衡的一种病理状态，其发生原因是下丘脑的前外侧区（尤其是视前区）及后外侧区体温调节中枢平衡的失调，导致其体温调节功能障碍，其发热特点是体温可在发病初期48h内骤然升高至39℃以上，持续不降呈稽留热，但无寒战，四肢温度早期常不高，头部及躯干部温度极高，皮肤干燥、无汗，抗生素治疗无效。

中医认为中枢性发热属于中风或头部内伤的并发症，可从内伤发热论治。因本类患者头部突受暴力或中风后，气血经脉不通，致气机壅闭，瘀停清窍，痰热上蒙，热伤阴津致无水行舟，神明主五脏六腑功能失调，故常伴有神昏谵语、躁扰不宁、颜面潮红、呼吸气粗、喉中痰鸣、痰涎壅盛、失语、肢体活动不灵、大便秘结、舌红苔黄腻、脉弦滑数等症，以痰热、瘀血等实邪阻滞中焦脾胃气机，迅速演变成腑实燥结之证为病机关键。

诊断要点

①突然高热，体温可直线上升，达40℃～41℃，持续高热数小时至数天直至死亡；或体温突然下降至正常。

②躯干温度高，肢体温度次之，双侧温度可不对称，相差超过0.5℃。

③虽然高热，但中毒症状不明显，不伴发抖。

④无颜面及躯体皮肤潮红等反应，相反可表现为全身皮肤干燥、发汗减少、四肢发凉。

⑤一般不伴有随体温升高而出现的脉搏和呼吸增快。

⑥无感染证据，一般不伴有白细胞增高，或总数虽高，分类无变化。

⑦因体温整合功能障碍，故体温易随外界温度变化而波动。

⑧高热时用抗生素及解热剂（如乙酰水杨酸等）一般无效，这是因为体温调节中枢受损，解热药难以对其产生影响，所以不产生降温的临床效果。但用氯丙嗪及冷敷可有效。

通用良方

1. 安宫牛黄丸（中国社区医师，2003年第4期）

【组成与用法】由牛黄0.15克　麝香0.1克　水牛角10克　黄连3克　黄芩10克　山栀子10克。用法：一般1丸/次，1日2次，用2天。

【功效与主治】主治中风中脏腑，高热烦躁神昏，痰热蒙蔽清窍之证。

【加减应用】无。

2. 银苏冰液（河北中医，2011年第7期）

【组成与用法】金银花　紫苏叶　冰片粉　樟脑粉，按1：1：0.1：0.1比例称量。先将金银花、紫苏叶2味药用YAJ201型煎药机加30倍水煎煮过滤，使所得药液100mL含原生药2克，再按100mL加入冰片粉0.05克　樟脑粉0.05克比例加人，混匀后分装塑料药袋中，每袋200mL，塑料压膜封口备用。治疗前药液加温至40～45℃左右，方法同酒精浴物理降温，从一侧颈部开始一上肢一手一另一侧，然后至背部，下肢一侧至另一侧。在腋窝、腹股沟和腘窝处停留时间稍长，整个过程不超过20min，每日3～4次，也可在体温骤升时临时使用。

【功效与主治】脑卒中引发的中枢性高热，多为阳明热盛或邪热闭窍，或为热陷心包之证，为里实热证。

【加减应用】无。

3. 至宝丹（《温病条辨》）

【组成与用法】生乌犀（水牛角代）　生玳瑁　琥珀　朱砂　雄黄各30克　牛黄　龙脑　麝香各0.3克　安息香（酒浸，重汤煮令化，滤过滓，净）45克　金银箔各五十片。上丸如皂角子大，人参汤下一丸，小儿量减。现代用法：水牛角、玳瑁、安息香、琥珀分别粉碎成细粉；朱砂、雄黄分别水飞成极细粉；将牛黄、麝香、冰片研细，与上述粉末配研、过筛、混匀。加适量炼蜜制成大蜜丸，每丸重3克。口服，每次1丸，每日1次，小儿减量。本方改为散剂，用水牛角浓缩粉，不用金银箔，名“局方至宝散”。

【功效与主治】中风所至痰热内闭心包证。神昏谵语，身热烦躁，痰盛气粗，舌绛苔黄垢腻，脉滑数。

【加减应用】无。

4. 桃红四物汤合犀角地黄汤加减（光明中医，2012年第10期）

【组成与用法】桃仁15克　红花10克　生地黄20克　赤芍15克　当归10克　川芎10克　水牛角丝60克　牡丹皮10克　生石膏60克　知母15克　石菖蒲10克　莲子心10克　远志6克　生栀子15克　生甘草6克　粳米40克　2日一剂。

【功效与主治】治以活血化瘀，凉血泻火除烦。

【加减应用】无。

辨证良方

中枢性高热的临床表现常常伴有意识障碍，中医辨证为温热邪毒蒙蔽心窍，治应清热解毒、开窍醒神。可采用醒脑静注射液清热开窍配合物理降温，治疗急性脑血管病并发中枢性高热，临床研究发现，该方案可有效缩短退热时间，增强退热效果，而且降温作用稳定，可促进意识水平的恢复，不易反复，值得临床推广。另一种清开灵注射液配合物理降温，治疗急性脑血管病并发中枢性高热效果显著。辨证属痰火内伏蕴郁发热者，可用清热化痰解毒法治疗。如痰热清注射液治疗中枢性发热，退热效果明显。

1. 邪热闭窍证

主症：中风病－中脏腑之闭证，根据患者表现为高热而无恶寒、神昏而无汗、面红目赤、口气秽臭、大便秘结、鼻鼾痰鸣，舌红、苔黄、脉数。

治法：清热开窍。

（1）清热解毒开窍方（中医研究，2006年第1期）

【组成与用法】升麻30克　黄连10克　金银花20克　山栀子12克　水牛角30克　黄芩12克　板蓝根30克等。水牛角加水500mL先煎，余药后下，煎沸至200mL左右去渣放置，继加水500mL煎煮沸至200mL去渣并入前液，分作4次鼻饲，每次100mL。

【功效与主治】治以清热解毒，醒脑开窍。

【加减应用】①缺血性脑血管病，加水蛭、桃仁、红花、川芎、赤芍；②出血性脑血管病，加三七、白及、石菖蒲；超过窗口期（>24h），酌加桃仁、红花。③同时物理降温（头颈、腋窝腹股沟等大动脉处放置冰袋）。

（2）羚羊角汤加减（中国中医药，2011年第1期）

【组成与用法】羚羊角3克（冲服，每次1克）　菊花10克　蝉蜕5克　生地黄15克　牡丹皮15克　石膏30克　黄芩10克　大黄5克　石菖蒲10克　远志10克　甘草5克。每剂用水煎取汁300ml，每隔8h分3次鼻饲，每次100ml，连服2剂。

【功效与主治】中风病，中脏腑之闭证，根据患者表现为高热而无恶寒，神昏而无汗，面红目赤，口气秽臭，大便秘结，鼻鼾痰鸣，舌红苔黄腻，脉数等特点，可辨证为痰火闭窍之候。凑清热息风，化痰开窍之功。

【加减应用】无。

（3）清热开窍汤（《救治急危重症验案举隅》）

【组成与用法】葶苈子30克　炒紫苏子20克　茯苓30克　当归20克　赤芍30克　桃仁10克　鱼腥草30克　石膏（先煎）30克　黄芩10克　地骨皮30克　炙桑白皮30克　甘草10克　西洋参30克　升麻10克　橘络20克　桔梗10克　远志10克。2剂，每日1剂，水煎服250mL，每日2次。

【功效与主治】患者神昏，高热，痛苦面容，反应迟钝，呼吸困难，咯血性痰，大便未行，尿少，舌质干红，少津，脉弦数。辨为肺热炽盛，脉络瘀阻，气阴耗损证。治以清热化痰，活血通络，益气固脱。

【加减应用】无。

（4）清热开窍散（铁道医学，1986年第3期）

【组成与用法】双花20克　连翘10克　生石膏45克　莲子心9克　寒水石15克　丹皮10克　天竺黄10克　元参15克　竹茹10克　石菖蒲6克　钩藤20克　车前子　车前草各15克　丹参20克，二付，局方至宝丹1丸，一日服完。

【功效与主治】高热头痛，恶心呕吐，口噤不开，抽搐时神昏，左半身瘫，尿闭，苔白，舌质红绛，脉滑数。属热扰心神，痰浊蔽窍，拟方清热开窍。开窍是救急治标，汤药散热祛邪，澄源治本。

【加减应用】无。

（5）清热醒神化痰汤（中国中医药信息杂志，2014年第7期）

【组成与用法】葶苈子20克　全瓜蒌30克　石菖蒲10克　胆南星10克　桔梗10克　石膏30克　西洋参20克　连翘30克　黄芩20克　鱼腥草30克　苦杏仁10克　炙桑白皮30克　竹茹10克　甘草10克　黄芪30克　龙葵15克　桃仁10克。3剂，每日1剂，水煎，分2次服。

【功效与主治】热毒壅肺，痰瘀闭窍。治以清泻化痰、醒神开窍。临床症见：患者寒战，高热，汗出不畅，呼吸急促，咳嗽，痰多色稠，不易咳出，腹胀如鼓，面目及下肢轻度水肿，目赤，口干，舌质淡红，苔白腻，扪之无津，脉浮数。

【加减应用】无。

（6）醒脑开窍方（浙江中医药大学学报，2014年第2期）

【组成与用法】由栀子、冰片、郁金、麝香等，其中栀子能够清热解毒、行气凉血，冰片具有清热解毒、醒脑开窍的功效，郁金能够行气活血、化痰开窍，麝香能够活血散瘀。水煎服，每日1剂。

【功效与主治】清热解毒，镇惊止痛，安神定志，行气凉血，开窍醒脑。治疗脑卒中后高热神昏。

【加减应用】无。

2. 阳明气分热盛证

主症：高热神昏，偏瘫，失语，躁狂，身热灼手，痰壅气粗，舌强短缩，舌质红绛，苔黄燥，脉弦滑数。

治法：清热除烦、泻火通腑。

(1) 白虎汤（《伤寒杂病论》）

【组成与用法】生石膏（先煎）30克　知母10克　甘草5克　粳米10克　大黄5克　石菖蒲10克　远志5克。每剂水煎取汁300mL，每隔8h鼻饲100mL，连用2剂。治以清热除烦、泻火通腑、化痰开窍。

【功效与主治】中风病阳明气分热盛证者，表现为高热，神昏，面红目赤，口气秽臭，大便秘结，鼻鼾痰鸣，舌红，苔黄，脉数洪大等特点。与仲景白虎汤方证相符。

【加减应用】①自汗者用白虎加人参汤，加西洋参10克，生龙骨30克，生牡蛎30克，口服或鼻饲给药；②身热、多汗、口渴、或咳嗽，痰涎胶着难去，咽喉枯燥不适或干呕，心烦，舌红少苔，舌面干燥无津，脉虚数以竹叶石膏汤加味。③腹胀便闭、触之有燥屎结于腹中，神志昏迷者，按中脏腑阳闭痰热腑实证论治，用大承气汤加味治之药用：大黄45克，芒硝15克，厚朴12克，枳壳15克，莱菔子30克，槟榔12克，大腹皮10克，沉香8克，大黄、芒硝、沉香另包后下；④胃中燥、大便干（或初硬后溏）、小便数、谵语、潮热或无潮热，大承气汤证燥屎不甚坚硬，微烦而稍缓，脐腹胀满，按之有弹力，舌苔厚腻，脉滑实者，方选小承气汤；⑤体格壮实，面红唇厚，心烦，谵语，发热者，大承气汤证而痞满不甚，不当峻下，并防泄下伤正者。燥热便秘较久，胃气不和，有时心烦、胸痛，大便反溏者，方选调味承气汤加减。

(2) 清泻活血汤（中医学报，2013年第12期）

【组成与用法】龙胆草6克　黄芩12克　山栀子12克　生大黄6克后下　枳实12克　钩藤30克　珍珠母30克　石决明15克　丹参15克　竹茹15克　天竺黄10克　石菖蒲15克　郁金15克　麦冬15克　石斛15克。每日1剂，共煎成200ml的袋装药液，每日2次，每次1袋，温服，昏迷患者给予鼻饲。

【功效与主治】中风，中脏腑疾病，由于风阳痰火蒙闭清窍，气虚逆乱，上冲于脑，络损血溢，瘀阻脑络，而出现猝然昏倒、不省人事、牙关紧闭、口噤不开、两手握固、肢体拘急等症。因痰火瘀热引起的中风属于“中风－中脏腑－闭证－阳闭”的范畴，治宜息风清火、豁痰开窍。

【加减应用】无。

(3) 清宫汤(《温病条辨》)

【组成与用法】水牛角30克(先煎) 连翘30克 玄参15克 竹叶9克 莲子心9克 生石膏30克 赤芍15克 黄连6克 胆南星12克 全蝎6克。水煎药液300ml，分两次鼻饲给药。安宫牛黄丸1粒研碎鼻饲，每日两丸。配安宫牛黄丸1粒研碎，日2次随药汁鼻饲。

【功效与主治】高热神昏，偏瘫，失语，躁狂，身热灼手，痰壅气粗，舌强短缩，舌质红绛，苔黄燥，脉弦滑数。分析治疗：热邪炽盛，内陷心包，痰瘀阻络。治则宜清心开窍，佐以通络。

【加减应用】①抽风者加羚羊角(粉)3克(冲)、钩藤30克(后入)；②大便燥结加大黄12克(后入)、芒硝15克(冲)。

(4) 泄热汤加减(中医临床研究，2013年第6期)

【组成与用法】大黄30克 芒硝20克 冰片1克 黄芩10克 黄连10克 黄柏20克 山栀子30克 金银花30克 连翘30克 知母20克 麦冬30克 甘草20克。水煎服，每日1剂，2次/日。

【功效与主治】治以滋阴潜阳，清热息风，活血化痰，醒脑开窍之法。

【加减应用】无。

(5) 黄连解毒汤(《外台秘要》)

【组成与用法】黄连6克 黄芩10克 黄柏10克 山栀子10克，切，以水六升，煮取两升，分二服。现代用法：水煎煮。

【功效与主治】三焦火毒证。大热烦躁，口燥咽干，错语不眠；或热病吐血、衄血；或热甚发斑，或身热下利，或湿热黄疸；或外科痈疡疔毒。小便黄赤，舌红苔黄，脉数有力。

【加减应用】无。

(6) 牛黄清热散(铁道医学，1986年第3期)

【组成与用法】生石膏60克 知母10克 生地黄10克 玄参15克 丹皮10克 双花20克 连翘20克 莲心6克 大青叶25克 落仁15克 杏仁10克 荷叶1张 六一散15克。

【功效与主治】神志朦胧，高热夜间尤甚，头痛汗出热不解。口干喜冷饮，但饮不多，恶心，大便几日未解。苔厚色黑，舌质红，脉弦滑数。属温热挟湿，邪气入里，气营两燔。拟清气凉营，佐以化湿。

【加减应用】无。

(7) 热炎宁合剂方(内蒙古中医药，2014年第12期)

【组成与用法】蒲公英20克　虎杖12克　北败酱15克　半枝莲6克　蝉蜕6克　羚羊角10克。上药每日1剂，水煎200ml分早晚两次温服。

【功效与主治】清热解毒，通便泻火，利湿透毒。主治卒中后中枢性高热。

【加减应用】无。

3. 肝阳上亢证

主症：高热而无恶寒、神昏而无汗、面红目赤、口气秽臭、大便秘结、舌红苔黄燥、脉实或弦滑而不数。

治法：平肝潜阳，清热滋阴。

(1) 醒脑退热汤（河北中医，2012年第6期）

【组成与用法】羚羊角粉（冲服）3克　钩藤15克　茯神20克　菊花15克　桑叶15克　生甘草10克　竹茹12克　白芍药12克　生地黄20克　石菖蒲15克　山栀子10克　黄芩10克。每日1剂，水煎取汁300mL，分早、晚2次口服，昏迷者予以鼻饲灌胃。连续2天。

【功效与主治】治宜平肝潜阳，清热滋阴。

【加减应用】①热势较高者，加柴胡、鳖甲以疏肝解郁退热，滋阴潜阳；②痰多者，加浙贝母、瓜蒌、竹沥以清热化痰；③口干阴虚较甚者，加玄参、龟板、天门冬以清热解毒，滋阴潜阳；④神志不清者，加郁金、远志以清心醒神；⑤烦躁不安者，加莲子心、黄连以清心火，安心神。

(2) 羚角钩藤汤加大黄（实用中医药杂志，2006年第8期）

【组成与用法】羚羊角粉4.5克　大黄20克　钩藤15克　竹茹15克　白芍15克　桑叶12克　生地黄12克　菊花9克　甘草6克　川贝母6克。除羚羊角、大黄外诸药加水400ml，冷水浸泡30min后，文火煎煮15min，再下大黄煎煮15min，取汁300m，1分3次鼻饲，每次100m，同时每次鼻饲羚羊角粉1.5克。

【功效与主治】治以凉肝息风，增液舒筋。

【加减应用】无。

4. 痰热腑实证

主症：高烧、神昏呆滞，偏瘫，咳嗽吐黄痰，喘促不宁，鼻扇口渴，大便秘结，舌质红，苔黄腻，脉滑数。

治法：通腑泄热法。

(1) 犀角地黄汤加减（中国社区医师，2003年第4期）

【组成与用法】水牛角60克（先下）　羚羊角1克（冲）　生石膏60克　生地黄60克　牡丹皮30克　赤芍30克　生大黄9克　银花30克　败酱草30克　野菊花30克　紫花地丁30克。2剂，水煎服，每剂煎至300ml，连服2剂。给予安宫牛黄丸1丸，2次/日，温开水化开后胃管注入。

【功效与主治】治以凉营凉血，通腑清热解毒。

【加减应用】无。

（2）大承气汤加减（《伤寒论》）

【组成与用法】大黄30克（后下）　芒硝30克（冲服）　枳实20克　厚朴20克。上药加水400mL煎至200mL，去渣取汁，温度控制在39－41℃倒入一次性灌肠袋内，挂在输液架上，液面距肛门约30－40cm，肛管轻轻插入肛门约10－15cm，将药液缓慢注入（60－80滴/min）尽量保留药液1h以上，每日2次，两组疗程均为2周。

【功效与主治】大承气汤方出自《伤寒论》为寒下的代表方剂。主治阳明腑实证，热结旁流证，里实热证之热厥、痉病或发狂等。病机重点邪传阳明之腑，入里化热，与肠中燥屎相结而成为里实热证。

【加减应用】①肝阳暴亢者加牡丹皮15克，生龙骨25克，枸杞子25克，菊花30克，平肝潜阳；②痰浊者可加莱菔子25克行气化痰；③气滞血瘀夹痰者可加石菖蒲25克，郁金15克凉血散瘀、行气豁痰。

（3）清宣导滞汤（中医杂志，2007年第6期）

【组成与用法】青蒿15～30克　柴胡6～9克　荆芥9克　白薇30克　黄连3～6克　大青叶15～30克　桑叶10克　天花粉9～15克　赤芍6～9克　槟榔6～9克　石膏15～60克　山楂9～15克　神曲9～15克等。

【功效与主治】治以清热解毒，透邪导滞之功。主治中风后高热患者。

【加减应用】①夹湿者黄连加至10克，另加川木通10克、滑石15～30克；②引动肝风者加羚羊角15克、钩藤15～30克、蝉蜕9～15克；③热入营分者加牡丹皮10克、玄参10克、生地黄10克、麦冬10克。同时服用紫雪（北京同仁堂生产，3克/支），每日1次，均共用3天。

5. 气阴两虚证

主症：身热，口不渴或渴，心烦，夜寐不安，时有谵语，甚至抽搐神昏，目喜闭或喜开，肉色绛，舌绛，脉大或虚。

治法：益气养阴法。

（1）白虎加人参汤（中医研究，1999年第5期）

【组成与用法】生石膏150克（研细先煎）　粳米50克（先煎）　知母15克　人参10克　甘草10克。用法：1剂/日，水煎3次取药液450ml，分早中晚3次服，意识障碍者鼻饲。

【功效与主治】治以清热泻火，益气生津。

【加减应用】无。

（2）清营汤（《温病条辨》）

【组成与用法】犀角（水牛角代替）30克　生地黄15克　玄参9克　竹叶心3克　麦冬9克　丹参6克　黄连5克　银花9克　连翘6克。上药，水八杯，煮取三杯，日三服。现代用法：作汤剂，水牛角镑片先煎，后下余药。

【功效与主治】卒中后高热，治以清营养阴，透热转气，清心安神以及活血化瘀。临床症见：身热，口不渴或渴，心烦，夜寐不安，时有谵语，甚至抽搐神昏，目喜闭或喜开，肉色绛，舌绛，脉大或虚。

【加减应用】无。

（3）生脉散加味（《温病条辨》）

【组成与用法】人参12克（另炖） 麦冬30克 五味子12克 黄芪30克 山茱萸肉30克 附子12克（先煎）。水煎药液300ml，鼻饲给药。

【功效与主治】热邪内陷，正虚外脱（高热转虚脱症）主要表现：神昏，躁动，四肢厥逆，大汗淋漓，呼吸急促或呃逆，舌光红少苔，脉微细欲绝。分析治疗：热邪内陷，耗伤气津，气阴两虚，元气外脱。治宜益气养阴固脱。

【加减应用】无。

（4）补中益气汤（《内外伤辨惑论》）

【组成与用法】人参（或党参） 当归 柴胡各10克 黄芪45克 白术15克 陈皮 升麻 炙甘草各5克。水煎服，每日1剂，早晚分服。

【功效与主治】健脾益气，甘温除热。主治卒中患者中枢性发热患者，发热多为反复发作，时发时止，热势不高，遇劳则发或加重。多症见脏腑虚衰的表现，如短气神疲，肢倦嗜睡，大便溏，自汗，易感冒，舌淡、苔薄，脉细弱。

【加减应用】①若患者合并痰多、色白、乏力、纳差、便溏、舌淡红、苔白腻、脉弦滑等，可选用参苓白术散加减；②若患者合并营卫不和表现者，症见时冷时热，汗出恶风，可酌加防风、桂枝、白芍；③若合并恶寒，四肢发凉者加炮姜、附子益气温阳；④气虚痰浊蕴肺，咳嗽痰多者加桔梗、浙贝母化痰止咳。

（5）养阴清热汤（辽宁中医杂志，2006年第2期）

【组成与用法】西洋参15克 生石膏（砸碎）200克 柴胡20克 青蒿25克 生地黄 麦冬 玄参 沙参各20克 黄芩15克 鱼腥草50克 金银花30克 桑白皮 桔梗 甘草各5克。水煎，每日1剂，早晚温服。

【功效与主治】气阴两虚，邪热炽盛。故治以清热泻火，益气养阴润肺。

【加减应用】①若痰多加用枇杷叶、川贝、百合、马兜铃各15克。②若后期热退，去生石膏。

第十四节 中枢性呼吸困难

人的呼吸通常是无意识的，平静时呼吸每分钟16—20次，与心脏搏动次数的比例为1∶4，大多呈胸腹式。呼吸困难是呼吸功能不全的一个重要症状，是患者主观上有空气不足或呼吸费力的感觉；而客观上表现为呼吸频率、深度、和节律的改变。患者主观上感觉空气不足，呼吸费力，客观上患者有力呼吸，呼吸肌和辅助呼吸肌均参与呼吸运动，通气增加，呼吸频率、深度与节律都发生改变。中枢性呼吸困难是由于重症脑部疾病如脑炎、脑血管意外、脑肿瘤等直接累及呼吸中枢，出现异常的呼吸节律，导致呼吸困难；重症肌无力危象引起呼吸肌麻痹，导致严重的呼吸困难；由于呼吸中枢功能异常、呼吸肌功能异常引起的海平面静息状态下平静呼吸 $PaO_2<60mmHg$，见于脑干大面积梗死、乙型脑炎、格林巴利综合征等。人的呼吸由位于脑干、延髓网状结构的呼吸中枢自动性节律管理。而位于延髓、脑干上方的脑部也给予影响着体内外环境变化而调节呼吸。如把呼吸自律中枢与上位呼吸调节中枢统称为呼吸中枢，则神经反射性、血液化学性、脑内循环改变、肺瘀血等因素均可影响呼吸中枢，从而引起呼吸异常或呼吸困难。所谓中枢性呼吸困难是指由于中枢神经系统的疾患（脑炎、脑肿瘤、脑卒中等）或影响中枢神经系统的疾病（尿毒症、代谢性异常等）产生的呼吸困难。中风可直接损伤脑干的呼吸中枢、破坏呼吸下行传导通路和（或）继发肺部疾病而导致呼吸异常，表现为呼吸频率、节律和通气量的改变而发生缺氧伴（或不伴）二氧化碳（CO_2）潴留，严重者可出现呼吸衰竭。

中枢性呼吸困难属于中医"喘证"、"肺胀"、"肺萎"、"喘脱"等范畴。中医学认为是先天禀赋不足，外感温热病毒，伤损，产后瘀血留滞，电击，溺水，烧伤，烫伤，疮毒内攻及水湿犯肺等导致肺气郁闭，宣降失常所致，邪热壅肺，则肺气郁闭，宣降失常；热传阳明，则热结胃肠。腑气不通，浊气上逆；热入营阴，则肾阴受伤，元气耗损．肾不纳气，呼多吸少。伤损、产后，瘀血停滞，均阻遏气机，以致肺气升降失常；烧烫伤，疮毒内攻，致邪热壅肺，水湿犯肺，肺气失于宣发与肃降，亦虚喘促。

诊断要点

1. 中枢神经系统的疾患（脑炎、脑肿瘤、脑卒中等），或影响中枢神经系统的疾病（尿毒症、代谢性异常等）等原发病。

2. 临床表现

（1）缺氧。患者的呼吸频率进行性地异常增快，气喘、气促、端坐呼吸，伴或不伴呼吸困难，如张口呼吸、叹息、"三凹征"，甚至呼吸停止。大部分缺氧均可表现不同程度的紫绀。

（2）中枢神经系统功能紊乱。初期表现为兴奋、判断力下降、精细功能失调，以后则由兴奋转为抑制，反应迟钝、表情淡漠、嗜睡，甚至意识丧失，出现昏迷、惊厥等，最后因呼吸、循环中枢的麻痹而死亡。

（3）缺氧引起和加重脑水肿，使颅内压增高，严重时可导致脑疝。

（4）CO_2 潴留。对循环系统最突出的影响是血管扩张，影响周围皮肤血管、脑血管等，患者可能出现球结膜水肿、面部潮红，头痛、头昏，严重时血压下降。当

$PaCO_2$ 在 60～80mmHg 时，呼吸中枢兴奋，呼吸加深加快；当 $PaCO_2$ 超过 80mmHg 时，呼吸中枢反而受抑制。急性 CO_2 潴留可引起 CO_2 麻醉，即脑功能障碍或意识障碍。而慢性 CO_2 潴留，一般要发展到相当程度才引起意识障碍。

3. 不同类型中枢性呼吸困难的临床表现

（1）潮式呼吸（CSB）：周期性中枢性呼吸停止或低通气与过度通气交替出现，并呈渐强渐弱模式，至少占整个睡眠时间的 10%。

（2）中枢神经源性过度通气：为快速（2530 次/min）节律规整的呼吸，常伴碱中毒，不伴肺和呼吸道疾病。

（3）长吸式呼吸：表现为吸气延长、增强，与呼吸暂停交替。

（4）丛集性呼吸：连续 45 次不规则呼吸后，出现呼吸暂停。

（5）失调性呼吸：完全不规则的呼吸，频率和潮气量不断改变并与周期性呼吸暂停交替。

（6）呃逆：指包括膈肌和肋间肌在内的短促有力的爆发性吸气活动，而呼气肌受到抑制，几乎在膈肌收缩的同时声门关闭，通气效率大大降低。

（7）阻塞性睡眠呼吸暂停（OSA）：上呼吸道存在解剖上的狭窄，但在清醒时大脑皮质可代偿性发出冲动，使咽部扩张肌的张力增强，以维持气道通畅，而在睡眠时大脑皮质的代偿作用消失，发生呼吸暂停。在快动眼睡眠时相的Ⅰ、Ⅱ期，由于睡眠较浅，因呼吸暂停容易发生觉醒，觉醒后呼吸驱动与 CO_2 反应性又恢复正常，此时过高的 $PaCO_2$ 刺激呼吸中枢，过度呼吸，造成低 CO_2 血症，再度进入睡眠时，抑制呼吸，发生中枢性呼吸暂停（CSA）。

（8）On～dine 综合征：植物性呼吸中枢调节机制紊乱，是中枢性化学感受器对 CO_2 敏感性降低，使呼吸自主功能减弱，终因 CO_2 麻醉导致睡眠状态下高碳酸血症和低氧血症，出现相应的临床表现，故又称中枢性肺换气不足。Ondine 综合征的真正病因未明，而由于中枢神经系统手术、外伤、感染、特别是脑干病变等引起者，称为继发性 Ondine 综合征

通用良方

临床上本病一般多表现为虚实夹杂，本虚标实。多表现为瘀血阻滞，水湿犯肺，虚则为肺肾气虚，临证时应当急则治其标，以开窍醒神，平喘固脱为主。

1. *脑衄化瘀汤*（浙江中医杂志，1992 年 05 期）

【组成与用法】生黄芪 50 克　海藻　仙鹤草　生地黄各 30 克　地龙　泽泻各 20 克　赤芍　当归　川芎各 10 克　土鳖虫　三七　甘草各 5 克。用法：水煎服，每日 1 剂，2 次/日。

【功效与主治】活血化瘀通络。主治中风并发中枢性呼吸困难。

【加减应用】血压高加决明子、生龙骨、生牡蛎；神昏窍闭加石菖蒲、天竺黄；舌强言謇加胆南星；舌红少苔或无苔者加枸杞子、山茱萸肉；舌紫甚加桃仁、红花；

腑实加大黄；舌苔厚腻加草果。

2. 开窍导痰方（陕西中医，1988 年第 9 期）

【组成与用法】石菖蒲 6 ~ 8 克　炙远志 6 ~ 8 克　郁金 10 ~ 12 克　天竺黄 10 ~ 12 克　法半夏 10 ~ 12 克　茯苓 10 ~ 20 克　制胆南星 10 ~ 30 克　泽泻 10 ~ 30 克　生石决明 20 ~ 30 克　怀牛膝 10 ~ 15 克。用法：水煎服，每日 1 剂，2 次/日。

【功效与主治】化痰开窍。主治中风并发中枢性呼吸困难。

【加减应用】脑出血严重者加参三七、花蕊石、犀角；抽搐加全蝎、钩藤；血压高者加生牡蛎、夏枯草；寒痰用生胆南星、生半夏；热痰用胆南星、鲜竹沥；大便秘结加生大黄、玄明粉或番泻叶。

3. 谢氏验方（《当代名医亲献秘验方》）

【组成与用法】西洋参 6 克　生赭石（捣）30 克　三七（冲）3 克　煅礞石（捣）20 克　菖蒲 15 克。用法：水煎服，每日 1 剂，2 次/日。

【功效与主治】豁痰开窍。主治中风并发中枢性呼吸困难。

【加减应用】无。

4. 中风醒脑合剂（吉林中医药，1986 年第 6 期）

【组成与用法】醒神露：郁金、石菖蒲各 5 克　蒸馏水按 1∶1 取蒸馏液，每瓶 10 毫升；醒神煮散：钩藤、桑寄生各 20 克人工牛黄 1.3 克　共研细末，每瓶 1.8 克。服法：先将煮散煎 15 分钟，兑入醒神露及散灌服。吞咽困难者，可鼻饲给药。每日 3 次。

【功效与主治】开窍醒神。主治中风并发中枢性呼吸困难。

【加减应用】中风高热者，加甘露退热散（金银花、生石膏、夏枯草各 20 克栀子 5 克，共为粗末，每包 15 克。与醒神散同煎服）；中风痰多者，用中风豁痰煎（胆星 6 克远志、橘红各 10 克，共为粗末，与醒神散同煎服）。

5. 治出血性中风验方（《中华民间秘方大全》）

【组成与用法】钩藤、珍珠母、石决明、牛膝各 30 克　天竺黄、石菖蒲各 15—30 克　郁金、陈皮、半夏、竹沥、菊花、甘草各 10 克。水煎服。

【功效与主治】开窍醒神。主治中风并发中枢性呼吸困难。

【加减应用】中风闭证危重者，用安宫牛黄丸；中风脱证者，用独参汤或生脉饮；有躁动者加龙胆草 15 克，龙骨、牡蛎各 30 克；抽搐者加全蝎、蜈蚣、莪术、三棱、乳香、没药各 10 克，桃仁 6 克；病情好转后，改用养血活血药当归、丹参、赤芍、益母草等。

6. 苏子降气汤《太平惠民和剂局方》

【组成与用法】紫苏子　半夏各 9 克　川当归 6 克　甘草（炙）6 克　前胡　厚朴各 6 克　肉桂 3 克。用法：水煎服，每日 1 剂，2 次/日。

【功效与主治】降气平喘，祛痰止咳。主治上实下虚，痰涎壅盛之喘咳。

【加减应用】中风闭证危重者，用安宫牛黄丸；中风脱证者，用独参汤或生脉饮；有躁动者加龙胆草15克，龙骨、牡蛎各30克；抽搐者加全蝎、蜈蚣、莪术、三棱、乳香、没药各10克，桃仁6克；病情好转后，改用养血活血药当归、丹参、赤芍、益母草等。

7. 定喘汤（《摄众生妙方》）

【组成与用法】白果9克　麻黄9克　苏子6克　甘草3克　款冬花9克　杏仁9克　桑白皮6克　黄芩6克　半夏9克。用法：水煎服，每日1剂，2次/日。

【功效与主治】宣肺降气，清热化痰。

【加减应用】中风闭证危重者，用安宫牛黄丸；中风脱证者，用独参汤或生脉饮；有躁动者加龙胆草15克，龙骨、牡蛎各30克；抽搐者加全蝎、蜈蚣、莪术、三棱、乳香、没药各10克，桃仁6克；病情好转后，改用养血活血药当归、丹参、赤芍、益母草等。

8. 加味承气汤（《救伤秘旨》）

【组成与用法】大黄6克　芒硝10克　枳实10克　厚朴10克　甘草6克　白芍10克　黄芩10克　葶苈子6克　桑白皮10克。用法：水煎服，每日1剂，2次/日。

【功效与主治】泻肺通腑。主治呼吸困难见腑实者。

【加减应用】若邪闭心包，用安宫牛黄丸加大黄末；阳明热甚者加服白虎汤；中风脱证者，用独参汤或生脉饮；有躁动者加龙胆草15克，龙骨、牡蛎各30克；抽搐者加全蝎、蜈蚣、莪术、三棱、乳香、没药各10克，桃仁6克；病情好转后，改用养血活血药当归、丹参、赤芍、益母草等。

9. 宣肺祛瘀汤（四川中医，2009年11期）

【组成与用法】杏仁10克　桂枝10克　葶苈子10克　赤芍10克　桑白皮10克　丹参10克　当归10克　郁金10克。用法：水煎服，每日1剂，2次/日。

【功效与主治】宣肺祛瘀。主治呼吸困难有瘀象者。

【加减应用】中风闭证危重者，用安宫牛黄丸；中风脱证者，用独参汤或生脉饮；有躁动者加龙胆草15克，龙骨、牡蛎各30克；抽搐者加全蝎、蜈蚣、莪术、三棱、乳香、没药各10克，桃仁6克；病情好转后，改用养血活血药当归、丹参、赤芍、益母草等。

10. 三拗汤合导痰汤（《中医内科学》）

【组成与用法】麻黄10克　苏子10克　紫苏叶10克，杏仁10克　陈皮10克　半夏10克　前胡10克　枳实10克　胆南星6克。用法：水煎服，每日1剂，2次/日。

【功效与主治】宣肺豁痰。主治呼吸困难风痰盛。

【加减应用】中风闭证危重者，用安宫牛黄丸；中风脱证者，用独参汤或生脉饮；有躁动者加龙胆草15克，龙骨、牡蛎各30克；抽搐者加全蝎、蜈蚣、莪术、三棱、乳香、没药各10克，桃仁6克；病情好转后，改用养血活血药当归、丹参、赤芍、益母草等。

辨证良方

1. 痰浊蒙窍

主症：中风后呼吸困难，神志呆痴，时昏时醒。咳逆喘促，痰涎壅盛，身热不扬，舌苔厚腻，脉濡数或滑数。

治法：豁痰开窍醒神。

（1）菖蒲郁金汤（《温病全书》）

【组成与用法】鲜石菖蒲12克　郁金12克　山栀子12克　连翘12克　牛蒡子12克　竹沥适量（冲服）　姜汁适量（冲服）　玉枢丹1粒（研冲）　滑石15克　淡竹叶10克　丹皮15克　菊花10克。用法：水煎服，每日1剂，2次/日。

【功效与主治】豁痰开窍。

【加减应用】深度昏迷加服苏合香丸或玉枢丹。

（2）涤痰汤合苏合香丸（《中医内科学》）

【组成与用法】半夏12克　茯苓15克　陈皮12克　胆南星10克　竹茹10克　党参15克　厚朴12克　三七粉5克（冲服）、牛膝10克　甘草6克。用法：水煎服，每日1剂，2次/日。同时以生姜汁化开苏合香丸1丸灌服或鼻饲。

【功效与主治】涤痰降浊温通开窍。

【加减应用】气虚症状明显者，加黄芪24克；阳虚突出，见面白自汗，四肢厥冷者，去半夏，加炮附子10克；肢体弛缓不用加桂枝10克，细辛3克。

（3）葶苈大枣泻肺汤（《金匮要略》）合真武汤（《伤寒论》）

【组成与用法】葶苈子10克　大枣10克　制附子10克　桂枝10克　茯苓10克　白术10克　白茅根10克　泽泻10克　桑白皮10克　生姜一片。用法：水煎服，每日1剂，2次/日。

【功效与主治】泻肺行水，温阳化饮。

【加减应用】口唇发绀明显者，加川芎、红花、桃仁；若有心悸怔忡，可加龙骨（先煎）、磁石（先煎）。

2. 瘀血阻肺证

主症：中风后呼吸困难，微咳或不咳，甚则可见低热，呼吸喘促，舌紫黯或有瘀斑，脉细涩。

治法：活血化瘀，宣肺平喘。

（1）血府逐瘀汤（《医林改错》）合椒目瓜蒌汤（《医醇剩义》）。

【组成与用法】当归10克　川芎9克　桃仁9克　红花9克　牛膝15克　枳壳9克　瓜蒌10克　椒目9克　桑白皮10克　葶苈子9克　陈皮10克　半夏9克　茯苓10克。用法：水煎服，每日1剂，2次/日。

【功效与主治】活血化瘀，宣肺平喘。

【加减应用】喘满腹胀便秘者，加大黄、厚朴；胸痛者，加香附、郁金、穿山甲；面色苍白，冷汗淋漓者，加附片、人参（另煎兑服）。

（2）活络消瘀汤（《千家妙方》）

【组成与用法】柴胡9克　枳壳12克　赤芍30克　白芍30克　丹参15克　当归9克　乳香3克　没药3克　石菖蒲9克　琥珀（冲）9克　生地黄18克　川芎9克　甘草3克　生蒲黄9克。用法：水煎服，每日1剂，2次/日。

【功效与主治】活血化瘀，通窍安神。中风入络，瘀阻血脉诸症。

【加减应用】神昏谵语加安宫牛黄丸或至宝丹。

（3）桃红四物汤加味（内蒙古中医药，1986年第4期）

【组成与用法】桃仁10克　红花12克　当归15克　赤芍15克　川芎10克　生地黄15克　丹参15克　三七粉6克（冲服）　生熟蒲黄各12克。用法：水煎服，每日1剂，2次/日。

【功效与主治】活血化痰通络。

【加减应用】颈强抽搐加葛根15克，钩藤15克，天麻10克；胁肋胀痛加香附10克，郁金12克；神昏加菖蒲15克，远志10克，郁金12克。

对症良方

1. 中风并发中枢性呼吸困难所致咳喘良方

（1）小青龙汤（《伤寒论》）

【组成与用法】麻黄9克　芍药9克　细辛6克　干姜6克　炙甘草6克　桂枝9克　法半夏9克　五味子6克。用法：水煎服，每日1剂，2次/日。

【功效与主治】解表散寒，温肺化饮。

【加减应用】中风闭证危重者，用安宫牛黄丸；中风脱证者，用独参汤或生脉饮；有躁动者加龙胆草15克，龙骨、牡蛎各30克；抽搐者加全蝎、蜈蚣、莪术、三棱、乳香、没药各10克，桃仁6克；病情好转后，改用养血活血药当归、丹参、赤芍、益母草等。

（2）麻黄杏仁甘草石膏汤（《伤寒论》）

【组成与用法】麻黄9克　杏仁9克　甘草炙6克　石膏18克。用法：水煎服，每日1剂，2次/日。

【功效与主治】辛凉宣泄，清肺平喘。主治外感风邪咳逆气急。

【加减应用】如肺热甚，见汗出而喘者，重用石膏；表邪偏重，见无汗而喘者，石膏量轻，再加荆芥、薄荷发散表邪；痰黄稠者，加瓜蒌、贝母清热化痰。

（3）大青龙汤（《伤寒论》）

【组成与用法】麻黄5克　杏仁10克　甘草3克　桂枝6克　生石膏30克　生姜5克　大枣3枚。用法：水煎服，每日1剂，2次/日。

【功效与主治】发汗解表，兼清郁热。主治外感风寒，兼有里热之咳喘。

【加减应用】无。

（4）定喘汤（《摄生众妙方》）

【组成与用法】白果9克 麻黄9克 苏子6克 甘草3克 款冬花9克 杏仁9克 桑白皮6克 黄芩6克 半夏9克。用法：水煎服，每日1剂，2次/日。

【功效与主治】宣肺降气，祛痰平喘。主治病证风寒外束，痰热内蕴之喘嗽。

【加减应用】神昏谵语加安宫牛黄丸或至宝丹。风寒外束，痰热内蕴之哮喘，无表证者，麻黄可减量；痰稠难出者，加瓜蒌、胆南星；肺热重者，加石膏、鱼腥草，食欲不振者加白芥子、莱菔子。

（5）白虎加人参汤合六一散加减（《中医内科学》）

【组成与用法】石膏30克 知母10克 人参5克 甘草3克 滑石10克 竹叶5克。用法：水煎服，每日1剂，2次/日。

【功效与主治】泄热益气生津。主治气津耗伤之咳喘。

【加减应用】若痰热壅盛，证见喘咳痰鸣，痰黄黏稠不利，胸高气憋者，主方中加天竺黄10克、竹沥水6克、白果10克、胆南星10克、葶苈子10克涤痰定喘。若口干舌绛，主方中加沙参10克、麦冬10克以养阴生津。若邪热内陷心神，出现昏迷者，主方中加石菖蒲10克、郁金10克以开窍醒神。若热动肝风，出现抽搐者，主方中加羚羊角1.5克、钩藤15克以息风止搐。

（6）三子养亲汤合二陈汤（江西中医药，2005年第3期）

【组成与用法】苏子10克 莱菔子15克 白芥子10克 陈皮10克 茯苓10克 半夏10克 苍术10克。用法：水煎服，每日1剂，2次/日。

【功效与主治】祛痰降气平喘。主治痰浊内壅。

【加减应用】若痰热壅盛，证见喘咳痰鸣，痰黄黏稠不利，胸高气憋者，主方中加天竺黄10克、竹沥水6克，若热动肝风，出现抽搐者，主方中加羚羊角1.5克、钩藤15克以息风止搐。

（7）桑白皮汤（《古今医统》）

【组成与用法】桑白皮10克 半夏10克 苏子10克 杏仁10克 贝母10克 黄芩10克 黄连6克 白果10克。用法：水煎服，每日1剂，2次/日。

【功效与主治】清火涤痰降气定喘。主治痰湿化热轻者。

【加减应用】神昏谵语加安宫牛黄丸或至宝丹。痰稠难出者，加瓜蒌、胆南星；肺热重者，加石膏、鱼腥草，食欲不振者加白芥子、莱菔子。

（8）葶苈大枣泻肺汤（《金匮要略》）

【组成与用法】葶苈子10克 胆南星10克 天竺黄10克 白果10克 瓜蒌15克 地龙10克 大黄10克 厚朴10克 黄芩10克 生石膏30克 金银花10克。用法：水煎服，每日1剂，2次/日。

【功效与主治】清火涤痰降气定喘。主治痰湿化热重者。

【加减应用】神昏谵语加安宫牛黄丸或至宝丹。

(9) 二陈汤合苓桂术甘汤(《中医内科学》)

【组成与用法】桂枝10克　附子5克　干姜10克　白术10克　茯苓10克　橘红10克　半夏10克。用法：水煎服，每日1剂，2次/日。

【功效与主治】温化寒痰，止咳定喘。

【加减应用】若痰热壅盛，证见喘咳痰鸣，痰黄黏稠不利，胸脘气懑者，主方中加天竺黄10克、竹沥水6克，若热动肝风，出现抽搐者，主方中加羚羊角1.5克、钩藤15克以息风止搐。

(10) 生脉散加味(《丹溪心法》)

【组成与用法】沙参15克　麦冬10克　五味子10克　川贝母10克　玉竹10克　生黄芪15克　知母10克　黄芩10克。用法：水煎服，每日1剂，2次/日。

【功效与主治】补肺益气，养阴定喘。主治肺气阴两虚咳喘证。

【加减应用】邪热内陷心神，出现昏迷者，主方中加石菖蒲10克、郁金10克以开窍醒神。若热动肝风，出现抽搐者，主方中加羚羊角1.5克、钩藤15克以息风止搐。

(11) 补中益气汤加减(《温病条辨》)

【组成与用法】太子参10克　茯苓10克　陈皮10克　升麻8克　半夏10克　川贝母10克　蛤蚧15克　黄芪15克　白术10克　柴胡各10克　五味子10克。用法：水煎服，每日1剂，2次/日。

【功效与主治】补肺健脾，益气定喘。主治肺脾两虚咳喘证。

【加减应用】邪热内陷心神，出现昏迷者，主方中加石菖蒲、郁金以开窍醒神。若热动肝风，出现抽搐者，主方中加羚羊角、钩藤以息风止搐。

(12) 金匮肾气丸加减(《医方简义》)

【组成与用法】干地黄10克　山药10克　山茱萸10克　茯苓10克　桂枝5克　附子4克　人参5克　蛤蚧15克　胡桃肉15克　五味子10克。用法：水煎服，每日1剂，2次/日。

【功效与主治】补肾纳气，肾阳虚咳喘证。

【加减应用】无。

(13) 七味都气丸加减(《中国药典》)

【组成与用法】干地黄10克　山茱萸15克　牡丹皮10克　女贞子10克　五味子15克　茯苓10克　山药10克　胡桃肉15克　冬虫夏草10克。用法：水煎服，每日1剂，2次/日。

【功效与主治】滋阴补肾，纳气定喘，肾阴虚喘证。

【加减应用】无。

2. 中风并发中枢性呼吸困难所致神昏谵语良方

（1）清宫汤（《温病条辨》

【组成与用法】犀角（水牛角代替）30克　生地黄15克　玄参9克　竹叶心3克　麦冬9克　丹参6克　黄连5克　金银花9克　连翘6克。用法：水煎服，每日1剂，2次/日。

【功效与主治】清心开窍。

【加减应用】若痰热盛者，加竹沥、石菖蒲、天竺黄、胆南星以清热化痰；烦躁甚、抽搐者，加服紫雪丹（《太平惠民和剂局方》）；肌肤斑疹，谵语者，加服安宫牛黄丸；神昏较深，加服至宝丹。

（3）大承气汤（《伤寒论》）

【组成与用法】大黄12克　厚朴24克　枳实12克　芒硝9克。用法：水煎服，每日1剂，2次/日。

【功效与主治】通腑泄热。主治腑实熏蒸，神昏谵语。

【加减应用】若阳明腑实兼邪闭心包者，改用牛黄承气汤（《温病条辨》）；见高热昏狂，烦渴大汗等气分证明显者，改用白虎承气汤（《通俗伤寒论》）；若兼见神倦少气，口舌干燥，脉虚者，加甘草、人参、当归、玄参、生地黄、麦冬以补气阴；若津枯便燥者，用增液承气汤（《温病条辨》）；若见神昏谵语，狂躁不安者，配用紫雪丹。

（4）菖蒲郁金汤（《温病全书》）

【组成与用法】石菖蒲15克　炒栀子15克　鲜竹叶15克　牡丹皮15克　郁金10克　连翘10克　灯芯草10克　木通6克　淡竹沥（冲）25克　紫金片（冲）3克。用法：水煎服，每日1剂，2次/日。

【功效与主治】清化湿浊，豁痰开窍。主治湿浊蒙窍神昏谵语。

【加减应用】若偏于热重者，可送服至宝丹；如湿浊较甚者，可加用苏合香丸；兼动风抽搐者，加服止痉散（验方）。

（5）黄连温胆汤（《千金要方》）送服安宫牛黄丸（《温病条辨》）

【组成与用法】黄连6克　竹茹12克　枳实6克　法半夏6克　橘红6克　甘草3克　生姜6克　茯苓10克。用法：水煎服，每日1剂，2次/日。

【功效与主治】清热化痰，开窍醒神。痰热扰心之神昏谵语。

【加减应用】方中可加车前子、白茅根、木通以加强清化湿热之力。

（6）通窍活血汤（《医林改错》）

【组成与用法】赤芍3克　川芎3克　桃仁9克（研泥）　红枣7个（去核）　红花9克　老葱3根（切碎）　鲜姜9克（切碎）　麝香0.15克（绢包）、用黄酒250毫升，将前七味煎至150毫升，去滓，将麝香入酒内，再煎二沸，临卧服。

【功效与主治】活血通窍。瘀血阻窍之神昏谵语。

【加减应用】本方可酌加石菖蒲、郁金以理气开窍，或加服紫雪丹或安宫牛黄丸。

(7) 冯氏全真一气汤（《冯氏锦囊》）

【组成与用法】熟地黄8钱（如大便不实，焙干用；如阴虚甚者，加倍用） 制麦冬（去心，恐寒胃气，拌炒米炒黄色，去米用）3钱（肺虚脾弱者少减之） 白术（炒深黄色，置地上1宿，出火气，不用土炒。如阴虚而脾不甚虚者，人乳拌透，晒干，炒黄）3钱（如脾虚甚者，用至4~5钱） 牛膝（去芦）由2钱加至3钱 五味子由8分至1钱5分 制附子由1钱加至2钱余 人参（脾虚甚者，由2、3钱加至4、5钱，虚极者1、2两，另煎、冲水煎，冲参汤服）。

【功效与主治】救阴益气固脱，亡阴证神昏。

【加减应用】若口干少津，则去附子、白术，加沙参、黄精、石斛等养胃生津。

(8) 陶氏回阳急救汤（《重订广温热论》）

【组成与用法】附子10克 肉桂10克 人参10克 麦冬10克 陈皮10克 干姜10克 法半夏10克 白术10克 五味子10克 麝香0.15克 炙甘草10克。用法：水煎服，每日1剂，2次/日。

【功效与主治】回阳固脱，亡阳证神昏。

【加减应用】汗多加龙骨、牡蛎。

第十五节　高血压脑病

高血压脑病（HE）是由于血压骤然升高引起的一种一过性急性全面脑功能障碍综合征。其主要临床表现为起病急骤，头痛、恶心、呕吐、黑蒙、视物模糊、烦躁、意识模糊、嗜睡和癫痫发作等，出现神经系统局灶体征者不多见。高血压脑病属神经内科急症，目前虽然对其发病机制不甚清楚，但一旦诊断明确，西医采用紧急降压、控制抽搐和对抗脑水肿等手段，常能收到较好的治疗效果。急性期缓解后，进入恢复期的巩固治疗和因人因原发病的治疗，是西医学目前面临的问题。目前国内尚未查到较全面的发病率统计学资料。临床常见急进型恶性高血压引起高血压脑病，尤其并发肾功能衰竭或脑动脉硬化病人，约占12%；原发性高血压导致高血压脑病的发病率约占1%。高血压脑病主要病理改变是弥漫性脑水肿，脑重量增加可超过正常脑的20%~30%。脑外观苍白，脑回变平，脑沟变浅，脑室变小，脑浅表部位动脉、毛细血管和静脉扩张，Virchow－Robin腔隙扩大，脑切面呈白色，可有瘀点状出血或微小狭长的裂隙状出血及腔隙性病损等。脑小动脉管壁玻璃样变性使血管内皮增厚，外膜增生，血管腔狭窄或阻塞，导致纤维蛋白性血栓和脑实质微梗死，形成本病特有的小动脉病，血管壁纤维素样坏死严重可破裂，发生多数瘀点或脑内出血。Feigin和Prose描述两种脑动脉玻璃样变性类型，一种为纤维蛋白样动脉炎，可见血管壁炎症性改变、血液外渗、微动脉瘤形成；另一种血管壁无炎性改变，胶原染色性物质使血管腔狭窄、小血栓形成和脑缺血。颅内压增高或视网膜动脉压增高阻碍静脉回流，可导致视网膜动脉纤维素样坏死、出血或梗死及永久性视力丧失。还可见少突胶质细胞肿胀、树突状细胞破碎及神经元缺血性改变。

中医认为高血压脑病属于“头痛”、“眩晕”、“中风”和“痫证”范畴。主要由于机体阴阳失调，阴虚于下，阳亢于上，风扰火壅，脑络不和，气血不利，神机运转不灵所致。中医学防治本病，积累了丰富的经验，尤其是在恢复期，对于预防发作，巩固疗效，具有可靠的疗效。本病在临床上可分为急性期和恢复期。急性期主要是指起病急骤，病情在短时间内明显加重，如经及时合理治疗，一般在 3 天至 1 周明显好转者；恢复期即指急性期过后的一段时期，此时病情相对稳定，症状相对较轻，病情趋于恢复，时间长短因人而异。急性期主要分为肝阳上亢、脑络气壅，气火上逆、脑络血壅，脑络弛缓、津水外渗，毒滞脑络、脑神受损四个证型；恢复期主要分为肝肾阴虚、脑络不和，痰瘀互结、脑络结滞两个证型。病机属性总以内生诸邪，邪实壅盛为标，肝脾肾亏虚，尤以肝肾阴虚为本。治疗上，前者重在祛邪，后者重在扶正并兼顾通络、利络、护络等。

诊断要点

根据高血压脑病患者原发性或继发性高血压病史，可有过劳、精神紧张、激动等诱因，血压突然急骤升高，尤其舒张压升高（>120mmHg）出现剧烈头痛、呕吐、意识障碍，偏瘫、失语和癫痫发作等一过性神经系统局灶体征，眼底可见高血压性视网膜病变，CT 或 MRl 显示特征性顶枕叶水肿，迅速降压后症状体征迅速消失，不遗留后遗症，一般不难诊断。但准确的诊断必须谨慎除外其他原因引起的血压升高及神经学缺陷。

通用良方

1. 镇肝息风汤（《医学衷中参西录》）

【组成与用法】怀牛膝 30 克　生赭石 30 克　生龙骨 15 克　生牡蛎 15 克　生龟板 15 克　生杭芍 15 克　玄参 15 克　天冬 15 克　川楝子 6 克　生麦芽 6 克　茵陈 6 克　甘草 4.5 克。用法：水煎服，每日 1 剂，2 次/日。

【功效与主治】镇肝息风，滋阴潜阳。

【加减应用】血压高者加钩藤、天麻；便秘加莱菔子、大黄；眩晕加钩藤、菊花、夏枯草、白蒺藜；失眠加酸枣仁、远志、夜交藤；肢体麻木加全蝎、僵蚕、乌梢蛇；口眼歪斜加全蝎、白附子、僵蚕；肢体震颤加丹参、伸筋草、白薇，并适当选用补益肝肾的地黄、枸杞子、黄精、首乌等药物，以促进肢体功能的恢复。

2. 天麻钩藤饮（《杂病证治新义》）

【组成与用法】天麻 90 克　钩藤 12 克　生决明 18 克　山栀 9 克　黄芩 9 克　川牛膝 12 克　杜仲 9 克　益母草 9 克　桑寄生 9 克　夜交藤 9 克　朱茯神 9 克。用法：水煎服，每日1剂，2次/日。

【功效与主治】平肝息风，清热活血，补益肝肾。

【加减应用】眩晕头痛剧者，可酌加羚羊角、龙骨、牡蛎、菊花、夏枯草、白蒺藜等，以增强平肝潜阳息风之力；若肝火盛，口苦面赤，心烦易怒，加龙胆草、夏枯草，以加强清肝泻火之功；脉弦而细者，宜加生地黄、枸杞子、何首乌以滋补肝肾；便秘加莱菔子、大黄；失眠加酸枣仁、远志；肢体麻木加全蝎、僵蚕、乌梢蛇；口眼歪斜加全蝎、白附子、僵蚕；肢体震颤加丹参、伸筋草、白薇、蝉蜕，并适当选用补益肝肾的地黄、枸杞子、黄精、龟板等药物，以促进肢体功能的恢复。神志不清加石菖蒲12克，牛黄（冲服）0.5克；消化道出血加生大黄9克。

3. 化痰通腑口服液（中西医结合心脑血管病杂志，2003年第2期）

【组成与用法】桃仁　川芎　赤芍　丹参　牛膝　大黄　芒硝　郁金　石菖蒲　胆南星；制成每瓶100ml，每次1瓶，每日2次口服或鼻饲，4周为1疗程。

【功效与主治】活血化瘀，化痰通窍，通腑泄热。

【加减应用】无。

4. 健神利水一号（广西中医药，2002年第5期）

【组成与用法】茯苓15克　猪苓15克　泽泻10克　白术10克　桂枝6克　三七粉3克（冲服）　丹参15克。用法：水煎服，每日1剂，2次/日。

【功效与主治】温阳化气，利水行瘀。

【加减应用】血压高者加怀牛膝、桑寄生、龙骨、白芍、牡蛎；便秘加莱菔子、大黄；眩晕加钩藤、菊花、夏枯草、白蒺藜；失眠加酸枣仁、远志、夜交藤；肢体麻木加全蝎、僵蚕、乌梢蛇；口眼歪斜加全蝎、白附子、僵蚕；肢体震颤加伸筋草、白薇，并适当选用补益肝肾的地黄、枸杞子、黄精、首乌、牛膝、龟板、桑寄生等药物，以促进肢体功能的恢复；呕逆加半夏；口渴加麦冬、花粉。烦渴多惊，加犀角、羚羊角。

5. 刘太平经验方（河南中医药学刊，2000年第6期）

【组成与用法】三七9克　川大黄6克　桃仁12克　川芎15克　黄芩10克　生蒲黄15克　益母草20克　莪术10克　白茯苓20克　葶苈子8克　人参9克　黄芪30克。碾成细末，备用。昏迷或球麻痹者48h内鼻饲。一般每日250ml，分2次~4次口服，30天为1个疗程。

【功效与主治】活血化瘀，泄热开窍。

【加减应用】眩晕头痛剧者，可酌加羚羊角、龙骨、牡蛎、菊花、夏枯草、白蒺藜等，以增强平肝潜阳息风之力；若肝火盛，口苦面赤，心烦易怒，加龙胆草、夏枯草，以加强清肝泻火之功；脉弦而细者，宜加生地黄、枸杞子、何首乌以滋补肝肾；便秘加莱菔子、大黄；失眠加酸枣仁、远志、夜交藤；肢体麻木加全蝎、僵蚕、乌梢蛇；口眼歪斜加全蝎、白附子、僵蚕；肢体震颤加丹参、伸筋草、白薇，并适当选用补益肝肾的地黄、枸杞子、黄精、何首乌、牛膝、龟板、桑寄生等药物，以促进肢体功能的恢复。

6. 桃仁承气汤（《奇效良方》）

【组成与用法】桃仁6克 甘草6克 芒硝12克 大黄10克。用法：水煎服，每日1剂，2次/日。

【功效与主治】活血化瘀，通下泄热。

【加减应用】如兼气滞者，酌加香附、乌药、枳实、青皮、木香等以理气止痛；若瘀痛入络，可加全蝎、穿山甲、地龙、三棱、莪术等以破血通络止痛；胁下有痞块，属血瘀者，可酌加丹参、郁金、水蛭等以活血破瘀，消瘕化滞；眩晕头痛剧者，可酌加羚羊角、龙骨、牡蛎、菊花、夏枯草、白蒺藜等，以增强平肝潜阳息风之力；若肝火盛，口苦面赤，心烦易怒，加龙胆草、夏枯草，以加强清肝泻火之功；脉弦而细者，宜加生地黄、枸杞子、何首乌以滋补肝肾；便秘加莱菔子、麻子仁；失眠加酸枣仁、远志、夜交藤；肢体麻木加全蝎、僵蚕、乌梢蛇；口眼歪斜加全蝎、白附子、僵蚕；肢体震颤加丹参、伸筋草、白薇，并适当选用补益肝肾的地黄、枸杞子、黄精、首乌、牛膝、龟板、桑寄生等药物，以促进肢体功能的恢复。

辨证良方

1. 肝阳上亢、脑络气壅证

主症：头胀痛目眩，遇劳累、恼怒加重，心烦易怒，失眠多梦，胁痛，口苦，或颜面潮红，舌红苔薄黄，脉沉弦有力或弦细数。

治法：平肝潜阳，降气疏络。

（1）天麻钩藤饮加减（浙江中医杂志，2005年第5期）

【组成与用法】天麻 牛膝 杜仲 益母草各10克 钩藤12克 石决明 代赭石 桑寄生 茯神 夜交藤各15克 黄芩 山栀子各9克。用法：水煎服，每日1剂，2次/日。

【功效与主治】平肝潜阳，降气疏络。

【加减应用】若见胁痛时作，伴口苦、恶心欲吐者，可配伍茵陈、柴胡、青皮等以理气疏肝，宣通气络；若见阴虚明显，形瘦，舌干少苔，脉弦细略数者，可选加生地黄、女贞子、旱莲草、麦冬、何首乌、生白芍等滋补肝肾之阴；若阴虚内热较甚，阴虚络道干涩，而见心烦多梦，五心烦热，大便干结，舌干红少苔，舌下络脉瘀紫，脉细数者，可配伍玄参、赤芍，并重用栀子；若见肝火亢盛，眩晕、头痛较甚，耳鸣、耳聋易作，目赤，口苦，舌红苔黄燥，脉弦数，可选加龙胆草、丹皮、菊花、青葙子、夏枯草，并重用黄芩清肝泻火；便秘者可选加大黄、芒硝或当归芦荟丸以通腑泄热；眩晕剧烈，呕恶，手足麻木或震颤者，有阳动化风之势，加生龙骨、生牡蛎、珍珠母、羚羊角等镇肝息风。

（2）建瓴汤（《医学衷中参西录》）

【组成与用法】生怀山药30克　怀牛膝30克　生赭石24克　生龙骨18克　生牡蛎18克　生怀地黄18克　生杭芍12克　柏子仁12克　磨取铁锈浓水，以之煎药。

【功效与主治】滋水涵木，育阴潜阳。

【加减应用】其中头晕头痛脑涨较甚者可加钩藤、白菊花、夏枯草、草决明等以清肝火。本型常见耳鸣心悸，可加用女贞子、龟板、杜仲以补肾强心宁志。如见面红目赤，便秘者，辅以黄芩、麦冬、大黄、麻仁以清热通便或加龙胆泻肝汤加减；心中烦热甚者，加石膏、栀子以清热除烦；痰多者，加胆南星、竹沥水以清热化痰；尺脉重按虚者，加熟地黄、山茱萸以补肝肾；兼有半身不遂、口眼㖞斜者，可加桃仁、红花、丹参、地龙等活血通络。

（3）李秀林经验方（上海中医药杂志，1962年第8期）

【组成与用法】羚羊角3克　珍珠粉1.6克（冲服）　玳瑁16克（先煎）　代赭石（先煎）30克　石决明（先煎）30克　生石膏（先煎）30克　生地黄30克　玄参30克　钩藤20克　僵蚕10克　石菖蒲10克。用法：水煎服，每日1剂，2次/日。

【功效与主治】镇肝息风，潜阳凉血。

【加减应用】若见胁痛时作，伴口苦、恶心欲吐者，可配伍茵陈、柴胡、青皮等以理气疏肝，宣通气络；若见阴虚明显，形瘦，舌干少苔，脉弦细略数者，可选加女贞子、旱莲草、麦冬、首乌、生白芍等滋补肝肾之阴；若阴虚内热较甚，阴虚络道干涩，而见心烦多梦，五心烦热，大便干结，舌干红少苔，舌下络脉瘀紫，脉细数者，可配伍赤芍、栀子；若见肝火亢盛，眩晕、头痛较甚，耳鸣、耳聋易作，目赤，口苦，舌红苔黄燥，脉弦数，可选加龙胆草、丹皮、菊花、青葙子、夏枯草、黄芩清肝泻火；便秘者可选加大黄、芒硝或当归芦荟丸以通腑泄热；眩晕剧烈，呕恶，手足麻木或震颤者，有阳动化风之势，加生龙骨、生牡蛎等镇肝息风。

2. 气火上逆、脑络血壅证

主症：头痛且胀，可因情绪因素加重，面红目赤，口苦咽干，心中烦热，急躁易怒，失眠多梦，耳鸣嗡响或耳内如窒，或胸闷胁痛，便干尿黄，舌红苔黄，脉弦数有力。

治法：平肝顺气，降火宣壅。

（1）龙胆泻肝汤加减（浙江中医杂志，2005年第5期）

【组成与用法】龙胆草　黄芩　玄参　赤芍　牡丹皮各10克　山栀子12克　车前子　泽泻　生地黄各9克　当归　柴胡　甘草各6克。用法：水煎服，每日1剂，2次/日。

【功效与主治】平肝顺气，降火宣壅。

【加减应用】头痛甚者可酌加天麻、钩藤平肝气，潜肝阳，止头痛；烦躁明显者，可酌加石决明清肝镇肝潜阳，重坠肝气，降逆平冲；重用黄芩、栀子清肝泻火，直折气火上逆；面红目赤，终日不减者，系气火壅盛，脑络血壅，宜重用咸寒凉血，如玄参、赤芍、丹皮，并酌加银花、连翘、竹叶以透热转气，开壅宣络；大便干结者，系气火有余，充斥三焦，内灼大肠，耗伤津液所致，可酌加大黄、芦荟以清热泻火，导滞开结；头胀欲裂且痛者，可酌加益母草清热活血，通利脑络。

（2）逍遥散（《太平惠民和剂局方》）

【组成与用法】当归12克　芍药12克　茯苓12克　白术炒12克　柴胡12克　甘草炙10克。用法：水煎服，每日1剂，2次/日。

【功效与主治】养血健脾，疏肝清热。主治肝郁血虚，内有郁热证。

【加减应用】肝郁气滞较甚，加香附、郁金、陈皮以疏肝解郁；血虚甚者，加熟地以养血；肝郁化火者，加丹皮、栀子以清热凉血；若见胁痛时作，伴口苦、恶心欲吐者，可配伍茵陈、青皮等以理气疏肝，宣通气络；若见阴虚明显，形瘦，舌干少苔，脉弦细略数者，可选加生地黄、女贞子、旱莲草、麦冬、何首乌等滋补肝肾之阴；若阴虚内热较甚，阴虚络道干涩，而见心烦多梦，五心烦热，大便干结，舌干红少苔，舌下络脉瘀紫，脉细数者，可配伍玄参、栀子；若见肝火亢盛，眩晕、头痛较甚，耳鸣、耳聋易作，目赤，口苦，舌红苔黄燥，脉弦数，可选加龙胆草、丹皮、菊花、青葙子、夏枯草、黄芩清肝泻火；便秘者可选加大黄、芒硝或当归芦荟丸以通腑泄热；眩晕剧烈，呕恶，手足麻木或震颤者，有阳动化风之势，加生龙骨、生牡蛎等镇肝息风。

（3）泻心汤（《金匮要略》）

【组成与用法】大黄10克　黄连5克　黄芩5克。用法：水煎服，每日1剂，2次/日。

【功效与主治】泻火解毒，燥湿泄热。

【加减应用】头痛甚者可酌加天麻、钩藤平肝气，潜肝阳，止头痛；烦躁明显者，可酌加石决明清肝镇肝潜阳，重坠肝气，降逆平冲；重用黄芩、加栀子清肝泻火，直折气火上逆；面红目赤，终日不减者，系气火壅盛，脑络血壅，宜重用咸寒凉血，如玄参、赤芍、丹皮，并酌加银花、连翘、竹叶以透热转气，开壅宣络；大便干结者，系气火有余，充斥三焦，内灼大肠，耗伤津液所致，可酌加大黄、芦荟以清热泻火，导滞开结；头胀欲裂且痛者，可酌加益母草清热活血，通利脑络；胃热明显者，可配伍半夏以防致瘀伤胃，半夏配伍芩连，又有辛开苦降、调理脾胃之用。烦热，口渴者，可加石膏、知母、麦冬；胃气上逆兼见恶心呕吐者，可加代赭石、竹茹、旋覆花和胃降逆；肝火旺盛者，可加柴胡、栀子、龙胆草清肝泻火；湿热蕴结中焦，呕甚而痞，中气不虚，或舌苔厚腻者，加枳实、生姜以下气消痞止呕。

（4）四逆散（《伤寒论》）

【组成与用法】甘草炙10克　枳实10克　柴胡10克　芍药10克。用法：水煎服，每日1剂，2次/日。

【功效与主治】透邪解郁，疏肝理脾。

【加减应用】若兼见咳者，加五味子、干姜以温肺散寒止咳；心悸者，加桂枝以温心阳；小便不利者，加茯苓以利小便；腹中痛者，加炮附子以散里寒；泄利下重者，加薤白以通阳散结；气郁甚者，加香附、郁金以理气解郁；有热者，加栀子以清内热；头痛甚者可酌加天麻、钩藤平肝气，潜肝阳，止头痛；烦躁明显者，可酌加石决明清肝镇肝潜阳，重坠肝气，降逆平冲；加黄芩、栀子清肝泻火，直折气火上逆；面红目赤，终日不减者，系气火壅盛，脑络血壅，宜重用咸寒凉血，如玄参、丹皮，并酌加银花、连翘、竹叶以透热转气，开壅宣络；大便干结者，系气火有余，充斥三焦，内灼大肠，耗伤津液所致，可酌加大黄、芦荟以清热泻火，导滞开结；头胀欲裂且痛者，可酌加益母草清热活血，通利脑络。

3. 脑络弛缓、津水外渗证

主症：起病急骤，头痛头晕，持续不减，自觉头大头沉，重滞不舒，时有耳鸣，恶心欲吐，视物模糊，眼花黑矇，或有嗜睡，或谵妄，精神错乱，躁动不安，或抽搐，或有口舌不清，言语不利，半身不遂，舌质黯淡、黑滑，舌苔厚或腻，脉沉弦、弦紧有力。

治法：利水泄浊，解毒通络。

（1）利水解毒汤加减（浙江中医杂志，2005年第5期）

【组成与用法】泽泻　半边莲　益母草　茯苓各15克　石菖蒲9克　猪苓10克　山栀子12克　桂枝　甘草各6克。用法：水煎服，每日1剂，2次/日。

【功效与主治】利水泄浊，解毒通络。

【加减应用】本型的主要病机是气火窜扰，脑络不利，络脉弛缓，气血壅迫，络中之血液外渗为水，水停泛浊，水浊壅滞，浊毒迫髓，影响脑神。关键的病机是津水外渗，浊毒迫髓。因而对于诸症明显者，可适当重用泽泻、半边莲、益母草、石菖蒲，并酌加泽兰，以增强利水解毒，泄浊醒神之功；气火窜扰中焦，并浊毒犯胃引起恶心欲吐明显者，可适当加用代赭石、黄连、吴茱萸以辛开苦降，调理中气，降逆解毒；抽搐明显者，系风火窜扰之象，宜选加钩藤、地龙、石决明、天麻以平肝息风；视物模糊，眼花黑蒙者，系浊毒迫髓，脑络壅滞，目系不利所致，可适当选用夏枯草、青葙子、竹叶以清肝泻火，解毒明目；口舌不清，言语不利，半身不遂者，系水浊泛痰，痰、浊、毒互结迫脑，髓窍不利所致，宜伍用制半夏、胆南星、天麻、钩藤、僵蚕以增搜风化痰，祛痰通络之力。

（2）旋赭涤痰汤（长春中医药大学学报，2010年第5期）

【组成与用法】旋复花　代赭石　半夏　橘红　枳实　竹茹　茯苓　黄芩　槟榔　瓜蒌　胆南星　天麻　钩藤。用法：水煎服，每日1剂，2次/日。

【功效与主治】化痰降浊，调肝健脾。

【加减应用】气火窜扰中焦，并浊毒犯胃引起恶心欲吐明显者，可适当加用黄连、吴茱萸以辛开苦降，调理中气，降逆解毒；抽搐明显者，系风火窜扰之象，宜选加地龙、石决明、以平肝息风；视物模糊，眼花黑蒙者，系浊毒迫髓，脑络壅滞，目系不利所致，可适当选用夏枯草、青葙子、竹叶以清肝泻火，解毒明目；口舌不清，言语不利，半身不遂者，系水浊泛痰，痰、浊、毒互结迫脑，髓窍不利所致，宜伍用制僵蚕以增搜风化痰，祛痰通络之力。

（3）黄连温胆汤（《六因条辨》）

【组成与用法】黄连6克 半夏12克 竹茹12克 枳实（麸炒，去瓤）12克 陈皮15克 甘草（炙）10克 茯苓10克 加生姜5片 大枣1枚。用法：水煎服，每日1剂，2次/日。

【组成与用法】理气化痰，和胃利胆。

【加减应用】若心烦热甚者，加山栀、豆豉以清热除烦；睡眠差者，加琥珀粉、远志以宁心安神；惊悸者，加珍珠母、生牡蛎、生龙齿以重镇定惊；呕吐呃逆者，酌加苏叶或梗、枇杷叶、旋覆花以降逆止呕；眩晕，可加天麻、钩藤以平肝息风；癫痫抽搐，可加胆南星、钩藤、全蝎以息风止痉。

（4）化痰通腑饮（中国医药学报，1986年第1期）

【组成与用法】全瓜蒌3~40克 胆星6~10克 生大黄10~25克（后下） 芒硝10~15克（分冲）。用法：水煎服，每日1剂，2次/日。

【功效与主治】清热化痰通腑。

【加减应用】大便通而黄腻苔不退者，少阳枢机不利，气郁痰阻，配大柴胡汤化裁。风动不已，躁动不安，加镇肝息风之品，羚羊角、石决明、磁石之类。瘀血重者，加丹参、桃仁、红花以活血化瘀。黄腻苔呈斑块样剥脱，已见阴伤之势，减胆南星、全瓜蒌、芒硝、生大黄之量，加麦冬、玄参、女贞子、旱莲草等味，育阴生津，有增液承气之意。

4. 毒滞脑络、脑神受损证

主症：头痛较重，面红目赤，躁扰不安，甚则手足厥冷，神昏或昏聩，半身不遂，鼻鼾痰鸣，肢体强痉拘急，项背身热，频繁抽搐，舌质红绛，舌苔黄腻或干腻，脉弦滑数。

治法：清热解毒，豁痰开窍。

（1）羚羊角汤合黄连解毒汤加减（浙江中医杂志，2005年第5期）

【组成与用法】羚羊角3克 珍珠母12克 夏枯草12克 黄连9克 黄芩9克 山栀子9克 石菖蒲9克 牡丹皮9克 竹茹10克 天竺黄10克 远志10克。用法：水煎服，每日1剂，2次/日。

【功效与主治】清热解毒，豁痰开窍。

【加减应用】本型的主要病机系气火灼伤脑络，络破血溢，津水外渗，气、火、水、浊、瘀互结酝酿成毒，犯脑伤髓所致。因而，在汤药未备之时，应紧急配合灌服或鼻饲安宫牛黄丸。病情较重者，可将方中部分药物如黄连、黄芩、栀子、牡丹皮用量加大，以增强清热解毒之力；若鼻鼾痰鸣持续不减，系火热灼津成痰所致，可加竹沥、胆南星、全瓜蒌以增强豁痰之力；神昏重者加郁金，以加强开窍醒神。

（2）风引汤（《金匮要略》）

【组成与用法】大黄56克　干姜56克　龙骨56克　桂枝42克　甘草28克　牡蛎28克　寒水石84克　滑石84克　赤石脂84克　白石脂84克　紫石英84克　石膏84克；上十二味，杵末粗筛，以装囊用之。每服6~9克，用井花水300毫升，煮三沸，温服100毫升。

【功效与主治】清热息风，镇惊安神。

【加减应用】病情较重者，可加黄连、黄芩、栀子、牡丹皮以增强清热解毒之力；若鼻鼾痰鸣持续不减，系火热灼津成痰所致，可加竹沥、胆南星、全瓜蒌以增强豁痰之力；神昏重者加郁金，以加强开窍醒神。

5. 痰瘀互结、脑络结滞证

主症：头痛如蒙如刺，经久不愈，时有眩晕，视歧黑蒙，胸脘满闷，时有呕恶，兼见健忘，失眠，心悸，精神不振，耳鸣耳聋，面唇紫黯，舌黯淡或紫或有瘀斑、瘀点，苔白腻，脉弦滑、沉细或细涩。

治法：通窍活络，祛痰化瘀。

（1）通窍活血汤合半夏白术天麻汤加减。（浙江中医杂志，2005年第5期）

【组成与用法】当归9克　桃仁9克　红花9克　法半夏9克　天麻9克　茯苓12克　赤芍6克　川芎6克　郁金6克　红枣6克　老葱6克，生姜3克　甘草3克，黄酒20ml。用法：水煎服，每日1剂，2次/日。

【功效与主治】通窍活络，祛痰化瘀。

【加减应用】病程较长，头痛经久不愈者，系痰瘀阻络，脑络结滞之象，可加入全蝎、蜈蚣等虫类药搜剔络道，活络止痛。痰湿阻遏中气而现脘闷、纳呆、腹胀者，宜加白术、砂仁等理气化湿健脾；若痰湿犯胃，胃气不和而呕吐频繁者，宜加代赭石、竹茹和胃降逆止呕；痰湿著于四末而现肢体沉重，苔腻者，可加木瓜、石菖蒲等醒脾化湿；耳鸣重者，可重用葱白、郁金、石菖蒲等通阳开窍；若痰郁化热显著者，可加竹茹、枳实、黄芩清热化痰；若伴见神疲乏力，少气自汗等气虚证者，加用黄芪以补气行血。待病缓，可以四君子汤善后调服，以健脾益气，阻断痰生之源。

（2）桃红四物汤（《医垒元戎》）

【组成与用法】当归去芦　酒浸炒9克　川芎6克　白芍9克　熟干地黄酒蒸12克　桃仁9克　红花6克。用法：水煎服，每日1剂，2次/日。

【功效与主治】养血活血，治血虚兼血瘀证。

【加减应用】若兼气虚者，加人参、黄芪，以补气生血；以血滞为主者，加三七、土鳖虫、蒲黄，白芍易为赤芍，以加强活血祛瘀之力；血虚有寒者，加肉桂、炮姜、吴茱萸，以温通血脉；血虚有热者，加黄芩、牡丹皮，熟地黄易为生地黄，以清热凉血，呕吐者加代赭石；气滞者加绛香、檀香。

（3）血府逐瘀汤（《医林改错》）

【组成与用法】桃仁10克　红花10克　当归10克　川芎10克　赤芍10克　柴胡10克　枳壳10克　生地黄15克　川牛膝15克，桔梗6克　甘草6克。用法：水煎服，每日1剂，2次/日。

【功效与主治】活血化瘀，行气止痛。

【加减应用】头痛甚者可酌加天麻、钩藤平肝气，潜肝阳，止头痛；烦躁明显者，可酌加石决明清肝镇肝潜阳，重坠肝气，降逆平冲；重用黄芩、栀子清肝泻火，直折气火上逆；面红目赤，终日不减者，系气火壅盛，脑络血壅，宜重用咸寒凉血，如玄参、丹皮，并酌加金银花、连翘、竹叶以透热转气，开壅宣络；大便干结者，系气火有余，充斥三焦，内灼大肠，耗伤津液所致，可酌加大黄、芦荟以清热泻火，导滞开结；头胀欲裂且痛者，可酌加益母草清热活血，通利脑络；烦热，口渴者，可加石膏、知母、麦冬；胃气上逆兼见恶心呕吐者，可加代赭石、竹茹、旋覆花和胃降逆；肝火旺盛者，可加柴胡、栀子、龙胆草清肝泻火；湿热蕴结中焦，呕甚而痞，中气不虚，或舌苔厚腻者，加枳实、生姜以下气消痞止呕。

（4）化痰通络汤（王永炎经验方）

【组成与用法】法半夏　茯苓　胆南星　明天麻　紫丹　参香附　天竺黄　酒大黄各10克。用法：水煎服，每日1剂，2次/日。

【功效与主治】化痰祛湿，活血通络。

【加减应用】半身不遂重者，加天仙藤、伸筋草、鸡血藤；言语蹇涩明显者，加石菖蒲、玉蝴蝶；痰多质黏者，加浙贝母、天竺黄、黄芩等；瘀血重者，加桃仁、红花、赤芍；有热象者，加黄芩、山栀子；头痛眩晕者，加夏枯草、菊花；烦躁明显者，可酌加石决明清肝镇肝潜阳，重坠肝气，降逆平冲；面红目赤，终日不减者，系气火壅盛，脑络血壅，宜加用咸寒凉血，如玄参、丹皮，另加金银花、连翘、竹叶以透热转气，开壅宣络；大便干结者，系气火有余，充斥三焦，内灼大肠，耗伤津液所致，可酌加芦荟以清热泻火，导滞开结；头胀欲裂且痛者，可酌加益母草清热活血，通利脑络；烦热，口渴者，可加石膏、知母、麦冬；胃气上逆兼见恶心呕吐者，可加代赭石、竹茹、旋覆花和胃降逆；肝火旺盛者，可加柴胡、栀子、龙胆草清肝泻火；湿热蕴结中焦，呕甚而痞，中气不虚，或舌苔厚腻者，加生姜以下气消痞止呕。

6. 心肾不交证

主症：心烦失寐，心悸不安，眩晕，耳鸣，健忘，五心烦热，咽干口燥，腰膝酸软，遗精带下，舌红，脉细数。

治法：育阴潜阳，交通心肾。

（1）张海岑育阴平肝法（中医研究，1988年第1期）

【组成与用法】生地黄15克　玄参10克　麦冬10克　女贞子15克　白芍10克　黄精10克　夏枯草10克　石决明10克　熟酸枣仁15克　柏子仁10克　五味子5克　夜交藤15克　甘草5克。用法：水煎服，每日1剂，2次/日。

【功效与主治】滋肾柔肝，育阴潜阳，交通心肾。

【加减应用】失眠重者，可酌加龙骨、牡蛎、磁石以重镇安神；心悸怔忡甚者，可酌加龙眼肉、夜交藤以增强养心安神之功。

（2）天王补心丹（《校注妇人良方》）

【组成与用法】人参去芦　茯苓　玄参　丹参　桔梗　远志各15克　当归酒浸　五味子　麦冬去心　天冬　柏子仁　酸枣仁炒各30克　生地黄12克。用法：水煎服，每日1剂，2次/日。

【功效与主治】滋阴清热，养血安神。

【加减应用】失眠重者，可酌加龙骨、磁石以重镇安神；心悸怔忡甚者，可酌加龙眼肉、夜交藤以增强养心安神之功。

对症良方

1. 意识障碍专方

（1）安宫牛黄丸（《温病条辨》）

【组成与用法】牛黄30克　郁金30克　犀角（水牛角代）30克　黄连30克　朱砂30克　山栀子30克　雄黄30克　黄芩30克　冰片7.5克　麝香7.5克　珍珠15克。用法：以水牛角浓缩粉50克替代犀角。用法：以上11味，珍珠水飞或粉碎成极细粉，朱砂、雄黄分别水飞成极细粉；黄连、黄芩、栀子、郁金粉碎成细粉；将牛黄、水牛角浓缩粉及麝香、冰片研细，与上述粉末配研、过筛、混匀，加适量炼蜜制成大蜜丸。每服1丸，每日1次。亦作散剂：按上法制得，每瓶装1.6克。每服1.6克，1日1次，或遵医嘱。

【组成与用法】清热解毒，开窍醒神。

【加减应用】清宫汤煎汤送服本方，可加强清心解毒之力；若邪陷心包，兼有腑实，症见神昏舌短、大便秘结、饮不解渴者，宜开窍与攻下并用，以安宫牛黄丸2粒化开，调生大黄末9克内服，先服一半，不效再服；热闭证见脉虚，有内闭外脱之势者，急宜人参煎汤送服本方。

（2）紫雪丹（《外台秘要》）

【组成与用法】黄金3100克　寒水石1500克　石膏1500克　磁石1500克　滑石1500克　玄参500克　羚羊角150克　犀角（水牛角代）150克　升麻500克　沉香150克　丁香30克　青木香150克　甘草240克（炙）。用法：不用黄金，先用石膏、寒水石、滑石、磁石砸成小块，加水煎煮3次。再将玄参、木香、沉香、升麻、甘草、丁香用石膏等煎液煎煮3次，合并煎液，滤过，滤液浓缩成膏，芒硝、滑石粉碎，兑入膏中，混匀，干燥，粉碎成中粉或细粉；水牛角锉研成细粉；朱砂水飞成极细粉；将水牛角浓缩粉、麝香研细，与上述粉末配研、过筛、混匀即得，每瓶装1.5克。口服，每次1，5~3克，每日2次。

【组成与用法】清热开窍，息风止痉。

【加减应用】伴见气阴两伤者，宜以生脉散煎汤送服本方，或本方与生脉散注射液同用，以防其内闭外脱。伴痰热者，加半夏、竹茹、天竺黄以豁痰开窍。

（3）苏合香丸（《外台秘要》）

【组成与用法】白术30克　光明砂（研）30克　麝香30克　诃梨勒皮30克　香附子30克　沉香30克　青木香30克　丁子香30克　安息香30克　白檀香30克　荜茇30克　犀角（水牛角代）30克　薰陆香15克　苏合香15克　龙脑香15克。用法：以上15味，除苏合香、麝香、冰片、水牛角浓缩粉代犀角外，朱砂水飞成极细粉；其余安息香等十味粉碎成细粉；将麝香、冰片、水牛角浓缩粉研细，与上述粉末配研、过筛、混匀。再将苏合香炖化，加适量炼蜜与水制成蜜丸，低温干燥；或加适量炼蜜制成大蜜丸。口服，每次1丸。

【组成与用法】芳香开窍，行气止痛。

【加减应用】兼痰饮者加牛黄，石菖蒲。兼血瘀者，加桃仁、红花，或莪术、三棱等活血化瘀。伴大便秘结者，加熟大黄以通腑泻热，使清阳上升、浊气下降。

（4）降通息风液（中国中西医结合急救杂志，2001年第2期）

【组成与用法】大黄　黄芩　三七　石菖蒲浓缩为60ml，含生药130克；直肠深部保留灌肠，每日1次，5日后隔日1次，连用2周。

【功效与主治】降逆息风止血，活血化瘀，豁痰通络开窍。

【加减应用】无。

（5）醒脑灌肠液（辽宁中医杂志，2000年第8期）

【组成与用法】大黄　水蛭　石菖蒲　冰片；每次200ml，日2次肛门滴注。

【功效与主治】醒脑开窍，逐癖涤痰，通腑泄热。

【加减应用】抽搐者增羚羊角至6克，加地龙30克，蝉蜕12克；神志不清加石菖蒲12克，牛黄（冲服）0.5克，头痛甚者加石决明30克，珍珠母30克，夏枯草15克，消化道出血加生大黄9克。

2. 言语不利专方

（1）李秀林一号语言散（上海中医药杂志，1962年第8期）

【组成与用法】白羚羊角　犀牛角各10克　牛黄　麝香各3克　僵蚕　蝉蜕　黄连各30克　朱砂　琥珀各10克　珍珠粉6克　海浮石　胆南星　天竺黄　石菖蒲各30克　冰片1.6克。用法：水煎服，每日1剂，2次/日。

【功效与主治】镇静安神，化痰开窍解语。

【加减应用】无。

（2）李秀林二号语言散（上海中医药杂志，1962年第8期）

【组成与用法】珍珠粉　朱砂各3克　麝香　牛黄各1.5克　海浮石　石菖蒲　天竺黄　胆南星　僵蚕　蝉蜕　川贝母各30克　琥珀10克。共研细面，瓶封藏。用法：水煎服，每日1剂，2次/日。

【功效与主治】安神，化痰开窍解语。

【加减应用】无。

（3）李秀林三号语言散（上海中医药杂志，1962年第8期））

【组成与用法】牛黄　麝香各1.5克　僵蚕　石菖蒲　蝉蜕各30克　珍珠粉3克　朱砂3克　天竺黄　海浮石　川贝母　化橘红　胆南星　广郁金各30克。用法：水煎服，每日1剂，2次/日。

【功效与主治】理气化痰，开窍。

【加减应用】无。

第十六节　压疮

压疮又称压力性溃疡、褥疮，是由于局部组织长期受压，发生持续缺血、缺氧、营养不良而致组织溃烂坏死。皮肤压疮在康复治疗、护理中是一个普遍性的问题。据有关文献报道，每年约有6万人死于压疮合并症。长期卧床患者，由于体力极度虚弱，或感觉运动功能丧失，无力变换卧位，加之护理不当，导致体表骨隆突和床褥之间的皮肤组织。甚至肌肉，持续受压，局部缺氧，血管栓塞、组织坏死腐化而形成的溃疡，称为压疮。压疮多见于截瘫患者，其他疾患也发生。好发部位为骶骨、坐骨结节、股骨大转子等处，其次为跟骨、枕骨、髂前上棘、内外踝等部位。褥疮是由于患者长期卧床，局部长久受压，缺血、缺氧、营养障碍而引起组织坏死，形成糜烂、溃疡，如治疗不及时损害可向四周及深部发展，且易于继发感染，引起败血症，自觉症状为疼痛。

本病首见于《外科启玄》，根据其发病特点，祖国医学文献中又有“席疮”、“褥疮”“印疮”等名。《疡医大全》：“席疮乃久病著床之人，挨擦磨皮而成。上而背脊，下而尾闾。当用马勃软衬，庶不致损而不损，昼夜吟也。病人但见席疮，死之征也。”《医宗金鉴》：“席疮乃大病后久而生眠疮也，乃皮肉先死，不治”。压疮是指在久病卧床不起者的受压部位发生的慢性溃疡。因病者多是久着席褥而生疮，故名。本病因久病、重病长期卧床，或不能自行转侧，肌肤腠理，失于气血濡养，复因摩擦挤压。以致皮破肉绽，溃烂成疮。中医学认为，本病多由于久病之人气血亏损，加之长期卧床，肢体失用不遂，气血运行不畅，日久气血瘀滞，经络阻隔，肌肉筋脉失养，溃腐成疮。故本病气血亏虚为本，挤压摩擦为标。初起患处可有指甲至钱币大小斑片，其色灰白或暗红，轮廓鲜明，中心色深，边缘渐淡。逐渐扩大，其上生有水疱，继而皮破肉绽。患处腐肉灰白或黑色，周边紫暗，平塌散漫，疼痛不甚。脓汁渗出，稀少臭秽。若肿势限局，腐肉脱尽，新肉渐生，皮色转红，为渐愈佳兆。然终因气血已亏，故愈合甚慢。若肿势扩大，疮底灰白，脓腐不尽，脓汁黑绿，则恶臭难闻，预后多不良。

诊断要点

一般来说，创面周围伴有红、肿、热、痛局部炎症，如果还有化脓、恶臭症状者即可认定为局部感染征兆，伴发热则说明具有全身反应。

1. 多见于截瘫、慢性消耗性疾患、大面积烧伤及深度昏迷等长期卧床患者。

2. 多发于骶骨、坐骨结节等骨隆突处。

3. 在持续受压部位出现红斑、水疱、溃疡三部曲病理改变。

通用良方

因此病多伴发于内疾，故内治法应以治疗内疾为主，适当加益气、活血、解毒及养阴等药。外治法以解毒去腐生肌为主。

1. 席疮门主方（《疡医大全》）

【组成与用法】 马勃或小麦麸绢装成垫褥垫睡。

【功效与主治】 清热解毒。

【加减应用】 无。

2. 活血生肌方（辽宁中医杂志，1992 年第 8 期）

【组成与用法】 冰片　生龙骨　当归各 20 克　朱砂 25 克　煅石膏 40 克　煅炉甘石粉 200 克；研细末，撒于创面，胶布固定，2－3 天换药 1 次。

【功效与主治】 活血生肌。

【加减应用】 无。

3. 生肌利湿方（湖南中医杂志，1992 年第 3 期）

【组成与用法】 滑石 10 克　冰片　炉甘石各 0.5 克。用法：共研细末，撒于创面，包扎固定。

【功效与主治】 清热生肌利湿。

【加减应用】 无。

4. 生肌燥湿方（实用中西医结合杂志，1992 年第 3 期）

【组成与用法】 炉甘石 5 克　冰片 0.15 克　滑石粉 10 克　琥珀 3.5 克　朱砂 1 克　滴乳石 3.5 克（研细末）　白糖 10 克，混合后置创面上，用凡士林油纱条，无菌纱布固定。1－2 日 1 次，2 小时翻身 1 次。

【功效与主治】 生肌燥湿。

【加减应用】 无。

5. 褥疮速愈散（辽宁中医杂志，1992 年第 12 期）

【组成与用法】麝香1克　孩儿茶30克　玳瑁30克　乳香30克　赤石脂30克　冰片20克　青黛50克；共研细末，撒于创面，1－2日换药1次。

【功效与主治】活血生肌，滋阴清热。

【加减应用】无。

6. 家传褥疮膏（国医论坛，1992年第5期）

【组成与用法】当归　红花　酒大黄　紫草各20克　血竭　川朴各6克　乳香　没药　双花　连翘各6克　阿胶30克；用法以足量麻油浸泡36小时以上，煎至油沸，待药为金黄色时捞出，加白蜡30克，制纱条备用。同时先以生理盐水，中洗疮面，常规消毒后外敷本品，胶布固定。

【功效与主治】清热解毒，活血生肌。

【加减应用】无。

7. 愈创膏（云南中医杂志，1991年第6期）

【组成与用法】虎杖　草血竭各500克　冰片5克　熊油500克　菜油1000克；先用菜油炸草血竭、虎杖至枯，滤油弃渣，待温后加入熊油，冰片搅匀，深于消毒后的创面上，2日换药1次。

【功效与主治】活血生肌。

【加减应用】无。

8. 益气活血方（《中医外科学》）

【组成与用法】党参15克　白术10克　熟地黄20克　桂枝6克　忍冬藤15克　当归12克　麦冬10克　制乳香　没药各6克　阿胶12克（烊化）　炙甘草6克　大枣6枚。用法：水煎服，每日1剂，2次/日。

【功效与主治】益气活血。

【加减应用】无。

9. 刘德贵经验方（中医杂志，1987年第11期）

【组成与用法】卷柏　地榆　明矾按1：2：1比例共研粉末并过筛。用生理盐水及0.1%新洁尔灭消毒疮面后。均匀的涂洒本药粉，用无菌纱布覆盖固定．每24小时换药一次。暴露病灶部位，定时翻身，按摩局部，每两小时烤灯照射疮面一次。

【功效与主治】清热生肌利湿。

【加减应用】无。

10. 大黄滑石散（四川中医1987年第5期）

【组成与用法】生大黄粉　滑石粉各等量。将上述药粉混匀备用。用前将褥疮洗净拭干，再将药粉撒于褥疮局部，重者每天3次，轻者1次。

【功效与主治】清热生肌利湿。

【加减应用】无。

11. 三黄冰片粉（中国民间疗法，2008年第3期）

【组成与用法】黄连 黄芩 黄柏100克，研末过20目筛，加冰片5克调匀再过20目筛。装瓶备用。用时如疮面渗出物多者可干撒，如疮面无渗出，可用香油适量调敷，每日一次。

【功效与主治】清热生肌利湿。

【加减应用】无。

12. 木耳散（《医林改错》）

【组成与用法】黑木耳30克（焙干）研细末 白糖30克。混合加温开水调膏外用。隔日换药一次。

【功效与主治】活血生肌。

【加减应用】无。

13. 紫草油（《疮疡大全》）

【组成与用法】紫草10克 植物油100毫升。将紫草放入植物油中，用文火煎至焦枯，去渣即成。涂搽患处，每日1~2次。

【功效与主治】清热活血生肌。

【加减应用】无。

14. 石膏参柏散（四川中医，2001年第8期）

【组成与用法】煅石膏40克 苦参 黄柏 五倍子 大黄各30克 青黛10克。混合，共研细末，过100目筛3遍，装入瓶中，密封置于干燥处。局部常规消毒，用生理盐水冲洗后，用消毒棉签蘸药粉涂撒疮面，纱布覆盖，每日2次。

【功效与主治】清热生肌利湿。

【加减应用】无。

15. 肉桂天花粉（中国中医急症，2011年第2期）

【组成与用法】皂角刺 穿山甲 天花粉 白及 乌贼骨 芒硝 白芥子各10克 黄芪 煅石膏各20克 珍珠 胆矾各1克 肉桂 黄连各5克 虎杖15克 紫珠3克 冰片0.5克。将上药研为细粉，过筛，装瓶备用。用0.5%碘伏消毒压疮周围皮肤，用生理盐水冲洗创面，去其假膜，然后用肉桂天花粉敷于创面，敷药面积大于创面1厘米，用红外线照射10~15分钟，无菌敷料包扎，每日换药1次。

【功效与主治】益气活血，托毒生肌。

【加减应用】无。

16. 席疮散（河南中医，2002年第1期）

【组成与用法】黄芪 肉桂各60克 红花 乳香 没药各30克 细辛15克。将前6味药研成细末，加冰片装瓶，消毒后备用。将药粉直接撒于压疮上，然后敷盖涂有凡士林的纱布，每日换药1次。

【功效与主治】益气活血，托毒生肌。

【加减应用】无。

17. 祛腐生肌散（医学信息，2010年第9期）

【组成与用法】乳香　血竭　黄连各10克　儿茶　马勃粉　煅石膏　枯矾各20克　冰片5克　轻粉3克。将乳香、血竭、黄连、儿茶、马勃粉、煅石膏、枯矾、冰片等药材加水煮30分钟，先冲洗患部，再用消毒纱布包覆盖疮面。

【功效与主治】活血生肌。

【加减应用】无。

18. 十一方酒（护理学杂志，2004年第10期）

【组成与用法】大田七　血竭　红花　泽兰　归尾　乳香　没药　制马钱子　琥珀　生大黄　桃仁　川断　骨碎补　土鳖虫　杜仲　自然铜　苏木　无名异　秦艽　七叶一枝花。加米三花酒8000毫升，浸泡3－6个月后备用。

【功效与主治】和营血，消肿痛，收敛生肌。

【加减应用】无。

19. 史淑华经验方（中华中西医杂志，2005年第15期）

【组成与用法】白杨叶100克。用法将白杨叶加水煮30分钟，先冲洗患部，再用消毒纱布包覆。

【功效与主治】清热生肌利湿。

【加减应用】无。

20. 海螵蛸粉（中国中西医结合杂志，1987年第11期）

【组成与用法】海螵蛸粉。选择较大块干净洁白海螵蛸数块，用小刀刮去表层污物，然后刮成粉末（硬壳层不要），过筛，除去粗粒，装入洁净瓶内高压消毒备用，一般间隔7～10天需重复高压消毒。创面常规消毒后用棉签取药粉撒在创面上，以全部撒满为度，覆盖消毒纱布，胶布固定。以后视分泌物情况每隔2～3天换药1次。

【功效与主治】敛疮生肌。

【加减应用】无。

21. 乳没散（《外科正宗》）

【组成与用法】没药　乳香　黄连　穿山甲等量共研成粉。先用双氧水洗净创面，或用高渗生理盐水湿敷5分钟，然后将粉撒于创面，无菌纱布包盖，每天换药1次，待创面脓性分泌物减少时，可隔1～2日换1次。

【功效与主治】活血生肌。

【加减应用】无。

22. 生肌散（《外科正宗》）

【组成与用法】冰片　生龙骨　当归各20克　朱砂25克　煅石膏40克　煅炉甘石粉200克，共研细末。在疮面涂上薄层药粉，盖住整个创面，胶布固定。2～3天换药1次。

【功效与主治】敛疮生肌。

【加减应用】无。

23. 养血生肌膏（《中医外科学》）

【组成与用法】青蛙皮 乳香 没药 吴茱萸等量外敷患处

【功效与主治】养血生肌。

【加减应用】无。

24. 补肺养肝汤（《张皆春眼科证治》）

【组成与用法】生地黄20克 熟地黄 玄参 茯苓各15克 白芍药 制地龙各20克 肉苁蓉30克 麦冬12克，水煎服。

【功效与主治】扶正培本，补养气血。

【加减应用】无。

辨证良方

压疮在不同的时期其病机、表现及治法亦当各异。应及早对原发病进行处理和治疗，并根据具体情况辨证施治。早期宜清热解毒、活血和营，重证气血虚衰，宜调补气血。根据压疮的临床表现分为初期、中期（溃腐期）、后期（收口期），初期治宜清热解毒，活血消肿止痛（药用生地黄、当归、白芍药、牡丹皮、黄连、黄柏、苍术、败酱草、蒲公英、虎杖等）；中期治宜活血通络、祛腐生肌（药用当归、丹参、桃仁、红花、川芎、地龙、牛膝、穿山甲、生黄芪等）；后期治宜益气养血、生肌敛疮、健脾扶正（药用生黄芪、党参、白术、苍术、茯苓、山药、当归、丹参、黄柏、生薏苡仁、牛膝、鹿含草等），在内服药物的同时结合疮疡表现行常规外科处理并外敷药物治疗。

1. 内治法

1.1 初期

主症：病程短，疮周掀赤肿胀，脓腐尚稠，疼痛较重，脉数，舌质淡红，苔薄白。

治法：清热解毒，消肿散结，活血止痛。

（1）托里消毒散（《医宗金鉴》）

【组成与用法】党参 当归 白术 白芍 白芷各10克 银花 黄芪各15克 茯苓 桔梗 浙贝母 甘草各6克。用法：水煎服，每日1剂，2次/日。

【功效与主治】托毒利湿。

【加减应用】上部席疮加川芎、升麻；下部席疮加牛膝、桂枝；大便干秘加火麻仁、郁李仁、熟大黄；疮面久不收敛加白蔹、鹿角片。

（2）桃红四物汤（《医宗金鉴》）

【组成与用法】桃仁10克 红花10克 当归12克 赤芍10克 川芎10克 丹参15克。用法：水煎服，每日1剂，2次/日。

【功效与主治】活血化瘀。

【加减应用】上部席疮加升麻；下部席疮加牛膝、桂枝；大便干秘加火麻仁、郁李仁、熟大黄。

（3）五味消毒饮《医宗金鉴》

【组成与用法】金银花 30 克　野菊花　蒲公英　紫花地丁各 15 克　紫背天葵 10 克。用法：水煎服，每日 1 剂，2 次/日。

【功效与主治】清热解毒，活血和营。

【加减应用】毒盛加连翘、犀牛角等，上部席疮加川芎、升麻，下部席疮加牛膝、桂枝，大便干秘加火麻仁、郁李仁、熟大黄。

1.2　中期（溃腐期）

主症：皮肤紫黑，出现水疱，溃烂成为腐肉，脱落后形成溃疡，久不愈合，周围皮肤肿势平塌散漫，伴神疲乏力、食欲缺乏；舌质淡、苔薄白，脉沉细。

治法：活血通络、祛腐生肌。

（1）透脓散（《外科正宗》）

【组成与用法】黄芪 20 克　当归　穿山甲　川芎　皂角 10 克。用法：水煎服，每日 1 剂，2 次/日。

【功效与主治】益气养血，活血解毒。

【加减应用】上部席疮加升麻；下部席疮加牛膝、桂枝；食少加焦三仙、鸡内金、木香、枳壳；大便干秘加火麻仁、郁李仁、熟大黄。

（2）萆薢渗湿汤（《疡科心得集》）

【组成与用法】萆薢　薏苡仁　黄柏　茯苓　牡丹皮　泽泻　滑石　通草各 10 克。用法：水煎服，每日 1 剂，2 次/日。

【功效与主治】清热利湿，敛疮生肌。

【加减应用】热毒盛加金银花、连翘等；食少加焦三仙、鸡内金、木香、枳壳；大便干秘加火麻仁、郁李仁、熟大黄。

1.3　后期（收口期）

主症：病程长，溃疡面积大而深在，周围皮色苍白，脓水清稀，肉芽难生，伴精神萎靡、纳少消瘦；舌质淡、苔少，脉沉细。

治法：益气养血、生肌敛疮、健脾扶正。

（1）托里消毒散（《医宗金鉴》）

【组成与用法】人参　川芎　当归　白芍　白术　金银花　茯苓　白芷　皂角刺　生甘草　生黄芪　桔梗。用法：水煎服，每日 1 剂，2 次/日。

【功效与主治】气血双补，托毒生肌。

【加减应用】上部席疮加升麻；下部席疮加牛膝、桂枝；食少加焦三仙、鸡内金、木香、枳壳；大便干秘加火麻仁、郁李仁、熟大黄；疮面久不收敛加白蔹、鹿角片。

（2）八珍汤/八珍丸（《正体类要》）

【组成与用法】生地黄 熟地黄各30克 当归 川芎 白术 茯苓各10克 党参15克，每日1剂，水煎分2次服。用法：水煎服，每日1剂，2次/日。

【功效与主治】补气养血，托里生肌。

【加减应用】热毒盛加金银花、连翘等；上部席疮加川芎、升麻；下部席疮加牛膝、桂枝；食少加焦三仙、鸡内金、木香、枳壳；大便干秘加火麻仁、郁李仁、熟大黄；疮面久不收敛加白蔹、鹿角片。

（3）人参养荣汤（《太平惠民和剂局方》）

【组成与用法】人参 黄芪 白术 陈皮 桂心 当归 熟地黄 白芍 远志 茯苓 五味子 炙甘草各10克。用法：水煎服，每日1剂，2次/日。

【功效与主治】凋补气血，托毒生肌。

【加减应用】上部压疮加川芎、升麻；下部席疮加牛膝、桂枝；食少加焦三仙、鸡内金、木香、枳壳；大便干秘加火麻仁、郁李仁、熟大黄；疮面久不收敛加白蔹、鹿角片。

（4）益气祛毒方（中医杂志，1987年第10期）

【组成与用法】党参 桂枝 上肉桂 制附片各6克 枸杞子 菟丝子 生黄芪 金银花各24克 归尾 赤芍 白术 甘草 白扁豆各10克。用法：水煎服，每日1剂，2次/日。

【功效与主治】益气养血，温补脾肾，清解余毒。

【加减应用】上部压疮加川芎、升麻，下部席疮加牛膝、桂枝，食少加焦三仙、鸡内金、木香、枳壳，大便干秘加火麻仁、郁李仁、熟大黄，疮面久不收敛加白蔹、鹿角片。

（5）当归补血汤（《内外伤辨》）

【组成与用法】当归10克 黄芪30克。用法：水煎服，每日1剂，2次/日。

【功效与主治】补气活血，生肌敛疮。

【加减应用】上部压疮加川芎、升麻，下部席疮加牛膝、桂枝，食少加焦三仙、鸡内金、木香、枳壳，大便干秘加火麻仁、郁李仁、熟大黄，疮面久不收敛加白蔹、鹿角片。

（6）血府逐瘀汤（《医林改错》）

【组成与用法】当归10克 生地黄10克 桃仁10克 红花5克 枳壳10克 赤芍10克 柴胡10克 甘草6克 桔梗10克 川芎10克 牛膝15克。用法：水煎服，每日1剂，2次/日。

【功效与主治】理气活血。

【加减应用】无。

(7) 十全大补汤(《太平惠民和剂局方》)

【组成与用法】人参10克　肉桂(去粗皮,不见火)8克　川芎5克　熟地黄(酒洗,蒸焙)15克　茯苓(焙)8克　白术(焙)10克　甘草10克。用法:水煎服,每日1剂,2次/日。

【功效与主治】调补气血,气血两虚。

【加减应用】胃阴虚者,宜养阴益胃,加用益胃汤。

2. 外治法

2.1　初期

(1) 三石散(《仙传外科集验方》)

【组成与用法】人参3克　白术3克　当归3克　白芍药3克　桔梗3克　知母3克　山栀子3克　茯苓6克　连翘6克　天花粉6克　干葛根6克　肉桂1.5克　藿香1.5克　木香1.5克　甘草18克　朴消48克　寒水石24克　石膏24克　滑石30克　大黄24克。龙胆紫外涂,再外撒三石散。

【功效与主治】理气活血通络。主治疮疡。

【加减应用】无。

(2) 红油膏(《朱仁康临床经验集》)

【组成与用法】红信250克　棉籽油2500毫升　黄蜡250~500克。先将红信捣成细粒,与棉籽油放入大铜锅内,置煤球炉或炭火上,熬至红信呈枯黄色,离火待冷。除去药渣,再加温放入黄蜡(冬用250克,夏用500克)熔化,离火,调至冷成膏。外敷,或加用马勃衬垫疮面。

【功效与主治】润肤止痒。

【加减应用】无。

(3) 烫伤膏(《赵炳南临床经验集》)

【组成与用法】生地榆面6钱　乳香粉4钱　凡士林4两。外敷,或加用马勃衬垫疮面。

【功效与主治】解毒止痛,润肤收敛。

【加减应用】无。

(4) 烫伤膏(《朱仁康临床经验集》)

【组成与用法】生大黄末30克　地榆末60克　麻油500毫升　黄蜡60克。麻油入锅加温,加入黄蜡熔化,离火,加入药末调和成膏。直接涂布疮面。

【功效与主治】清火,解毒,收敛,水火烧烫伤。

【加减应用】无。

(5) 六一散(《中国药典》)

【组成与用法】滑石甘草一次6~9克,一日1~2次;外用,扑撒患处。

【功效与主治】润肤止痒。

【加减应用】无。

（6）红灵酒（《中医外科学讲义》）

【组成与用法】当归　肉桂各60克　红花　花椒各30克　樟脑　细辛各15克　干姜30克，95%酒精1000毫升。制法：将前7味切薄片或捣碎。置容器中，密封浸泡7天后，即可取用。

【功效与主治】活血，温经，消肿，止痛。

【加减应用】无。

（7）复方红花酒（四川中医，1986年第10期）

【组成与用法】红花50克　黄芪30克　白蔹20克，75%酒精500毫升。上方浸泡酒内七昼夜，去渣装瓶。用法：外搽或用纱布蘸药水外用。

【功效与主治】活血化瘀，消肿止痛，清热解毒，敛疮生肌。

【加减应用】无。

（8）阴毒内消散（《外科正宗》）

【组成与用法】麝香6克　轻粉9克　丁香3克　牙皂6克　樟脑12克　腰黄9克　高良姜6克　肉桂3克　川乌9克　炮甲片9克　白胡椒3克　乳香6克（去油）没药6克（去油）　阿魏9克（瓦炒去油）上药各研极细末，分别称准，共研极匀，瓷瓶收贮，勿令泄气。用时掺膏药上，贴患处。

【功效与主治】温经散寒，散结消肿，治阴证肿疡。

【加减应用】无。

（9）如意金黄散（《外科正宗》）

【组成与用法】姜黄10克　大黄6克　黄柏6克　苍术10克　厚朴10克　陈皮10克　甘草6克　生天南星10克　白芷10克　天花粉10克。外用。红肿，烦热，疼痛，用清茶调敷；漫肿无头，用醋或葱酒调敷；亦可用植物油或蜂蜜调敷。一日数次。

【功效与主治】清热解毒，消肿止痛。用于热毒瘀滞肌肤所致疮疖肿痛。

【加减应用】无。

2.2　中期（溃腐期）

（1）白糖胶布/紫草油纱布（中国中西医结合杂志，1987年第11期）

【组成与用法】先将疮面清洁去腐，再将普通食用糖均匀地撒在创面上，然后用紫草油胶布成叠瓦式封闭创面，胶布宽为2～4厘米，外加消毒纱块，最后用绷带包扎，8～5天更换一次。

【功效与主治】清热解毒，敛疮止痛。主治疡面小而表浅，渗液少者。

【加减应用】无。

（2）枯矾冰片液（中国中西医结合杂志，1993年第7期）

【组成与用法】冰片2.5克　枯矾7.5克　化学纯氯化钠9.0克。诸药混合研细，无菌蒸馏水加至1000ml，充分摇匀备用。用生理盐水清创后，将冰片、枯矾液盛入消毒喷雾器（市售塑料小喷雾器），向创面喷洒。首次用量宜足，以后约1～2小时喷洒1次。

【功效与主治】清热解毒，敛疮止痛早期烧伤创面。

【加减应用】渗液多者，可用0.5%黄连素溶液，或单味清热解毒中草药煎液局部湿敷。湿敷后再用红油膏掺九一丹，或紫草油膏外敷。

（3）红油膏（《朱仁康临床经验集》）

【组成与用法】红信250克　棉籽油2500毫升　黄蜡250～500克。先将红信捣成细粒，与棉籽油放入大铜锅内，置煤球炉或炭火上，熬至红信呈枯黄色，离火待冷。除去药渣，再加温放入黄蜡（冬用250克，夏用500克）熔化，离火，调至冷成膏。外敷，或加用马勃衬垫疮面。

【功效与主治】止痒敛疮。

【加减应用】掺九一丹外敷，每天1～2次，配合手术清理坏死组织。

（4）紫草油膏（《疮疡大全》）

【组成与用法】紫草10克　当归15克　生地黄20克　白芷10克　防风10克　乳香10克　没药10克等组成。剂型为油膏剂，外用，涂敷患处，每日1次。

【功效与主治】凉血解毒，化腐生肌。

【加减应用】无。

（5）九一丹（《医宗金鉴》）

【组成与用法】石膏（煅）7克　黄灵药3克共研极细，撒于患处，或用纸捻蘸药插入疮内，上用膏药盖贴。

【功效与主治】提脓生肌，疮疡溃后，脓腐将净，欲生肌收回者。

【加减应用】配合红油膏外敷，每天1～2次，配合手术清理坏死组织。

（6）拔毒生肌散（《全国中药成药处方集》<武汉方>）

【组成与用法】冰片20克　炉甘石（煅）9克　龙骨（煅）4.5克　红粉12克　黄丹10克　轻粉45克　虫白蜡18克　石膏（煅）30克。外用适量，撒布患处，或以膏药护之。

【功效与主治】拔毒生肌。用于疮疡阳证已溃，脓腐未清，久不生肌。

【加减应用】无。

（7）黄连膏（《疡科捷径》卷上）

【组成与用法】黄连30克　黄芩30克　大黄60克　黄蜡180克　麻油1000克。先用三黄入麻油煎枯，去滓再熬，临好收入方上黄蜡，瓷杯收贮。用时先以手擦患处发热，以膏搽之。

【功效与主治】祛风止痒止痛；主治诸风痒疮。

【加减应用】无。

（8）八宝生肌散（《集验良方》）

【组成与用法】炉甘石18克（制）　熟石膏24克　漂东丹6克　龙骨9克（煅、研、漂净）　轻粉6克　铅粉6克　白蜡18克　寒水石18克（漂净）。撒覆疮口上。

【功效与主治】生肌收口。主治痈疽诸疮已溃，大毒烂肉，拔出余腐未尽，新肉将生者。

【加减应用】无。

（9）八宝生肌散《全国中药成药处方集》

【组成与用法】血竭12克　乳香9克　没药9克　龙骨9克　海螵蛸9克　儿茶9克　象皮9克　寒水石9克　梅花片5片。撒覆疮口上，外用膏药贴盖之。

【功效与主治】生肌收口。主治疮疡毒气已尽、新肉不生等。

【加减应用】无。

（10）三黄洗剂（《外科学》）

【组成与用法】大黄15克　黄柏15克　黄芩15克　苦参15克。研细末。用10～15克，加人蒸馏水100毫升，医用石炭酸1毫升，摇匀，以棉签蘸搽患处，每日多次。

【功效与主治】清热燥湿，收涩止痒。一切疮疡，湿热毒蕴者。

【加减应用】无。

（11）八二丹（《医宗金鉴》）

【组成与用法】熟石膏24克　升丹6克。掺于疮面，或制成药线插人疮中，外用膏药或油膏盖贴。

【功效与主治】提脓祛腐。溃疡脓洗不畅。

【加减应用】无。

（12）解毒生肌膏《全国中药成药处方集》

【组成与用法】紫草6克　当归60克　白芷15克　甘草36克　乳香15克醋制　轻粉12克。外用，摊于纱布上敷患处。

【功效与主治】活血散瘀，消肿止痛，解毒拔脓，祛腐生肌。用于各类创面感染，二度烧伤。

【加减应用】无。

（13）燥湿败毒散（《中医外科学》）

【组成与用法】滑石粉30克　枯矾20克　雄黄50克　黄连粉15克　冰片5克　氯霉素粉10克。共研极细，用棉球扑撒患处。每日1～3次。

【功效与主治】燥湿解毒敛疮。

【加减应用】无。

（14）三仙丹（《喉科种福》）

【组成与用法】三梅片0.3克　熟石膏30克　红粉片9克。麻油调搽；或刮猪肚内秽垢，置瓦上焙研，加入丹内；或用猪胆汁调搽。

【功效与主治】燥湿解毒敛疮。

【加减应用】若症见患处大片肌肤黑腐，外硬内软，坏而不腐，腐而不脱，新肉不生。应刀割剪除坏死组织，掺以灵珍散。

（15）七三丹（《中医外科学讲义》）

【组成与用法】熟石膏21克　升丹9克。掺于疮口上，或用药线蘸药插入疮中，外用膏药或油膏贴盖。

【功效与主治】搜脓拔毒，去腐生肌。外用治痈疽疮毒。

【加减应用】若腐肉渐脱，新肉渐生，脓液稠厚，掺以八宝丹，外贴太乙膏，或败毒生肌膏。

（16）八宝丹（《疡医大全》）

【组成与用法】珍珠（布包，入豆腐内煮一伏时，研细）、牛黄1.5克　象皮（切片）　琥珀（灯芯同乳）　龙骨（煅）　轻粉各4.5克　冰片0.9克　芦甘石（煅红，研细）9克。掺疮面，上以膏药或油膏盖贴。

【功效与主治】生肌敛疮，诸证溃疡，脓腐已净而须收口者。

【加减应用】若腐肉渐脱，新肉渐生，脓液稠厚，掺以七三丹，外贴太乙膏，或败毒生肌膏。

（17）太乙膏（《卫生宗鉴》）

【组成与用法】玄参15克　白芷15克　当归身15克　肉桂3.5克　赤芍10克　大黄15克　生地黄15克　土木鳖15克　阿魏3克　轻粉3.5克　柳槐枝3克　血余炭3.5克　铅丹5克　乳香15克　没药15克　麻油500克，隔火炖烊，摊于纸上，随疮口大小敷贴患处。

【功效与主治】消肿清火，解毒生肌。适用于一切疮疡已溃或未溃者。

【加减应用】若腐肉渐脱，新肉渐生，脓液稠厚，掺以八宝丹、七三丹，外贴太乙膏。

（18）提脓散（《中医外科学》）

【组成与用法】红粉600克　冰片20克　轻粉200克。以上三味，轻粉与红粉粉碎成极细粉；将冰片研细，与上述粉末配研，过筛，混匀，即得。

【功效与主治】功能提脓、化腐、生肌。用于痈疽疮疡，肿毒溃烂，久不收口。外用适量，撒布患处。

【加减应用】甲字提毒粉外掺在疮面上，外盖玉红膏，每天换一次。

（19）玉红膏（《伤科汇纂》卷七）

【组成与用法】当归60克　白芷15克　甘草36克　紫草6克　血竭　轻粉各12克　白占60克　麻油500克；先将上四味入油内浸三日，慢火熬至药枯，去滓滤净，次下白蜡、血竭、轻粉，即成膏矣。用时抹患处。

【功效与主治】解毒消肿，生肌止痛。治金疮棒毒溃烂，肌肉不生；一切痈疽，腐去孔深，洞见隔膜者。

【加减应用】无。

(20) 五倍子膏（《朱仁康临床经验集》）

【组成与用法】五倍子200克，香油适量。将五倍子粉碎成细末，过120目筛，用香油调成膏状。用生理盐水棉球将疮疡渗液或脓液拭去，露出新鲜组织，再将药膏涂于创面，用纱布覆盖，胶布固定，每日换药2次。

【功效与主治】薄肤，止痒。慢性阴囊湿疹，神经性皮炎。

【加减应用】无。

(21) 复方大黄酊（中华临床医学杂志，2006年第1期）

【组成与用法】大黄　虎杖各15克　芒硝　冰片各10克　鲜芦荟200克。大黄、虎杖水煮提取药液200毫升；芒硝、冰片用温水溶化。将芦荟洗净，捣碎，用纱布将残块滤出，滤汁与上述药液混合，装入玻璃瓶中，再将灭菌纱布浸入，加盖放置阴凉处。用药液浸湿的纱布覆盖创面。深度溃疡压疮经清创后将药纱条填入溃疡窦道内，用消毒纱布包扎，依局部情况酌情换药。

【功效与主治】解毒消肿，生肌止痛。

【加减应用】腐肉难脱者，用七三丹或五五丹，外敷生肌玉红膏；脓腐败已尽者，用生肌散，外敷生肌白玉膏促进生肌收口。

2.3　收口期

(1) 生肌玉红膏（《外科正宗》）

【组成与用法】白芷15克　紫草6克　血竭12克　轻粉12克　当归60克　白蜡60克　麻油5000克　甘草36克　白芷15克　归身60克　瓜儿血竭12克　轻粉12克　白占60克　紫草6克　麻油500克，上药制成药膏，用时摊于纱布上敷贴患处。先将当归、甘草、紫草、白芷4味，入油内浸3日，大勺内慢火熬，药微枯色，细绢滤清，将油复入勺内煎滚，下整血竭化尽，次下白占，微火亦化；先用茶钟4只预顿水中，将膏分作4处，倾入钟内，候片时方下研极细轻粉，每钟内投和1钱搅匀，候至1伏时取起，不得加减，致取不效。用于已溃流脓时，先用甘草汤，甚者用猪蹄药汤，淋洗患上，软绢挹净，用抿脚挑膏于掌中捺化，遍搽新腐肉上，外以太乙膏盖之。大疮早、晚洗换2次，内兼服大补脾胃暖药。

【功效与主治】祛腐生肌，润肤止痛之功效。主治溃疡久不收口者。

【加减应用】无。

(2) 拔毒生肌散（《全国中药成药处方集》）

【组成与用法】冰片30克　净红升72克　净黄丹72克　净轻粉72克　煅龙骨72克　制炉甘石72克　煅石膏72克　白蜡末15克。上药混合碾细，成净粉90～95%即得。洗净患处，视患处大小，酌药量薄撒贴膏。

【功效与主治】痈疽已溃，久不生肌，疮口下陷，常流败水。

【加减应用】无。

（3）拔毒生肌散（《救伤秘旨》）

【组成与用法】制炉甘石30克　寒水石15克　月石9克　乳香　没药（去油）3.5克　大黄18克　蓖麻子（去油）24克　麝香0.2克　梅冰0.3克。上为细末，加红升丹0.3克，同研匀。敷之

【功效与主治】拔毒生肌。主破伤不论新久。

【加减应用】如伤红肿，去升丹，加小赤豆，研末少许。

（4）冰片散（《疮疡经验全书》）

【组成与用法】冰片3克　硼砂15克　雄黄6克　蜜炙柏（细末）6克　鹿角霜30克　枯矾3克　甘草末3克　靛花6克　黄连末6克　玄明粉6克　鸡内金（烧存性）3克。上为细末。吹之

【功效与主治】生肌止痛。

【加减应用】口中气臭，加入中白（煅）9克、铜青（煅）不宜过0.5克。

（5）八宝生肌散（《集验良方》）

【组成与用法】炉甘石18克（制）　熟石膏24克　漂东丹6克　龙骨9克（煅、研、漂净）　轻粉6克　铅粉6克　白蜡18克　寒水石18克（漂净）。上药各为细末，和匀，再研极细，瓷瓶收贮。

【功效与主治】生肌收口。主痈疽诸疮已溃，大毒烂肉，拔出余腐未尽，新肉将生者。

【加减应用】配合生肌膏、白玉膏外敷，每天一次，可配用生肌散换药，每日一次。

（6）猪蹄汤（摘自中国医药网）

【组成与用法】净猪蹄1只　当归　川芎　黄芪各15克　黄连　黄柏　大黄　五倍子　肉桂各10克　甘草30克　冰片3克，加水2000毫升，煮至猪蹄软烂，过滤去浮油，待温，纱布蘸药汁擦洗患处，每次10～20分钟，后用白玉膏掺生肌散外敷．每日一次，或象皮膏贴敷，每日一次。

【功效与主治】拔毒生肌收口。

【加减应用】掺以八宝丹。外敷生肌玉红膏。若疮周伴有红肿热痛，外掺药时同时掺氯霉素粉少许，外敷败毒生肌膏。

（7）白玉膏（《疡医大全》）

【组成与用法】乳香3克　没药（去油）3克　铅粉9克　轻粉3.5克　儿茶3.5克。雄猪油半斤，入锅内熬，去滓，复入锅内熬滚，投白蜡、黄蜡各2钱化尽，再入上数药，搅匀。摊贴

【功效与主治】生肌收口。

【加减应用】无。

（8）生肌散（《外科正宗》）

【组成与用法】石膏30克　轻粉30克　赤石脂30克　黄丹（飞）6克　龙骨9克　血竭9克　乳香9克　潮脑9克。上为细末。先用甘草、当归、白芷各3克煎汤，洗净患上，用此干掺，软油纸盖扎，2日1洗1换。

【功效与主治】解毒定痛，生肌敛疮。主治一般痈疽疮疡溃后，腐肉已脱，脓水将尽。

【加减应用】无。

（9）生肌膏（《外科正宗》）

【组成与用法】熟石膏100克　制炉甘石　乳香　没药各20克　马勃80克　珍珠母90克　白及30克　凡士林2000克，香油适量。将前7味药粉碎，过100目筛，用香油调成软膏，再加入凡士林拌匀，装瓶备用。先将压疮局部脓血及坏死组织清创，再以3%过氧化氢溶液冲洗疮面，压疮周围皮肤用75%酒精常规消毒，然后将药膏涂于纱布上外敷疮面，每日换药1次。

【功效与主治】生肌收口。

【加减应用】先剪去腐肉，以红升丹去腐拔毒，若腐去脓尽，新肉生长缓慢者，外用生肌散、生肌玉红膏。

（10）红升丹（《医宗金鉴》）

【组成与用法】朱砂15克　雄黄15克　水银3克　火消120克　白矾30克　皂矾18克　先将白矾、皂矾、火消研细拌匀，入大铜勺内，加火酒150毫升炖化，一干即起，研细；另将水银、朱砂、雄黄研细，至不见星为度，入消、矾末研匀。将阳城罐内壁用纸筋泥搪1厘米厚，阴干，不使有裂纹；入前药于内，罐口密封盖严，再用棉纸捻条蘸蜜，塞牢罐口缝间；外用煅石膏细末醋调封固。然后将罐直接放炭火上加热。先用底火（火苗不升腾）烧半小时；再用大半罐火（火苗高至罐腰上）烧半小时，同时以笔蘸水擦罐盖；最后以大火（火苗平罐口）烧半小时。去火冷定，启罐盖，以刀刮下盖上的丹药，研细备用。每用少许，撒布疮口，外加膏药覆盖，或纱布包扎。

【功效与主治】拔毒去腐，生肌长肉。治疮疡溃后，疮口坚硬，肉黯紫黑。

【加减应用】无。

（11）八二丹（《医宗金鉴》）

【组成与用法】熟石膏24克　升丹6克，掺于疮面，或制成药线插人疮中，外用膏药或油膏盖贴。

【功效与主治】提脓祛腐，溃疡脓洗不畅。

【加减应用】无。

对症良方

1. 中风并发压疮所致麻木

(1) 黄芪桂枝五物汤（《金匮要略》）

【组成与用法】黄芪9克　桂枝9克　芍药9克　生姜18克　大枣4枚上药，以水六升，煮取二升，温服七合，日三服。

【功效与主治】益气温经，和血通痹。主治风寒阻络之麻木。

【加减应用】其中黄芪用量可达30克，甚至60克；汗多的可加地骨皮；皮肤痒甚的可加虫退、白鲜皮。

(2) 薏苡仁汤（《类证治裁》）

【组成与用法】薏苡仁30克　当归10克　川芎7克　生姜10克　桂枝10克　羌活10克　独活10克　防风10克　白术10克　甘草6克　川乌6克　麻黄6克；用法：水煎服，每日1剂，2次/日。

【功效与主治】祛风除湿，散寒止痛主治湿邪阻络之麻木。

【加减应用】无。

(3) 桃红四物汤（《医宗金鉴》）

【组成与用法】当归　熟地黄　川芎　白芍　桃仁　红花各15克。用法：水煎服，每日1剂，2次/日。

【功效与主治】活血化瘀，瘀血挟痰证当佐以开郁导痰。主治血瘀麻木。

【加减应用】无。

(4) 补气升阳和中汤（《兰室秘藏》)。或者神效黄芪汤（《兰室秘藏》)

【组成与用法】生甘草3克　酒黄柏3克　白茯苓3克　泽泻3克　升麻3克　柴胡3克　苍术3.5克　草豆蔻仁3.5克　橘皮6克　当归身6克　白术6克　白芍药9克　人参9克　佛耳草12克　炙甘草12克　黄芪15克；或则蔓荆子3克　陈皮（去白）15克　人参24克　炙甘草　白芍药各30克　黄芪60克。每服15克，用水300毫升，煎至150毫升，去滓，临卧时稍热服。

【功效与主治】补气升阳，健脾和血。主治气虚麻木。

【加减应用】无。

2. 中风并发压疮所致溃疡

(1) 桂枝汤加减（浙江中医学院学报，1991年第5期）

【组成与用法】桂枝　芍药　炙甘草　生姜　当归尾　苍术　川牛膝各10克　大枣20枚　细辛6克　土茯苓　生薏苡　鸡血藤各30克，水煎服，每日1剂，2次/日。

【功效与主治】活血通络，调和营卫。主治皮肤溃疡属寒湿夹瘀者。

【加减应用】无。

(2) 复方石榴皮煎剂（广西中医药，1994年第4期）

【组成与用法】桂枝　石榴皮　泽兰　苏木　田基黄各30克　七叶莲　宽筋藤各

60克 水蛭10克 冰片6克；水煎熏洗患处20分钟，1日1-2次。

【功效与主治】活血生肌。主治慢性体表溃疡。

【加减应用】无。

(3) 血竭生肌散（陕西中医，1988第12期）

【组成与用法】石膏 轻粉 赤石脂各30克 血竭40克 龙骨 乳香 樟脑各10克 黄丹 麝香各6克共研细末，过筛，贮瓶备用。先以蒲公英、甘草、当归、白芷等份水煎液外洗伤口，再撒上药，纱布包扎，2日1次。

【功效与主治】清热活血，排脓生肌。

【加减应用】无。

(4) 土鳖虫散（广西中医药，1992年第3期）

【组成与用法】土鳖虫15个 血竭9克 川芎 红花 当归 大黄 白芷各3克 麻油500克 黄丹150克；制成膏药，1-2日换药1次。

【功效与主治】活血祛瘀生肌。主治慢性体表溃疡。

【加减应用】无。

(5) 归芪散（中国医药学报，1994年第2期）

【组成与用法】黄芪 当归各30克 桃仁 丹参 白芷 大黄各15克 干姜5克 黄丹120克 猪脂油500克 血竭8克制成膏药，外敷患处，1日换药1次。

【功效与主治】益气活血，祛瘀生肌。主治慢性皮肤溃疡。

【加减应用】无。

(6) 曾平安经验方（河南中医，1989年第4期）

【组成与用法】土茯苓 车前草各30克 生地黄 黄柏各15克 赤芍 薏苡仁各20克 双花 连翘各18克 木通6克 甘草10克，水煎服，每日1剂，2次/日。

【功效与主治】清热利湿，活血生肌。主治过敏性溃疡。

【加减应用】无。

(7) 龙石膏（江苏中医，1993年第1期）

【组成与用法】黄柏20克 儿茶15克 乳香 没药 煅龙骨 赤石脂各30克 血竭 樟丹各15克 冰片6克 轻粉10克；共研细末，加适量麻油调成软膏，外涂患处，纱布固定，1-2天换药1次。

【功效与主治】清热燥湿，活血生肌。主治体表溃疡。

【加减应用】无。

3. 中风并发压疮所致局部组织坏死

3.1 内治法

(1) 阳和汤加减（《外科证治全生集》）

【组成与用法】熟地黄30克 肉桂（去皮、研粉）3克 麻黄2克 鹿角胶9克 白芥子6克 姜炭2克 生甘草3克。用法：水煎服，每日1剂，2次/日。

【功效与主治】温阳散寒，活血通络。

【加减应用】疼痛剧烈者，加乳香、没药、地龙；肢体出现瘀斑或扪及结节或硬索者加用三棱、莪术；肿胀明显，加茯苓、泽泻、泽兰、木瓜。外治可选用冲和膏外敷；或当归，独活，桑枝，威灵仙，煎水熏洗，每日1次；或附子、干姜、吴茱萸各等份研末蜜调敷于涌泉穴，每日1次。

（2）四妙勇安汤加减（《验方新编》）

【组成与用法】玄参　金银花各90克　当归60克　甘草30克。用法：水煎服，每日1剂，2次/日。

【功效与主治】清热利湿，活血化瘀。

【加减应用】疼痛剧烈加丹参、鸡血藤、乳香、没药、川芎；创面分泌物多者加黄柏、皂刺。

（3）黄芪鳖甲汤加减（《医学入门》）

【组成与用法】党参20克　肉桂12克　苦桔梗15克　生干地黄20克　半夏15克　紫菀12克　知母15克　赤芍20克　黄芪30克　炙甘草6克　桑白皮12克　天门冬15克　鳖甲12克　秦艽12克　白茯苓12克　地骨皮12克　银柴胡12克。用法：水煎服，每日1剂，2次/日。

【功效与主治】益气养阴。

【加减应用】疼痛剧烈加鸡血藤、乳香、没药、川芎；创面分泌物多，腐肉难穿脱者加山甲、皂刺，气血瘀阻可加鸡血藤、鬼箭羽。

（4）犀角地黄汤、黄连解毒汤、三妙丸合方（《中医内科学》）

【组成与用法】生地黄30克　丹皮9克　赤芍15克　黄连3克　黄芩9克　生山栀9克　黄柏9克　防己9克　川牛膝9克　萆薢12克　生米仁12克　紫花地丁30克　生甘草3克

【功效与主治】凉血解毒，清热利湿。

【加减应用】呕吐口渴者：加竹茹，生石膏打碎。大便秘结者：加生大黄三钱后下，枳实二钱。

3.2　外治法

（1）拔毒祛腐散（辽宁中医杂志，2006年第6期）

【组成与用法】炙蜈蚣　玄参　雄黄各9克　炙蜂房　薄荷叶　炙乳香　炙没药　樟脑各3克　全蝎　蝉蜕各6克　穿山甲　血竭各15克；共研极细末，薄撒创面。干性坏死10%α糜蛋白酶湿敷20分钟，薄撒上药，凡士林纱条，包扎，1次/日。

【功效与主治】拔毒去腐生肌。

【加减应用】无。

（2）祛腐生肌散（中国民间疗法，2008年第7期）

【组成与用法】黄芪　黄柏　大黄　当归　象皮粉各40克　轻粉10克　丹参40

克。将上药共研为细末，过筛后装入干净瓶内，常规消毒后密封，存于阴凉干燥处备用。疮面上药前先予清创，以0.1%新洁尔灭溶液清洗创面，再用生理盐水冲洗创面后，去除创面上的坏死组织，用654—2浸润创面，然后均匀涂洒药粉，药量以覆盖创面为度，用无菌纱布覆盖固定，每24小时换药1次，直到痊愈。疮面结痂时不要强行剥离，以免撕伤新生肉芽组织。

【功效与主治】清热泻火，补气升阳，托毒生肌。主治皮肤坏死感染（开放性骨折外伤感染、烧伤、褥疮）。初起宜。

【加减应用】无。

4. 中风并发压疮所致走黄与内陷

走黄与内陷证危急重险，变化多端，应根据病情的变化，邪正的盛衰，采用扶正达邪与祛邪安正辨证统一的治疗法则，同时尚需中西药配合治疗，积极抢救。

4.1 走黄：宜凉血清热解毒，用五味消毒饮、黄连解毒汤、犀角地黄汤三方合并加减。

（1）五味消毒饮（《医宗金鉴》）

【组成与用法】金银花30克 野菊花 蒲公英 紫花地丁各15克 紫背天葵10克。用法：水煎服，每日1剂，2次/日。

【功效与主治】清热解毒，泻火。

【加减应用】无。

（2）黄连解毒汤（《奇效良方》）

【组成与用法】黄连9克 黄柏 黄芩各6克 山栀子14枚，水煎服，每日1剂，2次/日。

【功效与主治】清热泻火。治一切实热火毒，三焦热盛之证。

【加减应用】无。

（3）犀角地黄汤（《备急千金要方》）

【组成与用法】水牛角30克 生地黄24克 芍药12克 牡丹皮9克。用法：水煎服，每日1剂，2次/日。

【功效与主治】清营凉血。

【加减应用】神昏谵语者，加紫雪丹一次1支，每日3次，安宫牛黄丸一次1粒，每日3次，冲服；咳出痰血者，加白茅根、知母、藕节、天花粉；喘咳者，加鲜竹沥、石膏；大便秘结者，加大黄、玄明粉；发痉发厥者，加羚羊角、钩藤、龙齿（羚羊角缺用山羊角代，加重剂量）；黄疸者，加大黄、茵陈；发斑者，加重牡丹皮、水牛角、赤芍、生地黄等剂量。

4.2 火焰：宜凉血清热解毒，养阴清心开窍，用清营汤合黄连解毒汤、安宫牛黄丸、紫雪丹加减。

（1）清营汤（《瘟病条辨》）

【组成与用法】犀角9克（现用水牛角30克代之） 生地黄15克 玄参9克 竹叶心3克 麦冬9克 金银花9克 连翘（连心用）6克 黄连5克 丹参6克，上药，水八杯，煮取三杯，一日三次。

【功效与主治】清营解毒，透热养阴。主治热入营分证。

【加减应用】兼痰热，加竹沥、天竺黄、川贝母。

（2）黄连解毒汤《奇效良方》

【组成与用法】黄连9克 黄柏 黄芩各6克 山栀子14枚。用法：水煎服，每日1剂，2次/日。

【功效与主治】清热泻火。治一切实热火毒，三焦热盛之证。

【加减应用】无。

（3）安宫牛黄丸（《温病条辨》）

【组成与用法】牛黄 郁金 犀角 黄连 黄芩 山栀子 朱砂 雄黄各30克 梅片5克 麝香7.5克 珍珠15克，金箔衣。上为极细末，炼老蜜为丸，每1丸1钱(3克)，金箔为衣，蜡护。脉虚者人参汤下，脉实者金银花、薄荷汤下，每服1丸。兼治飞尸卒厥，五痫中恶，大人小儿痉厥之因于热者。大人病重体实者，日再服，甚至日3服；小儿服半丸，不知，再服半丸。

【功效与主治】清热开窍，豁痰解毒。主治温热病，邪热内陷心包证。

【加减应用】无。

（4）紫雪丹（《太平惠民和剂局方》）

【组成与用法】石膏30克 寒水石30克 磁石30克 滑石30克 犀牛角30克 羚羊角30克 木香15克 沉香15克 玄参60克 升麻30克 甘草24克 丁香20克 朴硝20克 硝石20克 麝香3克 朱砂9克。用法：水煎服，每日1剂，2次/日。

【功效与主治】清热解毒，镇痉息风，开窍定惊。主治温热病、热邪内陷心包。

【加减应用】无。

4.3 干陷：补养气血，托毒透脓，佐以清心安神。用托里消毒散、安宫牛黄丸加减。

（1）托里消毒散（《医宗金鉴》）

【组成与用法】人参3克 川芎3克 当归3克 白芍3克 白术3克 金银花2克 茯苓3克 白芷2克 皂角刺3克 生甘草1.5克 生黄芪3克 桔梗3克。用法：水煎服，每日1剂，2次/日。

【功效与主治】气血双补，托毒生肌。

【加减应用】上部席疮加川芎、升麻，下部席疮加牛膝、桂枝，食少加焦三仙、鸡内金、木香、枳壳，大便干秘加火麻仁、郁李仁、熟大黄，疮面久不收敛加白蔹、鹿角片。

（2）安宫牛黄丸（《温病条辨》）

【组成与用法】牛黄　郁金　犀角　黄连　黄芩　山栀子　朱砂　雄黄各30克　梅片　麝香各7.5克　珍珠15克，金箔衣。上为极细末，炼老蜜为丸，每一丸一钱(3克)，金箔为衣，蜡护。脉虚者人参汤下，脉实者金银花、薄荷汤下，每服一丸。兼治飞尸卒厥，五痫中恶，大人小儿痉厥之因于热者。大人病重体实者，日再服，甚至日三服；小儿服半丸，不知，再服半丸。

【功效与主治】清热开窍，豁痰解毒。主治温热病，邪热内陷心包证。

【加减应用】无。

4.4　虚陷：脾肾阳衰者，宜温补脾肾，用附子理中汤，阴伤胃败者，宜生津养胃，用益胃汤加减。

附子理中汤（《三因极一病证方论》）

【组成与用法】大附子（炮，去皮、脐）　人参　干姜（炮）　甘草（炙）　白术各等分上药锉散。每服12克，用水22.5毫升，煎取160毫升，去滓，不拘时服。

【功效与主治】益气温阳。主治五脏中寒。

【加减应用】自汗肢冷者加肉桂，昏迷厥脱者加生晒参、龙骨、牡蛎；若阴伤胃败者，治宜生津养胃，用益胃汤加减。

第十八章　脑卒中后遗症

第一节　肩—手综合征

肩—手综合征（shoulder - handsyndromeSHS），又称反射性交感神经营养不良（reflexsympatheticdystrophyRSD），1864 年，由 Morehead 和 Keen 首次报告，1985 年学者杨任民首次在国内发表肩—手综合征的文章。目前就其发病原因并未完全清楚，其可以是原发的，也可由不同因素所诱发，如轻微的周围神经损伤或中枢神经损伤，包括急性脑血管病和脊髓损伤等，另外内分泌疾病、心肌梗死也都可引起。而卒中后肩—手综合征常发生在脑卒中后 1 ~ 3 个月内，最早也有发生在发病后 3 日，发病晚者可在发病后 6 个月后才出现。对于卒中后肩—手综合征的发病机制并未完全阐明，目前认为可能与以下机制相关联：①中枢受损导致交感神经系统功能障碍：运动前区的皮质与皮质下的结构受损或传导束损伤，导致血管运动神经麻痹，引发患侧上肢的交感神经兴奋性升高，出现血管痉挛反应，末梢血流量增加，导致局部的组织营养障碍，故此病又称为反射性交感神经营养不良；②肩关节结构功能改变所致的局部损伤：脑卒中偏瘫患者患侧上肢肌肉多发生痉挛或弛缓、肩关节的肌肉弛缓，引发肱骨头的半脱位，又造成局部软组织因牵拉受损而产生疼痛；③腕关节过度屈曲及长时间受压阻碍静脉回流造成手背为主的手的水肿；④“肩—手泵”机制受损所致泵机制受损导致水种，手水肿又降低了肩手泵机制效能；⑤外力不正确的牵拉引起水肿和疼痛。临床上肩—手综合征的临床表现为患侧上肢疼痛、皮肤变色、肤温升高、血管功能障碍、营养障碍、水肿以及上肢活动功能受限等。肩—手综合征经康复治疗后仅有 20% 的患者患肢能够完全恢复以前的肢体功能，如果不进行及时治疗，不仅影响患者偏瘫肢体功能的康复，甚则导致肩及手指永久性畸形，严重影响患者的生存质量，不仅给患者带来极大痛苦，同时也给家庭和社会带来沉重负担。现代医学治疗肩—手综合征主要通过药物治疗、神经阻滞及手术治疗以及物理康复治疗方法。

中医文献无肩—手综合征病名记载，但早有对其症状的描述，《内经》中有偏风、偏枯等不同的名称记载，《灵枢 · 热病》记载“偏枯，身偏不用而痛，言不变，志不乱，病在分腠之间”，其中偏枯症与脑卒中后肩—手综合征的症状颇为相似，亦有人将其归于“痹证”范畴。中风病以正虚为发病之本，主要有肝肾阴虚，气血不足，邪实为致病之标，以风、寒、湿、火、痰浊、瘀血为主，病位在脑，脏腑涉及肝、脾、肾。其次，肩—手综合征属于中风的合并症之一，本已由于脏腑功能失调，气血逆乱，一则外感风寒湿邪侵入络脉，二则风夹痰疲窜犯经络，或瘀血阻络，患侧肢体气血运行不利，“痛则不通，通则不痛”，手臂肿胀疼痛；长期病侧手臂、肩部瘫痪痿废不用加重手臂活动功能进一步丧失，进而出现手臂肌肉萎缩，手指关节活动进一步受限。中医治疗肩—手综合征主要通过中药汤剂治疗、推拿针灸等手段。

诊断要点

目前卒中后肩—手综合征的诊断尚没有统一标准，参照1996年中风康复研究中心肩—手综合征诊断标准及Kozin标准：

中国康复研究中心制定的标准：

（1）肩—手综合征诊断标准：

患者有脑血管疾病；单侧肩手痛、皮肤潮红、皮温上升；手部肿胀，手指屈曲受限；局部无外伤、感染的证据，也无周围血管病的证据。

（2）肩—手综合征分期标准：

I期：肩痛，活动受限，同侧手腕、手指肿胀，出现发红、皮温上升等血管运动性改变。X线下可见手与肩部骨骼有脱钙表象。手指多呈伸直位，屈曲时受限，被动屈曲时引起剧痛。此期可持续3～6个月，以后或治愈或进入II期。

II期：肩、手的自发痛或手的肿胀减轻或消失，病侧手皮肤、肌肉明显萎缩。有时可引起Dupuytren挛缩样掌腱膜肥厚。X线可见患手骨质疏松样改变。手指ROM日益受限。此期亦持续3～6个月，如治疗不当将进入III期。

III期：手肩部皮肤肌肉萎缩显著，关节活动受限，手指完全挛缩，X线上有广泛的骨腐蚀。

通用良方

1. *加用续命汤*（广西中医学院学报，2010年第1期）

【组成与用法】麻黄12克 桂枝9克 当归15克 川芎9克 人参9克 石膏15克 杏仁9克 干姜9克 甘草9克。水煎服，每日1剂，2次/日。

【功效与主治】祛风除湿，常用于治疗肩—手综合征I期症见肢体活动受限，同侧手腕、手指肿胀者。

【加减应用】湿甚加白术12克，薏苡仁20克；痛甚加赤芍15克、延胡索12克；拘挛甚加伸筋草15克、木瓜12克。

2. *自拟通络活血汤*（中国中医急症，2011年第9期）

【组成与用法】红花15克 制半夏9克 胆南星10克 羌独活各15克 薏苡仁30克 川木瓜30克 益母草30克 赤白芍各20克 莪术30克 苏木15克 白芷20克

细辛3克　甘草9克。水煎服，每日1剂，2次/日。

【功效与主治】活血化痰。用于治疗肩—手综合征症见肢体疼痛麻木，关节、手指变形者。

【加减应用】伴肢体肌肉萎缩者，加黄柏、苍术；痛甚者，加乳香、没药、草乌等；伴肢体麻木者，加络石藤、海风藤、忍冬藤等藤类药物及僵蚕、蜈蚣等虫类药物。

3. 补气化痰通络方（北京中医药，2011年第8期）

【组成与用法】茯苓6克　黄芪30克　僵蚕　桔梗　地龙　白芍　丹参　炙甘草各10克　伸筋草　生地黄各20克。水煎服，每日1剂，2次/日。

【功效与主治】补气活血，用于治疗肩—手综合征症见肢体乏力，抬举不能。

【加减应用】血瘀甚者，加三七10克；血虚者，加当归10克、何首乌20克；肾阳不足者，加肉桂5克、附子6克；湿较甚者，加薏苡仁20克；痛甚者，加细辛3克、制草乌10克。

4. 麻桂通络汤（中国医药导报，2008年第18期）

【组成与用法】麻黄10克　羌活12克　西洋参10克　香附15克　桂枝尖10克　桃仁12克　地龙15克　白芍15克　生甘草10克。水煎服，每日1剂，2次/日。

【功效与主治】温经通络，用于治疗肩—手综合征症见肢体萎缩疼痛麻木，偏瘫肢体畏寒，得温则减者。

【加减应用】疼痛甚者，加乳香、没药活血定痛；血虚者，加当归、丹参、白芍等；气虚者，加黄芪、西洋参。

5. 复元通络汤（中医研究，2009年第8期）

【组成与用法】生川乌10克　生草乌10克　生黄芪30克　当归15克　白芍15克　桃仁10克　怀牛膝30克　桑枝30克　桂枝30克　红花15克　川椒15克。水煎服，每日1剂，2次/日。

【功效与主治】温经活血通络。用于治疗肩—手综合征症见肢体疼痛麻木，乏力而活动不能，可用于肩—手综合征各期。

【加减应用】伴阴虚者，加石斛、乌梅、鸡血藤、䗪虫养阴柔肝理筋；痰湿甚者，加木瓜、生薏苡仁、海桐皮、桑枝、地龙、白花蛇舒筋化湿通络。

6. 舒筋活络散（中国中医急症，2006年第9期）

【组成与用法】生草乌10克　生川乌10克　麻黄10克　胆南星10克　生半夏10克　红花10克　川芎20克　桑枝20克　透骨草20克　伸筋草20克　宽筋草30克　松节30克。50克/次，装入布袋中用风湿跌打酒调匀，煮沸，热敷患肢。

【功效与主治】活血伸筋活络。用于治疗肩—手综合征各期。

【加减应用】肢体挛缩甚者，加木瓜、海桐皮、地龙、白花蛇等。

7. 丁友英经验方（中国急症医学，2013年第1期）

【组成与用法】羌活15克　独活15克　细辛10克　川乌12克　草乌12克　秦艽15克　伸筋草25克　薄荷20克　红花8克　檀香15克　五味子10克。水煎服，每日1剂，2次/日。

【功效与主治】祛风除湿，主要用于治疗肩—手综合征Ⅰ期症见肢体重着，活动不利等。

【加减应用】疼痛甚者，加乳香、没药等；风湿甚者，加海风藤、忍冬藤等藤类药物及僵蚕、蜈蚣、地龙等虫类药。

辨证良方

肩—手综合征属“痿证”范畴，根据其临床特征可分为肺热津伤、筋失濡润证，湿热浸淫、气血不运证，脾胃亏度、精微不运证，肝肾亏损、髓枯精痿证。

1. 肺热津伤、筋失濡润证

主症：病起发热，或热退后突然出现肢体软弱无力，心烦口渴，咳呛咽干。舌质红苔黄，脉细数。

治法：清热润燥，养肺生津。

（1）防风汤（《宣明论方》）

【组成与用法】防风30克　甘草30克　当归30克　赤茯苓（去皮）30克　杏仁（去皮、炒熟）30克　官肉桂30克　黄芩9克　秦艽9克　葛根9克　麻黄（去节）15克。上药为末。每服15克、用酒、水共300ml、加大枣3枚、生姜5片，煎至150ml、去滓温服。每日1剂，2次/日。

【功效与主治】疏风活络，宣痹止痛。

【加减应用】酸痛以上肢关节为主者，加白芷、威灵仙、川芎；以下肢关节为主者，加独活、牛膝；以腰背关节为主者，加杜仲、桑寄生、续断。恶寒发热、身有汗出者，去麻黄，加芍药。

（2）除湿蠲痛汤（《证治准绳》）

【组成与用法】苍术（米泔浸、炒）6克　羌活　茯苓　泽泻　白术各4.5克　陈皮3克　甘草1.2克。用水400mL，煎至320mL，入姜汁、竹沥各20～30mL同服。每日1剂，2次/日。

【功效与主治】除湿止痛。

【加减应用】上肢痛，加桂枝、威灵仙、桔梗；多汗，加黄芪、防风；自汗身重，加防己、黄芪。湿热流注经络，四肢百节流布走痛，红肿或死血者，去茯苓、泽泻、白术、羌活、陈皮，加防己、黄柏、海风藤、当归、川芎、胆南星、红花。

（3）八仙逍遥散（《医宗金鉴》）

【组成与用法】防风　荆芥　川芎　甘草各3克　当归（酒洗）　黄柏各6克　苍术　牡丹皮　川椒各9克　苦参15克。上药共合一处，装白布袋内，扎口，水熬滚，熏洗患处。

【功效与主治】祛风胜湿，活络舒筋。

【加减应用】若寒湿较重者，可去苦参、黄柏、丹皮，加威灵仙、独活；瘀痛者，可加乳香、没药、透骨草。

（4）羌活胜湿汤（《脾胃论》）

【组成与用法】羌活　独活各6克　藁本　防风　甘草（炙）各3克　蔓荆子2克　川芎1.5克。水煎服，每日1剂，2次/日。

【功效与主治】祛风胜湿，活络舒筋。

【加减应用】若湿邪较重，肢体酸楚甚者，可加苍术、细辛以助祛湿通络；郁久化热者，宜加黄芩、黄柏、知母等清里热。

（5）蠲痹汤（《杨氏家藏方》）

【组成与用法】当归（去土，酒浸一宿）　羌活（去芦头）　姜黄　黄芪（蜜炙）　白芍药　防风（去芦头）各45克　炙甘草15克。上药，加生姜五片，同煎去滓温服，不拘时候。

【功效与主治】益气和营，祛风胜湿。

【加减应用】若风气偏盛者，重用防风，加麻黄、秦艽、川芎、葛根；若寒气偏盛者，加乌头、麻黄以温阳散寒，除湿止痛；若湿气偏盛者，加薏苡仁、苍术以健脾化湿。

（6）小活络丹（《太平惠民和剂局方》）

【组成与用法】川乌（炮，去皮、脐）　草乌（炮，去皮、脐）　地龙（去土）　天南星（炮）各180克　乳香（研）　没药（研）各36克。将上述药物碾为细末，入研药和匀，酒面糊为丸，如梧桐子大，每服20丸，空心，日午冷酒送下，荆芥茶下亦得。（现代用法：以上六味，粉碎成细粉，过筛，混匀，加炼蜜制成大蜜丸。每丸重3克。口服，用陈酒或温开水送服，一次1丸，一日2次。）

【功效与主治】祛风除湿，化痰通络，活血止痛。

【加减应用】偏于风胜，疼痛游移不定为主，加防风、大秦艽；偏于湿盛，加苍术、防己、薏苡仁；偏于寒胜，加肉桂，并重用川乌、草乌。若偏于肝肾不足、气血亏虚者，可配合独活寄生汤以益气养血通痹。加天麻、豨莶草、于术（生）、当归、白芍（炒）、桑寄生、抚芎、生地黄、橘红，名为小活络丹加味方，治疗风湿诸痹，肩背腰膝筋脉骨节疼痛，偏正头痛，或口眼歪斜，半身不遂，行步艰难，筋脉拘挛，肌肉顽麻沉重酸木，或皮肤作痒。

（7）独活寄生汤（《备急千金要方》）

【组成与用法】独活9克　桑寄生6克　杜仲6克　牛膝6克　细辛6克　秦艽6克　茯苓6克　肉桂心6克　防风6克　川芎6克　人参6克　甘草6克　当归6克　芍药6克　干地黄6克。上药以水200ml，煮取600ml，分三服。

【功效与主治】祛风湿，止痹痛，益肝肾，补气血。

【加减应用】疼痛较剧者，可酌加制川乌、制草乌、白花蛇等以助搜风通络，活血止痛；寒邪偏盛者，酌加附子、干姜以温阳散寒；湿邪偏盛者，去地黄，酌加防己、薏苡仁、苍术以祛湿消肿；正虚不甚者，可减地黄、人参。

2. 寒湿阻络证

主症：肢体关节沉重酸胀、疼痛，重则关节肿胀，重着不移，但不红，甚至四肢活动不便颜面苍黄而润，舌质红，苔白厚而腻。

治法：渗湿通经活络。

(1) 乌头汤（《金匮要略》）

【组成与用法】麻黄 45 克　芍药 45 克　黄芪 45 克　甘草 45 克（炙）　川乌五枚（以蜜 400 毫升，煎取 200 毫升，即出乌头）。上五味，以水 600mL，煮取 200mL，去滓，纳蜜煎中，更煎之，服 140mL，不知，尽服之。

【功效与主治】温经散寒，除湿宣痹。

【加减应用】背痛加羌活、狗脊；肩痛加姜黄；上肢痛加秦艽、桂枝；下肢痛加木瓜、独活；腰痛加杜仲、续断；若体质强壮，寒盛痛剧者加制川乌、制附子、黄柏；气血亏虚者加党参、黄芪、当归、鸡血藤；肝肾亏损加杜仲、桑寄生、千年健；兼阳虚者加巴戟天、淫羊藿；夹痰瘀者加制胆南星、僵蚕、白芥子、土鳖虫；顽痹者加全蝎、穿山甲。

(2) 附子桂枝汤（《金匮要略》）

【组成与用法】桂枝 9 克　生姜 9 克　炙甘草 6 克　大枣 4 枚　麻黄 6 克　细辛 3 克　炮附子 3 克。先以水煮麻黄去上沫，内诸药再煎，温服。

【功效与主治】温经化湿，活络止痛。

【加减应用】若证为阳气虚弱而见面色苍白、语声低微、肢冷等，宜加人参、黄芪合附子以助阳益气；兼咳喘吐痰者，宜加半夏、杏仁以化痰止咳平喘；兼湿滞经络之肢体酸痛，加苍术、独活祛湿通络止痛。

(3) 薏苡仁汤（《类证治裁》）

【组成与用法】薏苡仁　当归　赤芍　麻黄　官桂　苍术　甘草　生姜各 9 克。水煎服，分早晚两次温服。

【功效与主治】祛湿除痹。

【加减应用】风寒者，加羌活、独活、防风；冷痛较甚者，加川乌，或者附子；关节肿胀者，加萆薢、川木通、姜黄以利湿通络。自汗减麻黄，加石膏；热减官肉桂，加黄柏。

3. 湿热阻络证

主症：肢体困重，痿软无力，或麻木，微肿，尤以下肢多见，或足胫热气上腾，或有发热，胸痞脘闷，小便短赤涩痛。苔黄腻，脉细数。

治法：清热利湿，通利筋脉。

（1）大秦艽汤（《素问病机气宜保命集》）

【组成与用法】秦艽90克　甘草60克　川芎60克　当归60克　白芍60克　石膏60克　川独活60克　细辛15克　川羌活30克　防风30克　黄芩30克　白芷30克　白术30克　生地黄30克　熟地黄30克　白茯苓各30克。上药用量按比例酌减，水煎，温服，不拘时候。

【功效与主治】疏风清热，养血活血。

【加减应用】若无内热，可去黄芩、石膏等清热之品，专以疏风养血通络为治；若伴胸闷不适，加枳实；若寒湿甚者，加生姜。

（2）当归拈痛汤（《医学启源》）

【组成与用法】羌活15克　防风9克　升麻3克　葛根6克　白术3克　苍术9克　当归身9克　人参6克　甘草15克　苦参（酒浸）6克　黄芩（炒）3克　知母（酒洗）9克　茵陈（酒炒）15克　猪苓9克　泽泻9克。上药水煎服，分早晚两次温服。

【功效与主治】利湿清热，疏风止痛。

【加减应用】若关节红肿热痛，伴有发热者加忍冬藤、土茯苓。身痛甚者，加姜黄、海桐皮以活血通络止痛。皮下红斑加赤芍、连翘。

4. 正虚血瘀证

主症：四肢乏力，关节酸沉，绵绵而涌，麻木尤甚，汗出畏寒，时见心悸，纳呆，颜面微青而白，形体虚弱，舌质淡红欠润滑，苔黄或薄白，脉多沉虚而缓。

治法：益气养血活络。

（1）黄芪桂枝五物汤（《金匮要略》）

【组成与用法】黄芪15克　芍药12克　桂枝12克　生姜25克　大枣4枚。上药，以水1200ml，煮取400ml，温服140ml，日三服。

【功效与主治】益气温经，和营通痹。

【加减应用】风邪重而麻木甚者，加防风；血行不畅而兼疼痛者，加桃仁、红花、鸡血藤；日久不愈，邪深入络者，加地龙、蕲蛇；中风后脉络瘀阻而半身不遂，手足无力，肢体不仁者，加当归、鸡血藤；肝肾不足而筋骨痿软者，加杜仲、牛膝；兼阳虚畏寒者，加附子；用于产后或月经之后，可加当归，川芎，鸡血藤以养血通络。

（2）三痹汤（《校注妇人大全良方》）

【组成与用法】川续断　杜仲（去皮切，姜汁炒）　防风　桂心　华阴细辛　人参　白茯苓　当归　白芍药　甘草各30克　秦艽　生地黄　川芎　川独活各15克　黄芪　川牛膝各30克。每服15克，上药水煎煮，去滓热服，无时候，但腹稍空服。

【功效与主治】益气活血，祛风除湿。

【加减应用】若夹湿邪而兼见骨节酸痛，加苍术、薏苡仁以祛风除湿；兼里热之烦躁、口干，酌加石膏、黄芩以清泻郁热；若痹症日久，气血不足，久病入络，加穿山甲、地龙、土鳖虫以化瘀通络。

（3）独活汤（《兰室秘藏》）

【组成与用法】炙甘草6克　羌活　防风　独活　大黄（煨）　泽泻　肉桂各9克　当归梢　连翘各15克　酒汉防己　酒黄柏各30克　桃仁30个。上药用酒70mL，水350mL，煎至150mL，去滓热服，每服15克。

【功效与主治】扶正活血，通络止痛。

【加减应用】胸满，加枳壳；呕恶，加半夏、厚朴、白豆蔻、川黄连；若咽痛而渴，加瓜蒌；恶热药者，去肉桂；腰脚连骨疼痛，摇转不能者，加川牛膝、萆薢、附子、威灵仙；腰痛及头昏项颈紧急疼痛者，加蔓荆子、川芎、鬼箭羽、葛根。

（4）身痛逐瘀汤（《医林改错》）

【组成与用法】秦艽3克　川芎6克　桃仁9克　红花9克　甘草6克　羌活3克　没药6克　当归9克　五灵脂（炒）6克　香附3克　牛膝9克　地龙（去土）6克。上药加水400mL煎煮，取药汁200mL，二煎加水200mL煎煮，去渣取药汁100mL，二煎混合，分早、晚两次温服，每日1剂，或酌加黄酒温服。

【功效与主治】活血行气，祛瘀通络，通痹止痛。

【加减应用】肩—手综合征者常加桂枝、桑枝，去牛膝，使药达肩臂，祛除风湿；四肢麻木，不甚疼痛者加丹参；兼腰胯痛者，加桑寄生、狗脊，使药达腰部，以活血祛风；全身疼痛者，加桂枝、威灵仙，去牛膝，使药力横达，以通经活络祛风湿；筋脉挛紧者，加木瓜、乳香、薏苡仁，以舒筋除湿；气血虚者，加黄芪，配合当归、川芎以补气养血，扶正祛邪；若微热，加苍术、黄柏；伴湿热者加土茯苓、萆薢、连翘；疼痛剧烈者加乌梢蛇、延胡索；皮下有结节者加白僵蚕、白芥子；湿热肿痛者加苍术，黄柏；寒重者加附子；下肢痛重者加木瓜，独活；腰痛者加续断，狗脊；项背强者，加葛根，配合羌活以除太阳之风，升津舒筋；有内热者去川芎，以免助火上行，引起头痛；气机郁滞较重，加川楝子、香附、青皮等以疏肝理气止痛；血瘀经闭、痛经者，可用本方去桔梗，加香附、益母草、泽兰等以活血调经止痛；胁下有痞块，属血瘀者，可酌加丹参、郁金、䗪虫、水蛭等以活血破瘀，消瘕化滞；若行痹者加荆芥、威灵仙，配合秦艽、羌活以祛风湿；着痹加薏苡仁、茯苓，以健脾利湿；痛痹有内热者，可先用黄芩；热除或无内热时，加制川乌以散寒止痛；热痹皮肤红斑型，以风热在表为主，去秦艽、羌活、川芎，加荆芥、金银花、牛蒡子变辛温之剂为辛凉；关节肿痛型，以湿热为主，去秦艽、羌活、川芎，加苦参、猪苓、茵陈、苍术、黄柏，以清热利湿；心痹型，以湿热阻痹心络为主，去牛膝、秦艽、羌活、川芎，加黄连、金银花、蜂房、郁金，以清热除湿，宣痹活络。

（5）活络效灵丹（《医学衷中参西录》）

【组成与用法】当归　丹参　生明乳香　生明没药各15克。上四味，研细末，备用，作汤服。亦可水泛为丸。若为散剂，一剂分作4次服，温酒送下。

【功效与主治】活血祛瘀，通络止痛。

【加减应用】肩—手综合征患者臂疼，常加连翘以引药上行；腿疼，加牛膝以助活血祛瘀并引药下行；妇女瘀血腹疼加桃仁、三棱、莪术、生五灵脂；伴有疮红肿属阳者，加金银花，知母，连翘，蒲公英以清热解毒。

（6）五加皮汤（《医宗金鉴》）

【组成与用法】当归（酒洗） 没药 五加皮 皮硝 青皮 川椒 香附子各9克 丁香3克 麝香0.3克 老葱3根 地骨皮30克 牡丹皮6克。煎水外洗。

【功效与主治】和血定痛舒筋。

【加减应用】气滞血瘀痛甚加陈皮，木香，桃仁，红花；经脉不通者，加水蛭、木瓜、蜈蚣、全虫；祛风湿加威灵仙、海桐皮、防风、独活；心烦失眠者加酸枣仁，合欢皮，茯神。

对症良方

1. 肢体疼痛

（1）万政经验方（《中风病中医特色诊疗》）

【组成与用法】白芍30～50克 炙甘草10克 当归15克 鸡血藤30克 玉竹20克 伸筋草30克。痛在上肢者加桑枝30克，痛在下肢者加川牛膝15克。水煎服，每日1剂，2日/次。

【功效与主治】养血滋阴，舒筋止痛。

【加减应用】风湿甚者，加海桐皮、羌活、独活等祛风除湿；气血虚者，加黄芪、川芎以补气养血，扶正祛邪；兼语言不利者加石菖蒲、远志、郁金、桂枝、生蒲黄以化痰开窍；兼肢体麻木者，加海风藤、忍冬藤、僵蚕、地龙、蜈蚣等。

2. 言语不利

（1）地黄饮子（《圣济总录》）

【组成与用法】熟干地黄（焙）12克 巴戟天（去心） 山茱萸（炒） 石斛（去根） 肉苁蓉（酒浸，切焙） 附子（炮裂，去皮脐） 五味子（炒） 官桂（去粗皮） 白茯苓（去黑皮） 麦门冬（去心，焙） 菖蒲 远志（去心）各15克。加姜枣水煎服，每日1剂，2次/日。

【功效与主治】滋肾阴，补肾阳，开窍化痰。

【加减应用】若属痱而无喑者，减去石菖蒲、远志等宣通开窍之品；喑痱以阴虚为主，痰火偏盛者，去附、桂，酌加川贝母、竹沥、胆南星、天竺黄等以清化痰热；兼有气虚者，酌加黄芪、人参以益气。

（2）解语丹（《校注妇人大全良方》）

【组成与用法】白附子（炮） 石菖蒲（去毛） 远志（去心，甘草水炮炒） 天麻 全蝎（去尾，甘草水洗） 羌活 胆南星（牛胆制多次更佳）各3克 木香15克。上为末，面糊丸，龙眼大。每服一丸，薄荷汤下。

【功效与主治】 化痰通络，息风止痉。

【加减应用】 痰浊壅盛加胆南星、瓜蒌、橘红；燥痰者加瓜蒌、贝母、知母以润燥化痰；阴虚者加生地黄、玄参、白芍、熟地黄；血瘀者加桃仁、红花、苏木；高血压加珍珠母、磁石、牛膝；阳亢者加龙骨、生牡蛎、石决明；肝火上扰者加龙胆草、菊花、钩藤；便秘者加大黄、瓜蒌、槟榔、麻子仁；肢体麻木者加姜黄、桑枝、鸡血藤；饮水呛咳、吞咽困难者加桔梗、元参、木蝴蝶。

第二节　脑卒中后疲劳

卒中后疲劳是指卒中后功能缺损、情绪因素等促成的以躯体疲劳、精神疲劳及动力不足为主要表现特征的早期持续消耗状态，是影响患者康复的卒中后遗症。自1999年Ingles首次报道卒中后疲劳（poststrokefatigue，PoSF）后，才开始将疲劳问题从卒中后心理情感障碍中区分出来做单独评价。卒中后疲劳多发生在卒中恢复期，发生率为38%～73%，症状不能自然缓解。其病因与个性特征、卒中特点、卒中前疲劳和合并症等有关，与女性、高龄有关；但以卒中前疲劳、功能缺损、卒中后抑郁影响最大，特别是在抑郁患者中发生率高，甚至与卒中后抑郁共存，却与认知功能无关。其病理机制目前仍不明确。有研究表明，神经肌肉接头功能紊乱，一些代谢因素，网状激活系统、网状结构损害，皮层下纤维联系中断，导致肌肉疲劳、注意力下降、认知、心理和睡眠障碍，情绪、社会环境因素影响，致神经体液调节紊乱、免疫功能异常也产生疲劳。精神疲劳因努力保持良好状态，激活下丘脑～垂体～肾上腺轴，是连接基底节、丘脑、边缘系统和大脑皮层中枢通路间代谢和结构的损害，在分子水平上精神疲劳在卒中时发生有独立的途径即细胞外K+浓度增高、谷氨酰胺产生减少、葡萄糖摄取的减少伴谷氨酸摄取的减少，导致突触前谷氨酸释放的减少和谷氨酸转运障碍。神经生物学机制可能与致炎因子白细胞介素（IL－1）、肿瘤坏死因子（TNF－α）、IL－6促发的疾病行为有关，，致炎因子对下丘脑～垂体～肾上腺素轴的活化作用及通过减弱星形神经胶质清除细胞外谷氨酸的能力参与精神疲劳的病理生理过程。其临床特点：卒中后主要表现为呼吸短促、头晕、呼吸弱、神情倦怠、少语寡言等。其诊断标准：在过去的1个月中持续2周时间，每天或几乎每天出现明显的疲劳、能量减少或需要增加休息，其疲劳程度与最近的劳累水平不相称，再加上以下任意3条：①睡眠或休息难以改变或恢复，②动机保留而效率下降，③自我感觉需要克服这种活力的不足，④由于疲劳影响日常生活/任务，⑤活动后乏力要持续数小时，⑥对疲劳感的明显关注。目前主要采用选择性5－HT再摄取抑制剂、5－HT和去甲肾上腺素再摄取抑制剂及非药物康复等治疗，预后一般。

卒中后疲劳，在传统中医学中属“懈怠”“懈惰”“四肢劳倦”“四肢不举”及“四肢不欲动”等范畴。其病因主要为大病、久病之后，脏气已伤，正气顿挫，元气在短时间内难以恢复，且“风、火、痰、瘀”等病邪客滞久恋不去，导致气血亏虚，加重肝肾不足，损伤先、后天之精，进而影响脏腑运化之功，上不能清养神机，下不能通调水道，四肢肌肉废痿不用。加之患者卒中后精神紧张或过度劳累可使肝疏泄失常，气血阻滞，气机不畅，形气精血消耗，加重脏器损害，出现精神不安、困顿、抑郁和疲劳等症。故其病机为脏腑亏损、气血阴阳不足、气机失调为主。其主症以神疲乏力，少气懒言，肌肉萎缩，烦躁，抑郁，睡眠差，食欲下降；舌质淡或暗红，苔白薄或有瘀斑，脉沉细无力等为主。故治疗上予补虚扶正、祛疲安神，注重祛除内邪（风、火、痰、瘀等）；对气虚邪阻型治宜补气活血、化痰通络、宁心祛疲；阴虚阳亢型治宜滋阴潜阳，祛邪通络，宁心祛疲；对长期紧张劳累、不愉快事件等刺激所致肝脾失调则以补气理气、调理肝脾等。预后较好。

诊断要点

根据1995年全国第四届脑血管疾病会议规定的诊断标准和1994年美国疾病控制中心修订的慢性疲劳综合征诊断标准：

1. 脑卒中诊断符合《全国第四届脑血管疾病会议》的诊断标准，并经CT确认；

2. 临床评估的不能解释的疲劳，持续或反复发作6个月或6个月以上，且不是持续用力的结果，经休息后不能明显缓解，导致工作、教育、社会或个人活动能力等方面有明显的下降。

3. 同时兼有下列症状中的4项或4项以上，且这些症状已经持续存在或反复发作6个月或6个月以上：a）短期记忆力或注意力下降；b）咽痛；c）颈部或腋下淋巴结肿大、触痛；d）肌肉痛；e）无红肿的多关节疼痛；f）一种新出现的头痛；g）睡眠紊乱（失眠或嗜睡）；h）运动后疲劳持续。

通用良方

1. 补中益气汤加减（中国康复理论与实践，2011年第4期）

【组成与用法】黄芪30克　党参30克　白术15克　当归20克　柴胡10克　陈皮5克　升麻5克　甘草3克。水煎服，每日1剂，2次/日，2周为1个疗程。

【功效与主治】补中益气。

【加减运用】头痛较甚者加川芎、钩藤；烦躁、失眠、多梦者加酸枣仁、龙骨；汗出较甚者加防风、五味子；关节疼痛较甚者加牛膝、木瓜；纳差、脘腹饱胀、食欲不振者加茯苓、焦三仙。

2. 大补肝汤（中国康复理论与实践，2014年第3期）

【组成与用法】桂枝15克　干姜15克　五味子15克　旋覆花5克　牡丹皮5克　竹叶5克　山药15克。水煎服，每日1剂，2次/日。

【功效与主治】平冲降逆，滋补肝阴。

【加减运用】阴虚甚者加熟地黄、枸杞子、黄精、麦冬等；伴阳虚者加附子、肉桂，同时加生地黄、枸杞子、女贞子；血瘀者加地龙、红花、桃仁；大便秘结者加大黄、草决明；构音障碍者加蝉蜕、木蝴蝶。

3. 复方四逆温胆汤（中华中医药学刊，2014 年第 6 期）

【组成与用法】柴胡 15 克　生白芍 20 克　枳壳 10 克　茯苓 15 克　陈皮 9 克　法半夏 9 克　竹茹 15 克　白薇 15 克　石膏 15 克　佛手 15 克　甘草 6 克。水煎服，每日 1 剂，2 次/日，2 周为 1 疗程，共治疗 1～3 疗程。

【功效与主治】疏肝解郁，化痰和胃。

【加减运用】血虚者加熟地黄、当归、黄芪；气虚者加黄芪、党参；脾虚者加白术、山药；阳亢者加钩藤、羚羊角、珍珠母；血瘀者加蜈蚣、红花、桃仁；大便秘结者加麻仁、桃仁；湿重者加薏苡仁、泽泻，重用茯苓。

4. 三仙地黄饮（北京中医药，2015 年第 1 期）

【组成与用法】仙鹤草 50 克　仙灵脾 6 克　仙茅 6 克　地黄 15 克　山茱萸 10 克　酒苁蓉 10 克　巴戟天 10 克　附子 10 克　肉桂 3 克　石斛 20 克　麦冬 12 克　五味子 10 克　石菖蒲 12 克　远志 12 克　茯苓 15 克　薄荷 10 克　生姜 10 克　大枣 10 克。水煎服，每日 1 剂，2 次/日。4 周为 1 疗程。

【功效与主治】补虚强壮，安神定志，化痰通络。

【加减运用】虚热明显者去附子、肉桂，加桑枝、地骨皮、鳖甲；虚寒明显者去麦冬、石斛，加淫羊藿；气虚者加黄芪、人参；只见痿症者去石菖蒲、远志、薄荷；痰火内盛者去肉桂、附子，加贝母、竹茹、胆南星、天竺黄等。

5. 玉郎消痠汤（中医药导报，2013 年第 3 期）

【组成与用法】玉郎伞 20 克　黄芪 30 克　当归 10 克　赤芍 10 克　川芎 5 克　地龙 10 克　桃仁 15 克　红花 10 克　生地黄 15 克　石菖蒲 10 克。水煎服，每日 1 剂，2 次/日，4 周为 1 疗程。

【功效与主治】益气活血通络。

【加减运用】头晕肢麻、血压高者加天麻、石决明、夏枯草；上肢瘫痪者加桑枝、姜黄；下肢瘫痪者加牛膝、杜仲；口眼歪斜严重者加白附子、僵蚕；语蹇流涎严重者加胆南星、远志；大便秘结者加麻仁、郁李仁；气血亏虚严重者重用黄芪、当归、生地黄，加麦冬、天冬、石斛。

6. 补阳还五汤加减（实用中医内科杂志，2008 年第 10 期）

【组成与用法】炙黄芪 30～60 克　当归尾 15 克　牡丹皮 10 克　丹参 20 克　川芎 6～10 克　白僵蚕 10 克　潞党参 10～0 克　西洋参 5～10 克　猪苓 10～20 克　茯苓 20～30 克　地龙 10～15 克　石菖蒲 10 克　夜交藤 30 克　柏子仁 10 克　酸枣仁各 10 克　炙甘草 6 克。水煎服，每日 1 剂，2 次/日，4 周为 1 疗程。

【功效与主治】补气活血，化痰通络，宁心祛疲。

【加减运用】兼昏迷者加石菖蒲、远志、麝香、冰片；口眼外邪者加白附子、蜈蚣、全蝎；舌强不语者合解语丹；下肢瘫痪者加虎骨、杜仲；上肢瘫痪者加桑枝、姜黄；肌萎者加鹿胶、阿胶、鱼鳔胶；大便秘结者加火麻仁、郁李仁。

7. 六味地黄丸合天麻钩藤饮加减（实用中医内科杂志，2008年第10期）

【组成与用法】炒生地黄30克　枸杞子10克　钩藤10克（后下）　天麻10克　白僵蚕10克　石菖蒲10克　地龙10～15克　牡丹皮10克　丹参15～30克　泽泻15克　珍珠母30克先下　煅龙齿30克（先下）　黄连1.5～3克　夜交藤30克　炙甘草6克。水煎服，每日1剂，2次/日。

【功效与主治】滋阴潜阳，祛邪通络，宁心祛疲。

【加减运用】失眠者加酸枣仁，重用夜交藤；记忆力减退者加益智仁、远志、黄精、猪脊髓；肝肾阴虚甚者加熟地黄、枸杞子、桑葚；阴虚有热者加知母、黄柏；大便秘结者加大剂量生地黄、玄参、麦冬。

8. 生脉散合逍遥散加减（广州中医药大学学报，2013年第03期）

【组成与用法】党参20克　茯苓15克　白术15克　白芍15克　当归10克　川芎10克　合欢皮10克　柴胡10克　黄芪15克　麦冬10克　五味子10克　甘草6克。水煎服，每日1剂，2次/日。

【功效与主治】疏肝健脾，益气养阴，养心安神。

【加减运用】心悸失眠加酸枣仁15克；腰膝酸痛、耳鸣加桑葚子15克、续断12克；低热不退加地骨皮10克；肌肉关节疼痛加伸筋草15克、鸡血藤20克。

9. 镇肝息风汤加减（山西中医，2014年第01期）

【组成与用法】代赭石　生龟板　醋鳖甲　磁石　生龙牡蛎各30克　怀牛膝　白芍　玄参　天冬各15克　甘草6克。水煎服，每日1剂，2次/日。

【功效与主治】补肝益肾，重镇安神。

【加减运用】兼气虚者加黄芪、白术；兼血虚者加当归、川芎、生地黄；兼痰湿者加薏苡仁、泽泻；兼肝郁脾虚者加郁金、云茯苓。

10. 升阳益胃汤（中医研究，2010年第11期）

【组成与用法】黄芪30克　法半夏15克　人参15克　白术5克　柴胡5克　防风9克　羌活9克　白芍9克　陈皮6克　茯苓5克　泽泻5克　黄连3克　独活9克　炙甘草15克　生姜3片　大枣5枚。水煎服，每日1剂，2次/日。

【功效与主治】益气升阳，清热除湿。

【加减运用】失眠者加炒酸枣仁30克、远志15克；焦虑抑郁者加合欢皮30克、柏子仁20克；头痛者加川芎15克、白芷15克；饮食欠佳者加焦麦芽、焦山楂、焦神曲各15克。

11. 归脾汤（《正体类要》）

【组成与用法】白术 当归 白茯苓 黄芪（炙） 龙眼肉 远志 酸枣仁（炒）各10克 木香15克 甘草（炙）5克 人参10克。水煎服，每日1剂，2次/日。

【功效与主治】健脾养心，益气补血。

【加减应用】偏热者加生地炭。

12. 柴胡桂枝汤（《中国中医药现代远程教育，2013年第19期》

【组成与用法】柴胡15克 黄芩9克 法半夏9克 党参15克 桂枝12克 炒白芍12克 炙甘草9克 生姜9克 大枣12克。水煎服，每日1剂，2次/日。

【功效与主治】疏肝解郁，调和气血。

【加减应用】脾虚纳少者加薏苡仁、茯苓；乏力重者加黄芪、当归；气郁明显者加川芎、香附。

辨证良方

1. 脾肾阳虚证

主症：神疲乏力，面色㿠白，形寒肢冷，腰酸膝冷，腹部冷痛，下利清谷，或五更泄泻，面浮肢肿，阳痿遗精，宫寒不孕，带下清稀，舌淡胖，苔白滑，脉沉细。

治法：补肾温脾。

（1）金匮肾气丸（《金匮要略》）

【组成与用法】熟附片10克 山茱萸各10克 桂枝7克 熟地黄15克 茯苓15克 山药15克 牡丹皮15克 泽泻15克 白术15克 补骨脂15克 仙灵脾25克。水煎服，每日1剂，2次/日。

【功效与主治】补肾助阳。

【加减运用】畏寒肢冷较甚者，可将桂枝改为肉桂，并加重桂、附之量，以增温补肾阳之效；小便不利、腰重脚肿、腹胀喘急者加车前子、牛膝；兼痰饮咳喘者加干姜、细辛、半夏等以温肺化饮；虚热不退者加黄芪、知母、芍药；夜尿多者可加巴戟天、五味子、益智仁、金樱子、芡实等以助温阳固摄之功；小便数多、色白体羸、为真阳亏虚，宜加补骨脂、鹿茸等，加强温阳之力。

（2）桂附理中丸（《中国药典》）

【组成与用法】肉桂10克 附片15克 党参10克 白术（炒）10克 炮姜10克 甘草10克。水煎服，每日1剂，2次/日。

【功效与主治】补肾助阳，温中健脾。

【加减运用】呕吐甚者可加半夏，改炮姜为生姜；下利甚者可加茯苓、白扁豆健脾渗湿以止泻；阳虚失血者可加艾叶、灶心土温涩止血；血瘀者加桃仁、地龙、红花；伴阴虚者加熟地黄、枸杞子、女贞子、黄精等；伴湿重者重用白术，加茯苓。

（3）右归丸（《景岳全书》）

【组成与用法】大怀熟地15克 山药（炒）10克 山茱萸（微炒）10克 枸杞（微炒）10克 鹿角胶（炒珠）15克 菟丝子（制）150克 杜仲（姜汤炒）150克 当归

10克　肉桂6克　制附子6克。水煎服，每日1剂，2次/日。

【功效与主治】温补肾阳，填精益髓。

【加减运用】阳衰气虚者加人参以补之；阳虚便溏者加补骨脂以补肾固精止泻；肾泄不止者加北五味子、肉豆蔻以涩肠止泻；饮食减少、或不易消化、或呕恶吞酸，皆脾胃虚寒之证者，加干姜（炒黄用）以温中散寒；腹痛不止者，加吴茱萸（汤泡半日，炒用）以散寒止痛；腰膝痠痛者，加胡桃肉（连皮）；阴虚阳痿者，加巴戟天、肉苁蓉，或加黄狗外肾。

2. 气虚血瘀证

主症：神疲乏力，面色淡白或晦滞，身倦乏力，少气懒言，胸胁刺痛，痛处不移，或拒按，舌淡暗或有紫斑，脉沉涩。

治法：益气扶正、化瘀通络。

（1）通脉化痰汤（《脑卒中良方》）

【组成与用法】生黄芪30～60克　桃仁5～10克　红花5～10克　当归10克　川芎10克　地龙10克　僵蚕10克　陈皮10克　法半夏10克　赤芍15克　全瓜蒌30克　豨莶草30克。水煎服，每日1剂，2次/日。

【功效与主治】益气活血，化痰通络。

【加减运用】湿重者加苍术、薏苡仁；热甚者加黄芩、胆南星、黄连；便秘者加大黄；嗜睡或昏迷者加远志、郁金、石菖蒲；全身疼痛者加鸡血藤、秦艽。

（2）祛痰逐瘀汤（《脑卒中良方》）

【组成与用法】葶苈子30克　法半夏10克　酒大黄10克　茯苓15克　丹参15克　三七粉5克　天竺黄5克。水煎服，每日1剂，2次/日。

【功效与主治】祛痰逐瘀。

【加减运用】肝火重者加龙胆草、焦栀子；胃火甚者加黄连、生石膏；血瘀甚者加红花、莪术、三棱，可配蜈蚣、地龙；气虚者加黄芪、白术；便溏者加白术，重用茯苓。

（3）涤痰汤（《奇效良方》）

【组成与用法】胆南星（姜制）　法半夏（汤洗七次）各2.5克　枳实（麸炒）　茯苓（去皮）各6克　橘红4.5克　石菖蒲　人参各3克　竹茹2.1克，甘草1.5克。水煎服，每日1剂，2次/日。

【功效与主治】豁痰开窍，行气健脾。

【加减应用】对于言语不利者加用薄荷、桔梗、木蝴蝶利咽开音；偏身活动不利及感觉障碍者加用全蝎、蜈蚣、地龙、钩藤搜风通络；兼有肢体抽搐者加用羚羊角、栀子、僵蚕、全蝎清热息风止痉；肝火亢盛者加龙胆草清肝泻火；大便干加大黄；神志不清加远志、郁金、石菖蒲；言语謇涩加白僵蚕；窍闭深重者，加入麝香、冰片等，或送服至宝丹，则醒脑开窍之效更为可靠。

3. 肝郁脾虚证

主症：神疲乏力，胸胁胀满，喜太息，精神抑郁，食少纳呆，腹胀便溏，或腹痛欲泻，泻后痛减，苔白或腻，脉弦。

治法：健脾疏肝。

（1）柴胡舒肝散（《医学统旨》）

【组成与用法】陈皮（醋炒）15克　柴胡各15克　川芎10克　枳壳（麸炒）10克　芍药10克　甘草（炙）6克　香附10克。水煎服，每日1剂，2次/日。

【功效与主治】疏肝解郁。

【加减运用】脾虚甚者加白术、茯苓、黄芪以健脾益气；气滞血瘀见胸胁痛甚、舌有瘀点或紫气者加当归、郁金、赤芍、丹参、乌药以行气活血止痛；肝郁化火、口苦舌红者加菊花、栀子、黄芩、川楝子、蒲公英以清肝泻火；湿热重者加龙胆草、黄柏、木通；便秘者加大黄、芒硝；兼肝阴不足，见胁痛口干、舌红苔少者酌加枸杞子，沙参，麦冬以滋阴柔肝；挟痰湿者加胆南星、石菖蒲；心神不安者加炒酸枣仁、夜交藤、茯神；伴恶寒发热者加防风、荆芥；疼痛喜暖者加吴茱萸、干姜、附片；伴腰酸者加杜仲、葫芦巴；日久不愈、睾丸坚硬、瘀血盛者加昆布、三棱。

（2）四逆散（《伤寒论》）

【组成与用法】柴胡　芍药　枳实　甘草各等量。酌定用量，作汤剂煎服，1天1剂，疗程视病情而定。

【功效与主治】疏肝和胃，解郁透热。

【加减运用】咳嗽者加五味子、干姜；心悸者，加桂枝；小便不利者加茯苓；腹中痛者，加附子；泄利下重者加薤白；郁热者，加牡丹皮、栀子；气虚者加黄芪、党参；血虚者，合当归补血汤；血瘀者加莪术、三棱；痰湿重者加泽泻、茯苓、威灵仙；经脉不通者加路路通、威灵仙、蜈蚣。

（3）逍遥散（《太平惠民和剂局方》）

【组成与用法】柴胡10克　芍药10克　当归10克　白术10克　茯苓10克　薄荷6克　生姜一片　甘草5克。水煎服，每日1剂，2次/日。

【功效与主治】疏肝解郁，健脾和营。

【加减运用】烦躁不安者加三七、合欢皮、柏子仁；气滞疼痛者加青皮、香附、王不留行、连翘；脾肾阳虚者加川断、杜仲、淫羊藿；肝郁化热者加牡丹皮、栀子；肝郁气滞者加香附、郁金、川芎。

（4）和营解郁汤（河北中医，2014年02期）

【组成与用法】百合30克　知母15克　白芍15克　酸枣仁15克　丹参15克。水煎服，每日1剂，2次/日。

【功效与主治】和营解郁。

【加减应用】气滞明显者加柴胡15克、川芎15克、香附6克；痰浊涌盛者加胆南星15克、竹茹15克、半夏15克；血瘀较甚者加桃仁15克、红花10克，当归10克；阴虚较甚者加怀牛膝30克、天冬15克、玄参15克；证见阴阳两虚者，加肉桂15克、制附子6克、熟地黄30克。

（5）丹栀逍遥散（《内科摘要》）

【组成与用法】柴胡6克　当归6克　白芍6克　白术6克　茯苓6克　甘草3克　牡丹皮3克　栀子3克。水煎服，每日1剂，2次/日。

【功效与主治】疏肝健脾，养血清热。

【加减应用】见肝经血虚有热，疏泄失常，以致小便涩痛者加车前子；胃脘疼痛、呕吐泛酸者加左金丸、瓦楞子等；肝血瘀滞者加丹参、桃仁；木郁克土见食少者加炒麦芽；胁下肿块者加鳖甲、牡蛎软坚散结；脾虚甚者加党参益气；脾胃气滞者加陈皮、枳壳行气导滞；血虚甚者加何首乌、生地黄以养血。

4. 气血两虚证

主症：神疲乏力，少气懒言，呼吸气短，自汗，头晕眼花，心悸失眠，面色苍白无华或萎黄，手足麻木，指甲色淡或月经量少，色淡质稀，舌淡而嫩，脉细弱无力。

治法：补气养血。

（1）八珍汤（《瑞竹堂经验方》）

【组成与用法】人参30克　白术30克　白茯苓30克　当归30克　川芎30克　白芍30克　熟地黄30克　炙甘草30克。水煎服，每日1剂，2次/日。

【功效与主治】补益气血。

【加减运用】以血虚为主、眩晕心悸明显者加大熟地黄、白芍用量；以气短乏力明显者可加大人参、白术用量；阴虚严重者加天冬、麦冬、女贞子、墨旱莲等；兼见不寐者可加酸枣仁、五味子；脘腹胀满者加枳壳、川朴、木香；兼纳呆食滞者加砂仁、山楂、麦芽、神曲；兼有便溏、浮肿者加山药、薏苡仁、车前子。

（2）人参养荣汤（《三因极一病证方论》）

【组成与用法】黄芪30克　当归30克　桂心30克　炙甘草30克　橘皮30克　白术30克　人参30克　白芍药90克　熟地黄9克　五味子4克　茯苓4克　远志15克。水煎服，每日1剂，2次/日。

【功效与主治】益气补血，养心安神。

【加减运用】夜寐不安加茯神、酸枣仁、夜交藤；血虚甚者重用黄芪；脘闷纳呆、恶心呕吐者加半夏、厚朴、木香；耳鸣、虚烦者加黄精、何首乌、枸杞子；便秘者，去五味子，加郁李仁、麻仁；肢体活动不利者，加威灵仙、牛膝、桑枝；眩晕者，加钩藤、羚羊角。

（3）首乌延寿丹（《世补斋医书》）

【组成与用法】何首乌15克　豨莶草10克　菟丝子10克　炒杜仲10克　怀牛膝

10克 女贞子10克 桑叶各10克 忍冬藤10克 细生地黄10克 桑葚子膏10克 黑芝麻膏10克 金樱子膏10克 旱莲草10克。水煎服，每日1剂，2次/日。

【功效与主治】平调阴阳，通补气血，乌发生精，延年益寿。

【加减运用】胃肠不适者加干姜、肉桂、砂仁；容易感冒者加黄芪、黄精；再次中风先兆者加鱼腥草、槐花；高血压者加野菊花、罗布麻叶、赤芍药；血糖高者加天花粉、芦根、知母；心绞痛者减金樱子，加赤芍药、红花、丹参、降香；失眠者加夜交藤、酸枣仁；浮肿尿少者加白茅根、茯苓；腰腿疼痛者加杜仲、桑寄生；口苦尿黄者，加茵陈、凤尾草；脑动脉硬化症反应迟钝者加石菖蒲、珍珠粉、冰片；颈椎骨质增生症者加鸡血藤、透骨草；脑血管病后遗症半身肢体活动不利者加桑枝、地龙、水蛭。

(4) 七福饮(《景岳全书》)

【组成与用法】人参6克 熟地黄9克 当归9克 白术(炒)5克 炙甘草3克 酸枣仁6克 远志(制用)5克。水煎服，每日1剂，2次/日。

【功效与主治】安神魂，敛心气。

【加减应用】口唇紫绀、瘀血重者加桃仁、红花、丹参、赤芍、川芎；痰热者加胆南星、竹茹；痰湿者加半夏、茯苓；胸闷、心悸、气短者加丹参、檀香、桂枝；尿少颜面下肢浮肿者加茯苓、泽泻、沉香；头晕者加菊花、蔓荆子；烦恼者加栀子、莲子心、知母；焦虑者加柴胡、白蒺藜；自汗多者可加黄芪、五味子；饮食少思者加砂仁、茯苓。

对症良方

1. 伴高血压者

(1) 羚角钩藤汤(《脑卒中良方》)

【组成与用法】羚羊角3克 钩藤9克 桑叶6克 川贝母12克 鲜生地黄15克 竹茹15克 菊花9克 白芍9克 茯神9克 生甘草3克。水煎服，每日1剂，2次/日。

【功效与主治】凉肝息风，祛痰宁心。

【加减运用】邪热内闭者合安宫牛黄丸；伤阴者加玄参、麦冬、石斛、阿胶；血压过高者重用钩藤，加银杏叶、罗布麻叶；睡眠差者加夜交藤、远志、酸枣仁；智力减退者加冰片、远志、益智仁。

(2) 安脑平冲汤(《脑卒中良方》)

【组成与用法】生龙骨30克 生牡蛎30克 怀牛膝15克 黑栀子12克 生大黄9克 黄芩12克 钩藤12克 青木香12克 泽泻12克 蝉蜕6克 柴胡6克 甘草6克。水煎服，每日1剂，2次/日。

【功效与主治】镇肝息风，平冲降逆，宁血安脑。

【加减运用】风胜者加天麻、僵蚕；火胜者，加龙胆草、胡黄连；痰甚者加贝母、瓜蒌；呕吐者加姜黄、白术；颅内高压或小便少者加车前子、葶苈子；阴伤者加白芍、生地黄；大便虽通，仍用大黄；烦躁不安者加朱砂、磁石。

2. 伴肢体功能障碍者

（1）通脉复步汤（《脑卒中良方》）

【组成与用法】黄芪15克　白芍12克　地龙12克　胆南星12克　乌梢蛇1条　䗪虫6克　豨莶草15克　白芥子12克　玄参15克　透骨草15克　桃仁12克　红花6克。水煎服，每日1剂，2次/日。

【功效与主治】化痰活血，通络除痹。

【加减运用】肝阳上亢、风火上扰者加天麻15克、钩藤15克；痰热腑实证者加大黄10克；阴虚风动者加生地黄15克、天冬15克。

（2）养血荣筋汤（《脑卒中良方》）

【组成与用法】鸡血藤30克　何首乌20克　当归15克　熟地黄15克　川芎10克　白芍60克　甘草10克　茯苓30克　地龙15克　丝瓜络15克　全蝎5克　蜈蚣1条　僵蚕5克　黄芪30克。水煎服，每日1剂，2次/日。

【功效与主治】滋补肝肾，养血荣筋。

【加减运用】气虚不明显者，去黄芪；血瘀者，加莪术、三棱；痰湿甚者，加威灵仙、路路通、半夏；阴虚者，重用熟地黄，加墨旱莲、女贞子；失眠者，加夜交藤、茯神。

3. 伴记忆力减退者

（1）健脑丸（《脑卒中良方》）

【组成与用法】红参　生黄芪　龟胶　鹿角胶　三七　水蛭　蜈蚣　枸杞　川芎　苍术　神曲　香附　远志　石菖蒲　肉苁蓉　杜仲　天麻　熟地黄　山茱萸　黄精　首乌　菟丝子　巴戟天　丹参　甘草各适量。水煎服，每日1剂，2次/日。或制成丸剂，每次服9克，3次/日。

【功效与主治】补虚，活血，开窍，益智。

【加减运用】舌质淡、苔白腻者，加法半夏；舌质红者，加女贞子；舌苔黄厚者，加栀子。

（2）化呆汤（《脑卒中良方》）

【组成与用法】白附子9克　法半夏12克　陈皮12克　石菖蒲12克　远志6克　郁金12克　当归12克　赤芍12克　红花10克　川芎6克。水煎服，每日1剂，2次/日。

【功效与主治】化痰祛瘀。

【加减运用】痰重者，加胆南星；血瘀重者，加桃仁、蜈蚣，重用红花；大便干结者，加全瓜蒌；抑郁者，加柴胡、佛手、郁金；智力障碍者，加冰片、益智仁、远志；言语謇涩者，合解语丹；烦躁不安者，加朱砂、磁石。

4. 伴构音障碍者

（1）神仙解语丹（《脑卒中良方》）

【组成与用法】白附子30克　石菖蒲30克　远志30克　天麻30克　全蝎30克　羌活30克　白僵蚕30克　胆南星30克　木香15克。上药研细，面糊为丸，辰砂为衣，每丸1克，每服6克，生姜薄荷汤吞下。

【功效与主治】化痰开窍。

【加减运用】肝热者，加羚羊角、犀角；心热者，加莲子心、黄芩；血瘀者，加桃仁、三七；呕吐者，加竹茹、法半夏；便秘者，加大黄、莱菔子。

（2）会厌逐瘀汤（《脑卒中良方》）

【组成与用法】石菖蒲10克　全蝎3克　当归12克　赤芍12克　玄参10克　郁金10克　桃仁10克　红花10克　柴胡10克　甘草6克。水煎服，每日1剂，2次/日。

【功效与主治】化瘀利咽。

【加减运用】肝阳上亢者，加石决明、天麻；肾精不足者，加黄精、肉苁蓉；口舌歪斜者，加白僵蚕；气虚者，加黄芪、党参；小便失禁者，加益智仁；大便秘结者，加全瓜蒌、酒大黄；血瘀重者，加地龙；肢体麻木者，加皂角、鸡血藤；上肢瘫重者，加片姜黄、桑枝；下肢瘫重者，加牛膝、杜仲。

（3）地黄饮子（《圣济总录》）

【组成与用法】熟干地黄（焙）12克　巴戟天（去心）　山茱萸（炒）　石斛（去根）　肉苁蓉（酒浸、切焙）　附子（炮裂、去皮脐）　五味子（炒）　官桂（去粗皮）　白茯苓（去黑皮）　麦门冬（去心、焙）　石菖蒲　远志（去心）各15克。加姜枣用法：水煎服，每日1剂，2次/日。

【功效与主治】滋肾阴，补肾阳，开窍化痰。

【加减应用】若属痱而无喑者，减去石菖蒲、远志等宣通开窍之品；喑痱以阴虚为主，痰火偏盛者，去附、桂，酌加川贝母、竹沥、胆南星、天竺黄等以清化痰热；兼有气虚者，酌加黄芪、人参以益气。

第三节　卒中后抑郁、焦虑

卒中后抑郁症（P0stStr0keDepressi0n，PSD）是脑血管疾病的常见并发症之一，是发生在中风后的精神和躯体症状相结合的，复杂的神经精神情感障碍性疾病，属于继发性抑郁症的一种。在脑卒中后急性期、恢复期或后遗症期均可伴发。除造成情感上的痛苦外，可直接延缓神经功能的恢复，减慢患者肢体功能与认知功能的恢复，影响患者的生活质量，甚至增加脑血管病的病死率，严重影响中风患者的治疗和康复过程。PSD 的常见症状：本病除有中风本身所致半身不遂、偏身麻木、口舌歪斜、言语謇涩等症状外，同时还常伴有兴趣丧失、情绪低落、反应迟钝、言语减少、全身疲劳、思维迟缓、联想困难或自觉思考能力下降、睡眠障碍、食欲下降、缺乏主动性、易哭善怒、强哭强笑、悲观或绝望伴有自杀倾向等。此外部分患者，在表现情绪低落的同时，也会出现情绪焦虑的表现：如情绪不宁、心烦、多疑易惊、急躁易怒、入睡困难、激动易怒、喜怒无常、汗出和夸大肢体功能障碍的程度等。其发病率极高，在国内外的研究中存在差异，有文献报道，国外 PSD 发病率在 20% ~79%，但多数在 30% ~50%；国内 PSD 的发病率为 34.2% ~76.1%。在脑血管疾病急性期，PSD 的发生率在 40% ~50%。近年来，龙洁等与郭立林等都进行了 PSD 的大样本研究，将 PSD 的研究进一步深入。他们的研究结果显示 PSD 发病率分别为 35% 和 31.5%。目前本病的发病机制仍不十分清楚，没有哪种学说能够完整地解释本病的发生发展及转归过程。近年来有两种学说占主导地位：一种为“原发性内源性学说”，认为 PSD 的发生与卒中后神经部位的损伤及神经递质含量的改变有关；二为“反应性机制学说”：认为卒中后病人的残疾状态及由此带来的社会家庭角色的改变，使患者生理及心理平衡失调有关。同时也有学者提出 PSD 的发生是社会、心理、生理三种因素共同作用的结果：先是卒中后病变损伤了神经元通路，神经递质减少，引发情绪变化，同时患者对卒中后造成的残疾状态产生悲观绝望的反应及社会大环境的负性支持，共同造成了卒中后抑郁。

PSD 在祖国医学中并无对应称谓，但在大部分中医文献中脑卒中后抑郁相关症状及病因病机与“郁病”“百合病”“脏躁”“梅核气”“失眠”等的记载及论述相似。PSD 在祖国医学中属“情志疾病”中的“郁症”、“中风”之合病。对郁证病因病机的论述，早在《黄帝内经》中即有“忧愁者，气闭塞而不行”的记载。《景岳全书·郁证》曰：“凡五气之郁则诸病皆有，此因病而郁也。至若情志之郁，则总由乎心，此因郁而病也。”《丹溪心法·六郁》所说：“气血冲和，百病不生，一有怫郁，诸病生焉。”《杂病源流犀烛》云：“诸郁，脏气病也，其原本于思虑过深，更兼脏气弱，故六郁生焉。”《医骗》说：“郁而不舒，则皆肝木之病也。”现代医家大多认为中风后郁病以气机郁滞为基本病变，中风后在情志不舒、忧虑等因素影响下，气机不畅，肝失疏泄，导致肝气郁结，久郁化火，火郁于内，耗气伤血，气血不足，气滞血瘀；而五志化火，炼液为痰，痰火内盛引起痰火扰心，心神扰动又缺少阴血濡养，心肝蕴热，心神不宁而发病。在五脏气血、阴阳相互影响的病理过程中，以肝脏为核心，涉及心、肺、脾、肾等多个脏腑，变化多端，从而表现出多种临床症状。本病的病理基础为脏腑虚衰；基本病机为气郁阻络，痰瘀扰神；最终结果七情内伤。情志内伤是中风后抑郁症之重要病因，脏腑虚衰是中风后抑郁症之病理基础，气郁、痰瘀、正虚是中风后抑郁症之病理基础。也有研究认为本病的病机特点是，既有中风之瘀血阻滞脉络，又有肝气郁结，情志不畅。且气滞与血瘀互为因果，归纳其主要病机为肝郁血瘀。

诊断要点

根据1995年全国第四届脑血管疾病会议规定的诊断标准和中国精神疾病分类方案与诊断标准：

1. 脑卒中诊断符合《全国第四届脑血管疾病会议》的诊断标准，并经CT确认；

2. 以心境低落为主，并至少有以下4项。

①兴趣丧失、无愉快感；

②精力减退或疲乏感；

③精神运动性迟滞或激越；

④自我评价过低、自责或内疚感；

⑤联想困难或自觉思考能力下降；

⑥反复出现想死的念头或有自杀、自伤行为；

⑦睡眠障碍，如失眠、早醒，或睡眠过多；

⑧食欲降低或体重明显减轻；

⑨性欲减退。

3. 社会功能受损，给本人造成痛苦或不良后果；

4. 病程标准：符合症状标准和严重标准至少已持续2周。

通用良方

1. 化痰通络汤（辽宁中医杂志，2007年第11期）

【组成与用法】制半夏10克 陈皮15克 白术15克 天麻15克 茯苓15克 石菖蒲15克 郁金15克 远志15克 当归20克 川芎10克 鸡血藤20克 甘草10克 生龙骨（先煎）30克 生牡蛎（先煎）30克。水煎服，每日1剂，2次/日。

【功效与主治】疏肝健脾，化痰通络，行气活血，开窍安神。

【加减应用】伴有肢体活动不利，加全蝎、地龙以祛风通络，伴头痛头晕，加石决明、钩藤、牛膝以平肝息风，伴有痰涎者加竹茹、天竺黄。

2. 加味四七汤（《万病回春》）

【组成与用法】法半夏15克 红花15克 生姜12克 茯苓12克 厚朴12克 紫苏叶8克 郁金12克 大枣6枚。水煎服，每日1剂，2次/日。

【功效与主治】豁痰开窍，舒畅气机，活血化瘀。

【加减应用】心烦气躁加栀子10克、黄芩12克；口苦、自汗加炙甘草10克、浮小麦30克；虚烦不眠加酸枣仁15克、夜交藤15克；心悸气短，气虚乏力加五味子6克、黄芪15克。

3. 潘振海经验方（中国中医药现代远程教育，2007年第9期）

【组成与用法】鸡血藤60克 当归10克 川芎30克 红花15克 丹参30克 葛

根30克　石菖蒲30克　远志10克。水煎服，每日1剂，2次/日。

【功效与主治】养血活血，解郁安神。

【加减应用】胸胁胀痛甚者可加郁金、青皮、佛手疏肝理气；伴有嗳气、胃脘部不适，可加旋覆花、代赭石、法半夏和胃降逆；伴有食滞腹胀者，可加神曲、鸡内金、麦芽等消食化滞。

4. 通窍活血汤合涤痰汤加减治疗（陕西中医，2011年第10期）

【组成与用法】赤芍　川芎　桃仁　红花　老葱　生姜10克　陈皮　胆南星　法半夏　竹茹　枳实　石菖蒲各10克　麝香0.1克　茯苓　郁金各12克。水煎服，每日1剂，2次/日。

【功效与主治】活血化瘀通络，化痰泄浊开窍。

【加减应用】局部肿痛明显者加乳香10克、没药10克；局部感染者加金银花15克、连翘10克、蒲公英10克；血虚贫血加阿胶15克、熟地黄15克；神志不清加郁金10克、远志10克；中风后遗症加干地龙10克、桂枝10克、牛膝10克。

5. 和营解郁汤（河北中医，2014年第2期）

【组成与用法】百合30克　白芍15克　知母15克　丹参15克　酸枣仁15克。水煎服，每日1剂，2次/日。

【功效与主治】涵不足之肝阴，制上逆之肝阳，安浮越之心神，解气机之抑郁，使五脏气血阴阳调和，形神自安。

【加减应用】气滞明显者加柴胡15克、川芎15克、香附6克；痰浊壅盛者加胆南星15克、竹茹15克，半夏15克；血瘀较甚者加桃仁15克、红花10克、当归10克；阴虚较甚者加怀牛膝30克、天冬15克、玄参15克；证见阴阳两虚者，加肉桂15克、制附子6克，熟地黄30克。

6. 解郁汤（辽宁中医杂志，2007年第3期）

【组成与用法】柴胡15克　枳壳10克　制半夏10克　陈皮15克　厚朴15克　郁金15克　远志10克　当归20克　川芍10克。水煎服，每日1剂，2次/日。

【功效与主治】疏肝解郁，化痰活血。

【加减应用】伴有头痛、目赤者，加菊花、钩藤、白蒺藜清热平肝；伴有口苦便秘者，加用龙胆草、大黄以泄热通腑；肝火犯胃者出现嗳气呕吐等，可加黄连、吴茱萸清肝泻火，降逆止呕。

7. 舒肝解郁汤（长春中医药大学学报，2009年第5期）

【组成与用法】柴胡10克　制香附15克　白芍15克　郁金15克　川芎20克　地龙10克　枳壳10克　百合20克　合欢皮15克　石菖蒲15克　远志10克。水煎服，每日1剂，2次/日。

【功效与主治】疏肝理气，解郁安神。

【加减应用】肝郁化火者加栀子15克，牡丹皮15克；痰湿郁结者加半夏10克，厚朴 10 克；心神不宁者加生龙骨 15 克，生牡蛎 30 克；气虚者加黄芪 30 克，党参 15 克；血瘀重者加桃仁 15 克，红花 6 克。

8. 舒郁调神汤（时珍国医国药，1998 年第 5 期）

【组成与用法】柴胡　郁金　石菖蒲各 10 克　枳实 6 克　桃仁　红花各 10 克　柏子仁　远志　煅龙牡各 15 克　丹参 20 克。水煎服，每日 1 剂，2 次/日。

【功效与主治】舒肝解郁，活血化瘀，调气安神。

【加减应用】若心肝火旺，症见烦躁、失眠者加栀子 15 克，知母 10 克，炒酸枣仁 15 克。若心肝血虚，症见悲伤欲哭，神志恍惚者，加甘草 15 克，浮小麦、大枣各 10 枚。若痰盛者，症见胸闷、痰鸣，加竹茹 10 克，天竺黄 15 克，半夏 10 克；若气血亏虚，症见神疲乏力，精神倦怠者，加当归 10 克，黄芪 15 克；若肝肾阴虚，症见眩晕，头痛者，加生地黄、玄参、枸杞子各 10 克，沙苑子 15 克；若肾阳亏虚，症见四肢畏寒，腰酸腰痛，加巴戟天、仙灵脾、仙茅各 10 克。

9. 舒神汤（河南中医，2002 年第 3 期）

【组成与用法】珍珠母 30 克　合欢皮 15 克　川芎 15 克　牛膝 20 克　栀子 12 克　石菖蒲 15 克　酸枣仁 30 克　丹参 20 克　黄芩 10 克　郁金　半夏　茯苓各 12 克。水煎服，每日 1 剂，2 次/日。

【功效与主治】清心安神，化瘀开窍，活血解郁。

【加减应用】肝风盛者加天麻、钩藤；阴虚明显者加女贞子、枸杞子；气虚重加黄芪、党参；大便秘结加大黄、枳实。

10. 通脉化痰汤（《脑卒中良方》）

【组成与用法】生黄芪 30～60 克　桃仁 5～10 克　红花 5～10 克　当归 10 克　川芎 10 克　地龙 10 克　僵蚕 10 克　陈皮 10 克　法半夏 10 克　赤芍 15 克　全瓜蒌 30 克　豨莶草 30 克。水煎服，每日 1 剂，2 次/日。

【功效与主治】益气活血，化痰通络。

【加减运用】湿重者加苍术、薏苡仁；热甚者加黄芩、胆南星、黄连；便秘者加大黄；嗜睡或昏迷者，加远志、郁金、石菖蒲；全身疼痛者，加鸡血藤、秦艽。

11. 解郁无忧汤（实用中医杂志，2011 年第 8 期）

【组成与用法】当归 15 克　白芍 20 克　柴胡 10 克　茯神 20 克　白术 15 克　炙甘草 6 克　薄荷 6 克　川芎 6 克　香附 10 克　炒枳壳 10 克　合欢花 10 克　玫瑰花 10 克　酸枣仁 20 克　石菖蒲 6 克。水煎服，1 剂/日，2 次/日。

【功效与主治】疏肝解郁，理脾和胃，安神定志。主治卒中后抑郁。

【加减运用】焦虑者加川楝子、橘核；抑郁者加雪莲花、甘松；狂躁者加龙胆草、芦荟。

辨证良方

1. 肝气郁结证

主症：精神抑郁，情绪不宁，胸部满闷，胁肋胀痛，痛无定处，脘闷嗳气，不思饮食，大便不调，苔薄腻，脉弦。

治法：疏肝解郁，理气畅中。

（1）柴胡疏肝散（《政治准绳》）

【组成与用法】 陈皮（醋炒） 柴胡6克 川芎 香附 枳壳（麸炒） 芍药各4.5克 甘草（炙）1.5克。水二盅，煎八分，食前服。用法：水煎服，每日1剂，2次/日。

【功效与主治】 疏肝解郁，理气畅中。

【加减应用】 胁肋胀满，疼痛较甚者，加郁金、青皮、佛手疏肝解理气。肝气犯胃，胃失和降而见嗳气频作，脘闷不舒，可加旋覆花、代赭石、苏梗、法半夏和胃降逆。兼有食滞腹胀者，可加神曲、麦芽、山楂、鸡内金等消食化滞。若肝气乘脾而见腹胀、腹痛、腹泻者加苍术、茯苓、乌药、白豆蔻。肝郁血瘀而见胸胁作痛、舌质紫暗或有瘀点瘀斑者加丹参、红花、郁金、莪术。若气郁日久而化火，症有性情急躁易怒，胸胁胀满，口苦而干，或头痛、目赤、耳鸣，或嘈杂吞酸，大便秘结，舌质红，苔黄，脉弦数，宜疏肝解郁，清肝泻火，方用丹桅逍遥散加减。

（2）逍遥散（《太平惠民和剂局方》）

【组成与用法】 柴胡 当归 白芍 白术 茯苓各30克 炙甘草15克。上为粗末，每服两钱，水一大盏，烧生姜一块切破，薄荷少许，同煎至七分，去渣热服，不拘时候。现代用法：共为散，每服6～9克，煨姜、薄荷少许，共煎汤温服，每日三次。亦可作汤剂，水煎服，用量按原方比例酌减。亦有丸剂，每服6～9克，日服2次。

【功效与主治】 疏肝解郁，养血健脾。

【加减应用】 肝郁气滞较甚，加香附、郁金、陈皮以疏肝解郁；血虚者，加熟地黄以养血；肝郁化火者，加牡丹皮、栀子以清热凉血；肝郁血瘀而见胸胁作痛、舌质紫暗或有瘀点瘀斑者加丹参、红花、郁金、莪术。

（3）四逆散（《伤寒论》）

【组成与用法】 柴胡10克 芍药10克 枳实10克 甘草10克，水煎服，每日1剂，2次/日。

【功效与主治】 疏肝和胃，解郁透热。

【加减运用】 咳嗽者，加五味子、干姜；心悸者，加桂枝；小便不利者，加茯苓；腹中痛者，加附子；泄利下重者，加薤白；郁热者，加牡丹皮、栀子；气虚者，加黄芪、党参；血虚者，合当归补血汤；血瘀者，加莪术、三棱；痰湿重者，加泽泻、茯苓、威灵仙；经脉不通者，加路路通、威灵仙、蜈蚣。

（4）沉香降气散（《御药院方》）

【组成与用法】 沉香 木香 丁香 藿香叶 人参（去芦头） 甘草（炮） 白术

各30克　白檀60克　肉豆蔻　缩砂仁　桂花　槟榔　陈橘皮（去白）　青皮（去白）　白豆蔻　白茯苓（去皮）各15克　川姜（炮）　枳实（炒）各60克。上为细末。每服6克，入盐少许，用水250毫升，同煎至175毫升，和滓温服，不拘时候，日进三服。

【功效与主治】理气降逆，温中和胃。

【加减运用】胸胁胀痛甚者可加郁金、青皮、佛手疏肝理气；伴有嗳气、胃脘部不适，可加旋覆花、代赭石、法半夏和胃降逆；伴有食滞腹胀者，可加神曲、鸡内金、麦芽等消食化滞。

（5）半夏厚朴汤（《金匮要略》）

【组成与用法】法半夏一升（130克）　厚朴三两（45克）　茯苓四两（60克）　生姜五两（75克）　苏叶二两（30克）。加枣同煎服，每日1剂，2次/日。

【功效与主治】行气散结，降逆化痰。

【加减运用】若气郁较甚者，可酌加香附、郁金助行气解郁之功；胁肋疼痛者，酌加川楝子、玄明索以疏肝理气止痛；咽痛者，酌加玄参、桔梗以解毒散结，宣肺利咽。

（6）膈下逐瘀汤（《医林改错》）

【组成与用法】五灵脂6克（炒）　当归9克　川芎6克　桃仁9克（研泥）　牡丹皮6克　赤芍6克　乌药6克　玄胡索3克　甘草9克　香附4.5克　红花9克　枳壳4.5克。水煎服，每日1剂，2次/日。

【功效与主治】活血祛瘀，行气止痛。

【加减运用】食欲不振者，加木香6克　砂仁10克　焦四仙各15克；如气郁甚者加香附、甘松各15克；病久痰浊胶结甚者加川贝母、郁金、枳实各15克。

2. 气郁化火证

主症：性情急躁易怒，胸胁胀满，口苦而干，或头痛、目赤、耳鸣，或嘈杂吞酸，大便秘结，舌质红，苔黄，脉弦数。

治法：疏肝解郁，清肝泻火。

（1）丹栀逍遥散（《内科摘要》）

【组成与用法】当归　芍药　茯苓　白术（炒）　柴胡各6克　牡丹皮　山栀（炒）　甘草（炙）各3克。水煎服，每日1剂，2次/日。

【功效与主治】疏肝解郁，清肝泻火。

【加减应用】若热势较甚，口苦、大便秘结加龙胆草、大黄泻热通腑。肝火犯胃而见胁肋疼痛、口苦、嘈杂吞酸、嗳气、呕吐加黄连、吴茱萸（即左金丸）清肝泻火、降逆止呕。肝火上炎而见头痛、目赤、耳鸣加菊花、钩藤、刺蒺藜清热平肝。若伤阴，而见舌红少苔，脉细数者，原方去当归、白术、生姜之温燥，加生地黄、麦冬、山药滋阴健脾。

（2）龙胆泻肝汤（《医方集解》）

【组成与用法】龙胆草（酒炒）6克　黄芩（酒炒）9克　山栀子（酒炒）9克　泽泻12克　木通6克　车前子9克　当归（酒炒）3克　生地黄9克　柴胡6克　生甘草6克。水煎服，每日1剂，2次/日。亦可制成丸剂，每服6～9克，每日两次，温开水送下。

【功效与主治】清肝泻火。

【加减应用】肝胆实火热盛，去木通、车前子，加黄连泻火；若湿盛热轻者，去黄芩、生地黄，加滑石、薏苡仁以增强利湿之功；阴囊囊肿，红热甚者，加连翘、黄芩、大黄以泻火解毒。肝火犯胃而见胁肋疼痛、口苦、嘈杂吞酸、嗳气、呕吐加黄连、吴茱萸（即左金丸）清肝泻火、降逆止呕。肝火上炎而见头痛、目赤、耳鸣加菊花、钩藤、刺蒺藜清热平肝。

（3）二阴煎（《景岳全书》）

【组成与用法】生地黄6～9克　麦冬6～9克　酸枣仁6克　生甘草3克　玄参4.5克　黄连3～6克　茯苓4.5克　木通4.5克。上药用水400ml，加灯草20根，或竹叶亦可，煎至280ml，空腹时服。

【功效与主治】清心泻火，养阴安神。

【加减应用】若有痰加川贝、杏仁、天花粉；心悸失眠者，加夜交藤、酸枣仁、黄连、合欢皮；声嘶加凤凰衣、木蝴蝶；心胆气虚而惊悸易惊者，可加龙齿、人参；呕恶甚，加生姜；如夜热盗汗，加地骨皮、山药、山茱萸；多汗气虚，加黄芪、人参、五味子；小腹痛，加枸杞；腰膝无力，加杜仲、牛膝；胸闷，加党参；舌赤无苔为阴虚较重，加百合、玄参以增滋阴之功；平日心烦身热较甚，加连翘、丹参、玄参清心安神；如虚火上浮，或吐血、或衄血不止者，加泽泻、茜根，或加川续断，以涩之亦妙；如火载血上者，去甘草，加炒栀子；睡眠不实，加茯神、琥珀养心镇静安神；癫狂者，加生龙齿、磁石、山栀子等；苔黄腻为阴虚夹痰，加川贝母、全瓜蒌、竹茹清热开郁化痰；顽痰不化，可用青礞石、皂角炭坠痰利窍；如血燥经迟，枯涩不至者，加牛膝；便秘加火麻仁、柏子仁、天门冬、当归润肠通便；心气亏虚，去黄连、生地黄，改炙甘草15～30克，加淮小麦、太子参益气养心安神。

（4）静心安神汤（北京中医药大学学报，2006年第11期）

【组成与用法】夏枯草10克　醋柴胡10克　黄芩10克　赤芍10克　白芍10克　酸仁炒枣20克　远志10克　合欢皮10克　夜交藤15克　炙甘草10克。水煎服，每日1剂，2次/日。

【功效与主治】疏肝泻火，养血安神。

【加减应用】胁肋胀痛加川楝子，延胡索，白芍；胸中烦加瓜蒌，琥珀，合欢花，淡豆豉；失眠多梦加酸枣仁，茯苓、石决明。

（5）加味金铃子散（《马培之外科医案》）

【组成与用法】川楝子10克　延胡索30克　青皮10克　赤芍10克　甘草6克

黑栀10克　枳壳10克　通草10克　橘红10克。水煎服，每日1剂，2次/日。

【功效与主治】疏肝泻火。主治怒动肝火，胁肋作痛，呼吸不利，手不可按。

【加减应用】若肝气郁结甚者加香附、乌药；若兼有瘀血者加用当归、川芎，制大黄；火重者加牡丹皮、栀子、生大黄。

（6）解郁合欢汤（四川中医，2007年第9期）

【组成与用法】合欢花10克　郁金10克　当归10克　白芍10克　丹参20克　柏子仁10克　黑山栀子10克　柴胡6克　薄荷6克（后下）　茯神20克　橘皮叶各10克　酸枣仁20克　黄连3克　生地黄15克　珍珠母30克（先煎）　生龙齿30克（先煎）。水煎服，每日1剂，2次/日。

【功效与主治】清火解郁，养血安神。

【加减应用】若热势较甚，口苦、大便秘结加龙胆草、大黄泻热通腑。肝火犯胃而见胁肋疼痛、口苦、嘈杂吞酸、嗳气、呕吐加黄连、吴茱萸（即左金丸）清肝泻火、降逆止呕。肝火上炎而见头痛、目赤、耳鸣加菊花、钩藤、刺蒺藜清热平肝。若伤阴，而见舌红少苔，脉细数者，原方去当归、白术、生姜之温燥，加生地黄、麦冬、山药滋阴健脾。

（7）栀子豉汤加减（云南中医中药杂志，2013年第6期）

【组成与用法】铁落花30克　淡豆豉10克　生栀子10克　陈皮10克　枳壳10克　香附10克　柴胡10克　当归10克　白芍10克　芦根30克　鸡内金30克　焦槟榔10克　莱菔子30克　龙胆草10克　牡丹皮10克　郁金10克　合欢皮30克　酸枣仁30克　首乌藤30克　五味子10克　朱砂0.5克　厚朴15克。水煎服，每日1剂，2次/日。

【功效与主治】疏肝理气，清热解郁。

【加减应用】肝火犯胃而见胁肋疼痛、口苦、嘈杂吞酸、嗳气、呕吐加黄连、吴茱萸（即左金丸）清肝泻火、降逆止呕。肝火上炎而见头痛、目赤、耳鸣加菊花、钩藤、刺蒺藜清热平肝。

3．血行郁滞证

主症：精神抑郁，性情急躁，头痛，失眠，健忘，或胸胁疼痛，或身体某部有发冷或发热感舌质紫暗，或有庞点、瘀斑，脉弦或涩。

治法：活血化瘀理气解郁。

（1）血府逐瘀汤（《医林改错》）

【组成与用法】桃仁12克　红花　当归　生地黄　牛膝各9克　川芎　桔梗各4.5克　赤芍　枳壳　甘草各6克　柴胡3克。水煎服，每日1剂，2次/日。

【功效与主治】理气解郁，活血化瘀。

【加减应用】头痛依据不同部位加引经药：太阳经头痛加羌活，阳明经头痛加白芷、葛根，少阳经头痛加柴胡，太阴经头痛加苍术，少阴经头痛加细辛，厥阴经头痛加吴茱萸、藁本。若瘀痛入络，可加全蝎、穿山甲、地龙、三棱、莪术等以破血通络止痛；气机郁滞较重，加川楝子、香附、青皮等以疏肝理气止痛；胁下有痞块，属血瘀者，可酌加丹参、郁金、水蛭等以活血破瘀，消症化滞。失眠加夜交藤；胸胁疼痛加郁金、延胡索。

（2）通窍活血汤（《医林改错》）

【组成与用法】赤芍3克　川芎3克　桃仁9克（研泥）　红枣7个（去核）　红花9克　老葱3根（切碎）　鲜姜9克（切碎）　麝香0.15克（绢包）。用黄酒250毫升，将前七味煎至150毫升，去滓、将麝香入酒内，再煎二沸、临卧服。

【功效与主治】活血化瘀，开窍醒脑。

【加减应用】常加石菖蒲、郁金开窍醒脑。如久病气血不足，加党参、黄芪、熟地黄、当归以补益气血。瘀血日久，瘀血不去，新血不生，血虚明显者，可加当归、熟地黄、鸡血藤、三七、阿胶、鳖甲、制首乌以养血活血。瘀血日久，郁而化热，症见头痛、呕恶，舌红苔黄等，加丹参、牡丹皮、夏枯草、竹茹等清热凉血、清肝和胃之品。

（3）疏肝活血汤（中医临床研究，2012年第1期）

【组成与用法】柴胡15克　香附12克　川芎15克　丹参15克　当归12克　郁金10克　茯苓15克　法半夏15克　石菖蒲10克　白芍10克　酸枣仁12克　甘草10克。水煎服，每日1剂，2次/日。

【功效与主治】疏肝解郁，化瘀祛痰，补中安神。

【加减应用】若心悸加远志6克，若有头晕加天麻10克，若痰多者加胆南星6克，若焦虑躁狂者加山栀子15克，若不寐者，加夜交藤30克，黄连6克。

（4）郁舒血畅饮（中西医结合心脑血管病杂志，2014年第3期）

【组成与用法】柴胡15克　香附6克　合欢皮15克　素馨花20克　竹茹15克　郁金10克　红景天30克　丹参15克　石菖蒲10克　水蛭10克　酸枣仁20克　甘草5克。水煎服，每日1剂，2次/日。

【功效与主治】疏肝解郁，活血化瘀。

【加减应用】若食欲不振者加白术、陈皮理气健脾；若眩晕加天麻、钩藤；若大便不通者加生大黄；口渴喜冷饮者加生石膏、知母。

（5）佛手养心汤（西部中医药，2014年第2期）

【组成与用法】当归20克　川芎20克　太子参15克　丹参10克　玄参15克　麦冬10克　天冬10克　远志15克　柏子仁10克　夜交藤30克　珍珠母（先煎）30克　五味子15克　生地黄10克　栀子10克　淡豆豉10克　炙甘草15克　浮小麦30克　大枣6枚，水煎服，每日1剂，2次/日。

【功效与主治】活血化瘀，交通心肾，宁心安神，清热除烦。

【加减应用】若躁狂者加山栀子、龙胆草、黄芩；若不寐者，加酸枣仁，黄连；面红目赤，吐衄者，可加牛膝、生地黄、牡丹皮、白茅根；纳差者，加白术、山楂、焦三仙、鸡内金。

4. 痰气郁结证

主症：精神抑郁，胸部闷塞，胁肋胀满，咽中如有物梗死，吞之不下，咯之不出，苔白腻，脉弦滑。本证亦即《金匠要略·妇人杂病脉证并治》所说“妇人咽中如有炙密，半夏厚朴汤主之”之症。《医宗金鉴·诸气治法》将本症称为“梅核气”。

治法：行气开郁，化痰散结。

（1）半夏厚朴汤（《金匮要略》）

【组成与用法】法半夏　茯苓各12克　厚朴9克　生姜15克　苏叶6克。以水七升，煮取四升，分温四服，日三夜一服。现代用法：水煎服，每日1剂，2次/日。

【功效与主治】行气开郁，化痰散结。

【加减应用】湿郁气滞而兼胸痞闷、嗳气、苔腻者，加香附、佛手片、苍术理气除湿；痰郁甚者加海蛤壳、紫菀、贝母、陈皮理气化痰；痰郁化热而见烦躁、舌红、苔黄者，加竹茹、瓜蒌、黄芩、黄连清化痰热；病久入络而有瘀血征象，胸胁刺痛，舌质紫暗或有瘀点、瘀斑，脉涩者，加郁金、丹参、降香、姜黄活血化瘀。

（2）六君子汤《（医学正传》）

【组成与用法】人参（去芦）　白术（去芦）　白茯苓（去皮）　甘草（蜜炙）各6克　陈皮3克　法半夏（制）4.5克　生姜三片　大枣二枚。水煎服，每日1剂，2次/日。

【功效与主治】益气健脾，燥湿化痰。

【加减应用】胸膈痞满者，加枳壳、陈皮以行气宽胸；心悸失眠者，加酸枣仁以宁心安神；若畏寒肢冷，脘腹疼痛者，加干姜、附子以温中祛寒。烦渴，加黄芪；胃冷，呕吐涎味，加丁香；呕逆，加藿香；脾胃不和，倍加白术、姜、枣；脾困，加人参、木香、缩砂仁；脾弱腹胀，不思饮食，加扁豆、粟米；伤食，加炒神曲；胸满喘急，加白豆蔻；头晕加天麻、蓝布正等。

（3）导痰汤（《校注妇人良方》）

【组成与用法】法半夏6克　橘红3克　茯苓3克　枳实3克（麸炒）　胆南星3克　甘草1.5克。水煎服，每日1剂，2次/日。

【功效与主治】益气健脾，燥湿化痰。

【加减应用】可加栀子、黄芩、全瓜蒌以清火化痰。可加生龙骨：生牡蛎、珍珠母、石决明镇心安神。若大便秘结者加生大黄泻热通腑。火热伤阴者加沙参、麦冬、玉竹、天冬、生地黄滋阴养液。

（4）通脉化痰汤（《脑卒中良方》）

【组成与用法】生黄芪30～60克　桃仁5～10克　红花5～10克　当归10克　川芎10克　地龙10克　僵蚕10克　陈皮10克　法半夏10克　赤芍15克　全瓜蒌30克　豨

莶草30克。水煎服，每日1剂，2次/日。

【功效与主治】益气活血，化痰通络。

【加减运用】湿重者加苍术、薏苡仁；热甚者加黄芩、胆南星、黄连；便秘者加大黄；嗜睡或昏迷者加远志、郁金、石菖蒲；全身疼痛者加鸡血藤、秦艽。

(5) 癫狂梦醒汤加减（《中国中医药秘方》）

【组成与用法】桃仁10克　赤芍20克　柴胡25克　大腹皮25克　陈皮10克　青皮10克　炒苏子25克　香附20克　远志20克　石菖蒲24克。水煎服，每日1剂，2次/日。

【功效与主治】理气化痰，疏肝解郁。主治痰气郁结、肝气不舒、脾胃不和所致之轻中度郁证。

【加减运用】失眠者加珍珠母、茯神、夜交藤；肝郁者加川楝子、香橼、佛手；心神不宁者加生龙骨、磁石；胸闷气憋者加瓜蒌；大便溏薄而急者加苍术、薏苡仁；呃声频作者加竹茹、枳壳。

(6) 十味温胆汤加减（光明中医，2011年第4期）

【组成与用法】法半夏10克　枳实10克　陈皮15克　茯苓20克　酸枣仁30克　远志15克　五味10克子、黄连3克　熟地黄20克　太子参30克　石菖蒲15克　苍术10克　白术10克　焦三仙各20克　甘草10克。水煎服，每日1剂，2次/日。

【功效与主治】解郁化痰，益气安神。

【加减运用】若兼烦躁易怒者酌加龙胆草、代赭石；体弱便溏者加山药、党参；心神不宁者，加生龙骨、磁石。

(7) 复神灵窍汤（陕西中医，2009年第05期）

【组成与用法】法半夏10克　枳实10克　陈皮15克　茯苓20克　竹茹10克　郁金10克　胆南星10克　藿香10克　香附10克　天竺黄10克　栀子10克　白术10克　焦三仙各20克　石菖蒲15克　木香6~8克　黄连5克　甘草5克。水煎服，每日1剂，2次/日。

【功效与主治】理气化痰，解郁安神。

【加减运用】气机郁滞较重者加川楝子、青皮等以疏肝理气止痛；胸胁刺痛、舌质紫暗或有瘀点、瘀斑、脉涩者加郁金、丹参、姜黄活血化瘀；失眠者加夜交藤、加酸枣仁、柏子仁、茯神、制首乌等养心安神；大便不通者可加生大黄、麻子仁等。

(8) 疏肝清障方（国际中医中药，2011年第02期）

【组成与用法】法半夏10克　远志6克　柴胡15克　茯苓30克　苍术6克　郁金10克　胆南星6克　白芍6克　香附10克　石菖蒲10克。水煎服，每日1剂，2次/日。

【功效与主治】理气涤痰，开窍定惊。

【加减运用】脾胃气虚、食少神疲者加人参、白术健脾助运；血虚者加当归、黄芪；肾阳虚者加牛膝、肉苁蓉；腹胀者加枳实、莱菔子、厚朴；津枯肠燥者加火麻仁、杏仁以滋燥润肠；若兼阴虚、手足心热、午后潮热者可加知母、黄柏、玄参以养阴清热。

(9) 化痰经验方（华夏中医论坛，2010 年）

【组成与用法】 柴胡 15 克　炒黄芩 12 克　法半夏 15 克　郁金 12 克　石菖蒲 10 克　香附 12 克　茯神 18 克　炒枳实 10 克　朱砂 0.1 克（吞）　琥珀 1.5 克（吞）　天竺黄 12 克　胆南星 10 克　炒栀子 10 克　淡豆豉 10 克　炙甘草 6 克　小麦 30 克　大枣 6 枚。水煎服，每日 1 剂，2 次/日。

【功效与主治】 清化痰热，疏肝开窍。

【加减运用】 伴有出汗、阵阵轰热、热则汗出，方去淡豆豉，加牡丹皮 12 克、炒酸枣仁 18 克；伴睡眠仍不佳加当归 10 克、白芍 10 克以养血；津枯肠燥者加火麻仁、杏仁以滋燥润肠；气机郁滞较重者加川楝子、青皮等以疏肝理气止痛。

(10) 清热化痰汤（山东中医药大学学报，2014 年第 04 期）

【组成与用法】 茯苓 10 克　橘红 9 克　法半夏 9 克　石菖蒲 6 克　枳实 6 克　木香 12 克　黄芩 12 克　黄连 12 克　板蓝根 15 克　桔梗 9 克　苏子 12 克　瓜蒌 12 克　杏仁 6 克。水煎服，每日 1 剂，2 次/日。

【功效与主治】 清热化痰，理气疏肝。

【加减运用】 若痰多则重用板蓝根 30 克、黄芩 30 克；若脾胃虚弱者加黄芪、白术以健脾；若睡眠欠佳者加夜交藤、酸枣仁、远志等安神助眠；若胸胁胀痛者加川楝子、青皮行气止痛。

(11) 理气醒神方（实用中医内科杂志，2013 年第 09 期）

【组成与用法】 胆南星　白芍　茯苓各 6 克　柴胡 15 克　远志 6 克　石菖蒲　郁金　法半夏　香附　白术各 10 克　川芎 6 克　泽泻 10 克　甘草 6 克。水煎服，每日 1 剂，2 次/日。

【功效与主治】 理气化痰，解郁安神。

【加减运用】 若体弱便溏者加山药、党参健脾；若心神不宁者加生龙骨、磁石安设；若大便秘结者加生大黄泻热通腑；火热伤阴者加沙参、麦冬、玉竹、天冬、生地黄滋阴养液。

(12) 达尔康胶囊（黑龙江省中医药科学院，2014 年）

【组成与用法】 三棱　莪术　槟榔　大黄　牵牛　茵陈等。各适量制成胶囊。

【功效与主治】 理气化痰，疏肝和胃、破结行瘀。

【加减运用】 无。

5. 心神惑乱证

主症：精神恍惚，心神不宁，多疑易惊，悲忧善哭，喜怒无常，或时时欠伸，或手舞足蹈，骂詈喊叫等多种症状，舌质淡，脉弦。

治法：甘润缓急，养心安神。

（1）甘麦大枣汤（《金匮要略》）

【组成与用法】甘草90克　小麦30克　大枣十枚。水煎服。上三味，以水六升，煮取三升，温分三服。

【功效与主治】甘润缓急，养心安神。

【加减应用】血虚生风而见手足蠕动或抽搐者，加当归、生地黄、珍珠母、钩藤养血息风；躁扰、失眠者加酸枣仁、柏子仁、茯神、制首乌等养心安神；表现喘促气逆者可合五磨饮子开郁散结、理气降逆。心神惑乱可出现多种多样的临床表现。在发作时、可根据具体病情选用适当的穴位进行针刺治疗、并结合语言暗示、诱导，对控制发作、解除症状常能收到良好效果。一般病例可针刺内关、神门、后溪、三阴交等穴位；伴上肢抽动者配曲池、合谷；伴下肢抽动者配阳陵泉、昆仑；伴喘促气急者配膻中。

（2）柏子养心丸（《体仁汇编》）

【组成与用法】柏子仁120克　枸杞子90克　麦冬　当归　石菖蒲　茯神各30克　玄参　熟地黄各60克　甘草15克。蜜丸，梧桐子大，每服四五十丸（9克）。

【功效与主治】养心安神，滋阴补肾。

【加减应用】若胸胁胀痛者加川楝子、青皮行气止痛。若心神不宁者加生龙骨、磁石安神。

（3）四逆散加味（辽宁中医学院学报，2003年第03期）

【组成与用法】炙甘草12克　枳实12克　柴胡9克　白芍12克。水煎服，每日1剂，2次/日。

【功效与主治】疏肝理脾，透解郁热，和中缓急。

【加减应用】若胸肋部胀满疼痛甚者加郁金12克、青皮、佛手各9克；若痰气郁结、胸闷不舒者加旋覆花9克、苏梗15克；若热盛者、口苦、便秘气郁化火者加大黄6克、龙胆草12克；若咽中如有异物、吞之不下、咯之不出者加半夏9克、厚朴12克、紫苏15克、茯苓20克；若精神恍惚、心神不宁、心神惑乱者加酸枣仁30克、茯神20克、生地黄12克；若多思善疑、头晕神疲、心悸胆怯、心脾两虚者加党参12克、白术12克、黄芪30克、龙眼肉30克。

6. 心脾两虚证

主症：多思善疑，头晕神疲，心悸胆怯，失眠，健忘，纳差，面色不华，舌质淡，苔薄白，脉细。

治法：健脾养心，补益气血。

（1）归脾汤（《正体类要》）

【组成与用法】白术　当归　白茯苓　黄芪（炒）　龙眼肉　远志　酸枣仁（炒）3克　人参6克　木香1.5克　甘草（炙）1克。加生姜、大枣，水煎服，每日1剂，2

次/日。

【功效与主治】健脾养心，补益气血。

【加减应用】心胸郁闷、情志不舒者加郁金、佛手片理气开郁；若伴情绪不宁、易忧愁善感者可加郁金、合欢皮、绿萼梅、佛手等理气解郁之品；头痛加川芎、白芷活血祛风而止痛。若伴纳呆食少者可加谷芽、麦芽、鸡内金、山楂、陈皮；若失眠多梦、加夜交藤、合欢皮；若舌质偏暗、舌下青筋者可加川芎、丹参等以养血活血。

（2）人参养荣汤《三因极一病证方论》

【组成与用法】黄芪 当归 桂心 甘草 橘皮 白术 人参各30克 白芍90克 熟地黄9克 五味子 茯苓各4克 远志15克。上锉为散，每服四大钱（12克），用水一盏半，加生姜三片，大枣二枚，煎至七分，去渣，空腹服。

【功效与主治】益气补血，养心安神。

【加减应用】脾胃气虚、食少神疲者加人参、白术健脾助运；血虚者加当归、黄芪；肾阳虚者加牛膝、肉苁蓉；腹胀者加枳实、莱菔子、厚朴；津枯肠燥者加火麻仁、杏仁以滋燥润肠。

（3）养心汤（《仁斋直指方》）

【组成与用法】黄芪（炙）15克 白茯苓15克 茯神15克 半夏曲15克 当归15克 川芎15克 远志（取肉、姜汁淹、焙）7.5克 辣桂7.5克 柏子仁7.5克 酸枣仁（浸、去皮、隔纸炒香）7.5克 北五味子7.5克 人参7.5克 甘草（炙）12克。上为粗末。每服9克，加生姜5片、大枣2枚。水煎服，每日1剂，2次/日。

【功效与主治】补血养心。

【加减应用】如水饮内停、怔忡心悸者加槟榔、赤茯苓；高脂血症者加山楂、砂仁；血瘀导致失眠者可合桃红四物汤治之；气短善太息者加麦冬、枳实、桔梗；如心率快者加大黄连用量；如伴心烦不安者加栀子豉汤；情志不遂加四逆散；伴胸闷胁胀者、加合欢皮、制香附等；胸痛可加丹参饮、金铃子散；怔忡明显者加用生龙骨、生牡蛎等；阵发性房颤者加延胡索；高血压者加夏枯草、黄芩、玄参；重症失眠者加大炒酸枣仁用量，加龙齿、牡蛎、磁石；伴烦热者加牡丹皮、知母、朱砂等；食欲不振、胃脘胀满者加炒谷芽、鸡内金、焦三仙、枳壳、槟榔；伴烧心泛酸者去五味子、炒酸枣仁，加煅瓦楞、海螵蛸、橘红、牡蛎；如风热感冒诱发者加金银花、连翘、板蓝根；风寒感冒诱发者加紫苏叶、荆芥、防风。

7. 心阴亏虚证

主症：情绪不宁，心悸，健忘，失眠，多梦，五心烦热，盗汗，口咽干燥，舌红少津，脉细数。

治法：滋阴养血，补心安神。

（1）天王补心丹（《校注妇人良方》）

【组成与用法】人参（去芦） 茯苓 玄参 丹参 桔梗 远志各15克 当归（酒浸） 五味子 麦冬（去心） 天冬 柏子仁 酸枣仁（炒）各30克 生地黄120克。上为末，炼蜜为丸，如梧桐子大，用朱砂为衣，每服二三十丸（6～9克），临卧，竹叶煎汤送下。现代用法：上药共为细末、炼蜜为小丸、用朱砂水飞9～15克为衣、每服6～9克、温开水送下，或用桂圆肉煎汤送服；亦可改为汤剂，用量按原方比例酌减。

【功效与主治】滋阴养血，补心安神

【加减应用】心肾不交而见心烦失眠、多梦遗精者，可合交泰丸（黄连、肉桂）交通心肾；遗精较频者可加芡实、莲须、金樱子补肾固涩。盗汗加浮小麦、龙骨、牡蛎；心阴虚、火旺者合二阴煎。

（2）养血安神丸（《万病回春》）

【组成与用法】当归身1.5克（酒洗） 川芎1.5克 白芍（炒）1.5克 生地黄（酒洗） 黄连各3克 陈皮1.5克 白术2.1克 茯神3克 酸枣仁2.1克（炒） 柏子仁1.5克 甘草（炙）1克。水煎服，每日1剂，2次/日。

【功效与主治】养心清火。

【加减应用】若伴情绪不宁、易忧愁善感者可加郁金、合欢皮、绿萼梅、佛手等理气解郁之品；若失眠多梦者加夜交藤、合欢皮；若舌质偏暗、舌下青筋者可加川芎、丹参等以养血活血。

8. 肝阴亏虚证

主症：情绪不宁，急躁易怒，眩晕，耳鸣，目干畏光，视物不明，或头痛且胀，面红目赤，舌干红，脉弦细或数。

治法：滋养阴精，补益肝肾。

（1）滋水清肝饮（《医宗已任编》）

【组成与用法】熟地黄10克 山药10克 山茱萸10克 牡丹皮10克 茯苓10克 泽泻10克 白芍药10克 栀子10克 酸枣仁10克 当归10克 柴胡6克。水煎服，每日1剂，2次/日。

【功效与主治】滋养阴精，补益肝肾。

【加减应用】本方由六味地黄丸合丹栀逍遥散加减而成、以六味地黄丸补益肝肾之阴、而以丹栀逍遥散疏肝解郁、清热泻火。肝阴不足而肝阳偏亢、肝风上扰、以致头痛、眩晕、面时潮红、或筋惕肉瞤者、加白蒺藜、草决明、钩藤、石决明平肝潜阳、柔润息风；虚火较甚、表现低热、手足心热者、可加银柴胡、白薇、麦冬以清虚热；月经不调者、可加香附、泽兰、益母草理气开郁、活血调经。失眠加柏子仁、茯神、夜交藤安神宁志。

（2）六味地黄丸（《小儿药证直诀》）

【组成与用法】熟地黄15克 山茱萸肉12克 山药12克 牡丹皮10克 泽泻10

克 茯苓10克。水煎服，每日1剂，2次/日。

【功效与主治】滋补肝肾。

【加减应用】腰膝酸软明显者加用菟丝子、枸杞子、鹿角胶、川牛膝以补肾生精壮腰；大便秘结者加火麻仁、柏子仁润肠通便。若虚火明显者加知母、玄参、黄柏等以加强清热降火之功；兼脾虚气滞者加白术、砂仁、陈皮等以健脾和胃。

（3）左归丸（《景岳全书》）

【组成与用法】熟地黄大怀240克 山药120克 枸杞子120克 山茱萸120克 川牛膝90克 鹿角胶120克 龟板胶120克 菟丝子120克。上先将熟地黄蒸烂，杵膏，炼蜜为丸，如梧桐子大。每食用前用滚汤或淡盐送下百余丸（9克）（现代用法：亦可水煎服，用量按原配方比例酌减）。

【功效与主治】滋阴补肾。

【加减应用】若真阴不足、虚火上炎去枸杞子、鹿角胶，加女贞子、麦门冬以养阴清热；火烁肺金、干咳少痰者加百合以润肺止咳；夜热骨蒸者加地骨皮以清虚热、退骨蒸；小便不利、不清者加茯苓以利水渗湿；大便燥结者去菟丝子，加肉苁蓉以润肠通便；气虚者，加人参以补气。

（4）大补元煎（《景岳全书》）

【组成与用法】人参少则用3~6克 多则用20~60克 山药（炒）6克 熟地黄少则用6~9克 多则用60~90克 杜仲6克 当归6~9克（若泄泻者去之） 山茱萸3克（如畏酸吞酸者去之） 枸杞子6~9克 炙甘草3~6克。用水400毫升、煎至280毫升、空腹时温服。

【功效与主治】救本培元，大补气血。

【加减应用】如元阳不足多寒者加附子、肉桂、炮姜；如气分偏虚者加黄芪、白术、如胃口多滞者、不必用；如血滞者加川芎、去山茱萸；如滑泄者加五味子、故纸之属。若阴虚津亏、大便干结者加玄参、麦冬、火麻仁以增液润肠。若神思恍惚、入睡困难者加柏子仁、磁石、辰砂以宁心安神。

（5）虎潜丸（《中医内科学》）

【组成与用法】熟地黄10克 龟板10克 知母10克 黄柏10克 狗骨30克 牛膝10克 白芍10克 当归10克 锁阳10克 陈皮6克 干姜10克。水煎服，每日1剂，2次/日。

【功效与主治】补益肝肾，滋阴清热。

【加减运用】热甚者去锁阳、干姜，合六味地黄丸；面色不华者加党参、黄芪、当归、鸡血藤；阴阳俱损者去黄柏、知母，加补骨脂、巴戟天、肉桂、附子。

对症良方

1. 失眠

（1）温胆汤加味（云南中医中药杂志，2014年第2期）

【组成与用法】香附20克　郁金15克　合欢皮15克　竹茹15克　枳实10克　陈皮10克　茯苓15克　法半夏10克　酸枣仁15克　炙远志10克　夜交藤15克。水煎服，每日1剂，2次/日。

【功效与主治】行气化痰，疏肝解郁，养心安神。

【加减应用】痰盛者加制胆南星、橘红10克；热盛者加牡丹皮10克、黄连6克、栀子15克；痰阻伴食滞者加神曲、焦山楂、麦芽、莱菔子各15克。

(2) 七福饮（《景岳全书》）

【组成与用法】人参6克　熟地黄9克　当归9克　白术（炒）5克　炙甘草3克　酸枣仁6克　远志（制用）5克。上药用水400ml，煎取280ml，空腹时温服。

【功效与主治】安神魂，敛心气。

【加减应用】口唇紫绀、瘀血重者加桃仁、红花、丹参、赤芍、川芎；痰热者加胆南星、竹茹；痰湿者加法半夏、茯苓；胸闷、心悸、气短者加丹参、檀香、桂枝；尿少颜面下肢浮肿者加茯苓、泽泻、沉香；头晕者加菊花、蔓荆子；烦恼者加栀子、莲子心、知母；焦虑者加柴胡、白蒺藜；自汗多者可加黄芪、五味子；饮食少思者加砂仁、茯苓。

(3) 生铁落饮（《医学心悟》）

【组成与用法】天冬（去心）　麦冬（去心）　贝母各9克　胆南星　橘红　远志肉　石菖蒲　连翘　茯苓　茯神各3克　元参　钩藤　丹参各4.5克　辰砂0.9克。先用生铁落煎熬三小时，取此水煎上述药，分早晚两次服。

【功效与主治】镇心安神，清热化痰。

【加减应用】烦热渴饮者加生石膏、知母、天花粉、生地黄；久病面色晦暗、狂躁不安、舌青紫有瘀斑者加牡丹皮、赤芍、大黄、桃仁、水蛭。

(4) 黄连阿胶汤（《伤寒论》）

【组成与用法】黄连60克　黄芩30克　芍药30克　鸡子黄2枚　阿胶45克。黄连、黄芩、芍药煎水取汁，阿胶烊化，搅入鸡蛋黄，两次温服。

【功效与主治】滋阴泻火，交通心肾。

【加减应用】胸闷如窒者加瓜蒌、薤白、竹茹、炙远志、桂枝；胸痛明显者加檀香、川芎、桃仁、红花；心律失常者加入酸枣仁、知母、生龙骨、生牡蛎；盗汗、心烦不寐者加柏子仁、酸枣仁、当归、远志、柏子仁、麦冬、夜交藤、麦冬；眩晕加珍珠母、夏枯草、磁石等；脏躁加甘麦大枣汤及玉白散；便秘者加火麻仁、桃仁、玄参；纳呆、乏力明显者重用黄芪、山楂；失眠焦虑者加磁石、珍珠母、柴胡、郁金；口腔溃疡者加石膏、栀子、生地黄、知母、牡丹皮、天花粉；兼心虚胆怯、惊惕肉目瞤、舌淡胖者加党参、黄芪、当归、茯神；兼情绪易激动、烦躁、便结者加龙胆草、珍珠母、青龙齿、生决明；尿急尿痛、尿中带血者加知母、山栀子、生地黄、滑石、甘草；崩漏者加仙鹤草、棕榈炭、熟地黄、山萸肉、续断、桑寄生；高热昏迷之烦躁加白虎汤、菖蒲等。

2. 便秘

（1）更衣丸（《先醒斋医学广笔记》）

【组成与用法】朱砂（研飞如面）15克 芦荟（研细）21克。滴好酒少许和丸。每服3.6克，好酒吞服。朝服暮通，暮服朝通。须天晴时修合为妙。

【功效与主治】泻火，通便，安神。

【加减应用】无。

（2）麻子仁丸（《伤寒论》）

【组成与用法】火麻仁（麻子仁）500克 芍药250克 枳实250克 大黄500克 厚朴250克 杏仁250克。（以上为丸剂用量）。上六味，蜜和丸，如梧桐子大，饮服十丸，日三服，渐加，以知为度。现代用法：上药为末，炼蜜为丸，每次9克，1～2次、温开水送服。亦可按原方用量比例酌减。改汤剂用法：水煎服，每日1剂，2次/日。

【功效与主治】润肠泻热，行气通便。

【加减应用】痔疮便秘者可加桃仁、当归以养血和血、润肠通便；痔疮出血属胃肠燥热者、可酌加槐花、地榆以凉血止血；燥热伤津较甚者可加生地黄、玄参、石斛以增液通便。

（3）枳实消痞丸（《兰室密藏》）

【组成与用法】枳壳30克 白术20克 党参20克 茯苓15克 麦芽20克 神曲20克 法半夏15克 黄连10克 厚朴15克 干姜10克 炙甘草10克。水煎服，每日1剂，2次/日。

【功效与主治】消痞除满，健脾和胃。

【加减应用】纳食正常者去神曲、麦芽；纳差者加紫苏20克、槟榔15克；怕冷、无口苦者去黄连、加法半夏至20～30克、桂枝15克；大便干硬者白术加至30～40克、大便不成形者白术减至10克；有明显热象、或病人极易化热者干姜易炮姜10克；气虚者加黄芪40克；腹胀明显者加木香12克、槟榔12克、陈皮20克、郁金12克；舌质紫暗或舌体瘀斑者加桂枝15克、桃仁10～15克；多日不便、大便干硬者加芒硝5～8克；阴血亏虚者加何首乌、当归15克。

（4）润肠丸（《脾胃论》）

【组成与用法】大黄（去皮） 当归梢 羌活各15克 桃仁（浸、去皮尖）3克 麻仁（去皮、取仁）4克。除桃仁、麻仁另研如泥外，捣罗为细末，炼蜜为丸，如梧桐子大，每服五十丸，空腹用，白汤送下。

【功效与主治】润燥疏风，和血通便。

【加减应用】若大便干结如羊屎者加蜂蜜、柏子仁、黑芝麻加强润燥通便之力；面白眩晕甚者加制首乌、熟地黄、阿胶养血润肠；若兼气虚、气短乏力、排便无力者可加黄芪、人参益气通便；若兼阴虚、手足心热、午后潮热者可加知母、黄柏、玄参以养阴清热；若津亏甚者可加入芦根以清热生津、养阴润燥；大便干结者加芒硝软坚散结。

3. 眩晕

（1）半夏白术天麻汤（《医学心悟》）

【组成与用法】法半夏4.5克　白术　天麻　陈皮　茯苓各3克　甘草（炙）1.5克　生姜2片　大枣3个　蔓荆子3克。水煎服，每日1剂，2次/日。

【功效与主治】燥湿化痰，平肝息风。

【加减应用】若眩晕较甚者可加僵蚕、胆南星等以加强化痰息风之力；头痛甚者加蔓荆子、白蒺藜等以祛风止痛；呕吐甚者可加代赭石、旋覆花以镇逆止呕。兼气虚者可加党参、生黄芪以益气；湿痰偏盛、舌苔白滑者可加泽泻、桂枝以渗湿化饮。

（2）天麻钩藤饮（《杂病证治新义》）

【组成与用法】天麻90克　川牛膝　钩藤各12克　生决明18克　山栀　杜仲　黄芩　益母草　桑寄生　夜交藤　朱茯神各9克。水煎服，每日1剂，2次/日。

【功效与主治】平肝息风，清热活血，补益肝肾。

【加减应用】眩晕头痛剧者可酌加羚羊角、龙骨、牡蛎以增强平肝潜阳息风之力；若肝火盛、口苦面赤、心烦易怒者加龙胆草、夏枯草以加强清肝泻火之功；脉弦而细者宜加生地黄、枸杞子、何首乌以滋补肝肾。

（3）羚角钩藤汤（《脑卒中良方》）

【组成与用法】羚羊角3克　钩藤9克　桑叶6克　川贝母12克　鲜生地黄15克　竹茹15克　菊花9克　白芍9克　茯神9克　生甘草3克。水煎服，每日1剂，2次/日。

【功效与主治】凉肝息风，化痰通络。

【加减运用】邪热内闭者合安宫牛黄丸；阴虚者加玄参、麦冬、石斛、阿胶；血压过高者重用钩藤、加银杏叶、罗布麻叶；血瘀者、加莪术、三棱、蜈蚣；便秘者和增液汤或调味承气汤；自汗者加防风、黄芪。

（4）镇肝息风汤（《中医内科学》，2002年第1期）

【组成与用法】龙骨10克　牡蛎10克　代赭石10克　白芍15克　天冬10克　玄参15克　龟板10克　牛膝10克　茵陈6克　麦芽10克　甘草6克。水煎服，每日1剂，2次/日。

【功效与主治】滋阴潜阳，镇肝息风。

【加减运用】血瘀者加桃仁、红花、蜈蚣；肌肉萎缩者合四物汤；舌干燥或有裂纹者加石斛、生地黄、牡丹皮、玉竹、石膏；便秘者加大剂量生地黄，重用玄参。

4. 心悸

（1）炙甘草汤（复脉汤）（《伤寒论》）

【组成与用法】炙甘草12克　生姜9克　桂枝9克　人参6克　生地黄50克　阿胶6克　麦冬10克　麻仁10克　大枣10枚。上以清酒七升，水八升，先煮八味，取三升，去滓，内胶烊消尽，温服一升。每日三服（现代用法：水煎服，每日1剂，2次/日，阿胶烊化，冲服）。

【功效与主治】益气滋阴，通阳复脉。

【加减应用】可加酸枣仁、柏子仁以增强养心安神定悸之力，或加龙齿、磁石重镇安神；偏于心气不足者重用炙甘草、人参；偏于阴血虚者重用生地黄、麦门冬；心阳偏虚者易桂枝为肉桂、加附子以增强温心阳之力；阴虚而内热较盛者易人参为南沙参，并减去桂、姜、枣、酒，酌加知母、黄柏，则滋阴液降虚火之力更强。

（2）加减复脉汤（《温病条辨》）

【组成与用法】炙甘草18克　干地黄18克　生白芍18克　麦冬15克　阿胶9克　麻仁9克。上以水八杯，煮取三杯，分三次服。

【功效与主治】滋阴养血，生津润燥。

【加减应用】无。

（3）苓桂术甘汤（《金匮要略》）

【组成与用法】茯苓12克　桂枝（去皮）9克　白术　甘草（炙）各6克。上四味，以水六升，煮取三升，去滓，分温三服。现代用法：水煎服，每日1剂，2次/日。

【功效与主治】温阳化饮，健脾利湿。

【加减应用】加减化裁咳嗽痰多者加半夏、陈皮以燥湿化痰；心下痞或腹中有水声者可加枳实、生姜以消痰散水。

5. 胸痛

（1）瓜蒌薤白白酒汤（《金匮要略》）

【组成与用法】瓜蒌实、薤白各12克　白酒适量。三味同煮，取二升，分温再服。

【功效与主治】通阳散结，行气祛痰。

【加减应用】若痰浊较甚者酌加法半夏、石菖蒲、厚朴等以增强燥湿化痰之效；阳虚寒阻者可加干姜、肉桂、附子以助温阳散寒；气滞较著、见胸满而胀、或兼逆气上冲者加厚朴、枳实、桂枝以下气除满；兼血瘀、见舌质暗红或有瘀斑者加丹参、红花、赤芍、川芎以活血祛瘀。

（2）瓜蒌薤白半夏汤（《金匮要略》）

【组成与用法】瓜蒌实1枚（捣）　薤白12克　法半夏12克　白酒1升。上四味，同煮取400毫升，温服100毫升，每日三服。

【功效与主治】通阳散结，祛痰宽胸。

【加减应用】若患者痰黏稠，色黄，大便干，苔黄腻，脉滑数，为痰浊郁而化热之象，用黄连温胆汤清热化痰，因痰阻气机，可引起气滞血瘀。另外，痰热与瘀血往往互结为患，故要考虑到血脉滞涩的可能，常配伍郁金、川芎理气活血，化瘀通脉。若痰浊闭塞心脉、卒然剧痛，可用苏合香丸芳香温通止痛；因于痰热闭塞心脉者用猴枣散、清热化痰、开窍镇惊止痛。胸痹心痛、痰浊闭阻可酌情选用天竺黄、天南星、半夏、瓜蒌、竹茹、苍术、桔梗、莱菔子、浙贝母等化痰散结之品，但由于脾为生痰之源，临床应适当配合健脾化湿之品。

（3）桂枝龙骨牡蛎汤（《金匮要略》）

【组成与用法】桂枝　芍药　生姜各15克　甘草10克　大枣4枚　龙骨　牡蛎各9克。上七味，以水700毫升，煮取300毫升，分三次温服。

【功效与主治】调阴阳，和营卫，兼固涩精液，燮理阴阳，交通心肾。

【加减应用】大汗出者重用人参、黄芪，加煅龙骨、煅牡蛎、山茱萸肉或用独参汤煎服；心阳不足、寒象突出者，加黄芪、人参、附子益气温阳；夹有瘀血者，加丹参、赤芍、桃仁、红花等。

6. 舌强不能言

（1）涤痰汤（《证治准绳》）

【组成与用法】胆南星姜制　法半夏各12克　枳实　茯苓各10克　橘红7.5克　石菖蒲　人参各5克　竹茹3.5克　甘草2.5克。上作一服，水二盅，生姜5片，煎一盅，食后服。

【功效与主治】涤痰开窍。

【加减应用】若心热烦甚者，加黄连、山栀子、淡豆豉以清热除烦；失眠者加琥珀粉、远志以宁心安神；惊悸者加珍珠母、生牡蛎、生龙齿以重镇定惊；呕吐呃逆者酌加苏叶或梗、枇杷叶、旋覆花以降逆止呕；眩晕者可加天麻、钩藤以平肝息风；癫痫抽搐可加胆南星、钩藤、全蝎以息风止痉。

（2）地黄饮子（《圣济总录》）

【组成与用法】熟干地黄（焙）12克　巴戟天（去心）　山茱萸（炒）　石斛（去根）　肉苁蓉（酒浸、切焙）　附子（炮裂、去皮脐）　五味子（炒）　官桂（去粗皮）　白茯苓（去黑皮）　麦冬（去心、焙）　石菖蒲　远志（去心）各15克。上为粗末，每服9～15克，水一盏，加生姜三片、大枣二枚，擘破，同煎七分，食前温服。现代用法：加姜枣水煎服。

【功效与主治】滋肾阴，补肾阳，开窍化痰。

【加减应用】加减化裁若属痱而无喑者，减去石菖蒲、远志等宣通开窍之品；喑痱以阴虚为主、痰火偏盛者，去附、桂、酌加川贝母、竹沥、胆南星、天竺黄等以清化痰热；兼有气虚者，酌加黄芪、人参以益气。

（3）解语丹（《医学心悟》）

【组成与用法】炮白附子30克　石菖蒲30克　远志30克　天麻30克　全蝎30克　羌活30克　胆南星30克　木香15克。共研细末、面糊为丸如桂圆大。每服1丸、薄荷汤送服。日服2~3次。现代多用作汤剂、水煎服、用量按原方酌减。

【功效与主治】祛风化痰，宣窍通络。

【加减应用】肝肾阴虚者加熟地黄、山茱萸；肝风盛者，可加入羚羊角、代赭石、牡蛎镇肝息风；痰郁化火者，可加入温胆汤合黄连、黄芩等以化痰泄热；有血瘀征象者，可加当归、红花、赤芍等活血通络之品。

第四节　卒中后精神障碍

患者出现脑卒中后、常伴有包括卒中后抑郁障碍、卒中后认知障碍等精神障碍、这对患者的身心健康形成巨大的威胁。根据1982年全国12地区精神疾病流行病学调查结果、脑卒中伴发精神障碍的总患病率为0.50%、在60岁以上老年人中患病率为3.24%。根据1987年全国残疾人抽样调查资料、在60岁以上老年精神残疾680例中、因脑卒中伴发精神障碍致残53例（7.8%）、占老年精神残疾的第3位。因脑卒中伴发精神障碍引起智力残疾、在45~59岁年龄组为45.5%（100/200）、占首位。在60岁以上年龄组为38.60%（163/422）、占第2位。从以上资料可以看出、因脑卒中伴发精神障碍的中老年期患病率相当高、而且已经成为老年精神残疾的主要原因之一。老年人脑卒中后伴发精神障碍早期可出现意识障碍综合征、颅内压增高表现、幻觉妄想状态；晚期可出现记忆障碍、情感障碍和痴呆状态、具体表现：①意识障碍综合征：最常见朦胧状态、谵妄状态或混浊状态。病后数小时至1周。意识障碍可为轻度的感知迟钝、理解困难如定向力、计算力减退、辨认能力障碍、或言语幼稚、喃喃自语、动作简单。也可重至昏迷状态。可持续1~10天。②颅内压增高：表现脑出血和大的脑动脉闭塞等都可因脑水肿而出现颅内压增高表现：头痛、呕吐和视乳头水肿。但昏迷患者无法诉述头痛、呕吐便成为其颅内压增高的主要表现、约半数以上。视乳头水肿出现较晚、常需数天至1周的潜伏期。如果患者意识清楚、则表现为嗜睡、萎靡、呕吐、对周围事物缺乏关注、注意力不集中、思维内容减少等精神症状。③幻觉妄想状态：早期患者可出现幻听或幻视、但多数在入睡时或刚醒时发生、少有系统的幻觉。各种妄想内容都可能出现、最常见被害妄想和贫穷妄想、也很少有系统性和逻辑性。④记忆障碍：老年人脑卒中大多伴有脑动脉硬化病史、因此记忆障碍表现突出。在没有意识障碍和智能普遍缺损的情况下、患者记忆减退、尤其以近记忆减退为显著、人名、地名、日期和数字记忆很困难。在这种记忆障碍的背景下、有时会出现错构或虚构。如果患者显示对病程中某一段情景茫然不知所答或全盘遗忘、则很可能有过短暂的意识障碍。⑤情感障碍：

老年人脑卒中后情感障碍以焦虑和抑郁症状突出、易哭、流泪、有时则易激怒、无端暴怒、甚至心情压抑、沮丧、低落、易哭泣、有轻生念头、甚至发生自杀行为。其与老人本身素质及疾病、病变部位相关。⑥痴呆状态脑卒中急性期可突然出现痴呆表现、尤其是丘脑梗死或出血时。表现为定向力不佳、不认识熟悉的地点和人物、时间概念不清楚、记忆力减退、计算力差、情感淡漠等、随着病情好转痴呆会逐渐好转、甚至完全恢复正常。若脑卒中反复发作、病程后期最终造成痴呆不可逆。目前认为中风时致脑组织缺血缺氧、相继产生变性、坏死或弥漫性损害并出现暂时性或永久性的机能障碍或功能失调、出现相应的各种精神障碍。一方面中风性质同精神障碍的类型有一定的联系：意识模糊或狂躁状态多见于脑出血急性期、抑郁状态则于脑梗死为多、而血管性痴呆常是多次脑梗死发作或一次多灶性梗死的结果；另一方面：部位与类型也有相关性：左半球脑血管意外易引起抑郁、这与左额叶或左基底节 5 ~ TH 和 NE 耗竭有关、右半球脑血管意外易引起狂躁、认为右侧额叶、边缘系统在调节情绪中起着重要的作用。目前西医治疗卒中后精神障碍一般采取药物治疗、采用改善循环和抗精神类药物。

卒中后精神障碍中医属于癫狂、郁证、厥证、痴呆等范畴、其病因病机复杂、可与多因素相关、可与虚、风、痰、瘀等多因素相关联、目前认为其主要病位为心、脑、肝等、病理特点为多虚中夹风、湿、多瘀多痰、易传易变、阴阳易竭。对于本病、辨证灵活多变、例如癫狂、《素问·至真要大论》篇指出癫狂的病因病机在于："肝火扰心、阴阳失调"、癫属阴而狂属阳、癫主静而狂主动、癫证多由积忧积虑、肝气郁结、气滞痰聚、迷塞心窍、而狂证多由大惊小怒、肝火暴张、灼液生痰、蔽优神明、故多从阴阳论证；郁证多从肝论治；痴呆多从气血痰瘀论治。

诊断标准

诊断依据根据中华医学会精神科分会 2001 年颁布中国精神障碍分类与诊断标准（CCMD 一对脑血管疾病所致精神障碍制定标准如下：

1. 症状标准：①符合器质性精神障碍的诊断标准；②认知缺陷分布不均、某些认知功能受损明显、而判断、推理及信息处理只受轻微的损害、自知力可保持较好；③人格相对完整、部分患者人格改变比较明显、出现诸如自我中心、偏执、缺乏控制力、淡漠或易激惹等症状表现；④至少有脑卒中史、单侧肢体痉挛性瘫痪、伸拓反射阳性或假性延髓性麻痹中 1 项及以上局灶脑损伤的证据；⑤病史、检查或检验有脑血管病证据；⑥尸检或大脑神经病理学检查有助于确诊。

2. 严重标准：患者日常生活和社会功能明显受损。

3. 病程标准精神障碍发生发展及病程与脑血管疾病相关。

通用良方

1. 寿星丸（《杂病源流犀烛》）

【组成与用法】远志 100 克　人参 300 克　黄芪 300 克　白术 300 克　甘草 100 克

当归300克 生地黄300克 白芍药300克 茯苓300克 陈皮100克 肉桂100克 胆南星200克 琥珀50克 朱砂50克 五味子100克。上药共研细末，用猪心血、生姜汁各半调和为丸。每服6克，每日服2次。也可改用饮片作汤剂用法：水煎服，每日1剂，2次/日。

【功效与主治】补气养血，化痰开窍。

【加减应用】痴呆一般可加桂仲、丹参、何首乌；若痴甚者，加黄连、龙胆草、夏枯草、磁石；呆甚者加石菖蒲、天竺黄、枳壳；阳虚者、加附子、仙灵脾。若中风后遗症见半身不遂、精神痴呆者，可加天麻、钩藤、地龙；如阴虚者加何首乌、知母、麦冬；阳虚者加仙灵脾、干姜。

2. 补肾益智方（王兰茹经验方）（长春中医学院学报，1995年第2期）

【组成与用法】熟地黄15克 砂仁10克 山茱萸肉10克 枸杞子15克 牛膝20克 寸冬15克 巴戟肉10克 肉苁蓉20克 肉桂3克 远志5克 石菖蒲20克 龟板10克。水煎服，每日1剂，2次/日。

【功效与主治】补肾填精。

【加减应用】若肾精亏损者，可同时服用填精两仪膏以补肾填精、益髓养脑；肾气亏耗者，可同时服用长春广嗣丸以补肾壮阳、益肾固本；痰瘀互结者，同时服用活络豁痰饮以活络化瘀、理气豁痰；元真衰竭者，则配以救危煎以填精补阳、益肾和脾。

3. 化呆汤（北京中医学院学报，1992年第5期）

【组成与用法】白附子6~9克 法半夏12克 陈皮12克 石菖蒲12克 远志6克 郁金12克 当归12克 赤芍12克 红花10克 川芎6克。水煎服，每日1剂，2次/日。

【功效与主治】化痰祛瘀。

【加减应用】痰重者加胆南星10克；瘀重者、加桃仁9克；大便干燥者加全瓜蒌15克。

4. 健脑丸（北京中医，1996年第1期）

【组成与用法】红参、生黄芪、龟胶、鹿胶、滇三七、水蛭、川蜈蚣、北枸杞、正川芎、漂苍术、六神曲、制香附、远志肉、石菖蒲、肉苁蓉、绵杜仲、明天麻、熟地黄、酸枣皮、黄精、制首乌、菟丝子、巴戟天、紫丹参、湘红花、生甘草各适量。上药共研细末、炼蜜为丸、每次服9克，每日服3次，温开水送服。

【功效与主治】补虚损，解郁结，活气血，开清窍。

【加减应用】舌质淡苔白腻者，加法半夏；舌质红，加女贞子；舌苔黄厚，加栀子。

5. 马立平经验方（中医药信息，2014年第4期）

【组成与用法】柴胡15克 陈皮10克 香附10克 郁金10克 当归15克 熟地

黄10克　川芎12克　赤芍10克。水煎服，每日1剂，2次/日。

【功效与主治】疏肝解郁。

【加减应用】气虚者可适当加白术10克、党参、黄芪各15克；血虚者可适当加何首乌12克、白芍15克、当归15克；而肾虚者则可加山茱萸15克、肉苁蓉、菟丝子各12克。

6. 覃加许经验方（辽宁中医杂志，2013年第10期）

【组成与用法】法半夏10克　竹茹10克　郁金10克　橘皮10克　胆南星10克　石菖蒲10克　远志10克　白术10克　柴胡10克　香附10克　当归12克　黄芩12克　黄芪15克　党参15克　甘草5克。水煎服，每日1剂，2次/日。

【功效与主治】疏肝解郁，化痰开窍。

【加减应用】伴血瘀者，加鸡血藤、丹参、三七等。

7. 三七贝母汤（《中风病中医特色诊疗》）

【组成与用法】三七粉　川贝母粉各10克冲服　白茅根　藕节各30克。水煎服，每日1剂，2次/日。

【功效与主治】消癖止血，利水降脑压。

【加减应用】神志不清者，可送服安宫牛黄丸。

8. 和营解郁汤（河北中医，2014年02期）

【组成与用法】百合30克　知母15克　白芍15克　酸枣仁15克　丹参15克。水煎服，每日1剂，2次/日。

【功效与主治】和营解郁。

【加减应用】气滞明显者加柴胡15克、川芎15克、香附6克；痰浊壅盛者加胆南星15克、竹茹15克、半夏15克；血癖较甚者加桃仁15克、红花10克、当归10克；阴虚较甚者加怀牛膝30克、天冬15克、玄参15克；证见阴阳两虚者，加肉桂15克、制附子6克、熟地黄30克。

9. 朱砂安神丸（《内外伤辨惑论》）

【组成与用法】朱砂（另研、水飞为衣）15克　黄连（去须、净、酒洗）18克　炙甘草16.5克　生地黄4.5克　当归7.5克。上药研末，炼蜜为丸，每次6～9克，临睡前温开水送服；亦可作汤剂，用量按原方比例酌减，朱砂研细末水飞，以药汤送服。

【功效与主治】镇心安神，清热养血。

【加减应用】若胸中烦热较甚，加山栀仁、莲子心以增强清心除烦之力；兼惊恐，宜加生龙骨、生牡蛎以镇惊安神；失眠多梦者，可加酸枣仁、柏子仁以养心安神。

10. 补肾生智汤（《精神病学》）

【组成与用法】龟甲15克　枸杞子15克　生地黄15克　柏子仁15克　酸枣仁15克　木香9克　桃仁9克　菟丝子9克　红花9克　地龙9克　当归12克　五味子15

克。水煎服，每日1剂，2次/日。

【功效与主治】补肾填精，健脑益智。

【加减应用】气虚者加白参、黄芪；伴血瘀者加鸡血藤、桃仁、红花、牡丹皮；痰阻者加半夏、胆南星。

11. 温阳兴奋汤（《精神病学》）

【组成与用法】巴戟天9克　淫羊藿9克　仙茅9克　附子9克　肉桂6克　干姜6克　党参6克　黄芪9克　熟地黄15克　龟甲15克　陈皮9克　砂仁3克　甘草3克。水煎服，每日1剂，2次/日。也可配成丸剂、每次9克、日服3次。

【功效与主治】温肾健脾，振奋阳气。

【加减应用】伴热甚者加石膏、黄连、黄芩；阴虚者加麦冬、石斛、阿胶、生地黄、白芍等；气虚者加人参、茯神等；伴躁动者加朱砂、琥珀、牡蛎等。

辨证良方

本病可辨证分为肝气郁结、肝郁脾虚证，气痰交阻证，气滞血瘀证，心脾两虚证，痰火上扰证，火盛伤阴证，瘀热互结证，痰瘀互阻证。

1. 肝气郁结、肝郁脾虚证

主症：精神抑郁，情绪不宁，胸部满闷，胁肋胀痛，痛无定处，腕闷嗳气，不思饮食，大便不调，苔薄腻，脉弦。

治法：疏肝解郁，理气畅中。

（1）柴胡疏肝散（《景岳全书》）

【组成与用法】陈皮（醋炒）6克　柴胡各6克　川芎4.5克　枳壳（麸炒）4.5克　芍药4.5克　甘草（炙）1.5克　香附4.5克。水煎服，每日1剂，2次/日。

【功效与主治】疏肝解郁。

【加减应用】气郁血滞见胸胁痛甚、舌有瘀点或紫气者，加当归、郁金、赤芍、丹参、乌药以行气活血止痛；肝郁化火、口苦舌红者，加菊花、栀子、黄芩、川楝子、蒲公英以清肝泻火；湿热重加龙胆草、黄柏、木通；便秘者加大黄、芒硝；兼肝阴不足、见胁痛口干、舌红苔少者，酌加枸杞子、沙参、麦冬以滋阴柔肝；挟痰湿者加胆星、石菖蒲；心神不安者加炒酸枣仁、夜交藤、茯神；伴恶寒发热者加防风、荆芥；疼痛喜暖者加吴茱萸、干姜、附片；伴腰酸者加杜仲、葫芦巴；日久不愈、睾丸坚硬、瘀血盛者加昆布、三棱。

（2）六郁汤（《医学正传》）

【组成与用法】陈皮（去白）3克　法半夏（汤泡七次）　苍术（米泔浸）　抚芎各3克　赤茯苓、栀子（炒）各2.1克　香附6克　甘草（炙）1.5克　砂仁（研细）1.5克。上细切，作一服。加生姜3片，用水300毫升，煎至150毫升，温服。

【功效与主治】理气解郁，宽中除满。

【加减应用】如气郁，加乌药、木香、槟榔、紫苏、干姜，倍香附、砂仁；如湿郁，加白术、羌活，倍苍术；如热郁，加柴胡、黄芩、黄连，倍栀子；如痰郁，加胆南星、枳壳、小皂角；如血郁，加桃仁、红花、牡丹皮；如食郁，加山楂、神曲、麦蘖面。

（3）逍遥散（《太平惠民和剂局方》）

【组成与用法】柴胡15克　当归15克　白芍15克　白术15克　茯苓15克　生姜15克　薄荷6克　炙甘草6克。上述药共为散，每服6～9克，煨姜、薄荷少许，共煎汤温服，日3次。亦可作汤剂，水煎服，用量按原方比例酌减。亦有丸剂，每服6～9克，日服2次。

【功效与主治】疏肝解郁，健脾和营。

【加减应用】肝郁气滞较甚，加香附、郁金、陈皮以疏肝解郁；肝郁瘀滞者，加丹参、桃仁活血祛瘀；胁下癥结，加鳖甲、牡蛎软坚散结；脾虚甚者，加党参健脾益气；脾胃气滞者，加陈皮、枳壳行气导滞；血虚甚者，加熟地黄以养血；肝郁化火者，加牡丹皮、栀子以清肝泻火。

（4）丹栀逍遥散（《内科摘要》）

【组成与用法】柴胡6克　当归6克　白芍6克　白术6克　茯苓6克　甘草3克　牡丹皮3克　栀子3克。水煎服，每日1剂，2次/日。

【功效与主治】疏肝健脾，养血清热。

【加减应用】见肝经血虚有热、疏泄失常以致小便涩痛者，加车前子；胃脘疼痛、呕吐泛酸者，加左金丸、瓦楞子等；肝血瘀滞者、加丹参、桃仁；木郁克土见食少者加炒麦芽；胁下肿块，加鳖甲、牡蛎软坚散结；脾虚甚者，加党参益气；脾胃气滞、加陈皮、枳壳行气导滞；血虚甚者，加何首乌、生地黄以养血。

2. 气痰交阻证

主症：精神抑郁，胸部闷塞，胁肋胀满，咽中如有物梗塞，吞之不下，咯之不出，苔白腻，脉弦滑。

治法：行气开郁，化痰散结。

（1）涤痰汤（《奇效良方》）

【组成与用法】胆南星（姜制）　法半夏（汤洗七次）各2.5克　枳实（麸炒）茯苓（去皮）各6克　橘红4.5克　石菖蒲　人参各3克　竹茹2.1克　甘草1.5克。水煎服，每日1剂，2次/日。

【功效与主治】豁痰开窍，行气健脾。

【加减应用】对于言语不利者，加用薄荷、桔梗、木蝴蝶利咽开音；偏身活动不利及感觉障碍者加用全蝎、蜈蚣、地龙、钩藤搜风通络；兼有肢体抽搐者，加用羚羊角、栀子、僵蚕、全蝎清热息风止痉；肝火亢盛者加龙胆草清肝泻火；大便干加大黄；神志不清加远志、郁金、石菖蒲；言语謇涩加白僵蚕；窍闭深重者，加入麝香、冰片等、或送服至宝丹，则醒脑开窍之效更为可靠。

（2）半夏厚朴汤（《金匮要略》）

【组成与用法】法半夏 12 克　厚朴 90 克　茯苓 120 克　生姜 150 克　苏叶 60 克。水煎服，每日 1 剂，2 次/日。

【功效与主治】行气散结，降逆化痰。

【加减应用】若气郁较甚者，可酌加香附、郁金助行气解郁之功；胁肋疼痛者，酌加川楝子、延胡索以疏肝理气止痛；咽痛者酌加玄参、桔梗以解毒散结、宣肺利咽；病久气阴两虚、伴有神疲乏力、心烦失眠等症加黄芪、沙参、牡丹皮、酸枣仁等；痰气郁结、日久化热、证见口干、口苦、心烦者加栀子、黄连；郁怒过甚、肝气郁滞加重、证见胸胁胀痛者加郁金、青皮；脾虚失运、痰饮内盛，证见恶心呕吐清水者茯苓加大用量，加白术、砂仁；思虑过度、劳伤心脾，证见少寐多梦者加合欢花、远志。

（3）指迷茯苓丸（《全生指迷方》）

【组成与用法】茯苓 100 克　枳壳（麸炒）50 克　法半夏（制）200 克　芒硝 25 克。以上四味，姜汁糊为丸。一次 9 克，水煎服，每日 1 剂，2 次/日。

【功效与主治】燥湿化痰，行气散结。

【加减应用】痰气郁结、日久化热加栀子、黄连；伴心烦、失眠者加远志、石菖蒲、酸枣仁等。

（4）越鞠丸（《丹溪心法》）

【组成与用法】香附 6～10 克　川芎 6～10 克　苍术 6～10 克　栀子 6～10 克　神曲 6～10 克。水煎服，每日 1 剂，2 次/日。

【功效与主治】行气解郁。

【加减应用】治疗精神抑郁症加石菖蒲、郁金、八月札、丹参、龙骨、牡蛎；血郁为主重用川芎，加桃仁、红花、赤芍、丹参、牡丹皮等；火郁为重用山栀子，加黄芩、黄连、虎杖、大黄等，常加用大柴胡汤合金铃子散；痰郁为主的，加半夏、郁金、瓜蒌、僵蚕、夏枯草、生牡蛎等；湿郁为主重用苍术，加茯苓、厚朴、薏苡仁、陈皮、半夏、泽泻等；食郁为主的重用神曲，加山楂、神曲、莱菔子、鸡内金等。

（5）十味温胆汤（《世医得效方》）

【组成与用法】法半夏（汤泡）　枳实（麸炒）　陈皮（去白、6 克）　白茯苓（去皮、4.5 克）　酸枣仁（炒）　远志（去心、甘草汁煮）　五味子、熟地黄（酒洗、焙）　人参（去芦、3 克）　粉草（炙、1.5 克）。加生姜五片、红枣一枚，水煎服，每日 1 剂，2 次/日。

【功效与主治】益气养血，化痰宁心。

【加减应用】心中烦闷者加枳壳、豆豉；气虚加黄芪 15 克；血瘀加丹参 15 克、琥珀 5 克（冲服）、檀香 10 克；痰浊加瓜蒌 15 克、薤白 10 克、胆南星 10 克、白芥子10克；胸阳不振加桂枝10克。

3. 气滞血瘀证

主症：精神抑郁，性情急躁，头痛，失眠，健忘，或胸胁疼痛，或身体某部有发冷或发热感舌质紫暗，或有瘀点、瘀斑，脉弦或涩。

治法：行气、活血化瘀。

（1）血府逐瘀汤（《医林改错》）

【组成与用法】桃仁12克　红花　当归　生地黄　牛膝各9克　赤芍　枳壳各6克　桔梗　川芎各5克　柴胡　甘草各3克。水煎服，每日1剂，2次/日。

【功效与主治】活血化瘀。

【加减应用】若瘀血入络可加全蝎、穿山甲、地龙、三棱、莪术等以破血通络止痛；胸中瘀痛甚者可加乳香、没药活血止痛；气滞胸闷者加瓜蒌、薤白等以理气宽胸；血瘀胁下有痞块、属血瘀者，可酌加丹参、郁金、䗪虫、水蛭等以活血破瘀、消瘕化滞；瘀热甚者、可重用生地黄、赤芍、加牡丹皮以凉血退热；头部瘀痛者、可加麝香、老葱辛散上行、通窍止痛。

（2）通窍活血汤（《医林改错》）

【组成与用法】赤芍3克　川芎3克　桃仁（研泥）6克　红花9克　老葱（切碎）6克　生姜（切片）9克　大枣（去核）5克　麝香0.15克　绢包黄酒250克。水煎服，每日1剂，2次/日。

【功效与主治】活血通窍。

【加减应用】如见言语不利，加石菖蒲、远志；项强加葛根；兼半身活动障碍乏力加地龙、黄芪；心烦易躁、易怒闷加柴胡、牡丹皮、栀子、郁金；心悸失眠加远志、酸枣仁；眩晕、加胡桃肉、枸杞子；腰酸腿软、四肢发凉加人参、益智仁、骨碎补、补骨脂、何首乌、菟丝子；腹胀少食、大便溏泄、完谷不化，加桂枝、附子、人参、干姜、白术、甘草；便秘加大黄；痰湿内阻加半夏、川贝、天竺黄；瘀血明显加当归、三七；气虚者可加黄芪、党参；阴虚加生地黄、玄参；肝阳上亢加羚羊角、生石决明；血热妄行、神志迷糊，加紫雪丹或安宫牛黄丸；晕厥者，加至宝丹。

（3）膈下逐瘀汤（《医林改错》）

【组成与用法】五灵脂（炒）6克　当归9克　川芎6克　桃仁（研如泥）9克　牡丹皮6克　赤芍6克　乌药6克　延胡索3克　甘草9克　香附5克　红花9克　枳壳5克。水煎服，每日1剂，2次/日。

【功效与主治】活血祛瘀。

【加减应用】腹泻腹痛甚加附片、炮姜、苍术；便秘者加玄参、生地黄、生何首乌；气弱者加党参、黄芪；纳差者加白术、山楂、焦三仙、鸡内金；发热者加生地黄、热盛加栀子、败酱草；腹胀剧加川楝子、木香；呕吐剧加黄连、竹茹；伴结石者加金钱草、郁金；有虫积者加槟榔、乌梅、苦楝根皮。

4. 心脾两虚证

主症：多思善疑，头晕神疲，心悸胆怯，失眠，健忘，纳差，面色不华，舌质淡，苔薄白，脉细。

治法：健脾养心，补益气血。

(1) 归脾汤（《正体类要》）

【组成与用法】 白术　当归　白茯苓　黄芪（炒）　远志　龙眼肉　酸枣仁（炒）各3克　人参6克　木香1.5克　甘草（炙）1克。上述药加生姜、大枣，水煎服，日1剂，2次/日。

【功效与主治】 益气补血，健脾养心。

【加减应用】 若血虚较甚、面色无华、头晕心悸者，加熟地黄、阿胶等以加强补血之功；饮食停滞者，加神曲、炒山楂、鸡内金等。

(2) 甘麦大枣汤（《金匮要略》）

【组成与用法】 甘草9克　小麦15克　大枣10枚。水煎服，每日1剂，2次/日。

【功效与主治】 养心安神，和中缓急。

【加减应用】 若心烦不眠、舌红少苔、阴虚较明显者，加生地黄、百合、麦冬、丹参、鲜竹叶以滋养心阴。头目眩晕、脉弦细、肝血不足者，加酸枣仁、当归以养肝补血安神；易怒烦热者加香附、川楝子以解热除烦。

(3) 养心汤（《仁斋直指方》）

【组成与用法】 黄芪（炙）15克　白茯苓15克　茯神15克　半夏曲15克　当归15克　川芎15克　远志（取肉、姜汁淹、焙）7.5克　辣桂7.5克　柏子仁7.5克　酸枣仁（浸、去皮、隔纸炒香）7.5克　北五味子7.5克　人参7.5克　甘草（炙）12克。上为粗末。每服9克，加生姜5片、大枣2枚，水煎服，每日1剂，2次/日。

【功效与主治】 补血养心。

【加减应用】 如水饮内停、怔忡心悸者，加槟榔、赤茯苓；高脂血症者，加山楂、砂仁；血瘀导致失眠者，可合桃红四物汤治之；气短善太息者加麦冬、枳实、桔梗；如心率快者加大黄连用量；如伴心烦不安者加栀子豉汤；情志不遂加四逆散；伴胸闷胁胀者，加合欢皮、制香附等；胸痛可加丹参饮、金铃子散；怔忡明显者加用生龙骨、生牡蛎等；阵发性房颤者加延胡索；高血压者加夏枯草、黄芩、玄参；重症失眠者、加大炒酸枣仁用量、加龙齿、牡蛎、磁石；伴烦热者、加牡丹皮、知母、朱砂等；食欲不振、胃脘胀满者加炒谷芽、鸡内金、焦三仙、枳壳、槟榔；伴烧心泛酸者去五味子、炒酸枣仁加煅瓦楞、海螵蛸、橘红、牡蛎；如风热感冒诱发者加金银花、连翘、板蓝根；风寒感冒诱发者加苏叶、荆芥、防风。

(4) 高枕无忧散（《古今医鉴》）

【组成与用法】 人参15克　软石膏9克　陈皮4.5克　法半夏（姜汁浸、炒）4.5

克　白茯苓4.5克　枳实4.5克　竹茹4.5克　麦门冬4.5克　龙眼肉4.5克　甘草4.5克　酸枣仁（炒）3克。水煎服，每日1剂，2次/日。

【功效与主治】养心安神，理气化痰。

【加减应用】如惊悸噩梦加龙骨、牡蛎、琥珀末；眩晕加天麻；头痛加川芎、丹参；顽固失眠者加夜交藤30～60克；热重加黄连；痰多加川贝母；心脾两虚者加生黄芪、白芍、山药、薏苡仁等；血虚者加熟地黄、鸡血藤；阴虚火旺者加生地黄、龟板、知母、龙骨、牡蛎、磁石等；潮热盗汗者加黄柏、地骨皮；腰膝酸软甚者加杜仲、菟丝子；脾肾阳虚者、加甘松、鹿角霜；心肾不交者加柏子仁、生地黄、玄参、五味子等；心胆气虚者加石菖蒲、茯神等；肝郁气滞者加柴胡、香附、焦栀子；肝郁化火者加钩藤、夏枯草；胃失和降者加厚朴、陈皮、代赭石；宿食停积者、加神曲、麦芽、山楂；瘀血内阻者加丹参、赤芍、牡丹皮；肝胆湿热、目眩口苦、苔黄厚腻者、加龙胆草、栀子、石菖蒲。

（5）七福饮（《景岳全书》）

【组成与用法】人参6克　熟地黄9克　当归9克　白术（炒）5克　炙甘草3克　酸枣仁6克　远志（制用）5克。水煎服，每日1剂，2次/日。

【功效与主治】安神魂，敛心气。

【加减应用】口唇紫绀、瘀血重者加桃仁、红花、丹参、赤芍、川芎；痰热者加胆南星、竹茹；痰湿者加半夏、茯苓；胸闷、心悸、气短者加丹参、檀香、桂枝；尿少颜面下肢浮肿者加茯苓、泽泻、沉香；头晕者加菊花、蔓荆子；烦恼者加栀子、莲子心、知母；焦虑者加柴胡、白蒺藜；自汗多者可加黄芪、五味子；饮食少思，加砂仁、茯苓。

5. 痰火上扰证

主症：性情急躁易怒，胸胁胀满，口苦而干，或头痛、目赤、耳鸣，或咽杂吞酸，大便秘结，舌质红，苔黄，脉弦数。

治法：疏肝解郁，清肝泻火。

（1）生铁落饮（《医学心悟》）

【组成与用法】天冬（去心）　麦冬（去心）　贝母各9克　胆南星　橘红　远志肉　石菖蒲　连翘　茯苓　茯神各3克　元参　钩藤　丹参各4.5克　辰砂0.9克。先用生铁落煎熬三小时，取此水煎上述药，分早晚两次服。

【功效与主治】镇心安神，清热化痰。

【加减应用】烦热渴饮加生石膏、知母、天花粉、生地黄；久病面色晦暗、狂躁不安、舌青紫有瘀斑，加牡丹皮、赤芍、大黄、桃仁、水蛭。

（2）黄连温胆汤（《六因条辨》）

【组成与用法】黄连6克　竹茹12克　枳实6克　法半夏6克　橘红6克　甘草3克　生姜6克　茯苓10克。水煎服，每日1剂，2次/日。

【功效与主治】清热化痰，开窍醒神。

【加减应用】情志抑郁不畅者，加柴胡、菊花；失眠者，加珍珠母、夜交藤、栀子、琥珀粉、远志以宁心安神；惊悸者，加珍珠母、生牡蛎、生龙齿以重镇定惊；眩晕者，可加天麻、钩藤以平肝息风；心惊胆怯者，加洋参、枇杷叶；精神分裂症，加菊花、白蒺藜、朱麦冬以健脾养心之法善后调理；不寐者，加珍珠母、夜交藤、栀子；口中甜腻、食无味者，加蔻仁、佩兰、石菖蒲；呕吐呃逆者，酌加苏叶或梗、枇杷叶、旋覆花以降逆止呕；

（3）清热化痰汤（《口齿类要》）

【组成与用法】贝母9克　天花粉9克　枳实（炒）9克　桔梗9克　黄芩8克　黄连8克　玄参6克　升麻6克　甘草5克。水煎服，加竹沥，生姜汁服。

【功效与主治】清热化痰，开窍醒神。

【加减应用】食少纳呆者，加茯苓、莱菔子、白术；兼有呕吐者，加竹茹、淡竹叶、木香；大便不通者，加生大黄、芒硝、番泻叶；风火内动者，加天麻、钩藤、石决明。

（4）定痫丸（《医学心悟》）

【组成与用法】天麻10克　川贝9克　法半夏8克　云苓10克　茯神9克　胆南星8克　石菖蒲6克　全蝎（去尾）3.5克　僵蚕6克　琥珀粉1.5克　灯芯草2克　陈皮5克　远志（去心）6克　丹参15克　麦冬12克　朱砂粉（水飞）2克　竹沥（1杯）　姜汁（1杯）。用竹沥100mL，姜汁20mL，再用甘草120克熬膏，和药为丸，如弹子大，辰砂为衣。每服6~9克，每日2~3次。

【功效与主治】豁痰开窍，息风镇惊。

【加减应用】兼有气虚症见神疲乏力者，加人参、黄芪；肢体拘挛较甚者加蜈蚣、乌梢蛇；痰浊较甚者加法半夏、胆南星；若兼有胃肠有热见大便秘结者，可加大黄、芒硝；肝风偏甚见抽搐频繁者，加羚羊角、钩藤。

6. 火盛伤阴证

主症：狂病日久，其势较揖，呼之能自止，但有疲惫之象，多言善惊，时而烦躁，形瘦面红而秽，舌红少苔或无苔，脉细数。

治法：滋阴降火，安神定志。

（1）二阴煎（《景岳全书》）

【组成与用法】生地黄6~9克　麦冬6~9克　酸枣仁6克　生甘草3克　玄参4.5克　黄连3~6克　茯苓4.5克　木通4.5克。上药用水400ml，加灯草20根或竹叶亦可，煎至280ml，空腹时服。

【功效与主治】清心泻火，养阴安神。

【加减应用】若有痰加川贝母、杏仁、天花粉；心悸失眠者，加夜交藤、酸枣仁、黄连、合欢皮；声嘶加凤凰衣、木蝴蝶；心胆气虚而惊悸易惊者，可加龙齿、人参；呕恶甚，加生姜；如夜热盗汗，加地骨皮、山药、山茱萸；多汗气虚，加黄芪、人参、五味子；小腹痛，加枸杞；腰膝无力、加杜仲、牛膝；胸闷，加广皮；舌赤无苔为阴虚较重，加百合、玄参以增滋阴之功；平日心烦身热较甚，加连翘、丹参、玄参清心安神；如虚火上浮、或吐血、或衄血不止者，加泽泻、茜根、或加川续断以涩之亦妙；如火载血上者，去甘草、加炒栀子；睡眠不实者，加茯神、琥珀养心镇静安神；癫狂者，加生龙齿、磁石、山栀子等；苔黄腻为阴虚夹痰，加川贝母、全瓜蒌、竹茹清热开郁化痰；顽痰不化者，可用青礞石、皂角炭坠痰利窍；如血燥经迟、枯涩不至者，加牛膝；便秘者加火麻仁、柏子仁、天门冬、当归润肠通便；心气亏虚者，去黄连、生地黄，改炙甘草15～30克，加淮小麦、太子参益气养心安神。

（2）珍珠母丸（《普济本事方》）

【组成与用法】珍珠母12克　酸枣仁12克　柏子仁12克　龙齿12克　当归6克　熟地黄6克　人参6克　茯神6克　沉香6克　犀角1克　辰砂1克。水煎服，每日1剂，2次/日。

【功效与主治】滋阴养血，镇心安神。

【加减应用】呕恶加生姜、半夏；头痛、心烦易怒加黑山栀子、牡丹皮；汗多加五味子；头晕加天麻、钩藤；耳鸣加灵磁石；痰厥头痛甚者，加钩藤、菊花、白蒺藜、赤芍、以舒挛镇痛；大便干结者，加瓜蒌仁、生大黄以润肠通便；抽搐动风者，加羚角面（分冲）以清肝息风；狂言乱语、骚动不宁、幻视幻听者，加石菖蒲、远志以豁痰开窍，外加礞石滚痰丸。

（3）百合地黄汤（《金匮要略》）

【组成与用法】百合7枚（劈）　生地黄汁200毫升。上以水洗百合，渍一宿，当白沫出，去其水，更以泉水400mL煎取200mL，去滓，纳地黄汁，煎取300mL，分温再服，中病勿更服，大便常如漆。

【功效与主治】养心润肺，益阴清热。

【加减应用】肝郁化火者，加龙胆草、柴胡；痰热内扰者加竹茹、半夏、白芥子、珍珠母；阴虚火旺者加知母、黄柏、黄连；心脾两虚者加茯神、柏子仁；心胆气虚者加龙齿、人参；时时汗出发热者加牡丹皮、地骨皮；烦躁易怒者加栀子；肝火炽盛者加栀子、黄芩；肺胃阴虚者加沙参、麦冬；久病气虚者加太子参、党参。

7. *痰瘀互结证*

主症：狂病日久不愈，面色暗滞而秽，躁扰不安，多言，恼怒不休，甚至登高而歌，弃衣而走，妄见妄闻，妄思离奇，头痛，心悸而烦，舌质紫暗有瘀斑，少苔或薄黄苔干，脉弦纫或细涩。

治法：豁痰化瘀。

（1）王永炎经验方（《临床中医内科学》）

【组成与用法】茯苓15克 法半夏10克 生白术10克 天麻15克 天竺黄10克 胆南星6克 紫丹参15克 香附子12克 酒大黄10克。水煎服，每日1剂，2次/日。

【功效与主治】活血化瘀，化痰通络。

【加减应用】急性期、病情变化较快或呈现进行性加重、风证表现较为突出者，加入钩藤后下15克、石决明先煎30克、珍珠母先煎30克以平肝息风；或出现呕逆痰盛者，可加入陈皮6克、桔梗9克、或合用涤痰汤加减以祛痰燥湿；痰浊郁久化热出现舌质红、苔黄腻者，加用黄芩9克、栀子6克、瓜蒌30克以清热化痰；若瘀血重、伴心悸胸闷、舌质紫暗或有瘀斑者，加桃仁9克、红花9克、赤芍9克以活血化瘀；若头晕、头痛明显者，加菊花9克、夏枯草9克以平肝清热；年老体弱津亏者，加生地黄15克、麦冬9克、玄参9克以养阴生津。

（2）桃核承气汤（《伤寒论》）

【组成与用法】桃仁（去皮尖） 大黄各12克 桂枝（去皮） 芒硝 甘草（炙）各6克。上四味，以水1500ml，煮取750ml，去滓，内芒硝，更上火，微沸，下火，先食，温服250ml，每日三服，当微利。

【功效与主治】泻热逐瘀。

【加减应用】对于妇人血瘀较甚者、经闭可加牛膝、当归、川芎以行血通经；如兼气滞者、酌加香附、乌药、枳实、青皮、木香等以理气止痛；对跌打损伤、瘀血停留、疼痛不已者、加赤芍、当归尾、红花、苏木、三七等以活血祛瘀止痛；若用于上不瘀热之头痛头胀、面红目赤、吐衄者、可加牛膝、生地黄、牡丹皮、白茅根等以清热凉血、引血导热下行。对于火旺而血郁于上之吐血、衄血，可以本方釜底抽薪、引血下行，并可酌加生地黄、牡丹皮、栀子等以清热凉血。对于鼻腔出血、口渴喜冷饮者加生石膏、知母；若兼烦躁易怒者酌加龙胆草、菊花、代赭石；体弱便溏者减大黄用量或加山药；高血压患者加石决明。

（3）抵挡汤（《伤寒论》）

【组成与用法】水蛭（熬、有小毒）10克 虻虫（去翅足、熬、有小毒）10克 桃仁（去皮尖）20克 大黄（酒洗、味苦寒）30克。上四味，以水1000ml，煮取600ml，去滓，温服200ml，不下更服。（现代用法：水煎服，每日1剂，2次/日）。

【功效与主治】荡涤邪热，破血下瘀。

【加减应用】腹痛甚者加五灵脂、蒲花、白芍、甘草；腰骶疼痛者加续断、杜仲、乌药、牛膝。

对症良方

1. 神志不清

（1）安宫牛黄丸（《温病条辨》）

【组成与用法】牛黄30克 郁金30克 犀角（水牛角代）30克 黄连30克 朱砂

30克　山栀子30克　雄黄30克　黄芩30克　梅片7.5克　麝香7.5克　珍珠15克。以水牛角浓缩粉50克替代犀角。以上11味、珍珠水飞或粉碎成极细粉、朱砂、雄黄分别水飞成极细粉；黄连、黄芩、栀子、郁金粉碎成细粉；将牛黄、水牛角浓缩粉及麝香、冰片研细，与上述粉末配研、过筛、混匀，加适量炼蜜制成大蜜丸。每服1丸，每日1次。亦作散剂：按上法制得，每瓶装1.6克。每服1.6克，1日1次，或遵医嘱。

【功效与主治】 清热解毒，开窍醒神。

【加减应用】 清宫汤煎汤送服本方，可加强清心解毒之力；若邪陷心包、兼有腑实，症见神昏舌短、大便秘结、饮不解渴者，宜开窍与攻下并用，以安宫牛黄丸2粒化开，调生大黄末9克内服，先服一半，不效再服；热闭证见脉虚，有内闭外脱之势者，急宜人参煎汤送服本方。

（2）紫雪丹（《外台秘要》）

【组成与用法】 黄金3100克　寒水石1500克　石膏1500克　磁石1500克　滑石1500克　玄参500克　羚羊角150克　犀角（水牛角代）150克　升麻500克　沉香150克　丁香30克　青木香150克　甘草240克（炙）。不用黄金，先用石膏、寒水石、滑石、磁石砸成小块，加水煎煮3次。再将玄参、木香、沉香、升麻、甘草、丁香用石膏等煎液煎煮3次，合并煎液、滤过，滤液浓缩成膏，芒硝、滑石粉碎，兑入膏中，混匀、干燥、粉碎成中粉或细粉；水牛角锉研成细粉；朱砂水飞成极细粉；将水牛角浓缩粉、麝香研细，与上述粉末配研、过筛，混匀即得，每瓶装1.5克。口服、每次1.5~3克，2日/次。

【功效与主治】 清热开窍，息风止痉。

【加减应用】 伴见气阴两伤者，宜以生脉散煎汤送服本方，或本方与生脉散注射液同用以防其内闭外脱。伴痰热者，加半夏、竹茹、天竺黄以豁痰开窍。

（3）苏合香丸（《外台秘要》）

【组成与用法】 吃力伽（即白术）30克　光明砂（研）30克　麝香30克　诃梨勒皮30克　香附子30克　沉香30克　青木香30克　丁子香30克　安息香30克　白檀香30克　荜茇30克　犀角（水牛角代）30克　薰陆香15克　苏合香15克　龙脑香15克。以上15味，除苏合香、麝香、冰片、水牛角浓缩粉代犀角外，朱砂水飞成极细粉；其余安息香等十味粉碎成细粉；将麝香、冰片、水牛角浓缩粉研细，与上述粉末配研、过筛、混匀。再将苏合香炖化，加适量炼蜜与水制成蜜丸，低温干燥；或加适量炼蜜制成大蜜丸。口服，每次1丸。

【功效与主治】 芳香开窍，行气止痛。

【加减应用】 兼痰饮者加牛黄、石菖蒲。兼血瘀者，加桃仁、红花或莪术、三棱等活血化瘀。伴大便秘结者，加熟大黄以通腑泻热、使清阳上升、浊气下降。

2. 睡眠障碍

（1）交泰丸（《韩氏医通》）

【组成与用法】生川连 18 克　肉桂心 3 克。上二味，研细，白蜜为丸。每服 1.5 ~2.5 克，空腹时用淡盐汤下。

【功效与主治】交通心肾，安神定志。

【加减应用】若兼心阴不足、口干舌燥、舌红少苔者，加生地黄、知母、麦冬；兼腰膝足冷等肾阳不足征象者，可加重肉桂之量、加淫羊藿、巴戟天；功能性不射精者，加柴胡、黄柏、穿山甲、王不留行；顽固性失眠者，加酸枣仁、琥珀；肝郁化火者，加郁金、黄芩；心脾两虚者，加柏子仁、茯神；心律失常者，加沉香；口腔溃疡者，加太子参、鳖甲。

（2）黄连阿胶汤（《伤寒论》）

【组成与用法】黄连 60 克　黄芩 30 克　芍药 30 克　鸡子黄 2 枚　阿胶 45 克。黄连、黄芩、芍药煎水取汁，阿胶烊化，搅入鸡蛋黄，两次温服。

【功效与主治】滋阴泻火，交通心肾。

【加减应用】胸闷如窒者加瓜蒌、薤白、竹茹、炙远志、桂枝；胸痛明显者加檀香、川芎、桃仁、红花；心律失常者，加入酸枣仁、知母、生龙骨、生牡蛎；盗汗、心烦不寐者加柏子仁、酸枣仁、当归、远志、柏子仁、麦冬、夜交藤、麦冬；眩晕加珍珠母、夏枯草、磁石等；脏躁加甘麦大枣汤及玉白散；便秘者加火麻仁、桃仁、玄参；纳呆、乏力明显者重用黄芪、山楂；失眠焦虑者，加磁石、珍珠母、柴胡、郁金；口腔溃疡者，加石膏、栀子、生地黄、知母、牡丹皮、天花粉；兼心虚胆怯、惊惕肉目瞤、舌淡胖等加党参、黄芪、当归、茯神；兼情绪易激动、烦躁、便结等加龙胆草、珍珠母、青龙齿、生决明；尿急尿痛、尿中带血者，加知母、山栀子、生地黄、滑石、甘草；崩漏者，加仙鹤草、棕榈炭、熟地黄、山茱萸肉、续断、桑寄生；高热昏迷之烦躁加白虎汤、石菖蒲等。

（3）栀子豉汤（《伤寒论》）

【组成与用法】栀子 12 克　香豉 6 克。上二味，以水 800mL，先煮栀子得 500mL，纳豉煮取 300mL，去滓，分二服，温进一服，得吐则止。

【功效与主治】透邪泄热，解郁除烦。

【加减应用】有痰湿者加陈皮、半夏、藿香等和胃化浊；兼有食滞者加焦山楂、麦芽等消食化积；兼有血瘀者加川芎、当归等活血化瘀；热甚者加黄芩、淡竹叶等清热；少气者，加炙甘草以益气；煎呕者，加生姜以散饮止呕；心烦腹满、卧起不安者，去淡豆豉、加厚朴、枳实以泄痞除满；外感热病、表邪未净者，可加薄荷、牛蒡子等以疏散风热；里热口苦苔黄者，可加黄芩、连翘等以增清热之力。

（4）宁志膏（《太平惠民和剂局方》）

【组成与用法】酸枣仁（微炒、去皮）30 克　人参 30 克　辰砂（研细、水飞）15 克　乳香（以乳钵坐水盆中研）7.5 克。上四味，研末和匀，炼蜜为丸，如弹子大。每服

1 粒，空腹与临卧时用温酒化下，人参汤化下或用荆芥汤化下，枣汤亦得。

【功效与主治】宁神定志，安眠止痛。

【加减应用】惊悸甚者，可加朱砂、琥珀等重镇安神之品；心神不安者，可加茯神、龙齿；失眠严重者，可加龙骨、牡蛎；疼痛者，加延胡索、川芎、没药等活血止痛之药；健忘者，可加预知子、茯神；痴呆者，加益智仁、远志、桃仁、红花等益智及活血；气虚甚者，可加黄芪、党参；心阴虚者，加麦冬、五味子、生地黄等养心安神；血瘀者，加桃仁、红花、当归、芍药、川芎等活血化瘀；若痰多，可加陈皮、半夏、甘草、干姜。

3. 大小便失禁

(1) 缩泉丸（又名固真丹）

【组成与用法】天台乌药　益智（炒）　川椒（去目并合口者、出汗）　吴茱萸（9蒸9晒）各等分。上为细末，酒煮面糊为丸，如梧桐子大。每服 50～60 丸，临卧盐汤送下。

【功效与主治】温肾祛寒，缩尿止遗。

【加减应用】尿频尿急显著者，加煅龙骨、煅牡蛎；湿热蕴结者加穿心莲、鱼腥草；阴虚火旺者加天冬、地黄；肾阳虚损者加山药、熟地黄；气血瘀滞者加荔枝核、牛膝；小儿遗尿者加桑螵蛸、龙骨；失眠多梦者加琥珀、酸枣仁、夜交藤；面色苍白、神疲体倦、脉细弱者，合四君子汤；头昏耳鸣、腰膝酸软、脉细弱者加生地黄、黑杜仲、山茱萸肉。

(2) 真人养脏汤（《太平惠民和剂局方》）

【组成与用法】人参 18 克　当归（去芦）18 克　白术（焙）18 克　肉豆蔻（面裹、煨）15 克　肉桂（去粗皮）24 克　甘草（炙）24 克　白芍药 48 克　木香（不见火）42 克　诃子（去核）36 克　罂粟壳（去蒂萼、蜜炙）108 克。共为粗末，每服 6 克。水煎去滓，饭前温服；亦作汤剂，水煎去滓，饭前温服，用量按原方比例酌减。

【功效与主治】涩肠固脱，温补脾肾。

【加减应用】胃寒肢冷加干姜；伴五更腹痛喜按者加巴戟天、补骨脂；脾肾虚寒、手足不温者、可加附子、干姜、仙灵脾、杜仲、补骨脂以温肾暖脾；脱肛坠下者，加升麻、黄芪以益气升陷；便血者，加棕榈碳、地榆炭、血余碳、槐花、大小蓟；腹胀纳差加砂仁、厚朴；久泻伴腹刺痛、舌质瘀黯、脉涩者加五灵脂、蒲黄、细辛。

第五节　卒中后吞咽困难

脑卒中后吞咽困难（有名假性球麻痹）是由脑卒中引起的脑桥或脑桥以上部位

发生病变、造成双侧大脑皮质上运动神经元或皮质延髓束损害而出现的以声音嘶哑、饮水呛咳、吞咽困难、构音障碍为主的一组病症。脑卒中后吞咽困难严重影响脑卒中康复、可造成患者电解质紊乱、营养不良及吸入性肺炎、甚至危及患者的生命、迄今未找到确切有效的治疗方法。脑卒中是导致假性球麻痹的主要原因、主要是脑卒中后双侧皮质脑干束受损引起的假性球麻痹、继而引起咀嚼肌、舌肌、口唇肌、颊肌、腭和咽肌的无力、使食物不能充分搅拌成食团及将食物送到咽部、常常造成食物或液体进入气道而引起剧烈呛咳。卒中由于损伤了与吞咽相关的神经结构、如皮质或脑干的吞咽中枢、皮层下白质内与吞咽支配相关的传导纤维束、调节吞咽动作的基底节或小脑、与内脏运动有关的岛叶、脑干内参与吞咽的神经核团等结构损伤、都可造成吞咽困难。吞咽是一个复杂的反射过程、参与吞咽活动的 6 对脑神经（第 5、7、9、10、11、12 对）、3 对颈神经（第 1、2、3 对）和 26 条肌肉中的任何一条神经、肌肉发生病变均能导致咽功能紊乱。咽喉部其他检查（喉镜、CT、MRI）能发现咽喉部的器质性病变、但对诊断吞咽功能障碍价值不大。而动态 X 线吞钡检查不仅能观察到吞咽功能变化、还能发现咽喉部疾病引起的咽部形态学改变。正常的吞咽过程一般分为 4 个阶段、即口准备阶段、口自主阶段、咽阶段和食管阶段、其中与卒中后吞咽障碍的发生密切相关的是前 3 个阶段。准备期吞咽过程由舌的感觉、咀嚼肌的咀嚼活动、舌肌运动及口唇闭合等一系列动作共同完成、当支配这些器官感觉和运动的神经及大脑皮质、脑干神经核团损伤时、可导致患者口、舌前部的感觉减退、舌的运动或协调运动减弱、导致患者出现吞咽障碍。口腔期吞咽过程是通过舌肌运动将食团推向口腔后部、同时软鳄抬高、舌后部下降、舌根向前移、使食团进入咽部的过程。若舌下神经及大脑皮质发生损伤、舌进行无效运动、食物不能进入口腔后部、表现为舌反复运动试图吞咽、咽启动延迟或困难、或分次吞咽咽期吞咽活动由咽缩肌、咽上缩肌、咽中肌、咽下肌、环咽肌、会厌舌骨及其附着肌肉韧带的共同协调运动完成。当支配这些器官的神经及脑干核团、锥体束、吞咽中枢、大脑皮质发生病变时、则出现以呛咳为主要症状的吞咽困难、可伴有误吸、流质饮食困难、部分患者会出现无症状性误吸或沉默性误吸、即食物或液体进入声带水平以下的气道而不出现咳嗽或任何外部体征。食管期是指食物转运至食管后向下输送至胃的过程、此期吞咽运动不受吞咽中枢控制。卒中后吞咽困难表现：①口准备阶段异常表现为咀嚼不能、吞咽延迟或缺乏、对食团控制力减弱导致食物提前进入尚未准备好吞咽的咽部导致误吸。②吞口阶段异常表现为唾液积聚在口中、流涎。饮水时发生流涎或误吸。食物滞留在口腔一侧、吞咽启动困难、分次吞咽、误吸。③吞咽阶段异常表现为鼻返流或鼻音、上部咽括约肌异常也有鼻反流、舌肌力弱导致吞咽阶段延长。吞咽反射延迟或缺乏。喉关闭不良出现进食时咳嗽或气哽、误吸。反复吞咽动作、吞咽后咽部滞留、误吸后咳嗽、食物哽在喉部感。

中医学认为本病属于“中风”、“音痱”、“中风舌本病”、“风癔（懿）”、“舌謇”、“喉痹”、“类噎膈”等范畴。临床上，以卒发舌强言謇、言语不清或不能出声、吞咽困难呛咳、不识事物及亲人、或神情恍惚为主要症候，可兼见中风病的半身不逆、偏身麻木、口舌歪斜等症。喑是指舌强不能言，痱是指废不能用。喉痹指吞咽麻痹、困难。主要病机是由风、火、痰、瘀、气虚所致脏腑功能紊乱，气血逆乱，瘀血阻滞，痹阻脉络，痰瘀互结，压迫脑髓，以致神明不用。《奇效良方》："喑痱之状，舌喑不能语，足废不能用。"肝阳上亢，引动肝风，风动夹痰，痹阻经络，气血不畅，经脉失养所致。风痰阻于舌本，则语言謇涩；阻于上焦，气机不利，则吞咽困难，饮水作呛；阻于肢体，则半身麻木不遂。说明气虚、痰浊、气滞是卒中后吞咽困难的主要病机因素，故认为卒中后吞咽困难病机特点属本虚标实，本虚的主要表现为气虚，标实则以痰浊、气滞为主。本病病位多在心、肝、脾经。

诊断要点

根据1995年全国第四届脑血管疾病会议规定的诊断标准；2010年人民军医出版社出版的朱墉连主编的《神经康复学》卒中后吞咽障碍临床诊断标准：

1. 脑卒中诊断符合《全国第四届脑血管疾病会议》的诊断标准，并经CT确认；

2. 患者有明显的吞咽困难、呛咳、张口困难、言语不清、咬肌肌力升高、痰多流涎。

通用良方

卒中后吞咽困难主要治以扶正祛邪，髓海为元神之府，元神受扰可致吞咽失常、言语謇涩等症。治则为充脑益髓，通经活络，调养气血，开关启闭。治以通经活络，调养气血。可以常用的中药制剂有养血解语汤、地黄解语饮、启窍丹、通咽止呃汤等。

1. *养血解语汤*（山西中医药杂志，2004年第2期）

【组成与用法】当归12克　川芎12克　白芍12克　桃仁6克　红花6克　天麻15克　石菖蒲15克　郁金15克　僵蚕15克　天竺黄15克　全蝎10克　橘络10克　白附子10克　水蛭10克　每日1剂，文火水煎，分早晚两次口服，若吞咽困难甚者，鼻饲，15天为1个疗程。

【功效与主治】养血祛风，活络开窍。

【加减应用】气虚者加黄芪30克，痰湿盛者加制胆南星6克、浙贝母、法半夏各10克；阴虚者加生地黄12克、石斛、山萸肉各15克；阳虚者加肉桂6克、巴戟天10克、肉苁蓉20克。

2. *地黄解语饮*（河南中医药杂志，2001年第1期）

【组成与用法】熟地黄20克　麦冬15克　巴戟天15克　附子10克　石菖蒲15克　羌活10克　全蝎15克　僵蚕15克。水煎服，每日1剂，2次/日。

【功效与主治】调补阴阳，化痰通窍。

【加减应用】舌苔厚腻者加藿香、苍术；阴虚甚者加大熟地黄剂量。

3. 启窍丹（《中国临床药理学与治疗学》）

【组成与用法】水蛭100克 三七参100克 胆南星100克 天竹黄100克 人工牛黄30克 麝香5克 郁金100克 石菖蒲100克。共为细末、过100目筛制成散剂、装入胶囊、每粒相当于生药0.5克、每次6粒、每日3次、温开水送服或鼻饲。

【功效与主治】豁痰开窍，化瘀通络。

【加减应用】痰热壅盛者加黄连100克，又称清热启窍丹；气虚血瘀者加人参100克，又称益气启窍丹、阴虚血瘀者加西洋参100克，又称滋阴启窍丹。

4. 通咽止呃汤（健康时报，2006年第21期））

【组成与用法】桃仁15克 红花15克 当归6克 赤芍6克 生地黄12克 玄参3克 柴胡3克 枳壳9克 甘草9克 桔梗9克 木蝴蝶10克 陈皮15克 竹茹15克 花椒15克 柿蒂15克 枇杷叶15克 旋复花15克（包煎） 代赭石15克等，水煎服，每日1剂，2次/日。

【功效与主治】活血化瘀。

【加减应用】无。

5. 软坚化瘀汤（新中医，1998年第8期）

【组成与用法】鳖甲15~30克 生牡蛎（均先煎）15~30克 丹参15~30克 红花15~30克 玄参15克 浙贝母10克 夏枯草10克 石菖蒲10克 郁金10克 天竺黄10克 水蛭10克 桃仁10克。水煎服，每日1剂，2次/日。

【功效与主治】活血化瘀，化痰软坚。

【加减应用】气虚血瘀型：主方加生黄芪30~60克、白术10克、党参、茯苓、山药、益智仁各15克。肝阳上亢、痰热上扰型：主方加白芍、桑寄生各15克、胆南星、龟板各10克。风痰阻络型：主方加天麻、白附子、羌活、陈皮、半夏、僵蚕各10克。肾虚精亏型：主方加熟地黄、山茱萸、桑寄生各15~30克、麦冬、五味子、炒杜仲各10~15克。以上各型呛咳重者加白芍15克、麝香（冲服）0.1克；伴上肢瘫者加桑枝、桂枝各10克、伸筋草15克；伴下肢瘫者加豨莶草30克、秦艽15克、牛膝12克、强哭强笑重者加重全蝎、天竺黄、胆南星的用量。

6. 化痰息风愈延汤（实用中医内科杂志，2005年第2期）

【组成与用法】马前子4克 法半夏12克 胆南星6克 天竺黄12克 石菖蒲15克 郁金18克 白术12克 陈皮12克 天麻12克 茯苓30克。水煎服，每日1剂，2次/日。

【功效与主治】息风化痰开窍。

【加减应用】无。

7. 醒脑汤（中国中医急症，1997年第2期）

【组成与用法】陈皮10克 法半夏10克 竹茹12克 枳实10克 石菖蒲10克

地龙10克　丹参15克　水蛭10克。水煎服，每日1剂，2次/日。轻症患者水煎服，呛水严重者，中药浓煎150ml保留灌肠，日一次。

【功效与主治】化痰祛瘀，开窍通络。

【加减应用】阴虚阳亢者加生地黄、钩藤、川牛膝、石决明；痰湿偏盛者加远志、茯苓；痰热内扰者加鲜竹沥水、胆南星、天竺黄；腑实者酌加大黄；饮水咳呛较甚者加蝉蜕；肌张力增加者酌加白芍、伸筋草、鸡血藤；构音障碍明显者加郁金、桔梗。

8. 吞咽方（中医临床研究，2014年第3期）

【组成与用法】石菖蒲（去毛）15克　远志（去心）12克　天麻10克　全蝎6克　羌活12克　僵蚕（炒）10克　桔梗12克　肉桂15克　木香15克　甘草8克。水煎服，每日1剂，2次/日。

注：完全不能吞咽者给予鼻饲管注入、不完全吞咽障碍者可进行少量频服。

【功效与主治】化痰通络。

【加减应用】脾虚湿盛者加白术15克、云苓12克；痰热偏胜者加竹茹10克、天竺黄10克；阴虚津亏者加沙参15克、熟地黄15克。

9. 通脉化痰汤（《脑卒中良方》）

【组成与用法】黄芪30~60克　桃仁5~10克　红花5~10克　当归10克　川芎10克　地龙10克　僵蚕10克　陈皮10克　法半夏10克　赤芍15克　全瓜蒌30克　豨莶草30克。水煎服，每日1剂，2次/日。

【功效与主治】益气活血，化痰通络。

【加减运用】湿重者加苍术、薏苡仁；热甚者加黄芩、胆南星、黄连；便秘者加大黄；嗜睡或昏迷者加远志、郁金、石菖蒲；全身疼痛者加鸡血藤、秦艽。

辨证良方

卒中后吞咽困难的基本病机总属阴阳失调、气血逆乱、病位在心脑、与肝肾密切相关。脑为元神之府、神明为心脑所主。正如《金匮要略·中风历节病》载："邪入于脏、舌即难言、口吐涎。"病理基础为肝肾阴虚、肝肾不足、气血衰少、因肝肾之阴下虚、肝阳易于上亢、或因情志不遂、忧思恼怒、或饮酒暴食、或外邪侵袭为诱因、导致气血上冲于脑、神窍阻塞而发病。病理因素主要为风、火、痰、气、瘀血等、其所致脏腑功能紊乱、气血逆乱、瘀血阻滞、痹阻脉络、痰瘀互结、压迫脑髓、以致神明不用。

1. 肝阳上亢证

主症：咽下困难、饮水呛咳、语言謇涩、肢体麻木、或卒然半身不遂、头痛、眩晕、失眠多梦、或口苦面红、舌红苔黄、脉弦或数。

主治：平肝潜阳息风。

（1）天麻钩藤饮（《杂病证治新义》）

【组成与用法】天麻90克　钩藤12克　川牛膝12克　石决明18克　山栀子9克　黄芩9克　杜仲9克　益母草9克　桑寄生9克　夜交藤9克　朱茯神9克。水煎服，每日1剂，2次/日。

【功效与主治】平肝息风，清热活血，补益肝肾。

【加减应用】眩晕头痛剧者，可酌加羚羊角、龙骨、牡蛎等、以增强平肝潜阳息风之力；若肝火盛、口苦面赤、心烦易怒者，加龙胆草、夏枯草、以加强清肝泻火之功；脉弦而细者宜加生地黄、枸杞子、何首乌以滋补肝肾。

（2）羚角钩藤汤（《通俗伤寒论》）

【组成与用法】羚角片（先煎）4.5克　桑叶6克　川贝（去心）12克　鲜生地15克　钩藤（后入）9克　菊花9克　茯神9克　白芍9克　甘草2.4克　竹茹（鲜刮）15克。水煎服，每日1剂，2次/日。

【功效与主治】凉肝息风，增液舒筋。

【加减应用】若邪热内闭、神昏谵语者，宜配合紫雪或安宫牛黄丸以清热开窍；抽搐甚者，可配合止痉散以加强息风止痉之效；便秘者加大黄、芒硝通腑泄热。本方清热凉血解毒之力不足，运用时可酌加水牛角、牡丹皮等。

（3）龙胆泻肝汤（《医方集解》）

【组成与用法】龙胆草（酒炒）6克　黄芩（酒炒）9克　栀子（酒炒）9克　泽泻12克　木通6克　车前子9克　当归（酒炒）3克　生地黄9克　柴胡6克　生甘草6克。（原书无用量）水煎服，每日1剂，2次/日，亦可制成丸剂，每服6~9克，每日两次，温开水送下。

【功效与主治】清肝泻火。

【加减应用】肝胆实火热盛，去木通、车前子，加黄连泻火；若湿盛热轻者，去黄芩、生地黄，加滑石、薏苡仁以增强利湿之功；阴囊囊肿、红热甚者，加连翘、黄芩、大黄以泻火解毒；肝火犯胃而见胁肋疼痛、口苦、嘈杂吞酸、嗳气、呕吐加黄连、吴茱萸（即左金丸）清肝泻火、降逆止呕；肝火上炎而见头痛、目赤、耳鸣加菊花、钩藤、刺蒺藜清热平肝。

2. 阴虚风动证

主症：咽下困难、饮水呛咳、平素头晕耳鸣、腰酸、突然发生口眼歪斜、言语不利、手指困动、甚或半身不遂、舌质红、苔腻、脉弦细数。

治法：滋阴潜阳、息风通络。

（1）镇肝息风汤（《医学衷中参西录》）

【组成与用法】怀牛膝30克　生赭石30克　生龙骨15克　生牡蛎15克　生龟板15克　生杭芍15克　玄参15克　天冬15克　川楝子6克　生麦芽6克　茵陈6克　甘草4.5克。水煎服，每日1剂，2次/日。

【功效与主治】镇肝息风，滋阴潜阳。

【加减应用】心中烦热甚者，加石膏、栀子以清热除烦；痰多者加胆南星、竹沥水以清热化痰；尺脉重按虚者加熟地黄、山茱萸以补肝肾；中风后遗有半身不遂、口眼㖞斜等不能复元者可加桃仁、红花、丹参、地龙等活血通络。

（2）平肝息风愈延汤（实用中医内科杂志，2005 年第 2 期）

【组成与用法】制马前子 4 克　胆南星 6 克　天竺黄 12 克　郁金 18 克　石菖蒲 15 克　法半夏 12 克　天麻 12 克　钩藤 30 克　石决明 30 克　怀牛膝 30 克　白芍 30 克　生龙骨 30 克　牡蛎 30 克。水煎服，每日 1 剂，2 次/日。

【功效与主治】平肝潜阳、息风通络。

【加减应用】无。

（3）滋阴息风愈延汤（实用中医内科杂志，2005 年第 2 期）

【组成与用法】制马前子 4 克　胆南星 6 克　天竺黄 12 克　石菖蒲 15 克　郁金 18 克　白芍 30 克　生地黄 20 克　天冬 15 克　生龙骨 30 克　生牡蛎 30 克　怀牛膝 30 克　代赭石 30 克　当归 12 克　玄参 30 克。水煎服，每日 1 剂，2 次/日。

【功效与主治】滋阴息风。

【加减应用】无。

（4）大定风珠（《温病条辨》）

【组成与用法】生白芍 8 克　阿胶 9 克　生龟板 12 克　干地黄 18 克　火麻仁 6 克　五味子 6 克　生牡蛎 12 克　麦冬连心 18 克　炙甘草 12 克　鸡子黄生 2 枚　鳖甲生 12 克。水煎服，每日 1 剂，2 次/日。

【功效与主治】滋阴息风。

【加减应用】若兼气虚喘急，加人参补气定喘；气虚自汗，加人参、龙骨、小麦补气敛汗；气虚心悸，加人参、小麦、茯神补气宁神定悸；若低热不退，加地骨皮、白薇以退虚热。

3. 风痰阻络证

主症：咽下困难、饮水呛咳、语言謇涩、肢体麻木、胸脘痞闷、或卒然半身不遂、舌质暗、苔白腻或黄厚腻、脉滑数或涩。

治法：活血理气、祛痰通络。

（1）会厌逐瘀汤（《医林改错》）

【组成与用法】桃仁 10 克　红花 6 克　甘草 6 克　桔梗 6 克　生地黄 15 克　当归 10 克　玄参 10 克　柴胡 10 克　枳壳 10 克　赤芍 10 克　石菖蒲 10 克。水煎服，每日 1 剂，2 次/日。

【功效与主治】通利咽喉，活血理气，祛痰开窍。

【加减应用】气虚者加黄芪、白术痰盛者加瓜蒌皮、法半夏、陈皮；火盛者加栀子夏枯草、大青叶、板蓝根。

（2）涤痰汤（《奇效良方》）

【组成与用法】胆南星（姜制）2.5克 法半夏（汤洗七次）2.5克 枳实（麸炒）6克 茯苓（去皮）6克 橘红4.5克 石菖蒲3克 人参3克 竹茹2.1克 甘草1.5克。水煎服，每日1剂，2次/日。

【功效与主治】豁痰开窍。

【加减应用】肝风内动者加天麻、石决明；大便不通者加生大黄。

（3）化痰通络汤（《中医内科学》）

【组成与用法】法半夏10克 橘红10克 枳壳10克 川芎10克 红花10克 远志10克 石菖蒲10克 茯神15克 党参15克 丹参15克 炙甘草10克。水煎服，每日1剂，2次/日。

【功效与主治】化痰祛湿，活血通络。

【加减应用】阳气亏虚者加薤白、桂枝以温经通脉；痰湿甚者加泽泻、猪苓以渗湿健脾；血瘀甚者加桃仁、红花、水蛭、全蝎以活血通络；气滞者加人参、黄芪以益气行血；若烦躁不安、舌苔黄腻、脉滑数者可加黄芩、栀子以清热泻火。

（4）醒脑化痰汤（中国中医急症，2013年第3期）

【组成与用法】石菖蒲10克 远志10克 郁金10克 天麻10克 钩藤10克 地龙10克 僵蚕10克 竹茹10克 陈皮10克 法半夏9克 茯苓15克 丹参20克 红花10克 赤芍10克 怀牛膝10克 薄荷（后下）6克。水煎服，每日1剂，2次/日。

【功效与主治】祛风化痰，活血化瘀。

【加减应用】无。

（5）石菖蒲化痰汤（北京中医杂志，2002年第4期）

【组成与用法】石菖蒲20克 远志10克 桔梗、僵蚕15克 姜竹茹15克 蜈蚣1条 全蝎6克 苏木6克 浙贝母15克。水煎服，每日1剂，2次/日。

【功效与主治】清热化痰，活血通络。

【加减应用】痰涎壅盛者加鲜竹沥、胆南星；发热者加金银花、蒲公英；大便秘结者加生大黄、郁李仁；大小便滑脱失禁者加赤石脂、诃子肉；口干、舌红、津液耗伤者加天花粉、生地黄、麦冬；气虚者加党参、黄芪、淮山药。

（6）滚痰丸（礞石滚痰丸）（《泰定养生主论》）

【组成与用法】大黄酒蒸240克 片黄芩酒洗净240克 礞石、捶碎30克 同焰硝30克 投入小砂罐内盖之、铁线缚定、盐泥固济、晒干、火煅红、候冷取出沉香15克。水泛小丸、每服8~10克、日1~2次、温开水送下。

【功效与主治】泻火逐痰。

【加减应用】可根据病情之轻重、病势之缓急以及药后反应而增减药量：急重病，每服9~12克；慢性病，每服6~9克、均临卧服。次夜剂量根据腹泻次数及症状缓解程度而进行调整。本方虽药力峻猛，但药后除有腹泻外，副作用较少，部分患者出现咽喉稠涎而壅塞不利者，乃药力相攻、痰气上泛之象，不必惊慌，少顷自安。一般次日早晨当有大便，其余几次泻下痰片黏液，此为顽痰浊垢自肠道而下之象。

（7）半夏厚朴汤（《金匮要略》）

【组成与用法】法半夏12克　厚朴90克　茯苓120克　生姜150克　苏叶60克。水煎服，每日1剂，2次/日。

【功效与主治】行气散结，降逆化痰。

【加减应用】若气郁较甚者，可酌加香附、郁金助行气解郁之功；胁肋疼痛者，酌加川楝子、玄明粉以疏肝理气止痛；咽痛者，酌加玄参、桔梗以解毒散结、宣肺利咽；病久气阴两虚、伴有神疲乏力、心烦失眠等症加黄芪、沙参、牡丹皮、枣仁等。

（8）菖蒲郁金汤（《温病全书》）

【组成与用法】鲜石菖蒲9克　广郁金3克　炒山栀9克　清连翘6克　灯芯6克　鲜竹叶9克　牡丹皮6克　淡竹沥（冲）9克　细木通4.5克　玉枢丹（冲服）1.5克。水煎服，每日1剂，2次/日。

【功效与主治】清热化湿，豁痰开窍。

【加减应用】本方开窍醒神力量不足。如热偏重而邪热炽盛、神昏谵语者，可加服至宝丹；湿浊偏盛而热势不著者，可送服苏合香丸；若感暑湿入里、与痰热相合、蒙蔽心包，去牛蒡子、姜汁，加青蒿梗、佩兰梗、浙贝母、丝瓜络以祛暑化湿、清热涤痰；若发热甚者加板蓝根、金银花、以清热解毒；若四肢抽搐者加钩藤、地龙、以清肝息风；若喉及口中痰多者加全瓜蒌、莱菔子、橘络以清涤热痰、行气通络。

（9）吞咽散（新中医，2007年第3期）

【组成与用法】马钱子　甘草　僵蚕　石菖蒲　郁金　远志　熟地黄　半夏　何首乌　赤芍。马钱子用砂炒至棕黄色膨胀后取出、再与甘草1：3同煎后、取出马钱子去皮、晾干、经香油炸后、与其他药经加工提取、干燥粉碎后装入胶囊、每粒相当生药2.5克、每粒0.5克、每次4粒、每天3次、每10天停服1天。

【功效与主治】活血化瘀，化痰开窍。

【加减应用】无。

（10）加味清气化痰汤（浙江中医杂志，2003年第33期）

【组成与用法】胆南星12克　瓜蒌仁12克　杏仁12克　石菖蒲12克　郁金12克　陈皮10克　法半夏10克　枳实10克　全蝎10克　地龙10克　黄芩9克　山栀9克　茯苓15克。水煎服，每日1剂，2次/日。

【功效与主治】清热化痰，宣窍行气通络。

【加减应用】如下肢无力者加桑寄生、川牛膝各15克；上肢偏废者加桑枝12克、桂枝9克；面色萎黄、手足浮肿者加黄芪、赤芍各10克。

（11）息风化痰通络汤（中国中医药现代远程教育，2010年第3期）

【组成与用法】黄芪30克　当归15克　丹参20克　赤芍药20克　川芎10克　全虫10克　僵蚕10克　地龙10克　全蝎6克（研冲）　蜈蚣2条（研冲）　石菖蒲10克　天竺黄10克　天麻10克　云苓10克　郁金10克　制马前子1克　甘草5克　胆南星10克。水煎服，每日1剂，2次/日。

【功效与主治】祛风活血，化痰通络。

【加减应用】痰多、流涎加清半夏10克；眩晕加钩藤10克、石决明30克；半身不遂加鸡血藤30克、川牛膝10克、木瓜20克；病程久者加桃仁红花各10克、仙灵脾、巴戟天、肉苁蓉各15克。

（12）导痰汤（《校注妇人良方》）

【组成与用法】法半夏6克　橘红3克　茯苓3克　枳实3克（麸炒）　胆南星3克　甘草1.5克。水煎服，每日1剂，2次/日。

【功效与主治】益气健脾，燥湿化痰。

【加减应用】可加栀子、黄芩、全瓜蒌以清火化痰；可加生龙骨、生牡蛎、珍珠母、石决明镇心安神；若大便秘结者加生大黄泻热通腑；火热伤阴者加沙参、麦冬、玉竹、天冬、生地黄滋阴养液。

4. 痰热腑实证

主症：咽下困难、饮水呛咳、语言謇涩、肢体麻木、半身不遂、肢体强痉、腹胀便秘、头晕目眩、口黏痰多、午后面红烦热、舌质红、苔黄腻或黄燥、脉弦大。

治法：通腑泄热化痰。

（1）星蒌承气汤（中国中医药报，2011年3月）

【组成与用法】瓜蒌10克　胆南星12克　石菖蒲15克　地龙10克　丹参15克　郁金10克　枳壳10克　厚朴10克　大黄3克。水煎服，每日1剂，2次/日。

【功效与主治】通腑泄热化痰。

【加减应用】午后热甚者加黄芩、石膏、栀子、痰盛者加竹沥、天竺黄、川贝母；兼见头晕头痛、目眩耳鸣者为动热肝风之象、可加天麻、钩藤、菊花、珍珠母、石决明以平肝息风；若口干舌燥者、苔燥或少苔、便秘者为热甚津伤、可加生地黄、玄参、麦冬以滋阴。

（2）蒌星愈延汤（实用中医内科杂志，2005年第2期）

【组成与用法】制马前子4克　法半夏12克　胆南星6克　天竺黄12克　石菖蒲15克　郁金18克　全瓜蒌30克　生大黄后下8～15克　芒硝冲20克　枳实15克　厚朴12克。水煎服，每日1剂，2次/日。

【功效与主治】化痰通腑泄热。

【加减应用】大便正常后去芒硝、大黄。

（3）清热化痰方（山东中医杂志，1995年第7期）

【组成与用法】竹茹12克　胆南星6克　茯苓6克　天竺黄9克　陈皮15克　茯苓6克　法半夏6克　石菖蒲6克　鸡血藤30克　竹沥9克。水煎服，每日1剂，2次/日。

【功效与主治】清热化痰，活血通络开窍。

【加减应用】血栓形成加丹参、葛根、红花等；出血则酌情选用豨莶草等。

（4）还元六号（中国医药学报，2002年第9期）

【组成与用法】人参　牛黄　川贝母　天麻　茯苓　白术　白芍　枸杞子　熟地黄　楮实子　红花　炮甲珠。水煎服，每日1剂，2次/日。

【功效与主治】清热化痰，益肾健脾养肝，回元固本。

【加减应用】无。

5. 气虚血瘀、脉络瘀阻证

主症：咽下困难、饮水呛咳、语言謇涩、肢体麻木、头晕目眩、动则加剧、言语謇涩、或一侧肢体软弱无力、渐觉不遂、偶有肢体掣动、口角流涎、舌质暗淡、或有瘀点、苔白、脉沉细无力或涩。

治法：补气养血、活血通络。

（1）通窍活血汤（《医林改错》）

【组成与用法】赤芍3克　川芎3克　桃仁研泥9克　红花9克　老葱切碎3根　鲜姜9克　红枣去核7枚　麝香绢包0.16克　黄酒半斤250克　前七味煎一盅、去滓、将麝香入酒内再煎二沸、临卧服。

【功效与主治】活血化瘀，息风通络。

【加减应用】若瘀痛入络，可加全蝎、穿山甲、地龙、三棱、莪术等以破血通络止痛；气机郁滞较重，加川楝子、香附、青皮等以疏肝理气止痛；胁下有痞块、属血瘀者，可酌加丹参、郁金、䗪虫、水蛭等以活血破瘀、消瘕化滞；痰涎偏盛者，加法半夏、胆南星、竹茹。

（2）黄芪赤风汤（《医林改错》）

【组成与用法】黄芪60克　防风3克　赤芍3克。水煎服，每日1剂，2次/日。

【功效与主治】助阳益气，行滞祛风，活血通络。

【加减应用】癫痫时可加天麻、全蝎、僵蚕、石菖蒲、法半夏、竹沥；治疗瘫腿可加木瓜、牛膝、防己、薏苡仁、茯苓、党参；若癫痫发作后，伴有眩晕、心悸、惊恐恍惚、睡眠不安、胸膈满闷、其寸口脉浮细或细弱者，本方加远志、石菖蒲、五味子、酸枣仁、朱砂以通窍宁心；若伴见面黄肌瘦或轻度浮肿、精神倦怠、四肢乏力、脘腹胀满、饮食不化、大便溏薄、其脉浮虚者，本方加党参、茯苓、白术、甘草、当归以补益脾胃；若伴有头眩、眼花、耳鸣、怔忡、健忘、遗精者，本方合知柏地黄丸，或杞菊地黄丸，或六味地黄丸以补益肝肾。

（3）顺咽方（广州中医药大学学报，2012年）

【组成与用法】黄芪30克 归尾10克 川芎10克 赤芍15克 地龙10克 水蛭10克 石菖蒲15克 制胆星10克 郁金18克 天麻12克 法半夏10克 陈皮6克 白术15克 茯苓20克。水煎服，每日1剂，2次/日。

【功效与主治】益气活血，祛风化痰，通络开窍。

【加减应用】无。

（4）升降散合候氏黑散（陕西中医，2009年第2期）

【组成与用法】蝉蜕6克 僵蚕6克 姜黄6克 大黄6克 桔梗6克 干姜6克 菊花10克 白术10克 牡蛎10克 防风10克 黄芩10克 桂枝10克 茯苓12克 川芎12克 细辛3克 矾石3克 党参15克 当归20克。每剂药水煎成300ml左右药液、分3次餐后1h服用、每次100ml。

【功效与主治】补益心脾，活血化瘀。

【加减应用】若舌红甚，减桂枝、干姜用量，加栀子10克、生石膏15～30克；若舌淡、舌体胖大、畏寒、便溏等减黄芩、大黄用量，或去之不用，加大干姜用量为10克，加葛根10克。

（5）补气活血愈延汤（实用中医内科杂志，2005年第2期）

【组成与用法】制马前子4克 胆南星6克 天竺黄12克 郁金18克 石菖蒲15克 法半夏12克 黄芪30～120克 红花9克 当归12克 桃仁12克 赤芍20克 川芎12克 地龙30克。水煎服，每日1剂，2次/日。

【功效与主治】补气活血通络。

【加减应用】无。

（6）佛手益气活血汤（中西医结合杂志，1991年第12期）

【组成与用法】当归60～120克 川芎9～20克 黄芪15克 赤芍10～15克 水蛭6～9克 甘草5克。水煎服，每日1剂，2次/日。

【功效与主治】益气活血。

【加减应用】呆痴或智力低下者加黄精20克、枸杞子10克、白芷9克；肢痛重者加羌活10克、伸筋草12克；头昏眩晕者加菊花9克、钩藤12克；目涩胀痛者加茺蔚子10克；舌红者加连翘9克；苔腻者加薏苡仁15克、滑石12克。

（7）益气活血通窍方（河北中医药杂志，1989年第2期）

【组成与用法】黄芪30克 川芎10克 红花10克 桃仁30克 赤芍10克 当归15克 石菖蒲10克 郁金10克 远志10克 全蝎8克 天竺黄10克 胆南星10克 地龙10克 乌梢蛇10克 冰片0.5克 水煎服，每日1剂，2次/日。

【功效与主治】益气活血，醒脑开窍，化痰通络。

【加减应用】上肢瘫痪加桂枝、下肢瘫痪加川牛膝、鸡血藤、桑寄生以助活血通络；小便失禁加山茱萸、益智仁、桑螵蛸、桑寄生、五味子等益肾固脬；智能减退者加熟地黄、枸杞、山茱萸、女贞子、菟丝子等益肾生髓、并加重冰片用量（可用至1克)；强哭强笑者加重全蝎、天竺黄、胆南星用量以除风化痰。

(8) 血府逐瘀汤(《医林改错》)

【组成与用法】桃仁12克　红花9克　当归9克　生地黄9克　牛膝各9克　赤芍6克　枳壳6克　甘草6克　桔梗4.5克　川芎4.5克　柴胡3克。水煎服，每日1剂，2次/日。

【功效与主治】活血化瘀，行气止痛。

【加减应用】若瘀痛入络，可加全蝎、穿山甲、地龙、三棱、莪术等以破血通络止痛；气机郁滞较重加川楝子、香附、青皮等以疏肝理气止痛；血瘀经闭、痛经者，可用本方去桔梗、加香附、益母草、泽兰等以活血调经止痛；胁下有痞块、属血瘀者，可酌加丹参、郁金、䗪虫、水蛭等以活血破瘀、消癥化滞。

(9) 逐瘀祛痰汤(新疆医科大学学报，2011年第7期)

【组成与用法】天南星10克　天麻10克　天竺黄10克　僵蚕10克　全蝎3克　蜈蚣3克　茯苓15克　鸡血藤20克　桑寄生20克　桑葚子20克　炒杜仲10克　炙甘草10克。水煎服，每日1剂，2次/日，连续口服1个月，可缓慢多次喂药，严重患者可行鼻饲进药。

【功效与主治】化痰通络息风。

【加减应用】无。

6. 脾胃虚弱证

主症：咽下困难、语言謇涩、肢体麻木，大便稀溏，腹胀，平素食欲不振，面色萎黄，神疲倦怠，形体瘦弱，舌质淡，苔薄白。

治法：健脾益气，助运化湿。

(1) 二陈汤加味(山东中医杂志，1995年第7期)

【组成与用法】党参15克　白术12克　陈皮15克　茯苓12克　法半夏9克　泽泻15克　石菖蒲9克　远志9克　鸡血藤15克　竹茹9克　甘草6克。水煎服，每日1剂，2次/日。

【功效与主治】健脾化痰。

【加减应用】无。

(2) 香砂六君子汤(《古今名医方论》)

【组成与用法】人参3克　白术6克　甘草2克　陈皮2.5克　法半夏3克　砂仁2.5克　木香2克　上加生姜6克，水煎服，每日1剂，2次/日。

【功效与主治】益气健脾，燥湿化痰。

【加减应用】痰涎较甚、声音嘶哑者加僵蚕、胆南星，炙远志、石菖蒲、蝉衣；眩晕加天麻、钩藤；恶心呕吐者加竹茹；寒肢冷加附片、干姜；心神不宁者加炒酸枣仁、珍珠母、龙齿；心悸气短、唇甲色淡加黄芪、当归、腹胀明显者加柴胡、威灵仙；腹痛明显者加白芍、延胡索；烦躁易怒者加当归、枳壳、牛膝；纳呆食少加麦芽、山楂、神曲；偏于郁热者加黄芩、黄连、薏苡仁；腹痛较重者加延胡索、白芷；便血者加杜仲炭；肾虚者合四神丸加减。

（3）温胆汤（《三因极一病证方论》）

【组成与用法】法半夏汤洗七次60克　竹茹60克　枳实麸炒　去瓤60克　陈皮90克　炙甘草30克　茯苓45克。上锉为散。每服四大钱（12克），水一盏半，加生姜五片、大枣一枚，煎七分，去滓，食前服（现代用法：加生姜5片、大枣1枚，水煎服，每日1剂，2次/日，用量按原方比例酌减）。

【功效与主治】理气化痰，和胃利胆。

【加减应用】若心热烦甚者，加黄连、山栀子、淡豆豉以清热除烦；失眠者加琥珀粉、远志以宁心安神；惊悸者加珍珠母、生牡蛎、生龙齿以重镇定惊；呕吐呃逆者酌加苏叶或梗、枇杷叶、旋覆花以降逆止呕；眩晕可加天麻、钩藤以平肝息风；癫痫抽搐可加胆南星、钩藤、全蝎以息风止痉。

（4）旋覆代赭汤（《伤寒论》）

【组成与用法】旋覆花9克　甘草（炙）9克　法半夏（洗）9克　人参6克　代赭石6克　生姜15克　大枣（擘）4枚上七服、以水2000毫升、煮取1200毫升、去滓、再煎取600毫升。温服200毫升、日三服。（现代应用：水煎服，每日1剂，2次/日。）

【功效与主治】降逆化痰，益气和胃。

【加减应用】若胃气不虚者，可去人参、大枣，加重代赭石用量以增重镇降逆之效；痰多者，可加茯苓、陈皮助化痰和胃之力；若方中易生姜为干姜，酌加丁香、柿蒂，可用于胃寒较甚者。

（5）六君子汤《医学正传》

【组成与用法】人参（去芦）　白术（去芦）　白茯苓（去皮）　甘草（蜜炙）各6克　陈皮3克　法半夏（制）4.5克　生姜三片　大枣二枚。水煎服，每日1剂，2次/日。

【功效与主治】益气健脾，燥湿化痰。

【加减应用】胸膈痞满者加枳壳、陈皮以行气宽胸；心悸失眠者，加酸枣仁以宁心安神；若畏寒肢冷、脘腹疼痛者，加干姜、附子以温中祛寒。烦渴、加黄芪；胃冷、呕吐涎味、加丁香；呕逆加藿香；脾胃不和倍加白术、姜、枣；脾困加人参、木香、缩砂仁；脾弱腹胀、不思饮食加扁豆、粟米；伤食、加炒神曲；胸满喘急加白豆蔻；头晕加天麻、蓝布正等。

7. 脾肾气虚证

主症：早期构音不利，语声低微、呼吸气短、动则加重、咳嗽无力、咳痰不出，甚则胸闷憋气，呼吸困难、张口抬肩，吸少出多、不能言语、最终呼吸衰竭而死亡。

治法：益肺纳肾、升清举陷。

（1）补中益气汤（新中医，2004年第12期）

【组成与用法】黄芪（病甚、劳役热甚者）18克　甘草（炙）9克　白术9克　人参（去芦）6克　陈皮（不去白）6克　升麻6克　柴胡6克　当归（酒焙干或晒干）3克为粗末、都作一服、水二盏、煎至一盏、去滓、食远稍热服（现代用法：水煎服，每日1剂，2次/日。或作丸剂，每服10克~15克，每日2~3次，温开水或姜汤下）。

【功效与主治】补中益气，升阳举陷。

【加减应用】若兼腹中痛者，加白芍以柔肝止痛；头痛者加蔓荆子、川芎；头顶痛者加藁本、细辛以疏风止痛；咳嗽者加五味子、麦冬以敛肺止咳；兼气滞者加木香、枳壳以理气解郁。本方亦可用于虚人感冒，加苏叶少许以增辛散之力。

（2）人参蛤蚧散（新中医，2004年第12期）

【组成与用法】蛤蚧1对　苦杏仁12克　炙甘草9克　人参12克　茯苓15克　川贝母12克　桑白皮12克　知母12克。水煎服，每日1剂，2次/日。

【功效与主治】益肺纳肾。

【加减应用】无。

（3）升陷汤（新中医，2004年第12期）

【组成与用法】生黄芪18克　知母9克　柴胡4.5个　桔梗4.5克　升麻3克。水煎服，每日1剂，2次/日。

【功效与主治】升阳益气。

【加减应用】无。

8. 肾阴亏虚证

主症：咽下困难、饮水呛咳、语言謇涩、肢体麻木、舌强不能言、足废不能用、口干不欲饮、足冷面赤、头晕目眩、腰膝酸软、阳痿遗精、畏寒肢冷、午后潮热、脉沉细弱。

治法：滋阴补肾。

（1）地黄饮子（《圣济总录》）

【组成与用法】熟干地黄（焙）12克　巴戟天（去心）15克　山茱萸（炒）15克　石斛（去根）15克　肉苁蓉（酒浸、切焙）15克　附子（炮裂、去皮脐）15克　五味子（炒）15克　肉桂（去粗皮）15克　白茯苓（去黑皮）15克　麦冬（去心、焙）15克　石菖蒲15克　远志（去心）15克。加姜枣水煎服，每日1剂，2次/日。

【功效与主治】滋肾阴，补肾阳，开窍化痰。

【加减应用】若属痱而无喑者，减去石菖蒲、远志等宣通开窍之品；喑痱以阴虚为主、痰火偏盛者，去附、桂，酌加川贝母、竹沥、胆南星、天竺黄等以清化痰热；兼有气虚者，酌加黄芪、人参以益气补虚；心烦加栀子、黄芩各；失眠加酸枣仁、夜交藤。

（2）大补元煎（《景岳全书》）

【组成与用法】人参少则用3~6克多则用20~60克　山药（炒）6克　熟地黄少则用6~9克多则用60~90克　杜仲6克　当归6~9克（若泄泻者去之）　山茱萸3克（如畏酸吞酸者去之）　枸杞子6~9克　炙甘草3~6克。用水400毫升、煎至280毫升、空腹时温服。

【功效与主治】救本培元，大补气血。

【加减应用】如元阳不足多寒者，加附子、肉桂、炮姜；如气分偏虚者，加黄芪、白术、如胃口多滞者不必用；如血滞者加川芎、去山茱萸；如滑泄者加五味、故纸之属；若阴虚津亏、大便干结者加玄参、麦冬、火麻仁以增液润肠；若神思恍惚、入睡困难者，加柏子仁、磁石、辰砂以宁心安神。

（3）六味地黄汤（河南中医，2009年第1期）

【组成与用法】牡丹皮15克　茯苓15克　泽泻12克　生地黄24克　山药10克　山茱萸9克　桔梗9克　知母9克。水煎服，每日1剂，2次/日。

【功效与主治】滋阴补肾。

【加减应用】若虚火明显者加知母、玄参、黄柏等以加强清热降火之功；兼脾虚气滞者加白术、砂仁、陈皮等以健脾和胃。

（4）养正汤（河南中医，2008年第5期）

【组成与用法】玉竹15克　生地黄10克　熟地黄10克　白芍15克　天花粉15克　茯苓10克　女贞子15克　何首乌20克　山药15克　石斛15克　麦门冬10克　麻仁10克　桃仁10克　丹参30克　僵蚕10克　水蛭10克　龟板15克　酸枣仁15克。水煎服，每日1剂，2次/日。

【功效与主治】甘寒育阴，活血通络。

【加减应用】无。

（5）还元四号（中国医药学报，2002年第9期）

【组成与用法】人参　枸杞子　熟地黄　楮实子　茯苓　白术　细辛　川贝母　牛黄　杏仁　红花　炮甲珠。水煎服，每日1剂，2次/日。

【功效与主治】回元固本，健脾益肾，疏风化痰。

【加减应用】无。

（8）杞菊地黄丸（亚太传统医药，2014年第24期）

【组成与用法】熟地黄24克　山茱萸肉12克　干山药12克　泽泻9克　牡丹皮9克　茯苓（去皮）9克　枸杞子9克　菊花9克。上为细末、炼蜜为丸、如梧桐子大、每服三钱（9克）、空腹服。

【功效与主治】滋肾养肝。

【加减应用】两目昏花重者加桑叶、白芍、石决明、苍术。

9. 肝肾亏虚、腑气不通证

主症：咽下困难、饮水呛咳、语言謇涩、肢体麻木、平素头晕头痛、烦躁易怒、因情绪过于激动而突感头晕加剧、偏侧肢体麻木、口舌謇涩、片刻消失、颜面泛红、目赤气粗、口苦口臭、牙痛、便秘、舌黯红、苔黄、脉弦滑。

治法：滋阴息风、平肝潜阳、通腑泄热。

（1）汤氏经验方（江苏省中医院协议方）

【组成与用法】大黄（后下）15克　黄连5克　生地黄15克　天麻12克　钩藤15克　牛膝15克　代赭石30克　石决明30克　夏枯草12克　枳实6克　厚朴6克　芒硝10克（冲）　生甘草6克。水煎服，每日1剂，2次/日。

【功效与主治】平肝潜阳，通腑泻热。

【加减应用】服药后泻下燥屎后，减量大黄，去芒硝；头痛、眩晕严重者加蔓荆子、柴胡、川芎、菊花；烦躁不安、彻夜不眠者加夜交藤、茯神、沙参。

（2）滋水清肝饮（《医宗已任编》）

【组成与用法】熟地黄10克　山药10克　山茱萸10克　牡丹皮10克　茯苓10克　泽泻10克　白芍10克　栀子10克　酸枣仁10克　当归10克　柴胡6克。水煎服，每日1剂，2次/日。

【功效与主治】滋养阴精，补益肝肾。

【加减应用】本方由六味地黄丸合丹栀逍遥散加减而成，以六味地黄丸补益肝肾之阴而以丹栀逍遥散疏肝解郁、清热泻火。肝阴不足而肝阳偏亢、肝风上扰以致头痛、眩晕、面时潮红或筋惕肉瞤者，加白蒺藜、草决明、钩藤、石决明平肝潜阳、柔润息风；虚火较甚，表现低热，手足心热者，可加银柴胡、白薇、麦冬以清虚热；月经不调者可加香附、泽兰、益母草理气开郁、活血调经；失眠加柏子仁、茯神、夜交藤安神宁志。

对症良方

本症的主要表现为吞咽困难、构音障碍、饮水咳呛、卒中后球麻痹的对症专方、主要适用于主症突出而其他症状不明显的情况。

1. 卒中后构音障碍的专方

（1）解语丹（《医学心悟》）

【组成与用法】炮白附子30克　石菖蒲30克　远志30克　天麻30克　全蝎30克　羌活30克　胆南星30克　木香15克。共研细末、面糊为丸如桂圆大。每服1丸、薄荷汤送服。日服2～3次。现代多用作汤剂、水煎服，每日1剂，2次/日、用量按原方酌减。

【功效与主治】祛风化痰，宣窍通络。

【加减应用】肝肾阴虚者加熟地黄、山茱萸；肝风盛者可加入羚羊角、代赭石、牡蛎镇肝息风；痰郁化火者，可加入温胆汤合黄连、黄芩等以化痰泄热；有血瘀征象者，可加当归、红花、赤芍等活血通络之品。

（2）利舌球麻汤（四川中医，2005年第6期）

【组成与用法】黄芪30克　茯苓15克　天麻15克　川芎10克　郁金10克　石菖蒲12克　羌活10克　桔梗10克　全蝎10克　僵蚕10克　蝉蜕9克　甘草5克。水煎服，每日1剂，2次/日。早期对饮水呛咳、插有鼻饲管者，可经鼻饲管多次温热推注。症状较轻者，可分次频频饮服。

【功效与主治】益气活血，醒脑开窍，活络利舌。

【加减应用】无。

(3) 开噤散（《医学心悟》）

【组成与用法】人参2克　黄连（姜水炒）2克　石菖蒲3克　丹参9克　莲子（去壳）5克　茯苓5克　陈皮5克　冬瓜仁5克　陈米1撮　荷蒂2个。水煎服，每日1剂，2次/日。

【功效与主治】开窍豁痰。

【加减应用】无。

(4) 神仙解语丹合小陷胸汤（江苏中医药杂志，2008年第1期）

【组成与用法】黄连3克　法半夏10克　全瓜蒌30克　制胆南星6克　黄芩5克　白附子6克　羌活5克　石菖蒲30克　薄荷6克　水蛭粉3克（吞服）　丹参15克　川芎15克　苍术10克　白术10克　枳壳10克　桔梗6克　炙甘草3克。水煎服，每日1剂，2次/日。

【功效与主治】祛风开窍，化痰活血。

【加减应用】无。

(5) 中风解语丹（辽宁中医杂志，2007年第1期）

【组成与用法】熟地黄25克　山茱萸20克　肉苁蓉15克　巴戟天15克　附子10克　肉桂10克　石斛15克　麦冬15克　五味子15克　石菖蒲15克　远志10克　茯苓10克。水煎服，每日1剂，2次/日。

【功效与主治】滋阴补肾，开窍醒神，化痰通络。

【加减应用】伴有喉中痰鸣、舌体胖大、苔白腻、脉弦滑者加胆南星、白术；伴有头晕目眩、耳鸣者加生石决明、天麻、白芍；伴有腰膝酸软、口干不欲饮者加枸杞、黄精。

(6) 调督宣肺法（上海中医药大学学报，2005年第1期）

【组成与用法】鹿角胶（烊化）6克　生黄芪30克　酥鳖甲（先煎）15克　玄参30克　葶苈子12克　桔梗9克　炒杏仁12克　石菖蒲12克　远志12克　泽兰12克　郁金12克　土鳖虫12克　地龙15克　川芎12克　麦冬15克　白芍药15克　丹参20克。水煎服，每日1剂，2次/日。

【功效与主治】调督宣肺，醒脑通络。

【加减应用】无。

(7) 利咽开窍汤（大家健康报，2014年第4期）

【组成与用法】辛黄10克　连翘15克　白芷6克　浙贝母20克　金银花15克　薄荷10克　黄芩15克　乌贼骨10克　桔梗15克　枳壳15克　蒲公英30克　苍耳子10克　甘草6克　白及15克　三七粉8克。水煎服，每日1剂，2次/日。

【功效与主治】利咽开窍。

【加减应用】咽痛咽干甚加玄参20克、麦冬20克；咽刺痒甚加蝉蜕10克、僵蚕10克。

2. 卒中后吞咽困难的专方

(1) 启膈散(《医学心悟》)

【组成与用法】沙参9克　丹参9克　茯苓3克　川贝母(去心) 4.5克　郁金1.5克　砂仁壳1.2克　荷叶蒂2个　杵头糠1.5克。水煎服，每日1剂，2次/日。

【功效与主治】润燥解郁，化痰降逆。

【加减应用】泛酸者加吴茱萸、黄连；胸闷者加瓜蒌、枳壳；嗳气者加旋复花；恶心呕吐者加半夏。嗳气呕吐明显加旋覆花、代赭石；泛吐痰涎较多、加半夏、陈皮、或含化玉枢丹；大便不通，加大黄、莱菔子；心烦口干、气郁化火加山豆根、栀子、金果榄。

(2) 通幽汤(《兰室秘藏》)

【组成与用法】炙甘草0.3克　红花0.3克　生地黄1.5克　熟地黄1.5克　升麻3克　桃仁泥3克　当归身3克。上药用水600毫升、煎至300毫升、去滓、调槟榔细末15克　食前、稍热服之。

【功效与主治】养血活血，润燥通幽。

【加减应用】胸膈胀痛加延胡索；呕吐痰多加白芥子、半夏、贝母；胃痛甚者加延胡索、白芍；纳差者加焦三仙各；口渴咽干、大便秘结者加麦冬、酒大黄；舌质紫黯或有瘀斑者加丹参、莪术；呕吐物如赤豆汁、另吞云南白药(化瘀止血)；服药呕吐、难于下咽、含化玉枢丹以开膈降逆、随后再服汤药。

(3) 开关利膈丸(《宝鉴》)

【组成与用法】木香20克　槟榔20克　人参30克　当归30克　藿香30克　炙甘草30克　枳实(炒) 30克　大黄(酒蒸) 60克　厚朴(姜制) 60克。滴水为丸、梧子大、每服三五十丸。食后米饮下。

【功效与主治】调气下滞。

【加减应用】无。

(4) 中药口腔点含液(中医杂志，1992年第33期)

【组成与用法】石菖蒲40克　白芥子20克　皂荚粗粉15克　细辛15克　防风30克　龟板粗粉30克　乌梅40克　法半夏30克　天麻粗粉30克　冰片2克　浸于6%醋酸溶液300ml加95%酒精溶液200ml中5天、滤取清夜制成、滴于舌下、舌面中部、两颊内侧各两滴、每日3次。

【功效与主治】滋阴息风，化痰通络开窍。

【加减应用】无。

(5) 补肾利咽饮（山东中医药大学学报，2014 年）

【组成与用法】制首乌 20 克　山药 15 克　山茱萸 15 克　麦冬 10 克　石斛 10 克　五味子 5 克　肉苁蓉 10 克　茯苓 20 克　石菖蒲 10 克　郁金 10 克　当归 30 克　川芎 20 克　天麻 10 克　葛根 30 克　全蝎 10 克　益母草 30 克　蝉蜕 30 克　炒僵蚕 15 克　白芥子 20 克。煎服方法：初次加水 500ml、浸泡 30min、武火煮沸后文火继续煎煮 30min、滤取 150ml、再次加水 300ml、武火煮沸后文火继续煎煮 15min、滤取 150ml、两次所得药汤混合后、早晚两次饭后 0.5 小时温服、每次 150ml。

【功效与主治】补肾养阴，活血化瘀，通利咽喉。

【加减应用】无。

3. 卒中后饮水咳呛的专方

(1) 补气运脾汤（《证治准绳》）

【组成与用法】人参 6 克　白术 9 克　橘红 4.5 克　茯苓 4.5 克　黄芪 3 克（蜜炙）　砂仁 2.4 个　甘草 1.2 克。用水 400 毫升、加生姜 1 片、大枣 1 枚、煎至 320 毫升、空腹时服。

【功效与主治】温补脾肾。

【加减应用】阳伤及阴、口干咽燥、形体消瘦、大便干结者，加石斛、沙参、麦冬；泛吐白沫者，加吴茱萸、丁香、白蔻仁；阳虚明显者，加鹿角胶、肉苁蓉；有痰加半夏曲。

(2) 竹叶石膏汤（《伤寒论》）

【组成与用法】竹叶 6 克　石膏 50 克　法半夏（洗）9 克　麦门冬（去心）20 克　人参 6 克　甘草（炙）6 克　粳米 10 克。上七味、以水一斗、煮取六升、去滓、内粳米、煮米熟、汤成去米、温服一升、日三服。

【功效与主治】清热生津，益气和胃。

【加减应用】若胃阴不足、胃火上逆、口舌糜烂、舌红而干可加石斛、天花粉等以清热养阴生津；胃火炽盛、消谷善饥、舌红脉数者可加知母、天花粉以增强清热生津之效；气分热尤盛可加知母、黄连、增强清热之力。

(3) 五苓散（《伤寒论》）

【组成与用法】猪苓（去皮）9 克　泽泻 15 克　白术 9 克　茯苓 9 克　桂枝（去皮）6 克。散剂，每服 6 ~ 10 克；汤剂用法：水煎服，每日 1 剂，2 次/日，多饮热水，取微汗，用量按原方比例酌定。

【功效与主治】利水渗湿，温阳化气。

【加减应用】若水肿兼有表证者，可与越婢汤合用；水湿壅盛者，可与五皮散合用；泄泻偏于热者，须去桂枝，可加车前子、木通以利水清热。

第六节　卒中后癫痫

癫痫是一组由不同病因所引起、脑部神经元高度同步化、且常具自限性的异常放电所致、以发作性、短暂性、重复性及通常为刻板性的中枢神经系统功能失常为特征的综合征。癫痫是一种脑部疾患、其特点是持续存在能产生癫痫发作的脑部持久性改变、并出现相应的神经生物学、认识、心理学以及社会学等方面的伴随症状。癫痫发作是指脑神经元异常和过度超同步化放电所造成的临床现象、通常指一次发作过程。脑卒中后癫痫指脑卒中前没有癫痫病史、脑卒中后一定时间内出现癫痫发作并排除脑部和其他代谢性病变、一般脑电检测到的痫性放电与脑卒中部位有一致性。临床上依据癫痫首次发作时间、分为早发性癫痫与迟发性癫痫、早发性癫痫指脑卒中后2周内出现的癫痫发作、多见于出血性脑卒中、如脑出血、蛛网膜下腔出血等、绝大多数会随着原发病的稳定和好转而自行缓解。迟发性癫痫指脑卒中2周后出现的癫痫发作、多见于缺血性脑卒中、如脑梗死、绝大多数会反复发作、常需用抗癫痫药物治疗。脑卒中后癫痫可见任何类型的发作。早发性癫痫发作的机理可能为：（1）短暂性脑缺血发作和脑梗死早期、由于脑组织缺血缺氧、导致钠泵衰竭、钠离子大量内流而使神经细胞膜的稳定性发生改变、出现过度除极化、引发癫性放电。（2）脑出血早期由于血肿直接刺激皮层运动区、或血肿压迫皮层运动性区的血管引起该区缺血、或出血破入脑室系统、脑干受压、脑脊液循环障碍导致颅内压升高。由于自动调节作用、脑血管收缩、脑供血不足、使血肿周围组织缺血更加严重。局部低氧、低糖、低钙、代谢紊乱而致神经元受刺激放电过度而引起癫痫发作。（3）脑出血或蛛网膜下腔出血引起局限性或弥漫性脑血管痉挛、导致神经元缺血缺氧而致痫性放电。（4）较大的畸形血管盗血而使邻近脑组织缺血缺氧、或病变直接刺激局部神经元引起癫痫发作。（5）脑水肿、急性颅内高压影响正常生理活动、引起痫性放电。（6）脑卒中后、由于应激反应、使体内有关激素水平发生改变、引起异常放电。（7）脑卒中后水电解质及酸碱平衡失调、诱发癫性放电。总之、脑卒中早期缺血、缺氧、脑水肿和代谢紊乱以及神经元细胞膜稳定性改变等可能为癫痫发作的病理生理基础。迟发性癫痫发作的机理可能与逐渐发生的神经细胞变性和胶质增生有关。目前认为主要有以下几种因素：（1）梗死灶中央神经元坏死；（2）病灶周围神经元变性导致膜电位的改变和去极化；脑卒中后逐渐发生的神经细胞变性；（3）脑卒中后囊腔的机械牵拉刺激；（4）胶质细胞增生、疤痕形成使树突畸形、神经元排列紊乱；（5）梗死后血液动力学改变；（6）高血糖。总之、胶质细胞增生是迟发性癫痫灶的主要特征。由于癫痫灶内的反应性星形细胞不能及时清除 K^+、因而神经元易于发生除极化以致发作性放电。合成 γ～氨基丁酸功能的下降和碳酸酐酶量的不足、导致神经元的高兴奋性和细胞酸碱平衡障碍、从而使神经元易于放电。

卒中后癫痫发作、中医学称为"中风后痫病"、历代医书鲜有专门论述、从发病形式及临床表现来看、仍属中医学"痫病"的范畴。"痫病"是指脏腑受损、元神失控所致、以突然意识丧失、发则仆倒、不省人事、两目上视、口吐涎沫、四肢抽搐、口中怪叫、移时苏醒一如常人为主要临床表现的一种反复发作性疾病。一般认为、痫病的发生大多由于七情失调、先天因素、脑部外伤、饮食不节、劳累过度或患他病之后、使脏腑失调、痰浊阻滞、气机逆乱、风阳内动所致、而尤以痰邪作祟最为重要、本病以头颅神机受损为本、脏腑功能失调为标。神机受累、元神失控是病机的关键所在。中风后痫病具有"痫病"的病因病机特点、然其因中风病而发、二者又存在一些异同、主要表现在痰瘀之证贯穿于中风后痫病的各个阶段、故在辨证施治的同时当兼顾之。

诊断要点

一、脑卒中继发癫痫发作的诊断标准

①急性脑卒中事件发生并经影像学证实;

②既往无癫痫发作病史;

③临床发作表现为卒中后有 2 次或以上的癫痫发作;

④脑电图检测阳性;

⑤排除其他原因的癫痫发作。

二、癫痫发作的分类标准按照 1989 年国际抗癫痫联盟分类方法。具体分类如下:

1. 与部位有关的(局灶性、局限性、部分性)癫痫和癫痫综合征。

(1) 原发性(发病与年龄有关)

(良性儿童中央区—颞叶棘波癫痫。(儿童枕部放电灶癫痫。(原发性阅读癫痫。

(2) 症状性:包括①儿童慢性进行性部分性癫痫连续发作;②由特殊原因引起的(诱发性包括反射性癫痫等)综合征。除上述少见情况外、还有颞叶癫痫、额叶、顶叶、枕叶癫痫等。

(3) 隐源性。

2. 全身性癫痫和综合征

(1) 原发性(按发病年龄早晚次序列举)

①良性家族性新生儿惊厥;②良性新生儿惊厥;③婴儿期良性肌阵挛癫痫;④儿童频发失神癫痫;⑤少年失神癫痫;⑥少年期肌阵挛癫痫(前冲性小发作);⑦觉醒期大发作癫痫;⑧其他上述未提及的全身性原发性癫痫;⑨特定因素诱发性癫痫。

(2) 隐源性或症状性(按年龄次序):①WestSyndrome(婴儿痉挛症);②Len-

nor ~ Gastaut ~ Syndrome；③肌阵挛失动性发作癫痫；④肌阵挛性失神癫痫

（3）症状性

（1）由非特异性病因引起：①早年肌阵挛性脑病。②早年婴儿癫痫性脑病伴抑制发生放电。③其他症状性全身性癫痫；

（2）特异性综合征：这里所指的是包括许多可以引起癫痫发作的疾病状态、这个项目中包括以癫痫为首发症状或主要症状的疾病。

3. 不能确定为局灶性还是全身性的癫痫和癫痫综合征。

（1）既有局灶性还有全身性的发作：①新生儿发作；②婴儿期严重肌阵挛癫痫；③慢波睡眠相持续棘一慢波癫痫；④获得性癫痫性失语（Landau – KleffnerSyndrome）；⑤其他。

（2）没有肯定的全身性或者局灶性特征的癫痫：所有临床上和脑电图上不能明显分出为全身性或局灶性的全身性强直一阵挛性发作诸如许多睡眠大发作（GTC）的病人被认为属于这一类的癫痫。

4. 特殊综合征

与某些情况有关的发作：①发热惊厥；②孤立、单次（isolated）的发作或单次癫痫持续状态；③仅在由于急性的因素如酒精、药物、子痫、非酮性高血糖等引起的代谢性或中毒性事件所产生的发作。癫痫发作大多具有间歇性、短时性和刻板性3个特点。各类发作既可单独地或不同组合地出现于同一个病人身上、也可能开始表现为一种类型的发作、以后转为另一类型。例如、在儿童期出现的失神小发作可在青春后期转为大发作（GTC）；也有起初为大发作、以后发生复杂部分性发作等。

通用良方

中风后癫痫分为早发性癫痫与迟发性癫痫。早期继发癫痫：痰气壅塞是实质性病因、因为风、火皆为无形走窜之邪、不能滞留、而痰为有形之物。出血中风早期继发癫痫、乃由风、火引动痰邪、阻塞经络、脑窍而发。且风、火在其病机变化中皆可产生痰。所以、在治疗上应该以化痰为主、痰出则风火自熄、邪去则癫痫可安。尤其在出血中风急性期伴发早期癫痫发作时、痰气壅塞、有时或可见到喉间痰声如锯、堵塞气道、危及生命、此时、痰气壅塞能否尽快除去往往成为治疗成败的关键。晚期继发癫痫：由于出血中风之后、七情失调、饮食失节、可致脏腑受损、肝脾肾损伤、积痰内伏、遇劳作过度、生活起居失于调摄、则致气机逆乱而触动积痰、痰浊上扰、闭塞心窍、壅塞经络、发为癫痫。此时治疗、宜标本兼顾、调理脏腑、健脾补肾以培本、化痰开窍而治标。

1. 紫雪丹（《外台秘要》）

【组成与用法】寒水石 1500 克　石膏 1500 克　磁石 1500 克　滑石 1500 克　玄参 500 克　羚羊角五两 150 克　屑犀角（水牛角代）50 克　升麻 500 克　沉香 150 克　丁香 30 克　青木香 150 克　炙甘草 240 克。先用石膏、寒水石、滑石、磁石砸成小块、加水煎煮3次。再将玄参、木香、沉香、升麻、甘草、丁香用石膏等煎液煎煮3次、合并煎液、滤过、滤液浓缩成膏、芒硝、硝石粉碎、兑入膏中、混匀、干燥、粉碎成中粉或细粉；羚羊角锉研成细粉；朱砂水飞成极细粉；将水牛角浓缩粉、麝香研细、与上述粉末配研、过筛、混匀即得、每瓶装1.5克。口服、每次1.5~3克、每日2次；周岁小儿每次0.3克、5岁以内小儿每增1岁、递增0.3克、每日1次；5岁以上小儿酌情服用。

【功效与主治】清热开窍，息风止痉。

【加减应用】伴见气阴两伤者，宜以生脉散煎汤送服本方、或本方与生脉注射液同用，以防其内闭外脱。

2. 至宝丹（《苏沈良方》）

【组成与用法】生乌犀（水牛角代）30克　生玳瑁30克　琥珀30克　朱砂30克　雄黄30克　牛黄0.3克　龙脑0.3克　麝香0.3克　安息香45克、酒浸、重汤煮令化、滤过滓、约取30克　金银箔各五十片。上丸如皂角子大、人参汤下一丸、小儿量减（现代用法：水牛角、玳瑁、安息香、琥珀分别粉碎成细粉；朱砂、雄黄分别水飞成极细粉；将牛黄、麝香、冰片研细、与上述粉末配研、过筛、混匀。加适量炼蜜制成大蜜丸、每丸重3克。口服、每次1丸，每日1次，小儿减量。本方改为散剂，用水牛角浓缩粉，不用金银箔，名“局方至宝散”。每瓶装2克，每服2克，每日1次；小儿3岁以内每次0.5克，4~6岁每次1克；或遵医嘱）。

3. 二母定痫丸（时珍国医国药，2004年第3期》）

【组成与用法】母猪藤30克　母猪毛30克（煅）　郁金30克　远志10克　天竺黄10克　胆南星10克　石菖蒲10克　天麻10克　党参30克　白术12克　山药12克　茯苓12克　陈皮10克　法半夏12克　丹参15克　枸杞子15克　麝香1克　甘草3克。共研细末、和蜜为丸。每服12克，3次/日。

【功效与主治】健脾化痰，补益肝肾，养心安神。

【加减应用】无。

4. 五痫丸（《杨氏家藏方》）

【组成与用法】天南星30克（炮）　乌梢蛇30克（酒浸一宿　去皮　骨　焙干　称）　朱砂7.5克（别研）　全蝎6克（去毒）　法半夏60克（汤浸七次）　雄黄4.5克（研）　蜈蚣半条（去头　足　炙）　白僵蚕45克（炒　去丝　嘴）　白附子15克（炮）　麝香1克（别研）　白矾30克　皂角120克捶碎　用水250毫升、挼汁去滓、与白矾一处熬干为度、研）。上药为细末、生姜汁煮面糊为丸、如梧桐子大。每服30丸、食后用、生姜汤送下。

【功效与主治】治癫痫潮发，不论新久。

【加减应用】无。

5. 三痫丸（《丹溪心法》）

【组成与用法】荆芥穗60克　白矾30克（半生半枯）。制备方法：上为末、面糊为丸、如黍米大、朱砂为衣。

用法用量：每服20丸、生姜汤送下。

【功效与主治】小儿惊痫。

【加减应用】无。

6. 郁金丹（《丹溪心法附余》）

【组成与用法】川芎60克　防风30克　郁金30克　猪牙皂角30克　明矾30克　蜈蚣（黄、赤脚）1条。上为末、蒸饼为丸、如梧桐子大。每服15丸、空心茶清送下。

【功效与主治】痫疾。

【加减应用】无。

7. 追风祛痰丸（《摄生众妙方》）

【组成与用法】防风30克　天麻30克　僵蚕炒30克　去丝嘴白附子煨30克　全蝎去毒15克　炒木香15克　朱砂另为衣　猪牙皂角炒22.5克　白矾枯30克　法半夏15克　泡七次、碾为末、秤六两、分作二分、一分用生姜汁作曲、一分用皂角洗浆作曲南星三对、判、一半化白矾水浸、一半皂角浆、各一宿上为细末、姜糊为丸、如梧桐子大、每服七八十丸。食远临卧、用淡姜汤或薄荷汤下。

【功效与主治】治诸风痫暗风。

【加减应用】无。

8. 蛇黄丸（《杨氏家藏方》）

【组成与用法】人参（去芦头）15克　朱砂（别研）15克　蛇黄（火煅令赤、醋淬7次、别研）15克　法半夏（汤洗7遍去滑）15克　天南星（炮）15克　茯神（去木）15克　铁粉4.5克（别研）　麝香半钱（别研）。制备方法：上为细末、次入研者药和匀、煮面糊为丸、如黍米大。用法用量：每用10丸、乳食后生姜汤送下。

【功效与主治】小儿急、慢惊风，涎壅惊悸，作痫疾。

【加减应用】无。

9. 断痫丸（《圣济总录》）

【组成与用法】蛇蜕（微炙）9厘米　蝉蜕（去土、炒）4枚　黄芪（锉）　细辛（去苗、叶）　钓藤钩子15克　甘草（炙、锉）15克　牛黄（研）1.5克. 用法上七味、捣研为末、和匀。煮面糊和丸、如小豆大。一岁小儿服2~3丸、二三岁小儿服10~15丸、人参汤下。不计时候。

【功效与主治】小儿胎风，久为惊痫，时发时止。

【加减应用】无。

10. 比金丸（《婴童百问》）

【组成与用法】人参3克　琥珀3克　白茯苓3克　朱砂3克　远志肉姜制焙3克

天麻3克　石菖蒲细节者3克　川芎3克　胆南星3克　青黛3克　麝香0.6克。共为末、炼蜜丸桐子大、每服一丸、薄荷汤调下。

【功效与主治】养心安神。

【加减应用】无。

11. 抑痫散（福建中医药，1995年第5期）

【组成与用法】白花蛇30克　珍珠粉15克　羚羊角15克　藏红花15克　全蝎15克　石菖蒲15克　人参15克　黄芪15克　白芍15克　胆南星10克　天竺黄10克　沉香10克　柴胡各10克　金钱莲6克。上药研成细粉、10克/次、1次/日、用瘦肉汤或猪心汤每晚睡前服（小儿酌减）、12天/疗程。

【功效与主治】清热平肝，豁痰开窍，息风定惊，通经活络。

【加减应用】痰火盛者加黄芩、天花粉；风痰盛者加白附子、僵蚕；痰瘀互结者加桃仁、川芎。

12. 陶氏经验一方（浙江中医杂志，2002年第1期）

【组成与用法】陈皮15克　法半夏15克　茯苓15克　竹茹10克　枳实10克　黄连6克　全瓜蒌10克　钩藤10克　大黄10克　丹参15克。水煎服，每日1剂，2次/日。用于早期继发癫痫。

【功效与主治】清热化痰，活血通络。

【加减应用】无。

13. 陶氏经验二方（浙江中医杂志、2002年第1期）

【组成与用法】陈皮15克　法半夏15克　茯苓15克　竹茹10克　枳实10克　党参15克　白术10克　甘草6克　熟地黄15克　山茱萸肉15克　石菖蒲10克　丹参15克。水煎服，每日1剂，2次/日。用于晚期继发癫痫。

【功效与主治】健脾补肾，化痰开窍。

【加减应用】无。

14. 辛开苦降法（江西中医药，2002年第35期）

【药物组成】白附子10克　细辛6克　黄连各6克　生大黄8克　生龙骨30克　生牡蛎30克　当归10克　制蜈蚣1~3条　生甘草5克。水煎服，每日1剂，2次/日。

【组成与用法】辛开苦降、祛痰息风。

【加减应用】伴头痛或头部有外伤史明显者、服王清任龙马自来丹1.5克、2次/d；夜间或睡眠中发作明显者、加酸枣仁、夜交藤；记忆力下降者、加石菖蒲、炙远志；痰多、舌苔白腻、脉滑者、加法半夏、白矾1~3克；腰膝酸软、耳鸣或发作与月经有关、尺脉虚弱者、加山茱萸、仙灵脾等；经常由感冒诱发者、加服玉屏风散；体虚羸弱者、以黄芩易大黄。

15. 菖蒲郁金方（山东中医杂志，1998年第3期）

【药物组成】石菖蒲30克　郁金10克　法半夏10克　胆南星各10克　茯苓20克

白术10克　山药18克　远志10克　僵蚕10克　全蝎各10克。水煎服，每日1剂，2次/日。

【功效与主治】豁痰开窍息风。

【加减应用】无。

辨证良方

痫病的病因有先天因素、七情所伤、脑部损伤及患他病累及、病机关键为痰浊内阻、脏气不平、阴阳偏胜、神机受累、元神失控；病位主要在心肝；痫病病理因素以痰为主、每因风、火触动、痰瘀内阻、蒙蔽清窍而为病；以心脑神机失用为本、风、火、痰、瘀为标。从中风与痫病的病因病机来看、二者虽然发病机制不同、但是病理因素基本相似、均由风、火、痰、瘀所致。中风后痰、瘀之邪、留滞经脉、致使经脉不通、血行不畅、遗留各种后遗症状、而痰瘀壅滞经络、每因风、火引动而发、上行蒙蔽清窍而使神机失用、元神失控、发为本病、又因痰瘀之邪随风气聚散且胶固难化、而成反复发作性。具体证型可分为风痰闭阻证、痰火扰神证、瘀阻脑络证、脾虚痰盛、心脾两虚证、心肾亏虚证

1. 风痰闭阻证

主症：发病前多有眩晕，胸闷，乏力，痰多，心情不悦，舌质红，苔白路，脉多弦滑有力。

治法：涤痰息风镇痫。

(1) 定痫丸（《医学心悟》）

【组成与用法】明天麻30克　川贝母30克　茯苓（蒸）30克　茯神（去木、蒸）30克　半夏（姜汁炒）30克　胆南星15克　石菖蒲（石杵碎、取粉）15克　全蝎（去尾、甘草水洗）15克　僵蚕（甘草水洗、去嘴、炒）15克　真琥珀15克　陈皮（洗、去白）21克　丹参（酒蒸）60克　麦冬（去心）60克　远志（去心、甘草水洗）21克　朱砂（细研、水飞）9克。用竹沥100ml、姜汁20ml、再用甘草120克　熬膏、和药为丸、如弹子大、辰砂为衣。每服6~9克。用竹沥100ml、姜汁20ml、再用甘草120克　熬膏、和药为丸、如弹子大、辰砂为衣。每服6~9克。

【功效与主治】豁痰开窍，息风镇惊。

【加减应用】照五痫分引下：犬痫，杏仁5枚，煎汤化下；马痫，麦冬6克，煎汤化下；牛痫，大枣2枚，煎汤化下；猪痫，黑料豆9克，煎汤化下；每日二至三次。眩晕、目斜视者，加生龙牡、磁石、珍珠母；肝火盛者加龙胆草、黄芩、木通；便秘者加大黄；胁胀嗳气者加柴胡、枳壳、青陈皮。

(2) 金母定痫丸（时珍国医国药，2004年第3期）

【组成与用法】郁金15克　母猪藤30克。天麻12克　钩藤12克　蝉蜕10克　僵蚕12克　全蝎10克　茯苓12克　远志10克　胆南星10克　天竺黄10克　石菖蒲10克　珍珠母30克　陈皮10克　法半夏10克　甘草3克。水煎服，每日1剂，2次/日。

【功效与主治】豁痰开窍，息风定痫。

【加减应用】如热盛者加栀子、黄连；便秘者加枳实、大黄。

（3）涤痰汤（《奇效良方》）

【组成与用法】胆南星（姜制）2.5克 法半夏（汤洗七次）2.5克 枳实（麸炒）6克 茯苓（去皮）6克 橘红4.5克 石菖蒲3克 人参3克 竹茹2.1克 甘草1.5克。水煎服，每日1剂，2次/日。

【功效与主治】豁痰开窍。

【加减应用】肝风内动，加天麻、石决明。大便不通，加生大黄。

（4）痫风散（江苏中医杂志，1985年第4期）

【组成与用法】炙全蝎18克 炙蜈蚣10克 熊胆6克 牛黄6克 马宝18克 炙僵蚕10克 朱砂10克 制半夏18克 郁金18克 白矾6克 生大黄30克 橄榄18克。上药共研细末、混匀。每次服6克 开水送下。

【功效与主治】涤痰息风，宣窍定痫。

【加减应用】无。

（5）化痰息风通络（中医研究，2011年第9期）

【组成与用法】胆南星15克 天竺黄12克 天麻12克 僵蚕15克 全蝎12克 蜈蚣12克 琥珀4克 石菖蒲15克 白术12克 茯神15克 蝉蜕12克 川芎9克 沉香12克。水煎服，每日1剂，2次/日。

【功效与主治】豁痰开窍，息风定痫。

【加减应用】无。

（6）通络定痫汤（河北中医，1999年第21期）

【组成与用法】法半夏10克 制胆南星10克 橘红10克 茯苓20克 石菖蒲15克 远志10克 天麻10克 川芎15克 桃仁10克 牛膝15克 郁金10克 僵蚕15克 全蝎10克 珍珠母20克 龙齿20克。水煎服，每日1剂，2次/日。

【功效与主治】活血化痰，通络开窍，息风定痫。

【加减应用】气血虚者加黄芪20克、当归10克；阴虚者加黄精20克、山茱萸15克。

（7）菖蒲郁金汤（《温病全书》）

【组成与用法】鲜石菖蒲9克 广郁金3克 炒栀子9克 连翘6克 灯芯6克 鲜竹叶9克 牡丹皮6克 淡竹沥（冲）9克 细木通4.5克 玉枢丹（冲服）1.5克。水煎服，每日1剂，2次/日。

【功效与主治】清热化湿，豁痰开窍。

【加减应用】本方开窍醒神力量不足，如热偏重而邪热炽盛、神昏谵语者，可加服至宝丹；湿浊偏盛而热势不著者，可送服苏合香丸。若感暑湿入里、与痰热相合、蒙蔽心包，去牛蒡子、姜汁，加青蒿梗、佩兰梗、浙贝母、丝瓜络以祛暑化湿、清热涤痰；若发热甚者，加板蓝根、金银花以清热解毒；若四肢抽搐者，加钩藤、地龙以清肝息风；若喉及口中痰多者，加全瓜蒌、莱菔子、橘络，以清涤热痰、行气通络。

2. 痰火扰神证

主症：发作时昏仆抽搐、吐涎或有吼叫；平时急躁易怒、心烦失眠、咳痰不爽、口苦咽干、便秘尿赤；病发后、症情加重、彻夜难眠；苔黄腻、脉滑数。

治法：清热泻火、化痰开窍。

（1）礞石滚痰丸（《泰定养生主论》）

【组成与用法】 大黄酒蒸240克　片黄芩酒洗净240克　礞石30克　捶碎、同焰硝30克、投入小砂罐内盖之、铁线缚定、盐泥固济、晒干、火煅红、候冷取出沉香半两（15克。水泛小丸、每服8－10克、日1～2次、温开水送下。

【功效与主治】 泻火逐痰。

【加减应用】 可根据病情之轻重、病势之缓急以及药后反应而增减药量：急重病，每服9～12克；慢性病，每服6～9克、均临卧服。次夜剂量根据腹泻次数及症状缓解程度而进行调整。本方虽药力峻猛，但药后除有腹泻外，副作用较少，部分患者出现咽喉稠涎而壅塞不利者，乃药力相攻、痰气上泛之象，不必惊慌，少顷自安。一般次日早晨当有大便，其余几次泻下痰片黏液，此为顽痰浊垢自肠道而下之象。

（2）温胆汤（《三因极一病证方论》）

【组成与用法】 法半夏汤洗七次，60克　竹茹60克　枳实麸炒、去瓤60克　陈皮90克　炙甘草30克　茯苓45克。上锉为散。每服四大钱（12克），水一盏半，加生姜五片、大枣一枚，煎七分，去滓，食前服（现代用法：加生姜5片、大枣1枚水煎服，每日1剂，2次/日，用量按原方比例酌减）。

【功效与主治】 理气化痰，和胃利胆。

【加减应用】 若心热烦甚者，加黄连、栀子、淡豆豉以清热除烦；失眠者，加琥珀粉、远志以宁心安神；惊悸者加珍珠母、生牡蛎、生龙齿以重镇定惊；呕吐呃逆者，酌加苏叶或梗、枇杷叶、旋覆花以降逆止呕；眩晕，可加天麻、钩藤以平肝息风；癫痫抽搐可加胆南星、钩藤、全蝎以息风止痉。

（3）龙胆泻肝汤（《医方集解》）

【组成与用法】 龙胆草（酒炒）6克　木通6克　生甘草6克　柴胡6克　黄芩（炒）9克　生地黄（酒炒）9克　栀子（酒炒）9克　车前子9克　泽泻12克　当归（酒炒）3克。水煎服，每日1剂，2次/日。也可制成丸剂、每服6～9克、日二次、温开水送下。

【功效与主治】 清泻肝胆实火，清利肝经湿热。

【加减应用】 若肝胆实火较盛，可去木通、车前子，加黄连以助泻火之力；若湿盛热轻者可去黄芩、生地黄，加滑石、薏苡仁以增强利湿之功；若玉茎生疮、或便毒悬痈以及阴囊肿痛、红热甚者，可去柴胡，加连翘、黄连、大黄以泻火解毒。

（4）断痫丸（《活人心统》）

【组成与用法】全蝎6克 蝉蜕6克 牛胆南星6克 防风6克 天麻6克 白附子6克 羌活3克 薄荷3克 细辛3克 人参3克 皂角4.5克。上为末、粥为丸、如梧桐子大。每服30丸、葱白汤送下。

【功效与主治】诸痫、痰火发作频数。

【加减应用】无。

（5）七宝镇心丸（《婴童百问》）

【组成与用法】远志肉姜汁焙3克 雄黄3克 铁粉3克 琥珀3克 朱砂3克 金箔二十片、麝香少许。共为末、枣肉丸桐子大、每服一丸、麦冬去心煎汤送下。

【功效与主治】治惊痫心热。

【加减应用】无。

（6）清神汤（《类证治裁》）

【组成与用法】犀角3克 远志去心姜制3克 白鲜皮3克 人参3克 石菖蒲3克 甘草炙3克。共为末、每服3克、麦冬去心煎汤调下。

【功效与主治】养心清热安神。

【加减应用】无。

（7）化风丹（《婴童百问》）

【组成与用法】胆南星 羌活 独活 防风 天麻 人参去芦 川芎 荆芥粉草 全蝎各等分。共为末、炼蜜丸芡实大、薄荷汤下。一方加辰砂、麝香少许。

【功效与主治】凉风化痰，退热定搐。

【加减应用】无。

（8）地龙散（《婴童百问》）

【组成与用法】干地龙焙15克 人参7.5克 天竺黄7.5克 代赭石煅醋淬7.5克 朱砂7.5克 铁粉7.5克 轻粉1.5克 雄黄4.5克 金箔三十片。共为末、每服五分、紫苏汤调服。（炳茂按：此方删虎睛一味。含轻粉、铁粉之药不宜内服。）

【功效与主治】清热息风止痉。

【加减应用】无。

（9）定痫丸（新中医，1992年第37期）

【药物组成】天麻10克 僵蚕10克 法半夏10克 胆南星10克 钩藤12克 石菖蒲12克 地龙12克 黄芩12克 远志6克 龙齿30克（先煎）。水煎服，每日1剂，2次/日。

【功效与主治】豁痰开窍，息风定痫。

【加减应用】无。

（10）当归芦荟丸（《丹溪心法》）

【组成与用法】当归30克　龙胆草15克　栀子30克　黄连30克　黄柏30克　黄芩30克　芦荟15克　大黄15克　木香4.5克　麝香1.5克　青黛15克。上为末、炼蜜为丸、如小豆大、小儿如麻子大、生姜汤下、每二十丸。

【功效与主治】清肝泻火，化痰宁神。

【加减应用】若火成阳亢者加入石决明、钩藤以潜阳息风；若失眠者加合欢皮、生龙骨、茯神以解郁安神；痰热较甚者加茯苓、姜半夏、橘红以加强益气化痰之力。

（11）泻青丸（《小儿药证直诀》）

【组成与用法】当归（去芦头、切）3克　龙胆草3克　川芎3克　山栀子仁3克　川大黄（湿纸裹煨）3克　羌活3克　防风（去芦头、切焙）3克。上药为末、炼蜜为丸、鸡头大1.5克、每服半丸至一丸、竹叶煎汤、同砂糖、温开水化下。

【功效与主治】清肝泻火。

【加减应用】无。

（12）风饮汤（辽宁中医杂志，2003年第30期）

【组成与用法】寒水石30克　滑石（另包）10克　赤石脂30克　白石脂30克　紫石英30克　石膏30克　龙骨30克　牡蛎各30克　干姜10克　大黄10克　桂枝15克　甘草10克。水煎服，每日1剂，2次/日。

【功效与主治】重镇心肝，清热定痫。

【加减应用】无。

3．瘀阻脑络证

主症：平素头晕头痛、痛有定处；常伴单侧肢体抽搐、或一侧面部抽动；颜面口唇青紫、舌质暗红或有瘀斑、舌苔薄白、脉弦或涩。

治法：活血化瘀、息风通络。

（1）通窍活血汤（《医林改错》）

【组成与用法】赤芍3克　川芎3克　桃仁研泥9克　红花9克　老葱切碎3根　鲜姜9克　红枣去核7枚　麝香绢包0.16克　黄酒半斤250克　前七味煎一盅、去滓、将麝香入酒内再煎二沸、临卧服。

【功效与主治】活血化瘀，息风通络。

【加减应用】若瘀痛入络，可加全蝎、穿山甲、地龙、三棱、莪术等以破血通络止痛；气机郁滞较重者加川楝子、香附、青皮等以疏肝理气止痛；胁下有痞块、属血瘀者可酌加丹参、郁金、䗪虫、水蛭等以活血破瘀、消痞化滞；痰涎偏盛者，加半夏、胆南星、竹茹。

（2）惊痫汤（新中医，1985年第83期）

【组成与用法】丹参30克　赤芍12克　红花4.5克　夜交藤30克　酸枣仁15克　地龙9克　珍珠母30克。水煎服，每日1剂，2次/日。

【功效与主治】活血通络，宁心安神。

【加减应用】无。

（3）气痫汤（新中医，1985年第3期）

【组成与用法】丹参30克　合欢皮30克　赤芍12克　红花4.5克　川楝子9克　青陈皮9克　白芷6克。水煎服，每日1剂，2次/日。

【功效与主治】行气活血。

【加减应用】无。

（4）风痫汤（新中医，1985年第3期）

【组成与用法】丹参30克　大青叶30克　珍珠母30克　赤芍12克　红花4.5克　葛根9克　薄荷3克　地龙9克。水煎服，每日1剂，2次/日。

【功效与主治】活血通络，平肝息风。

【加减应用】无。

（5）止痫汤（国医论坛，1996年03期）

【组成与用法】煅青礞石20克　天麻10克　钩藤10克　胆南星10克　炙全蝎10克　炙蜈蚣10克　水蛭10克　当归10克　僵蚕10克。煎汤口服，每日1剂，2次/日。

【功效与主治】息风止痉，豁痰逐瘀。

【加减应用】无。

（6）通窍定痫丸（浙江中医杂志，1999年第15期）

【组成与用法】血竭　穿山甲　全蝎　蜈蚣　胆南星各等份。粉碎成细末、过筛混匀。每100克粉末、加炼蜜100克、制成小丸、每次9克、每日2~3次、重症适当加量、儿童酌减。

【功效与主治】活血通窍，化痰息风。

【加减应用】无。

（7）加味佛手散（《婴童百问》）

【组成与用法】当归30~60克　川芎15~30克　丹参15~30克　炮山甲9~12克　地龙9~12克　路路通15~20克。水煎服，每日1剂，2次/日。

【功效与主治】活血化瘀，化痰止痉。

【加减应用】无。

（8）化痰定痫方（江苏中医药，2007年第1期）

【组成与用法】当归10克　川芎10克　桃仁10克　红花6克　赤芍10克　生地黄10克　生胆南星10克　天竺黄10克　石菖蒲10克　全蝎5克　蜈蚣2条　丹参10克　钩藤10克　制半夏10克　茯苓10克　陈皮6克　僵蚕10克　青龙齿15克（先煎）。水煎服，每日1剂，2次/日。

【功效与主治】活血通络，化痰定痫。

【加减应用】风动明显者加蜈蚣3条、天麻10克；痰象突出者重用生胆南星可达20克，另加礞石滚痰丸6克；惊悸不安者加茯苓神10克、远志6克。

4. 脾虚痰盛证

主症：痫证日久、神疲乏力、眩晕时作、面色不华、胸闷痰多或恶心欲呕、纳少便溏、舌淡、苔白腻、脉濡弱。

治法：健脾化痰、和胃降浊。

六君子汤（《医学正传》）

【组成与用法】人参9克　白术9克　茯苓9克　炙甘草6克　陈皮3克　法半夏4.5克。上为细末、作一服、加大枣二枚、生姜三片、水煎服，每日1剂，2次/日。

【功效与主治】益气健脾，燥湿化痰。

【加减应用】痰涎较甚者加僵蚕、胆南星、炙远志、石菖蒲、蝉蜕；眩晕加天麻、钩藤；恶心呕吐者加竹茹；畏寒肢冷加附片、干姜；心神不宁者加炒酸枣仁、珍珠母、龙齿；心悸气短、唇甲色淡加黄芪、当归；腹胀明显者加柴胡、威灵仙；腹痛明显者加白芍、延胡索；烦躁易怒者加当归、枳壳、牛膝；纳呆食少加麦芽、山楂、神曲。

5. 心脾两虚证

主症：反复发作、神疲乏力、心悸气短、失眠多梦；面色苍白、形体消瘦；纳呆、大便溏薄；舌质淡、苔白腻、脉沉细而弱。

治法：补益气血、健脾养心。

（1）归脾汤（《正体类要》）

【组成与用法】白术3克　当归3克　茯苓3克　黄芪炒3克　远志3克　龙眼肉3克　酸枣仁炒3克　人参6克　木香1.5克　炙甘草1克。加生姜、大枣，水煎服，每日1剂，2次/日。

【功效与主治】益气补血，健脾养心。

【加减应用】痰浊盛而恶心呕吐，加胆南星、姜竹茹、瓜蒌、石菖蒲、旋覆花；便溏者薏苡仁、炒扁豆、炮姜；夜游者加生龙牡、生铁落；头晕失眠，加胡桃仁、胡麻仁、制首乌、紫河车；失眠重者可酌加龙骨、磁石以重镇安神；心悸怔忡甚者可酌加龙眼肉、夜交藤以增强养心安神之功；遗精者可酌加金樱子、煅牡蛎以固肾涩精。

（2）八珍汤（《瑞竹堂经验方》）

【组成与用法】人参30克　白术30克　茯苓30克　当归30克　川芎30克　芍药30克　熟地黄30克　炙甘草30克。作汤剂、加生姜3片、大枣5枚，水煎服，每日1剂，2次/日、用量根据病情酌定。

【功效与主治】益气补血。

【加减应用】以血虚为主、眩晕心悸明显者加大熟地黄、白芍药用量；以气短乏力明显者，可加大人参、白术用量；兼见不寐者，可加酸枣仁、五味子；见脘腹胀满者加枳壳、厚朴、木香；兼纳呆食滞者加砂仁、山楂、麦芽、神曲；兼有便溏、浮肿者加山药、薏苡仁、车前子。

（3）人参养荣汤（《三因极一病证方论》）

【组成与用法】黄芪30克　当归30克　肉桂30克　甘草炙30克　陈皮30克　白术30克　人参30克　白芍药90克　熟地黄9克　五味子4克　茯苓4克　远志15克。上锉为散，每服四大钱（12克），用水一盏半，加生姜三片、大枣二枚，煎至七分，去滓，空腹服。（亦可作汤剂用法：水煎服，每日1剂，2次/日，用量酌减。）

【功效与主治】益气补血，养心安神。

【加减应用】夜寐不安加茯神、酸枣仁、夜交藤；血虚甚，重用黄芪；脘闷纳呆、恶心呕吐者加半夏、厚朴、木香；耳鸣、虚烦者加黄精、何首乌、枸杞子。

6. 心肾亏虚证

主症：反复发痫不愈，神疲乏力，面色苍白，体瘦，纳呆，健忘失眠，腰膝酸软，舌质淡，苔白腻，脉沉弱。

治法：补益心肾。

（1）天王补心丹（《校注妇人良方》）

【组成与用法】人参去芦15克　茯苓15克　玄参15克　丹参15克　桔梗15克　远志15克　当归酒浸30克　五味子30克　麦门冬去心30克　天门冬30克　柏子仁30克　酸枣仁炒30克　生地黄120克。上药共为细末、炼蜜为小丸、用朱砂水飞9~15克为衣、每服6~9克、温开水送下、或用桂圆肉煎汤送服；亦可改为汤剂、用量按原方比例酌减。

【功效与主治】滋阴清热，养血安神。

【加减应用】神思恍惚、持续时间长者，加阿胶补益心血；柏子仁、磁石、朱砂；心中烦热者，加炒栀子、莲子心；大便干燥者，加玄参、天花粉、当归、火麻仁。

（2）大定风珠（《温病条辨》）

【组成与用法】生白芍8克　阿胶9克　生龟板12克　干地黄18克　麻子仁6克　五味子6克　生牡蛎12克　麦冬连心18克　炙甘草12克　鸡子黄生2枚　鳖甲末12克。水煎服，每日1剂，2次/日。

【功效与主治】育阴潜阳，息风定痫。

【加减应用】若兼气虚喘急加人参补气定喘；气虚自汗加人参、龙骨、小麦补气敛汗；气虚心悸，加人参、小麦、茯神补气宁神定悸；若低热不退，加地骨皮、白薇以退虚热；心神不宁加珍珠母、磁石；口苦、苔黄腻加天竺黄、竹茹；五心烦热加地骨皮、栀子；疲乏明显加太子参；纳谷不香加焦三仙、鸡内金。

（3）甘麦大枣汤（《金匮要略》）

【组成与用法】甘草9克　小麦15克　大枣10枚。水煎服，每日1剂，2次/日。

【功效与主治】养心安神，和中缓急。

【加减应用】若心烦不眠、青红少苔、阴虚较明显者，加生地黄、百合以滋养心阴；头目眩晕、脉弦细、肝血不足者，加酸枣仁、当归以养肝补血安神。

（4）龙牡柴桂汤（实用中医药杂志，1996年03期）

【组成与用法】生龙骨20~30克　牡蛎20~30克　白芍10~15克　党参8~12克　茯苓8~12克　桂枝8~12克　法半夏8~12克　柴胡6~12克　生姜6~12克　大枣6~12克　黄芩5~8克　大黄5~8克　石菖蒲5~8克　远志3~5克　甘草3~5克。水煎服，每日1剂，2次/日。

【功效与主治】息风止痉，育阴潜阳。

【加减应用】无。

（5）镇惊丸（《婴童百问》）

【组成与用法】紫石英煅醋淬2.25克　铁粉2.25克　远志去心姜制焙2.25克　轻粉2.25克　茯神　人参7.5克　琥珀7.5克　滑石7.5克　胆南星炮7.5克　龙齿7.5克　蛇黄醋淬7.5克　熊胆7.5克。共为末、炼蜜丸桐子大、朱砂为衣、每服一丸、银花汤下、或用猪乳调、抹人口中。

【功效与主治】养心安神，息风潜阳。

【加减应用】无。

（6）固真汤（《证治准绳》）

【组成与用法】制附子10克　肉桂3克　人参10克　茯苓10克　白术10克　山药10克　黄芪15克　炙甘草6克。诸药共煎加水800毫升、煎至400毫升去滓、一日三次分服。

【功效与主治】温肾固本。

【加减应用】脾气虚加党参、黄芪、白术、茯苓、炙甘草；抽搐频频加龙齿、钩藤平肝息风；阳气回复后改用理中地黄汤或可保立苏汤，以阳中求阴，使阴阳维系、阳生阴长而搐定。

对症良方

本症的主要表现为四肢抽搐、口吐白沫、角弓反张、卒中后癫痫的对症专方、主要适用于主症突出而其他症状不明显的情况。

1. 卒中后癫痫抽搐的专方

（1）止痉除痫散

【组成与用法】生龙骨60克　生牡蛎60克　钩藤60克　降香60克　紫石英45克　寒水石45克　白石脂45克　赤石脂45克　生石膏45克　滑石粉45克　生赭石45克　桂枝15克　干姜15克　大黄15克　甘草15克。共为极细末、成人每次服5克、每日2~3次。小儿3岁以内服0.5~1克、5~10岁可酌加至2克。连服1~3个月。

【功效与主治】镇静止搐。

【加减应用】无。

（2）止痉散（《方剂学》）

【组成与用法】全蝎　蜈蚣各等分、上为细末、每次 1～1.5 克、每日 2～4 次、白开水送服。

【功效与主治】祛风止痉。

【加减应用】无。

（3）玉真散（《外科正宗》）

【组成与用法】生白附子　生天南星　天麻　白芷　防风　羌活各等分。上药共研细末。每服 3－6 克、日服 2－3 次、用热酒或童便调服；外用适量、敷患处；狂犬咬伤者、将伤处洗净外搽。亦可改作汤剂。水煎服，每日 1 剂，2 次/日。

【功效与主治】功效祛风化痰，定搐止痉。

【加减应用】无。

（4）大秦艽汤（《素问病机气宜保命集》）

【组成与用法】生地黄 10 克　熟地黄 10 克　羌活 10 克　独活 10 克　秦艽 10 克　川芎 6 克　赤芍 10 克　白芷 10 克　生石膏 15 克　当归 10 克　茯苓 10 克　细辛 3 个　白术 10 克　木防己 10 克。水煎服，每日 1 剂，2 次/日。

【功效与主治】祛风通络，养血和营。

【加减应用】无。

（5）镇肝息风汤（《医学衷中参西录》）

【组成与用法】怀牛膝 30 克　生赭石 30 克　生龙骨 15 克　生牡蛎 15 克　生龟板 15 克　生白芍 15 克　玄参 15 克　天冬 15 克　川楝子 6 克　生麦芽 6 克　茵陈 6 克　甘草 4.5 克。水煎服，每日 1 剂，2 次/日。

【功效与主治】镇肝息风，滋阴潜阳。

【加减应用】心中烦热甚者加石膏、栀子以清热除烦；痰多者加胆南星、竹沥水以清热化痰；尺脉重按虚者加熟地黄、山茱萸以补肝肾；中风后遗有半身不遂、口眼㖞斜等不能复元者，可加桃仁、红花、丹参、地龙等活血通络。

（6）天麻钩藤饮（《杂病证治新义》）

【组成与用法】天麻 90 克　钩藤 12 克　川牛膝 12 克　生决明 18 克　栀子 9 克　黄芩 9 克　杜仲 9 克　益母草 9 克　桑寄生 9 克　夜交藤 9 克　茯神 9 克。水煎服，每日 1 剂，2 次/日。

【功效与主治】平肝息风，清热活血。

【加减应用】眩晕头痛剧者，可酌加羚羊角、龙骨、牡蛎以增强平肝潜阳息风之力；若肝火盛、口苦面赤、心烦易怒，加龙胆草、夏枯草以加强清肝泻火之功；脉弦而细者，宜加生地黄、枸杞子、何首乌以滋补肝肾。

2. 卒中后癫痫口吐白沫的专方

(1) 星珠散(《中医内科学》)

【组成与用法】 南星湿纸裹煨30克　朱砂3克。共为末，猪心血为丸桐子大，每服二丸，防风汤调下。

【功效与主治】 定痫利痰。

【加减应用】 无。

(2) 痰痫汤(新中医，1985年第8期)

【组成与用法】 丹参30克　夜交藤30克　珍珠母各30克　川芎9克　法半夏9克　地龙9克　僵蚕9克　红花4.5克　胆南星6克。水煎服，每日1剂，2次/日。

【功效与主治】 化痰通络，平肝息风。

【加减应用】 无。

(3) 定痫豁痰汤(《中医内科学》)

【组成与用法】 天麻5克　钩藤(后下)9克　僵蚕6克　地龙6克　胆南星5克　辰茯苓9克　炒当归5克　炒白芍5克　郁金5克　陈皮59克。水煎服，每日1剂，2次/日。

【功效与主治】 息风定痫，豁痰活血。

【加减应用】 痰涎壅盛者，加竹沥、半夏、浙贝；挟乳食积滞者，加神曲、山楂炭、炒谷麦芽；血滞心窍者，加丹参、川芎。

3. 卒中后癫痫小发作的专方

(1) 断痫良方(江西中医药，1985年第3期)

【组成与用法】 人参10克　远志6克　石菖蒲6克　茯苓12克　钩藤12克　胆南星10克　炒酸枣仁12克　黄连3克　川木瓜12克　僵蚕10克　甘草5克。水煎服，每日1剂，2次/日。

【功效与主治】 益气安神，涤痰息风。

【加减应用】 若水肿兼有表证者，可与越婢汤合用；水湿壅盛者可与五皮散合用；泄泻偏于热者，须去桂枝，可加车前子、木通以利水清热。

(2) 治痫灵(湖南中医学院学报，1999年第4期)

【组成与用法】 胆南星　蜈蚣　全蝎　地龙　石菖蒲　红花　川芎　僵蚕　熊胆粉　冰片等。制成胶囊，每次4粒，3次/日，内服。

【功效与主治】 活血化瘀，清热化痰，息风止痉，开窍宁神。

【加减应用】 无。

第七节　膀胱及直肠功能障碍

膀胱功能障碍

膀胱功能障碍为脑卒中后上运动神经元的排尿中枢受损、出现无抑制性神经源性膀胱的病变所致、是脑卒中后五大功能障碍之一、其临床发病率较高。严重的干扰着脑卒中病人的康复。脑卒中患者的膀胱功能障碍与年龄有关、一般年龄越大、发病率越高、特别是老年男性常合并前列腺肥大等疾病。膀胱功能障碍临床分为尿频、尿失禁、排尿困难、尿闭 4 种类型。因脑血管病的病变部位不同、膀胱功能障碍的表现亦不同。(1) 额叶、内囊、壳核的病变多数表现为尿频、紧迫性尿失禁;(2) 脑干病变促进排尿;(3) 排尿中枢无左右优势半球之分、但临床上可见左侧半球病变多数为尿失禁、右侧半球病变多数为排尿困难及尿频;(4) 脑血管病患者慢性期 70% 以上表现为尿频及尿失禁。脑卒中后排尿障碍发病机制复杂:①排尿活动的神经传导通路受损。在神经轴的不同水平有三个不同的排尿控制中枢、分别位于皮质、桥脑和脊髓、它们共同控制和协调排尿过程。一旦额叶排尿中枢被激活、就发出信息协调脊髓排尿控制中枢和自主神经的活动、以强化逼尿肌冲动和协调逼尿肌与尿道周围横纹肌的活动、保证在膀胱完全排空前的排尿反射。脑卒中后出现的尿失禁多是由于排尿活动在脊髓以上的神经传导径路受损、病灶直接破坏排尿高级中枢及其与下位排尿中枢之间的联系、导致排尿障碍;②脑卒中并发症、包括失语、肢体活动障碍、认知障碍、意识障碍等会影响排尿;③脑卒中前即存在尿失禁或尿失禁易感因素:如糖尿病性周围神经病、良性或恶性前列腺肥大、脊髓病变;④应用影响排尿功能的药物、如三环类抗抑郁药、抗胆碱能药物等、可引起排尿无力、继发尿潴留、充盈性尿失禁。

该病属中医"癃闭"、"劳淋"范畴。癃闭发病机制:湿热不解、下注膀胱、或湿热素盛、肾热下移膀肤、膀肤湿热阻滞、气化不利而为癒闭;热壅于肺、肺气不能肃降、津液输布失常、水道通调不利、不能下输膀肤、又因热气过盛、下移膀肤、以致上、下焦均为热气闭阻、而成癒闭;劳倦久病致脾虚而清气不能上升、则浊阴难以下降、小便因而不利;年老体弱或久病体虚、肾阳不足、命门火衰、气不化水、是以"无阳则阴无以化"、而致尿不得出。或因下焦积热、日久不愈、耗损津液、以致肾阴亏耗、水府枯竭而无尿;肝气郁结、疏泄不及、从而影响三焦水液的运行和气化功能、致使水道的通调受阻、形成癒闭。劳淋发病机制:过食辛热肥甘之品、或嗜酒太过、酿成湿热、下注膀胱、发而为淋;年老、久病体弱、以及劳累过度、导致肝肾亏虚、脾虚则中气下陷、肾虚则下元不固、而致小便淋𪾢不已;久病伤肝、气滞不宣、气郁化火、气火郁于下焦、膀胱气化不利。其病位在肾、膀胱、与肺、脾、肝、三焦等脏腑关系密切、表现为本虚标实、虚实夹杂之证、病理因素有湿热、气滞、淤浊、阴阳虚衰等。对于癃闭、中医提倡实则清湿热、散瘀结、利气机而通水道;虚则补脾肾、助气化;针对淋证、中医也提出实则清利、虚则补益之法。

诊断要点

根据 1995 年全国第四届脑血管疾病会议规定的诊断标准和 1999 年 WHO 发布的

神经源性膀胱的诊断标准

1. 脑卒中诊断符合《全国第四届脑血管疾病会议》的诊断标准、并经 CT 确认；

2. 意识清楚伴不同程度尿潴留、尿失禁。

3. 排尿后 B 超测定膀胱残余尿量 >100ml；

4. 排除前列腺肥大、尿路梗阻性疾病、药物性及糖尿病和脊髓疾病所致的排尿障碍。

通用良方

1. 春泽汤加味（新中医，1997 年第 03 期）

【组成与用法】白术　桂枝　琥珀（包煎）各 10 克　猪苓　茯苓　泽泻　党参各 15 克　鱼腥草 30 克　菟丝子 18 克。水煎服，每日 1 剂，2 次/日。

【功效与主治】补虚化瘀，通阳利。

【加减应用】兼见脾虚证候者加黄芪；兼见肾虚证候者加女贞子；小便涩痛较甚加车前子；有尿路结石者加金钱草。

2. 补中益气汤（《内外伤辨惑论》）

【组成与用法】黄芪 30 克　陈皮　当归各 10 克　人参 9 克　白术 12 克　炙甘草 6 克。水煎服，每日 1 剂，2 次/日。

【功效与主治】益气健脾，升阳举陷

【加减应用】：兼阳虚加制附子 6 克、桂枝 9 克；兼腰酸加熟地黄 10 克、枸杞子 12 克；兼小便刺痛灼热加滑石 9 克、栀子 10 克。

3. 通闭汤方（浙江中医杂志，2013 年第 6 期）

【组成与用法】瞿麦　车前子　石韦　黄柏　牛膝各 15 克　扁蓄　金钱草各 30 克　蟋蟀 3 克。水煎服，每日 1 剂，2 次/日。

【功效与主治】消癃通闭，通窍利尿。

【加减应用】伴有尿路感染者加蒲公英 30 克、野菊花 20 克；伴尿潴留者加琥珀粉（冲服）3 克、白茅根 30 克；血尿者加地榆 30 克；大便秘结者加火麻仁 15 克、大黄 10 克；证有膀胱积热者加飞滑石 30 克、蚕沙、厚朴各 10 克；肺气不利者配以桔梗、杏仁各 10 克；脾气不足者配以黄芪 30 克、党参 15 克、升麻 10 克；阴虚者加熟地黄、麦冬、天花粉各 15 克；肾阳不足者淫羊藿 30 克、鹿角片 15 克、或另加服济生肾气丸；兼有肝气郁结者加柴胡 15 克、延胡索 10 克。

4. 补气通浮饮加味（中医临床与保健，1991 年第 4 期）

【组成与用法】炙黄芪 30 克　党参　麦冬　生地黄　车前子（包）　茯苓各 15 克　升麻　血余炭　王不留行各 10 克　通草 6 克。水煎服，每日 1 剂，2 次/日。

【功效与主治】通利小便。

【加减应用】兼咳喘者加桔梗、杏仁、炙桑皮各 10 克；兼尿道涩痛者加萹蓄、石苇各12克；兼情志抑郁者加沉香5克、橘皮10克。

5. 温阳益气散瘀汤加减（四川中医，2005年第08期）

【组成与用法】黄芪30克 生晒参15克 生白术30克 薏苡仁30克 熟附片30克 鹿角片30克 杜仲20克 肉苁蓉30克 益智仁20克 乌药15克 桃仁20克 甲珠10克 丹参20克 桔梗15克。水煎服，每日1剂，2次/日。

【功效与主治】温阳益气散瘀。

【加减应用】气虚下陷者，去桔梗加柴胡10克、升麻15克；下焦湿热者，去附片、鹿角片、生晒参、肉苁蓉，加红藤30克、蜂房15克、半枝莲30克、酒大黄20克、前胡20克；肝肾精亏、阴虚火旺者，去附片、鹿角片、生晒参，加黄精30克、旱莲草20克、生地黄30克、炙鳖甲30克。

6. 滋脾通淋汤（江苏中医，1994年第07期）

【组成与用法】太子参 石斛 山药 芡实 薏苡仁 茯苓各15克 车前子 杏仁 泽泻各10克 通草6克。水煎服，每日1剂，2次/日。

【功效与主治】滋脾通淋。

【加减应用】气虚加黄芪30克；便秘加大黄6克；血瘀加桃仁10克、生蒲黄6克；发热加蒲公英30克、连翘10克；肝气郁结加柴胡、玫瑰花各6克。

7. 癃畅闭通汤（河南中医，2004第11期）

【组成与用法】丹参20克 乌药9克 车前子（包煎）15克 黄柏15克 泽兰15克 白芷12克 赤芍15克。水煎服，每日1剂，2次/日。

【功效与主治】清热，散瘀结，利气机，通水道。

【加减应用】湿热显著者加瞿麦20克、栀子15克、滑石30克、甘草9克；肺热壅盛者加黄芩15克、桑皮15克、麦冬15克；肝气郁滞者加沉香4克、枳壳12克、陈皮15克；瘀血败精阻塞者加桃仁9克、当归尾5克、穿山甲9克、大黄15克；中气不足、清气不升、浊气不降者加黄芪3克、党参20克、升麻6克、柴胡6克；肾阳衰惫、命门火衰者加熟地黄15克、山药30克、山茱萸15克、肉桂6克、制附子9克。

8. 益气解毒饮（黑龙江中医药，1997第05期）

【组成与用法】黄芪 白花蛇舌草 蒲公英各30克 党参20克 黄芩10克 柴胡 麦冬 地骨皮 生地黄 生甘草 车前子各15克。水煎服，每日1剂，2次/日。

【功效与主治】补气滋阴，清热解毒。

【加减应用】小便不利加瞿麦20克、竹叶15克、腰痛加山萸肉、枸杞子各15克、血尿加白茅根、小蓟各30克；小腹凉加小茴香10克、肉桂6克。

辨证良方

1. 湿热蕴结证

主症：小便点滴不通，或量少而短赤灼热，小腹胀满，口苦口黏，或口渴不欲饮，或大便不畅，苔根黄腻，舌质红，脉数。

治法：清热利湿，通利小便。

（1）八正散加减（《太平惠民和剂局方》）

【组成与用法】石苇30克　滑石25克　车前子25克　萹蓄20克　瞿麦25克　甘草梢6克　栀子10克　通草6克　大黄6克　黄柏10克　枳壳12克。水煎服，每日1剂，2次/日。

【功效与主治】清热泻火，利水通淋。

【加减应用】排尿不畅加青皮10克或乌药10克。尿道灼热加黄芩15克、牡丹皮12克。

（2）清肺饮（《病因脉治》）

【组成与用法】茯苓15克　黄芩12克　桑白皮12克　麦冬15克　车前子12克　山栀子9克　木通6克。水煎服，每日1剂，2次/日。

【功效与主治】清肺热，利水道。

【加减应用】如患者出现心烦、舌尖红或口舌生疮等症，可加黄连6克、竹叶9克等；如大便不通，可加杏仁12克、大黄9克；如表兼证见头满、鼻塞、脉浮者，可加薄荷6克（后下）等。

2. 气滞淤浊证

主症：小便不通，或通而不爽，胁腹胀满，多烦善怒，舌红，苔薄黄，脉弦。

治法：疏利气机，通利小便。

（1）沉香散（《太平圣惠方》）

【组成与用法】沉香0.3克（研末冲服）　石苇15克　滑石12克　当归15克　陈皮12克　白芍15克　冬葵子15克　甘草6克　王不留行6克。水煎服，每日1剂，2次/日。

【功效与主治】疏气机，利小便。

【加减应用】若肝郁气滞症状较重，可合六磨汤；若气郁化火、苔薄黄舌质红者，可加牡丹皮9克、山栀子12克等。

（2）代抵当丸（《医学心悟》）

【组成与用法】大黄6克　当归尾30克　生地黄15克　穿山甲片15克　芒硝6克　桃仁6克　肉桂2克。水煎服，每日1剂，2次/日。

【功效与主治】疏气机，利小便。

【加减应用】若门瘀血现象较重，可加丹参30克等；病久血虚，加黄芪25克。

3. 脾肾虚衰证

主症：小便不通或点滴不爽，诽出无力，面色光白，气短，语声低微，小腹坠胀，畏寒怕冷，腰膝冷而醒软无力，舌质淡，苔白，脉沉细而弱。

治法：温补脾肾，化气利尿。

（1）济生肾气丸（《严氏济生方》）

【组成与用法】熟地黄15克 山药20克 山茱萸12克 泽泻12克 茯苓12克 牡丹皮10克 肉桂6克 炮附子6克 牛膝12克 车前子12克。水煎服，每日1剂，2次/日。

【功效与主治】温补肾阳，利水消肿。

【加减应用】舌淡体胖有齿痕、四肢不温加菟丝子12克、巴戟天10克；舌苔白腻者加砂仁10克、石菖蒲12克；如伴气短乏力、腹泻者加黄芪30克、白术15克；如伴肢体疼痛、舌有瘀斑者加葛根12克、细辛5克。

（2）益气补肾化瘀汤（四川中医，2010年第2期）

【组成与用法】黄芪30克 升麻6克 生地黄15克 牛膝15克 菟丝子12克 川断15克 益智仁12克 桑螵蛸15克 瞿麦15克 地鳖虫9克 甘草6克 蒲公英24克。水煎服，每日1剂，2次/日。

【功效与主治】益气补肾化瘀。

【加减应用】湿热重、症见尿频、尿急、尿道烧灼感、大便干结、尿液镜检有脓细胞加土茯苓24克、木通9克、大黄6克；气虚重症见头晕乏力气短、懒言神疲加白术、荔枝核、橘核各15克、乌药20克；肾虚重、症状见腰膝酸软、畏寒肢冷、性欲冷淡、舌淡薄白、脉沉细加巴戟15克、鹿角胶10克（另烊）、炮附子6克（先煎）、肉桂6克、生地黄改为熟地黄15克。

对症良方

脑卒中后膀胱功能障碍的对症良方、只适合主症突出而其他症候不明显的情况。

1. 脑卒中后膀胱功能障碍所致尿频、尿痛专方

（1）缩泉丸（实用中医内科杂志，2013年第06期）

【组成与用法】益智仁 乌药 山药 肉苁蓉 淫羊藿各10克 五倍子8克 补骨脂 山茱萸各15克 覆盆子 金樱子各10克。水煎服，每日1剂，2次/日。

【功效与主治】温化肾气，缩尿止遗。

【加减应用】兼关节游走疼痛，加独活10克、威灵仙15克；畏寒阳虚者，加制附子10克；肢体拘挛、抽掣疼痛加炒白芍15克、防风10克。

（2）知柏地黄汤（《医宗金鉴》）

【组成与用法】熟地黄24克 山茱萸12克 干山药12克 泽泻9克 茯苓（去皮）9克 牡丹皮9克 知母24克 黄柏24克。水煎服，每日1剂，2次/日。

【功效与主治】滋阴降火。

【加减应用】伴有血尿的患者加大蓟30克、小蓟30克、白茅30克；对于腰痛患者加川续断15克、桑寄生15克、旱莲草15克；对于尿急尿痛等排尿刺激患者加木通15克、玄参15克；对于浮肿患者加防己15克、黄芪15克；对于烦躁口渴患

者加蒲公英20克、地骨皮20克；对于小便量少的患者加肉桂12克。

2. 脑卒中后膀胱功能障碍所致血尿专方

（1）小蓟饮子（《济生方》）

【组成与用法】小蓟炭15克　生地黄15克　茜草15克　白茅根15克　滑石（另包）15克　蒲黄炭10克　淡竹叶10克　当归10克　栀子10克　甘草5克　芦根10克。水煎服，每日1剂，2次/日。

【功效与主治】凉血止血，利水通淋。

【加减应用】兼见：夜尿偏多、面色萎黄、神疲乏力、腰膝酸软或伴有阳痿遗精、纳差便溏等，治宜健脾益肾，原方合参芪地黄汤加减；兼见：头晕耳鸣、失眠多梦、口苦咽干或手足心热、舌红少苔、脉细数或细弱，治宜滋阴降火、凉血止血，原方合知柏地黄汤加减。

（2）尿血宁方加味（中医临床研究，2013年第19期）

【组成与用法】生黄芪15克　厚杜仲10克　旱莲草15克　山茱萸肉10克　紫珠草15克　生地榆10克　蛇舌草20克　蒲黄炭10克　牛膝15克　赤芍10克　荠菜花15克　藤梨根20克。水煎服，每日1剂，2次/日。

【功效与主治】益肾清利，化瘀止血。

【加减应用】湿困中焦者加苏梗、砂仁、藿香、佩兰、川连等；热毒蕴结咽喉者加射干、桔梗、牛蒡子、玄参、炒子芩；偏阴虚者加生地黄、女贞子、枸杞子；偏气虚者加茯苓、白术、党参；兼疲血者加三七、丹参、当归；下焦湿热者加车前草、荔枝草、白茅根、生薏仁、苍术。

直肠功能障碍

脑卒中后直肠功能障碍属于中医“便秘”范畴。病因病机：饮食入胃、经过脾胃运化、吸收其精华之后、所剩糟粕最后由大肠传化而出遂成大便。如胃肠运动功能正常、则大便畅通、不致发生便秘。若肠胃受病、或因燥热为结、或因气滞不行、或因气虚传化无力、或血虚肠道干涩以及阴寒凝滞皆能致便秘。患者中风后素体气虚不能推动大便而出、大便在大肠日久则干燥难解。如长期误行攻下、伤及脾胃则气更虚、气虚则水湿停滞、郁而生热、湿热内生、则清阳不升、浊阴不降、上下不通、便秘更重、致虚实夹杂而难治。中风病的发生、不外乎虚（阴虚、气虚）、火（肝火、心火）、风（肝风、外风）、痰（风痰、湿痰）、气（气逆）、血（血瘀）六种病机、而这六种病机中、与便秘关系最密切的又离不开虚、火、痰3种。虚包括阴虚、气虚；火多指肝火、痰火；痰是指燥痰或黏痰。因此、中风病便秘辨证分型、可分为3类、即虚秘（阴虚便秘、气秘）、火秘、痰秘。

诊断要点

1. 参照《各类脑血管疾病诊断要点》、并经CT或MRI确诊为脑梗死或脑出血。

2. 便秘的诊断标准参照《便秘诊治暂行标准》：大便量太少、太硬、排出困难、或合并一些特殊症状、如长时间用力排便、直肠胀感、排便不尽感、甚至需用手法帮助排便。

通用良方

1. 自拟新加黄龙麻仁汤（新中医，2008年第02期）

【组成与用法】生大黄（后下）9克　芒硝（另冲）3克　玄参　生地黄　麦冬　麻子仁各10克　人参（另煎）5克。水煎服，每日1剂，2次/日。

【功效与主治】滋阴增液，软坚润燥。

【加减应用】服药后大便通畅者去大黄、芒硝；心中烦热者加栀子、黄芩各10克；失眠多梦者加夜交藤、炒酸枣仁各15克；语言不利者加郁金、远志各10克、石菖蒲5克、口眼歪斜者加白附子、全蝎各3克、僵蚕10克；患侧僵硬拘挛者加鸡血藤、伸筋草各10克、路路通9克；上肢偏废为主者加桂枝5克；下肢偏废为主者加桑寄生、桑枝各15克、千年健10克。

2. 调胃承气汤加味（上海中医药杂志，2006年第04期）

【组成与用法】生大黄12克　芒硝15克　全瓜蒌10克　胆南星10克　黄芩10克　石菖蒲10克　生甘草6克。水煎服，每日1剂，2次/日。

【功效与主治】舒筋活血。

【加减应用】少阳枢机不利加柴胡；风动不已、躁动不安加羚羊角、石决明、磁石；瘀血明显者，加丹参、桃仁、红花；阴液损伤明显者，减少胆南星、全瓜蒌、芒硝、生大黄之量，加麦冬、玄参、旱莲草等。

3. 血府逐瘀汤加味（中医药临床杂志，2009年第01期）

【组成与用法】大黄15克（后下）　当归30克　生地黄20克　红花15克　赤芍15克　枳壳20克　柴胡12克　川芎15克　桔梗15克　怀牛膝15克　炙甘草12克　桃仁20克　生白术50克　人参20克　厚朴15克　决明子30克。水煎服，每日1剂，2次/日。

【功效与主治】活血化瘀，润肠通便。

【加减应用】大便通畅后去大黄；偏阳虚者去大黄、加肉苁蓉、制附片各20克；偏阴虚者加麦冬、玄参各20克；痰湿偏盛者减去人参、生地黄，加用瓜蒌仁30克、茯苓15克、冬瓜仁30克；失眠多梦者加夜交藤、柏子仁各30克；语言不利者加郁金、石菖蒲各15克；口眼歪斜者加白附子、全蝎各3克；患侧僵硬拘挛者加舒筋草、伸筋草各20克；上肢偏废为主者加桂枝、桑枝各15克；下肢偏废为主者加桑寄生、独活、木瓜各15克；肢体疼痛较剧者加乌梢蛇、秦艽各20克。

4. 四君子汤加味（山东中医杂志，2012年第05期）

【组成与用法】党参30克　白术15克　茯苓15克　枳实15克　厚朴10克　熟地黄30克　肉苁蓉30克　桔梗15克。水煎服，每日1剂，2次/日。

【功效与主治】益气健脾。

【加减应用】气虚明显加黄芪30克；心烦易怒加柴胡10克、郁金10克；能进食者加莱菔子10克；厌食纳呆者加鸡内金10克；燥结明显、欲解不出者，予开塞露纳肛或清洁灌肠。

5. 凉膈散加减（中国中医药现代远程教育，2013年第01期）

【组成与用法】生大黄（后下）20克　芒硝　生甘草各10克　连翘25克　黄芩15克　栀子12克　薄荷10克。水煎服，每日1剂，2次/日。

【功效与主治】泻热通腑。

【加减应用】痰多者加石菖蒲10克、半夏10克；热重者再加栀子12克；阴亏者加麦冬、沙参各15克等；肝风躁动者，加石决明30克等。

6. 六磨汤加减（蛇志，2013年第01期）

【组成与用法】木香15克　乌药10克　沉香6克　大黄（后下）6克　槟榔10克　枳实10克。水煎服，每日1剂，2次/日。

【功效与主治】气泄腹急，大便秘涩。

【加减应用】燥热偏盛、大便干结如羊屎、口干苔黄燥者，加大黄12克（便通即减为3克）、玄参12克、生地黄15克、白芍10克；气虚偏重、大便不干硬、虽有便意但排便困难者，去大黄，加黄芪15克、人参12克；里寒腹痛、四肢不温者，加高良姜15克、甘草10克；血虚心悸、脸色无华者，加当归12克、生地黄12克、何首乌12克；阴虚盗汗、少眠者，加沙参15克、麦冬12克、玉竹12克、石斛12克；小便清长、腰膝酸冷阳虚症者，加肉苁蓉15克、牛膝12克。

7. 通腑泄浊汤（亚太传统医药，2014年第12期）

【组成与用法】生大黄6克　炒枳实10克　厚朴10克　羌活10克　全瓜蒌30克　制半夏9克　防风10克　桃仁10克　钩藤20克　玄明粉6克（分冲）。水煎服，每日1剂，2次/日。

【功效与主治】通腑泄浊。

【加减应用】上肢不遂为主者，可加桑枝20克、片姜黄12克、桂枝10克、红花10克；下肢不遂明显者可加桑寄生20克、怀牛膝12克、川续断15克；舌苔厚腻、食欲不振者可加苍术10克、藿香10克、佩兰10克、陈皮12克；兼有言语不利者可加全蝎6克、石菖蒲10克、远志10克。水煎服，每日1剂，2次/日。

8. 益气健脾通便汤加味（中医药导报，2013年第03期）

【组成与用法】黄芪30克　党参15克　炒白术10克　当归15克　升麻5克　柴胡10克　陈皮10克　槟榔10克　桃仁10克　莱菔子15克　枳实10克。水煎服，每日1剂，2次/日。

【功效与主治】益气健脾通便。

【加减应用】气虚者黄芪加至50克、党参加至30克；兼有血虚者加熟地黄15克、何首乌15克；兼阴不足者加玄参15克、麦冬15克；便干结者加郁李仁20克；

兼有阳虚者，加炙附片、肉苁蓉各10克。

9. 枳实消痞丸（《兰室密藏》）

【组成与用法】枳壳30克　白术20克　党参20克　茯苓15克　麦芽20克　神曲20克　法半夏15克　黄连10克　厚朴15克　干姜10克　炙甘草10克。水煎服，每日1剂，2次/日。

【功效与主治】消痞除满，健脾和胃。

【加减应用】纳食正常者去神曲、麦芽；纳差者加紫苏20克、槟榔15克；怕冷、无口苦者去黄连，加法半夏至20～30克、桂枝15克；大便干硬者白术加至30～40克；大便不成形者白术减至10克；有明显热象或病人极易化热者干姜易炮姜10克；气虚者加黄芪40克；腹胀明显者加木香12克、槟榔12克、陈皮20克、郁金12克；舌质紫暗或舌体瘀斑者加桂枝15克、桃仁10～15克；多日不便、大便干硬者加芒硝5～8克；阴血亏虚者加何首乌、当归15克。

10. 五仁汤加味（广西中医药，2011年第05期）

【组成与用法】陈皮60克　杏仁（炒、去皮尖）30克　桃仁15克　柏子仁　郁李仁　松仁各3克。水煎服，每日1剂，2次/日。

【功效与主治】理气行滞，润肠通便。

【加减应用】腹痛、口臭、舌红苔黄者加大黄10克；腹胀满、舌淡苔厚腻者加枳实15克、厚朴10克、薏苡仁20克；大便干结、潮热盗汗、舌质红少苔、脉细数者加生地黄15克、枸杞子10克；表情淡漠、郁郁寡欢者加郁金、厚朴各15克；纳差、腹胀者加麦芽10克、山楂、枳实各15克；欲便不能、努挣乏力、舌淡苔薄、脉缓弱者加黄芪20克、生白术15克。

辨证良方

1. 虚秘

主症：粪质并不干硬，虽有便意，但临厕努挣乏力，便难排出，心悸气短，便后乏力，面白神疲，肢倦懒言，舌淡苔白，脉弱。

治法：补气润肠通便。

（1）清燥救肺汤（《医门法律》）

【组成与用法】桑叶（经霜者、去枝、梗）9克　石膏（煅）7.5克　甘草3克　人参2.1克　胡麻仁（炒、研）3克　真阿胶2.4克　麦门冬（去心）3.6克　杏仁（泡、去皮、尖、炒黄）2.1克　枇杷叶1片（刷去毛、蜜涂炙黄）。水煎服，每日1剂，2次/日。

【功效与主治】清燥润肺。

【加减应用】痰多加贝母、瓜蒌；血枯加生地黄；热甚加犀角、羚羊角或加牛黄。

（2）当归润肠汤（河南中医学院学报，2007年第05期）

【组成与用法】当归20克　麦冬15克　熟地黄15克　黄芪30克　何首乌15克

肉苁蓉15克　火麻仁20克　枳壳10克　杏仁10克　升麻3克。水煎服，每日1剂，2次/日。

【功效与主治】补气养血，滋阴润肠。

【加减应用】气虚重者加党参20克、白术12克；腹胀重者加厚朴10克；食欲不振者加鸡内金12克。

（3）增液汤（《温病条辨》）

【组成与用法】玄参30克　麦冬连心24克　细生地黄24克。水煎服，每日1剂，2次/日。

【功效与主治】增液润燥。

【加减应用】气虚下陷者加黄芪、党参、升麻；血虚者加当归、黄芪；肾阳虚者加牛膝、肉苁蓉；腹胀者加枳实、莱菔子、厚朴；阴虚加金银花、天花粉。

2. 火秘

主症：大便干结，腹胀腹痛，面红身热，口干口臭，心烦不安，小便短赤，舌红苔黄燥，脉滑。

治法：泻热导滞，润肠通便。

（1）加味二妙散《医略六书》

【组成与用法】黄柏10克　苍术10克　牛膝10克　当归10克　泽兰叶10克　薏苡仁10克　乳香10克　没药10克。穿山甲5克　甘草5克　水蛭3克。水煎服，每日1剂，2次/日。

【功效与主治】温经散寒，除湿宣痹。

【加减应用】：痛甚者加用田七（磨汁冲服）3克；瘀肿明显者薏苡仁用至30克，泽兰叶用至15克。

（2）麻子仁丸《太平惠民和剂局方》

【组成与用法】火麻仁30克　杏仁10克　炒白芍12克　大黄10克　枳实15克　厚朴15克　当归15克　炒白术30克。水煎服，每日1剂，2次/日。

【功效与主治】润肠通便。

【加减应用】便秘重者加生地黄、玄参各15克；腹痛剧者加延胡索、乌药各15克并重用白芍；腹胀明显者加莱菔子、鸡内金各15克；纳差食少者加焦三仙各15克；久病者加桃仁、瓜蒌仁各10克。

（3）润肠丸（《脾胃论》）

【组成与用法】大黄（去皮）　当归梢　羌活各15克　桃仁（浸、去皮尖）3克　麻仁（去皮、取仁）4克。除桃仁、麻仁另研如泥外，捣罗为细末，炼蜜为丸，如梧桐子大，每服五十丸，空腹用，白汤送下。

【功效与主治】润燥疏风，和血通便。

【加减应用】若大便干结如羊屎者加蜂蜜、柏子仁、黑芝麻加强润燥通便之力；

面白眩晕甚者，加制首乌、熟地黄、阿胶养血润肠；若兼气虚、气短乏力、排便无力者，可加黄芪、人参益气通便；若兼阴虚、手足心热、午后潮热者，可加知母、黄柏、玄参以养阴清热；若津亏甚者，可加入芦根以清热生津、养阴润燥；大便干结者加芒硝软坚散结。

3. 痰秘

主症：神志昏蒙、口噤不开、喉中痰鸣、肢体偏瘫而伴便秘，舌质淡，苔白腻或黄腻，脉滑。

治法：化痰开窍通腑。

(1) 参苓白术散（《太平惠民和剂局方》）

【组成与用法】莲子肉（去皮） 薏苡仁 缩砂仁 桔梗（炒令深黄色）各500克 白扁豆（姜汁浸、去皮、微炒）750克 白茯苓 人参（去芦） 甘草（炒） 白术 山药各1000克。上药共为细末、每服6克、大枣汤调下。

【功效与主治】健脾益气，和胃渗湿。

【加减应用】兼里寒而腹痛者，加干姜、肉桂。

(2) 三子养亲汤（《杂病广要》）

【组成与用法】紫苏子9克 白芥子9克 莱菔子9克。水煎服，每日1剂，2次/日。

【功效与主治】温肺化痰，降气消食。

【加减应用】常与二陈汤合用，有助于提高疗效；若兼有表寒，可合用三拗汤；如病情得以缓解，可改用六君子汤以善其后。

对症良方

1. 脑卒中后引起的腹痛、腹胀

木香顺气汤（《医学发明》）

【组成与用法】木香12克 青皮9克 陈皮9克 大黄9克 厚朴9克 当归6克 草蔻仁6克 益智仁3克 苍术9克 法半夏6克 吴茱萸3克 干姜6克 茯苓12克 泽泻6克 升麻6克 柴胡6克。水煎服，每日1剂，2次/日。

【功效与主治】泻下通腑，疏肝醒脾。

【加减应用】热结阴亏型：去厚朴，加玄参12克、麦冬15克、生地黄15克以滋阴增液；气滞血瘀型：加延胡索15克、赤芍12克、丹参15克、桃仁6克、自然铜12克以活血行气定痛；气血亏虚型：加黄芪30克、人参20克、生地黄15克以益气养血、祛邪固本。

第八节 脑卒中后痴呆

血管性认知障碍（Vascularcognitiveimpairment、VCI）是指由血管类疾病特别是脑血管疾病导致脑供血障碍、出现智能全面减退、是一种以认知障碍为主要临床表现的脑功能衰退性疾病。目前血管性认知障碍（vascularcognitiveimpairment、VCI）是指脑血管病危险因素（如高血压病、糖尿病和高脂血症等）、明显（如：脑梗死和脑出血等）或不明显的脑血管病（如白质疏松和慢性瑟血）引起的、从轻度认知障碍到痴呆的一大类综合征。脑卒中后认知障碍（PSCI）是指急性脑血管病导致的各种类型和程度的认知障碍、是血管性认知障碍的重要组成部分。根据临床症状轻重、脑卒中后认知障碍可分为两种类型、脑卒中后非痴呆性认知障碍（PS~VCIND）和脑卒中后痴呆（PSD）。脑卒中后痴呆是各种脑血管疾病导致的脑缺血、缺氧引起的脑功能障碍而产生的获得性智能损害综合征。虽然脑卒中后痴呆和血管性痴呆都发生在脑卒中后、但它们并非一个完全等同的概念。脑梗死导致的痴呆发生率约为30%。本研究中、脑卒中后痴呆患者缺血性脑卒中后3个月痴呆的发生率为29.%、稍低于国内报道的31.3%。脑卒中后痴呆是一个复杂的综合征、主要包括血管源性、变性或两者兼而有之的痴呆。脑卒中后痴呆可分为3种：脑卒中后脑组织损伤引起的痴呆、即血管性痴呆；血管性病变和变性病变同时存在而引起的痴呆、即混合性痴呆以及脑卒中后的阿尔茨海默病。国内绝大多数脑卒中后痴呆的研究、未就脑卒中后痴呆的类型进行分类、很大程度上把脑卒中后痴呆与血管性痴呆等同起来、忽略了缺血性脑卒中患者病后存在认知下降或痴呆。

中医学认为、脑卒中后痴呆属中医“痴呆”范畴、关于此病的描述散见于“呆证”、“善忘”、“郁证”、“文痴”、“癫证”、“中风”等病证中。《灵枢·海论》言：“髓海不足、则脑转耳鸣、胫眩冒、目无所见、懈怠安卧”、指出本病病机与髓海不足有关；古代中医文献中早有关于本病症状、病因、病机的记载、最早可追溯到先秦时期的《左传》、书中提出了“白痴”病名。晋《针灸甲乙经》以“呆痴”命名。孙思邈在《华佗神医秘传》中首载“痴呆”病名。《景岳全书·杂症谟》中有“痴呆癫狂”专篇、指出了本病由多种病因渐至而成、且临床表现具有“千奇百怪”、“变异不常”的特点、并指出本病病位在心以及肝胆二经、对预后则认为本病“有可愈者、有不可愈者、亦在乎胃气元气之强弱”。陈士铎《辨证录》中立有“呆病门”。陈氏指出该病主要起于肝气之郁、终于胃气之衰。其主要病机在于肝郁乘脾、则痰无以化；胃衰制水、则痰无以消；痰邪积于胸中、弥漫心窍、蒙蔽神明、脑消髓减而成病。在治法上、陈氏主张以开郁逐痰、理气健胃为主、创有洗心汤、转呆丹、还神至圣汤、苏心汤、启心救胃汤、指迷汤六方、皆被后世广泛应用。《石室秘录》言：“痰气最盛、呆气最深”、指出本病病机与痰浊有关；并认为“治呆无奇法、治痰亦治呆也”。清代名医叶天士在其著作《临证指南医案》中指出：“……中风初起、神呆遗尿、老年厥中显然……”、认识到中风与痴呆存在因果关系；清代医家沈金鳌在《沈氏尊生书》中提出“中风后善忘”、明确指出了中风可导致认知障碍。本虚标实是痴呆的主要病因病机。本虚即精亏、肾虚、气虚、根本在肾虚；标实为痰浊、血瘀、气滞、浊毒。脏腑亏虚致痰疲阻滞经脉、脑窍、因虚致病、由虚转实、虚实夹杂、为 VCI 病机之关键。其中、痰浊既是致病因素、又是病理产物、贯穿于整个病程。本病病位在脑、诸邪蒙窍、阻滞脑络、脑髓失充、灵机失用而发为痴呆。这些病因病机的研究为中医药治疗该病提供了理论基础。因此在辨证施治中、主要以补益肾虚为主、辅以活血化瘀、同时重视疏肝解郁和化痰逐痰等。

诊断要点

根据 1995 年全国第四届脑血管疾病会议规定的诊断标准和美国精神病协会精神障碍诊断与统计手册 4 版诊断标准：

1. 脑卒中诊断符合《全国第四届脑血管疾病会议》的诊断标准、并经影像学确认；

2. 有脑卒中病史、通过建议精神状况检查 MMSE 进行筛查、分数在分界值（文盲≤19 分、小学≤22 分、中学或以上≤26 分）以下；

3. 应用 Hachinski 缺血指数区分老年性痴呆和血管性痴呆、缺血指数大于 7 分为血管性痴呆。

4. 生活自理能力评价应用 Hachinski 缺血积分表、41 ~ 60 为中度自理障碍、低于 40 为重度自理障碍（100 分为满分）。

通用良方

脑卒中后痴呆的辨病治疗的基本思路：以防为主、因时而防。主要以补益肾虚为主、辅以活血化瘀、同时重视疏肝解郁和化痰逐痰等。

1. *健脑汤*（中国临床研究，2012 年第 07 期）

【组成与用法】何首乌　丹参　茯神各 18 克　当归　石菖蒲　山茱萸肉　肉苁蓉　巴戟天各 15 克　远志　陈皮　葛根　红花　川芎各 12 克　法半夏 9 克　甘草 6 克。水煎服，每日 1 剂，2 次/日。

【功效与主治】益气养阴，活血祛瘀，化痰通络。

【加减应用】若气郁明显者，加郁金 12 克、柴胡 9 克、降香 9 克。血瘀明显者加水蛭 6 克、地黄 10 克。火郁明显者加黄连 9 克、龙胆草、莲子心各 12 克。痰郁明显者加僵蚕 12 克、白附子 10 克。

2. *醒神丹*（中医杂志，2000 年第 19 期）

【组成与用法】人参　鹿茸　石菖蒲　赤芍　天麻　川芎　何首乌　锁阳。用工业化煎煮浓缩瞬间制粒而成。5 克/袋、2 袋/次、口服 3 次/d、温开水冲服。3 个月/疗程。忌食萝卜。

【功效与主治】益气养阴，活血祛瘀，化痰通络。

【临床应用】无。

3. *茱戟石菖蒲汤*（实用中医药杂志，2002 年 18 期）

【组成与用法】山茱萸　巴戟天　黄精　泽兰　川芎　蒲黄　红花　太子参各15克　何首乌10克　石菖蒲20克　水蛭粉1.5克（冲服）。水煎服，每日1剂，2次/日。

【功效与主治】补肾填精，健脾益气，活血化瘀，开窍化痰。

【加减应用】肝阳上亢加代赭石、石决明、龟板；兼痰浊内阻加胆南星、茯苓、郁金、远志；痰热盛兼大便干燥加大黄、竹茹、枳实；烦躁失眠者加柏子仁、酸枣仁、琥珀。

4. 益智通窍汤（河南中医，2000年第20期）

【组成与用法】生地黄10克　知母10克　女贞子15克　山茱萸10克　枸杞子15克　何首乌　肉苁蓉　天麻　石菖蒲　胆南星各10克　黄芪30克　白术15克　川芎10克　丹参20克　水蛭10克　大黄10克。水煎服，每日1剂，2次/日、根据患者大便次数调整大黄用量、以2~3次/d为宜。

【功效与主治】活血行气、益智通窍。

【加减应用】若兼痰热者、去肉苁蓉、加竹茹、清半夏；肾阴亏损为主者、加龟板；失眠者加炒酸枣仁、夜交藤；腰痛足痿者加杜仲、桑寄生、千年健；失语或吐字不清加僵蚕、地龙。

5. 扶正涤痰化瘀汤（广西中医药，2000年第25期）

【组成与用法】党参15克　黄芪18克　熟地黄20克　何首乌12克　黄精15克　丹参12克　赤芍10克　远志　石菖蒲　地龙　僵蚕各6克　郁金10克。水煎服，每日1剂，2次/日。

【功效与主治】健脾益肾，宁心安神，涤痰化瘀，醒脑开窍，息风解痉，通经活络。

【加减应用】髓海不足者加龟板胶10克（烊化）、鹿角胶10克（烊化）；肝肾亏虚者去黄芪加龟板15克、麦冬12克、白芍15克易赤芍；脾肾两虚明显者去丹参、地龙，加益智仁10克、补骨脂6克；心肝火盛者去党参、黄芪加黄连6克、炒山栀子10克；痰浊重者去熟地黄、黄精加半夏10克、胆南星6克；气滞血瘀较重者加桃仁10克、红花6克。

6. 益智活血汤（现代康复，2000年第4期）

【组成与用法】黄芪60克　知母　当归各10克　川芎15克　地龙　山茱萸　白术　水蛭各6克　何首乌　枸杞子　石菖蒲各12克　甘草6克。水煎服，每日1剂，2次/日。

【功效与主治】滋补肝肾，益气活血。

【加减应用】若痴甚者，加黄连、龙胆草、夏枯草、磁石；呆甚者，加石菖蒲、天竺黄、枳壳；阳虚者，加附子、仙灵脾。若中风后遗症见半身不遂、精神痴呆者，可加天麻、钩藤、地龙；如阴虚者，加何首乌、知母、麦冬；阳虚者，加淫羊藿、干姜。

7. 当归芍药散（山西中医、2000 年 16 期）

【组成与用法】当归　白芍　川芎　茯苓各 15 克　白术 10 克　泽泻 30 克。水煎服，每日 1 剂，2 次/日。

【功效与主治】活血化瘀通络，利湿化痰。

【加减应用】舌质淡苔白腻者，加法半夏；舌质红，加女贞子；舌苔黄厚，加栀子。

8. 益智丸（河北中医，2000 年第 11 期）

【组成与用法】制何首乌　熟地黄　丹参　远志　石菖蒲　红花　水蛭　川楝子　麝香　冰片等。4 克/丸，2 丸/次，2 次/日。

【功效与主治】养心益肾，祛痰降浊，活血开窍。

【加减应用】无。

9. 脑呆复原汤（中医药学刊，1999 年第 03 期）

【组成与用法】熟地黄　山萸肉　何首乌　麦冬　田大云各 15 克　巴戟天 10 克　西洋参 15 克　茯苓 20 克　石菖蒲 10 克　远志 6 克　郁金 10 克　川芎 10 克　麝香 0.2 克　牛黄 0.2 克　冰片 0.2 克（后三味混合研末冲服）。水煎服，每日 1 剂，2 次/日。

【功效与主治】补肾填精，化痰活血，开窍醒神。

【加减应用】痰火内盛型：智能减退、眩晕头痛、失眠易怒、尿赤便干、舌质红、苔黄厚腻；去巴戟天、田大云，加黄连 6 克、大黄 10 克、瓜蒌 12 克、竹茹 6 克；气虚痰阻型：智能减退，肢倦嗜睡乏力，神呆少言，舌质暗淡，苔厚腻，加黄芪 15 克、天麻 6 克、僵蚕 10 克、白术 10 克；肝肾阴虚型：智能减退，头晕失眠，腰膝酸软，舌质淡嫩，脉虚，加牛膝 10 克、枸杞果 10 克、山药 15 克、酸枣仁 15 克。

10. 醒脑汤（中国中医急症，2011 年 1 月）

【组成与用法】磁石（先煎）30 克　土鳖虫 5 克　葛根 15 克　羌活 15 克　藁本 15 克　石菖蒲 15 克　党参 15 克　黄芪 15 克　鹿角霜（先煎）15 克　熟地黄 15 克　肉苁蓉 15 克　桃仁 12 克　红花 6 克。水煎服，每日 1 剂，2 次/日。

【功效与主治】健脾，活血，开窍，益智。

【加减应用】气滞血瘀加川芎 10 克、丹参 15 克；肝肾不足加山茱萸 15 克、枸杞子 15 克；脾肾两虚加白术 10 克、山药 10 克、杜仲 10 克；髓海不足加胡桃肉 15 克、女贞子 10 克、菟丝子 10 克；痰浊阻窍加竹茹 8 克、胆南星 15 克、陈皮 5 克。

11. 天麻促智冲剂（中国中药杂志，1998 年第 11 期）

【组成与用法】天麻、杜仲、钩藤、黄芩、益母草等。经水或酒精提取、浓缩、除杂、干压制成（5.0d 包）冲剂、口服 1 包/次、3 次/日。

【功效与主治】平肝息风，清热活血，补肾益智。

【加减应用】无。

12. 益脑灵口服液（山东中医杂志，2001年第01期）

【组成与用法】制黄精　黄芪　麝香　生水蛭　刘寄奴　石菖蒲　川芎　益智仁　骨碎补　僵蚕等组成。制成口服液、40ml/次、2次/d。3个月/疗程。

【功效与主治】益气活血，开窍化瘀通脉。

【加减应用】无。

13. 健脑合剂（福建中医药，2001年第4期）

【组成与用法】制水蛭　虻虫　地龙干　丹参　石菖蒲　远志　半夏　益智仁　生晒参　枸杞子等。比例配制成口服液、服15ml/次、3次/d。

【功效与主治】益气活血，化瘀涤痰，补益肝肾，健脑增智。

【加减应用】无。

14. 益智再造胶囊（现代中西医结合杂志，2000年第9期）

【组成与用法】黄连、羚羊粉、天麻、益智仁、何首乌、石菖蒲、丹参等。药物共为细末装空心胶囊消毒装瓶、每粒胶囊0.3克，3粒/次，分3次口服。

【功效与主治】清神开窍，养心安神，益智健脑，活血通络。

【加减应用】无。

15. 加味解语丹（国医论坛，2002年第01期）

【组成与用法】天麻15克　全蝎　远志各12克　制白附子　胆南星　羌活各10克　木香　紫河车粉（冲）各6克　川芎15~20克　川牛膝30克。

【功效与主治】养肝补肾，祛痰化瘀，醒脑开窍。

【加减应用】加减：痰火内盛者加栀子10克、羚羊角（冲）1克、大黄10克、鲜竹沥20~30克；痰湿重者加清半夏12克、苍术、藿香各10克；偏气虚者加黄芪30~120克；肾阳虚者加补骨脂、肉苁蓉各10克；肾精亏虚者加益智仁10克、山茱萸肉12克、制首乌、龟板胶各30克；有血瘀者加地鳖虫12克、水蛭10克、鸡血藤30克。

16. 抗呆益智丸（河南中医药学刊，1998年第6期）

【组成与用法】熟地黄　山茱萸肉　何首乌　白术　紫河车　龟板胶　远志　石菖蒲　枸杞子　郁金　当归　丹参　柏子仁等。以上药物按比例粉碎研面过筛、制成丸剂。

【功效与主治】补肾填精，益髓增智，化痰祛湿，活瘀通络。

【加减应用】无。

17. 补肾活血利水汤（中国民间疗法，1999年第2期）

【组成与用法】大黄12克　丹参　当归　车前子各20克　泽兰　牛膝　泽泻　益智仁各15克　桃仁　水蛭　赤芍各10克　菟丝子　何首乌各30克。水煎服，每日1剂，2次/日。

【功效与主治】活血逐瘀，引瘀血下行，补肾填精利水。

【加减应用】气虚者加白参、黄芪；痰阻者加法半夏、胆南星、伴热甚者加石膏、黄连、黄芩；阴虚者加麦冬、石斛、阿胶、生地黄、白芍等；气虚者加人参、茯神等；伴躁动者加朱砂、琥珀、牡蛎等。

18. 益气通窍汤（内蒙古中医药，2010年09期）

【组成与用法】党参15克　黄芪25克　当归15克　枸杞子15克　升麻9克　葛根9克　红花9克　赤芍9克　合欢花9克。水煎服，每日1剂，2次/日。

【功效与主治】益气养血，活血通窍。

【加减应用】气虚者加白参；伴血瘀者加鸡血藤、桃仁、牡丹皮；痰阻者加半夏、胆南星。

19. 益肾聪脑汤加减（实用中医内科杂志，2012年09期）

【组成与用法】人参15克　山药15克　熟地黄15克　胡桃仁12克　淫羊藿15克　枸杞子15克　巴戟天12克　草决明30克　泽泻15克　石菖蒲12克　远志12克　丹参30克　山楂30克　制首乌20克　川芎12克　当归12克　炙甘草6克。水煎服，每日1剂，2次/日。

【功效与主治】益肾聪脑。

【加减应用】伴有头晕耳鸣、齿枯发焦、腰膝酸软，证属髓海不足者加鹿角胶、紫河车、阿胶；心烦尿赤、舌红少苔、脉细而弦数，证属肾精不足、心火亢盛者加丹参、莲子心；食少纳呆、气短懒言、腰膝酸软，证属脾肾两虚者加茯苓、巴戟天、五味子、大枣；颧红盗汗、耳鸣如蝉，证属肝肾阴虚者加知母、黄柏；不思饮食、腹胀满不适、舌淡苔白腻、脉细滑，证属痰浊蒙窍者加陈皮、半夏、神曲。

20. 清神汤（《医略六书》）

【组成与用法】石菖蒲15克　郁金15克　川芎10克　葛根30克　女贞子15克　枸杞子15克　何首乌25克　菟丝子30克　黄芪30克。水煎服，每日1剂，2次/日。

【功效与主治】豁痰开窍醒神、益智补脑填髓。

【加减应用】肺虚加人参；肺热加沙参；痰多加南星、半夏。

辨证良方

虚者补之、实者泻之。因而补虚益损、解郁散结是其治疗大法。对脾肾不足、髓海空虚之证、宜培补先天、后天、以冀脑髓得充、化源得滋；凡气郁血瘀痰滞者、气郁应开、血瘀应散、痰滞应清、以冀气充血活、窍开神醒。同时在用药上不可忽视血肉有情之品的应用；另外、移情易性、智力和功能训练与锻炼亦不可轻视。临床主要证型归纳如下：

1. 肾精亏虚、髓海不足证

症状：智能减退、记忆力和计算力明显减退、头晕耳鸣、懈情思卧、齿枯发焦、腰酸骨软、步行艰难、舌瘦色淡、苔薄白、脉沉细弱。

治法：补肾益髓、填精养神。

（1）七福饮（《景岳全书》卷五十一）

【组成与用法】熟地黄9克　当归9克　人参6克　白术（炒）5克　远志（制用）5克　酸枣仁6克　炙甘草3克。水煎服，每日1剂，2次/日。

【功效与主治】补肾益髓，填精养神。

【加减应用】本方填补脑髓之力尚嫌不足，应选加鹿角胶、龟板胶、阿胶、紫河车等血肉有情之品，还可以本方加减制蜜丸或膏滋以图缓治，也可以用参茸地黄丸或紫河车大造丸，每服1丸，日服2～3次。若兼言行不经，心烦溲赤、舌质红、少苔、脉细而弦数，是肾精不足、水不制火而心火妄亢，可用六味地黄丸加丹参、莲子心、菖蒲等清心宣窍。也有舌质红而苔黄腻者，是内蕴痰热、干扰心窍，可加用清心滚痰丸，每服1丸，日服2次，俟痰热化净，再投滋补之品。

（2）复聪汤（河北医学，1998年第11期）

【组成与用法】黄精30克　生黄芪30克　党参15克　山茱萸12克　熟地黄15克　五味子10克　何首乌20克　益智仁10克　女贞子10克　枸杞子10克　当归12克　川芎15克　赤芍15克　鸡血藤30克　牛膝20克　郁金10克　远志10克。水煎服，每日1剂，2次/日。

【功效与主治】补肾填精益髓，活血通络，健脑增智。

【加减应用】食少纳呆者，加茯苓、白术；兼有呕吐者，加竹茹、淡竹叶、木香；大便不通者，加生大黄、芒硝；风火内动者，加天麻、钩藤、石决明。

（3）益智汤（河南中医药学刊，1998年第4期）

【组成与用法】生黄芪30克　五味子9克　枸杞子15克　当归12克　川芎15克　赤芍12克　红花8克　地龙12克　生山楂15克　绞股蓝30克　黄柏8克。水煎，每日1剂，2次/日。

【功效与主治】补气益肾，活血化瘀。

【加减应用】肾阳虚者加仙灵脾、鹿角霜；肾阴虚者加玉竹、石斛；血瘀明显者加地鳖虫。

（4）化呆益智汤（山西中医，2001年第1期）

【组成与用法】白附子6～9克　清半夏10克　陈皮12克　石菖蒲15克　远志15克　郁金12克　当归15克　赤芍12克　川芎10克　红花10克。水煎服，每日1剂，2次/日。

【功效与主治】祛痰化瘀，增智醒脑。

【加减应用】若心脾两虚、伴乏力、汗出、心悸气短、纳呆、便溏、舌胖、脉弱合归脾汤；若肾精虚衰、伴头晕耳鸣、腰膝酸软、步态不稳、舌瘦质暗、脉沉细合二至九；气郁痰热型，伴躁扰不宁、哭笑无常、不识家门、大便秘结、舌红、苔黄腻、脉弦滑数合用黄连温胆汤。

（5）六味地黄丸（《小儿药证直诀》）

【组成与用法】熟地黄24克　山药12克　山茱萸12克　茯苓9克　泽泻9克　牡丹皮9克。水煎服，每日1剂，2次/日。

【功效与主治】滋补肝肾。

【加减应用】若虚火明显者，加知母、玄参、黄柏、若兼脾气虚者，加白术、砂仁、陈皮。

（6）左归丸（《景岳全书》）

【组成与用法】熟地黄24克　山药12克　山茱萸12克　枸杞子12克　牛膝9克　鹿角胶12克　龟板12克　菟丝子12克。水煎服，每日1剂，2次/日。

【功效与主治】滋补肝肾，填精益髓。

【加减应用】若真阴不足、虚火上炎，去枸杞子、鹿角胶，加女贞子、麦冬，若有干咳少痰，加百合、若小便不利加茯苓、泽泻，若大便燥结，去菟丝子加肉苁蓉、若气虚者可加黄芪、党参。

（7）地黄饮子（《圣济总录》）

【组成与用法】北沙参10克　麦冬10克　当归10克　生地黄30克　枸杞子12克　川楝子5克。水煎服，每日1剂，2次/日。

【功效与主治】滋养肝肾，疏肝理气。

【加减应用】如大便秘结者加瓜蒌仁；有虚热或汗多者加地骨皮；痰多者加贝母；舌红而干、阴亏过甚者加石斛；胁胀痛、按之硬者加鳖甲；烦热而渴者加知母、石膏；腹痛者加芍药、甘草；脚弱者加牛膝、薏苡仁；不寐者加枣仁；口苦燥者加黄连。

（8）右归丸加减（《景岳全书》）

【组成与用法】熟地黄12克　山茱萸10克　枸杞子15克　益智仁12克　巴戟天10克　当归12克　红参10克　鹿角胶10克（烊冲）　龟板胶10克（兑冲）　菖蒲10克　远志10克　肉桂6克。水煎服，每日1剂，2次/日。

【功效与主治】滋补肾精，填髓充脑。

【加减运用】大便干结者，加肉苁蓉10克、酒大黄6克；肢体痞软无力、筋脉弛缓者，加桑寄生15克、鸡血藤15克、杜仲15克；毛发枯槁者，加何首乌10克、黄精15克；血瘀加丹参15克、桃仁10克、红花10克；下肢红肿、静脉血栓形成者，加玄参10克、牛膝10克、黄柏10克、连翘10克、薏苡仁12克、苍术10克。

（9）大补元煎（《景岳全书》）

【组成与用法】人参少则用3～6克多则用20～60克　山药（炒）6克　熟地黄少则用6～9克多则用60～90克　杜仲6克　当归6～9克（若泄泻者去之）　山茱萸3克（如畏酸吞酸者去之）　枸杞6～9克　炙甘草3～6克。水煎服，每日1剂，2次/日。

【功效与主治】救本培元，大补气血。

【加减应用】如元阳不足多寒者加附子、肉桂、炮姜；如气分偏虚者加黄芪、白术、如胃口多滞者不必用；如血滞者加川芎、去山茱萸；如滑泄者加五味子、故纸之属；若阴虚津亏、大便干结者加玄参、麦冬、火麻仁以增液润肠；若神思恍惚、入睡困难者加柏子仁、磁石、辰砂以宁心安神。

(10) 二仙汤加味（陕西中医，1988 年第 2 期）

【组成与用法】仙茅、淫羊藿、当归、巴戟天、石菖蒲、夜交藤各 21 克　知母、黄柏各 9 克。水煎服，每日 1 剂，2 次/日。

【功效与主治】调和阴阳，醒神清脑。

【加减应用】懒言少动、表情呆滞者重用石菖蒲、加郁金；心烦不眠者重用夜交藤，加炒酸枣仁；纳呆畏寒去黄柏、知母，加干姜；情绪极度抑郁、卧睡难以入眠者加合欢皮、茯神。

2. 气血亏虚证

症状：呆滞善忘，倦怠嗜卧，神思恍惚，失认失算，少气懒言，口齿含糊，词不达意，心悸失眠，多梦易惊，神疲乏力，面唇无华，爪甲苍白，纳呆食少，大便溏薄，舌淡胖边有齿痕，脉细弱。

治法：益气养血，安神宁志。

(1) 归脾汤（《正体类要》）

【组成与用法】白术　当归　白茯苓　黄芪（炒）　龙眼肉　远志　酸枣仁（炒）3 克　人参 6 克　木香 1.5 克　甘草（炙）1 克。加生姜、大枣。水煎服，每日 1 剂，2 次/日。

【功效与主治】益气养血，安神宁志。

【加减应用】若伴纳呆食少者可加谷芽、麦芽、鸡内金、山楂、陈皮；若失眠多梦者加夜交藤、合欢皮；若舌质偏暗、舌下青筋者可加川芎、丹参等以养血活血；若伴情绪不宁、易忧愁善感者者可加郁金、合欢皮、绿萼梅、佛手等理气解郁之品。

(2) 人参养荣汤（原名养荣汤）（《三因极一病证方论》）

【组成与用法】黄芪　当归　桂心　甘草　橘皮　白术　人参各 30 克　白芍 90 克　熟地黄 9 克　五味子　茯苓各 4 克　远志 15 克。上锉为散，每服四大钱（12 克），用水一盏半，加生姜三片，大枣二枚，煎至七分，去渣，空腹服。

【功效与主治】益气补血，养心安神。

【加减应用】若失眠多梦者加夜交藤、合欢皮、茯神宁心安神；若伴纳呆食少者可加谷芽、麦芽、鸡内金、山楂等；若伴情绪不宁、易忧愁善感者可加郁金、柴胡、玫瑰花、绿萼梅、佛手等理气解郁之品；若舌质偏暗、舌下青筋者可加川芎、丹参、鸡血藤等以养血活血；头痛者加川芎、白芷以活血祛风而止痛。

(3) 八珍散（《瑞竹堂经验方》）

【组成与用法】当归（去芦）　川芎　熟地黄　白芍药　人参　甘草（炙）　茯

苓（去皮）　白术各30克、上药㕮咀。每服9克、用水220毫升、加生姜5片、大枣1枚、煎至七分（160毫升）、去滓、不拘时候、温服。（现代用法：或作汤剂、加生姜3片、大枣5枚。水煎服，每日1剂，2次/日、用量根据病情酌定）。

【功效与主治】养气血，调营卫，补虚损。

【加减应用】若以血虚为主、眩晕心悸明显者，可加大熟地黄、芍药用量；若以气虚为主、气短乏力明显者，可加大人参、白术用量；若兼有不寐者，可加用酸枣仁、五味子。

（4）炙甘草汤（《伤寒论》）

【组成与用法】甘草12克（炙）　人参6克　生地黄30克　桂枝9克　阿胶6克　麦门冬10克　麻仁10克　加姜枣水煎服，每日1剂，2次/日

【功效与主治】益气养血，滋阴复脉。

【加减应用】汗出者加黄芪15克、五味子5克；畏寒者加附子10克（先煎）；胸闷者加瓜蒌15克、薤白10克；心神不安者加龙骨15克、牡蛎15克；有痰者兼麦冬、生地黄、火麻仁之量，加法半夏10克、石菖蒲15克、枳实10克；有热象者减桂枝之量，加黄连6克。

（5）补中益气汤（《内外伤辨惑论》）

【组成与用法】黄芪　甘草（炙）各1.5克　人参（去芦）0.9克　当归身（酒焙干或晒干）0.6克　橘皮（不去白）0.6~0.9克　升麻0.6~0.9克　柴胡0.6~0.9克　白术0.9克。水煎服，每日1剂，2次/日。

【功效与主治】补中益气，升阳举陷。

【加减应用】若精神短少，加人参、五味子；肺热咳嗽，去人参；若头痛加蔓荆子、痛甚加川芎；若脑痛加藁本、细辛；若风湿相搏、一身尽痛，加羌活、防风；有痰加法半夏、生姜；若胃寒气滞加青皮、蔻仁、木香、益智仁；若腹痛加白芍、甘草；若热痛加黄连；若能食而心下痞加黄连。若咽痛加桔梗；有寒加肉桂；湿胜加苍术；若阴火加黄柏、熟地黄、山药；若阴虚去升麻，加熟地黄、山茱萸、山药；大便秘结加酒煨大黄；若咳嗽：春加旋覆花、款冬花，夏加麦冬、五味子，秋加麻黄、黄芩，冬加不去根节麻黄，天寒加干姜；若泄泻，去当归，加茯苓、苍术、益智仁。

（6）益气聪明汤（湖南中医药大学学报，2014年03期）

【组成与用法】黄芪　甘草　人参各15克　升麻　葛根各9克　蔓荆子4.5克　芍药3克　黄柏3克（酒制、锉、炒黄）。水煎服，每日1剂，2次/日。

【功效与主治】补中益气，升阳举陷。

【加减应用】若失眠多梦，加夜交藤、合欢皮、茯神宁心安神；若伴纳呆食少，可加谷芽、麦芽、鸡内金、山楂等；若伴情绪不宁、易忧愁善感者，可加郁金、柴胡、玫瑰花、绿萼梅、佛手等理气解郁之品；若舌质偏暗、舌下青筋者，可加川芎、

丹参、鸡血藤等以养血活血；头痛加川芎、白芷活血祛风而止痛。

（7）首乌延寿丹（《世补斋医书》）

【组成与用法】何首乌15克　豨莶草10克　菟丝子10克　炒杜仲10克　怀牛膝10克　女贞子10克　桑叶各10克　忍冬藤10克　细生地黄10克　桑葚子膏10克　黑芝麻膏10克　金樱子膏10克　旱莲草10克。水煎服，每日1剂，2次/日。

【功效与主治】平调阴阳，通补气血，乌发生精，延年益寿。

【加减运用】胃肠不适者加干姜、肉桂、砂仁；容易感冒者加黄芪、黄精；再次中风先兆者加鱼腥草、槐花；高血压者加野菊花、罗布麻叶、赤芍药；血糖高者加天花粉、芦根、知母；心绞痛者减金樱子，加赤芍药、红花、丹参、降香；失眠者加夜交藤、酸枣仁；浮肿尿少者加白茅根、茯苓；腰腿疼痛者加杜仲、桑寄生；口苦尿黄者，加茵陈、凤尾草；脑动脉硬化症反应迟钝者，加石菖蒲、珍珠粉、冰片；颈椎骨质增生症者，加鸡血藤、透骨草；脑血管病后遗症半身肢体活动不利者，加桑枝、地龙、水蛭。

（8）七福饮（《景岳全书》）

【组成与用法】人参6克　熟地黄9克　当归9克　白术（炒）5克　炙甘草3克　酸枣仁6克　远志（制用）5克。水煎服，每日1剂，2次/日。

【功效与主治】安神魂，敛心气。

【加减应用】口唇紫绀、瘀血重者加桃仁、红花、丹参、赤芍、川芎；痰热者加胆南星、竹茹；痰湿者加法半夏、茯苓；胸闷、心悸、气短者加丹参、檀香、桂枝；尿少颜面下肢浮肿者加茯苓、泽泻、沉香；头晕者加菊花、蔓荆子；烦恼者加栀子、莲子心、知母；焦虑者加柴胡、白蒺藜；自汗多者可加黄芪、五味子；饮食少思加砂仁、茯苓。

3. 脾肾两虚证

症状：表情呆滞、沉默寡言、记忆减退、失认失算、口齿含糊、词不达意、伴气短懒言、肌肉萎缩、食少纳呆、口涎外溢、腰膝酸软、或四肢不温、腹痛喜按、泄泻、舌质淡白、舌体胖大、苔白、或舌红、苔少或无苔、脉沉细弱。

治法：补肾健脾，益气生精。

（1）还少丹（《杨氏家藏方》）

【组成与用法】干山药　牛膝（酒浸一宿、焙干）各45克　山茱萸　白茯苓（去皮）　五味子　肉苁蓉（酒浸一宿、焙干）　石菖蒲　巴戟天（去心）　远志（去心）　杜仲（去粗皮、用生姜汁并酒合和、涂炙令热）　楮实　舶上茴香各30克　枸杞子　熟干地黄各15克。水煎服，每日1剂，2次/日。

【功效与主治】补肾健脾，益气生精。

【加减应用】如见气短乏力较著，甚至肌肉萎缩，可配伍紫河车、阿胶、川断、杜仲、鸡血藤、何首乌、黄芪等以益气养血；若脾肾两虚、偏于阳虚者，出现四肢不温、形寒肢冷、五更泄泻等症，方用金匮肾气丸温补肾阳，再加紫河车、鹿角胶、龟板胶等血肉有情之品，填精补髓；若伴有腰膝酸软、颧红盗汗、耳鸣如蝉、舌瘦质红、少苔、脉弦细数者，是为肝肾阴虚，可用知柏地黄丸滋养肝肾。

（2）加味六味地黄汤（陕西中医，2001 年第 2 期）

【组成与用法】熟地黄　山茱萸肉　山药　茯苓各 15 克　石菖蒲　川芎　郁金　牡丹皮各 10 克　生黄芪 30 克　水蛭粉（分冲）3 克。水煎服，每日 1 剂，2 次/日。

【功效与主治】滋补肝肾，健脑益智，祛痰行血，开窍醒神。

【加减应用】半身不遂者加全蝎粉（分冲）2 克、桑寄生 15 克；口眼歪斜者加白附子 5 克、白僵蚕 10 克；言语不清者加胆南星 6 克、枳壳 10 克；痰多体胖者加半夏、陈皮各 10 克；大便秘结者加何首乌、肉苁蓉各 15 克；尿失禁者加桑螵蛸、芡实各 10 克；心悸易惊者加酸枣仁 20 克、合欢皮 10 克；舌紫暗、脉细涩者加桃仁 10 克、丹参 20 克。

（3）益气聪明汤加减（《医方集解》）

【组成与用法】红参 15 克　北黄芪 20 克　熟地黄 12 克　鹿茸 3 克　三七 15 克　陈皮 12 克　葛根 12 克　黄柏 15 克　白芍 12 克　升麻 9 克　炙甘草 6 克。水煎服，每日 1 剂，2 次/日。

【功效与主治】益智健脑，聪耳明目。

【加减应用】如烦闷或有热，渐加黄柏、春、夏加之，盛暑夏月倍之，如脾胃虚去之。

（4）补肾益脑汤加减（中国民康医学，2010 年第 3 期）

【组成与用法】山茱萸 10 克　山药 20 克　何首乌 10 克　枸杞子 10 克　菟丝子 10 克　熟地黄 10 克　郁金 10 克。水煎服，每日 1 剂，2 次/日。

【功效与主治】补肾益脑。

【加减应用】痰浊阻窍者、佐豁痰开窍；加法半夏 12 克、陈皮 12 克、胆南星 12 克、石菖蒲 10 克、远志 10 克、竹茹 6 克。瘀血阻络者、佐逐瘀通络；加桃仁 9 克、红花 6 克、丹参 10 克、赤芍 10 克、当归 9 克、川芎 6 克。肝阳上亢者、佐平肝潜阳；加天麻 9 克、钩藤 12 克、生石决明 18 克、川牛膝 12 克、白芍药 15 克。热毒内盛者、佐清热泻火；加龙胆草 6 克、黄芩 9 克、栀子 9 克、黄连 6 克、黄柏 6 克。

（5）金匮肾气丸（《金匮要略》）

【组成与用法】熟附片 10 克　山茱萸各 10 克　桂枝 7 克　熟地黄 15 克　茯苓 15 克　山药 15 克　牡丹皮 15 克　泽泻 15 克　白术 15 克　补骨脂 15 克　仙灵脾 25 克。水煎服，每日 1 剂，2 次/日。

【功效与主治】补肾助阳。

【加减运用】畏寒肢冷较甚者，可将桂枝改为肉桂，并加重桂、附之量以增温补肾阳之效；小便不利、腰重脚肿、腹胀喘急者，加车前子、牛膝；兼痰饮咳喘者，加干姜、细辛、法半夏等以温肺化饮；虚热不退者，加黄芪、知母、芍药；夜尿多者，可加巴戟天、五味子、益智仁、金樱子、芡实等以助温阳固摄之功；小便数多、色白体虚，为真阳亏虚，宜加补骨脂、鹿茸等加强温阳之力。

（6）桂附理中丸（《中国药典》）

【组成与用法】肉桂10克　附片15克　党参10克　白术（炒）10克　炮姜10克　甘草10克。水煎服，每日1剂，2次/日。

【功效与主治】补肾助阳，温中健脾。

【加减运用】呕吐甚者可加半夏，改炮姜为生姜；下利甚者可加茯苓、白扁豆健脾渗湿以止泻；阳虚失血者，可加艾叶、灶心土固涩止血；血瘀者加桃仁、地龙、红花；伴阴虚者加熟地黄、枸杞子、女贞子、黄精等；伴湿重者重用白术、加茯苓。

4. 痰浊蒙窍证

症状：表情呆钝，智力衰退或哭笑无常，喃喃自语或终日无语，伴不思饮食、脘腹、胀痛、痞满不适，口多涎沫，头重如裹，舌质淡，苔白腻，脉滑。

治法：健脾化浊、豁痰开窍。

（1）洗心汤（《辨证录》）

【组成与用法】人参30克　茯神30克　法半夏15克　陈皮9克　神曲9克　甘草3克　附子3克　石菖蒲3克　生酸枣仁30克。上九味，水煎，用120毫升灌服。服药后必熟睡，听其自醒，切不可惊醒。

【功效与主治】健脾化浊，豁痰开窍。

【加减应用】脾气亏虚明显者，可加党参、茯苓、黄芪、白术、山药、麦芽、砂仁等健脾益气之品，以截生痰之源；若头重如裹、哭笑无常、喃喃自语、口多涎沫者，痰浊壅塞较著，重用陈皮、法半夏，配伍胆南星、莱菔子、佩兰、白豆蔻、全瓜蒌、贝母等豁痰理气之品；若痰郁久化火、蒙蔽清窍、扰动心神，症见心烦躁动、言语颠倒、歌笑不休，甚至反喜污秽等，宜用涤痰汤涤痰开窍，并加黄芩、黄连、竹沥、竹茹、礞石、海蛤壳以增强清化热痰之力；如肝郁化火、灼伤肝血心阴者，转呆丹加当归、白芍。

（2）补元开窍汤（河南中医、1998年第1期）

【组成与用法】紫河车粉5克（冲）　何首乌　丹参　桃仁各30克　石菖蒲　郁金　远志　胆南星各10克。水煎服，每日1剂，2次/日。

【功效与主治】补肾益智，活血化痰开窍。

【加减应用】若痰火内扰，证见智能减退、言语错乱、烦躁失眠、面红目赤、舌红、苔黄腻、脉滑数，加瓜蒌30克、胆南星10克、羚羊角粉2克（冲）、大黄10克（后下）；若痰瘀阻窍，证见智能减退、神情呆板、言语不利、舌质暗有瘀点或瘀斑、苔白腻、脉涩，加法半夏10克、瓜蒌30克、赤芍15克、全蝎10克；若脾肾阳虚，证见智能减退、行动迟缓、神倦思卧乏力、腰膝酸软、舌质淡暗、苔薄白、脉沉细，加补骨脂10克、肉苁蓉10克、党参15克、白术10克；若肝肾阴虚，证见智能减退、善忘迟钝、头晕失眠、腰膝酸软、舌体瘦小、质暗红、少苔、脉弦细，加枸杞子10克、淮牛膝30克、麦冬10克、牡丹皮10克；若气虚血瘀，证见智能减退、神倦乏力、面白光自汗、舌质暗淡、舌体胖大、苔薄白、脉细涩，加黄芪60克、党参30克、全蝎10克、赤芍15克。

(3) 涤痰汤（《证治准绳》）

【组成与用法】胆南星姜制半夏各二钱半（各12克） 枳实茯苓各二钱（各10克） 橘红一钱半（7.5克） 石菖蒲人参各一钱（各5克） 竹茹七分（3.5克） 甘草半钱（2.5克）。水煎服，每日1剂，2次/日。

【功效与主治】涤痰开窍。

【加减应用】若心热烦甚者，加黄连、山栀子、淡豆豉以清热除烦；失眠者加琥珀粉、远志以宁心安神；惊悸者加珍珠母、生牡蛎、生龙齿以重镇定惊；呕吐呃逆者酌加苏叶或梗、枇杷叶、旋覆花以降逆止呕；眩晕可加天麻、钩藤以平肝息风；癫痫抽搐可加胆星、钩藤、全蝎以息风止痉。

(4) 导痰汤（《校注妇人良方》）

【组成与用法】法半夏6克 橘红3克 茯苓3克 枳实3克（麸炒） 胆南星3克 甘草1.5克。水煎服，每日1剂，2次/日。

【功效与主治】益气健脾，燥湿化痰。

【加减应用】可加栀子、黄芩、全瓜蒌以清火化痰；可加生龙骨、生牡蛎、珍珠母、石决明镇心安神；若大便秘结者，加生大黄泻热通腑；火热伤阴者加沙参、麦冬、玉竹、天冬、生地黄滋阴养液。

(5) 半夏厚朴汤（《金匮要略》）

【组成与用法】法半夏12克 厚朴90克 茯苓120克 生姜150克 苏叶60克。水煎服，每日1剂，2次/日。

【功效与主治】行气散结，降逆化痰。

【加减应用】若气郁较甚者可酌加香附、郁金助行气解郁之功；胁肋疼痛者酌加川楝子、玄明索以疏肝理气止痛；咽痛者酌加玄参、桔梗以解毒散结、宣肺利咽；病久气阴两虚、伴有神疲乏力、心烦失眠等症加黄芪、沙参、牡丹皮、枣仁等。

(6) 通脉化痰汤（《脑卒中良方》）

【组成与用法】生黄芪30～60克 桃仁5～10克 红花5～10克 当归10克 川芎10克 地龙10克 僵蚕10克 陈皮10克 法半夏10克 赤芍15克 全瓜蒌30克 豨莶草30克。水煎服，每日1剂，2次/日。

【功效与主治】益气活血，化痰通络。

【加减运用】湿重者加苍术、薏苡仁；热甚者加黄芩、胆南星、黄连；便秘者加大黄；嗜睡或昏迷者加远志、郁金、石菖蒲；全身疼痛者加鸡血藤、秦艽。

（7）解语丹加减（中医内科学、2002年第1版）

【组成与用法】 天麻10克　白附子6克　胆南星6克　全蝎3克　羌活10克　远志10克　石菖蒲10克　木香6克　丹参15克　红花10克　鸡血藤15克。水煎服，每日1剂，2次/日。

【功效与主治】 祛风化痰，活血通络。

【加减运用】 气虚者加黄芪、党参、当归；血虚者加当归补血汤；腰膝酸软、潮热盗汗者，合地黄饮子加减；便秘者加桃仁，并重用；偏上肢无力者，加桑枝、桂枝；偏下肢无力者加牛膝、杜仲；化热者加赤芍、牡丹皮。

5. 瘀血内阻证

症状：表情迟钝，言语不利，善忘，易惊恐或思维异常，行为古怪，伴肌肤甲错，口干不欲饮，双目暗晦，舌质暗或有瘀点瘀斑，脉细涩。

治法：活血化瘀、开窍醒脑。

（1）通窍活血汤（《医林改错》）

【组成与用法】 赤芍3克　川芎3克　桃仁9克（研泥）　红枣7个（去核）　红花9克　老葱3根（切碎）　鲜姜9克（切碎）　麝香0.15克（绢包）。用黄酒250毫升，将前七味煎至150毫升，去滓，将麝香入酒内，再煎二沸，临卧服。

【功效与主治】 活血化瘀，开窍醒脑。

【加减应用】 常加石菖蒲、郁金开窍醒脑；如久病气血不足，加党参、黄芪、熟地黄、当归以补益气血；瘀血日久、瘀血不去、新血不生、血虚明显者，可加当归、熟地黄、鸡血藤、三七、阿胶、鳖甲、制首乌以养血活血；瘀血日久、郁而化热，症见头痛、呕恶、舌红苔黄等，加丹参、牡丹皮、夏枯草、竹茹等清热凉血、清肝和胃之品。

（2）心脑宁颗粒冲剂（河北中医，2001年第6期）

【组成与用法】 丹参　川芎　三七　银杏叶　黄芪　郁金　石菖蒲等。每包含生药60克、温开水100mi冲服、3次/日。

【功效与主治】 活血通络，开窍醒脑。

【加减应用】 无。

（3）益气活血通窍方（河北中医药杂志，1989年第2期）

【组成与用法】 黄芪30克　川芎10克　红花10克　桃仁30克　赤芍10克　当归15克　石菖蒲10克　郁金10克　远志10克　全蝎8克　天竺黄10克　胆南星10克　地龙10克　乌梢蛇10克　冰片0.5克。水煎服，每日1剂，2次/日。

【功效与主治】 益气活血，醒脑开窍，化痰通络。

【加减应用】 上肢瘫痪加桂枝；下肢瘫痪加川牛膝、鸡血藤、桑寄生以助活血通络；小便失禁加山茱萸、益智仁、桑螵蛸、桑寄生、五味子等益肾固脬；智能减退者加熟地黄、枸杞子、山茱萸、女贞子、菟丝子等益肾生髓，并加重冰片用量（可用至1克）；强哭强笑者加重全蝎、天竺黄、胆南星用量以祛风化痰。

（4）加减桃红四物汤（浙江中医药大学学报，2008年第1期）

【组成与用法】 当归9克 川芎9克 赤芍9克 桃仁9克 红花6克 制没药6克 全蝎3克 蜈蚣3条 地鳖虫6克 川牛膝9克 大黄3克 甘草3克。水煎服，每日1剂，2次/日。

【功效与主治】 活血祛瘀，通痹止痛。

【加减应用】 兼气短乏力加黄芪、党参；兼下肢水肿加杜仲、狗脊；兼纳少加白术、陈皮；兼夜间疼痛为甚加桂枝、肉桂；湿热偏重加防己、忍冬藤。

（5）活血化瘀汤《内蒙古中医药，1998年第1期》

【组成与用法】 黄芪60克 桑寄生 牛膝 防风 木瓜各30克 独活 白芍各20克 川芎 五灵脂 没药各15克 甘草10克。水煎服，每日1剂，2次/日。

【功效与主治】 活血祛瘀止痛。

【加减应用】 疼痛甚者加细辛3~9克；麻木甚者加秦艽、地龙各15克；腰酸痛者加续断、巴戟天各15克。

（6）血府逐瘀汤（《医林改错》）

【组成与用法】 当归生地黄各9克 桃仁12克 红花9克 枳壳赤芍各6克 柴胡3克 甘草3克 桔梗4.5克 川芎4.5克 牛膝10克。水煎服，每日1剂，2次/日。

【功效与主治】 活血祛瘀，行气止痛。

【加减应用】 头痛甚者重用川芎；肿胀明显加乳香、没药、血竭；易怒口干苦、舌红者加菊花、栀子、夏枯草、牡丹皮；头昏、血压偏高者加钩藤、槐花；有痰瘀互结证者用本方合温胆汤；肾虚者加菟丝子、淫羊藿；偏肾阴虚者加熟地黄、枸杞子、何首乌；气虚血瘀者加本方合补阳还五汤。

（7）膈下逐瘀汤（《医林改错》）

【组成与用法】 五灵脂（炒）6克 当归9克 川芎6克 桃仁（研如泥）9克 牡丹皮6克 赤芍6克 乌药6克 延胡索3克 甘草9克 香附5克 红花9克 枳壳5克。水煎服，每日1剂，2次/日。

【功效与主治】 活血祛瘀。

【加减应用】 腹泻腹痛甚加附片、炮姜、苍术；便秘者加玄参、生地黄、生何首乌；气弱者加党参、黄芪；纳差者加白术、山楂、焦三仙、鸡内金；发热者加生地黄、热盛加栀子、败酱草；腹胀剧加川楝子、木香；呕吐剧加黄连、竹茹；伴结石者加金钱草、郁金；有虫积者加槟榔、乌梅、苦楝根皮。

5. 心肝火旺证

（1）龙胆泻肝汤（《医方集解》）

【组成与用法】 龙胆草（酒炒）6克 黄芩（酒炒）9克 栀子（酒炒）9克 泽泻

12克　木通6克　车前子9克　当归（酒炒）3克　生地黄9克　柴胡6克　生甘草6克。水煎服，每日1剂，2次/日，亦可制成丸剂，每服6~9克，每日两次，温开水送下。

【功效与主治】清肝泻火。

【加减应用】肝胆实火热盛去木通、车前子，加黄连泻火；若湿盛热轻者去黄芩、生地黄，加滑石、薏苡仁以增强利湿之功；阴囊囊肿、红热甚者加连翘、黄芩、大黄以泻火解毒；肝火犯胃而见胁肋疼痛、口苦、嘈杂吞酸、嗳气、呕吐加黄连、吴茱萸（即左金丸）清肝泻火、降逆止呕；肝火上炎而见头痛、目赤、耳鸣加菊花、钩藤、刺蒺藜清热平肝。

（2）丹栀逍遥散（《内科摘要》）

【组成与用法】当归　芍药　茯苓　白术（炒）　柴胡各6克　牡丹皮　山栀子（炒）　甘草（炙）各3克。水煎服，每日1剂，2次/日。

【功效与主治】疏肝解郁，清肝泻火。

【加减应用】若热势较甚，口苦，大便秘结加龙胆草、大黄泻热通腑；肝火犯胃而见胁肋疼痛，口苦，嘈杂吞酸，嗳气，呕吐加黄连、吴茱萸（即左金丸）清肝泻火，降逆止呕；肝火上炎而见头痛，目赤，耳鸣加菊花、钩藤、刺蒺藜清热平肝；若伤阴而见舌红少苔，脉细数者，原方去当归、白术、生姜之温燥，加生地黄、麦冬、山药滋阴健脾。

（3）黄连解毒汤（《外台秘要》）

【组成与用法】黄连9克　黄芩　黄柏各6克　栀子（擘）9克。上四味切、以水六升、煮取二升、分二服。

【功效与主治】泄热涤痰息风。

【加减应用】便秘者，加大黄以泻下焦实热；吐血、衄血、发斑者，酌加玄参、生地黄、牡丹皮以清热凉血；发黄者，加茵陈、大黄，以清热祛湿退黄；疔疮肿毒者，加蒲公英、金银花、连翘，增强清热解毒之力。

（4）二阴煎（《景岳全书》）

【组成与用法】生地黄6~9克　麦冬6~9克　酸枣仁6克　生甘草3克　玄参4.5克　黄连3~6克　茯苓4.5克　木通4.5克。上药用水400ml、加灯芯草20根、或竹叶亦可、煎至280ml、空腹时服。

【功效与主治】清心泻火，养阴安神。

【加减应用】若有痰加川贝母、杏仁、天花粉；心悸失眠者加夜交藤、酸枣仁、黄连、合欢皮；声嘶加凤凰衣、木蝴蝶；心胆气虚而惊悸易惊者，可加龙齿、人参；呕恶甚加生姜；如夜热盗汗加地骨皮、山药、山茱萸；多汗气虚加黄芪、人参、五味子；小腹痛加枸杞子；腰膝无力加杜仲、牛膝；胸闷加广陈皮；舌赤无苔为阴虚较重，加百合、玄参以增滋阴之功；平日心烦身热较甚，加连翘、丹参、玄参清心安神；如虚火上浮或吐血、或衄血不止者，加泽泻、茜草或加川续断以涩之亦妙；如火载血上者去甘草，加炒栀子；睡眠不实，加茯神、琥珀养心镇静安神；癫狂者加生龙齿、磁石、栀子等；苔黄腻为阴虚夹痰，加川贝母、全瓜蒌、竹茹清热开郁化痰；顽痰不化可用青礞石、皂角炭坠痰利窍；如血燥经迟、枯涩不至者，加牛膝；便秘加火麻仁、柏子仁、天门冬、当归润肠通便；心气亏虚去黄连、生地黄，改炙甘草15～30克，加淮小麦、太子参益气养心安神。

（5）羚角钩藤汤（《通俗伤寒论》）

【组成与用法】羚角片（先煎）4.5克　霜桑叶6克　京川贝母（去心）12克　鲜生地黄15克　双钩藤（后入）9克　滁菊花9克　茯神木9克　生白芍9克　生甘草2.4克　淡竹茹（鲜刮）15克。水煎服，每日1剂，2次/日。

【功效与主治】凉肝息风，增液舒筋。

【加减应用】若邪热内闭、神昏谵语者，宜配合紫雪或安宫牛黄丸以清热开窍；抽搐甚者，可配合止痉散以加强息风止痉之效；便秘者，加大黄、芒硝通腑泄热。本方清热凉血解毒之力不足，运用时可酌加水牛角、牡丹皮等。

（6）镇肝息风汤（《医学衷中参西录》）

【组成与用法】怀牛膝30克　生赭石30克　生龙骨15克　生牡蛎15克　生龟板15克　生杭芍15克　玄参15克　天冬15克　川楝子6克　生麦芽6克　茵陈6克　甘草4.5克。水煎服，每日1剂，2次/日。

【功效与主治】镇肝息风，滋阴潜阳。

【加减应用】心中烦热甚者加石膏、栀子以清热除烦；痰多者加胆南星、竹沥水以清热化痰；尺脉重按虚者加熟地黄、山茱萸以补肝肾；中风后遗有半身不遂、口眼㖞斜等不能复元者，可加桃仁、红花、丹参、地龙等活血通络。

对症良方

1. 健忘

（1）益肾化痰通络法（河南中医，2002年第3期）

【组成与用法】熟地黄　制首乌各21克　山茱萸　菟丝子　桃仁　红花　石菖蒲　郁金　远志　白芥子　益智仁各15克　黄芪30克　胆南星12克　水蛭6克（研冲）　蜈蚣2条（研冲）　甘草3克。水煎服，每日1剂，2次/日。

【功效与主治】补气活血通络。

【加减应用】血压偏高者加钩藤、菊花、夏枯草；眩晕重加天麻、泽泻、白术。偏瘫重加全蝎、地龙；头痛加川芎、酸枣仁。

（2）化呆汤（《脑卒中良方》）

【组成与用法】白附子9克　法半夏12克　陈皮12克　石菖蒲12克　远志6克　郁金12克　当归12克　赤芍12克　红花10克　川芎6克。水煎服，每日1剂，2次/日。

【功效与主治】化痰祛瘀。

【加减运用】痰重者加胆南星；血瘀重者加桃仁、蜈蚣，重用红花；大便干结者加全瓜蒌；抑郁者加柴胡、佛手、郁金；智力障碍者加冰片、益智仁、远志；言语謇涩者合解语丹；烦躁不安者，加朱砂、磁石。

（3）健脑丸（北京中医，1996 年第 1 期）

【组成与用法】红参、生黄芪、龟胶、鹿胶、滇三七、水蛭、川蜈蚣、北枸杞、正川芎、漂苍术、六神曲、制香附、远志肉、石菖蒲、肉苁蓉、绵杜仲、明天麻、熟地黄、酸枣皮、黄精、制首乌、菟丝子、巴戟天、紫丹参、湘红花、生甘草各适量。上药共研细末，炼蜜为丸，每次服 9 克，3 次/日，温开水送服。

【功效与主治】补虚损，解郁结，活气血，开清窍。

【加减应用】舌质淡苔白腻者、加法半夏；舌质红、加女贞子；舌苔黄厚、加栀子。

2. 失眠

（1）酸枣仁汤加味（航空航天医学杂志，2011 年第 6 期）

【组成与用法】炒酸枣仁 15 克　茯苓 15 克　川芎 15 克　知母 10 克　生甘草 5 克　人参 10 克　琥珀粉（包）1 克；水煎服，每日 1 剂，2 次/日。

【功效与主治】养血安神，清热除烦。

【加减应用】若睡眠时惊醒、心悸梦多，可加入龙齿、远志；心烦躁较甚者，可加入黄连、栀子；血虚甚者，应加入当归、龙眼肉；阴虚火旺甚者，应加入生地黄、麦冬；盗汗者加入五味子、浮小麦、煅牡蛎。

（2）和胃安神汤（陕西中医，2005 年第 2 期）

【组成与用法】法半夏 10 克　薏苡仁 15 克　炒酸枣仁 15 克　茯苓 15 克　白术 15 克　合欢皮 10 克　夜交藤 15 克。水煎服，每日 1 剂，2 次/日。

【功效与主治】平衡阴阳，养心安神。

【加减应用】肝郁脾虚加柴胡、白芍等；心脾两虚加黄芪、当归；心肾不交加黄连、肉桂；痰热内扰加竹茹、栀子等。

（3）加味归脾汤（内蒙古中医药，2011 年第 24 期）

【组成与用法】酸枣仁　龙眼肉　熟地黄各 30 克　白术　黄芪　当归　生地黄　麦冬　柏子仁　丹参　夜交藤各 15 克　茯神 12 克　人参　远志各 9 克　木香　甘草　生姜各 6 克　大枣 5 枚。水煎服，每日 1 剂，2 次/日。

【功效与主治】益气养血，滋阴安神。

【加减应用】伴血瘀者加川芎；伴肝郁化火者，加柴胡、黄芩、栀子；伴痰热内扰者，加法半夏、陈皮、竹茹、黄连、山栀子。

（4）桃红夜合汤（山西中医，2011 年第 5 期）

【组成与用法】桃仁　枳壳　红花各 12 克　夜交藤　合欢皮各 30 克　百合　酸

枣仁 石菖蒲各20克 丹参 川芎 当归 熟地黄 山萸肉各15克 五味子6克 生地黄、柴胡各10克 肉桂4克。水煎服，每日1剂，2次/日。

【功效与主治】益肾活血，养心安神。

【加减应用】兼气虚者加黄芪15克；兼血虚者加阿胶10克；兼痰热者加茯苓、胆南星、贝母各15克；伴头晕、耳鸣、盗汗、手足心热者加牡丹皮15克、白芍、青蒿、鳖甲各10克；伴心虚胆怯、心悸甚、倦怠者加远志12克、生龙骨、生牡蛎各30克、西洋参10克。

（5）疏肝养心汤（实用中西医结合临床，2010年第3期）

【组成与用法】柴胡10克 陈皮10克 川芎10克 香附10克 枳壳10克 白芍15克 炙甘草6克 酸枣仁12克 茯神10克 夜交藤10克 麦冬15克 青皮10克 合欢花10克 郁金10克 佛手10克。水煎服，每日1剂，2次/日。

【功效与主治】疏肝养心安神。

【加减应用】头晕头胀明显者、加用天麻15克祛风潜阳；大便秘结者，加用柏子仁10克、郁李仁10克润肠通便安神；心烦口苦者，加黄连6克清心除烦。

（6）龙珠枣茯欢藤汤（四川中医，2008年第11期）

【组成与用法】青龙齿（先煎）30克 珍珠母（先煎）30克 炒柏枣仁各30克 茯神15克 黄芪30克 太子参15克 合欢皮10克 夜交藤15克 百合30克 黄连6克 肉桂3克 炒远志6克 石菖蒲15克 生地黄15克 川芎10克 丹参15克。水煎服，每日1剂，2次/日。

【功效与主治】健脾益肾，行气活血，化痰祛瘀。

【加减应用】伴有情志烦躁、舌苔黄厚、脉洪大者加牡丹皮、焦山栀各10克；情绪抑郁，加柴胡、制香附各10克、广郁金10克。

（7）朱砂安神丸（《内外伤辨惑论》）

【组成与用法】朱砂（另研、水飞为衣）15克 黄连（去须、净、酒洗）18克 炙甘草16.5克 生地黄4.5克 当归7.5克。上药研末、炼蜜为丸、每次6~9克、临睡前温开水送服；亦可作汤剂、用量按原方比例酌减、朱砂研细末水飞、以药汤送服。

【功效与主治】镇心安神，清热养血。

【加减应用】若胸中烦热较甚，加山栀仁、莲子心以增强清心除烦之力；兼惊恐，宜加生龙骨、生牡蛎以镇惊安神；失眠多梦者，可加酸枣仁、柏子仁以养心安神。

3. 眩晕

（1）天麻钩藤饮（《杂病证治新义》）

【组成与用法】天麻90克 钩藤12克 川牛膝12克 生石决明18克 栀子9克 黄芩9克 杜仲9克 益母草9克 桑寄生9克 夜交藤9克 朱茯神9克。水煎服，每日1剂，2次/日。

【功效与主治】平肝息风，清热活血，补益肝肾。

【加减应用】眩晕头痛剧者可酌加羚羊角、龙骨、牡蛎以增强平肝潜阳息风之力；若肝火盛、口苦面赤、心烦易怒，加龙胆草、夏枯草以加强清肝泻火之功；脉弦而细者宜加生地黄、枸杞子、何首乌以滋补肝肾。

（2）镇肝息风汤（《医学衷中参西录》）

【组成与用法】怀牛膝30克　生赭石30克　生龙骨15克　生牡蛎15克　生龟板15克　生杭芍15克　玄参15克　天冬15克　川楝子6克　生麦芽6克　茵陈6克　甘草4.5克。水煎服，每日1剂，2次/日。

【功效与主治】镇肝息风，滋阴潜阳。

【加减应用】心中烦热甚者，加石膏、栀子以清热除烦；痰多者加胆南星、竹沥水以清热化痰；尺脉重按虚者加熟地黄、山茱萸以补肝肾；中风后遗有半身不遂、口眼㖞斜等不能复元者可加桃仁、红花、丹参、地龙等活血通络。

（3）活血定眩汤（中医中药，2013年第21期）

【组成与用法】法半夏10克　白术10克　天麻15克　川芎12克　当归15克　葛根30克　全蝎6克　水蛭10克　地龙10克　泽泻12克　何首乌15克。水煎服，每日1剂，2次/日。

【功效与主治】活血定眩。

【加减应用】呕吐明显者加石菖蒲15克、竹茹15克；复视明显者加菊花15克；耳鸣加葱白10克、郁金10克；无力者加黄芪30克。

4. 失语

（1）解语丹（《医学心悟》）

【组成与用法】炮白附子30克　石菖蒲30克　远志30克　天麻30克　全蝎30克　羌活30克　胆南星30克　木香15克。共研细末、面糊为丸如桂圆大。每服1丸，薄荷汤送服。日服2～3次。现代多用作汤剂。水煎服，每日1剂，2次/日，用量按原方酌减。

【功效与主治】祛风化痰，宣窍通络。

【加减应用】肝肾阴虚者加熟地黄、山茱萸；肝风盛者可加入羚羊角、代赭石、牡蛎镇肝息风；痰郁化火者，可加入温胆汤合黄连、黄芩等以化痰泄热；有血瘀征象者，可加当归、红花、赤芍等活血通络之品。

（2）开噤散（《医学心悟》）

【组成与用法】人参2克　黄连（姜水炒）2克　石菖蒲3克　丹参9克　石莲子（去壳）5克　茯苓5克　陈皮5克　冬瓜仁5克　陈米1撮、荷蒂2个。水煎服，每日1剂，2次/日。

【功效与主治】开窍豁痰。

【加减应用】无。

（3）利舌球麻汤（四川中医，2005 年第 6 期）

【组成与用法】黄芪 30 克　茯苓 15 克　天麻 15 克　川芎 10 克　郁金 10 克　石菖蒲 12 克　羌活 10 克　桔梗 10 克　全蝎 10 克　僵蚕 10 克　蝉蜕 9 克　甘草 5 克。水煎服，每日 1 剂，2 次/日。早期对饮水呛咳、插有鼻饲管者、可经鼻饲管多次温热推注。症状较轻者、可分次频频饮服。

【功效与主治】益气活血，醒脑开窍，活络利舌。

【加减应用】无。

（4）中风解语丹（辽宁中医杂志，2007 年第 34 期）

【组成与用法】熟地黄 25 克　山茱萸 20 克　肉苁蓉 15 克　巴戟天 15 克　附子 10 克　肉桂 10 克　石斛 15 克　麦冬 15 克　五味子 15 克　石菖蒲 15 克　远志 10 克　茯苓 10 克。水煎服，每日 1 剂，2 次/日。

【功效与主治】滋阴补肾，开窍醒神，化痰通络。

【加减应用】伴有喉中痰鸣，舌体胖大，苔白腻，脉弦滑者加胆南星、白术；伴有头晕目眩，耳鸣者加生石决明、天麻、白芍；伴有腰膝酸软，口干不欲饮者加枸杞、黄精。

（5）利咽开窍汤（大家健康报，2014 年第 4 期）

【组成与用法】辛黄 10 克　连翘 15 克　白芷 6 克　浙贝母 20 克　金银花 15 克　薄荷 10 克　黄芩 15 克　乌贼骨 10 克　桔梗 15 克　枳壳 15 克　蒲公英 30 克　苍耳子 10 克　甘草 6 克　白及 15 克　三七粉 8 克。水煎服，每日 1 剂，2 次/日。

【功效与主治】利咽开窍。

【加减应用】咽痛咽干甚加玄参 20 克、麦冬 20 克；咽刺痒甚加蝉蜕 10 克、僵蚕 10 克。

（6）会厌逐瘀汤（《脑卒中良方》）

【组成与用法】石菖蒲 10 克　全蝎 3 克　当归 12 克　赤芍 12 克　玄参 10 克　郁金 10 克　桃仁 10 克　红花 10 克　柴胡 10 克　甘草 6 克。水煎服，每日 1 剂，2 次/日。

【功效与主治】化瘀利咽。

【加减运用】肝阳上亢者加石决明、天麻；肾精不足者加黄精、肉苁蓉；口舌歪斜者加白僵蚕；气虚者加黄芪、党参；小便失禁者加益智仁；大便秘结者加全瓜蒌、酒大黄；血瘀重者加地龙；肢体麻木者加皂角、鸡血藤；上肢瘫重者加片姜黄、桑枝；下肢瘫重者加牛膝、杜仲。

5. 小便失禁

（1）缩泉丸（《校注妇人良方》）

【组成与用法】天台乌药　益智（炒）　川椒（去目并合口者、出汗）　吴茱萸（9 蒸 9 晒）各等分。上为细末，酒煮面糊为丸、如梧桐子大。每服 50 ~ 60 丸，临卧盐汤送下。

【功效与主治】温肾祛寒，缩尿止遗。

【加减应用】尿频尿急显著者，加煅龙骨、煅牡蛎；湿热蕴结者加穿心莲、鱼腥草；阴虚火旺者加天冬、地黄；肾阳虚损者加山药、熟地黄；气血瘀滞者加荔枝核、牛膝；小儿遗尿者，加桑螵蛸、龙骨；失眠多梦者加琥珀、酸枣仁、夜交藤；面色苍白、神疲体倦、脉细弱者、合四君子汤；头昏耳鸣、腰膝酸软、脉细弱者，加生地黄、黑杜仲、山萸肉。

（2）知柏地黄汤加减（《医宗金鉴》）

【组成与用法】熟地黄 24 克　山茱萸 12 克　干山药 12 克　泽泻 9 克　茯苓（去皮）9 克　牡丹皮 9 克　知母 24 克　黄柏 24 克。水煎服，每日 1 剂，2 次/日。

【功效与主治】滋阴降火。

【加减应用】伴有血尿的患者加大蓟 30 克、小蓟 30 克、白茅根 30 克；对于腰痛患者加川续断 15 克、桑寄生 15 克、旱莲草 15 克；对于尿急尿痛等排尿刺激患者加木通 15 克、玄参 15 克；对于浮肿患者加防己 15 克、黄芪 15 克；对于烦躁口渴患者加蒲公英 20 克、地骨皮 20 克；对于小便量少的患者加肉桂 12 克。

6. 记忆力减退者

（1）健脑丸（《脑卒中良方》）

【组成与用法】红参、生黄芪、龟胶、鹿角胶、三七、水蛭、蜈蚣、枸杞子、川芎、苍术、神曲、香附、远志、石菖蒲、肉苁蓉、杜仲、天麻、熟地黄、山茱萸、黄精、何首乌、菟丝子、巴戟天、丹参、甘草各适量。水煎服，每日 1 剂，2 次/日。或制成丸剂、每次服 9 克，1 日 3 次。

【功效与主治】补虚，活血，开窍，益智。

【加减运用】舌质淡、苔白腻者加法半夏；舌质红者加女贞子；舌苔黄厚者加栀子。

（2）化呆汤（《脑卒中良方》）

【组成与用法】白附子 9 克　法半夏 12 克　陈皮 12 克　石菖蒲 12 克　远志 6 克　郁金 12 克　当归 12 克　赤芍 12 克　红花 10 克　川芎 6 克。水煎服，每日 1 剂，2 次/日。

【功效与主治】化痰祛瘀。

【加减运用】痰重者加胆南星；血瘀重者加桃仁、蜈蚣、重用红花；大便干结者加全瓜蒌；抑郁者加柴胡、佛手、郁金；智力障碍者加冰片、益智仁、远志；言语謇涩者合解语丹；烦躁不安者加朱砂、磁石。

第九节　卒中后骨质疏松、关节挛缩

骨质疏松

骨质疏松是一种以低骨量和骨组织微结构破坏为特征、导致骨质脆性增加和易于骨折的全身性骨代谢性疾病。骨质疏松是脑卒中后遗症期常见的并发症之一、约40%合并骨质疏松、好发于女性。脑卒中合并骨质疏松症患者除脑卒中的神经系统表现如运动、感觉障碍外、随着病情的发展会逐渐出现乏力、腰背酸痛和骨痛。骨痛的特点为持续性钝痛、常见部位为腰背部、双侧肋部和髂骨区、晚期下肢痛较剧烈、改变体位也不能缓解、严重者在无外力作用下甚至发生骨折。关于脑卒中后骨质疏松症的发病机制、国内一致认为偏瘫后骨量丢失是一种局部因素和全身因素综合影响的结果。骨量的多少与运动有密切关系、长期卧床或肢体运动障碍的患者、骨量呈进行性减少。脑卒中患者的肢体无力和瘫痪可导致运动量减少、骨组织失去了机械应力的作用、骨细胞活性增强、骨组织易被吸收、从而导致骨质疏松症的发生。同时应激引起的体内儿茶酚胺增加促使游离脂肪酸的增高、螯合镁离子降低血清镁离子水平、血清钙和镁水平的降低刺激甲状旁腺激素分泌增加、破坏骨形成与骨吸收的平衡、破骨活性增强、长期下去引起骨钙质的减少、发生骨质疏松症。脑卒中患者由于胃肠道功能紊乱、导致 VitD、钙、磷吸收减少、VitD 的缺乏引起钙、磷代谢障碍、钙盐不能正常沉积于骨骼、影响骨骼生长、钙化。另外、脑卒中的病理进展中、存在炎性反应和免疫反应、而白细胞介素 6（IL~6）、肿瘤坏死因子 α（TNF~α）及反射性交感神经营养不良均可导致骨吸收增强、骨矿物质溶解、加速骨质疏松症的发生。

该病属中医“骨萎”、“骨痹”、“骨枯”范畴。中医认为其发病机理为：久病卧床导致脾不运化、脾精不足、肾精乏源或肾精本虚、脾肾俱虚、骨髓失养、则骨骼脆弱无力；或机体功能衰退、易受外邪侵袭、使经络不通、气血不畅、营养物质不能濡养脏腑、引起脾肾俱虚。所以脑卒中后骨质疏松与肾虚、脾虚、血瘀等病机紧密相关、其中肾虚是本病的主要病因。治则应为补肾壮骨、健脾益气和活血通络。

诊断要点

根据 1995 年全国第四届脑血管疾病会议规定的诊断标准和 1999 年 WHO 发布的骨质疏松的诊断标准

1. 脑卒中诊断符合《全国第四届脑血管疾病会议》的诊断标准、并经 CT 确认；

2. 根据 WHO 推荐的标准、以比同性别、同部位健康成人骨峰值 BMD 减低 2.5SD（$T < -2.5$）为诊断骨质疏松症标准。

3. 排除合并有其他严重的躯体性疾病、合并有其他影响骨代谢的肝、肾、内分泌系统疾病和常年服用激素或其他各种影响骨代谢药物者及有严重合并症的患者；

通用良方

1. 六味地黄丸（《小儿药证直指》）

【组成与用法】生熟地（各）12克　山萸肉10克　山药12克　牡丹皮8克　茯苓10克　泽泻10克。水煎服，每日1剂，2次/日。

【功效与主治】滋补肝肾。

【加减应用】兼肾精不足者，加骨碎补10克、续断6克、何首乌6克；兼肾阴不足者，加枸杞子12克、白芍6克、杜仲6克；兼肾阳不足者，加附子3克、菟丝子10克、狗脊10克。水煎服，每日1剂，2次/日。

2. 青娥丸加减（实用中医药杂志，2014年第4期）

【组成与用法】杜仲15克　胡桃肉15克　补骨脂10克　核桃肉15克　续断10克　黄芪30克　当归10克　鸡血藤30克　威灵仙10克。水煎服，每日1剂，2次/日。

【功效与主治】补肾壮腰。

【加减应用】阳偏虚较明显者，加巴戟天10克、茯苓10克、苍术10克、制川乌5克（先煎、久煎）；阴虚偏明显者，加生地黄15克、枸杞子10克、黄柏10克、牡丹皮10克。

3. 补肾健脾活血方（湖北中医杂志，2003年第8期）

【组成与用法】补骨脂10克　淫羊藿12克　肉苁蓉12克　熟地黄12克　白芍10克　黄芪12克　菟丝子12克　丹参12克　当归8克　大枣6克。水煎服，每日1剂，2次/日。

【功效与主治】补肾健脾活血。

【加减应用】浮肿关节肿胀加茯苓、泽泻、薏苡仁；身倦乏力者加黄芪；肌肉萎缩者加灵芝、何首乌、鸡血藤、阿胶。

4. 知柏地黄丸（《医方考》）

【组成与用法】知母20克　黄柏10克　山药15克　山萸肉15克　牡丹皮20克　泽泻15克　云苓20克　熟地黄10克　龟板（先煎）10克。水煎服，每日1剂，2次/日。

【功效与主治】滋阴清热。

【加减应用】腰痛加川断、杜仲、桑寄生；全身骨痛加羌活、独活、鸡血藤、络石藤；盗汗潮热加龙骨、牡蛎、秦艽；头晕目眩加钩藤、白蒺藜、潼蒺藜。

5. 劲骨坚颗粒（中医杂志，2010年第6期）

【组成与用法】杜仲10克　骨碎补15克　川牛膝　怀牛膝各8克　细辛3克　白术6克　川芎10克。水煎服，每日1剂，2次/日。

【功效与主治】补肾壮骨，健脾活血化瘀。

【加减应用】无。

6. 蠲痹汤（《医学心悟》）

【组成与用法】羌活10克 独活10克 桂枝10克 秦艽10克 海风藤10克 桑枝15克 当归10克 川芎10克 乳香10克 木香10克 甘草6克。水煎服，每日1剂，2次/日。

【功效与主治】祛风除湿止痛。

【加减应用】风气胜者加秦艽、防风；寒气胜者、加附子；湿气胜者加防己、萆薢、薏苡仁；痛在上者去独活，加荆芥；痛在下者加牛膝；间有湿热者，其人舌干喜冷、口渴溺赤、肿处热辣，此寒久变热也，去桂心，加黄柏。

7. 二乌汤（陕西中医，1989年第3期）

【组成与用法】制川乌 制草乌各9克 当归 牛膝各21克 红花 海马 广三七各8克 续断 杜仲 自然铜（醋制研末）各51克。用白酒或黄酒浸泡2~3天后、根据酒量酌情服、待症状消失、或酒饮至将干时、再加酒续服、以控制病情。孕妇忌服。

【功效与主治】温经散寒，活瘀止痛。

【加减应用】气滞血瘀者加制乳香、没药各9克、香附、骨碎补、伸筋草各12克；寒湿阻竭者加独活、苍术、威灵仙、狗脊各12克、细辛5克；肾阳虚衰者加肉桂6克、菟丝子12克、仙灵脾10克；督脉雍阻者加鸡血藤18克、地龙12克、黄芪、穿山甲、伸筋草各10克。

8. 阳和汤（《外科全生集》）

【组成与用法】熟地黄30克 麻黄2克 鹿角胶9克 白芥子6克（炒、研） 肉桂3克 生甘草3克 炮姜炭2克。水煎服，每日1剂，2次/日。

【功效与主治】温阳补血，散寒通滞。

【加减应用】兼气虚不足者加党参、黄芪；阴寒重者加附子；肉桂亦可换成桂枝。

9. 抗骨松汤（河北北方学院学报，2011年第3期）

【组成与用法】熟地黄18克 枸杞子9克 淫羊藿18克 续断9克 黄芪9克 茯苓9克 丹参18克 葛根9克 淡豆豉18克 鸡血藤18克。水煎服，每日1剂，2次/日。

【功效与主治】补肾活血止痛。

【加减应用】无。

辨证良方

1. 肾虚证

主症：腰背冷痛，腿膝软弱，少气乏力，不能久坐，面色淡白，畏寒肢冷，夜尿频多。或腰背酸痛，或全身骨痛，下肢无力或伴腿脚抽筋，手足麻木，五心烦热。

次症：口咽干燥，形体消瘦，潮热盗汗，骨蒸发热，午后颧红，小便短黄，舌红少津、少苔或无苔，脉细数。

治法：补肾健骨。

（1）二仙汤（《中医方剂临床手册》）

【组成与用法】淫羊藿 15 克　仙茅 10 克　当归 12 克　巴戟天 15 克　黄柏 12 克　知母 10 克。水煎服，每日 1 剂，2 次/日。

【功效与主治】温肾阳，补肾精，泻肾火。

【加减应用】出汗较多加龙骨 30 克、牡蛎 30 克；久痛夹瘀者加丹参 20 克、延胡索 12 克；四肢麻木者加蜈蚣 12 克；小便清长大便稀溏者，去黄柏、知母。

（2）济生肾气丸（《严氏济生方》）

【组成与用法】熟地黄 15 克　山药 20 克　山茱萸 12 克　泽泻 12 克　茯苓 12 克　牡丹皮 10 克　肉桂 6 克　炮附子 6 克　牛膝 12 克　车前子 12 克。水煎服，每日 1 剂，2 次/日。

【功效与主治】温补肾阳，利水消肿。

【加减应用】舌淡体胖有齿痕、四肢不温加菟丝子 12 克、巴戟天 10 克；舌苔白腻者加砂仁 10 克、石菖蒲 12 克；如伴气短乏力、腹泻者加黄芪 30 克、白术 15 克；如伴肢体疼痛、舌有瘀斑者加葛根 12 克、细辛 5 克。

（3）补肾汤（四川中医，2000 年第 4 期）

【组成与用法】杜仲 18 克　胡桃肉 18 克　补骨脂 18 克　淫羊藿 12 克　熟地黄 30 克　生地黄 30 克　薏苡仁 30 克　何首乌 15 克　甘草 6 克。水煎服，每日 1 剂，2 次/日。

【功效与主治】补肾健骨。

【加减应用】无。

（4）左归丸（《景岳全书》）

【组成与用法】熟地黄 240 克　山药　山茱萸　菟丝子　枸杞子　鹿角胶　龟板胶各 120 克　怀牛膝 90 克。上先将熟地黄蒸烂杵膏、加炼蜜为丸、如梧桐子大。

【功效与主治】滋阴补肾，益精养血。

【加减应用】如真阴失守、虚火炎上者，宜用纯阴至静之剂，本方去枸杞子、鹿角胶，加女贞子 90 克、麦冬 90 克；如火烁肺金、干枯多嗽者，加百合 90 克；如夜热骨蒸，加地骨皮 90 克；如小水不利、不清，加茯苓 90 克；如大便燥结，去菟丝子，加肉苁蓉 90 克；如气虚者，加人参 90～120 克；如血虚微滞，加当归 120 克；如腰膝酸痛，加杜仲 90 克、盐水炒用；如脏平无火而肾气不充者，加破故纸 90 克、莲肉、胡桃肉各 120 克、龟板胶不必用。

（5）右归丸加减（四川中医，2008 年第 4 期）

【组成与用法】熟地黄 24 克　山药 12 克　山茱萸 9 克　枸杞子 9 克　菟丝子 12 克

鹿角胶12克（烊化）　杜仲12克　肉桂6克　当归9克　制附子12克。水煎服，每日1剂，2次/日。

【功效与主治】温补肾阳，填精益髓。

【加减应用】伴飧泄、肾泄不止加五味子9克、肉豆蔻9克；伴阳虚精滑者加金樱子9克、桑螵蛸9克；伴浮肿、尿少者加泽泻9克、车前子9克。

（6）虎潜丸（《丹溪心法》）

【组成与用法】黄柏250克（酒炒）　龟板120克（酒炙）　知母60克（酒炒）　熟地黄　陈皮　白芍各60克　锁阳45克　虎骨30克（炙）　干姜15克。上药为末。酒糊丸或粥丸。每丸重9克。

【功效与主治】滋阴降火，强筋壮骨。

【加减应用】懒言者加山药。

（7）大补阴煎（《丹溪心法》）

【组成与用法】熟地黄120克　知母（盐炒）80克　黄柏（盐炒）80克　龟甲（制）120克　猪脊髓160克。蜜丸、每丸重6克。水煎服，每日1剂，2次/日。

【功效与主治】滋阴降火。

【加减应用】若阴虚较重者可加天冬、麦冬；阴虚盗汗者，可加地骨皮；咯血、吐血者加仙鹤草、旱莲草、白茅根；遗精者加金樱子、芡实、山茱萸。

（8）独活寄生汤（《备急千金要方》）

【组成与用法】独活9克　桑寄生　杜仲　牛膝　细辛　秦艽　茯苓　桂心　防风　川芎　人参　甘草　当归　芍药　干地黄各6克。水煎服，每日1剂，2次/日。

【功效与主治】祛风湿，止痹痛，补肝肾，益气血。

【加减应用】疼痛较剧者酌情加制川乌、制草乌、百花蛇草；寒邪偏重者，加附子、干姜；湿邪偏盛者，去地黄，酌情加防己、薏苡仁、苍术；正虚不甚者，可减地黄、人参。

2. 脾虚证

主症：腰背酸痛、下肢痿软、神疲乏力、腰弯背驼，不能久立、久行，神疲乏力，下肢痿软，步履艰难，食少腹胀，大便溏泄、面色萎黄、舌淡，苔薄白，脉弱。

治法：补气健脾。

（1）归脾汤（《正体类要》）

【组成与用法】白术　当归　白茯苓　黄芪（炙）龙眼肉　远志　酸枣仁（炒）各3克　木香1.5克　甘草（炙）1克　人参3克。水煎服，每日1剂，2次/日。

【功效与主治】健脾养心，益气补血。

【加减应用】偏热者加生地炭。

（2）参苓白术散（《太平惠民和剂局方》）

【组成与用法】莲子肉（去皮）　薏苡仁　缩砂仁　桔梗（炒令深黄色）各500克

白扁豆（姜汁浸、去皮、微炒）750克　白茯苓　人参（去芦）　甘草（炒）　白术　山药各1000克。上药共为细末、每服6克、大枣汤调下。

【功效与主治】健脾益气，和胃渗湿。

【加减应用】兼里寒而腹痛者，加干姜、肉桂。

（3）八珍汤（《瑞竹堂经验方》）

【组成与用法】人参30克　白术30克　白茯苓30克　当归30克　川芎30克　熟地黄30克　炙甘草30克　加生姜3片　大枣一枚。水煎服，每日1剂，2次/日。

【功效与主治】益气补血。

【加减应用】以血虚为主、眩晕心悸明显者，加大地黄、白芍量；以气虚为主、气短乏力明显者，加大人参、白术用量；兼见不寐者，加酸枣仁、五味子。

（4）补中益气汤（《外科正宗》）

【组成与用法】黄芪30克　甘草（炙）9克　人参（去芦）6克　升麻6克　柴胡6克　橘皮6克　当归身（酒洗）3克　白术9克。水煎服，每日1剂，2次/日。

【功效与主治】补中益气，升阳举陷。

【加减应用】兼腹中痛者加白芍以柔肝止痛；头痛者加蔓荆子、川芎；头顶痛者加藁本、细辛疏风止痛；咳嗽者加五味子、麦冬以敛肺止咳；兼气滞者加木香、枳壳疏肝解郁。

3. 瘀血阻络证

主症：腰背酸痛，骨痛，刺痛，痛有定处，拒按，肢体痿软麻木，筋肉挛缩。舌质紫黯或有瘀斑、瘀点，舌脉粗张，脉涩、无脉或沉弦、弦迟。

治法：活血化瘀止痛。

（1）身痛逐瘀汤（《医林改错》）

【组成与用法】秦艽3克　川芎6克　桃仁9克　红花9克　甘草6克　羌活3克　没药6克　当归9克　五灵脂6克（炒）　香附3克　牛膝9克　地龙6克（去土）。水煎服，每日1剂，2次/日。

【功效与主治】活血祛瘀，祛风除湿，通痹止痛。

【加减应用】若微热加苍术、黄柏；若虚弱，量加黄芪30～60克。

（2）活络效灵丹加味（实用中医杂志，2011年第4期）

【组成与用法】山药30克　枸杞子25克　当归10克　丹参10克　土鳖虫10克　五灵脂10克　桃仁10克　红花10克　乳香10克　没药10克　三七6克（研末冲服）。水煎服，每日1剂，2次/日。

【功效与主治】活血祛瘀，通痹止痛。

【加减应用】无。

（3）加减桃红四物汤（浙江中医药大学学报，2008年第1期）

【组成与用法】当归9克　川芎9克　赤芍9克　桃仁9克　红花6克　制没药6

克　全蝎3克　蜈蚣3条　地鳖虫6克　川牛膝9克　大黄3克　甘草3克。水煎服，每日1剂，2次/日。

【功效与主治】活血祛瘀，通痹止痛。

【加减应用】兼气短乏力加黄芪、党参；兼下肢水肿加杜仲、狗脊；兼纳少加白术、陈皮；兼夜间疼痛为甚加桂枝、肉桂；湿热偏重加防己、忍冬藤。

（4）活血化瘀汤（内蒙古中医药，1998年第1期）

【组成与用法】黄芪60克　桑寄生　牛膝　防风　木瓜各30克　独活　白芍各20克　川芎　五灵脂　没药各15克　甘草10克。水煎服，每日1剂，2次/日。

【功效与主治】活血祛瘀止痛。

【加减应用】疼痛甚者加细辛3～9克；麻木甚者加秦艽、地龙各15克；腰酸痛者加续断、巴戟天各15克。

（5）五加皮汤（《医宗金鉴》）

【组成与用法】当归（酒洗）　没药　五加皮　芒硝　青皮　川椒　香附子各9克　丁香3克　麝香0.3克　老葱3根　地骨皮30克　牡丹皮6克。煎水外洗。

【功效与主治】和血定痛舒筋。

【加减应用】气滞血瘀痛甚加陈皮、木香、桃仁、红花；经脉不通者加水蛭、木瓜、蜈蚣、全蝎；祛风湿加威灵仙、海桐皮、防风、独活；心烦失眠者加酸枣仁、合欢皮、茯神。

对症良方

1. 脑卒中后骨质疏松所致腰脊疼痛

（1）骨痹汤（中国疼痛医学杂志，2011年第11期）

【组成与用法】熟地黄15克　当归9克　赤白芍各9克　丹参15克　鸡血藤30克　杜仲9克　淫羊藿15克　独活12克　桑寄生12克　秦艽15克　威灵仙15克　五加皮12克　牛膝9克　穿山甲12克　木瓜12克　生甘草6克。水煎服，每日1剂，2次/日。

【功效与主治】疏肝通络，活血祛瘀。

【加减应用】无。

（2）益肾壮骨汤（中医正骨，1997年第6期）

【组成与用法】凤凰衣30克　熟地黄15克　山茱萸肉10克　山药15克　茯苓15克　牡丹皮10克　泽泻6克　狗脊10克　杜仲10克　牛膝10克　肉桂6克　黄芪15克　补骨脂10克　炙甘草6克。水煎服，每日1剂，2次/日。

【功效与主治】益肾壮骨。

【加减应用】腰痛如锥刺，痛有定处，夜间痛甚，舌质紫暗或有瘀斑，脉细涩等特点，加土鳖虫、田三七、大黄。

（3）当归拈痛汤（《兰室秘藏》）

【组成与用法】当归12克　羌活12克　防风10克　猪苓15克　泽泻20克　黄芩12克　葛根15克　苍白术各10克　苦参20克　知母12克　防己15克　蚕砂15克。水煎服，每日1剂，2次/日。

【功效与主治】利湿清热，疏风止痛。

【加减应用】热盛者（关节赤肿焮热剧痛）去防风、白术，加石膏、生地黄、金银花藤、桂枝；湿盛者（关节漫肿疼痛）加草薢、薏苡仁、五加皮；四肢痛加威灵仙、桑枝，下肢痛加牛膝、黄柏与苍术皮肤红斑结节加牡丹皮、赤芍；发热加柴胡；肿痛日久加蜈蚣、地龙；身体浮肿加麻黄、石膏。

（4）三圣汤（《辨证录》）

【组成与用法】杜仲30克　白术15克　山茱萸肉12克。水煎服，每日1剂，2次/日。

【功效与主治】扶阳固本。

【加减应用】恶风怕冷、喜温喜按者加羌活20克、防风15克、桂枝12克；头身困重、舌苔白腻等湿邪较重者加苍术10克、生薏苡仁、茯苓各15克；夜间疼痛明显及舌质瘀暗等血瘀较重者加三七粉3克（冲服）、延胡索、赤芍各10克；口渴、烦躁余热未清者加生地黄15克、沙参20克、麦冬9克；大便干燥者加炒枳实10克、玄参20克、瓜蒌15克。

（5）补肾壮骨汤（中医药导报，2010年第07期）

【组成与用法】熟地黄15克　当归12克　知母15克　淫羊藿15克　巴戟天12克　黄芪30克　自然铜13克　生龙骨30克　生牡蛎25克　鸡内金10克　丹参13克　三七13克。水煎服，每日1剂，2次/日。

【功效与主治】益肾补脾，强筋壮骨。

【加减应用】无。

2. 脑卒中后骨质疏松所致骨折

（1）复原活血汤（《医学发明》）

【组成与用法】柴胡10克　天花粉15克　桃仁10克　红花6克　炮甲6克　当归15克　大黄10克　甘草6克。水煎服，每日1剂，2次/日。

【功效与主治】疏肝通络，活血祛瘀。

【加减应用】患肢麻木为主者加鸡血藤40克、制川乌、制草乌各6克；患肢胀痛甚者加泽泻10克、猪苓10克、桂枝10克；伴腹胀者加厚朴10克、莱菔子15克。

（2）独活寄生汤（《古今医鉴》）

【组成与用法】川芎1.8克　当归（酒洗）3.6克　白芍（酒洗）7.5克　生地黄（酒洗）4.5克　羌活1.8克　白茯苓（去皮）2.1克　苍术（米泔浸、炒）3克　桃仁（炒）3克　牛膝（酒炒）6克　汉防己1.8克　陈皮3克　白芷1.8克　龙胆草（酒洗）

2.4克 威灵仙（酒洗）3克 防风1.8克 甘草（炙）1.2克。水煎服，每日1剂，2次/日。

【功效与主治】舒筋活血。

【加减应用】有痰加南星、法半夏各3克（用姜汁、白矾、皂角煎汤浸一日）；如上体及臂疼加薄荷9克；如下体并足疼、受风寒湿热所感加木瓜、木通、盐炒黄柏、薏苡仁（炒）各3克；如气虚加人参、白术、龟板各2.1克。

（3）壮筋养血汤（《伤科补要》）

【组成与用法】白芍9克 当归9克 川芎6克 川续断12克 红花5克 生地黄12克 牛膝9克 牡丹皮9克 杜仲6克。水煎服，每日1剂，2次/日。

【功效与主治】活血壮筋。

【加减应用】无。

关节挛缩

关节挛缩是指由于关节周围组织、如肌肉、肌腱、韧带等受不到牵拉，而自动变短缩紧、失去弹性，由疏松结合的状态向致密结合的状态变化，从而出现局部关节变形、肌肉呈紧缩状态、关节活动范围减少或消失、肢体活动障碍。关节挛缩是脑血管病患者常见的并发症之一，其发生率高达41%左右。长期肌张力增高、直接导致关节挛缩，严重降低患者运动功能及日常生活活动能力。在所有瘫痪肢体各关节中，最易发生痉挛的是肩关节，其次是手指关节。虽然手指关节挛缩率低于肩关节，但一旦发生、其挛缩程度都在中度以上。中风后关节挛缩是由于脑卒中后肢体缺少神经支配及营养作用、肢体活动日渐减少，从而使关节及其周围组织静脉和淋巴回流障碍、关节周围组织中浆液纤维性渗出和纤维蛋白沉积、发生纤维黏连、并伴有关节囊和周围肌挛缩、致使关节活动障碍以及出现疼痛、麻木等症状、主要临床表现：病变关节疼痛、麻木；关节活动障碍；肌张力增高；ADL指数降低。

关节挛缩是中风后常见的后遗症之一，属于中医“痿证”范畴。中医学理论认为，中风后关节挛缩多为气血瘀阻、痰瘀互结、筋脉失养而成。肺热叶焦、津失敷布、久则五脏失濡；肾水下亏、水不制火、则火灼肺金、导致肺热津伤；脾虚运化失司、湿郁中焦化热下注于肾、伤及肾阴。其病位在肢体筋脉，涉及脏腑以肺、脾胃、肝肾为主。

诊断要点

1. 诊断符合第四届全国脑血管疾病会议制定的诊断标准并经CT和MRI证实；

2. 伴有肩关节内收、向内旋转；肘关节过伸；腕关节、指间关节屈曲；髋关节脱位；膝关节过伸；足常内翻、内收位；小腿肌肉发育不良、肢体缺乏肌肉外观、呈管状；关节过度向前屈曲、有时可呈现软组织翼；脊柱可能侧弯。除了长骨较细长外、其他骨骼的X线亦正常；运动障碍非常严重、智力不受影响或轻度异常。

3. 排除其他疾病引起的关节挛缩。

通用良方

1. 舒筋活血方（广西中医药，2004年第1期）

【组成与用法】红花20克　当归30克　骨碎补15克　伸筋草15克　豨莶草15克　五加皮15克　桂枝15克　艾叶15克。将上述药物先用凉水浸泡约30min、然后煮沸20min后、趁热进行熏蒸、待水温降至适宜后即以药液淋洗或浸洗患肢、每日3～4次。

【功效与主治】舒筋活血。

【加减应用】无。

2. 续命汤（新中医，2006年第12期）

【组成与用法】麻黄　苦杏仁　桂枝　川芎　当归各15克　甘草　干姜各10克　生石膏　党参各25克。水煎服，每日1剂，2次/日。

【功效与主治】祛风除湿。

【加减应用】兼寒者加附子、细辛、花椒；兼热者加黄芩、天花粉、知母；兼湿者加防己、白鲜皮、白术；兼燥者加紫菀、柏子仁；兼痰者加生竹沥、姜汁；兼血瘀加赤芍、大黄、丹参；兼风者加防风、水牛角。

3. 八味复原汤（陕西中医，1985年第06期）

【组成与用法】生黄芪50～100克　紫丹参　桑寄生　枸杞子　炒地龙各15～30克　土鳖虫6～9克　茯苓15～20克　全蝎3～6克。水煎服，每日1剂，2次/日。

【功效与主治】补气活血。

【加减应用】头痛加天麻、白芍；呕吐加半夏、竹茹；目眩耳鸣加灵磁石、熟地黄；失语加远志、石菖蒲；水肿加泽泻、木防己；失眠加酸枣仁、夜交藤；血压高加钩藤、夏枯草；出血加当归炭、生地炭；便秘加大黄、桑根子；尿失禁加桑螵蛸、益智仁。

4. 天麻钩藤饮加味（《杂病证治新义》）

【组成与用法】天麻15克　钩藤12克　生石决明30克　山栀子9克　黄芩15克　牛膝12克　杜仲15克　益母草15克　桑寄生15克　茯神20克。水煎服，每日1剂，2次/日。

【功效与主治】补气活血。

【加减应用】身体肥胖、痰浊者加厚朴15克、葛根20克、法半夏12克；舌质紫暗，苔薄白，脉细，面色㿠白加黄芪40克、党参20克。

5. 生血起废汤加味（中国实用医药，2013年第23期）

【组成与用法】玉竹60克　熟地黄30克　当归30克　山茱萸肉15克　茯苓15克　白芥子15克　牡丹皮20克　炙黄芪30克　葛根20克　石菖蒲15克　全蝎15克。水煎服，每日1剂，2次/日。

【功效与主治】滋阴养血，补益肝肾。

【加减应用】伴瘀阻上肢重加桑枝、桂枝、羌活；伴瘀阻下肢重加乌梢蛇、川牛膝、杜仲、桑寄生；夹瘀上蒙清窍加法半夏、陈皮、竹茹；痰瘀互结加白僵蚕、广地龙。

6. 起痿汤（江苏中医，1993 年第 10 期）

【组成与用法】党参　土炒白术各 21 克　黄芪 15 克　茯苓　桂枝　当归　白芍　川断　牛膝　枸杞子　杜仲（盐水炒）　紫河车粉（打分吞）各 10 克　甘草 5 克。水煎服，每日 1 剂，2 次/日。

【功效与主治】滋阴养血，补益肝肾。

【加减应用】若下肢肿，自觉发热，舌质红，苔黄腻，小便短赤，去桂枝，加黄柏 10 克、玉米须 30 克；遗精、早泄加煅龙牡各 30 克（打）、焙龟板 20 克、山药 30 克；气短心悸、面白自汗、黄芪可重用至 30～60 克；因跌扑伤及腰肾加鹿角胶（烊冲）、地鳖虫各 10 克。

7. 地黄饮子加减（辽宁中医药大学学报，2012 年第 14 期）

【组成与用法】熟地黄 15 克　山茱萸 15 克　巴戟天（去心）12 克　石斛 12 克　肉苁蓉 12 克　白茯苓 12 克　远志 10 克　附子炮（先煎）10 克　肉桂 8 克　五味子 12 克　石菖蒲 10 克　地龙 12 克　甘草 6 克　大枣 2 枚　蜈蚣（研末）1 条　冲服　薄荷（后下）6 克。水煎服，每日 1 剂，2 次/日

【功效与主治】滋肾阴，温肾阳，化痰开窍，活血通络。

【加减应用】若属肾虚之下肢瘫痪，减去石菖蒲、远志、薄荷、加川牛膝 15 克；如有语言障碍，下肢瘫痪以阴虚为主，而痰火盛者，减温燥之附子、肉桂，加贝母 10 克、胆南星 10 克；气虚者加黄芪 30 克。

8. 小活络丹（《太平惠民和剂局方》）

【组成与用法】川乌（炮、去皮、脐）　草乌（炮、去皮、脐）　地龙（去土）　天南星（炮）各 180 克　乳香（研）　没药（研）各 36 克。将上述药物碾为细末、入研药和匀、酒面糊为丸、如梧桐子大、每服 20 丸、空心、日午冷酒送下、荆芥茶下亦得。（现代用法：以上六味、粉碎成细粉、过筛、混匀、加炼蜜制成大蜜丸。每丸重 3 克。口服、用陈酒或温开水送服、一次 1 丸、一日 2 次。）

【功效与主治】祛风除湿，化痰通络，活血止痛。

【加减应用】偏于风胜、疼痛游移不定为主，加防风、大秦艽；偏于湿盛加苍术、防己、薏苡仁；偏于寒胜加肉桂、并重用川乌、草乌；若偏于肝肾不足、气血亏虚者，可配合独活寄生汤以益气养血通痹，加天麻、豨莶草、白术（生）、当归、白芍（炒）、桑寄生、川芎、生地黄、橘红，名为小活络丹加味方，治疗风湿诸痹，肩背腰膝筋脉骨节疼痛、偏正头痛、或口眼歪斜、半身不遂、行步艰难、筋脉拘挛、肌肉顽麻沉重酸木或皮肤作痒。

9. 补气化痰通络方（北京中医药，2011 年第 8 期）

【组成与用法】茯苓6克　黄芪30克　僵蚕　桔梗　地龙　白芍　丹参　炙甘草各10克　伸筋草　生地黄各20克。水煎服，每日1剂，2次/日。

【功效与主治】补气活血。

【加减应用】血瘀甚者加三七10克；血虚者加当归10克、何首乌20克；肾阳不足者加肉桂5克、附子6克；湿较甚者加薏苡仁20克；痛甚者加细辛3克、制草乌10克。

辨证良方

1. 肺热津伤、筋失濡润证

主症：始发热，或热退后突然肢体软弱无力，皮肤枯燥，心烦口渴，咽干咳呛少痰，小便短赤，大便秘结，舌红苔黄，脉细数。

治法：清热润肺，涵养筋脉。

（1）清燥救肺汤（《医门法律》）

【组成与用法】桑叶（经霜者、去枝、梗）9克　石膏（煅）7.5克　甘草3克　人参2.1克　胡麻仁（炒、研）3克　真阿胶2.4克　麦冬（去心）3.6克　杏仁（泡、去皮、尖、炒黄）2.1克　枇杷叶1片（刷去毛、蜜涂炙黄）。水煎服，每日1剂，2次/日。

【功效与主治】清燥润肺。

【加减应用】痰多者加贝母、瓜蒌；血枯者加生地黄；热甚者加犀角、羚羊角、或加牛黄。

（2）玉锁润筋起痪汤（辽宁中医杂志，1987年第3期）

【组成与用法】玉竹15克　锁阳12克　怀牛膝9克　龟板12克　山药20克　天冬12克　麦冬、知母各9克　炙黄柏3克　木瓜12克　枸杞子　甘草各9克。水煎服，每日1剂，2次/日。

【功效与主治】清热保津，滋养肺胃。

【加减应用】热重加生石膏、忍冬藤；湿重加生薏苡仁、茯苓；病后或久病阴精亏损去黄柏，加熟地黄；气阴两虚去黄柏、知母加黄芪、五味子。

2. 湿热浸淫、气血不运证

主症：四肢痿软，身体困重，或微肿麻木，尤多见于下肢，或足胫热蒸，或发热，胸脘痞闷，小便赤涩，舌红体大，苔黄厚腻．脉细数而濡。

治法：清热燥湿，通利筋脉。

（1）加味二妙散（《医略六书》）

【组成与用法】黄柏10克　苍术10克　牛膝10克　当归10克　泽兰叶10克　薏苡仁10克　乳香10克　没药10克　穿山甲5克　甘草5克　水蛭3克。水煎服，每日1剂，2次/日。

【功效与主治】温经散寒，除湿宣痹。

【加减应用】痛甚者加用三七（磨汁冲服）3克；瘀肿明显者薏苡仁用至30

克、泽兰叶用至15克。

（2）四妙汤（《外科说约》）

【组成与用法】 苍术15克 黄柏15克 牛膝15克 木瓜15克 蚕砂10克 薏苡仁15克 防己10克 茯苓15克 陈皮10克 丹参15克 甘草6克。水煎服，每日1剂，2次/日。

【功效与主治】 清热除湿。

【加减应用】 背痛加羌活、狗脊；肩痛加姜黄；上肢痛加秦艽、桂枝；下肢痛加木瓜、独活；腰痛加杜仲、续断；若体质强壮、寒盛痛剧者加制川乌、制附子、黄柏；气血亏虚者加党参、黄芪、当归、鸡血藤；肝肾亏损加杜仲、桑寄生、千年健；兼阳虚者加巴戟天、淫羊藿；夹痰瘀者加制胆南星、僵蚕、白芥子、土鳖虫；顽痹者加全蝎、穿山甲。

3. 脾胃亏度、精微不运证

主症：肢体痿软无力日重，食少纳呆，腹胀，便溏，面浮不华，气短，神疲乏力，舌淡，舌体胖大，苔薄白，脉沉纫或沉弱。

治法：健脾益气，

（1）参苓白术散（《太平惠民和剂局方》）

【组成与用法】 莲子肉（去皮） 薏苡仁 缩砂仁 桔梗（炒令深黄色）各500克 白扁豆（姜汁浸、去皮、微炒）750克 白茯苓 人参（去芦） 甘草（炒） 白术 山药各1000克。上药共为细末、每服6克、大枣汤调下。

【功效与主治】 健脾益气，和胃渗湿。

【加减应用】 兼里寒而腹痛者，加干姜、肉桂。

（2）归脾汤（《正体类要》）

【组成与用法】 白术 当归 白茯苓 黄芪（炙） 龙眼肉 远志 酸枣仁（炒）各3克 木香1.5克 甘草（炙）1克 人参3克。水煎服，每日1剂，2次/日。

【功效与主治】 健脾养心，益气补血。

【加减应用】 偏热者加生地炭。

4. 肝肾亏损、髓枯精痿证。

主症：起病缓慢，下肢痿软无力，腰脊酸软，不能久立，或伴眩晕、耳鸣、遗桔早泄，或月经不调，甚至步履全废，腿胫大肉渐脱，舌红少苔，脉沉细数。

治法：补益肝肾，滋阴清热。

（1）虎潜丸（《丹溪心法》）

【组成与用法】 黄柏250克（酒炒） 龟板120克（酒炙） 知母60克（酒炒） 熟地黄 陈皮 白芍各60克 锁阳45克 虎骨30克（炙） 干姜15克。上药为末。酒糊丸或粥丸。每丸重9克。

【功效与主治】 滋阴降火，强筋壮骨。

【加减应用】懒言者加山药。

（2）右归丸加减（四川中医，2008年第4期）

【组成与用法】熟地黄24克　山药12克　山茱萸9克　枸杞子9克　菟丝子12克　鹿角胶12克（烊化）　杜仲12克　肉桂6克　当归9克　制附子12克。水煎服，每日1剂，2次/日。

【功效与主治】温补肾阳，填精益髓

【加减应用】伴飧泄、肾泄不止加五味子9克、肉豆蔻9克；伴阳虚精滑者加金樱子9克、桑螵蛸9克；伴浮肿、尿少者加泽泻9克、车前子9克。

（3）左归丸（《景岳全书》）

【组成与用法】熟地黄240克　山药　山茱萸　菟丝子　枸杞子　鹿角胶　龟板胶各120克　怀牛膝90克。上先将熟地黄蒸烂杵膏、加炼蜜为丸、如梧桐子大。

【功效与主治】滋阴补肾，益精养血。

【加减应用】如真阴失守、虚火炎上者，宜用纯阴至静之剂，本方去枸杞子、鹿角胶，加女贞子90克、麦冬90克；如火炼肺金、干枯多嗽者，加百合90克；如夜热骨蒸、加地骨皮90克；如小水不利、不清，加茯苓90克；如大便燥结，去菟丝子，加肉苁蓉90克；如气虚者，加人参90～120克；如血虚微滞，加当归120克；如腰膝酸痛，加杜仲90克、盐水炒用；如脏平无火而肾气不充者，加补骨脂90克、莲肉、胡桃肉各120克、龟板胶不必用。

对症良方

1. 脑卒中后关节挛缩表现的肌张力增高

（1）解痉汤（江苏中医药，2013年第10期）

【组成与用法】生地黄15克　山茱萸肉15克　枸杞子12克　白芍12克　牛膝12克　全蝎6克　地龙10克　当归10克　川芎10克　赤芍10克。水煎服，每日1剂，2次/日。

【功效与主治】滋补肝肾，息风止痉，活血通络。

【加减应用】无。

（2）四味宁舒散（中医药通报，2013年第06期）

【组成与用法】左侧偏瘫者处以：何首乌100克　茯苓100克　桂枝100克　附子100克。右侧偏瘫者处以：黄芪100克　茯苓100克　生姜100克　附子100克。偏瘫侧上肢选择肩、肘、腕关节、偏瘫侧下肢选择髋、膝、踝关节、每个痉挛关节使用一组药物。首先将上药研成粉末混匀、装入统一制作的白布药袋中、药袋长30cm、宽20cm、每个药袋一剂药量。使用前用将中药连同布袋一同放入微波炉中、中高火加热3分钟、然后包绕或覆盖患侧关节进行热敷。要求白布药袋直接接触皮肤、每日1次、每次30分钟、以患者能耐受的最长时间为准、定时翻转药袋。布袋可重复使用、中药粉末每周更换1次。

【功效与主治】补血活血。

【加减应用】无。

2. 脑卒中后关节挛缩表现的关节疼痛

（1）乌附麻辛桂姜草汤（实用中医药杂志，2008 年第 8 期）

【组成与用法】制川乌 9 克　制草乌 9 克　制附片 9 克（以上三药均先煎 1h 以上至不麻口为度）　麻黄 10 克　细辛 6 克　桂枝 10 克　生姜 10 克　甘草 6 克。水煎服，每日 1 剂，2 次/日。

【功效与主治】温经散寒，祛风除湿。

【加减应用】疼痛剧烈偏上肢者加姜黄 15 克、羌活 15 克、桑枝 30 克、川芎 12 克；偏下肢者加独活 20 克、牛膝 20 克、威灵仙 15 克；偏腰脊者加杜仲 20 克、牛膝 15 克、狗脊 20 克、寄生 20 克；疼痛兼麻木不仁者加白芍 20 克、当归 12 克、鸡血藤 30 克、地龙 15 克养血通络；病情日久未愈者，加乌梢蛇 20 克、全蝎 6 克、蜈蚣 2 条、土鳖虫 15 克、黄芪 30 克、红花 10 克、桃仁 10 克搜风通络、益气活血化瘀；外感风寒表证明显者加荆芥 12 克、防风 12 克、紫苏 10 克、宣散寒邪。

（2）独活寄生汤（《备急千金要方》）

【组成与用法】独活 9 克　桑寄生 6 克　杜仲 6 克　牛膝 6 克　细辛 6 克　秦艽 6 克　茯苓 6 克　肉桂心 6 克　防风 6 克　川芎 6 克　人参 6 克　甘草 6 克　当归 6 克　芍药 6 克　干地黄 6 克。水煎服，每日 1 剂，2 次/日。

【功效与主治】祛风湿，止痹痛，益肝肾，补气血。

【加减应用】疼痛较剧者可酌加制川乌、制草乌、白花蛇等以助搜风通络、活血止痛；寒邪偏盛者，酌加附子、干姜以温阳散寒；湿邪偏盛者，去地黄，酌加防己、薏苡仁、苍术以祛湿消肿；正虚不甚者，可减地黄、人参。

（3）身痛逐瘀汤（《医林改错》）

【组成与用法】秦艽 3 克　川芎 6 克　桃仁 9 克　红花 9 克　甘草 6 克　羌活 3 克　没药 6 克　当归 9 克　五灵脂 6 克（炒）　香附 3 克　牛膝 9 克　地龙 6 克（去土）。水煎服，每日 1 剂，2 次/日。

【功效与主治】活血祛瘀，祛风除湿，通痹止痛。

【加减应用】若微热加苍术、黄柏；若虚弱量加黄芪 30 ~60 克。

3. 脑卒中后表现的肌肉萎缩

（1）蠲痹汤（《医学心悟》）

【组成与用法】薏苡仁　桑枝各 3 娘　防己 18 克　羌活　独活　当归　乳香　防风各 10 克　桂枝　川芎　姜黄各 8 克　秦艽　海风藤　赤芍各 12 克　黄芪 20 克　炙甘草　木香各 6 克。水煎服，每日 1 剂，2 次/日。

【功效与主治】祛风湿，止痹痛。

【加减应用】风甚加乌梢蛇 12 克；背痛甚加石楠藤 12 克。

（2）四君子汤（《太平惠民和剂局方》）

【组成与用法】人参9克　白术9克　茯苓9克　甘草6克。水煎服，每日1剂，2次/日。

【功效与主治】健脾益气，祛除病邪。

【加减应用】恶心呕吐者加法半夏、竹茹；黄疸者加茵陈、虎杖；腹胀食少加鸡内金、谷麦芽。

4. 脑卒中后表现的四肢麻木

（1）复方四虫丸（山东中医杂志，1996年第05期）

【组成与用法】全蝎9克　蜈蚣3条　僵蚕9克　穿山甲9克　三七9克　雄黄9克。上药共研细末、炼蜜为丸、朱砂9克、晾干备用。每次1~2丸、日2~3次。

【功效与主治】祛风除湿。

【加减应用】上肢疼痛麻木加桂枝、羌活、姜黄各10克；下肢疼痛麻木加木瓜、独活、怀牛膝各10克；腰部疼痛麻木加续断、狗脊、桑寄生各10克。

（2）黄芪桂枝五物汤（中医研究，1995年第05期）

【组成与用法】黄芪25克　桂枝9克　白芍9克　生姜12克　大枣12克。水煎服，每日1剂，2次/日。

【功效与主治】祛风除湿。

【加减应用】头晕乏力明显、舌质淡白、脉沉细微为气虚者，黄芪重用至40~60克，再加党参20克、白术15克以加强补气健脾的作用；指端麻木发凉，且喜温抚，皮肤颜色苍白，麻木感觉持续者为阳虚，加制附子12克（先煎）以温通阳气，当归12克、熟地黄15克以补血；活动后麻木症状加重，头晕、皮肤干枯不润者为血虚甚，加当归12克、阿胶12克（洋服）、鸡血藤30克以补血濡养经脉。麻木的肢体疼痛或刺痛，局部皮肤颜色紫暗或半夜麻木加重者，为血行瘀滞不畅，减白芍，加赤芍12克、白芍8克、当归12克、红花4克以活血通脉；肢体顽麻伴有胀坠感觉，舌质淡，舌体胖，舌苔白滑为湿阻经脉，加陈皮6克、云苓15克、薏苡仁15克、苍术12克以健脾燥湿；上肢麻木加羌活8克；下肢麻木加牛膝15克为引以活血通络。

第十节　植物人状态

植物状态是由各种病因引起的严重脑损伤后有觉醒但无觉知的状态、若植物状态 >1个月以上则称为持续植物状态。这个术语是1972年由JeneC和Plum首先提出的描述严重脑损伤患者行为、有睡眠一觉醒周期、有反射活动、但无认知功能。国外流行病学调查表明、该病的病因1/3为外伤性；2/3为非外伤性、非外伤性病因包括感染、卒中、中毒、缺血缺氧、电击、肿瘤和脑退行性疾病等。据相关统计外伤性患者71%有弥漫性轴索损伤、丘脑异常者有80%、生存期大于3月者丘脑异常达96%、其他损伤包括新皮层缺血性损害和颅内血肿；非外伤性患者有64%存在新皮层的弥漫性缺血性损伤、29%局灶性损伤、而丘脑损伤则存在于所有非外伤患者中。植物状态的发病机制不清楚。植物状态患者主要表现为有觉醒无觉知。觉醒主要由脑干网状上行激动系统支持、脑干网状结构的一些神经核团纤维经上行传导投射到丘脑和大脑皮层、因此、无论是脑干还是大脑半球的受损都会导致觉醒度的下降。若是头侧脑桥被盖和中脑未受损、则患者可保持觉醒状态。觉知涉及大脑皮层和皮层下多个脑区的功能整合。中央环路模型（Themesocircuitmodel）认为、丘脑中央神经元的丢失或神经冲动向大脑皮层和纹状体的传递过程受阻、会使纹状体中间型多棘神经元（mediumspinyneurons、MSNs）的激活减少、从而使纹状体对内侧苍白球（globuspallidusinterna、GPi）的抑制减弱、而内侧苍白球原本对丘脑和和脚桥核的抑制作用进一步将强、如此循环使丘脑对皮层和纹状体的兴奋作用下降、最终导致患者出现意识障碍。其他如神经影像和电生理技术表明额顶叶网络连接的降低与意识的丧失有关。其临床特点患者自发睁眼或刺激下睁眼、但对自我和周围环境没有觉知；外周感觉刺激如听觉、视觉、触觉等刺激不能诱导出患者随意的、有目的的行为反应；无语言表达和理解能力；保留呼吸、心跳、血压、体温、消化功能及睡眠觉醒周期；大小便失禁；保留部分脑干和脊髓反射、如视觉和听觉惊吓反应、回撤屈曲、咀嚼、吮吸反射等；还可残留一些行为片段如扮鬼脸、哭、偶尔的发声、肢体刻板性运动等。其诊断标准（1）认知功能丧失、无意识活动、不能接受指令；（2）保持自主呼吸和血压；（3）有睡眠一醒觉周期；（4）不能理解和表达语言；（5）能自动睁眼或在刺激下睁眼；（6）可有无目的性眼踪运动；（7）丘脑下部及脑干功能基本保存。目前无特殊治疗、以维持患者生命体征平稳为原则、另外检查康复等功能刺激训练、预后不良。

植物状态、在传统医学中属神志昏迷为特征的一种特殊证候、又有“昏迷”、“昏蒙”、“昏愦”、“昏谵”、“昏不识人”等称谓。主要是因外感邪毒、头脑被伤、神明被扰；或因内伤诸疾、毒邪入中、阴阳气血逆乱、浊邪上犯、蒙蔽神明、闭塞清窍、耗散元神所致。与热、痰、瘀、疫、毒阻闭清窍、扰乱神明；或阴阳衰竭、神无所依有关。为各种急、慢性病证发展到一定程度后所出现的一种转归、是一种急、危、重证；在时行热病、中毒、中风、厥证、痛证、痰证、疫毒痢、瘴疟、消渴、癃闭、臌胀、脑外伤等疾病过程中、均可出现昏迷。故其主要病机为气血亏虚、血脉瘀阻、痰浊蒙窍、精气不荣脑窍、神明闭阻所致。而患者初期以瘀血内阻、痰浊蒙窍、、痰瘀阻闭为主、可挟热、挟风等；后期以气血不足、精气亏虚为主；而痰浊瘀血贯穿始终。其主症为以神呆不识、睁眼若视、、肢窍失、肢躯拘急、如扳铅管、肌肉萎缩、手足肿胀、便溺不知；舌质淡或暗红、苔白薄或有瘀斑、脉弦细数或沉或无力。故治疗以扶正祛邪、标本兼治为治则、在辨证论治下予中药综合调理、预后一般。

诊断要点

根据1995年全国第四届脑血管疾病会议规定的诊断标准和1996年中华医学会急诊医学分会制定的植物状态诊断标准：

1. 脑卒中诊断符合《全国第四届脑血管疾病会议》的诊断标准、并经CT确认；

2. 认知功能丧失、无意识活动、不能执行指令；保持正常呼吸和血压；有睡眠~觉醒周期；不能理解和表达语言；能自动或在刺激下睁眼；可有无目的的眼球追踪活动；丘脑下部和脑干功能基本保存。

通用良方

1. 参苓白术散（四川中医，2003年第4期）

【组成与用法】白扁豆10克　白术15克　茯苓15克　甘草6克　桔梗6克　莲子10克　人参10克　砂仁10克　山药10克　薏苡仁10克。水煎服，每日1剂，2次/日。

【功效与主治】补脾胃，益肺气。

【加减运用】伴气虚甚、自汗者，加黄芪、防风；伴血虚者合当归补血汤；伴阴虚者加生地黄、麦冬、石斛；伴阳虚者加附子、肉桂、同时辅以养阴之生地黄；便溏久泄者加五味子、乌梅；痰涎壅盛者加泽泻、苍术、法半夏；血瘀者加莪术、三棱、蜈蚣；伴肝肾不足者加牛膝、杜仲。

2. 补阳还五汤加减（四川中医，2003年第4期）

【组成与用法】桃仁　石菖蒲各12克　红花8克　丹参、当归、赤芍各15克　地龙10克　黄芪30克　钩藤20克　白芍40克　全蝎6克　升麻6克　甘草6克。水煎服，每日1剂，2次/日。

【功效与主治】活血化瘀通络。

【加减运用】半身不遂以上肢为主者，可加桑枝、桂枝以引药上行、温经通络；下肢为主者，加牛膝、杜仲以引药下行、补益肝肾；日久效果不显著者，加水蛭、虻虫以破瘀通络；语言不利者，加石菖蒲、郁金、远志等以化痰开窍；口眼㖞斜者，可合用牵正散以化痰通络；痰多者加制半夏、天竺黄以化痰；偏寒者加熟附子以温阳散寒；脾胃虚弱者加党参、白术以补气健脾。

3. 通窍活血汤加减（浙江中西医结合杂志，2001年第1期）

【组成与用法】桃仁15克　红花15克　川郁金15克　赤芍15克　大川芎15克　鲜石菖蒲10克　穿山甲10克　土鳖虫10克　麝香0.3克　生姜3片　老葱3根。水煎服，每日1剂，2次/日。

【功效与主治】活血化瘀，通窍活络。

【加减运用】气虚者加黄芪60克；阴虚者加玄参20克、生地黄30克；肝阳上亢者加羚羊角粉0.3克、石决明30克；风盛者加僵蚕9克、天南星9克；兼腑实者加小承气汤。

4. 神经再通口服药（中国临床康复，2003年第20期）

【组成与用法】当归、丹参、黄芪、石菖蒲等药适量配合组成。为中成药制剂，口服，每次1支，2次/日。

【功效与主治】活血化瘀，醒神开窍。

【加减运用】气血者合西洋参泡服；血虚者合当归补血汤；阴虚者合六味地黄丸；阳虚者合金匮肾气丸；便秘者合调味承气汤；痰涎壅盛者合二陈汤。

5. 益神启窍方（中华中医药学刊，2007年第11期）

【组成与用法】黄芪30克　当归15克　麝香0.3克　桃仁10克　石菖蒲10克　白芷10克。水煎服，每日1剂，2次/日。

【功效与主治】启窍醒脑。

【加减运用】血瘀甚者加红花、蜈蚣、莪术、三棱；气滞者加乳香、没药；痰涎壅盛者加法半夏、茯苓、川贝；四肢肌肉瘦削者加威灵仙、路路通、桑枝、牛膝、地龙、当归；便秘者，合增液汤或增液承气汤。

6. 复方薤白散（南京中医药大学硕士毕业论文，2005年）

【组成与用法】薤白12克　法半夏10克　瓜蒌12克　黄连3克。水煎服，每日1剂，2次/日。或上药研细、泡服、1次15克　1天2次、晚分服、15天1个疗程。

【功效与主治】通阳宣痹，理气化痰，止咳平喘。

【加减运用】气虚者加黄芪、党参；血虚者加当归、黄芪、阿胶；阴虚者加熟地黄、当归、女贞子；阳虚者加附子、肉桂；容易感冒者加黄芪、防风、白术；便秘者合增液汤或调味承气汤。

7. 补中益气汤加减（中医文献杂志，2001年第4期）

【组成与用法】人参10克　陈皮10克　白术10克　黄芪30克　柴胡10克　白芥子10克　莱菔子6克　鸡血藤15克　茯苓10克　淮山药10克　苍术10克　厚朴10克　甘草6克。水煎服，每日1剂，2次/日。

【功效与主治】健脾益气。

【加减运用】伴血虚者加当归、阿胶；伴血瘀者加桃仁、红花、蜈蚣；伴气滞者加木香、枳壳；容易感冒者加防风；便溏久泻者加五味子、乌梅；血压高者加钩藤、羚羊角、天麻。

8. 八珍汤（《瑞竹堂经验方》）

【组成与用法】人参30克　白术30克　白茯苓30克　当归30克　川芎30克　白芍30克　熟地黄30克　炙甘草30克。水煎服，每日1剂，2次/日。

【功效与主治】补益气血。

【加减运用】以血虚为主、眩晕心悸明显者，加大熟地黄、白芍用量；以气短乏力明显者，可加大人参、白术用量；阴虚严重者，加天冬、麦冬、女贞子、墨旱莲等；兼见不寐者，可加酸枣仁、五味子；脘腹胀满者，加枳壳、厚朴、木香；兼纳呆食滞者，加砂仁、山楂、麦芽、神曲；兼有便溏、浮肿者，加山药、薏苡仁、车前子。

9. 化痰通络汤（《中医内科学》）

【组成与用法】法半夏15克　白术10克　天麻10克　胆南星6克　天竺黄10克　香附6克　丹参15克　大黄6克。水煎服，每日1剂，2次/日。

【功效与主治】化痰息风通络。

【加减运用】伴抽搐者加钩藤、全蝎、菊花以息风止痉；瘀血明显者加桃仁、赤芍、红花、地龙以活血化瘀；伴口唇开裂、舌苔黄腻、脉滑数者加黄芩、栀子以清热泻火；气血亏虚者，合当归补血汤以益气补血；便秘者合增液汤。

辨证良方

1. 痰湿阻窍证

主症：神志昏沉，如醉如痴，口噤目张，胸膈不利，呕吐不舒，四肢厥逆，舌苔垢腻，脉象沉滑而伏。

治法：祛湿化浊，开窍醒神。

（1）六君子汤加减（南京中医药大学硕士研究生学位论文，2007年）

【组成与用法】人参6克（另炖）　苍术10克　白术10克　茯苓15克　法半夏10克　石菖蒲10克　陈皮6克　薏苡仁15克　甘草5克。水煎服，每日1剂，2次/日。

【功效与主治】健脾燥湿，化痰开窍。

【加减运用】脾虚明显者加黄芪15克、莲子肉10克；痰郁化火、舌红苔黄加黄芩10克、天竺黄10克；风痰壅盛、舌强明显者加僵蚕10克、全蝎3克、蜈蚣1条。

（2）涤痰汤合通窍活血汤加减（江苏中医药杂志，2006年第8期）

【组成与用法】茯苓10克　人参10克　甘草6克　橘红10克　胆南星10克　法半夏10克　竹茹10克　枳实10克　石菖蒲10克　赤芍6克　川芎6克　桃仁9克　红枣7个　红花9克　鲜姜9克　麝香0.15克。水煎服，每日1剂，2次/日。

【功效与主治】涤痰逐瘀，活血通窍。

【加减运用】自汗者加黄芪、白术、防风；气滞者加乳香、没药；血热者加牡丹皮、青蒿、黄连；大便秘结者加生地黄、麦冬、石斛、连翘。

（3）蒿芩清胆汤加减（2005年南京中医药大学硕士毕业论文）

【组成与用法】青蒿20克　淡竹茹10克　法半夏10克　赤茯苓10克　黄芩9克　生枳壳6克　陈广皮6克　碧玉散（包）10克　桔梗6克　牛膝6克。水煎服，每日1剂，2次/日。

【功效与主治】清热祛湿，化痰止咳。主治昏迷患者寒热如疟，寒轻热重，嘴唇干裂，小便黄少，舌红苔白腻，间见杂色，脉数而右滑左弦等症者。

【加减运用】呕多者加黄连、苏叶清热止呕；湿重者加藿香、薏苡仁、白豆蔻以化湿浊；小便不利者加车前子、泽泻、通草以利小便；大便干结者，合增液汤或增液承气汤。

（4）导痰汤（《中医内科学》）

【组成与用法】法半夏 15 克　胆南星 10 克　陈皮 10 克　茯苓 15 克　枳实 10 克。水煎服，每日 1 剂，2 次/日。

【功效与主治】行气豁痰。主治昏迷患者、喉中痰鸣、呼吸气促、口角流涎；舌苔白腻、脉沉滑等症者。

【加减运用】痰涎壅盛者加杏仁、白芥子；气滞者加苏梗、桔梗；兼外感者加荆芥、薄荷、金银花、连翘；邪热壅盛者加黄芩、栀子、竹茹。

2. 心脾两虚证

主症：心悸怔忡，失眠眩晕，面色萎黄，食欲不振，腹胀便溏，神倦乏力，或皮下出血，妇女月经量少色淡，淋漓不尽等。舌质淡嫩，脉细弱。

治法：补益心脾。

（1）归脾汤加减（南京中医药大学硕士研究生学位论文，2007 年）

【组成与用法】黄芪 15 克　人参 5 克（另炖）、白术 12 克　炙甘草 6 克　当归 10 克　白芍 10 克　龙眼肉 10 克　远志 9 克　石菖蒲 10 克　茯苓 15 克　木香 6 克。水煎服，每日 1 剂，2 次/日。

【功效与主治】健脾养心，补气养血。

【加减运用】自汗明显者加浮小麦 10 克、牡蛎 30 克（先煎）、碧桃干 10 克；手足肿胀、脑门隆起加猪苓 15 克、泽泻 12 克；大便秘结加火麻仁 9 克、郁李仁 9 克。

（2）黄芪鳖甲散（《中医内科学》）

【组成与用法】黄芪 20 克　人参 10 克　茯苓 15 克　甘草 6 克　天门冬 10 克　生地黄 10 克　地骨皮 10 克　秦艽 10 克　鳖甲 10 克　桑白皮 10 克　知母 10 克　紫菀 6 克　赤芍 6 克　桔梗 6 克　柴胡 6 克　肉桂 6 克。水煎服，每日 1 剂，2 次/日。

【功效与主治】益气养阴，扶正补虚。

【加减运用】盗汗重者加五味子、牡蛎、龙骨、浮小麦；咯血者加白及、仙鹤草、白茅根；便溏者加山药、薏苡仁、白扁豆、木香、砂仁；病情危重者加生脉散。

3. 元气衰败证

主症：突然神昏，肢体瘫软，手撒肢冷汗多，重则周身湿冷，二便失禁，舌质紫暗．苔白腻，脉沉微。

治法：益气回阳固脱。

（1）参附龙牡汤加减（南京中医药大学硕士毕业论文，2005 年）

【组成与用法】人参 30 克（独煎汤） 附子 20 克 生姜 15 克 大枣 10 枚、龙骨 10 克 牡蛎 10 克 川芎 10 克。取红参汤频服、直至患者生命体征平稳。

【功效与主治】益气复脉，回阳救逆。

【加减运用】药后，可适当加强护胃之药以助胃气，加强气血生化之源；气虚自汗者加黄芪；血虚者，药后加阿胶烊化。

（2）生脉散加减（南京中医药大学硕士毕业论文，2005 年）

【组成与用法】人参 10 克 麦冬 10 克 五味子 10 克 黄芪 30 克 瓜蒌 10 克 橘红 6 克 贝母 6 克 枳实 6 克 竹茹 10 克 胆南星 10 克。水煎服，每日 1 剂，2 次/日。

【功效与主治】清热祛湿，化痰止咳。

【加减运用】气虚甚者重用人参、黄芪；伴出血者加三七、棕榈炭、血余炭；伴血虚者加当归、阿胶；大便不通者加郁李仁、火麻仁。

4. 肝肾阴虚证

主症：头晕目眩，健忘耳鸣，失眠多梦，咽干口燥，腰膝酸软，胁痛，五心烦热，颧红盗汗，男子遗精，女子月经量少或闭经，舌红少苔，脉细数。

治法：滋肾养肝。

（1）三甲复脉汤（中医儿科杂志，2008 年第 5 期）

【组成与用法】生地黄 15 克 白芍 10 克 麦冬 15 克 阿胶 10 克 牡蛎 30 克 龙骨 30 克 鳖甲 15 克 龟板 15 克 炙甘草 30 克 胆南星 10 克 石菖蒲 15 克。水煎服，每日 1 剂，2 次/日。

【功效与主治】滋阴潜阳。

【加减运用】热甚者加紫花地丁、金银花、连翘等清热解毒；风盛者加石菖蒲、熊胆、钩藤、羚羊角等息风止痉；血瘀者加桃仁、红花等活血化瘀；痰涎壅盛者加法半夏、竹沥、贝母等化痰。

（2）虎潜丸（《中医内科学》）

【组成与用法】熟地黄 10 克 龟板 10 克 知母 10 克 黄柏 10 克 狗骨 30 克 牛膝 10 克 白芍 10 克 当归 10 克 锁阳 10 克 陈皮 6 克 干姜 10 克。水煎服，每日 1 剂，2 次/日。

【功效与主治】补益肝肾，滋阴清热。

【加减运用】热甚者去锁阳、干姜、合六味地黄丸；面色不华者加党参、黄芪、当归、鸡血藤；阴阳俱损者去黄柏、知母，加补骨脂、巴戟天、肉桂、附子。

5. 肾精虚衰证

主症：头晕目眩，齿摇松动，耳鸣耳聋，痴呆，骨质疏松，舌淡苔少，脉沉细。

治法：益精填髓，益肾固精。

（1）右归丸加减（南京中医药大学硕士研究生学位论文，2007 年）

【组成与用法】熟地黄 12 克　山茱萸 10 克　枸杞子 15 克　益智仁 12 克　巴戟天 10 克　当归 12 克　红参 10 克　鹿角胶 10 克（烊冲）　龟板胶 10 克（炸冲）　菖蒲 10 克　远志 10 克　肉桂 6 克。水煎服，每日 1 剂，2 次/日。

【功效与主治】滋补肾精，填髓充脑。

【加减运用】大便干结者加肉苁蓉 10 克、酒大黄 6 克；肢体痞软无力、筋脉弛缓者，加桑寄生 15 克、鸡血藤 15 克、杜仲 15 克；毛发枯槁者加何首乌 10 克、黄精 15 克；血癖加丹参 15 克、桃仁 10 克、红花 10 克；下肢红肿、静脉血栓形成者，加玄参 10 克、牛膝 10 克、黄柏 10 克、连翘 10 克、薏苡仁 12 克、苍术 10 克；舌红少津、肌肉瞤动者、加左归 10 克。

（2）地黄饮子加减（中医杂志、2005 年第 11 期）

【组成与用法】熟地黄 15 克　肉苁蓉 12 克　山茱萸 10 克　巴戟天 10 克　麦冬 10 克　石斛 10 克　五味子 10 克　石菖蒲 10 克　远志 10 克　茯苓 10 克　肉桂 6 克　薄荷 6 克　生姜 3 片　大枣 3 枚。水煎服，每日 1 剂，2 次/日。

【功效与主治】补肾填精。

【加减运用】痰湿壅盛者加法半夏、贝母；阴虚、痰火偏盛者去附、桂，酌加川贝母、竹沥、胆南星、天竺黄等以清化痰热；兼有气虚者酌加黄芪、人参以益气；大便秘结者，合增液汤或增液承气汤。

对症良方

1. 伴便秘者

增液汤（《温病条辨》）

【组成与用法】玄参 30 克　麦冬 24 克　生地黄 24 克。水八杯、煮取三杯、不便、再作服。

【功效与主治】增液润燥。

【加减运用】阴虚者加金银花、天花粉；鼻衄或血热者，加黄芩、黄连；阳明腑实证者，加大黄、枳实、苍术、芒硝；气虚者加黄芪、党参；血虚者加当归、黄芪、阿胶；血瘀者加莪术、三棱、水蛭、川芎；容易感冒者加黄芪、白术、防风。

2. 伴褥疮者

桃红四物汤（《医宗金鉴》）

【组成与用法】当归 15 克　熟地黄 15 克　川芎 15 克　白芍各 15 克　桃仁 15 克　红花 15 克。水煎服，每日 1 剂，2 次/日。

【功效与主治】活血祛瘀。

【加减运用】脑梗死者加黄芪、地龙、水蛭、葛根；糖尿病周围神经炎者加黄精、枸杞子、黄芪、党参；面神经麻痹者加法半夏、胆南星、僵蚕、蜈蚣；红斑性皮肤病者加丹参、牡丹皮、赤芍；皮肤色素沉着者加鸡血藤、益母草、柴胡、香附、连翘、金银花；软组织损伤者研细、外敷。

3. 伴发热者

银翘散（《温病条辨》）

【组成与用法】连翘15克　金银花15克　桔梗6克　薄荷6克　竹叶4克　生甘草5克　荆芥穗4克　淡豆豉5克　牛蒡子6克。水煎服，每日1剂，2次/日，早晚分服，5天为1疗程。

【功效与主治】辛凉透表，清热解毒。

【加减运用】气虚者加人参、党参；血虚者加黄芪、当归、阿胶；阴虚者加生地黄、麦冬；汗出不止者加黄芪、麻黄根、浮小麦；邪热内扰者加黄连、黄芩、黄柏、牛膝；血热妄行者加水牛角、冰片、白茅根；便秘者合增液汤。

4. 伴喉中痰鸣者

小陷胸汤（《伤寒论·辨太阳病脉证并治》）

【组成与用法】黄连6克　法半夏（洗）12克　瓜蒌（实大者）20克。水煎服，每日1剂，2次/日、早晚分服、1天1剂、5天为1疗程。

【功效与主治】清热化痰，宽胸散结。

【加减运用】气滞者加柴胡、桔梗、郁金、赤芍等以行气活血止痛；咳痰黄稠难咯者，可减半夏用量，加胆南星、杏仁、贝母等以清润化痰；邪热壅盛者加黄连、金银花、连翘、栀子；大便秘结者，合调味承气汤。

5. 伴肌肉萎缩者

三虫汤（《脑卒中良方》）

【组成与用法】土鳖虫10克　水蛭6克　地龙10克　黄芪60～90克　三七6克　丹参30克　生地黄15克　当归12克　川芎10克　甘草6克。水煎服，每日1剂，2次/日，早晚分服，30天为1疗程。

【功效与主治】益气活血化瘀。

【加减运用】肝阳上亢者加龟板10克、石决明30克、玄参30克、葛根15克；痰浊壅盛者加竹沥10ml、法半夏10克、石菖蒲10克；大便不通者加熟大黄15克、枳实10克。

第十九章　脑卒中危险因素

第一节　高血压病

高血压病（hypertension）是一种以体循环动脉压升高为主要特征的临床综合征，可分为原发性和继发性两大类。高血压病指原发性高血压病，其临床上常见的症状有头痛、头晕、耳鸣、健忘、失眠、乏力、心悸等一系列神经功能失调的表现。随着病情的不断发展，至中、晚期时，由于全身细小动脉长期反复痉挛，以及脂类物质在管壁沉着引起管壁硬化，脑部缺血性病变，如脑血管有硬化或间隙性痉挛时，常导致脑组织缺血、缺氧，产生不同程度的头痛、头晕、眼花、肢体麻木或暂时性失语、瘫痪等症状。在以上的病理基础上，可进一步发展而引起脑卒中，其中以脑溢血及脑动脉血栓形成最常见。

高血压病为现代医学病名，它的诊断以血压测值为标准，为此在古代中医文献中并无高血压的病证名。高血压病初起可归属于中医的“眩晕”、“头痛”范畴，随病程发展可归属于“心悸”、“怔忡”、“胸痹”、“饮证”、“水肿”及“脑卒中”的范畴。从古代眩晕、头痛的文献“眩晕为中风之始，中风为眩晕之渐”、“眩晕、头痛久必害目”及与水肿合并出现等的记载分析，也可看出其中当有相当一部分是由现代高血压病所引起。

本病的病因病机，《内经》有“诸风掉眩，皆属于肝”；《千金要方》也指出，“肝厥头痛，肝为厥逆，上亢头脑也”，认为肝是高血压病的发病枢纽。以上是“阳亢”和“肾虚”在高血压发病中占主导地位的经典理论依据。另外，《景岳全书》有“无虚不做眩”；《丹溪心法》则提出“无痰不作眩”的观点，认为脾虚痰湿是导致本病的主要原因；“血瘀致眩”；《医宗金鉴》也认为“瘀血停滞，神迷眩晕，非用破血行血之剂，不能攻逐荡平也”，认为血瘀是导致本病的主要原因。

高血压的病理特点为本虚标实，本虚为阴虚、血虚、阳虚、气虚；标实为肝火、血瘀、水停、痰饮，标本俱病，虚实夹杂，与肾、肝、脾三脏有关。目前，高血压病尚无统一的辨证分型标准，根据资料分析，目前比较认可将高血压病分为肝阳上亢证、阴虚阳亢证、肾精不足证、气血阴阳两虚、痰湿内蕴证及气滞血瘀证，本章将从以上 6 个证型进行论述与治疗。

诊断标准

目前国内高血压的诊断采用2013年中国高血压治疗指南的标准：在未用抗高血压药情况下，收缩压≥140mmHg和/或舒张压≥90mmHg，按血压水平将高血压分为1，2，3级。收缩压≥140mmHg和舒张压<90mmHg单列为单纯性收缩期高血压。患者既往有高血压史，目前正在用抗高血压药，血压虽然低于140/90mmHg，亦应该诊断为高血压。

血压水平的定义和分类

类别	收缩压（mmHg）	舒张压（mmHg）
正常血压	<120	<80
正常高值	120~139	80~89
高血压	≥140	≥90
1级高血压（轻度）	140~159	90~99
2级高血压（中度）	160~179	100~109
3级高血压（重度）	≥180	≥110
单纯收缩期高血压	≥140	<90

若患者的收缩压与舒张压分属不同的级别时，则以较高的分级为准。单纯收缩期高血压也可按照收缩压水平分为1、2、3级。

通用良方

中医药治疗高血压的原则，大致可以分为两个方面：一、调整阴阳，扶正祛邪，要根据高血压发病的不同阶段辨证，选择相应的治疗方法。二、分清主次，即分清标本缓急。除此还应注意，对于服用西药降压药的患者，在应用中医药治疗后勿立刻停用过去一直服用的西药降压药，应在中医药治疗后出现血压逐渐降低，临床症状逐渐好转之后再适当减少西药降压药的剂量。

1. 复方槐花降压方（中国医刊，1983年第9期）

【组成与用法】 槐花25克　夏枯草20克　菊花20克　川芎15克　地龙15克　草决明20克　桑寄生25克。水煎服，每日1剂，2次/日。

【功效与主治】 平肝潜阳。

【加减应用】 失眠多梦加合欢、炒酸枣仁或夜交藤，心悸明显加琥珀、柏子仁或珍珠母，头痛、项强加葛根，腰酸膝软加杜仲、桑寄生，胸闷加枳壳、瓜蒌，心烦易怒加牡丹皮、栀子。

2. 降压方（湖北中医杂志，1984年第2期）

【组成与用法】 生石决明30克　罗布麻叶30克　豨莶草30克　白芍10克　益母草10克　汉防己10克　桑寄生15克　丹参15克。水煎服，每日1剂，2次/日。

【功效与主治】 平肝潜阳。

【加减应用】头痛甚，项强加葛根、藁本；面红目赤，便秘，肝火旺盛者加黄芩、生大黄；阴虚火旺加生地黄、玄参、麦冬、石斛、黑豆衣、浮小麦；肝肾阴虚者加枸杞子、女贞子、旱莲草、熟地黄、酸枣仁、炙远志；心悸怔忡，脉结代者加炙甘草、桂枝、大枣、阿胶；腰酸楚，夜尿增多加川断、益智仁、黄精；胸闷，心前区疼痛者，加全瓜蒌、郁金、失笑散、玄胡；血脂增高者加山楂、泽泻、茵陈、制首乌、决明子。

3. 清脑降压汤（吉林中医药，1988 年第 1 期）

【组成与用法】珍珠母 20 克　石决明 25 克　何首乌 50 克　白菊花 15 克　钩藤 15 克。水煎服，每日 1 剂，2 次/日。

【功效与主治】平肝息风，育阴潜阳。主治肝阳上亢，肝肾阴虚证。

【加减应用】肝阳上亢型的患者，加玄参 40 克，白芍、牛膝、白蒺藜、地龙、茯苓、夏枯草各 15 克；肝肾阴虚型的患者，加淫羊藿、巴戟天、金樱子各 15 克，黄芪、茯苓、杜仲各 20 克，熟地黄 50 克。

4. 三草随机变方（《刘渡舟临证验案精选》）

【组成与用法】夏枯草 10 克　龙胆草 15 克　益母草 10 克　芍药 10 克　甘草 6 克。水煎服，每日 1 剂，2 次/日。

【功效与主治】平肝潜阳。

5. 芝麻钩藤饮（云南中医中药杂志，2001 年第 6 期）

【组成与用法】黑芝麻 20 克　钩藤 15 克　桑叶 10 克　怀牛膝 12 克　杜仲 12 克　陈皮 6 克　茯苓 15 克　丹参 12 克　酸枣仁 5 克　柏子仁 15 克　炒谷芽 15 克　麦芽 15 克　生姜 2 片　小枣 3 枚　生甘草 3 克。水煎服，每日 1 剂，2 次/日。

【功效与主治】平肝潜阳。

【加减应用】肝阳上亢型：加天麻、石决明、珍珠母等；肝火上炎型：加菊花、夏枯草；痰热上扰型：加竹茹、夏枯草、枳壳；痰浊上犯型：去桑叶、酸枣仁、柏子仁，黑芝麻减量为 12 克，钩藤减量为 10 克，加石菖蒲、炙远志、京半夏、炒白术；肝肾阴虚型：加黑豆、淮山药、制首乌、生地黄、枸杞子；气阴两虚型：加太子参、麦冬、当归。

6. 卢尚岭经验方（吉林中医药，2003 年第 5 期）

【组成与用法】白芍 45 克　代赭石 30 克（先煎）　玄参 20 克　天冬 15 克　龙骨、牡蛎各 30 克（先煎）　川楝子 10 克　龟板 30 克（先煎）　茵陈 15 克　怀牛膝 15 克　鸡血藤 30 克　豨莶草 30 克　天麻 15 克　白芥子 12 克　地龙 12 克　麦芽 30 克。水煎服，每日 1 剂，2 次/日。

【功效与主治】平肝潜阳，通络开窍。

7. 双降散（吉林中医药，2003 年第 4 期）

【组成与用法】黄芪 50～100 克　葛根 30 克　丹参 30 克　生山楂片 30 克　桑寄生

15～30克　豨莶草30克　草决明15克　双钩藤15～30克　鸡血藤30克　夏枯草30克　益母草30克。水煎服，每日1剂，2次/日。

【功效与主治】平肝潜阳，健脾化痰。

【加减应用】肢寒畏冷、胸阳不振者加桂枝、附子，口干舌燥、大便秘结加何首乌、生地黄、麦冬、仙灵脾等，失眠多梦烦躁加酸枣仁、柏子仁、夜交藤、合欢花、栀子等，体倦乏力、气虚明显加生脉散等。

8. 加味牛膝汤加减（吉林中医药，2008年第6期）

【组成与用法】川牛膝20克　牡丹皮15克　桃仁15克　车前子10克　当归　川芎15克　生龙骨　生牡蛎各15克。水煎服，每日1剂，2次/日。

【功效与主治】滋补肝肾，育阴潜阳。

【加减应用】面赤、易怒酌加栀子、钩藤、菊花；失眠酌加夜交藤、酸枣仁、柏子仁；头晕酌加天麻、石决明；心慌气短酌加黄芪、太子参。

9. 宁晕汤（中医研究，2011年第4期）

【组成与用法】法半夏10克　炒白术10克　天麻10克　陈皮10克　茯苓15克　泽泻15克　怀牛膝15克　女贞子15克　旱莲草15克　甘草6克　生姜3克。水煎服，每日1剂，2次/日。

【功效与主治】健脾利湿祛痰，益肝补肾。

【加减应用】肝火上炎，口苦目赤，烦躁易怒，酌加龙胆草、牡丹皮、夏枯草；眩晕较甚，加代储石、竹茹、旋覆花以化痰。

10. 葛地枣丹汤（陕西中医，2012年第4期）

【组成与用法】白芍30克　葛根20克　生地黄20克　酸枣仁15克　丹参12克　当归12克　陈皮12克　菊花12克　牡丹皮12克　天麻10克。水煎服，每日1剂，2次/日。

【功效与主治】滋阴潜阳，柔肝息风，除痰祛瘀。

【加减应用】肝阳上亢，头疼眩晕要重用天麻、加石决明30克、钩藤20克、夏枯草15克、川牛膝12克；耳鸣，腰膝酸软，盗汗，五心烦热，舌质嫩红、苔薄黄，脉细数，去丹参，重用生地黄、牡丹皮，加麦冬、地骨皮、天花粉各12克；若平素肢体不温，溺清长便稀溏，心悸气短，舌白胖，加杜仲、怀牛膝各15克、淫羊藿12克，重用酸枣仁；心悸失眠，性情烦躁加朱砂（水飞）3克、合欢皮12克，或配合使用朱砂安神丸均可；手足麻木，肢体刺痛加桃仁、红花、地龙各12克、怀牛膝30克，方中白芍改为赤芍；若年老便秘者，可加何首乌15克、女贞子12克；大便干结且性情暴者可酌用生大黄片冲服；若耳鸣视物模糊者加灵磁石20克、草决明、珍珠母各15克。

11. 养血清脑汤加味（中外健康文摘，2011年第7期）

【组成与用法】当归10克　川芎10克　白芍15克　熟地黄20克　钩藤20克　鸡

血藤20克 夏枯草20克 决明子15克 珍珠母20克 延胡索10克 菊花10克 地龙10克 天麻10克，每天一剂，温水煎三次混合在一起，约600ml，分早、中、晚各200ml口服，30天为一疗程。

【功效与主治】补血养肝，滋肾平肝，兼息风潜阳养血。

【加减应用】痰湿偏重加半夏15克；舌质红口干加葛根15克、麦冬10克；脚手心热加牡丹皮15克、地骨皮15克、知母10克；舌质暗有瘀点加丹参20克、红花10克；心悸烦躁、口苦、胁痛目赤，肝火上炎加龙胆草10克、柴胡10克、黄芩10克；心烦易怒，肝阳上亢加龙骨、牡蛎各20克、黄连10克、生栀子10克；失眠多梦，夜寐不安加酸枣仁10克、桂圆肉15克、远志10克、夜交藤20克；腰膝酸软困痛加续断15克、桑寄生15克、杜仲10克、怀牛膝10克；两目干涩，视物模糊加枸杞20克、女贞子15克；气短乏力，懒言加黄芪30克、太子参20、白术15克；四肢麻木加全蝎10克、僵蚕10克；胸痛加三七粉10克（分三次冲服）、薤白10克、枳壳12克；颈项强痛，转动不灵活加羌活10克、路路通15克。

辨证良方

由于高血压病的致病因素较多，治疗时应抓住主要病因病机，密切注意阴阳之盛衰。有火者，宜泻其火；有痰浊者，当去其痰；有瘀血者，则活血化瘀；有阳亢者，清镇潜阳；阴虚者，滋养肾阴；风动者，宜平息降逆；阴阳皆虚者，当以阴阳双补。虚实夹杂者，或由因虚致实，或由邪实致虚，则当以扶正祛邪，或祛邪以扶正。

1. 肝阳上亢证

主症：头晕胀痛，目痛，急躁易怒，面红目赤耳鸣，口干口苦，失眠多梦，大便干结，小便短赤，舌红苔黄，脉弦数，多见于高血压的早期，患者体形多壮实。

治则：平肝潜阳、清肝泻火。

（1）天麻钩藤饮（《杂病证治新义》）

【组成与用法】天麻90克 川牛膝12克 钩藤12克 生石决明18克 山栀子9克 杜仲9克 黄芩9克 益母草9克 桑寄生9克 夜交藤9克 朱茯神9克。水煎服，每日1剂，2次/日。

【功效与主治】平肝息风，清热活血，补益肝肾，主治肝阳偏亢，肝风上扰证。

【加减应用】头痛甚者，加羚羊角；失眠多梦者加珍珠母、夜交藤；心中烦热者，加重栀子、黄芩的用量；痰热甚者加胆南星、川贝母。

（2）泻心汤（《金匮要略》）

【组成与用法】大黄10克 黄连5克 黄芩5克。水煎服，每日1剂，2次/日。

【功效与主治】泻火解毒，燥湿泄热。

【加减应用】热象重加清热之栀子、生地黄、黄柏、牡丹皮、生石膏、竹叶，如有衄血等加止血药：白茅根、三七、白及、地榆、侧柏叶、藕节、小蓟。

（3）羚角钩藤汤（《通俗伤寒论》）

【组成与用法】羚角片 5 克（先煎） 钩藤 20 克（后入） 霜桑叶 15 克 川贝母 15 克 生地黄 30 克 竹茹 30 克 菊花 15 克 茯神木 10 克 生白芍 30 克。水煎服，每日 1 剂，2 次/日。

【功效与主治】平肝潜阳，清火息风。

【加减应用】肝火上炎，口苦目赤，烦躁易怒，酌加龙胆草 10 克、牡丹皮 9 克、夏枯草 9 克以清肝火；目涩耳鸣，腰膝酸软，舌红少苔，脉弦细数，加枸杞子 12 克、制何首乌 9 克、麦冬 6 克、玄参 6 克以补肝肾；目赤便秘，加大黄（后下）3 克、芒硝（冲服）6 克或用当归龙荟丸以通腑泻热；眩晕剧烈，兼见手足麻木或震颤，加羚羊角粉（冲服）0.6 克、龙骨（先煎）15 克、牡蛎（先煎）15 克、全蝎 3 克、蜈蚣 3 克以镇肝息风，清热止痉。

（4）龙胆泻肝汤（《医方集解》）

【组成与用法】龙胆草（酒炒）6 克 黄芩（酒炒）9 克 山栀子（酒炒）9 克 泽泻 12 克 木通 9 克 车前子 9 克 当归（酒炒）8 克 生地黄 20 克 柴胡 10 克 生甘草 6 克。水煎服，每日 1 剂，分两次服，亦可制成丸剂，每服 6～9 克，每日两次，温开水送下。

【功效与主治】清泻肝胆实火，清利肝经湿热。

【加减应用】头痛，头晕甚，加石决明（先煎）30 克、珍珠母（先煎）30 克以平肝潜阳；目赤耳鸣，头痛偏甚，加菊花 10 克、蝉蜕 9 克、决明子 9 克、夏枯草 9 克以平肝息风；急躁易怒，胁肋灼痛甚，加白芍 9 克、香附 6 克、川楝子 12 克以理气止痛；大便不爽，舌苔黄腻，加胆南星 6 克、黄连 9 克以清热化痰；心烦，小便黄，舌红，口舌生疮，加穿心莲 15 克、石膏 30 克；大便秘结，加当归龙荟丸 3 克或加柏子仁 9 克、瓜蒌仁 15 克。

（5）钩藤散（《天平圣惠方》）

【组成与用法】钩藤 10 克 白茯苓 10 克 黄芩 10 克 川升麻 10 克 白鲜皮 10 克 龙齿 30 克 玄参 30 克 石膏 30 克 寒水石 60 克。水煎服，每日 1 剂，2 次/日。

【功效与主治】清肝泻火，治肝厥头晕，清头目。

【加减应用】为增强平肝潜阳之力，加菊花、白蒺藜、夏枯草；偏于火盛者，兼有口苦目赤苔黄燥，脉弦数，酌加龙胆草 10 克、牡丹皮 9 克以清肝火；腰膝酸软，目涩耳鸣，舌红少苔，脉弦细数等阴虚症状重，加枸杞子 12 克、制何首乌 9 克、麦冬 6 克、玄参 6 克、白芍 10 克以补肝肾；大便秘结用当归龙荟丸以通腑泄热；眩晕剧烈，泛泛欲呕，兼见手足麻木或震颤，加龙骨（先煎）20 克、牡蛎（先煎）15 克，必要时可用羚羊角。

（6）丁书文经验一方（山东中医杂志，2001 年第 8 期）

【组成与用法】天麻 15 克 钩藤 30 克 天冬 15 克 白芍 30 克 玄参 30 克 龟板

30克 石决明30克 生地黄30克 牛膝15克 桑寄生25克 夏枯草30克。水煎服，每日1剂，2次/日。

【功效与主治】 平肝潜阳，滋阴补肾，主治肝阳上亢伴肾虚火旺证。

【加减应用】 多梦难以入睡者，加柏子仁、酸枣仁、生牡蛎；大便秘结者，加大黄6克泻火通便。

（7）石决牡蛎汤（中医杂志，2003年第8期）

【组成与用法】 石决明（先煎）30克 生牡蛎（先煎）30克 白芍15克 牛膝15克 钩藤（后下）15克 莲子心6克 莲须10克。水煎服，每日1剂，2次/日。

【功效与主治】 平肝潜阳，清火息风，主治肝阳上亢证。

【加减应用】 如苔黄、脉数有力者，加黄芩；兼阳明实热便秘者，可加大黄之类泻其实热；苔厚腻者，去莲须加茯苓、泽泻；头痛甚者，加菊花或龙胆草；头晕甚者，加天麻；失眠者，加夜交藤或酸枣仁。

（8）柔肝息风汤（中原医刊，2001年第6期）

【组成与用法】 枸杞子12克 菊花12克 夏枯草12克 桑寄生15克 白蒺藜12克 当归9克 牛膝12克 钩藤9克 珍珠母24克 赤芍12克 白芍12克。水煎服，每日1剂，2次/日。

【功效与主治】 平肝潜阳，柔肝息风。主治肝阳上亢之高血压病。

【加减应用】 肝火旺，头痛、目赤、口苦明显者加栀子、黄芩；痰湿上蒙，头重目眩明显者加茯苓、半夏；便秘者加决明子、莱菔子；心悸失眠明显者加酸枣仁。

（9）丁书文经验二方（山东中医杂志，2001年第8期）

【组成与用法】 龙胆草12克 栀子12克 黄芩12克 柴胡12克 合欢皮12克 菊花10克 木通6克。水煎服，每日1剂，2次/日。

【功效与主治】 清肝泻火，疏肝解郁。主治肝火亢盛伴有肝气郁结之象。

【加减应用】 眩晕重加天麻、石决明、钩藤、夏枯草；头痛加藁本。

（10）平肝清脑降压汤（中国中医药报，2008年第11期）

【组成与用法】 天麻10克 钩藤15克 川芎10克 菊花12克 北柴胡8克 葛根20克 白芍10克 夏枯草10克 川楝子8克 生牡蛎30克 益母草10克。水煎服，每日1剂，2次/日。

【功效与主治】 平肝泄热，育阴潜阳。

【加减应用】 肝热盛者，可加羚羊角粉0.3～0.6克，以增强清热平肝兼祛瘀之力；肝阳旺者，可减去生牡蛎，加龟板15克、石决明30克以加强滋阴潜阳之功；头痛重者，可加全蝎1～3克以加强通络止痛之效；大便秘结者，可加草决明15～30克以通便泻热；热盛阴伤较重者，可加生地黄20克或玄参15克，以滋养阴液而维护内脏之功能。

（11）清脑降压片（《中国药典》）

【组成与用法】黄芩100克　夏枯草60克　槐米60克　磁石（煅）60克　牛膝60克　当归100克　地黄40克　丹参40克　水蛭20克　钩藤60克　决明子100克　地龙20克　珍珠母40克。中成药，口服，一次4～6片，3日/次。

【功效与主治】平肝潜阳，用于肝阳上亢所致的眩晕。症见头晕、头痛、项强、血压偏高。

（12）滋阴平肝潜阳汤（中华中医药学刊，2011年第2期）

【组成与用法】生地黄10克　北沙参15克　枸杞子15克　当归10克　麦冬10克　夏枯草30克　草决明15克　豨莶草15克　益母草10克　生龙骨30克　生甘草10克。水煎服，每日1剂，2次/日。

【功效与主治】滋阴平肝潜阳。

【加减应用】心烦不寐，心悸不安，血压增高加五味子、酸枣仁、珍珠母；头晕头痛甚，加天麻、钩藤、白芍；如有口苦咽干，头晕目眩，甚则恶心呕吐，舌苔由白而黄，由薄而厚，血压增高，酌加栀子、黄芩、法半夏、竹茹、枳实

（13）镇肝息风汤加减（中医临床研究，2013年第3期）

【组成与用法】牛膝20克　代赭石30克　天麻10克　钩藤20克　白芍15克　龟板30克　龙骨20克　牡蛎20克　天冬20克　茵陈10克　石决明15克　玄参10克　生麦芽12克　川楝子9克。水煎服，每日1剂，2次/日。

【功效与主治】镇肝潜阳，息风止痉。

2. 阴虚阳亢证

主症：头晕头胀头痛，头重脚轻，烦躁易怒，失眠健忘，耳聋耳鸣，腰膝酸软，口燥咽干，两目干涩，视物模糊，肢体麻木，手足心热，舌尖红，苔薄白，脉弦细或数，多见于高血压中期。

治法：滋阴潜阳，滋肝养肾、养阴生津。

（1）镇肝息风汤（《医学衷中参西录》）

【组成与用法】怀牛膝　生赭石（磨细）各30克　生龙骨（捣碎）　生牡蛎（捣碎）　生龟板（捣碎）　生杭芍　玄参　天冬各15克　川楝子（捣碎）　生麦芽　茵陈各6克　甘草6克。水煎服，每日1剂，2次/日。

【功效与主治】镇肝息风，滋阴潜阳。

【加减应用】心中烦热甚者，加石膏、栀子以清热除烦；痰多者，加胆南星、竹沥水以清热化痰；尺脉重按虚者，加熟地黄、山茱萸以补肝肾；中风后遗有半身不遂、口眼㖞斜等不能复者，可加桃仁、红花、丹参、地龙等活血通络；剧烈头痛，忽然晕倒，口眼㖞斜减去原方中生龟板、生麦芽、茵陈、甘草，加入夏枯草、钩藤、何首乌、夜交藤，组成镇肝息风汤加减方，以加强清肝、息风、镇静之力。

（2）大定风珠（《温病条辨》）

【组成与用法】生白芍18克　干地黄18克　麦冬（连心）18克　麻仁　五味子6

克 生龟板12克 生牡蛎12克 甘草（炙）12克 鳖甲（生）12克 阿胶9克 鸡子黄（生）2枚。水煎服，每日1剂，2次/日。

【功效与主治】滋阴息风，主治阴虚动风证。

【加减应用】有喘息者加人参，自汗加龙骨、人参、浮小麦，心悸动不安者加茯神、人参、小麦，阴虚偏重者，加生地黄、山茱萸、山药、枸杞子、玄参、鳖甲、石决明、菊花；补肾填精可用枸杞子、生地黄、淮山药、龟板。

（3）一贯煎（《续名医类案》）

【组成与用法】北沙参9克 麦冬9克 当归身9克 生地黄18～30克 枸杞子9～18克 川楝子4.5克。水煎服，每日1剂，2次/日。

【功效与主治】滋补肝肾，疏肝解郁，主治肝肾阴虚，肝气不舒证。

【加减应用】若大便秘结，加瓜蒌仁；有虚热或汗多，加地骨皮；痰多，加川贝母；舌红而干，阴亏过甚，加石斛；胁胀痛，按之硬，加鳖甲；烦热而渴，加知母、石膏；腹痛，加芍药、甘草；两足痿软，加牛膝、薏苡仁；不寐，加酸枣仁；口苦燥，加黄连。

（4）杞菊地黄汤（陕西中医，1991年第10期）

【组成与用法】熟地黄10克 山茱萸肉10克 山药10克 龟板15克 生牡蛎30克 牡丹皮10克 泽泻10克 茯苓15克 菊花10克。水煎服，每日1剂，2次/日。

【功效与主治】滋肾养肝。用于肝肾阴亏，眩晕耳鸣，羞明畏光，迎风流泪，视物昏花。

【加减应用】舌红绛、口干、心烦等阴虚症状明显者加玄参15克、石斛12克以加强滋阴生津之功能；阴虚便秘，加胡麻仁、柏子仁各9克；耳鸣，听力减退，可加石菖蒲5克、磁石15克。

（5）磁石五草汤（《中国现代名医验方汇海》）

【组成与用法】磁石30～60克 豨莶草 车前草 小蓟草 夏枯草 益母草各20～30克 玄参10克。水煎服，每日1剂，2次/日。

【功效与主治】清肝泻火，滋阴潜阳，对于肝火亢盛、阴虚阳亢及更年期的高血压疗效好。

【加减应用】肝火亢盛加黄芩或山栀子、或龙胆草；阴虚阳亢加地黄、钩藤，或天麻；阴阳两虚加枸杞子、石斛或杜仲、补骨脂；痰湿壅盛加白术、茯苓、半夏；痰热夹瘀加贝母、胆星、竹茹、丹参；头痛眩晕、步行不稳加泽泻、牛膝；头剧痛，血压升高，有出血倾向，加槐花、荆芥、蚕砂；舒张压较明显升高，加马兜铃或青木香。

（6）滋肾凉肝汤（湖北中医杂志，2000年第10期）

【组成与用法】生地黄 旱莲草 女贞子 枸杞子各15克 玄参 桑叶 菊花 泽泻各10克 石决明30克。水煎服，每日1剂，2次/日。

【功效与主治】滋肾凉肝，主治阴虚火旺证。

【加减应用】口干，口苦，心情烦躁易怒，心悸，大便秘结，小便黄赤加泽泻、车前子、栀子、生地黄、夏枯草、钩藤。

(7) 莲葚汤（《中国中医百名中医临床家邓铁涛》）

【组成与用法】莲须10克　桑葚子12克　女贞子12克　旱莲草12克　山药30克　龟板（先煎）30克　牛膝15克　水煎服，每日1剂，2次/日。

【功效与主治】滋阴潜阳，滋肝养肾。主治肝肾阴虚之高血压病。

【加减应用】兼气虚者，加太子参；舌光无苔者，加麦冬、生地黄；失眠心悸者，加酸枣仁、柏子仁。

(8) 首乌延寿丹（甘肃中医学院学报，2002年第3期）

【组成与用法】何首乌10克　牛膝15克　菟丝子10克　杜仲10克　桑叶6克　菊花6克　桑葚子10克　女贞子10克　旱莲草6克　胡麻仁10克　豨莶草6克。水煎服，每日1剂，2次/日。

【功效与主治】滋肾柔肝，主治肝阴偏虚。

【加减应用】血压持续偏高，居高不下者可加青箱子、马兜铃、杜仲、黄芩、夏枯草、草决明、白薇；伴手足麻木者加天麻、豨莶草、龟板、鳖甲、桑枝、地龙、僵蚕；胸闷憋气者加丹参、郁金；胸闷痰多者加法半夏、胆南星、瓜蒌；腰膝酸软者加桑寄生、怀牛膝；心悸少寐者加炒酸枣仁、柏子仁、玉竹；年老体弱、高血压晚期、肝肾阴阳两虚、证见头晕耳鸣、健忘、手足麻木、心悸、下肢酸软、夜尿多、阳痿者治当助阳益阴，合左归丸；阳虚偏胜者加制附子、肉桂；阴虚偏盛者加知母、黄柏、龟板；气虚、气急兼浮肿者加黄芪、白术、汉防已；水肿气喘者加车前子、泽泻、猪苓、白茅根；便秘者加大黄、瓜蒌、当归；兼有外感证者加荆芥、防风、薄荷、菊花、紫苏。

(9) 杞菊地黄汤合大定风珠加减（四川中医，2003年第3期）

【组成与用法】枸杞子15克　菊花15克　生地黄15克　麦冬15克　赤芍15克　天麻15克　钩藤15克　龟板（先煎）15克　鳖甲（先煎）15克　白芍　牛膝30克　五味子10克。水煎服，每日1剂，2次/日。

【功效与主治】滋阴潜阳，调气和血。主治阴虚阳亢证。

【加减应用】有喘息者加人参；自汗加龙骨、人参、浮小麦；心悸者加茯神，酸枣仁。

(10) 卢尚岭经验方（吉林中医药，2003年第5期）

【组成与用法】白芍30克　蜈蚣3条　代赭石30克（先煎）　玄参20克　天门冬15克　龙骨30克　牡蛎各30克（先煎）　川楝子10克　龟板30克　白蒺藜15克　水煎服，每日1剂，分两次服，羚羊角粉1克（冲）。

【功效与主治】潜阳息风，通络止痛。主治肝肾阴亏，气血逆乱，上冲于脑。

【加减应用】心烦，耳鸣，目涩加淮牛膝、生龙骨、玄参、川楝子；肢体发麻或有不适，或筋惕肉瞤，容易出现抽筋，怕冷怕热，加生地黄、芍药、当归、川芎、牡丹皮、益母草。

（11）天麻地黄汤（吉林中医药，2007 年第 7 期）

【组成与用法】熟地黄　山药各 20 克　天麻　钩藤　山茱萸　茯苓　葛根各 15 克　罗布麻　地龙　牡丹皮各 10 克　全蝎粉 3 克（冲服）　炙甘草 3 克。水煎服，每日 1 剂，2 次/日。

【功效与主治】滋阴潜阳，主治阴虚阳亢型。

【加减应用】配合口服复方利血平片，每次 2 片，每天 3 次，30 天为 1 个疗程，连服 2 个疗程。

（12）柔肝息风定眩汤（中国中医药报，2010 年第 4 期）

【组成与用法】当归 10 克　白芍 10 克　枸杞子 15 克　菊花 30 克　天麻 15 克　钩藤 18 克　僵蚕 15 克　地龙 15 克　葛根 24 克　川牛膝 15 克。水煎服，每日 1 剂，2 次/日。

【功效与主治】柔肝息风定眩，主治肝肾不足，肝风内动之眩晕。

【加减应用】偏于阴虚内热者，加女贞子、旱莲草、知母、黄柏，滋阴补肾以清虚热；夜寐不安较重者，加炒酸枣仁、夜交藤，养血安神；耳鸣较重者，加石菖蒲、远志、生龙骨、生牡蛎、磁石以开窍，重镇安神。

（13）磁珠特降胶囊（陕西中医，2011 年第 6 期）

【组成与用法】代赭石　夏枯草　制法半夏各 50 克　磁石　珍珠母　琥珀各 15 克　地龙　制何首乌各 30 克　三七 20 克，中成药，按说明书服用。

【功效与主治】滋阴潜阳，滋肝养肾，主治阴虚阳亢型。

（14）滋阴平肝降压汤（河北中医，2011 年第 6 期）

【组成与用法】熟地黄 24 克　山茱萸 12 克　山药 12 克　茯苓 9 克　牡丹皮 9 克　泽泻 9 克　枸杞子 15 克　菊花 9 克　天麻 9 克　石决明（先煎）18 克　生龙骨、生牡蛎（先煎）各 30 克　钩藤（后下）12 克　川牛膝 12 克　夏枯草 10 克　杜仲 9 克　罗布麻 9 克，水煎服，每日 1 剂，2 次/日。

【功效与主治】滋阴平肝降压。

【加减应用】肝火亢盛，证见心烦易怒，而赤口苦，舌红，苔黄，脉弦数，去杜仲，加柴胡、龙胆草、栀子；气虚湿盛，证见少气懒言，倦怠乏力，水肿，舌质淡，苔腻，脉濡缓，去枸杞子，加大腹皮、茯苓、黄芪；兼见血瘀，证见肌肤甲错，而色黧黑，肢体麻木或刺痛，舌质紫黯或有瘀点、瘀斑，脉弦涩，加红花、当归。

（15）菊藤珍草汤（西部中医药，2013 年第 2 期）

【组成与用法】杭菊花 12 克　钩藤 10 克　珍珠母 20 克　夏枯草 10 克　生牡蛎 15 克　生石决明 10 克　磁石 20 克　泽泻 10 克　茯苓 10 克　桑寄生 9 克　葛根 9 克　怀牛

膝9克。水煎服，每日1剂，2次/日。

【功效与主治】滋肾平肝潜阳。

【加减应用】合西药硝苯地平缓释片，加强疗效。

3. 肾精不足证

主症：眩晕耳鸣，失眠多梦，腰腿酸软，或头痛烦热，舌红少苔，脉弦细或细弱。

治法：滋补肾精。

(1) 六味地黄汤（《小儿药证直诀》）

【组成与用法】熟地黄15克　山茱萸肉15克　山药15克　牡丹皮10克　泽泻10克　茯苓15克。水煎服，每日1剂，2次/日。

【功效与主治】滋阴补肾，主治肾阴不足证。

【加减应用】头目胀痛，烦躁易怒加天麻、钩藤、石决明、龙骨、牡蛎、牛膝。安神可用茯神、酸枣仁，有热象加滋阴清热可用知母、黄柏、菊花、牡丹皮。

(2) 金匮肾气丸（《金匮要略》）

【组成与用法】地黄　山药　山茱萸（酒炙）　茯苓　牡丹皮　泽泻　桂枝　附子（制）　牛膝（去头）　车前子（盐炙）。辅料为蜂蜜。口服，一次20粒（4克）~25粒（5克），一日2次。

【功效与主治】温补肾阳，化气行水。

【加减应用】温肾助阳之力可用仙茅、淫羊藿、巴戟天、菟丝子、杜仲加强；养血和营可用当归、白芍；腰膝酸软，口干，可加鳖甲、玄参。

(3) 左归丸（《景岳全书》）

【组成与用法】熟地黄24克　山萸肉12克　山药12克　龟板（先煎）12克　鹿角胶（烊化）12克　枸杞子12克　菟丝子12克　牛膝9克，水煎服，每日1剂，2次/日，也可制成丸药。

【功效与主治】滋补肾阴。

【加减应用】五心烦热，潮热颧红，舌红少苔，脉细数，加鳖甲（先煎）12克、知母9克、黄柏6克、牡丹皮9克、地骨皮12克以滋阴降火；兼见失眠，多梦，健忘，加鸡子黄1枚、酸枣仁12克、柏子仁12克以交通心肾，养心安神；四肢不温，形寒怕冷，精神萎靡，舌淡脉沉可用右归丸或酌加巴戟天12克、淫羊藿9克、肉桂6克以温补肾阳，填精益髓；兼下肢浮肿，尿少，加桂枝9克、茯苓12克，泽泻9克以通阳利水；兼便溏，腹胀食少，可加白术15克、茯苓12克以补脾健胃。

(4) 右归丸（《景岳全书》）

【组成与用法】熟地黄　附子（炮附片）　肉桂　山药　山茱萸（酒炙）　菟丝子　鹿角胶　枸杞子　当归　杜仲（盐炒），中成药，口服，一次1丸，一日3次。

也可制成汤剂。水煎服，每日 1 剂，2 次/日。

【功效与主治】温补肾阳。用于肾阳不足，命门火衰。

【加减应用】畏寒肢冷，小便清长等阳虚显著，加仙茅 8 克、淫羊藿 8 克、补骨脂 8 克、加强温补肾阳的效果，下肢浮肿明显者，加桂枝 6 克、茯苓 8 克、泽泻 8 克，阴液不足加麦冬，竹茹、玄参滋阴生津。

（5）邓铁涛经验方之附桂十味汤（河南中医，2005 年第 5 期）

【组成与用法】肉桂、熟附子、黄精、桑葚子、牡丹皮、茯苓、泽泻、莲须、玉米须、牛膝。水煎服，每日 1 剂，2 次/日。

【功效与主治】温补肾阳，主治肾阳虚。

【加减应用】若肾阳虚甚兼浮肿者，用真武汤加杜仲、黄芪。

（6）石海澄经验方（湖南中医杂志，2001 年第 2 期）

【组成与用法】济生肾气丸加地龙、丹参、泽兰、益母草、猪苓。水煎服，每日 1 剂，2 次/日。

【功效与主治】补肾活血，利水降压。

【加减应用】偏阴虚兼见手足心热，面色潮红，盗汗，舌红少津，脉细数，则去附子、肉桂，加桑葚子、何首乌、枸杞子；偏阳虚者则形寒肢冷明显，舌淡苔白，脉细无力或沉迟，加巴戟天、锁阳、枸杞子。

（7）丁书文经验方（山东中医杂志，2001 年第 8 期）

【组成与用法】仙茅 15 克　淫羊藿 30 克　当归 12 克　知母 10 克　黄柏 12 克　泽泻 30 克　附子 9 克　肉桂 6 克。水煎服，每日 1 剂，2 次/日。

【功效与主治】补肾壮阳，主治肾阳虚。

【加减应用】无。

4. 阴阳两虚证

主症：头晕眼花，耳鸣，腰酸腿软，精神倦怠无力，面色无华，心悸气短、面部潮热、腰膝酸软、四肢阴冷、小便清稀、大便塘、夜尿频多，舌质淡。苔白，脉沉弱或沉细无力，多见于高血压中晚期。

治法：阴阳双补、滋阴温肾。

（1）归脾汤（《正体类要》）

【组成与用法】党参 9 克　白术 9 克　黄芪 12 克　当归 9 克　龙眼肉 12 克　大枣 10 克　茯神 9 克　远志 6 克　酸枣仁 12 克。水煎服，每日 1 剂，2 次/日。

【功效与主治】补益气血，调养心脾。主治心脾气血两虚证。

【加减应用】兼纳少神疲，便溏，脉象无力，可合用补中益气汤；自汗出，易于感冒，当重用黄芪 24 克、加防风 9 克、浮小麦 12 克以固表止汗；腹泻，腹胀纳呆，舌淡胖，边有齿痕，当归宜炒用，加藿香 10 克、砂仁 12 克、白扁豆 12 克、泽泻 9 克以健脾利湿；兼形寒肢冷，腹中隐痛，脉沉，加桂枝 6 克、干姜 3 克以温中助阳；血虚较甚，面色苍白，唇舌色淡，加阿胶（烊化）12克、紫河车粉（冲服）3克以填精补血；兼心悸怔忡，少寐健忘，加柏子仁12克、合欢皮9克、夜交藤15克以养心安神。

（2）二仙汤（《妇产科学》）

【组成与用法】 仙茅15克 淫羊藿15克 巴戟天15克 菟丝子15克 益母草15克 肉苁蓉15克 黄柏10克 知母10克 当归12克 白芍12克 牡蛎30克 炙甘草10克。水煎服，每日1剂，2次/日。

【功效与主治】 阴阳双补，温肾阳，补肾精，泻相火，调冲任。

【加减应用】 肝郁气滞加柴胡、苏梗各10克；肝阳上亢去巴戟天、肉苁蓉，加珍珠母、钩藤、夏枯草各15克；心血亏虚加柏子仁、酸枣仁各18克、远志12克、夜交藤15克；血热去巴戟天，加女贞子、旱莲草、侧柏炭各15克、牡丹皮12克；脾虚食滞去肉苁蓉、黄柏、知母、加炒白术、苏梗各15克、藿香10克、砂仁6克、蔻仁各6克；肝肾阴虚加桑寄生、川断、鹿角胶、石菖蒲各15克。

（3）八珍汤（《瑞竹堂经验方》）

【组成与用法】 人参 白术 白茯苓 当归 川芎 白芍药 熟地黄 甘草（炙）各30克。水煎服，每日1剂，2次/日。

【功效与主治】 补益气血，健运脾胃。主治气血两虚。

【加减应用】 若以血虚为主，眩晕心悸明显者，可加大熟地、白芍用量，以气虚为主，气短乏力明显者，可加大人参、白术用量，兼见不寐者，可加酸枣仁、五味子。

（4）人参养营汤（《太平惠民和剂局方》）

【组成与用法】 人参 当归 黄芪 白术 茯苓 肉桂 熟地黄 五味子 远志 陈皮 杭芍 甘草。水煎服，每日1剂，2次/日。

【功效与主治】 温补气血，安神和胃。

【加减应用】 若偏于脾虚气陷者，用补中益气汤加减；若为脾阳虚，可用理中汤加何首乌、肉桂；若以心悸、失眠、健忘为主要表现者，以归脾汤为首选，血虚甚者，用当归补血汤。

（5）石海澄经验方（湖南中医杂志，2001年第2期）

【组成与用法】 黄芪（生）120克 当归尾6克 赤芍5克 地龙（去土） 川芎 红花 桃仁各3克 人参9克 麦冬9克 五味子6克。水煎服，每日1剂，2次/日。

【功效与主治】 益气养阴，活血降压。主治高血压病晚期出现气阴两虚证候。

【加减应用】 气虚明显者加淮山药、白术、茯苓；阴虚较著者加玉竹、何首乌、石斛、枸杞、桑葚子、沙参；心悸明显者加远志、酸枣仁、柏子仁；腰痛、乏力明显者加杜仲、桑寄生、枸杞。

（6）二仙汤加味（四川中医，2003 年第 3 期）

【组成与用法】仙茅　淫羊藿　巴戟天　杜仲　熟地黄　桑寄生各 15 克　当归　知母各 10 克　黄芪　牛膝　龟板（先煎）　牡蛎（先煎）各 30 克。水煎服，每日 1 剂，2 次/日。

【功效与主治】育阴助阳，益气和血。主治阴阳两虚。

（7）肝肾双补汤（河南中医，2005 年第 5 期）

【组成与用法】桑寄生 30 克　何首乌 12 克　川芎 9 克　淫羊藿 9 克　玉米须 30 克　杜仲 9 克　磁石（先煎）30 克　生龙骨（先煎）30 克。水煎服，每日 1 剂，2 次/日。

【功效与主治】滋补肝肾。主治阴阳两虚。

【加减应用】若兼气虚者，加黄芪。

（8）人参清营汤加减（浙江中医杂志，第 140 期）．

【组成与用法】生黄芪 60 克　生晒参、当归身、陈皮、麦芽、远志各 10 克　熟地黄 25 克　丹参、茯苓、白芍、女贞子、旱莲草各 15 克　淫羊藿 12 克　炙甘草 6 克。水煎服，每日 1 剂，2 次/日。

【功效与主治】补益气血，健运脾胃。

（9）真武汤加减方（北方药学，2012 年第 1 期）

【组成与用法】制附片 20 克（先煎）、茯苓 30 克　白术 15 克　生姜 20 克　白芍 15 克　怀牛膝 15 克。水煎服，每日 1 剂，2 次/日。

【功效与主治】温阳利水，温补脾肾。

【加减应用】胸闷气短，神疲乏力，大便泄泻加黄芪 30 克、党参 20 克、山药 30 克；双下肢水肿明显加泽泻 50 克、益母草 10 克；头痛、头晕、头胀、虚阳上浮加龙骨 30 克、牡蛎 30 克、磁石 10 克；心悸、失眠、多梦加酸枣仁 20 克、夜交藤 30 克；肢体麻木或短暂舌强语塞、舌质暗或舌有瘀点、瘀斑，脉涩加地龙 10 克、赤芍 20 克、红花 10 克、丹参 30 克。

（10）益气平肝汤（光明中医，2014 年第 11 期）

【组成与用法】黄芪 30 克　党参 20 克　川芍 15 克　当归 15 克　茯苓 15 克　白术 15 克　炙甘草 6 克　天麻 20 克　钩藤 15 克　龙骨 30 克　牡蛎 30 克　白芍 15 克　柴胡 12 克　麦芽 15 克　防风 15 克　葛根 30 克，水煎服，每日 1 剂，2 次/日。

【功效与主治】补脾益气，平肝潜阳。

【加减应用】脾阳虚甚，加干姜、附子温脾散寒；若伴有高血脂，加决明子、生山楂降脂祛浊；体胖多湿者，加苍术、车前子利水湿；痰多者，加半夏、陈皮健脾化痰。

5. 痰湿内蕴证

主症：头目眩晕，头重如裹，食欲不振，恶心欲呕，胸闷心慌心悸，身重困倦，肢体麻木，舌胖苔腻，脉弦或弦滑，患者多体形肥胖。

治法：燥湿化痰、升清降浊。

（1）半夏白术天麻汤（《医学心悟》）

【组成与用法】法半夏10克　生白术15克　天麻10克　茯苓15克　生姜5片、甘草9克　大枣3枚，橘红10克。水煎服，每日1剂，2次/日。

【功效与主治】化痰祛湿，和胃降浊。

【加减应用】胸痹心痛，加丹参9克、延胡索9克、瓜蒌12克、白芍9克以活血通痹；眩晕较甚，加代赭石（先煎）30克、竹茹12克、生姜6克、旋覆花（包煎）12克以化痰；腹胀纳差，加砂仁（后下）6克、蔻仁（后下）12克、焦三仙10克以健胃；耳鸣重听，加石菖蒲9克，葱白9克以开窍；烦热呕恶，胸闷气粗，舌质红，苔黄腻，加大天竺黄12克、黄连6克以清热化痰；身重麻木甚者，加胆南星6克、僵蚕9克以化痰通络。

（2）苓桂术甘汤（《金匮要略》）

【组成与用法】茯苓12克　桂枝（去皮）9克　白术　甘草（炙）各6克。水煎服，每日1剂，2次/日。

【功效与主治】温阳化饮，健脾利湿。

【加减应用】脘腹胀满加苍术、厚朴、枳实燥湿理气，脘闷不食者加白蔻仁，砂仁化浊开胃；口苦，心烦不寐，舌苔黄腻，痰郁化热者合黄连温胆汤加减。

（3）黄连温胆汤（《六因条辨》）

【组成与用法】黄连6克　竹茹12克　枳实6克　法半夏6克　橘红6克　甘草3克　生姜6克　茯苓10克。水煎服，每日1剂，2次/日。

【功效与主治】清热燥湿，理气化痰，和胃利胆。

【加减应用】脘腹胀满加苍术、厚朴燥湿理气；胃中不和，脘腹胀痛，食欲不振者加白蔻仁、砂仁、神曲、焦山楂、莱菔子。

（4）泽泻汤（《金匮要略》）

【组成与用法】泽泻15克　白术6克。水煎服，每日1剂，2次/日。

【功效与主治】水停心下，清阳不升，浊阴上犯，头目昏眩。

【加减应用】红积，加黄连3克~4克；鲜血，加生地黄9克；初起毒盛，便难，人壮实者，加酒制大黄6~9克；身体发热，加柴胡3克。

（5）旋复代赭汤（《伤寒论》）

【组成与用法】旋覆花9克　人参6克　生姜10克　代赭石9克　甘草（炙）6克　法半夏9克　大枣12枚。水煎服，每日1剂，2次/日。

【功效与主治】降逆化痰，益气和胃。主治胃气虚弱，痰浊内阻。

【加减应用】若胃气不虚者，可去人参、大枣，且加重代赭石用量，增其重镇降逆之功；若痰多者，可加茯苓、陈皮等以化痰和胃。

（6）小半夏加茯苓汤（《刘渡舟临证验案精选》）

【组成与用法】茯苓30克　法半夏12克　生姜12克　枳壳10克　陈皮10克　泽泻10克。水煎服，每日1剂，2次/日。

【功效与主治】健脾益气化痰。

（7）培土缓肝汤（湖北中医杂志，2000年第28期）

【组成与用法】太子参　茯苓　白术　山药　陈皮　木瓜　乌梅　白芍各10克。水煎服，每日1剂，2次/日。

【功效与主治】培土以宁风，健中而缓肝。主治肝旺脾虚。

【加减应用】无。

（8）赭决九味汤（中国中医药出版社，2001年）

【组成与用法】黄芪　代赭石各30克　党参　茯苓各15克　陈皮6克　法半夏12克　炒草决明24克　白术10克　甘草2克。水煎服，每日1剂，2次/日。

【功效与主治】健脾益气化痰法，治疗气虚痰湿型高血压。

【加减应用】兼肝肾阴虚者，加何首乌、桑葚子、女贞子之类；兼肾阳虚者，加肉桂、仙茅、淫羊藿等；若兼血瘀者，加川芎、丹参等。

（9）半夏白术天麻汤加减（四川中医，2003年第3期）

【组成与用法】法半夏　白术　天麻　山楂各15克　茯苓　泽泻　葛根　黄芪　仙鹤草各30克　陈皮　石菖蒲　远志各10克。水煎服，每日1剂，2次/日。

【功效与主治】理气化痰，活血通络。

（10）加味半夏泻心汤（光明中医，2008年第11期）

【组成与用法】党参15克　法半夏　天麻　川牛膝各12克　黄芩　干姜各9克　黄连3克　炙甘草6克　大枣5枚。水煎服，每日1剂，2次/日。

【功效与主治】调和脾胃，降逆开痞。主治原发性高血压病痰湿壅盛证。

6. 气滞瘀血证

主症：头痛日久，固定不移，头晕阵作，胸闷，时有心前区痛，手足麻木，脉细涩，舌质紫。

治法：活血化瘀，佐以潜镇肝阳。

（1）血府逐瘀汤《医林改错》

【组成与用法】桃仁12克　红花　当归　生地黄　牛膝各9克　川芎　桔梗各4.5克　赤芍　枳壳　甘草各6克　柴胡3克。水煎服，每日1剂，2次/日。

【功效与主治】活血化瘀，行气止痛。

【加减应用】若瘀痛入络，可加全蝎、穿山甲、地龙、三棱、莪术等以破血通络止痛；气机郁滞较重，加川楝子、香附、青皮等以疏肝理气止痛；血瘀经闭、痛经者，可用本方去桔梗，加香附、益母草、泽兰等以活血调经止痛；胁下有痞块，属血瘀者，可酌加丹参、郁金、土鳖虫、水蛭等以活血破瘀，消症化滞。

（2）分心气饮《太平惠民和剂局方》

【组成与用法】木香（不见火） 桑白皮（炒）各15克 丁香皮30克 大腹子（炮） 桔梗（去芦，炒 麦门冬（去心） 草果仁 大腹皮（炙） 厚朴（去粗皮，姜汁制） 白术 人参各15克 香附子（炒，去毛） 紫苏（去梗） 陈皮（去白） 藿香各45克 甘草（炙）30克。水煎服，每日1剂，2次/日。

【功效与主治】行气解郁，健脾化痰。

（3）桂枝茯苓丸（《金匮要略》）

【组成与用法】桂枝、茯苓、牡丹皮、赤芍、桃仁各9克。口服，一次9丸，一日1~2次。

【功效与主治】活血，化瘀，消癥。

（4）疏调血汤（湖北中医杂志，2000年第28期）

【组成与用法】柴胡 香附 郁金 苏梗 川芎 当归 白芍各10克 薄荷6克。水煎服，每日1剂，2次/日。

【功效与主治】疏肝调血。

【加减应用】若疏肝不应则必有营气闭塞，脉络瘀阻，应予上方中加入桃仁、红花活血通络。

（5）丁书文经验方（山东中医杂志，2001年第8期）

【组成与用法】丹参30克 川牛膝15克 益母草30克 泽兰15克 泽泻30克 白术12克 车前子30克（包煎） 汉防己12克 豨莶草30克。水煎服，每日1剂，2次/日。

【功效与主治】活血祛瘀，化痰利湿。主治脉络瘀阻，痰湿困脾。

（6）黄芪赤风汤加味（四川中医，2003年第3期）

【组成与用法】黄芪 桑寄生 牛膝 益母草 珍珠母（先煎）各30克 赤芍 杜仲 丹参各15克 当归 防风 乌药各10克。水煎服，每日1剂，2次/日。

【功效与主治】益气活血，化瘀通脉。主治气虚夹瘀。

（7）活血潜降汤（江苏中医药，2011年第2期）

【组成与用法】川牛膝20克 钩藤30克 丹参20克 益母草10克 桑寄生15克 川贝母6克 生地黄10克 山药10克 泽泻20克 枸杞子10克 制附子3克 茶叶适量。水煎服，每日1剂，2次/日。

【功效与主治】活血祛瘀，平肝潜阳。

【加减应用】活血化瘀可用赤芍、桃仁、红花、生地黄、益母草、牛膝；行气止痛可用枳壳、柴胡、乌药、檀香。

对症良方

1. 高血压病之头痛专方

（1）清上蠲痛汤（《寿世保元》）

【组成与用法】当归30克 小川芎30克 白芷30克 细辛9克 羌活30克 防

风30克 菊花15克 蔓荆子15克 苍术30克 麦冬30克 独活30克 生甘草9克 黄芩30克 生姜三片。水煎服，每日1剂，2次/日。

【功效与主治】祛风通络止痛。

【加减应用】左边痛者，加红花、柴胡、龙胆草、生地黄；右边痛者，加地黄、干葛；正额上眉棱骨痛者，食积痰壅，用天麻、法半夏、山楂、枳实；当头顶痛者，加藁本、大黄；风入脑髓而痛者，加麦冬、苍耳子、木瓜、荆芥；气血两虚，常有自汗，加黄芪、人参、白芍、生地黄。

（2）前胡散（《奇效良方》）

【组成与用法】前胡 黄芩 山栀仁 防风 菊花 沙参 甘草（炙）各15克 羚羊角屑 麦冬（去心） 枳壳（麸炒）各30克 石膏60克。水煎服，每日1剂，2次/日。

【功效与主治】清热祛风，治头痛。

（3）防风散（《校注妇人良方》）

【组成与用法】防风 桑寄生 葛根各3克 菊花 细辛 防己 秦艽 羚羊角（镑） 当归 桂心 茯神 甘草各9克，水煎服，每日1剂，分两次服，入竹沥合服。

【功效与主治】祛风解痉，化痰通窍。

【加减应用】痰多则化痰，加旋覆花、半夏、陈皮、枳壳、白术、茯苓、桑白皮；妇人眩晕多加补益气血、肝肾或脾胃之品，如人参、黄芪、山茱萸、肉桂、茯苓、酸枣仁等。

2. 高血压合并下痢专方

胃苓汤（《丹溪心法》）

【组成与用法】苍术（泔浸）15克 陈皮10克 厚朴（姜制）10克 甘草（蜜炙）6克 泽泻10克 猪苓6克 赤茯苓（去皮）6克 白术10克 肉桂6克。水煎服，每日1剂，2次/日。

【功效与主治】健脾燥湿，和中利水。

【加减应用】肢体形寒，四肢不温，加槟榔、木香、炮姜散寒调气，惊厥抽搐者，加钩藤、石决明，饮食停滞者加枳实、山楂、莱菔子消食导滞。

3. 高血压病伴失眠症专方

（1）黄连阿胶汤（《伤寒论》）

【组成与用法】黄连4.5克 黄芩6克 白芍 阿胶（烊化）各9克 鸡子黄（兑服）1枚。水煎服，每日1剂，2次/日。

【功效与主治】滋阴降火安神，用于心肾不足，阴虚火旺较重的心烦失眠。

【加减应用】失眠多梦者，宜加柏子仁、炒酸枣仁、朱茯神、生龙牡；如大便干结数日一行，如属热结者可用生大黄、瓜蒌仁、玄明粉等，一般可用润肠通便，如郁李仁、大麻仁、桃仁；下肢浮肿，小便检查无异常者，有朝轻暮重，多属气虚不能化湿，加汉防己、生黄芪、陈皮、生白术、扁豆衣等，并适当加活血药如益母草，红花等。

（2）居跃君经验方（辽宁中医杂志，2003 年第 7 期）

【组成与用法】天麻 12 克　钩藤 18 克　桑叶、菊花各 10 克　赤芍、白芍各 15 克　丹参、葛根、珍珠母各 30 克　酸枣仁　杜仲　桑寄生各 15 克。水煎服，每日 1 剂，2 次/日。

【功效与主治】平肝潜阳，宁神安眠。

【加减应用】肝阳上亢加夏枯草、龙胆草；肝阳化风加僵蚕、蝉蜕；肝肾阴虚酌加生地黄、枸杞子、女贞子；阴阳两虚酌加山茱萸、淫羊藿、金樱子、芡实。

3. 高血压患者伴抑郁情绪专方

（1）逍遥散（《太平惠民和剂局方》）

【组成与用法】甘草（炙微赤）15 克　当归（微炒）　茯苓（去皮）　芍药（白）　白术　柴胡（去苗）各 30 克。水煎服，每日 1 剂，2 次/日。

【功效与主治】疏肝养血，健脾和中。

【加减应用】有瘀象者加延胡索、莪术活血化瘀；兼有热象者，加左金丸泻肝清热；寒湿中阻，脘腹痞满，舌苔白腻，可用陈皮、半夏、生姜、枳实。

（2）柴胡疏肝汤（《景岳全书》）

【组成与用法】柴胡 15 克　白芍 20 克　菊花、黄芩各 15 克　郁金 20 克　香附　川芎各 15 克　牛膝　丹参各 20 克　青木香 15 克　夏枯草 30 克。水煎服，每日 1 剂，2 次/日。

【功效与主治】疏肝理气，柔肝止痛。

【加减应用】胁痛甚者，加青皮、延胡索增强理气止痛之效；失眠多梦加合欢、炒酸枣仁或夜交藤；心悸明显加琥珀、柏子仁或珍珠母；头痛、项强加葛根；腰酸膝软加杜仲、桑寄生；胸闷加枳壳、瓜蒌；心烦易怒加牡丹皮、栀子；口干加玄参、知母；口苦加胆草；肝阳上亢明显，加生龙牡或代赭石。

（3）木香顺气汤（《医学发明》）

【组成与用法】木香 6 克　姜厚朴　青皮　陈皮　益智仁各 10 克　茯苓 12 克　泽泻 10 克　法半夏 6 克　吴茱萸 3 克　当归 10 克　升麻　柴胡各 3 克　草豆蔻　苍术各 6 克　生姜 3 片。水煎服，每日 1 剂，2 次/日。

【功效与主治】行气平肝，使中枢运转，清升浊降，上下宣通，使阴阳平衡。

【加减应用】头痛、头晕重加生决明 20 克；心悸心烦重加酸枣仁 30 克、夜交藤 15 克。

4. 高血压病并发眼底病变专方

卢尚岭经验方（吉林中医药，2003 年第 5 期）

【组成与用法】白芍30克 石决明30克（先煎） 龙骨 牡蛎各30克（先煎） 玄参20克 天冬20克 川楝子10克 益母草15克 夏枯草30克 菊花15克 决明子12克 麦芽30克。水煎服，每日1剂，2次/日。

【功效与主治】滋阴潜阳，通络明目。

【加减应用】眩晕重者加天麻15克、蓝布正15克。

5. 高血压病合并水肿专方

卢尚岭经验方（吉林中医药，2003年第5期）

【组成与用法】白芍60克 怀牛膝15克 玄参20克 枸杞子15克 石决明30克（先煎） 龟板20克（先煎） 川楝子10克 茵陈12克 麦芽30克 车前子15克（包煎） 淫羊藿30克 泽泻30克 益母草20克。水煎服，每日1剂，2次/日。

【功效与主治】补益肝肾，潜阳利水。

【加减应用】无。

第二节 糖尿病

糖尿病是一组多原因引起的以慢性高血糖为特征的代谢性疾病，是由于胰岛素分泌不足和（或）作用缺陷引起。长期碳水化合物以及脂肪、蛋白质代谢紊乱可引起多系统损害，导致眼、肾、神经、心脏、血管等组织器官慢性进行性病变、功能减退及衰竭；目前其病因和发病机制仍未完全阐明。多年来有关高血糖是否是大血管病变的危险因素争论较多，但目前绝大多数学者持肯定态度，高血糖可能通过多种机制促进大血管的动脉粥样硬化，包括损害血管内皮细胞功能、增加血管基质蛋白质的非酶糖化、LDL－c糖化和过氧化增加、血小板功能异常、红细胞脆性增加和变形能力降低等，上述病理生理方面的改变均与高血糖有一定关系，并参与动脉粥样硬化的发生。另外，有体外培养的研究结果显示，高血糖可促进动脉平滑肌及成纤维母细胞增生。糖尿病使心脏、脑和周围血管疾病风险增加2～7倍；同时，2型糖尿病患者血液黏稠度增高，红细胞聚集能力增强，血小板对血管壁的黏附或血小板相互间的凝聚机能增强，纤维蛋白原增高，凝血因子Ⅰ、Ⅴ、Ⅶ、Ⅷ增加，这些血液成分的改变促使脑梗死的形成，加重神经系统的损伤。脑缺血发生后糖的无氧酵解增加，乳酸随之产生更多，局部脑组织酸中毒，破坏血脑屏障，加重脑水肿，进一步促进脑细胞死亡，同时，由于血糖及血黏度明显升高，引起弥漫性血管病变，微循环瘀血，微小血管栓塞，影响梗死区侧支循环，血流量和氧含量均减少，引起神经传导异常，使脑梗死面积更加扩大。因此，改善血液高黏及血小板高凝状态，改善微细血管循环，改善神经缺氧缺血状态是治疗糖尿病性脑梗死的关键。

糖尿病属于中医“消渴”范畴，首载于《内经》：“有病口干者，病名为何？何以得之？岐伯曰：此五气之溢也，名曰脾瘅。夫五味人口，藏于胃，脾为之行其精气，津液在脾，故令人口干也。此人必数食甘美而多肥也，肥者令人内热，甘者令人中满，故其气上逆，转为消渴"；《灵枢·五变》云："五脏皆柔弱者，善病消瘅"；明代《景岳全书》记载："消渴病，其为病之肇端，皆膏粱肥甘之变，富贵人病之而贫贱者少有也"；《医学衷中参西录》中指出："消渴起于中焦"；提示饮食失节与素体虚弱是消渴病的主要病因之一。消渴初期主要病机为阴虚燥热，瘀血内阻。阴虚是血瘀的基础，气虚是血瘀形成的主要因素，气阴两虚则是瘀血内结迁延不愈的关键。如《血证论》"瘀血在里则口渴"，瘀血是病理产物，又是致病因素。而"中风"之发病不外乎虚、火、风、痰、气、血六端，其中肝肾阴虚为本，二者发病均与阴虚血燥不能滋养脏腑经络有关。故消渴兼中风患者，养阴活血通络尤为重要。而"气为血之帅，血为气之母"，若要活血，在疾病早期应当先行气。因此，治疗上应以养阴清热、行气活血为总则。

诊断要点

根据2014年ADA糖尿病诊疗指南的诊断标准：

1. A1C≥6.5%。试验应该用美国糖化血红蛋白标准化计划组织（NGSP）认证的方法进行，并与糖尿病控制和并发症研究（DCCT）的检测进行标化。或

2. 空腹血糖（FPG）≥7.0 mmol/L。空腹的定义是至少8小时无热量摄入。或

3. 口服糖耐量试验（OGTT）2小时血糖≥11.1mmol/L。试验应按世界卫生组织（WHO）的标准进行，用相当于75克无水葡萄糖溶于水作为糖负荷。或

4. 在有高血糖典型症状或高血糖危象的患者，随机血糖≥11.1mmol/L。

如无明确的高血糖，结果应重复检测确认。

通用良方

消渴具有"久、瘀、顽、杂"的病机特点，其治疗应主要从益气养阴、清热解毒、补虚固肾、活血通络几方面考虑，使血糖尽快得到控制，症状尽快得到缓解。

1. 化浊解毒通络方（江苏中医药，2011年第5期）

【组成与用法】黄连10克　苍术15克　玄参15克　丹参20克　生地黄15克　桃仁15克　红花10克　桑枝30克　黄芪20克。水煎服，每日1剂，2次/日。

【功效与主治】化浊解毒，活血通络。

【加减应用】伴下肢麻木加牛膝、木瓜；血瘀重者加地龙、全虫等。

2. 葛根通络饮（中医杂志，2005年第3期）

【组成与用法】葛根20克　丹参25克　太子参15克　夏枯草25克　僵蚕10克。水煎服，每日1剂，2次/日。

【功效与主治】益气活血，祛痰通络。

【加减应用】大便不通者加大黄6克、火麻仁30克；肢体麻木者加地龙10克、鸡血藤30克；乏力重者加黄芪30克。

3. 补脾温肾法（陕西中医，2013 年第 12 期）

【组成与用法】黄芪　葛根各 30 克　黄连 12 克　茯苓　太子参　炒白术　丹参各 15 克　香附　天花粉各 9 克　炒山药 18 克。水煎服，每日 1 剂，2 次/日。

【功效与主治】补脾温肾。

【加减应用】阳虚甚者加制附子 5 克、桂枝 10 克。

4. 滋阴活血汤（陕西中医，2006 年第 7 期）

【组成与用法】川芎 10 克　当归 10 克　山茱萸 10 克　葛根 10 克　玄参 10 克　地龙 10 克　牛膝 10 克　僵蚕 10 克，生地黄 15 克，水蛭粉 5 克　全蝎粉 5 克。水煎服，每日 1 剂，2 次/日。

【功效与主治】养阴清热，活血通络。

【加减应用】气虚甚者加黄芪 30 克；食欲不振，舌苔黄腻者加苍术、黄芩各 10 克；言语不利者加石菖蒲 10 克。

5. 糖梗 1 号方（实用中医内科杂志，2008 年第 1 期）

【组成与用法】黄芪 30 克　党参 20 克　茯苓 20 克　熟地黄 20 克　怀牛膝 15 克　菟丝子 15 克　五味子 15 克　枸杞子 15 克　天麻 15 克　钩藤 15 克　石决明 15 克　川芎 15 克　红花 15 克　石菖蒲 10 克　僵蚕 15 克　当归 15 克。水煎服，每日 1 剂，2 次/日。

【功效与主治】补气养血，滋阴潜阳。

【加减应用】若湿热重者加黄连 10 克、知母 10 克；痰湿重者加陈皮 10 克、胆南星 10 克、郁金 10 克。

6. 降糖活血方（中国中医急症，2002 年第 2 期）

【组成与用法】益母草 30 克　广木香 10 克　白芍 12 克　赤芍 12 克　川芎 10 克　当归 10 克　丹参 15 克　川牛膝 15 克　葛根 15 克。水煎服，每日 1 剂，2 次/日。

【功效与主治】活血通络。

【加减应用】痰浊内蕴加制半夏 12 克、胆南星 10 克、枳实 10 克、天竺黄 10 克；气虚加黄芪 18 克，党参 15 克，太子参、白术、山药各 12 克；阴虚加天花粉 15 克，麦冬、玄参各 12 克。

7. 益气活血汤（陕西中医 2002 年第 2 期）

【组成与用法】黄芪 20 克　山药 20 克　西洋参 10 克　枸杞子 10 克　菟丝子 10 克　地龙 9 克　丹参 15 克　猪苓 12 克　白术 12 克　蜈蚣 2 条。水煎服，每日 1 剂，2 次/日。

【功效与主治】益气活血通络。

【加减应用】舌红少津，口渴引饮者，加麦冬、玄参；若语言不利加远志、菖蒲；头晕者加天麻、钩藤。

8. 降糖汤（西部中医药，2014 年第 8 期）

【组成与用法】白僵蚕（研末冲服）6～24 克　炒莱菔子 10～30 克　泽泻 15～40 克　黄芪 15～65 克　当归 10～30 克　生山楂 16～40 克　白菊花（后下）10～25 克　钩藤（后下）10～30 克　枸杞子 10～25 克　夏枯草 10～25 克　绿茶 3～15 克。水煎服，每日 1 剂，2 次/日。

【功效与主治】养阴益气，化痰祛瘀，平肝息风，清热利湿。

【加减应用】大便不通加当归 10 克、火麻仁 30 克。

9. 益气降糖方（陕西中医，2012 年第 3 期）

【组成与用法】黄芪 15 克　山药 15 克　苍术 15 克　玄参 15 克　西洋参 10 克　丹参 10 克　生地黄 10 克　麦冬 10 克　茯苓 10 克　瓜蒌 8 克　石斛 8 克　砂仁 8 克　五味子 8 克。水煎服，每日 1 剂，2 次/日。

【功效与主治】益气养阴，燥湿健脾。

【加减应用】肢体麻木者加地龙 10 克、全虫 5 克、鸡血藤 15 克；语言不利者加石菖蒲 10 克、蜜远志 10 克；痰多加法半夏 10 克、陈皮 10 克。

10. 降糖一号（中医药导报，2009 年第 11 期）

【组成与用法】石膏 30 克　黄芩 10 克　黄连 3 克　知母 10 克　生地黄 15 克　沙参 15 克　麦冬 15 克　天花粉 15 克　石斛 10 克　五味子 5 克　甘草 6 克等。水煎服，每日 1 剂，2 次/日。

【功效与主治】清泄肺胃，养阴生津润燥。

【加减应用】肠燥便秘加大黄以导热下行；胃火炽盛加牛膝引热下行。

11. 通络益肾胶囊（中医临床研究，2014 年第 5 期）

【组成与用法】黄芪 15 克　生地黄 15 克　炒山药 15 克　山茱萸肉 10 克　茯苓 15 克　泽泻 10 克　川芎 6 克　丹参 15 克　地龙 10 克　全蝎 5 克　水蛭 3 克　蜈蚣 1 条　法半夏 10 克　酒大黄 6 克等，4 粒/次，3 次/d，14d 为 1 个疗程。

【功效与主治】健脾补肾，益气养阴。

【加减应用】无。

12. 参芪消渴散（中国中医药咨询，2011 年第 14 期）

【组成与用法】黄芪 20 克　桑葚 10 克　丹参 20 克　三七 5 克　山楂 15 克　决明子 10 克。水煎服，每日 1 剂，2 次/日。

【功效与主治】益气养阴，活血化瘀。

【加减应用】舌暗红或紫暗、脉涩为血瘀者加红花 10 克、桃仁 10 克；大便不通加火麻仁 30 克、当归 10 克；肢体麻木者加鸡血藤 30 克、络石藤 30 克、海风藤 30 克。

13. 清胃饮（湖北中医杂志 2014 年第 4 期）

【组成与用法】柴胡 15 克　地黄 20 克　凤尾草 20 克　枳实 6 克　藿香 10 克　蒲公英 20 克　生甘草 10 克。水煎服，每日 1 剂，2 次/日。

【功效与主治】清热理气化浊。

【加减应用】伴有便秘者加用厚朴、大黄；伴有口干多饮加用麦冬、天冬。

14. 甘露膏（《兰室秘藏》）

【组成与用法】法半夏0.6克（汤浸）　熟甘草1.5分　白豆蔻仁1.5克　兰香1.5克　升麻1.5克　连翘1.5克　桔梗1.5克　生甘草3克　防风3克　酒知母4.5克　石膏9克。上为极细末，汤浸蒸饼，和匀成剂，捻作薄片于日中晒半干，捣碎如米大。每服二钱，食后淡生姜汤送下。

【功效与主治】消渴，饮水极甚，善食而瘦，自汗，大便燥结，小便频数。

【加减应用】无。

15. 干姜黄芩黄连人参汤（中华中医药杂志，2013年第2期）

【组成与用法】干姜3~6克　黄芩15~30克　黄连15~30克　人参（西洋参）6~9克，水煎服，每日1剂，2次/日。

【功效与主治】清热和胃，健脾助运。

【加减应用】眩晕耳鸣，面红目赤者，加钩藤、菊花各10克、石决明20克；形体肥胖、胸脘痞闷者，加山楂15克、法半夏、石菖蒲各10克、绞股蓝30克；伴神疲乏力、自汗尿频者，加黄芪30克、麻黄根15克、金樱子15克。

辨证良方

中医认为消渴病及并发症的发病机制为阴虚为本，燥热为标，内热伤阴耗气，气损及阳或阴损及阳，阳虚失煦，阴寒凝滞，血行不畅，痹阻脉络所致；《临证指南医案·三消》记载："三消一证，虽有上、中、下之分，其实不越阴亏阳亢，津涸热淫而已"。在治法上《医学心悟·三消》篇说："治上消者宜润其肺，兼清其胃；治中消者，宜清其胃，兼滋其肾；治下消者，宜滋其肾，兼补其肺"。故应兼顾肺、脾胃、肾等多个脏腑。

1. 气阴两虚证

症见：消谷善饥、口渴多饮、尿多、体重逐渐见减轻，兼乏力，盗汗，气短，懒言，心悸，失眠多梦，五心烦热，尿赤便秘，舌红少津，脉弦细或细数。

治法：益气养阴。

（1）人参白虎汤（《伤寒论》）

【组成与用法】生石膏（先煎）30克　生地黄30克　葛根30克　丹参30克　麦冬15克　玉竹15克　枸杞子15克　知母15克　黄芪15克，人参10克（另炖）、黄连6克　五味子6克　甘草6克。水煎服，每日1剂，2次/日。

【功效与主治】益气养阴。

【加减应用】烦渴引饮者加天花粉、芦根；大便秘结加大黄、火麻仁；小便不利加泽泻、茯苓皮。

（2）六味地黄丸（《小儿药证直诀》）

【组成与用法】山药30克　山茱萸肉30克　熟地黄各30克，知母10克　黄柏10克　龙骨10克　牡蛎10克　龟板10克　五味子10克　牡丹皮10克　泽泻10克　甘草5克。水煎服，每日1剂，2次/日。

【功效与主治】益气养阴固肾。

【加减应用】虚火明显者加知母、黄柏；两眼昏花、视物模糊可改用杞菊地黄丸；脾气虚滞者加白术、砂仁、陈皮。

（3）玉泉丸（《沈氏尊生方》）

【组成与用法】天花粉45克　葛根45克　人参30克　麦门冬30克　乌梅肉30克　生黄芪15克　炙黄芪15克　茯苓30克　甘草30克。水煎服，每日1剂，2次/日。

【功效与主治】益气养阴。

【加减应用】热盛者加知母、黄芩。

（4）消渴饮（《千家妙方》）

【组成与用法】生地黄50克　山茱萸肉15克　淮山药15克　玉竹12克　女贞子15克　枸杞子15克　麦冬15克　天花粉15克　制首乌15克　地骨皮30克　乌梅10克　砂仁5克（研末冲服）、甘草15克。水煎服，每日1剂，2次/日。

【功效与主治】滋阴补肾，清热生津。

【加减应用】小便不利加茯苓以渗水利湿；大便燥结加火麻仁润肠通便。

（5）枸杞汤（《千金要方》）

【组成与用法】枸杞枝叶480克　瓜蒌根、石膏、黄连、甘草各90克。泡服，日饮5次，渴剧者可加饮汤剂。

【功效与主治】养阴清热，生津止渴。

【加减应用】口渴甚者加麦冬50克。

（6）竹叶汤（《普济方》）

【组成与用法】竹叶（切）二升　地骨皮　生地黄（切）各一升　石膏八两　茯神（一作茯苓）　葳蕤　知母　生姜各四两　生麦冬一两半　瓜蒌根八两。以水一斗二升，下大枣三十个并药，煮取四升，分四服。

【功效与主治】消热止渴，滋阴清热。

【加减应用】胃阴不足，胃火上逆，舌红而干加石斛、天花粉；胃火炽盛、消谷善饥加天花粉、竹茹。

（7）芦根散（《太平圣惠方》）

【组成与用法】芦根30克　赤茯苓30克　麦冬30克　人参15克　黄芩1克　桑根白皮1克　甘草（炙）15克，上药粉碎为末，每服四钱，用水一中盏，加生半两，淡竹叶二七片，煎至六分，去滓温服。

【功效与主治】清热生津，利水除烦。

【加减应用】无。

（8）经验方（中国医药指南，2012 年第 5 期）

【组成与用法】黄芪 20 克　西洋参 15 克　葛根 10 克　五味子 10 克　知母 10 克　丹参 10 克　赤芍 10 克　白术 10 克　枸杞子 10 克。水煎服，每日 1 剂，2 次/日。

【功效与主治】益气养阴生津。

【加减应用】心烦者加淡竹叶 15 克；大便秘结者合调胃承气汤。

（9）玉液汤（中医药信息，2009 年第 4 期）

【组成与用法】生黄芪 30 克　西洋参 15 克　五味子 15 克　生地黄 25 克　山药 30 克　玄参 15 克　葛根 25 克　丹参 20 克　花粉 20 克　知母 25 克　麦门冬 15 克　当归 10 克。水煎服，每日 1 剂，2 次/日。

【功效与主治】益气养阴。

【加减应用】肢体麻木加鸡血藤 30 克、地龙 10 克。

（10）降糖通脉方（中医研究，2005 年第 12 期）

【组成与用法】熟地黄 20 克　黄芪 30 克　枸杞子 12 克　山茱萸 12 克　黄连 10 克　地龙 12 克　丹参 20 克　川芎 12 克　水蛭 8 克　石菖蒲 8 克。水煎服，每日 1 剂，2 次/日。

【功效与主治】滋阴益气活血。

【加减应用】小便不利加茯苓；大便燥结加肉苁蓉；气虚甚者加西洋参。

（11）消渴降糖方（现代中西医结合杂志，2013 年第 28 期）

【组成与用法】知母 10 克　石斛 10 克　天花粉 15 克　黄连 5 克　川芎 10 克　石菖蒲 10 克　鬼箭羽 15 克。水煎服，每日 1 剂，2 次/日。

【功效与主治】养阴清热，活血通经。

【加减应用】肺热津伤者治宜清热润肺、生津止渴，加用生地黄、麦冬、藕汁、天冬、葛根等；胃热炽盛多食易饥者治宜清胃泻火、养阴增液，加生石膏、栀子、黄芩、玄参、麦冬、怀牛膝；气阴亏虚食少懒言者加黄芪、党参、茯苓、白术、怀山药、甘草益气健脾、生津止渴；肝肾阴虚者治宜补益肝肾，加生熟地黄、山萸肉、枸杞子、怀山药等；阴阳两虚者加附子、肉桂温其阳，熟地黄、茯苓、山药、枸杞子滋其阴，阴阳并补，补肾而固涩。

（12）舒糖方（中国处方药，2014 年第 2 期）

【组成与用法】黄芪 30 克　黄精 15 克　苍术 10 克　党参 15 克　山药 15 克　茯苓 15 克　生地黄 15 克　玄参 15 克　枸杞子 10 克　葛根 30 克　黄连 3 克　天花粉 15 克　丹参 15 克　苦瓜 20 克。水煎服，每日 1 剂，2 次/日。

【功效与主治】益气养阴，润肺生津，补肾生精，清热。

【加减应用】火旺者加知母。

2. 阴虚燥热证

主症：头晕目眩，口干唇红，渴喜冷饮，失眠多梦，手足心热，小便黄赤，大便燥结，舌红少津，少苔或无苔，脉细数。

治法：滋阴清热。

（1）一贯煎合承气汤（《中医治疗内分泌代谢病》）

【组成与用法】北沙参15克　麦冬15克　枸杞子15克　玄参15克　鲜石斛30克　丹参30克　山药30克　黄连6克　五味子6克　生大黄6克（后下）　西洋参5克（另煎）。水煎服，每日1剂，2次/日。

【功效与主治】滋阴清热。

【加减应用】虚热或汗多加地骨皮；痰多加浙贝母；两足萎软加牛膝、薏苡仁；不寐加酸枣仁。

（2）黄芩汤（《普济方》）

【组成与用法】黄芩30克　麦门冬30克　天花粉30克　生栀子30克　生石膏30克　淡竹叶30克，捣碎，每次12克。水煎服，每日1剂，2次/日。

【功效与主治】滋阴清热止渴。主治消渴病脾胃热极，多饮、多食、多尿者。

【加减应用】大便不通加大黄6～8克；乏力加白术10克、黄芪30克。

（3）含化玉液丸（《太平圣惠方》）

【组成与用法】寒水石（研）30克　石膏（研）30克　葛根30克　瓜蒌根30克　乌梅肉（炒）15克　麦冬45克　茯苓30克　龙脑（研入）3克　，上为末，研匀，炼蜜为丸，如弹子大。每用一丸，薄绵裹，含化咽津。

【功效与主治】泄热除烦。主治心胸烦热，生津止渴；口干舌涩，心神壅闷。

【加减应用】不寐加夜交藤30克、蜜远志10克；胸中懊侬加栀子10克。

（4）竹叶汤（《圣济总录》）

【组成与用法】竹叶30克　麦门冬60克　白茯苓60克　炒蒌实60克　地骨皮60克　生姜60克　炙甘草150克　大枣150克　小麦250克　分成5付，水煎服，每日1剂，2次/日。

【功效与主治】清热生津，和胃止渴。主治膈消烦渴，津液燥少。

【加减应用】热像重加知母50克、栀子50克；胃痛加白蒺藜50克。

（5）玉液汤（《医学衷中参西录》）

【组成与用法】生山药30克　生黄芪15克　知母18克　生鸡内金6克　葛根5克　五味子10克　天花粉10克。水煎服，每日1剂，2次/日。

【功效与主治】健脾益气，清热生津。主治消渴病日久，燥热减轻，气化不升，而见口干口渴，旋饮水即小便，脉微细者。

【加减应用】气虚重改黄芪30克；食后腹胀加陈皮10克、神曲10克。

（6）消热止渴方（《千金要方》）

【组成与用法】竹叶（切）300克　地骨皮　生地黄（切）各500克　生石膏240克　茯神　芦根　知母　生姜各120克　生麦冬750克　天花粉240克。上十味捣碎，加水 5000mL，下大枣 30 枚，并药煎取 2000mL 分 4 次服。

【功效与主治】清热生津止渴。

【加减应用】无。

（7）黄连丸（《外台秘要》）

【组成与用法】黄连 500 克　生地黄 5000 克。上二味捣碎，生地黄取汁，渍黄连，令汁尽，干捣之下筛，蜜和丸如梧桐子。每服 20 丸，每日 3 服。

【功效与主治】消渴病。

【加减应用】无。

（8）玉女煎加味（《景岳全书》）

【组成与用法】生石膏（先煎）30 克　生地黄各 30 克　知母 15 克　麦冬 15 克　花粉 15 克　玄参 15 克　栀子 10 克　黄连 6 克　甘草 6 克。水煎服，每日 1 剂，2 次/日。

【功效与主治】清胃泻火，养阴增液。

【加减应用】无。

（9）滋阴降糖方（浙江中医杂志，2001 年 4 月）

【组成与用法】黄连 3 克　陈阿胶（烊冲）9 克　广地龙 9 克　玄参 9 克　杭白芍 15 克　麦冬 15 克　炙鳖甲（先煎）　生牡蛎（先煎）各 18 克　知母 6 克。水煎服，每日 1 剂，2 次/日。

【功效与主治】滋阴清热，息风通络。

【加减应用】火盛加栀子 10 克、地骨皮 10 克；血分热盛，齿衄出血量多者，加生地黄 15 克、生石膏 30 克。

（10）降糖 1 号方（中国医药指南，2010 年第 5 期）

【组成与用法】天花粉 30 克　黄连 6 克　生地黄 20 克　葛根 15 克　麦冬 15 克　黄精 15 克　山药 20 克。水煎服，每日 1 剂，2 次/日。

【功效与主治】滋阴清热，润燥生津止渴。

【加减应用】气虚者加白术、太子参，津伤重者加天冬、玄参；热甚者加山栀子、石膏；湿盛者加茯苓、苍术；血瘀者加丹参、赤芍。

3. 风痰瘀阻证

症见：半身不遂、言语謇涩、或不语、口舌歪斜、口角流涎、偏身感觉异常，腰瘦耳鸣，口干口渴，头晕目眩、痰多而黏、舌苔薄白或白、舌质暗红或瘀斑、脉弦滑或弦细。

治法：祛风化痰活血。

（1）化痰通络汤（中西医结合心脑血管病杂志，2013 年第 9 期）

【组成与用法】牛膝 30 克　生地黄 15 克　麦冬 15 克　天花粉 15 克　当归 12 克　山药 15 克　白芍 20 克　菊花 30 克　生杜仲 20 克　地龙 15 克　郁金 15 克　天麻 10 克　鸡血藤 12 克。水煎服，每日 1 剂，2 次/日。

【功效与主治】养阴活血，化瘀通络。

【加减应用】若肝阳上亢而见眩晕耳鸣、面红目赤者，加钩藤、夏枯草各10克、石决明20克；若痰湿内阻而见形体肥胖、胸脘痞闷者，加陈皮、石菖蒲、僵蚕各10克；伴神疲乏力，口干尿频者，加黄芪、党参各10克；伴胸闷胸痛者，加瓜蒌、薤白各10克；血糖较高者，加石膏20克、知母10克；尿糖不降，重用生地黄50克、天花粉30克；高脂血症者，加山楂、瓜蒌、决明子各10克；血压高者，加夏枯草、珍珠母各20克。

（2）化痰饮（浙江中医杂志，2001年第4期）

【组成与用法】竹沥9克　法半夏9克　桑叶9克　菊花9克　石菖蒲9克　钩藤9克　远志9克　僵蚕9克　郁金各9克　天竺黄6克　陈胆星6克　茯苓12克　全蝎（研粉分吞）4.5克　羚羊角（研粉分吞）0.6克。水煎服，每日1剂，2次/日。

【功效与主治】化痰开窍，息风通络。

【加减应用】瘀血重者可加地龙、丹参等。

（3）胆星竹茹饮（中华当代医学，2004年第3期）

【组成与用法】胆南星10克　橘红12克　法半夏10克　茯苓15克　枳实10克　竹茹10克　僵蚕10克　石菖蒲10克　黄芪30克　丹参30克。水煎服，每日1剂，2次/日。

【功效与主治】清热化痰，活血通络。

【加减应用】大便秘结加大黄6克、瓜蒌仁15克，神志不清加天竺黄10克，或加服至宝丹鼻饲；手脚麻木加鸡血藤30克、全蝎10克。

（4）复方活血汤（甘肃中医，2001年第4期）

【组成与用法】水蛭10克　地龙10克　血竭10克　乳香10克　没药10克　川芎10克　桔梗10克　黄花10克　穿山甲10克　石菖蒲10克　郁金10克　威灵仙12克　牡丹皮20克。水煎服，每日1剂，2次/日。

【功效与主治】活血祛瘀，开窍通络。

【加减应用】气滞者加川楝子10克；瘀而化热加郁金10克、黄芩10克。

（5）养阴化痰汤（江苏中医药，2003年第12期）

【组成与用法】天花粉20克　枸杞子12克　生地黄12克　山茱萸肉10克　石菖蒲15克　炙僵蚕10克　广地龙12克　葛根20克　丹参15克　川芎10克　鸡血藤15克。水煎服，每日1剂，2次/日。

【功效与主治】养阴润燥，化痰活血通络。

【加减应用】大便秘结加火麻仁；肢体麻木加木瓜；肢体瘙痒加苦参、土茯苓。

（6）滋阴活血方（实用中西医结合临床，2006年第6期）

【组成与用法】生地黄15克　熟地黄15克　女贞子15克　玄参15克　川芎10克　地龙10克　全蝎5克　黄芪20克　山茱萸肉10克　天花粉20克　丹参20克　僵蚕

10克　当归9克。水煎服，每日1剂，2次/日。

【功效与主治】滋阴润燥清热，活血化瘀通络。

【加减应用】若肝阳上亢而眩晕耳鸣，面红目赤者，加钩藤、菊花各10克，石决明20克；若痰湿内阻而见形体肥胖、胸脘痞闷者，加法半夏、石菖蒲各10克；伴神疲乏力、自汗尿频者，加党参、山药各10克；伴胸闷胸痛者，加瓜蒌、薤白各10克；血糖较高者，加石膏20克，知母10克；尿糖不降，重用生地黄50克；血脂高者，加山楂、决明子各10克，血压高，加夏枯草、珍珠母各20克。

（7）益气通络方（中医药临床杂志，2012年第8期）

【组成与用法】生黄芪30克　当归尾10克　水蛭5克　麦冬10克　生山楂20克　地龙15克　石菖蒲12克　生地黄15克　葛根15克　丹参15克　陈胆星6克　天竺黄5克。水煎服，每日1剂，2次/日。

【功效与主治】益气养阴，化痰通络。

【加减应用】上肢不遂明显者加片姜黄10克、桂枝5克；言语不利者加远志6克、郁金10克；血压高、头晕者加天麻10克、钩藤20克；血脂高者加何首乌20克、决明子10克；下肢不遂明显者加川续断15克、怀牛膝15克。

（8）温胆汤加味（中华中医药学刊，2009年第4期）

【组成与用法】陈皮10克　法半夏9克　茯苓15克　枳实10克　竹茹10克　胆南星6克　黄芪20克　葛根30克　僵蚕10克　全蝎5克　地龙10克　鸡血藤25克　大黄6克。水煎服，每日1剂，2次/日。

【功效与主治】滋阴益气，豁痰活血。

【加减应用】大便秘结加瓜蒌仁15克、火麻仁30克；上肢偏瘫者加桑枝10克、片姜黄10克活血通络；下肢萎软乏力者加牛膝15克、续断15克强筋壮骨；言语謇涩或不语者加石菖蒲10克、远志6克化痰利窍；手脚麻木者加鸡血藤25克、豨莶草10克、乌梢蛇10克通筋活络；头晕目眩者加天麻10克、钩藤15克；口苦，舌苔黄腻者，热象明显者加黄连5克。

4. 气阴两虚兼瘀血证

症见：半身不遂，口眼歪斜，手足麻木，口中流涎，舌偏，语謇，不语，神志恍惚，神昏。兼证：眩晕头痛，面红目赤，心烦易怒，尿赤便秘，或面色㿠白，乏力，烦躁耳鸣，手足心热，舌红舌边有瘀斑，舌苔黄或腻，脉沉细数或弦滑。

治法：补气养阴，活血化瘀。

（1）芪甲饮（中国当代医药，2009年第22期）

【组成与用法】黄芪50克　炙山甲10克　熟地黄20克　胆南星10克　制法半夏10克　茯苓15克　全蝎6克　白芍12克　陈皮12克　红花10克　桃仁10克　桑枝30克。水煎服，每日1剂，2次/日。

【功效与主治】益气养阴，祛痰化瘀。

【加减应用】气滞加香附、川楝子。

（2）益气养阴活血方（现代诊断与治疗，2014 年第 3 期）

【组成与用法】淮山药 30 克　黄芪 30 克　炒白术 15 克　党参 15 克　山茱萸肉 15 克　茯苓 15 克　木香 10 克　葛根 10 克　天冬 10 克　丹参 10 克　红花 10 克　麦冬 10 克　甘草 3 克。水煎服，每日 1 剂，2 次/日。

【功效与主治】益气养阴，活血化瘀。

【加减应用】口渴喜饮改麦冬 30 克；大便不通加大黄 6 克，热重加栀子 10 克。

（3）养阴化瘀汤（北京中医药大学学报，1997 年第 1 期）

【组成与用法】生黄芪 30 克　太子参 15 克　生地黄 15 克　天花粉 15 克　红花 10 克　丹参 15 克　地龙 10 克　石菖蒲 10 克。水煎服，每日 1 剂，2 次/日。

【功效与主治】益气养阴，活血化瘀。

【加减应用】挟痰湿者加半夏、陈皮、胆南星；兼眩晕者加珍珠母、牛膝；兼便秘者加大黄、决明子、郁李仁；兼心悸失眠者加炒酸枣仁、柏子仁、生龙牡。

（4）参芪活血汤（湖南中医药导报，2001 年第 8 期）

【组成与用法】生黄芪 20 ~ 30 克　太子参 15 ~ 20 克　生地黄 8 ~ 10 克　黄精 10 ~ 12 克　丹参 20 ~ 30 克　赤芍 10 ~ 12 克　川芎 9 ~ 12 克　水蛭粉 4 ~ 6 克。水煎服，每日 1 剂，2 次/日。

【功效与主治】益气养阴，活血化瘀。

【加减应用】阴虚阳亢者加钩藤、白蒺藜、珍珠粉；肠燥热结者加生大黄、枳实、玄参、麦冬；痰热内盛者加瓜蒌、胆南星、天竺黄、羚羊角粉；气阴虚者加西洋参。

（5）益气活血饮（山西中医，1997 年第 1 期）

【组成与用法】生黄芪 30 克　太子参 15 克　生地黄 15 克　麦冬 12 克　当归 12 克　赤芍 12 克　川芎 9 克　丹参 20 克　地龙 10 克　三七粉 3 克（冲）。水煎服，每日 1 剂，2 次/日。

【功效与主治】益气养阴，活血化瘀。

【加减应用】眩晕加珍珠母 30 克、怀牛膝 15 克；语言謇涩加石菖蒲 10 克、郁金 12 克；肢体麻木加鸡血藤 30 克、姜黄 10 克，大便秘结加郁李仁 12 克、枳实 10 克。

（6）活血降糖汤（中国中医药远程教育，2013 年总第 164 期）

【组成与用法】黄芪 30 克　丹参 20 克　赤芍 10 克　川芎 10 克　桃仁 10 克　红花 10 克　玉米须 30 克　生地黄 15 克　天花粉 15 克　黄精 15 克　山药 15 克。水煎服，每日 1 剂，2 次/日。

【功效与主治】活血化瘀，益气养阴。

【加减应用】水肿加茯苓、泽泻；上肢麻木加桑枝；下肢麻木加牛膝。

（7）降糖通脉方（中外健康文摘，2008 年第 5 期）

【组成与用法】熟地黄 20 克 黄芪 30 克 枸杞子 12 克 山茱萸 12 克 黄连 10 克 地龙 12 克 丹参 20 克 川萆 12 克 水蛭 8 克 石菖蒲 8 克。水煎服，每日 1 剂，2 次/日。

【功效与主治】滋阴益气活血。

【加减应用】气滞加川楝子 10 克；口渴加麦冬 15 克。

（8）化瘀汤（时珍国医国药，2006 年第 7 期）

【组成与用法】人参 10 克 黄芪 30 克 知母 10 克 生地黄 15 克 牡丹皮 15 克 女贞子 15 克 何首乌 10 克 葛根 30 克 丹参 15 克 地龙 10 克 桃仁 10 克 水蛭 3 克。水煎服，每日 1 剂，2 次/日。

【功效与主治】益气补阴补肾，活血化瘀。

【加减应用】口渴加麦冬；舌紫暗加乳香、没药。

（9）消渴二仙汤（世界最新医学信息文摘，2014 年第 24 期）

【组成与用法】太子参 30 克 麦冬 15 克 五味子 10 克 丹参 30 克 黄芪 60 克 当归 15 克。水煎服，每日 1 剂，2 次/日。

【功效与主治】益气养阴，活血化瘀。

【加减应用】肢体麻木鸡血藤 30 克、地龙 10 克、全蝎 5 克；皮肤瘙痒加苦参 10 克；大便秘结加火麻仁 30 克。

（10）芪蛭活血汤（安徽中医临床杂志，2002 年第 6 期）

【组成与用法】黄芪 30 克 水蛭 5 克 丹参 30 克 枸杞 10 克 麦冬 10 克 生山楂 20 克 地龙 15 克 穿山甲 6 克 石菖蒲 12 克 苍术 10 克 桑枝 30 克 瓜蒌 30 克 鲜竹沥 30 克。水煎服，每日 1 剂，2 次/日。

【功效与主治】益气养阴，活血化痰。

【加减应用】上肢不遂明显者加片姜黄 10 克、桂枝 5 克；言语不利者加远志 6 克，全蝎 10 克；血压高、头晕者加天麻 10 克、钩藤 20 克、生石决明 30 克；血脂高者加何首乌 20 克；下肢不遂明显者加川续断 15 克、怀牛膝 15 克。

（11）参芪丹参饮（实用中医内科杂志，2002 年第 3 期）

【组成与用法】黄芪 30 克 太子参 15 克 丹参 30 克 黄精 30 克 苍术 15 克 葛根 30 克 生地黄 10 克 当归 10 克 川芎 10 克 赤芍 10 克。水煎服，每日 1 剂，2 次/日。

【功效与主治】益气养阴活血。

【加减应用】舌红少津，口渴引饮者，加石斛 10 克、麦冬 10 克、玄参 15 克以清热生津；肾虚腰膝酸软加杜仲 10 克、续断 10 克、桑寄生 10 克以补肾壮腰；若语言不利，风痰阻络，苔厚，加远志 10 克、石菖蒲 10 克、郁金 10 克以利窍祛痰；痰热明显，苔厚而黄，去苍术、生地黄，加胆南星 10 克、竹沥 10 克、川贝母 10 克以清热化痰；大便秘结，加酒军10克以通下。

（12）益气滋阴活血方（光明中医，2014年第6期）

【组成与用法】生黄芪30克　丹参30克　玄参30克　当归10克　生地黄15克　熟地黄15克　山药15克　益母草30克　苍术15克　葛根15克　木香10克　赤芍10克　川芎10克　天花粉10克。水煎服，每日1剂，2次/日。

【功效与主治】益气滋阴，活血祛瘀。

【加减应用】气滞加青皮10克、川楝子10克；口渴喜饮加麦冬15克。

（13）五黄通脉汤（北京中医药，2008年第12期）

【组成与用法】生黄芪30克　地黄10克　黄精20克　山药20克　葛根15克　丹参20克　黄连10克　酒大黄10克　赤芍10克等。水煎服，每日1剂，2次/日。

【功效与主治】益气养阴，活血通络。

【加减应用】腹胀加枳实10克；有热加栀子10克、天花粉10克；肢体麻木加地龙10克。

5. 阴阳两虚证

症见：乏力自汗，形寒肢冷，腰膝酸软，耳轮焦干，多饮多尿，尿混浊如膏或浮肿少尿，或五更泄泻，阳痿早泄，舌淡苔白，脉沉细无力。

治法：阴阳双补。

（1）金匮肾气丸加味（《当代医家验案集》）

【组成与用法】附子20克　熟地黄20克　山药15克　山茱萸肉20克　茯苓15克　泽泻12克　牡丹皮15克　桂枝10克　黄精15克　枸杞子20克　五味子15克　淫羊藿10克　麦冬15克。水煎服，每日1剂，2次/日。

【功效与主治】育阴温阳，阴阳双补。主治乏力自汗，形寒肢冷，腰膝酸软，耳轮焦干，多饮多尿，尿混浊如膏或浮肿少尿，或五更泄泻，阳痿早泄。

【加减应用】命门火衰加补骨脂；腹泻甚合理中汤。

（2）山茱萸丸（《普济方》）

【组成与用法】土瓜根45克　苦参45克　龙骨45克　黄连105克　山茱萸45克　天花粉45克。先捣无味，后纳龙骨，再研匀。成丸如梧桐子大，每服30丸，食后兼白茅根饮下。

【功效与主治】消渴病。饮水极多，肢体羸瘦，小便如米泔，腰膝冷痛，诸方不能治者。

【加减应用】无。

（3）消渴方（《外台秘要》）

【组成与用法】麦冬12份　牛膝6份　龙骨8份　土瓜根8份　狗脊6份　茯神6份　人参6份　黄连10份　牡蛎6份　山茱萸8份　菟丝子12份（酒渍）　鹿茸8份（炙）。上十二味捣末筛，蜜和丸如梧桐大。每服食后煮麦饮服20丸，日2服，渐加至30丸。

【功效与主治】口干数饮水，腰脚弱，膝冷，小便数，用心力即烦闷健忘。

【加减应用】无。

（4）升麻丸（《圣济总录》卷五十九）

【组成与用法】升麻150克　黄芩（去黑心）150克　麦门冬（去心，焙）150克　生干地黄（焙）90克　苦蒌根210克　苦参240克　人参90克　黄连（去须）150克　黄柏（去粗皮，焅）150克。上为末，以生牛乳汁为丸，如梧桐子大，每服三十丸，粟米饮送下，不拘时候。渐加至五十丸。

【功效与主治】健脾升阳，益气生津，清热降火。主治久消渴不止。

【功用主治】和胃理气，化湿泄热。主治消渴，饮水极甚，善食而瘦，自汗，大便燥结，小便频数。

【加减应用】无。

（5）温阳降糖方（新疆中医药，2013年第5期）

【组成与用法】肉苁蓉（酒浸）　炙黄芪　熟地黄各20克　党参　白术　山药各15克　当归　山茱萸肉　陈皮各10克　附子　肉桂　柴胡　升麻各6克。水煎服，每日1剂，2次/日。

【功效与主治】温阳益气。

【加减应用】口干口渴强烈者减附子，加同量黄连；附子、肉桂剂量可根据肾精气阴阳虚损严重程度适量增减，症状改善后逐步减少。

（6）生脉散合右归饮加减（实用中医内科杂志，2007年第6期）

【组成与用法】太子参15克　麦冬10克　五味子10克　生　熟地黄各30克　黄精30克　黄芪30克　山茱萸15克　枸杞子15克　山药30克　附子6克　肉桂3克　丹参30克　鸡血藤30克。水煎服，每日1剂，2次/日。

【功效与主治】阴阳双补。

【加减应用】若脾肾阳虚合四君子汤加四神丸；若脾胃阳虚合大、小建中汤加减。心肾阳虚合真武汤加减，心阳虚弱合瓜蒌薤白半夏汤加减，肾阳亏虚合金匮肾气丸加减，肾阴亏虚合六味地黄汤加减：①肺虚加党参、黄芪、白术；心虚加人参、龙眼肉、大枣；脾虚加白扁豆、白术、砂仁；肝虚加当归、白芍、木瓜；肾虚加桑寄生、菟丝子、杜仲；②兼外感者：风寒加荆芥、防风；风热加薄荷、金银花、连翘；兼湿热者加车前子、薏苡仁；兼瘀血者加水蛭、桃仁、泽兰；兼痰浊者加陈皮、法半夏、贝母。

（7）阴阳双补方（中医药导报，2005年第4期）

【组成与用法】人参10克　黄芪10克　淮山药20克　生白术10克　鹿茸1克（研末吞服）　杜仲12克　沙苑子10克　山茱萸15克　当归10克　鸡血藤15克　熟地黄10克　制首乌10克　甘草5克。水煎服，每日1剂，2次/日。

【功效与主治】滋阴养阳。

【加减应用】兼痰浊者加僵蚕10克、桑白皮10克；兼湿浊者加苍术10克、石菖蒲6克；兼水饮者加茯苓20克、泽泻10克；血瘀明显者加丹参15克、葛根20克。

【加减应用】治疗30例，临床控制4例，显效9例，有效13例，无效4例，总有效率86.7%。

（8）地龟汤（北京中医药，2012年第5期）

【组成与用法】熟地黄30克　龟板20克　当归20克　黄芪30克　泽泻20克　石韦50克　山药20克　炙黄精20克　土茯苓40克　土大黄30克　熟附子9克（先煎）锁阳40克。水煎服，每日1剂，2次/日。

【功效与主治】滋阴助阳。

【加减应用】水肿重者加茯苓皮块各20克；尿热、尿痛者加淡竹叶10克、蒲公英15克；口渴引饮甚者加麦冬20克、元参30克；目睛干涩、视物模糊者加石斛30克；腰痛、足跟痛者加续断20克、桑寄生30克；大便秘结者加酒大黄6克。

（9）玉液汤加味（当代医学，2011年第8期总第235期）

【组成与用法】山药15克　生黄芪15克　知母10克　鸡内金15克　葛根30克　五味子5克　花粉15克　红花6克　肉桂6克　附子3克　菟丝子10克　山芋30克。水煎服，每日1剂，2次/日。

【功效与主治】益气养阴助阳。

【加减应用】口渴加麦冬15克、天冬15克；腹部胀满加枳实10克。

对症良方

糖尿病并发症繁多，俱脏腑均可累及，故治疗上除以养阴清热、行气活血为总则外，应同时兼顾其并发表现。

1. 糖尿病黎明现象

（1）乌梅丸（光明中医，2014年第5期）

【组成与用法】乌梅9克　附子6克　干姜6克　桂枝9克　川椒6克　当归18克　人参6克　黄连6克　黄柏6克。水煎服，每日1剂，2次/日。

【功效与主治】温阳散寒，敛阴清热。

【加减应用】呕吐者加生姜、法半夏；下利加茯苓、白扁豆；胸痹加薤白、枳实。

（2）张彩萍经验方（中国中医基础医学杂志，2002年第3期）

燥热伤肺型：症见烦渴多饮、口干舌燥、尿频量多、舌边尖红、苔薄黄、脉洪数。

【组成与用法】天花粉30克　黄连6克　生地黄15克　葛根15克　淮山药15克　麦冬15克　山茱萸肉6克　五味子10克　地骨皮15克。水煎服，每日1剂，2次

/日。

【功效与主治】清热润肺，生津止渴。

【加减应用】气虚加生黄芪30克；肢体麻木加鸡血藤30克；胃燥津伤型：症见多食易饥，形体消瘦，大便干燥，苔黄燥，脉滑实有力。

【组成与用法】生石膏30克（先煎）　知母15克　黄连6克　炒栀子10克　生地黄15克　麦冬15克　葛根15克　山茱萸肉6克　淮山药15克　玄参15克　地骨皮15克　生大黄6克　便通后去生大黄。

【功效与主治】清胃泻火，养阴生津，滋阴补肾；肾阴亏虚型：症见尿频量多，混浊如脂膏或尿甜，口干唇燥，五心烦热，舌红苔少，脉沉细数。

【组成与用法】山茱萸肉6克　淮山药15克　生地黄15克　麦冬15克　玄参15克　天花粉15克　地骨皮15克　五味子10克　知母15克　黄柏6克。水煎服，每日1剂，2次/日。

【功效与主治】滋阴固肾，养阴清火。

【加减应用】气虚加生黄芪30克；四肢麻木加鸡血藤30克。

2. 糖尿病性脑梗死致血管性痴呆

降糖活血方（中国基层医药，2014年第9期）

【组成与用法】当归10克　川芎10克　木香10克　赤芍15克　葛根15克　苍术15克　甘草15克　黄芪30克　丹参30克　生地黄30克　益母草30克。水煎服，每日1剂，2次/日。

【功效与主治】活血通络，养阴补气。

3. 糖尿病周围神经病变

（1）桂枝归脾汤（《济生方》中归脾汤加桂枝）

【组成与用法】桂枝20～40克　人参9克　黄芪15克　茯神12克　桂圆肉15克　白术9克　酸枣仁15克　当归9克　木香6克　远志6克　生炙甘草5克　姜3片　红枣5枚。水煎服，每日1剂，2次/日。

【功效与主治】补气行气，活血通络。

【加减应用】肢体麻木重者加地龙、全蝎；肢体瘙痒加土茯苓、苦参。

（2）通络活血汤（陕西中医，2014年第8期）

【组成与用法】黄芪40克　白芍30克　鸡血藤30克　丹参30克　当归15克　桂枝10克　地龙10克　川芎10克　甘草10克　蜈蚣2条。水煎服，每日1剂，2次/日。

【功效与主治】补气活血，通络止痛，祛风舒筋。

【加减应用】若口干舌燥加沙参、麦冬；阴虚火旺加知母、黄柏；上肢麻木加桑枝、防风；下肢麻木加怀牛膝、木瓜；眩晕耳鸣加枸杞子、菊花；疼痛较重者加桃仁、红花。

（3）血府逐瘀汤加减（河北中医，2014 年第 5 期）

【组成与用法】当归 40 克　生地黄 40 克　桃仁 30 克　红花 20 克　枳壳 15 克　赤芍药 15 克　川芎 15 克　柴胡 10 克　甘草 10 克　桔梗 10 克　怀牛膝 15 克。日 1 剂，上药加清水 500mL，浓煎至 200mL，与 1500mL 温水冲兑加入恒温沐足桶中，患者分别将手、足置于水中各 20min，全程沐足桶中水温恒定为 45℃，每日 1 次。

【功效与主治】化瘀通络，益气养血。

【加减应用】肢体疼痛甚者加全蝎、地龙；气滞者加川楝子、香附、青皮。

（4）复元活血汤（中国医药导报，2014 年第 2 期）

【组成与用法】当归 15 克　桃仁 10 克　红花 10 克　大黄 6 克　穿山甲（炮）10 克　柴胡 10 克　瓜蒌根 10 克　炙甘草 6 克。水煎服，每日 1 剂，2 次/日。

【功效与主治】疏肝行气，活血止痛。

【加减应用】气滞者加香附 10 克、青皮 10 克；瘀而化热加知母 10 克、黄芩 10 克；大便不通加大黄 6～10 克。

（5）活血通痹汤（黑龙江医药，2014 年第 2 期）

【组成与用法】黄芪 30～60 克　丹参 30 克　当归 10 克　石斛 15 克　赤芍 20 克　水蛭 2 克　地龙 10 克　牛膝 30 克　鸡血藤 30 克。水煎服，每日 1 剂，2 次/日。

【功效与主治】益气养阴，温阳活血通络。

【加减应用】若脾虚明显加茯苓、白术、山药；痰浊明显加法半夏、白芥子，肢体麻木冷痛加桂枝、炮附子、干姜，阴虚明显加玄参、天花粉、麦冬、生地黄。

（6）降糖通脉胶囊（陕西中医，2014 年第 8 期）

【组成与用法】黄芪　太子参　生地黄　熟地黄　泽泻　牡丹皮　当归　赤芍　茯苓　鸡血藤，制成胶囊（青药制字：Z2011014，1 次 6 粒，1 日 2 次）。

【功效与主治】益气养阴，补气活血，祛瘀通络。

【加减应用】无。

（7）益温通络汤（中医研究，2014 年第 5 期）

【组成与用法】黄芪 40 克　红参 10 克　土鳖虫 6 克　水蛭 9 克　桂枝 12 克　姜黄 9 克　丹参 30 克　制川乌 3 克　赤芍 15 克　炒白术 15 克　薏苡仁 20 克　甘草 10 克。水煎服，每日 1 剂，2 次/日。

【功效与主治】健脾益气，温阳活血。

【加减应用】阴虚者，加熟地黄 12 克、当归 12 克；阳虚者，加肉桂 10 克、附子 10 克；痰湿者，加法半夏 12 克、苍术 15 克；湿热者，加黄柏 15 克、泽泻 12 克。

（8）黄芪桂枝五物汤合沙参麦冬汤（中医临床研究，2014 年第 13 期）

【组成与用法】黄芪 15 克　桂枝 12 克　白芍 12 克　牡丹皮 30 克　丹参 30 克　赤

芍20克　生地黄15克　川芎10克　川牛膝10克　麦冬15克　砂仁6克　生山药30克　北沙参20克　水煎外用，每剂煎药1000mL，浴足，2次/d，30分钟/次，10次为1个疗程。

【功效与主治】益气温阳，活血通络。

【加减应用】无。

（9）养阴通络方（中医临床研究，2014年第4期）

【组成与用法】大黄30克　黄柏30克　桂枝20克　川椒20克　川芎20克、研末冲水后稀释至3000ml，水温调至40℃，每晚沐足30min，治疗共8周。

【功效与主治】养阴活血通络。

【加减应用】气滞加川楝子10克、木香10克；肢麻者加地龙10克、木瓜30克；肢体冷痛者加附子10克；瘀血重者加桃仁20克、红花15克。

4. 糖尿病足坏疽

（1）益气温阳活血汤（黑龙江中医药，2014年第4期）

【组成与用法】黄芪50克　桂枝10克　当归10克　赤芍15克　川芎15克　丹参20克　生地黄15克　川牛膝10克　地龙10克　白僵蚕10克　熟地黄15克　麻黄3克　甘草6克。水煎服，每日1剂，2次/日。

【功效与主治】益气温阳，活血通络。

【加减应用】若麻木较重者，可加丝瓜络、络石藤等通络之品，气血瘀阻较甚可加鸡血藤、没药；如局部疼痛较甚可加全蝎、蜈蚣；寒甚可加鹿角胶、淫羊藿、干姜。

（2）葛爱利经验方（中医临床研究，2014年第11期）

【组成与用法】黄芪20克　桂枝30克　当归15克　生地黄15克　牛膝30克　川芎15克　丹参15克　水蛭10克。水煎服，每日1剂，2次/日。

【功效与主治】益气养阴，活血化瘀。

【加减应用】初期加用金银花30克、连翘15克、玄参15克、黄柏10克、皂角刺10克；溃脓期加用穿山甲2克（吞服）、皂角刺10克、白芷15克、乳香15克、乳药15克：溃后加用党参15克、山药20克、白术15克、制附子6克、鸡血藤20克。

5. 糖尿病肾病

（1）曹艳华经验方（中国中医药现代远程教育，2014年第12期）

【组成与用法】生黄芪30克　猪苓30克　茯苓30克　白术15克　淫羊藿15克　金樱子15克　芡实15克　当归10克　陈皮10克　砂仁10克　熟大黄10克。水煎服，每日1剂，2次/日。

【功效与主治】益气补肾。

【加减应用】兼燥热者主方加生石膏、知母、葛根、天花粉；湿热者加白茅根、陈皮、竹茹、清半夏、黄连；肝郁气滞者加柴胡、枳实、佛手、香橼、白芍、赤芍；络脉瘀结者加丹参、益母草、川芎、莪术；肝阳上亢者加天麻、杜仲、牛膝、钩藤。

（2）活血补气益肾汤（光明中医，2012 年第 7 期）

【组成与用法】桃仁 10 克　红花 10 克　川芎 10 克　丹参 20 克　水蛭 5 克　当归 15 克　黄芪 30 克　白术 10 克　党参 15 克　茯苓 15 克　泽泻 15 克　枸杞子 10 克　益母草 30 克　山药 30 克　山茱萸 12 克　菟丝子 15 克。水煎服，每日 1 剂，2 次/日。

【功效与主治】活血化瘀，补气益肾，健脾化湿。

【加减应用】可酌加蒲黄、三七。

（3）玉液汤加味（中国中医急症，2014 年第 5 期）

【组成与用法】山药 15 克　黄芪 15 克　葛根 15 克　五味子 15 克　天花粉 15 克　山茱萸 15 克　当归 10 克　川芎 10 克　牛蒡子 10 克　绞股蓝 10 克　知母 10 克　鸡内金 10 克　水煎服，每日 1 剂，2 次/日。女性逢月经则停用。

【功效与主治】益气养阴，活血化瘀，清热解毒。

（4）刘保胜经验方（中国药业，2014 年第 14 期）

【组成与用法】川芎 10 克　当归 10 克　生地黄 10 克　白术 15 克　茯苓 15 克　黄芩 30 克　丹参 30 克。水煎服，每日 1 剂，2 次/日。

【功效与主治】活血化瘀，健脾益气，滋肾养阴。

【加减应用】口渴喜饮加麦冬 15 克、天冬 15 克；水肿加车前子 30 克、猪苓 15 克、白术 15 克。

（5）加味芪黄饮（黑龙江中医药，2014 年第 2 期）

【组成与用法】黄芪 30 克　太子参 20 克　生地黄 20 克　泽泻 15 克　山茱萸 10 克　山药 20 克　茯苓 15 克　牡丹皮 10 克　蝉蜕 15 克　溪黄草 15 克　女贞子 15 克　白茅根 20 克。水煎服，每日 1 剂，2 次/日。

【功效与主治】益气养阴，利湿化瘀。

【加减应用】阴虚有热可加知母、黄柏。

（6）益气化瘀方（中国当代医药，2014 年第 24 期）

【组成与用法】生黄芪 30 克　玄参 30 克　当归 30 克　苍术 15 克　山药 15 克　葛根 15 克　丹参 15 克　地龙 15 克　红花 15 克　生地黄 15 克。水煎服，每日 1 剂，2 次/日。

【功效与主治】益气健脾，活血化瘀。

【加减应用】大便秘结加肉苁蓉、火麻仁，以通便为度；水肿甚加茯苓、泽泻、猪苓。

（7）施今墨经验方（世界中医药，2014 年第 5 期）

【组成与用法】苍术 10 克　玄参 20 克　黄芪 30 克　山药 30 克　葛根 15 克　丹参 15 克　知母 10 克　黄柏 10 克　肉桂 3 克　天冬 15 克　麦冬 15 克。水煎服，每日 1 剂，2 次/日。

【功效与主治】益气健脾，养阴清热，补肾固遗。

【加减应用】阳事不举加巴戟天、淫羊藿；早泄者加金樱子、桑螵蛸。

（8）加味四味健步汤（内蒙古中医药，2014 年第 14 期）

【组成与用法】赤芍药 30 克　石斛 30 克　怀牛膝 30 克　丹参 20 克　生黄芪 60 克　白术 20 克　茯苓 30 克。水煎服，每日 1 剂，2 次/日。

【功效与主治】益气养阴，活血通络。

【加减应用】形体消瘦、大便干结、腓肠肌易痉挛者，合芍药甘草汤；形体肥胖、腹软、多汗易浮肿，四肢麻木合并糖尿病周围神经病变者，合黄芪桂枝五物汤；下肢皮肤干燥、舌质暗紫或暗淡，合并血栓性疾病者，合桂枝茯苓丸；口渴、小便不利或浮肿者，合五苓散。

（9）郑仲华经验方（中医临床研究，2014 年第 13 期）

【组成与用法】黄芪 30 克　熟地黄 20 克　山茱萸 15 克　山药 10 克　鸡血藤 20 克　当归 10 克　赤芍 10 克　川芎 15 克　益母草 15 克　茯苓 15 克　金樱子 15 克　益智仁 15 克　牛膝 10 克。水煎服，每日 1 剂，2 次/日。

【功效与主治】益气养阴补肾，活血化瘀通络。

【加减应用】水肿甚者加玉米须 20 克、车前子 10 克。

6. 糖尿病腹泻

（1）脾胃气虚证治方（实用中医药杂志，2014 年第 9 期）

【组成与用法】黄芪 30 克　党参 20 克　当归 20 克　陈皮 10 克　升麻 10 克　炒白术 20 克　柴胡 10 克　炙甘草 15 克。水煎服，每日 1 剂，2 次/日。

【功效与主治】益气健脾，胜湿止泻。症见大便稀溏，水谷不化，脘腹胀闷不舒，肢倦乏力，舌淡苔白，脉细弱。

【加减应用】可合用理中丸以温中止泻；有肢冷者甚者可加附子、肉桂加强温阳。

（2）脾肾阳虚证治方（实用中医药杂志，2014 年第 9 期）

【组成与用法】炮干姜 15 克　生晒参 20 克　白术 20 克　炙甘草 15 克　黑附片 20 克　肉桂 5 克。水煎服，每日 1 剂，2 次/日。

【功效与主治】益气健脾，温阳止泻。症见泄泻，肠鸣即泻，泄下如液如水，清稀质薄，泻后稍安，形寒肢冷，自利不渴，舌淡苔白边有齿痕，脉沉细缓。

【加减应用】呕吐者可加生姜、法半夏；下利甚者加茯苓、白扁豆；胸痹者加薤白、桂枝、枳实。

7. 糖尿病皮肤瘙痒症

止痒方（实用临床医药杂志，2014 年第 11 期）

【组成与用法】五味子 20 克　徐长卿 20 克　麦冬 20 克　生地黄 10 克　白僵蚕 10 克　乌梢蛇 10 克　当归 10 克　白鲜皮 10 克。水煎服，每日 1 剂，2 次/日。

【功效与主治】养阴活血，祛风止痒。

【加减应用】若患者上半身较痒，加杭菊花、羌活，若下半身较痒，加独活；若全身都痒，加防风、浮萍等。

8. 2 型糖尿病酮症

(1) 阴虚燥热证治方（山东中医杂志，2007 年第 9 期）

【组成与用法】黄连 6 克　生地黄 10 克　天花粉 20 克　玄参 10 克　葛根 20 克　牛膝 10 克　黄芩 10 克　苍术 10 克　麦冬 20 克　地骨皮 20 克。水煎服，每日 1 剂，2 次/日。

【功效与主治】养阴清热生津。症见口苦，口干多饮，尿黄、多尿，大便干，舌质红，苔薄黄而燥，脉滑数或弦数。

【加减应用】若使用上方仍大便燥结，可见大黄、火麻仁等，以通便为度。

(2) 气阴两虚、燥热内盛证治方（山东中医杂志，2007 年第 9 期）

【组成与用法】太子参 20 克　麦冬 10 克　五味子 10 克　黄芪 24 克　山药 20 克　苍术 10 克　玄参 12 克　丹参 20 克　葛根 20 克　黄精 20 克　杜仲 10 克　地骨皮 20 克。水煎服，每日 1 剂，2 次/日。

【功效与主治】益气养阴，佐以清热。症见口干多饮，多尿，乏力，消瘦，舌质红，苔薄黄或少苔，脉沉细或沉弱。

【加减应用】自汗盗汗者可酌加敛汗之品，如麻黄根、浮小麦、煅牡蛎等。

(3) 益气温阳通络方（陕西中医，2014 年第 8 期）

【组成与用法】玄参 10 克　山药 10 克　丹参 10 克　黄芪 10 克　五味子 15 克　杜仲 15 克　葛根 15 克　地骨皮 15 克。水煎服，每日 1 剂，2 次/日。

【功效与主治】益气温阳，活血养血，通络利痹。

【加减应用】疲乏肢冷加桂枝 10 克、附子 3 克；水肿甚者加猪苓 15 克、茯苓皮 15 克、泽泻 10 克；口渴甚者加麦冬 30 克、天冬 20 克。

9. 糖尿病胃轻瘫

(1) 越鞠保和丸合参苓白术散加减（陕西中医，2009 年第 9 期）

【组成与用法】苍术 15 克　神曲 15 克　茯苓 15 克　白术 15 克　香附 10 克　川芎 10 克　栀子 10 克　陈皮 10 克　山药 10 克　薏苡仁 6 克　砂仁 6 克。水煎服，每日 1 剂，2 次/日。

【功效与主治】行气解郁，健脾除湿。

【加减应用】腹胀加枳实 10 克、厚朴 10 克；泛酸加白及 10 克、瓦楞子 10 克。

(2) 健胃汤（河北中医，2000 年第 11 期）

【组成与用法】人参 10 克　白术 12 克　茯苓 15 克　法半夏 12 克　陈皮 8 克　厚朴 10 克　苍术 15 克　砂仁（后下）　白豆蔻（后下）各 10 克　甘草 6 克　枳壳 10 克　鸡内金 10 克。水煎服，每日 1 剂，2 次/日。

【功效与主治】健脾益气，消积和胃。

【加减应用】若腹胀甚者重用枳壳，加香附 10 克；不思饮食者加莱菔子 10 克、山楂 15 克；呕吐者加竹茹 10 克、生姜 8 克；眩晕者加天麻 10 克；湿郁化热者加黄连 10 克；脾虚明显者加黄芪 15 克。

（3）半夏泻心汤（西部中医药，2014 年第 11 期）

【组成与用法】姜半夏 15 克　黄连 6 克　黄芩 8 克　干姜 6 克　甘草 6 克　人参 10 克　陈皮 10 克　厚朴 12 克　大枣 10 枚。水煎服，每日 1 剂，2 次/日。

【功效与主治】调和肝脾，消食散结。

【加减应用】腹胀甚加枳实 10 克；大便不通加大黄 6 克。

（4）和胃祛瘀方（甘肃中医，2008 年第 11 期）

【组成与用法】生黄芪 30 克　苍术 10 克　白术 10 克　茯苓 15 克　枳壳 20 克　法半夏 10 克　九香虫 10 克　刺猬皮 10 克　莪术 10 克　莱菔子 10 克　鸡内金 10 克　焦槟榔 15 克。水煎服，每日 1 剂，2 次/日。

【功效与主治】补气行气，化湿和胃，消食除胀。

【加减应用】大便秘结者加大黄 6～10 克，以通便为度。

第三节　血脂异常

血脂异常，通常是指胆固醇（Tc），低密度脂蛋白胆固醇（LDL～C）及甘油三酯（TG）高于正常，高密度酯蛋白胆固醇（HDL～C）低于正常，又称高血酯症。根据高酯血症发病原因的不同，临床上主要可分为两大类：原发性高血酯症与继发性高血酯症。原发性高血酯症的发病机制目前还不甚清楚，主要是由于酯质和酯蛋白代谢先天上有缺陷（或遗传性缺陷），及其他加成因素，如饮食、营养或药物等发生未知的机制而引起。继发性高血酯症是由于继发某些疾病所导致，较常见的有糖尿病、肾病症候群、胰腺炎、甲状腺机能低下、肝病、肥胖、痛风、酒精中毒等。

中风发病前常有诱发因素，如劳累过度、情绪激动、饮食不节、用力过猛、超量运动、气候变化、体位改变及疾病因素等。这些诱因几乎都与血压的波动和动脉粥样硬化有关。动脉粥样硬化主要与人体的脂肪代谢紊乱有关。当脂肪代谢障碍时，病人会得高脂血症，脂肪和胆固醇从血液中析出，沉积在血管的内膜上，大多数发生在大动脉和中等动脉，如颈内动脉、椎—基底动脉、脑底动脉环的近端分叉等处。病变的动脉粗细不均，管腔变得细而弯曲，血管壁受到损伤；有的血管扩张，形成梭形动脉瘤。当血压突然升高时，血管就容易破裂，发生脑出血。同时，由于血管腔变小，管壁上脂肪沉积变得粗糙不平，使得血液流动受阻，血流缓慢，也常常容易导致脑供血不足或脑血栓形成。

通俗地来说，血脂是人体中一种重要的物质，有许多非常重要的功能，如果血脂过多，容易造成“血稠”，在血管壁上沉积，逐渐形成小斑块，就是医学上常说的“动脉粥样硬化”，这些“斑块”增多、增大，逐渐堵塞血管，使血流变慢，严重时血流被中断。如在脑血管中发生血流中断，中风就发生了。简单来说高脂血症导致动脉内膜脂质沉着，可引起并加速动脉粥样硬化形成，所以高脂血症与中风的发生是有关的。

中医学虽无“高脂血症”的病名，两千多年前的《黄帝内经》一书中就已有关于“脂、“膏”的论述和“膏人”、“脂人”的说法，但根据其发生和临床表现，高脂血症可归属于“痰饮”、“中风”、“眩晕”、“血瘀症”及“胸痹”等症，由于现代人的生活和工作节奏明显加快，竞争激烈，劳神过度，加之饮食不节，脾胃受损而致健运失调、痰湿内生；情志不遂，肝胆失于疏泄，气滞痰凝，血行不畅，瘀血内滞；劳伤过度，后气血不足，或年老体弱，肾精亏虚，脂膏不藏，化人血中，均可致血脂升高。《内经》云：“仆击偏枯……肥贵人则高粱之疾也。”意思是吃油脂丰富的食物即“高粱”可以突然中风，由此可见在古代即认为高血酯症有导致中风的危险。其病位在血脉，其病因病机主要是痰浊内阻、瘀血积聚、湿热蕴结，涉及的脏腑包括心、脾、肾、肝。痰浊、瘀血、湿热既是病理因素，也是病理产物，三者间联系密切，可相互转化，形成或加重高脂血症。其中，痰为百病之长，痰浊在三者中处于中心地位，治高脂血症当以治痰为主，配合祛瘀、清热、利湿当为其正治。在后期阶段或由于患者先天体质因素，患者可出现气虚、阳虚、血虚等症候表现，此时应当采用祛邪兼扶正的治法。

诊断要点

目前我国仍沿用《中国成人血脂异常防治指南（2007 年)》血脂水平分层标准

中国血脂水平分层标准

分层	TC	LDL－C	HDL－C	TG
合适范围	<5.18mmol/L (200mg/dl)	<3.37mmol/L (130mg/dl)	≥1.04mmol/L (40mg/dl)	<1.76mmol/L (150mg/dl)
边缘升高	5.18～6.18mmol/L (200～239mg/dl)	3.37～4.13mmol/L (130～159mg/dl)		1.76～2.26mmol/L (150～199mg/dl)
升高	≥6.19mmol/L (240mg/dl)	≥4.14mmol/L (160mg/dl)	≥1.55mmol/L (60mg/dl)	≥2.27mmol/L (200mg/dl)
降低			<1.04mmol/L (40mg/dl)	

通用良方

临床治疗高脂血症当针对其发生的基本病机，确定治疗原则给予：补脾益气、滋补肝肾、祛痰散结、理气化湿、活血化瘀。值得注意的是，在临床中患者症状不一，脾肾虚，痰湿阻滞、气滞、血瘀的病理改变常同时存在，只不过是不同患者的主证不同，即以上面所提及的病理改变中的一种为主证，同时存在其他三种情况。所以治疗时应抓住主证，同时兼顾其他病证。

1. 涤痰汤合复元活血汤加减（《医学发明》）

【组成与用法】人参3~9克（先煎） 茯苓6~12克 法半夏6~9克 陈皮6~9克 枳实3~9克 竹茹3~9克 柴胡6~15克 酒大黄12~30克 桃仁10克 红花6~9克 穿山甲6克 海藻6~12克 昆布6~12克 山楂6~12克 甘草3~9克，水煎服，每日1剂，2次/日。

【功效与主治】健脾祛湿，疏肝活血。

【加减应用】脾虚型重用人参、茯苓、甘草、加白术；痰湿阻滞型重用法半夏、竹茹、海藻、昆布、加胆南星；气滞型重用陈皮、枳实、柴胡、加延胡索；血瘀者重用酒大黄、柴胡、红花、山楂，加丹参。

2. 通脉煎（辽宁中医杂志，1997年第24期）

【组成与用法】丝瓜络50克 槟榔20克 鲜荷叶（晾干）10克 生山楂50克 何首乌 鸡血藤各30克。水煎服，每日1剂，2次/日。

【功效与主治】补虚固本，祛痰化瘀。主治肝肾不足，脾不健运。

【加减应用】脾虚甚，健脾酌加黄芪、白术、茯苓、绞股蓝、山楂、黄精等；补肾活血降脂可加枸杞子、女贞子、桑寄生、何首乌等；舌紫暗，有瘀斑，加山楂、银杏叶、丹参、水蛭、虎杖等。

3. 海藻降脂方（江苏中医，1997年11期）

【组成与用法】淡海藻12克 菟丝子12克 柿树叶10克 粉葛根9克 海蛤壳粉（制成粉剂，分3次冲服）9克。水煎服，每日1剂，2次/日。

【功效与主治】补肾通络降脂。

【加减应用】活血化瘀降脂加桃仁、赤芍、三七、丹参、水蛭；补益肝肾清源降脂可用党参、白术、何首乌、枸杞子、决明子。

4. 降脂通脉饮（中医杂志，1984年第9期）

【组成与用法】制首乌 金樱子 决明子 生薏苡仁各30克 茵陈、泽泻24克 生山楂18克 柴胡、郁金各12克 酒大黄6克。水煎服，每日1剂，2次/日。

【功效与主治】滋阴降火，行滞通脉。主治高脂血症。

【加减应用】偏肝肾阴虚，肝阳上亢，见眩晕明显加桑寄生、生赭石；偏脾胃失健，见脘腹痞闷，倦怠乏力去金樱子，加黄芪、云苓、炒莱菔子；偏经脉瘀阻，见肢体麻木、疼痛去金樱子，加丹参、炒桑枝、桃仁、路路通；偏肝肾不足，目失濡养，见视物昏花加青箱子、杭菊。

5. 补阳还五汤加味（吉林中医药，2005年第10期）

【组成与用法】黄芪15克 当归15克 枳壳10克 赤芍10克 地龙10克 川芎

15 克　桃仁 10 克　红花 10 克　白芥子 10 克　水蛭 10 克。水煎服，每日 1 剂，2 次/日。

【功效与主治】补肾填精，活血化瘀通络，涤痰调气。

【加减应用】痰浊重选用法半夏、陈皮、郁金各 10 克，泽泻、茯苓各 15 克，全蝎 5 克，白矾 3 克。

6. 丹参首乌泽泻饮（现代中西医结合杂志，2006 年第 6 期）

【组成与用法】丹参 30 克　何首乌 30 克　泽泻 30 克，水煎服，每日 1 剂，2 次/日。

【功效与主治】活血化瘀，养血益肝，固精益肾，利湿降浊。

【加减应用】脾虚湿盛型，药用苍术、白术、厚朴、陈皮、半夏、茯苓、薏苡仁、山药；气滞血瘀型，药用川芎、郁金、枳壳、当归、桂枝、桃仁、参红花、檀香、砂仁；肝肾阴虚型，药用菟丝子、桑葚子、枸杞、炒酸枣仁、菊花、白芍药、五味子等。

7. 山楂祛脂汤（现代中西医结合杂志，2006 年第 14 期）

【组成与用法】山楂 20 克　鸡血藤 10 克　地龙 10 克　丹参 10 克　当归 10 克　茯苓 10 克　白术 10 克　熟地黄 10 克　何首乌 10 克　桑寄生 10 克　泽泻 10 克　甘草 5 克。水煎服，每日 1 剂，2 次/日。

【功效与主治】健脾化浊，降血脂，活血化瘀，扩冠脉。

【加减应用】痰湿偏盛，用半夏、胆南星、丹参、虎杖；肝肾亏虚者用制首乌、枸杞子、制黄精、金银花、决明子、荷叶等；气滞者用柴胡、陈皮、青皮、枳壳、白芍、郁金；气虚者加当归、党参、枸杞子；瘀象重者加桃仁、红花。

8. 祛痰化瘀降脂方（中医研究，2007 年第 4 期）

【组成与用法】苍术 20 克　地龙 20 克　丹参 20 克　制首乌 20 克　陈皮 15 克　法半夏 15 克　赤芍 15 克　山楂 20 克。水煎服，每日 1 剂，2 次/日。

【功效与主治】健脾化痰和络，补肝益肾。

【加减应用】伴见头晕目眩、急躁易怒、面红目赤者，加用天麻、钩藤、决明子；伴见胸闷心悸、腰痛肢麻、夜寐难安者，加用当归、桂枝、川芎；伴见神疲懒言、四肢倦怠、失眠善忘者，加用黄芪、石菖蒲、郁金；伴见腰膝酸软、潮热盗汗、头昏耳鸣者，加用熟地黄、枸杞子、牛膝。

9. 降脂排毒汤（实用中医内科杂志，2007 年第 10 期）

【组成与用法】水蛭 15 克　川芎 12 克　茯苓 10 克　瓜蒌 15 克　法半夏 10 克　泽泻 12 克　山楂 20 克　香附 10 克。水煎服，每日 1 剂，2 次/日。

【功效与主治】活血化痰，降脂通脉。

【加减应用】大便不通加枳实、大黄。

10. 黄芪桂枝五物汤加减（中国当代医药，2011 年）

【组成与用法】生黄芪30克 肉桂6克（后下） 桂枝6克 赤白芍10克 怀牛膝15克 石斛15克 丹参10克 葛根30克 干姜6克 红枣20克。水煎服，每日1剂，2次/日。

【功效与主治】益气温经，和血通络。

【加减应用】椎—基底动脉供血不足，见眩晕，头痛者，加葛根、川芎；伴有心肾功能损害的二三期高血压，以及高血压伴有糖尿病、冠心病、心绞痛者，加丹参、石斛、怀牛膝、葛根、川芎。

11. 二陈汤加减（当代医学，2012年第30期）

【组成与用法】橘红10克 法半夏10克 生姜3片 茯苓20克 焦山楂20克。水煎服，每日1剂，2次/日。

【功效与主治】化痰祛湿减脂。

【加减应用】对气滞血瘀，症见胸闷气短、胸胁胀痛，舌紫暗有瘀点，脉细弦者，加丹参20克、郁金10克、瓜蒌10克、枳实10克；对气虚血瘀，症见神疲乏力，心悸气短，舌淡紫，脉细弦者，加当归10克、黄芪20克；对肝阳上亢，症见急躁易怒，舌红苔黄腻，脉弦数者，加草决明20克、夏枯草10克、栀子10克、泽泻10克；对肝肾阴虚，症见耳鸣目眩，腰膝酸软，舌红少苔，脉弦细数者，加菊花10克、黄精10克、怀牛膝10克、制首乌10克。

12. 消脂降浊散（湖北中医杂志，2014年第7期）

【组成与用法】山楂20克 荷叶20克 泽泻15克 三七10克 大黄10克。水煎服，每日1剂，2次/日。

【功效与主治】健脾化湿，行气化痰，活血散瘀，补益肝肾。

【加减应用】偏气虚者加黄芪、党参、白术益气补中；偏血瘀者加丹参、桃仁、红花增强调和气血作用；偏痰湿者加法半夏、竹茹、胆南星以燥湿化痰之功。

辨证良方

由于高血脂的致病因素较多，治疗时应抓住主要病因病机，有痰浊者，当去其痰；有瘀血者，则活血化瘀；有阳虚者，温阳化气；阴虚者，滋养肾阴。虚实夹杂者，或由因虚致实，或由邪实致虚，则当以扶正祛邪，或祛邪以扶正。

1. 脾肾阳虚证

主症：畏寒肤冷，眩晕，倦怠乏力，便溏，食少，脘腹作胀，面部浮肿，舌淡质嫩，苔白，脉沉细。

治法：温肾壮阳，健脾益气。

（1）金匮肾气丸（《金匮要略》）

【组成与用法】地黄 山药 山茱萸（酒炙） 茯苓 牡丹皮 泽泻 桂枝 附子（制） 牛膝（去头） 车前子（盐炙），辅料为蜂蜜。口服，一次20粒（4克）~25粒（5克），也可水煎服，每日1剂，2次/日。

【功效与主治】温补肾阳，化气行水。

【加减应用】温肾助阳之力可用仙茅、淫羊藿、巴戟天、菟丝子、杜仲加强；养血和营可用当归、白芍；腰膝酸软，口干，可加鳖甲、玄参；益气健脾加党参、茯苓、白术、黄芪、薏苡仁、木香、砂仁。

（2）实脾饮（《济生方》）

【组成与用法】白术12克　厚朴6克　木瓜6克　木香3克　草果3克　大腹子（即槟榔）6克　茯苓15克　干姜6克　制附子6克　炙甘草3克　生姜3片　大枣3枚。水煎服，每日1剂，2次/日。

【功效与主治】温阳健脾，行气利水。主治脾肾阳虚。

【加减应用】若气短乏力，倦惰懒言者，可加黄芪、人参补气以助行水；小便不利，水肿甚者，可加猪苓、泽泻、薏苡仁以增利水消肿之功；大便秘结者，可加牵牛子、麻子仁，柏子仁以通利二便；四肢不温，腰膝酸软，小便清长加熟地黄、牛膝、仙茅、仙灵脾、巴戟天、菟丝子、杜仲。

（3）参苓白术散（《太平惠民和剂局方》）

【组成与用法】白扁豆10克　白术15克　茯苓15克　甘草6克　桔梗10克　莲子10克　人参15克　砂仁10克　山药15克　薏苡仁10克。水煎服，每日1剂，2次/日。

【功效与主治】益气健脾，渗湿止泻。

【加减应用】内热者加大黄、虎杖、槐花；湿盛者加苍术；肝阳上亢者加决明子、野菊花；肝火上炎者加龙胆草；血瘀者加丹参、没药；阴虚者加沙参、玉竹、女贞子；肾阳虚者加熟地黄、牛膝、仙茅、淫羊藿、巴戟天、菟丝子、杜仲。

（4）当归四逆汤（《伤寒论》）

【组成与用法】当归12克　桂枝9克　芍药9克　细辛3克　通草6克　大枣8枚　炙甘草6克。水煎服，每日1剂，2次/日。

【功效与主治】温经散寒，养血通脉。

【加减应用】血虚寒凝者，加川断、牛膝、鸡血藤、木瓜等以活血祛瘀；若兼有水饮呕逆者，加吴茱萸、生姜；若妇女经期腹痛，及男子寒疝，睾丸掣痛，牵引少腹冷痛，肢冷脉弦者，可加乌药、茴香、良姜、香附等以理气止痛。

（5）七味白术散（《小儿药证直诀》）

【组成与用法】人参6克　白术（炒）15克　茯苓15克　藿香15克　木香6克　甘草3克　葛根15克。水煎服，每日1剂，2次/日。

【功效与主治】健脾和胃。

【加减应用】胃气失和，恶心呕吐者，可加半夏、代赭石；流涎而臭者，加黄连、滑石、诃子、益智仁；水肿者，加猪苓、泽泻等。

（6）降脂黏汤三号（实用中西医结合杂志，1995年第3期）

【组成与用法】党参15克 黄芪10克 菟丝子12克 何首乌10克 茯苓8克 杜仲12克 吴茱萸15克 当归10克 丹参10克 白豆蔻9克 薏苡仁12克 泽泻10克。水煎服，每日1剂，2次/日。

【功效与主治】健脾祛湿，温补肾阳。

【加减应用】痰多加苍术、白术、茯苓、半夏、太子参、陈皮、泽泻祛湿化痰；胸闷不舒等肝气郁结加郁金、川弓、陈皮、厚朴、枳壳、大腹皮。

(7) 实脾饮加减（广西中医药，1995年第1期）

【组成与用法】干姜10克 白术15克 附子6克 淫羊藿10克 骨碎补10克 木香6克 黄芪10克 车前子10克 泽泻12克 茯苓6克 甘草6克 生姜6克 大枣3枚、厚朴10克。水煎服，每日1剂，2次/日。

【功效与主治】脾肾阳虚。

【加减应用】肝气郁滞，可加柴胡、香附、枳壳、白芍、夏枯草、茯苓变化使用；有血瘀型则加丹参、蒲黄、桃仁、红花、川芎、当归、牛膝。

(8) 补肾降脂饮（光明中医，1996年第5期）

【组成与用法】桂枝10克 茯苓10克 猪苓10克 泽泻10克 熟地黄15克 牡丹皮12克 山药、15克 山茱萸10克 何首乌10克 枸杞子10克 山楂15克 墨旱莲10克。水煎服，每日1剂，2次/日。

【功效与主治】补肾降脂。

【加减应用】心悸气憋，烦躁易怒，口干口苦，舌质紫暗或有瘀点加玫瑰花、柴胡、陈皮、青皮、枳壳。

(9) 降脂补肾饮（山西中医，1996年第6期）

【组成与用法】制首乌15克 山茱萸15克 熟地黄15克 党参10克 桂枝10克 焦山楂10克 萆薢12克 丹参10克 泽兰10克 泽泻6克 决明子6克 参三七6克。水煎服，每日1剂，2次/日。

【功效与主治】肾虚，痰瘀内阻。

【加减应用】有头昏目眩，胸痞满闷，胸部隐痛或刺痛，心悸气憋，舌质紫暗或有斑点可加赤芍、生山楂、桃仁、红花、柴胡、半夏、化橘红。

(10) 健脾除痰降脂汤（湖南中医杂志，1997年）

【组成与用法】茯苓 丹参各15克 白术 党参各12克 泽泻 法半夏 荷叶 山楂各9克 橘红 甘草各6克。水煎服，每日1剂，2次/日。

【功效与主治】健脾祛痰化湿。主治脾虚痰浊证高脂血症。

【加减应用】脘腹不舒，腹泻便溏加党参、黄芪、薏苡仁、木香、砂仁等；痰多加陈皮、瓜蒌、决明子、萆薢、虎杖。

(11) 六君子汤加味（新疆中医药，1997年第1期）

【组成与用法】人参9克 白术9克 茯苓9克 炙甘草6克 陈皮3克 法半夏

6克。水煎服，每日1剂，2次/日。

【功效与主治】健脾益气，燥湿化痰。

【加减应用】若伴腰膝酸软、畏寒肢冷等肾阳虚证，则酌加淫羊藿、炒杜仲、何首乌等补肾之药，以取补肾健脾之效。

（12）降脂汤（实用中医内科杂志，1999年第1期）

【组成与用法】绞股蓝30克　何首乌10克　海藻30克　黄精15克　山楂15克　焦大黄（另冲）3克　三七（另冲）3克。水煎服，每日1剂，2次/日。

【功效与主治】补肾活血化痰。

【加减应用】胸胁刺痛，舌紫暗，有瘀斑，加桃仁、赤芍、田七、丹参、水蛭为良；肾气虚弱为主加党参、牛膝、枸杞子、杜仲。

（13）参苓白术散加减（国医论坛，2000年第1期）

【组成与用法】人参　白术　茯苓各10克　陈皮　泽泻　生山楂各15克　桔梗　炙甘草各5克。水煎服，每日1剂，2次/日。

【功效与主治】健脾祛湿降脂。

【加减应用】内热者加大黄、虎杖、槐花；湿盛者加苍术；肝阳上亢者加决明子、野菊花；肝火上炎者加龙胆草；血瘀者加丹参、没药；阴虚者加沙参、玉竹、女贞子。

（14）理脾化痰降脂片（中国医药学报，2000年第2期）

【组成与用法】法半夏、白术、莱菔子、茯苓、泽泻、制胆南星、天麻、橘红。水煎服，每日1剂，2次/日。

【功效与主治】健脾化痰降脂。

（15）补肾降脂丸（中国中西医结合杂志，2001年第3期.）

【组成与用法】淫羊藿、何首乌、枸杞子、肉苁蓉、泽泻。水煎服，每日1剂，2次/日。

【功效与主治】补肾降脂。

（16）补肾通络方（四川中医，2002年第4期）

【组成与用法】制首乌　广地龙各20克　土鳖虫　当归　赤芍　柴胡　枳壳各12克　白芥子　生地黄各15克　川芎10克。水煎服，每日1剂，2次/日。

【功效与主治】补肾理气活血。

【加减应用】腰膝酸软，小便清长，加杜仲、巴戟天、淫羊藿、桑寄生、菟丝子、怀牛膝；胸闷烦躁易怒，有肝阳上亢表现常加用珍珠母、石决明、钩藤等以平肝潜阳；若有痰瘀交阻征象，则加用瓜蒌、竹茹、陈皮、法半夏等药。

（17）益气降浊汤（湖南中医杂志，2005年第3期）

【组成与用法】党参15克　法半夏15克　金银花20克　山楂20克　决明子20克　黄芪15克　白术12克　炙甘草15克。水煎服，每日1剂，2次/日。

【功效与主治】补脾益气。

【加减应用】有腰膝酸冷，小便清长，加女贞子、菟丝子、何首乌、生地黄、熟地黄、杜仲、桑寄生、川续断、枸杞子。

（18）山楂降脂汤（湖北中医学院学报，2007 年第 3 期）

【组成与用法】生山楂 30 克 葛根 30 克 何首乌 20 克 丹参 15 克 川芎 15 克 泽泻 15 克 草决明 15 克 荷叶 15 克 陈皮 10 克 鸡内金 10 克。水煎服，每日 1 剂，2 次/日。

【功效与主治】补肾活血，健脾化痰。

【加减应用】痰湿重，晨起身重，食欲不振，则祛痰化浊，加石菖蒲、瓜蒌、蚕砂、白芥子、海藻、昆布；神疲乏力，易感冒加人参、党参、黄芪、灵芝、白术、山药；湿郁化热，加茵陈蒿、苦参、泽泻、防己、荷叶；肝气不舒，加柴胡、白芍、青皮、玫瑰花。

（19）通降汤（光明中医，2008 年第 5 期）

【组成与用法】黄芪 20 克 茯苓 15 克 泽泻 12 克 山药 20 克 山楂 15 克 丹参 20 克 水蛭 15 克 当归 20 克 法半夏 10 克。水煎服，每日 1 剂，2 次/日。

【功效与主治】健脾益气，化痰活血通络。

【加减应用】兼有肝肾阴虚者去黄芪，加枸杞子、牛膝、白芍，何首乌；兼肝气郁结者去黄芪、泽泻，加柴胡、白芍；兼肝阳上亢者去黄芪，加决明子、天麻、钩藤、生地黄；兼脾肾阳虚者去当归，加白术、杜仲、仙灵脾。

（20）乌芪柴明汤（中国现代医生，2008 年第 8 期）

【组成与用法】何首乌 30 克 生黄芪 30 克 薏苡仁 20 克 柴胡 10 克 草决明 10 克 虎杖 10 克 山楂 10 克，瓜蒌 20 克 泽泻 10 克 川芎 10 克 白术 10 克 陈皮 15 克 土鳖虫 10 克。水煎服，每日 1 剂，2 次/日。

【功效与主治】健脾益气补肾，疏肝解郁降浊。

【加减应用】脾肾阳虚者加仙灵脾 10 克、山药 20 克；肝肾阴虚者加白芍 15 克、枸杞子 15 克。

（21）通脉降脂汤（中国现代药物应用，2009 年第 9 期）

【组成与用法】丹参 15 克 三七粉 3 克 法半夏 10 克 陈皮 15 克 苍术 10 克 泽泻 15 克 制首乌 15 克 枸 10 克 山楂 15 克 茯苓 15 克 荷叶 10 克 生甘草 6 克。水煎服，每日 1 剂，2 次/日。

【功效与主治】活血健脾化痰、补肝益肾之功。

【加减应用】肾阳不足加熟地黄、杜仲、桑寄生、川续断；胸胁脘腹胀痛，或有瘀血征象用柴胡、陈皮、青皮、枳壳、郁金。

（22）乌术汤（内蒙古中医药，2012 第 23 期）

【组成与用法】何首乌 30 克 炒白术 30 克 大黄 10 克 枸杞子 15 克 女贞子 15

克 焦山楂30克 郁金15克 海藻15克。水煎服，每日1剂，2次/日。

【功效与主治】补脾益肾，燥湿祛痰。

【加减应用】伴有高血压加草决明30克、石决明20克；伴有心绞痛加薤白12克、延胡索12克、瓜蒌30克；伴有失眠加五味子30克、珍珠母30克；伴有大便秘结者大黄改为后下；伴有头晕，耳鸣加菊花12克、白蒺藜15克、钩藤10克；有脂肪肝者加积实10克、丹参10克；伴有单项转氨酶高者加五味子50克。

(23) 降脂清脑汤（陕西中医，2012年第9期）

【组成与用法】生山楂12克 白茯苓12克 山药12克 白术12克 苍术12克 葛根12克 丹参12克 赤芍12克 何首乌12克 菊花12克 草决明15克 泽泻10克 厚朴10克 桑叶10克 生甘草10克。水煎服，每日1剂，2次/日。

【功效与主治】温补脾肾，消瘀化痰。

【加减应用】血压高者加石决明15克、夏枯草、天麻、钩藤各9克；血糖高者加天花粉15克、麦冬、黄精、玉竹、石斛各10克。

(24) 益气降脂汤（医学信息，2013年第9期）

【组成与用法】黄芪15克 淫羊藿15克 淫羊藿15克 地龙15克 草决明15克 丹参15克 当归10克 山楂10克。水煎服，每日1剂，2次/日。

【功效与主治】健脾益气，扶正祛邪，化痰活血。

【加减应用】食欲不振，气短懒言加党参、茯苓、白术、薏苡仁、木香、砂仁等；头目眩晕，胸闷，加祛痰化浊药：法半夏、陈皮、瓜蒌、茯苓、革薢、泽泻、虎杖等。

(25) 益气降浊汤（中国保健营养，2013年）

【组成与用法】白术12克 炙甘草15克 黄芪15克 法半夏15克 党参15克 山楂20克 金银花20克 决明子20克。水煎服，每日1剂，2次/日。

【功效与主治】益气降浊，活血化瘀。

【加减应用】脾气虚弱者加苍术、山药、莲子、扁豆；气滞者加郁金、柴胡、陈皮、青皮、枳壳；血瘀明显者加赤芍、桃仁、红花、三七、蒲黄。

2. 痰湿阻络证

主症：以平素嗜食肥甘，体型肥胖，久坐少动者多见，症见胸脘痞闷，头昏头重，嗜睡多卧，肢体沉重，精神不振，舌苔白腻，脉濡。

治法：芳香化浊，健脾祛湿，化痰逐瘀。

(1) 半夏白术天麻汤（《医学心悟》）

【组成与用法】法半夏10克 生白术15克 天麻10克 茯苓15克 生姜5片、甘草9克 大枣3枚、橘红10克。水煎服，每日1剂，2次/日。

【功效与主治】化痰祛湿，和胃降浊。

【加减应用】胸痹心痛，加丹参9克、延胡索9克、瓜蒌12克、白芍9克以活血通痹；眩晕较甚，加代赭石（先煎）30 克、竹茹 12 克、生姜 6 克、旋覆花（包煎）12 克以化痰；腹胀纳差，加砂仁（后下）6 克、白蔻仁（后下）12 克、焦三仙 10 克以健胃；耳鸣重听，加石菖蒲 9 克，葱白 9 克以开窍；烦热呕恶，胸闷气粗，舌质红，苔黄腻，加大天竺黄 12 克、黄连 6 克以清热化痰；身重麻木甚者，加胆南星 6 克、僵蚕 9 克以化痰通络。

（2）黄连温胆汤（《六因条辨》）

【组成与用法】黄连 6 克　竹茹 12 克　枳实 6 克　法半夏 6 克　橘红 6 克　甘草 3 克　生姜 6 克　茯苓 10 克。水煎服，每日 1 剂，2 次/日。

【功效与主治】清热燥湿，理气化痰，和胃利胆。

【加减应用】脘腹胀满加苍术、厚朴、燥湿理气；胃中不和，脘腹胀痛，食欲不振者加白蔻仁、砂仁、神曲、焦山楂、莱菔子。

（3）二陈汤（《太平惠民和剂局方》）

【组成与用法】法半夏　橘红各 15 克　白茯苓 9 克　甘草（炙）4.5 克。水煎服，每日 1 剂，2 次/日。

【功效与主治】燥湿化痰，理气和中。

【加减应用】治湿痰，可加苍术、厚朴以增燥湿化痰之力；治热痰，可加胆南星、瓜蒌以清热化痰；治寒痰，可加干姜、细辛以温化寒痰；治风痰眩晕，可加天麻、僵蚕以化痰息风；治食痰，可加莱菔子、麦芽以消食化痰；治郁痰，可加香附、青皮、郁金以解郁化痰。

（4）泽泻汤（《金匮要略》）

【组成与用法】泽泻 15 克　白术 6 克。水煎服，每日 1 剂，2 次/日。

【功效与主治】水停心下，清阳不升，浊阴上犯，头目昏眩。

【加减应用】脾湿痰盛型可选用苍术、茯苓、薏苡仁、半夏、太子参、陈皮、泽泻健脾祛湿；气虚明显者加黄芪、党参；肾气虚弱加女贞子、菟丝子、何首乌、生地黄。

（5）苓桂术甘汤（《金匮要略》）

【组成与用法】茯苓 12 克　桂枝（去皮）9 克　白术　甘草（炙）各 6 克。水煎服，每日 1 剂，2 次/日。

【功效与主治】温阳化饮，健脾利湿。

【加减应用】脘腹胀满加苍术、厚朴、枳实燥湿理气；脘闷不食者加白蔻仁、砂仁化浊开胃；口苦，心烦不寐，舌苔黄腻，痰郁化热者合黄连温胆汤加减。

（6）平胃散加味（广西中医药，1995 年第 1 期）

【组成与用法】苍术 10 克　厚朴 10 克　陈皮 6 克　藿香 9 克　白蔻仁 6 克　泽泻 10 克　车前子 10 克　甘草 6 克　生姜 10 克　大枣 3 枚，水煎服，每日 1 剂，2 次/日。

【功效与主治】湿浊内阻。

【加减应用】脾湿痰盛型加白术、茯苓、薏苡仁、半夏、太子参；肾阳虚型选用杜仲、巴戟天、淫羊藿、桑寄生、菟丝子、怀牛膝。

（7）降脂黏汤一号（实用中西医结合杂志，1995 第 3 期）

【组成与用法】丹参 10 克　当归 10 克　益母草 10 克　泽泻 12 克　瓜蒌 8 克　薤白 10 克　檀香 6 克　陈皮 10 克　法半夏 10 克　延胡索 6 克。水煎服，每日 1 剂，2 次/日。

【功效与主治】祛湿化痰降脂。

【加减应用】痰浊甚以化痰降浊为治，选用法半夏、郁金各 10 克、茯苓各 15 克、全蝎 5 克、白矾 3 克；脾虚失运者治拟健脾益气，祛瘀降脂，常用药物为党参、黄芪、白术、茯苓、丹参、红花、泽泻、生山楂等；湿重者加厚朴。

（8）化痰降脂饮（光明中医，1996 年第 5 期）

【组成与用法】泽泻 10 克　白术 10 克　法半夏 8 克　猪苓 10 克　毛橘红 8 克　山药 10 克　生首乌 10 克　生山楂 10 克　薏苡仁 8 克　车前草 10 克。水煎服，每日 1 剂，2 次/日。

【功效与主治】健脾利湿，化痰降脂。

【加减应用】脘腹胀闷，四肢困重加陈皮、郁金、茯苓各 15 克、全蝎 5 克；四肢不温，加杜仲、巴戟天、淫羊藿、桑寄生、菟丝子、怀牛膝。

（9）降脂化痰饮（山西中医，1996 年第 6 期）

【组成与用法】决明子 10 克　生山楂 10 克　泽兰 10 克　泽泻 10 克　制苍术 8 克　姜半夏 6 克　白矾 6 克　甘草 6 克。水煎服，每日 1 剂，2 次/日。

【功效与主治】脾虚痰盛水阻。

【加减应用】头晕明显加天麻、石决明。

（10）化痰逐瘀降脂汤（辽宁中医杂志，2001 年第 6 期）

【组成与用法】制半夏　陈皮　丹参　虎杖　泽泻　地龙　焦山楂各 12 克　柴胡　茯苓　赤芍　牛膝　枳壳各 10 克　甘草 6 克。水煎服，每日 1 剂，2 次/日。

【功效与主治】健脾化痰祛瘀。

（11）活血化痰降脂汤（江西中医药，2001 年第 1 期）

【组成与用法】水蛭 20 克　川芎 15 克　瓜蒌 15 克　法半夏 10 克　茯苓 10 克　泽泻 15 克　茵陈 12 克　香附 10 克　山楂 20 克。水煎服，每日 1 剂，2 次/日。

【功效与主治】活血化痰降脂。

【加减应用】偏于肝肾阴虚者，加桑寄生、枸杞子各 15 克；偏于脾肾阳虚者，加巴戟天、淫羊藿各 10 克；偏于痰浊内阻者，加胆南星、皂荚各 15 克；偏于瘀血阻络者，加丹参、三七各 10 克；偏于肝郁气滞者，加柴胡、白芍各 12 克。

（12）保守魁经验方（青海医学院学报，2002 年第 1 期）

【组成与用法】茯苓 30 克　泽泻 20 克　炒白术 10 克　瓜蒌 30 克　海藻 30 克　丹

参30克　川芎10克　大黄10克　生山楂30克　姜黄10克　陈皮10克。水煎服，每日1剂，2次/日。

【功效与主治】健脾利湿，化痰消瘀。

【加减应用】肝肾阴虚者，加枸杞子、桑寄生、杜仲、麦冬、山药；肝胆郁热加龙胆草、黄芩、栀子、柴胡、大青叶。

(13) 心脉复康胶囊（陕西中医，2001年第10期）

【组成与用法】灵芝、猪苓、山楂、三七、草决明。

【功效与主治】补益健脾，逐湿化痰，活血通脉。

(14) 莪黄降脂汤（湖南中医杂志，2001年第1期）

【组成与用法】莪术10克　大黄6克　姜黄10克　山楂10克　黄精10克　天竺黄10克　川贝10克　石菖蒲10克　柴胡10克　茵陈10克　丹参10克　泽泻10克。水煎服，每日1剂，2次/日。

【功效与主治】活血通络，祛痰化浊。

【加减应用】伴气虚型血瘀酌加黄芪、党参、当归、川芎、赤芍、桃仁、红花、丹参、山楂、葛根、何首乌、黄精、地龙等。

(15) 林柏经验方加味二陈汤（四川中医，2002年第1期）

【组成与用法】制半夏　陈皮　泽泻各15克　茯苓　川芎　水蛭各10克　大黄末3克（冲服）　甘草6克。水煎服，每日1剂，2次/日。

【功效与主治】健脾祛湿，活血化瘀。

【加减应用】脘腹胀满加厚朴、枳实；口苦，心烦不寐，舌苔黄腻，加黄连、黄芩、栀子。

(16) 萆藻调脂汤（湖南中医药导报，2002年第5期）

【组成与用法】萆薢10克　海藻10克　昆布10克　山楂20克　丹参20克　枸杞子15克　女贞子15克　菟丝子15克　白术15克　制香附15克　黄精15克。水煎服，每日1剂，2次/日。

【功效与主治】滋补肝肾，化痰祛湿。

【加减应用】有瘀血征象酌加地龙、水蛭、蜈蚣、全蝎等以逐痰通络。

(17) 化浊降脂汤（陕西中医，2004年第2期）

【组成与用法】制首乌　苍术　泽泻　山楂各15克　草决明12克　女贞子10克　红花6克。水煎服，每日1剂，2次/日。

【功效与主治】健脾祛湿化浊。

【加减应用】潮热盗汗加浮小麦、生牡蛎；胃热腑实者加黄连、大黄；肝郁气滞者加茵陈、柴胡。

(18) 化痰降浊汤（现代中西医结合杂志，2006年第11期）

【组成与用法】法半夏10克　陈皮10克　竹茹8克　石菖蒲10克　丹参15克

白术10克　生山楂10克　枳实10克　鸡内金8克　川芎12克　木香5克。水煎服，每日1剂，2次/日。

【功效与主治】祛湿化痰，行气解郁。

【加减应用】胸胁不舒，加郁金、厚朴、柴胡、大腹皮；脘腹冷痛，食欲不振加党参、黄芪、木香、砂仁等。

（19）血稠清胶囊（吉林中医药，2007年第5期）

【组成与用法】丹参15克　党参15克　当归10克　陈皮10克　三七5克　天麻15克　地龙10克　决明子30克　山楂30克　黄精10克　何首乌10克　菟丝子15克　法半夏10克　柴胡10克。水煎服，每日1剂，2次/日。

【功效与主治】益气散瘀，理气化痰。

【加减应用】可随证的区别调整君药。

（20）刘有泉经验方（陕西中医，2000年第12期）

【组成与用法】黄芪　瓜蒌　生山楂各30克　黄精　泽泻　茵陈　丹参各15克　法半夏　郁金各12克　人参10克（或党参15克）　三七粉3克。水煎服，每日1剂，2次/日。

【功效与主治】益气化痰活血。

【加减应用】口苦加黄芩；口干加天花粉；痰多加陈皮。

（21）降脂汤（中国实验方剂学杂志2013年第2期）

【组成与用法】广陈皮30克　焦神曲15克　莱菔子15克　黄郁金10克　焦山楂10克。水煎服，每日1剂，2次/日。

【功效与主治】健脾化痰，降脂排浊。

【加减应用】脘腹胀满，呕恶吞酸，有湿热者用柴胡、茵陈、法半夏、山栀子、大黄、虎杖、石决明、车前子；食欲不振，痰浊较重用白术、茯苓、法半夏、瓜蒌、泽泻；气滞血瘀用柴胡、枳实、丹参、桃仁、当归、水蛭、海藻等。

3. 肝胆湿热证

主症：胸胁胀痛，恶心欲吐，厌食，口苦，腹胀，大便不调，舌红苔黄腻，脉弦数。

治法：清肝利湿。

（1）大柴胡汤（《伤寒论》）

【组成与用法】柴胡12克　黄芩　芍药　法半夏　枳实各9克　生姜15克　大枣4枚　大黄6克。水煎服，每日1剂，2次/日。

【功效与主治】和解少阳，内泻热结。

【加减应用】湿热重可加茵陈、栀子以清热利湿；胁痛剧烈者，可加川楝子、延胡索以行气活血止痛；胆结石者，可加金钱草、海金沙、郁金、鸡内金以化石。

（2）葛根芩连汤（《伤寒论》）

【组成与用法】葛根15克　黄连9克　甘草6克　黄芩9克。水煎服，每日1剂，2次/日。

【功效与主治】清热祛湿解毒。

【加减应用】腹痛者，加炒白芍以柔肝止痛；热痢里急后重者，加木香、槟榔以行气而除后重；兼呕吐者，加半夏以降逆止呕；夹食滞者，加山楂以消食。

（3）龙胆泻肝汤（《医方集解》）

【组成与用法】龙胆草（酒炒）6克　黄芩（酒炒）9克　山栀子（酒炒）9克　泽泻12克　木通9克　车前子9克　当归（酒炒）8克　生地黄20克　柴胡10克　生甘草6克，水煎服，每日1剂，2次/日，亦可制成丸剂，每服6~9克，每日两次，温开水送下。

【功效与主治】清泻肝胆实火，清利肝经湿热。

【加减应用】头痛、头晕甚，加石决明（先煎）30克、珍珠母（先煎）30克以平肝潜阳；目赤耳鸣，头痛偏甚，加菊花10克、蝉蜕9克、决明子9克、夏枯草9克以平肝息风；急躁易怒，胁肋灼痛甚，加白芍9克、香附6克、川楝子12克以理气止痛；大便不爽，舌苔黄腻，加胆南星6克、黄连9克以清热化痰；心烦，小便黄，舌红，口舌生疮，加穿心莲15克、石膏30克；大便秘结，加当归龙荟丸3克或加柏子仁9克、瓜蒌仁15克；目赤耳鸣，头痛偏甚，加牛膝30克、乳香10克。

（4）甘露消毒丹加减（广西中医药，1995年第1期）

【组成与用法】藿香15克　薄荷8克　白蔻仁10克　石菖蒲10克　黄芩10克　木通6克　连翘8克　大黄10克　茵陈10克　车前子6克　滑石10克。水煎服，每日1剂，2次/日。

【功效与主治】清热祛湿。主治湿热蕴结证。

【加减应用】胸胁疼痛，加郁金、柴胡；腹胀加厚朴、枳实；食积停滞、纳呆食少加炒三仙、莱菔子消食导滞。

4. 肝肾阴虚证

主症：以肝肾精血亏虚为主，症见形体消瘦，眩晕耳鸣，口咽干燥，腰膝酸软，遗精盗汗，健忘，肢体麻木，舌红少苔，脉细数。

治法：补益肝肾，填精补髓。

（1）六味地黄汤（《小儿药证直诀》）

【组成与用法】熟地黄15克　山茱萸15克　山药15克　牡丹皮10克　泽泻10克　茯苓15克。水煎服，每日1剂，2次/日。

【功效与主治】滋阴补肾。主治肾阴不足证。

【加减应用】头目胀痛，烦躁易怒加天麻、钩藤、石决明、龙骨、牡蛎、牛膝；安神可用茯神、酸枣仁；有热象加滋阴清热可用知母、黄柏、菊花、牡丹皮。

（2）益肾活血汤（湖南中医杂志，1988 年第 5 期）

【组成与用法】何首乌 20 克　女贞子 30 克　熟地黄 10 克　枸杞子 20 克　绞股蓝 10 克　川芎 12 克　没药 10 克　地龙 10 克。水煎服，每日 1 剂，2 次/日。

【功效与主治】滋补肝肾。

【加减应用】失眠多梦加阿胶、鸡子黄、酸枣仁、柏子仁；五心烦热，潮热，舌红少苔脉细数，可用鳖甲、知母、黄柏、牡丹皮、地骨皮。

（3）降脂黏汤二号（实用中西医结合杂志，1995 年第 3 期）

【组成与用法】生地黄 15 克　麦冬 10 克　天花粉 10 克　何首乌 10 克　牛膝 10 克　山茱萸 10 克　枸杞子 8 克　牡丹皮 10 克　丹参 10 克　当归 10 克　菊花 8 克　钩藤 8 克　泽泻 10 克。水煎服，每日 1 剂，2 次/日。

【功效与主治】滋补肝肾。

（4）杞菊地黄汤加味（广西中医药，1995 年第 1 期）

【组成与用法】枸杞子 10 克　菊花 6 克　熟地黄 15 克　山茱萸 15 克　山药 10 克　泽泻 10 克　茯苓 10 克　牡丹皮 10 克　何首乌 8 克　玉竹 10 克　黄精 10 克。水煎服，每日 1 剂，2 次/日。

【功效与主治】滋补肝肾。主治肝肾阴虚。

【加减应用】睡眠不宁加牡蛎、鳖甲滋阴潜阳，加石菖蒲、远志开窍安神；大便干结加玄参、肉苁蓉、火麻仁养阴润肠通便；脾气虚弱加人参、大枣补气健脾。

（5）逍遥降脂饮（光明中医，1996 年第 5 期）

【组成与用法】柴胡 9 克　当归 15 克　白芍 20 克　茯苓 30 克　牡丹皮 9 克　泽泻 30 克　白术 9 克　薄荷 5 克　山楂 13 克　川佛手 15 克　甘草 6 克。水煎服，每日 1 剂，2 次/日。

【功效与主治】疏肝平肝，育阴降脂。

【加减应用】面红目赤耳鸣加天麻、钩藤、石决明；失眠多梦加夜交藤、益母草、牛膝、生栀子；大便秘结加大黄、芒硝泻下通便。

（6）参葛降脂宁（湖北中医杂志，1999 年 09 期）

【组成与用法】丹参 20 克　葛根 15 克　何首乌 15 克　黄芪 20 克　枸杞子 15 克　山楂 15 克。水煎服，每日 1 剂，2 次/日。

【功效与主治】滋补肝肾，活血降脂。治疗冠心病心绞痛伴高脂血症。

【加减应用】遗精腰酸，加龟板、熟地黄、知母、黄柏或者加服知柏地黄丸；阴虚兼有瘀热加赤芍、牡丹皮、桃仁、红花、郁金清热凉血，活血化瘀。

（7）陈晓经验方（浙江中医杂志，2000 年第 1 期）

【组成与用法】决明子 50 克　制首乌 20 克　黄精　虎杖　山楂　昆布　泽泻各 15 克　银杏叶　石菖蒲　当归各 10 克　酒大黄（后下）5 克　三七粉（冲）3 克，水煎服，每日 1 剂，2 次/日，连服 2 月。

【功效与主治】补肝益肾，豁痰化瘀。

【加减应用】痰湿甚见有便溏、腹胀少食加半夏、陈皮、白术、茯苓；痰热者加陈皮、竹茹、荷叶、黄芩、黄连、藿香、佩兰。

（8）加味四逆散（辽宁中医杂志，2000年第5期）

【组成与用法】由柴胡　白芍各60克　枳实45克　苍术100克　白术60克　瓜蒌120克　薤白45克　水蛭30克　川芎45克　甘草25克。水煎服，每日1剂，2次/日。

【功效与主治】疏肝健脾，化痰活血，降脂。

【加减应用】见胃失和降，恶心呕吐加半夏、陈皮、厚朴、生姜、旋复花、大腹皮等，气滞兼有瘀象，酌加赤芍、桃仁、红花、三七、郁金、川楝子等。

（9）首乌降脂汤（中国野生植物资源，2001年第2期）

【组成与用法】制何首乌5克　熟地黄5克　淫羊藿5克　生山楂9克　牛膝4克。水煎服，每日1剂，2次/日。

【功效与主治】滋阴补肾，消导浊脂，活血通脉。主治肝肾阴虚证，或兼夹痰、瘀证候之高血酯症。

【加减应用】两目干涩，腰膝酸软，酌加山药、牡丹皮、泽泻、茯苓、枸杞子、菊花。

（10）心脑喜康颗粒剂（陕西中医，2001年第8期）

【组成与用法】珍珠母30克　石决明30克　钩藤　丹参　郁金各10克　葛根9克，水煎服，每日1剂，2次/日，亦可制成中成药颗粒剂。

【功效与主治】调摄肝肾，理气和血，平肝潜阳，息风化痰。

（11）补肾降脂丸（中国中西医结合杂志，2001年第3期）

【组成与用法】仙灵脾　何首乌　枸杞子　肉苁蓉　泽泻。制成胶囊，每粒含药物0.5克，相当于生药1.11g，每日九粒，分3次服。

【功效与主治】补肾降脂。

（12）活血调脂丸（中国中医基础医学杂志，2001年第9期）

【组成与用法】水蛭10克　西大黄5克　牛黄10克　黄连3克　桂心6克。水煎服，每日1剂，2次/日。

【功效与主治】清热养阴。

【加减应用】眩晕头痛加柴胡、菊花各12克；大便秘结加大黄、山栀各10克、生山楂、丹参各12克、草决明20克。

（13）海藻玉壶汤加减（中国中医基础医学杂志，2002年第7期）

【组成与用法】海藻10克　昆布30克　丹参10克　川芎10克　红花6克　姜半夏9克　陈皮10克　茯苓15克。水煎服，每日1剂，2次/日。

【功效与主治】化痰软坚，活血祛瘀。

【加减应用】气虚夹瘀加黄芪10克、灵芝12克、党参、水蛭、生蒲黄各10克；

痰浊重选用法半夏、陈皮、郁金各10克、泽泻15克。

（14）鲍荣琦调脂汤（南京中医药大学学报，2002年第6期）

【组成与用法】生首乌30克　黄精15克　桑寄生15克　决明子15克　生山楂30克　泽泻10克　柴胡5克　山萸肉5克　水蛭5克　丹参20克　生大黄（后下）5克。水煎服，每日1剂，2次/日。

【功效与主治】补益肝肾为主，佐以化痰祛瘀。

【加减应用】瘀斑瘀点多加桃仁、赤芍、三七、丹参、水蛭为良；肝肾阴虚加党参、白术、何首乌、枸杞子、决明子。

（15）张琪调脂汤（广西中医药，2002年第2期）

【组成与用法】何首乌30克　枸杞子15克　决明子30克　生山楂30克　泽泻30克　柴胡12克　郁金12克　生薏苡仁15克　大黄10克。水煎服，每日1剂，2次/日。

【功效与主治】补益肝肾，化痰祛瘀。

【加减应用】肝肾阴虚偏重加熟地黄、山茱萸、枸杞子、代赭石、牡蛎、龙骨；气滞血瘀者加三七、水蛭、蒲黄、丹参。

（16）补肾化浊汤（南京中医药大学学报，2003年第1期）

【组成与用法】桑寄生15克　生何首乌15克　山楂15克　泽泻15克　茵陈15克　决明子15克　丹参15克。水煎服，每日1剂，2次/日。

【功效与主治】补肾化气，祛湿化浊。

【加减应用】遗精滑泄，形寒肢冷，加杜仲、巴戟天、淫羊藿、桑寄生、菟丝子、怀牛膝温补肾阳；下肢浮肿，尿少，加桂枝、茯苓；便溏腹泻加白术，茯苓。

（17）明楂首乌降脂汤（甘肃中医药，2005年第8期）

【组成与用法】草决明、山楂各18克　何首乌15克　益母草15克　白术15克　莱菔子12克　陈皮12克　白芍12克　黄精12克　泽泻10克　川芎10克　甘草3克。水煎服，每日1剂，2次/日。

【功效与主治】滋补肝肾，健脾，祛痰化瘀。

【加减应用】益气健脾加党参、茯苓、黄芪、薏苡仁、木香、砂仁；祛痰化浊选用法半夏、陈皮；心情抑郁，胀闷不舒，加郁金、陈皮、枳壳、大腹皮等；瘀滞甚，加：赤芍、桃仁、红花、三七。

（18）清脂汤（辽宁中医杂志，2005年第11期）

【组成与用法】决明子25克　泽泻15克　槐米12克　丹参30克　何首乌15克　菟丝子12克　荷叶15克　石菖蒲10克　菊花10克。水煎服，每日1剂，2次/日。

【功效与主治】滋补肝肾，降脂化浊。

【加减应用】痰浊内盛的加竹茹10克、法半夏12克、胆南星10克；肝肾不足加枸杞子15克、龟板15克；头晕甚者加天麻12克、石决明30克；脾气虚者加生黄芪 50 克、茯苓 15 克；有瘀象者加桃仁 15 克，红花 10 克。

（19）加味桂枝葛根汤（云南中医中药杂志，2010 年第 8 期）

【组成与用法】桂枝 20 克　白芍 15 克　葛根 20 克　细辛 6 克　威灵仙 15 克　秦艽 10 克　羌活 15 克　川芎 15 克　当归 15 克　赤芍 15 克　五加皮 10 克　藁本 10 克　制首乌 15 克　桑枝 15 克　丹参 15 克　牡丹皮 15 克　大枣 10 克　甘草 6 克。水煎服，每日 1 剂，2 次/日。

【功效与主治】滋阴生津。

5. 气滞血瘀证

主症：胸部隐痛或刺痛，心悸气憋，目赤心烦，失眠，烦躁易怒，口干口苦，大便干燥，小便短赤，舌质紫暗或有瘀点。

治法：行气解郁，活血化瘀。

（1）柴胡疏肝散加味（广西中医药 1995 年第 1 期）

【组成与用法】柴胡 10 克　陈皮 10 克　青皮 10 克　香附 10 克　枳壳 10 克　山楂 10 克　白芍 10 克　甘草 6 克　郁金 10 克　川芎 15 克　当归 10 克　丹参 10 克。水煎服，每日 1 剂，2 次/日。

【功效与主治】行气活血化瘀。

【加减应用】活血化瘀加赤芍、桃仁、红花。

（2）降脂黏汤四号（实用中西医结合杂志，1995 年第 3 期）

【组成与用法】当归 10 克　川芎 15 克　赤芍药 12 克　丹参 15 克　牛膝 10 克　益母草 10 克　香附 6 克　郁金 10 克　茵陈 9 克　红花 6 克　生地黄 10 克　金银花 9 克　泽泻 10 克。水煎服，每日 1 剂，2 次/日。

【功效与主治】活血祛瘀，疏肝理气。

【加减应用】祛痰化浊加石菖蒲、瓜蒌、蚕砂、白芥子、海藻、昆布；益气健脾加人参、黄芪、灵芝、白术、山药、黄精、茯苓。

（3）活瘀降脂饮（光明中医，1996 年第 5 期）

【组成与用法】丹参 10 克　牡丹皮 10 克　赤芍 10 克　川芎 10 克　田三七 6 克　水蛭 6 克　猪苓 15 克　泽泻 10 克　生山楂 6 克。水煎服，每日 1 剂，2 次/日。

【功效与主治】疏通脉道，活瘀降脂。

【加减应用】大便秘结加大黄、草决明、何首乌、虎杖、积实、当归。

（4）活瘀降脂饮（山西中医，1996 年第 6 期）

【组成与用法】柴胡 10 克　枳壳 10 克　赤芍 10 克　莪术 10 克　蒲公英 10 克　路路通 15 克　炙鸡内金 10 克　牵牛子 10 克　泽兰 10 克　泽泻 10 克　焦山楂 10 克　鲜荷叶 6 克。水煎服，每日 1 剂，2 次/日。

【功效与主治】肝失疏泄，痰浊内阻。

【加减应用】大便秘结加大黄、草决明、何首乌、虎杖、积实、当归。

（5）化瘀逐痰方（河北中医，2000年第6期）

【组成与用法】丹参30克　水蛭6克　桃仁10克　红花10克　川芎6克　薏苡仁30克　茯苓12克　山楂10克　蜈蚣2条　地龙10克　黄芪15克。水煎服，每日1剂，2次/日。

【功效与主治】涤痰化湿，活血通络。

【加减应用】脾虚则益气健脾加茯苓、白术、薏苡仁、木香、砂仁；痰热郁结化火加藿香、薄荷、白蔻仁、石菖蒲、黄芩、木通、连翘、大黄、茵陈、车前子、滑石。

（6）血府逐瘀汤加减（湖南中医杂志，2008年第4期）

【组成与用法】当归10克　桃仁10克　红花5克　枳壳10克　牛膝10克　川芎10克　柴胡10克　桔梗10克　生地黄15克　决明子15克　山楂15克　丹参15克　荷叶10克　甘草3克。水煎服，每日1剂，2次/日。

【功效与主治】活血祛瘀。

【加减应用】神疲乏力，少气自汗，加黄芪、党参；心烦面赤，舌红苔黄加栀子、连翘、薄荷、桑叶、菊花。

（7）清脂五味汤（现代中西医结合杂志，2005年第9期）

【组成与用法】生黄芪30克　山楂30克　泽泻20克　红花10克　桃仁10克。水煎服，每日1剂，2次/日。

【功效与主治】行气活血，祛瘀逐湿。

【加减应用】痰湿偏盛，用法半夏、胆南星、昆布、僵蚕、瓜蒌皮、丹参、虎杖；肝肾亏虚者用制首乌、枸杞、制黄精、桑寄生、泽泻、金银花、决明子、荷叶等；气滞者用柴胡、陈皮、青皮、枳壳，白芍、甘草、郁金、当归、丹参；气虚者加当归、党参、地龙、何首乌、枸杞子。

（8）活血降脂汤（络病学基础与临床研究，2011年）

【组成与用法】当归15克　葛根10克　红花15克　山楂5克　决明子10克　大黄10克　枳壳12克　白芍15克　地龙15克　瓜蒌15克　枸杞子10克　丹参18克　荷叶18克　白术15克　党参10克　茯苓10克。水煎服，每日1剂，2次/日。

【功效与主治】活血通络，降脂化浊。

【加减应用】肢体麻木者加桂枝15克；健忘失眠者加远志10克、益智仁12克；眩晕头痛者加天麻10克、白芍10克。

（9）降浊活血汤（中国卫生产业，2013第16期）

【组成与用法】丹参30克　川芎12克　茯苓16克　生山楂18克　泽泻15克　白术22克　决明子20克　瓜蒌15克　何首乌18克。水煎服，每日1剂，2次/日。

【功效与主治】活血化瘀，祛湿化浊。

【加减应用】气虚加黄芪、白术、绞股蓝、黄精等；补肾加枸杞子、女贞子、桑寄生等。

（10）水蛭山楂汤（医药前沿，2013 年第 6 期）

【组成与用法】水蛭 12 克　山楂 18 克　郁金 15 克　丹参 20 克　细茶、树根 25 克　泽泻 10 克　草决明 10 克。中药加入 400 毫升水，浸泡 60 分钟后，蒸成 210 毫升。每日 1 剂，2 次/日

【功效与主治】活血祛瘀，清肝泻火，祛除痰湿。主治高血脂症。

对症良方

1. 肥胖合并高血脂专方

（1）调血降脂丸（光明中医，2008 年第 6 期）

【组成与用法】制首乌 180 克　女贞子 180 克　丹参 180 克　山楂 190 克　泽泻 180 克　大黄 90 克，中药复方制剂，每次 6 粒，3 次/日，30 天为一疗程。

【功效与主治】补肾活血，祛湿泻浊。主治高脂血症、脂肪肝，肥胖者肾虚兼痰湿夹瘀证。

（2）防风通圣散合补中益气汤加减（中国医药指南，2010 年第 33 期）

【组成与用法】防风 10 克　荆芥 10 克　川芎 12 克　薄荷 10 克　当归 10 克　黑豆 20 克　白术 15 克　泽泻 9 克　栀子 9 克　麻黄 10 克　郁金 12 克　甘草 6 克　桔梗 9 克　党参 15 克　陈皮 6 克　柴胡 6 克　生黄芪 20 克　白芥子 10 克。水煎服，每日 1 剂，2 次/日。

【功效与主治】解表通里，清热解毒，调补脾胃，益气升阳。主治中年肥胖合并高血脂症。

【加减应用】大便不通加大黄、火麻仁。

（3）加味泽泻汤（中西医结合杂志，2013 年第 20 期）

【组成与用法】泽泻 50 克　白术 30 克　山楂 20 克　丹参 20 克　草决明 20 克　茯苓 15 克　黄芪 15 克　何首乌 10 克　茵陈 10 克　决明子 10 克。水煎服，每日 1 剂，2 次/日。

【功效与主治】补肾健脾祛瘀，润肠通便，降脂化湿。

【加减应用】阴虚型，用当归、麦冬、北沙参、葛根等，火旺型，方用黄连、黄芩、黄柏、知母、牡丹皮等，阳虚型，方用附子、肉桂、山药、山茱萸、黄芪、炙甘草等，血瘀型，方用当归、川芎、丹参、葛根、水蛭、红花等，湿阻型，方用薏苡仁、茯苓、滑石、车前子、泽泻等。

（4）柴胡桂枝干姜汤合当归芍药散加减（广西中医药，2014 年第 3 期）

【组成与用法】柴胡 24 克　干姜 9 克　黄芪 12 克　甘草 9 克　桂枝 12 克　生牡蛎 30 克　当归 9 克　川芎 6 克　赤芍 15 克　茯苓 30 克　白术 10 克　泽泻 18 克　黄芩 10 克。水煎服，每日 1 剂，2 次/日。

【功效与主治】疏肝健脾，化湿祛瘀。

【加减应用】肝气郁滞，胸闷不舒，加柴胡、香附、枳壳、白芍。

2. 高血脂合并高血压专方

（1）三降汤（山西中医，2001 年第 3 期）

【组成与用法】玳瑁 10 克　生槐花 30 克　生栀子 12 克　茵陈 30 克　葛根 15 克　珍珠母 30 克　白芍 20 克　夏枯草 15 克　佩兰叶 15 克　皂角刺 15 克　银杏叶 20 克　丹参 30 克　山楂 15 克　甘草 3 克。水煎服，每日 1 剂，2 次/日。

【功效与主治】清热泻浊，祛湿化痰，潜阳平肝，化瘀通络。主治高血压病、高血脂症、糖尿病。

【加减应用】头晕者加天麻、石决明。

（2）双降汤（辽宁中医杂志，2002 年第 4 期）

【组成与用法】水蛭 0.5～5 克（粉碎装胶囊吞）　生黄芪　丹参　生山楂　豨莶草各 30 克　广地龙　当归　赤芍　川芎各 10 克　泽泻 18 克　甘草 6 克。水煎服，每日 1 剂，2 次/日。

【功效与主治】祛瘀降压，降脂降黏。治疗高血压患者伴高血黏、高血脂。

【加减应用】胃脘部胀痛饱满加枳实、厚朴、鸡内金；大便不通加大黄。

第四节　肥胖

肥胖就是脂肪组织过度蓄积的状态。目前，还没有准确而又简便、实用的身体脂肪量测定法，一般是采用根据身高和体重求得的指标，即体重指数（body mass index）[BMI = [体重（kg)] / [身高（m)]^2] 来判定肥胖。世界卫生组织（WHO）和美国国立卫生研究院的肥胖判定标准，是将 BMI 分成 5 个级别进行定义，BMI 30 以上判定为肥胖，BMI 25 以上判定为超重。按现在的观点，肥胖分为单纯性肥胖与继发性肥胖。所谓单纯性肥胖主要是体质性肥胖与获得性肥胖，继发性肥胖是由于神经—内分泌或代谢失常所引起的肥胖如垂体、间脑疾病引起的肥胖，皮质醇性肥胖等。近年来，从各地调查研究的情况看，中老年人肥胖者明显偏多，而中老年人中又以女性为多。肥胖常伴有各种合并症，40 岁以上的肥胖者中，合并高血压、冠心病、糖尿病者甚多，因此，中老年人自己以及医疗保健工作者应特别重视做好中老年人控制肥胖和减肥的工作。

中国古代的医学书籍中，关于肥胖的描述很多，如“肥贵人”、“肌肤盛”、“肥人……广肩腋，项肉薄，厚皮而黑色，唇临临然，其血黑以浊，其气涩以迟”等等。古人认为“膏者多气，……肉者多血，……脂者其血清，气滑少。”指明了肥胖与气血的关系。古医文献中记载了“脾主身之肌肉”、“凡肉极者主脾也，脾应肉，肉多肌合”、“肥人多湿痰”、“痰生于脾”、“脾无湿不生痰”。说明脾失健运而生病湿，是导致肥胖的病理基础。关于引起肥胖的原因，古代医家多责之素禀之盛。过食肥甘膏粱厚味，以及久卧、久坐、少劳所致。其病机归结为多痰、多湿、多气虚。在古医文献中，记载了："凡食之路，无饥无饱"、"饮食有节，节劳而不倦"。主张："常须少食肉，多食饭及蔬菜"，"食毕当行步"，"常欲小劳"。提倡"薄滋味"、"食惟半饱无兼味"、"频频慢步，不可多食"，如此等等，把少食、淡食、适当活动，作为防止肥胖的准则和减肥的措施。

诊断要点

依据世界卫生组织（WHO）和美国国立卫生研究院的对肥胖的判定标准，在判定为肥胖（BMI 25 以上）者中，满足以下任何条件者：

1）具有起因于肥胖或与其相关的，需要减肥（因减肥而改善或防止其进展）的健康障碍＊

2）容易并发健康损害的高危肥胖：在身体测量筛选中疑为内脏脂肪型肥胖，经腹部 CT 检查确诊的内脏脂肪型肥胖。

（健康障碍：2 型糖尿病、糖耐量异常；脂质代谢障碍；高血压；高尿酸血症、痛风；冠状动脉疾病（心肌梗死、心绞痛）；脑梗死（脑血栓、暂短性脑缺血发作）；睡眠呼吸暂停综合征、Pickw ick 综合征；脂肪肝；整形外科疾病（变形性关节炎、腰椎病）；月经异常。

（内脏脂肪型肥胖的判定：BMI 在 25 以上，立位自然呼吸时脐周径男性 85cm 以上，女性 90cm 以上为疑似内脏脂肪型肥胖，CT 检查中，在自然呼吸时脐水平断面上内脏脂肪面积在 100cm^2 者诊断为内脏脂肪型肥胖。

通用良方

肥胖病多为本虚标实之症。本虚以气虚为主，若兼阴阳失调，可有气阳虚或气阴虚，病位以脾为主，次为肾及肝胆，亦可及心肺，但总以脾肾气虚为多见，肝胆疏泄失调也可见。标实以膏脂、痰浊为主，常兼有水湿，亦有兼血瘀、气滞者。标本虚实之间，可有侧重，表现为复杂多样的证候。江幼李 1985 年提出治疗肥胖症八原则：①化湿法；②祛痰法；③利水法；④通腑法；⑤消导法；⑥疏肝利胆法；⑦健脾法；⑧温阳法。

1. *泽泻汤*（《金匮要略》）

【组成与用法】泽泻 15 克　白术 6 克。水煎服，每日 1 剂，2 次/日。

【功效与主治】健脾化湿，燥湿减肥。

【加减应用】湿邪偏盛者，可加苍术、薏苡仁、赤小豆；食积痰郁可加法半夏、陈皮、枳实、鸡内金，山楂。

2. *四苓汤*（《医宗金鉴》）

【组成与用法】泽泻 15 克　白术 9 克　茯苓 9 克　猪苓 9 克。水煎服，每日 1 剂，2 次/日。

【功效与主治】利水除湿。

【加减应用】痰湿化热，症见心烦少寐，纳少便秘，舌红苔黄，脉滑数，可酌加竹茹、浙贝母、黄芩、黄连、瓜蒌仁等。

3. 防己黄芪汤（《金匮要略》）

【组成与用法】防己 12 克　黄芪 15 克　甘草 6 克　白术 9 克　生姜 4 片　红枣 1 枚。水煎服，每日 1 剂，2 次/日。

【功效与主治】益气祛风，健脾利水。

【加减应用】血脂高者加草决明；肾虚者加黄精；夹实者加枳实、山楂、大黄。

4. 二陈汤（江苏中医药，2009 年第 2 期）

【组成与用法】法半夏 15 克　陈皮 12 克　茯苓 12 克　甘草 6 克。水煎服，每日 1 剂，2 次/日。

【功效与主治】燥湿化痰，理气和中。

【加减应用】眩晕者加夏枯草、代赭石、龙骨、牡蛎；胖甚者加猪苓、大腹皮；大便干结者，加大黄、枳实；小便量少者，加车前子。

5. 三子养亲汤（《韩氏医通》）

【组成与用法】苏子 9 克　白芥子 9 克　莱菔子 9 克。水煎服，每日 1 剂，2 次/日。

【功效与主治】温肺化饮，降气消食。

【加减应用】若脾虚神疲者，加党参、白术、炙甘草。

6. 导痰汤（国医论坛，2012 年第 4 期）

【组成与用法】法半夏 10 克　胆南星 12 克　橘红 12 克　枳实 10 克　茯苓 15 克　甘草 6 克。水煎服，每日 1 剂，2 次/日。

【功效与主治】燥湿化痰，理气消痞。

【加减应用】大便干结、腹胀满者加大黄（后下）10 克、莱菔子 18 克；肢体肿甚者加大腹皮 15 克、桑白皮 15 克；腹胀便溏者加白术 20 克、山药 30 克、厚朴 15 克；尿少肢肿者加泽泻 15 克、猪苓 15 克。

7. 五苓散（中医研究，2012 年第 4 期）

【组成与用法】茯苓 9 克　猪苓 9 克　泽泻 15 克　白术 9 克　桂枝 6 克。水煎服，每日 1 剂，2 次/日。

【功效与主治】健脾渗湿。

【加减应用】加用苍术、薏苡仁健脾祛痰除湿；玉竹、枸杞子滋阴润燥；丹参、山楂活血化瘀；木香舒畅三焦。

8. 五皮散（《华氏中藏经》）

【组成与用法】桑白皮 9 克　橘皮 9 克　生姜皮 9 克　大腹皮 9 克　赤茯苓皮 9 克。水煎服，每日 1 剂，2 次/日。

【功效与主治】健脾利水。

【加减应用】妊娠水肿者可加白术脾利湿而安胎。

9. 小承气汤（《伤寒论》）

【组成与用法】大黄12克 枳实9克 厚朴6克。水煎服，每日1剂，2次/日。

【功效与主治】清胃泻火，利水通腑。

【加减应用】热甚者加黄连6~10克、生石膏15~20克；湿重者加车前草10~15克、汉防己12~15克、苍术、白术各15克。头胀重者加菊花10~15克、夏枯草10~15克；若大便干，将炙大黄改为生大黄，加胡黄连6~10克、或番泻叶3~6克代茶饮。

10. 保和丸（《丹溪心法》）

【组成与用法】山楂180克 神曲60克 法半夏90克 茯苓90克 陈皮30克 连翘30克 莱菔子30克。共为末，水泛为丸，每服6~9克。温开水送下。

【功效与主治】消食和胃。

【加减应用】若食积较重者，可加枳实、槟榔；苔黄脉数者，可加黄连、黄芩；大便秘结者，可加大黄；兼脾虚者，可加白术。

11. 枳实导滞丸（《内外伤辨惑论》）

【组成与用法】大黄30克 枳实15克 神曲15克 茯苓9克 黄芩9克 黄连9克 白术9克 泽泻6克。共为末，水泛为丸，每服6~9克。温开水送下。

【功效与主治】消导化积，清热利湿。

【加减应用】腹胀满较重者，里急后重者，可加木香、槟榔等以助理气导滞之功。

12. 逍遥散（《太平惠民和剂局方》）

【组成与用法】甘草15克 当归30克 茯苓30克 白芍30克 白术30克 柴胡30克。共为末，水泛为丸，每服6~9克。温开水送下。

【功效与主治】疏肝解郁，养血健脾。

【加减应用】大便干者加生大黄3~12克；血瘀重者加生蒲黄10~12克、三棱10~15克、莪术10~12克；气滞重者加枳实10~12克；热盛者加黄芩10~15克、黄连6~10克；烦躁者加生石决明15~30克、草决明10~15克；胁痛者加川楝子10~12克。

13. 参苓白术散（《太平惠民和剂局方》）

【组成与用法】人参10克 白术10克 茯苓15克 甘草6克 山药15克 白扁豆10克 莲子肉15克 薏苡仁10克 砂仁10克 橘皮10克。水煎服，每日1剂，2次/日。

【功效与主治】健脾补气，化湿利水。

【加减应用】水湿重者加车前草15~20克、木通10克、汉防己12~15克；腹胀明显者加厚朴6～10克；疲乏重者加黄芪10～15克、山药10～15克。

15. 异功散（《小儿药证直诀》）

【组成与用法】人参6克　白术6克　茯苓6克　甘草6克　陈皮6克。水煎服，每日1剂，2次/日。

【功效与主治】益气健脾，行气化滞。

【加减应用】伤食者，加神曲、焦山楂、炒麦芽、槟榔；大便干结舌质偏红去茯苓、白术，加乌梅、天花粉、石斛、荷叶。

16. 肾气丸（《济生方》）

【组成与用法】干地黄240克　山药120克　山茱萸120克　泽泻90克　茯苓90克　牡丹皮90克　桂枝30克　附子（炮）30克。共为末，水泛为丸，每服6～9克。温开水送下。

【功效与主治】补肾助阳。

【加减应用】方中干地黄，现多用熟地黄；桂枝改用肉桂，如此效果更好；若夜尿多者，宜加五味子；小便数多，色白体羸，为真阳亏虚，宜加补骨脂、鹿茸等；加强温阳之力。

辨证良方

肥胖病的中医辨证分型有30余种，最常见的辨证分为7型：脾虚湿盛、胃热湿阻、肝郁气滞、痰湿内盛、气滞血瘀、脾肾阳虚、阴虚内热。现将临床上常见的证型分述如下。

1. 脾虚湿盛证

主症：肥胖，浮肿，疲乏，无力，肢体困重，尿少，纳差，腹满，动则气短，舌质淡红，苔薄腻，脉沉细或细滑。

治法：健脾利湿。

（1）苓桂术甘草汤（《伤寒论》）

【组成与用法】茯苓12克　白术10克　桂枝10克　甘草5克。水煎服，每日1剂，2次/日。

【功效与主治】温化痰饮，健脾利湿。

【加减应用】肥胖伴浮肿者加泽泻、车前草以渗水利湿；乏力明显者加党参补气；腹胀而满加厚朴、枳壳以理气散结；纳差加佛手、生山楂理气开胃。

（2）健脾消脂汤（实用中医药杂志，2010年第9期）

【组成与用法】白术10克　苍术10克　茯苓18克　泽泻18克　桂枝6克　陈皮10克　法半夏10克　厚朴10克　枳壳10克　香附10克　荷叶25克　玉米须20克　甘草3克。水煎服，每日1剂，2次/日。

【功效与主治】健脾祛湿，通阳利水。

【加减应用】肥胖病虽在初期，常与高脂血症同时并见，甚至出现高血压，以上述方药可另加鸡内金，重用生山楂、荷叶。如便秘者亦酌加草决明、生首乌。

（3）健脾汤（工企医刊，2014年第2期）

【组成与用法】党参20克　山药20克　莲子15克　白扁豆12克　茯苓15克　白术12克　炙甘草10克　桂枝12克　泽泻12克　陈皮12克　山楂15克　木香12克　法半夏12克。水煎服，每日1剂，2次/日。

【功效与主治】健脾除湿。

【加减应用】可配参术丸、五苓丸口服。

（4）防麻参散（浙江中医杂志，1997年第11期）

【组成与用法】防风　茯苓　怀山药　山楂各40克　生麻黄　苍术　川芎20克　黄芪80克　白术　泽泻　车前子各30克　丹参60克。上药共研为细粉，每次用荷叶汁（无鲜荷叶，代以荷叶粉适量冲）冲服8克。

【功效与主治】健脾益肾，消痰利水。

（5）健脾化痰方（河南中医，2002年第2期）

【组成与用法】陈皮10克　法半夏10克　茯苓15克　苍术10克　白术10克　枳壳10克　荷叶10克　山楂10克　泽泻10克　大黄6克　薏苡仁20克　草决明10克。水煎服，每日1剂，2次/日。

【功效与主治】健脾化痰利湿

【加减应用】有腹泻者加木香、肉豆蔻；有腹胀者加厚朴、使君子。

（6）藿香正气散（《太平惠民和剂局方》）

【组成与用法】大腹皮30克　白芷30克　紫苏30克　茯苓30克　法半夏60克　白术60克　陈皮60克　厚朴60克　桔梗60克　藿香90克　甘草75克。水煎服，每日1剂，2次/日。

【功效与主治】解表化湿，理气和中。

【加减应用】若表邪偏重，寒热无汗者，可加香薷以助解表；兼气滞脘腹胀痛者，可加木香、延胡索以行气止痛。

2. 胃热湿阻证

主症：肥胖，头胀，消谷善饥，肢重困楚，口渴喜饮，大便秘结，舌质红，苔腻微黄，脉滑或数。

治法：清热利湿。

（1）防风通圣散（《宣明论方》）

【组成与用法】防风　川芎　当归　芍药　大黄　薄荷叶　麻黄　连翘　芒硝各15克　石膏　黄芩　桔梗各30克　滑石90克　生甘草60克　荆芥穗克　白术克　栀子各7.5克。水煎服，每日1剂，2次/日。

【功效与主治】清热利湿。

【加减应用】头胀明显时加野菊花；口渴加荷叶；大便秘结加芒硝。

（2）麻子仁丸（《伤寒论》）

【组成与用法】麻子仁 500 克　芍药 250 克　枳实 250 克　大黄 500 克　厚朴 250 克　杏仁 250 克。上药为末，炼蜜为丸，每次 9 克，2 次/日，用焦荷叶煎水送服。

【功效与主治】润肠泄热，行气通便。

3. 肝郁气滞证

主症：肥胖，胸胁胀满，胃脘痞胀，月经不调，失眠多梦，精神抑郁或烦急易怒；亦可伴有大便不畅，舌淡红或偏红，苔白或薄黄，脉弦细。

治法：疏肝理气。

（1）舒肝健脾汤（工企医刊，2014 年第 2 期）

【组成与用法】香附 12 克　木香 12 克　佛手 12 克　党参 15 克　茯苓 12 克　苍白术 12 克　厚朴 12 克　陈皮 12 克　柴胡 12 克　郁金 10 克　白芍 15 克　枳壳 15 克　山楂 12 克　泽泻 12 克　炙甘草 10 克。水煎服，每日 1 剂，2 次/日。

【功效与主治】健脾化湿，疏肝理气。

【加减应用】可配舒肝丸、胃立康口服。

（2）舒肝消肥汤（北京中医，1994 年第 4 期）

【组成与用法】柴胡　枳实　当归　香附　郁金　泽泻各 12 克　丹参 30 克　生山楂 50 克　荷叶 10 克　水蛭　大黄各 6 克。水煎服，每日 1 剂，2 次/日。

【功效与主治】疏肝理脾。

【加减应用】肝火过盛可加龙胆草、炒栀子；口干欲饮，消谷善饥加麦冬、玄参、石膏、去柴胡、生山楂；腹胀大便干结加白术、柏子仁、莱菔子、大黄加为 10 克；气短心悸浮肿加车前子、滑石、磁石；月经少者加红花、桃仁；闭经者加三棱、炮山甲、白术。

4. 痰湿内盛证

主症：肥胖，头晕头胀，头重如裹，昏昏欲睡，口黏或甜，胸膈满闷，脘腹痞胀，肢体困重，动则更著，大便不爽，舌淡苔白腻或黄腻，脉滑。

治法：健脾行气，祛痰化湿。

（1）温胆汤（《三因极一病证方论》）

【组成与用法】法半夏 15 克　竹茹 15 克　枳实 15 克　陈皮 20 克　甘草 5 克　茯苓 12 克　生姜 10 克　大枣 4 枚。水煎服，每日 1 剂，2 次/日。

【功效与主治】疏肝理气活血。

【加减应用】头昏胀重如裹，昏昏欲睡较重时，可加藿香、佩兰、石菖蒲；食欲亢进加黄芩；伴畏寒者加桂枝；伴乏力明显时加生黄芪。

（2）清热利湿汤（工企医刊，2014 年第 2 期）

【组成与用法】柴胡 12 克　栀子 12 克　龙胆草 12 克　白茅根 20 克　生薏苡仁 20 克　牛膝 15 克　苍术 12 克　黄柏 12 克　茵陈 20 克　虎杖 15 克　泽泻 12 克　茯苓 15 克

草决明15克　甘草6克。水煎服，每日1剂，2次/日。

【功效与主治】健脾化湿，疏肝理气。

【加减应用】可配热炎林、清浊丸口服。

5. 气滞血瘀证

主症：肥胖，胸胁作痛，痛有定处，脘腹胀满，月经不调或闭经，经血色暗有块，舌质紫暗或有斑瘀点，苔薄，脉弦或弦涩。

治法：行气活血。

血府逐瘀汤（《医林改错》）

【组成与用法】桃仁12克　红花9克　当归9克　生地黄9克　川芎4.5克　赤芍6克　牛膝9克　桔梗4.5克　柴胡3克　枳壳6克　甘草6克。水煎服，每日1剂，2次/日。

【功效与主治】疏肝理气活血。

【加减应用】若瘀痛入络，可加全蝎、穿山甲、地龙、三棱、莪术等以破血通络止痛；气机郁滞较重，加川楝子、香附、青皮等以疏肝理气止痛；血瘀经闭、痛经者，可用本方去桔梗，加香附、益母草、泽兰等以活血调经止痛；胁下有痞块，属血瘀者，可酌加丹参、郁金、䗪虫、水蛭等以活血破瘀，消徵化滞。

6. 脾肾阳虚证

主症：肥胖，畏寒肢冷，疲乏无力，腰膝酸软，面目浮肿，腹胀便溏，舌淡苔薄或薄腻，脉沉细无力。

治法：温阳健脾。

(1) 真武汤（《伤寒论》）

【组成与用法】茯苓9克　芍药9克　白术6克　生姜9克　附子9克。水煎服，每日1剂，2次/日。

【功效与主治】温肾健脾。

【加减应用】腰膝酸软明显可加牛膝；动则喘作可重用黄芪，加泽泻；便溏腹胀突出者加佛手；若水寒射肺而咳者，加干姜、细辛；阴盛阳衰而下利甚者，去芍药之阴柔，加干姜以助温里散寒；水寒犯胃而呕者，加重生姜用量以和胃降逆，可加用吴茱萸、半夏以助温胃止呕。

(2) 火土两培丹（《石室秘录》）

【组成与用法】人参90克　白术150克　茯苓60克　薏苡仁150克　芡实150克　熟地黄250克　山茱萸120克　五味子30克　杜仲90克　肉桂60克　砂仁15克　益智仁30克　白芥子90克　橘红30克。各为末，蜜丸。每日白滚水送下15克。

【功效与主治】补益脾肾，化湿祛痰。

(3) 健脾补肾汤（工企医刊，2014年第2期）

【组成与用法】党参30克　黄芪30克　黄精12克　山药20克　山茱萸12克　泽

泻12克　莲子12克　炒薏苡仁20克　芡实15克　茯苓12克　白术12克　制附子6克　生姜3克　白芍12克　山楂12克　补骨脂15克　沙苑子15克　甘草6克。水煎服，每日1剂，2次/日。

【功效与主治】健脾补肾。

【加减应用】可配参茯丸、补肾丸口服。

（4）补气消痰饮（《石室秘录》）

【组成与用法】党参15克　白术20克　茯苓20克　熟地黄25克　山茱萸15克　肉桂6克　砂仁6克　益智仁6克　法半夏10克　陈皮10克　神曲10克　白芥子6克。水煎服，每日1剂，2次/日。

【功效与主治】益气温阳，健脾强肾。

【加减应用】若痰气壅盛，则当消法，宜家用化痰祛湿之苍术、草薢、陈皮、半夏；若有瘀，则加牡丹皮、赤芍、当归尾、桃仁、泽兰、新绛、红花等血中之气药，亦可用辛温通脉诸如川乌、川椒、薤白之品。

（5）轻身一号方（医学文选，1992年第S1期）

【组成与用法】黄芪15克　防己10克　白术10克　川芎10克　制首乌10克　泽泻10克　生山楂15克　丹参15克　茵陈10克　水牛角5克　淫羊藿10克　生大黄6克。水煎服，每日1剂，2次/日。

【功效与主治】益气健脾，温肾助阳，活血化瘀，利水消肿。

【加减应用】脾气虚重者可改黄芪30～50克或加太子参15克。

7. 阴虚内热证

主症：肥胖，头昏眼花，头胀头痛，腰膝酸软，五心烦热，低热，舌红苔少或无苔，脉细数微弦。

治法：滋阴清热。

一贯煎（《续名医类案》）

【组成与用法】北沙参9克　麦冬9克　当归9克　生地黄20克　枸杞子10克　川楝子4.5克。水煎服，每日1剂，2次/日。

【功效与主治】滋阴清热。

【加减应用】热象明显可加黄柏、知母；气滞明显可加枳壳、山楂；大便秘结，加瓜蒌仁；有虚热或汗多，加地骨皮；痰多，加川贝母；舌红而干，阴亏过剩，加石斛；胁胀痛，按之硬，加鳖甲；烦热而渴，加知母、石膏；腹痛，加芍药、甘草；两足痿软，加牛膝、薏苡仁；不寐，加酸枣仁；口苦燥，少加黄连。

对症良方

肥胖的具体的分型为外周型肥胖、腹型肥胖、及复合型肥胖组，针对该分型的具体方药如下：

（1）定心方（浙江中西医结合杂志，2000年第5期）

【组成与用法】苦参10克　黄连3克　酸枣仁20克　三七6克　赤芍10克　党参15克　灵芝10克　丹参10克。丸剂，每次4粒，口服，3次/日。

【功效与主治】益气滋阴。

（2）芙蓉降脂减肥灵（湖南中医学院学报，1999年第2期）

【组成与用法】山楂10克　神曲10克　法半夏10克　茯苓15克　莱菔子10克　荷叶6克　陈皮10克　白术15克　人参6克。丸剂，每次5粒，口服，3次/日。

【功效与主治】消食和胃，健脾化湿。

（3）康灵减肥合剂（中医杂志，1989年第5期）

【组成与用法】黄芪15克　泽泻10克　荷叶6克　山楂15克　何首乌15克　生大黄6克　延胡索20克。每次100ml，体重在90kg以上者加至150ml，日2次于餐前半小时服。

【功效与主治】消食健脾。

（4）牵牛子散（湖南中医杂志，1996年第6期）

【组成与用法】白牵牛子、炒草决明、泽泻、荷叶、生山楂、白术、丹参、大腹皮等。诸药共研极细末．密闭保存，每次9克，每日3次，1个月为1疗程。

【功效与主治】利水消食。

（5）降脂散（河北中医，1998年第1期）

【组成与用法】防风　剂芥　连翘　麻黄　川芎　当归　白芍药　白术　栀子　大黄　芒硝各15克　石膏　黄芩　桔梗各30克　甘草　滑石各60克　白矾3克，粉碎为末，分装每包重20克，每日用开水泡服1包（最好用保温杯泡），随泡随饮，以之代茶，连服20天为一疗程。

【功效与主治】清热解表，健脾祛湿。

（6）小儿减肥散（辽宁中医杂志，2000年第1期）

【组成与用法】木香　砂仁　炒枳壳　炒白术　皂荚　荔枝核　莪术。研粉密封备用。1日服量：6～12岁：8～12克；13～18岁：13～15克。每日量分3次，饭前用市售南方黑芝麻糊或红枣汤调味，温开水送服。

【功效与主治】理气健脾。

【加减应用】服药期间忌食各种补品、饮料、矿泉水和生冷食物。

（7）减肥降脂茶（中医药信息，2000年第1期）

【组成与用法】枸杞10克　何首乌15克　草决明15克　山楂15克　丹参20克。以上几味药加水浸泡后，文火水煎，取汁1500ml，作茶频饮。

【功效与主治】滋阴健脾。

（8）健脾瘦身汤（甘肃中医学报，2001年第1期）

【组成与用法】黄芪15克　党参15克　白术10克　茯苓15克　当归10克　山药15克　扁豆10克　木香6克　生山楂20克　泽泻10克。水煎服，每日1剂，2次/日。

【功效与主治】健脾瘦身。

【加减应用】腹胀满痛，大便不通者，加枳实10克、厚朴10克、大黄6~8克；呃逆、嗳气者加柿蒂10克、公丁香6克、鸡内金15克。

(9）减肥丸（陕西中医，2003年第9期)

【组成与用法】苍术12克　陈皮12克　香附9克　法半夏6克　泽泻12克　茯苓15克　山楂2克　大腹皮15克　车前子24克　大黄6克。制成丸剂，每次4克。

【功效与主治】行气利水。

(10）荷术汤（河南医药，1979年9月)

【组成与用法】荷叶30克　苍术30克　白术15克　黄柏15克　牛膝10克　薏苡仁30克　黄芪30克　桂枝10克　木瓜30克　茯苓15克　泽泻1克　山楂30克　车前子30克　虎杖30克　夏枯草30克　甘草3克。水煎服，每日1剂，2次/日。

【功效与主治】健脾利湿，补气通阳。

【加减应用】血压高者加杜仲12克、防己12克；冠心病者加丹参15克、川芎7克、葛根15克；失眠者加丹参30克；月经不调者加益母草12克；关节疼痛者加寻骨风12克；伴阴虚者（舌红赤，少苔，脉弦细数）加女贞子15克。

(11）减肥轻身方（王光权经验方)

【组成与用法】黑牵牛子10克　白牵牛子10克　草决明10克　泽泻10克　白术10克　山楂20克　制首乌20克。将上药碾为细末，炼蜜为丸，如梧桐子大，早晚各服20~30粒。

【功效与主治】消食化瘀，减肥去脂。

(12）轻身饮（实用中医内科杂志，1991年第1期)

【组成与用法】茵陈40克　首乌20克　金樱子30克　黄精30克　生山楂15克　丹参20克　大黄10克　三七粉5克　泽泻15克　葛根20克。水煎服，每日1剂，2次/日。

【功效与主治】疏通导滞，轻身健体。

【加减应用】大便秘结者，加火麻仁30克。

(13）健脾益肾散（中医杂志，1994年第8期)

【组成与用法】山药、茯苓、大豆、黑米、荞麦、山楂、黑芝麻等。制成散剂。快速减肥：一日三餐仅食用本品，每餐30克+用开水调成粥状，细嚼慢咽服下。每日加500~1000克蔬菜、水果。缓慢减肥：在快速减肥方法的基础上，每日增加鸡蛋1个，瘦肉、鱼、豆制品总量不超过100克，再加牛奶250ml。

【功效与主治】健脾补肾，化痰祛瘀。

(14）消脂方（河南中医，2004年第3期)

【组成与用法】黄芪15克　党参15克　防己15克　白术15克　何首乌30克　泽泻60克　山楂20克　茵陈30克　茯苓20克　淫羊藿20克　大黄10克。水煎服，每日

1剂，2次/日。

【功效与主治】健脾化湿除痰。

【加减应用】伴血脂者加泽泻，可利水湿而不上阴；水湿停滞者，加大腹皮，行气宽中，利水消肿；气滞血瘀，加三七、血竭；上腹饱满、嗳气厌食，加莱菔子、枳实、肉桂；大便秘结，加柏子仁、大黄。

（15）祛痰消脂方（河南中医，2004年第3期）

【组成与用法】陈皮10克 苍术10克 法半夏10克 丹参15克 赤芍10克 决明子15克 制首乌15克 黄芪12克 地龙10克 山楂15克 大黄6克 泽泻9克 茯苓15克 天麻6克 太子参20克。水煎服，每日1剂，2次/日。

【功效与主治】健脾化湿除痰。

【加减应用】痰湿郁久，壅阻气机，以致痰瘀交阻，可酌加当归、赤芍、川芎、桃仁、红花、丹参、泽兰等。

（16）降脂减肥健美饮（河北中医，1994年第4期）

【组成与用法】党参15克 黄芪15克 茯苓10克 丹参10克 熟地黄15克 白术10克 车前子10克。水煎服，每日1剂，2次/日。

【功效与主治】益气健脾，化湿除痰。

【加减应用】肥胖，浮肿，疲乏无力，肢体困重，小便量少，纳差，腹满，舌淡苔薄黄，脉沉细，加泽泻10克、猪苓10克；肥胖头胀，眩晕，消谷善饥，肢重困楚，口渴喜饮，舌苔腻微黄，脉滑略数，加大黄10克、天花粉10克。肥胖，胸闷苦满，胃脘痛满，月经不调，闭经，失眠，多梦，舌质暗红，苔白或薄腻，加柴胡10克、炒枳壳10克；肥胖，疲乏无力，腰酸腿软，阳痿，早泄，带下量多，舌淡苔薄白，脉沉细无力，加山药15克、何首乌10克；如有肺脾气虚加黄芪15克、白术10克、党参15克；上焦有火加生地黄10克、黄连5克；头痛重加蔓荆子10克、菊花10克；湿热重加苍术、薏苡仁15克、木通5克。

（17）利湿减肥方（河北中医，1995年第4期）

【组成与用法】党参15克 茯苓10克 白术10克 车前子10克（包煎） 熟地黄15克 泽泻10克 丹参10克 山药10克 何首乌10克 山楂10克 猪苓10克 大黄10克 炒枳壳10克。水煎服，每日1剂，2次/日。

【功效与主治】益气健脾，渗水利湿。

【加减应用】湿邪偏盛者，可加薏苡仁、赤小豆。

（18）健脾瘦身汤（甘肃中医学院学报，2001年第2期）

【组成与用法】黄芪30克 党参15克 白术15克 茯苓15克 当归15克 山药15克 白扁豆10克 木香10克 生山楂30克 泽泻15克。水煎服，每日1剂，2次/日。

【功效与主治】健脾化湿。

【加减应用】脾虚水停，肢体肿胀明显者，可加大腹皮、桑白皮、木瓜、五加皮；腹胀便溏者，加厚朴、陈皮、木香以理气消胀。

第五节　房颤

心房颤动（Atrial fibrillation，AF），是临床上常见的一种心律失常，是以无序的心房激动伴随其后发生的心房机械功能退化为特征的室上性快速性心律失常，其发病率在普通人群中高达0.4%～1%，占所有因心律失常住院病人的34.5%，且其发病率随年龄的增长而增加，已成为21世纪的主要心血管流行性疾病之一。房颤时一个复杂的病理变化，在房颤的发病机制中其基础是出现了心房电生理改变与心房结构重塑的共同作用，即心房电重构与心房结构重构。心房电重构是指房颤所诱发的有利于房颤维持与复发的心房电生理变化；而房颤患者所出现的心房的扩大、心肌纤维化，即心房解剖重构，是房颤不易复律或复律后不易维持窦律，导致房颤复发的主要原因。临床上根据房颤的发作特点，将房颤分为阵发性心房颤动、持续性心房颤动、永久性心房颤动。

中医无房颤之病名，其多归属至“心悸”、“怔忡”范畴，继发于胸痹、心痹、肺胀等基础上，素疾日久，年老体弱、虚损心悸，气血必虚。加至外邪、痰湿，瘀血在不同程度上耗伤心之气血，而诱发加重房颤。因此，房颤的病机根本为心之血气不足，兼有痰湿、瘀邪，二者相互影响，形成恶性循环。辨证认为：其证为本虚标实，心阳或心阴兼而方虚为其本，而痰湿，瘀邪郁结于体内为其标。

诊断要点

1. 病因：最常见于风湿性二尖瓣狭窄，其次为冠心病、甲状腺性能亢进，亦可见于慢性缩窄性心包炎、心肌病、病毒性心肌炎等，低温麻醉、胸腔和心脏手术后、急性感染及脑血管意外也可引起。

2. 房颤分阵发性和持久性两种，前者历时短暂起止突然然，后者指持续发作3个月以上不作处理不能终止者。

3. 可有心悸，心功能不全，心音强弱不等，心律绝对不规则及脉搏短绌等。

4. 心电图：P波消逝，代之以一系列细小的、形态不同的、频率不规则的颤动波，称f波，QRS波形态与窦性相同，心室律不规则，120～180次/分，如并三度房室传导阻滞，心室律缓慢且规则，预激综合征伴房颤时并旁道下传者时心室率可快达200次/分以上，QRS波群多数具有心室预激波。

通用良方

房颤大都是由眩晕、心悸、怔忡、胸痹、咳喘等病失治或误治，病延日久，产生痰浊、瘀血、气滞、水饮等实邪或侵凌心阳，或不养心阴；加之久病体虚，心失所养，造成心脏尸体虚损，气血阴阳衰弱，使心失所养，心脏鼓动无力，心主血脉功能失常而发心悸。只有结合具体病机采取相应治法，使之丝丝入扣，才能善用“通”法。

1. 养血复脉汤（北京中医药，2009 年第 2 期）

【组成与用法】生黄芪 30 克　当归 10 克　党参 15 克　麦冬 10 克　五味子 6 克　炒酸枣仁 10 克　川芎 10 克　石斛 10 克　茯苓 10 克　知母 10 克　炙甘草 10 克　红花 10 克　桃仁 10 克　郁金 10 克　香附 10 克。水煎服，每日 1 剂，2 次/日。

【功效与主治】益气养阴，养心安神。

【加减应用】兼阳虚而汗出肢冷，加附子、黄芪、煅龙骨、煅牡蛎；兼阴虚，重用麦冬、地黄、阿胶，加沙参、玉竹、石斛；纳呆腹胀，加陈皮、谷芽、麦芽、神曲、山楂、鸡内金、枳壳健脾助运；失眠多梦，加合欢藤、夜交藤、五味子、柏子仁、莲子心等养心安神。

2. 参松养心胶囊（中国循证医学杂志，2011 年第 3 期）

【组成与用法】人参 10 克　麦冬 10 克　山茱萸 10 克　丹参 10 克　炒酸枣仁 20 克　桑寄生 10 克　赤芍 10 克　土鳖虫 10 克　甘松 10 克　黄连 6 克　五味子 3 克　龙骨 15 克。水煎服，每日 1 剂，2 次/日。

【功效与主治】益气养阴，活血通络。

3. 定心胶囊（中华中医药学刊，2008 年第 5 期）

【组成与用法】黄芪 20 克　炙甘草 15 克　人参 15 克　红花 10 克　丹参 10 克　生地黄 20 克　麦冬 20 克。

【功效与主治】益气养阴。

4. 益心方（中国中医医学基础杂志，2011 年第 2 期）

【组成与用法】太子参 15 克　麦冬 10 克　龙齿 20 克　珍珠母 20 克　柏子仁 10 克　酸枣仁 12 克　炙甘草 12 克　桂枝 6 克。水煎服，每日 1 剂，2 次/日。

【功效与主治】益气养阴。

【加减应用】气虚甚者改西洋参 10 克、黄芪 15 克。

5. 仙灵生脉散（中医药学刊，2006 年第 7 期）

【组成与用法】淫羊藿 10 克　人参 6 克　麦冬 15 克　生地黄 20 克　五味子 6 克　炙甘草 12 克　桂枝 9 克。水煎服，每日 1 剂，2 次/日。

【功效与主治】温阳益气养阴。

【加减应用】痰瘀互结加远志、胆南星、苦参、法半夏各 10 克，丹参 12 克、延胡索 10 克；气虚血瘀加黄芪、白术各 15 克、茯苓 20 克、丹参、川芎各 12 克；阴虚火旺重用生地 40 克，加玄参 10 克、黄连 6 克、知母、黄柏各 10 克；气阴两虚加黄芪、玉竹各 15 克、十大功劳叶 12 克；心虚胆怯加酸枣仁、柏子仁各 15 克、琥珀（另冲）3 克。

6. 脉安宁合剂（中医药临床杂志，2006年第3期）

【组成与用法】白芍10克　麦冬10克　五味子3克　桑寄生15克　淫羊藿10克　石决明10克　当归10克　太子参6克　地龙10克　全蝎3克　钩藤10克。水煎服，每日1剂，2次/日。

【功效与主治】养血息风，祛风搜风。

7. 益心复脉汤（国医论坛，2005年第5期）

【组成与用法】巴戟天15克　女贞子15克　炙甘草15克　人参10克　桂枝10克　生地黄10克　麦冬15克　阿胶15克　甘松10克　苦参15克。水煎服，每日1剂，2次/日。

【功效与主治】益心复脉。

【加减应用】胸闷脉急加瓜蒌、茯苓各10克；心悸重加生龙骨10克、生牡蛎30克；久治不愈舌质紫暗加丹参、川芎各15克、三七8克。

8. 益气活血方（吉林中医药，2007年第4期）

【组成与用法】党参20克　麦冬20克　黄芪30克　葶苈子30克　葛根30克　丹参30克　制附片10克　五味子10克　泽泻10克　猪苓10克。水煎服，每日1剂，2次/日。

【功效与主治】益心活血。

【加减应用】大便秘结者，加火麻仁、柏子仁。

9. 安寐丹（新中医，2002年第4期）

【组成与用法】太子参20克　麦冬15克　茯苓15克　酸枣仁15克　柴胡15克　五味子8克　石菖蒲8克　当归12克　黄芩10克　川牛膝10克　地龙10克　生姜5克　炙甘草6克　大枣5枚。水煎服，每日1剂，2次/日。

【功效与主治】益气利水，养心安神。

10. 益气活血祛风汤（河北中医，2013年第12期）

【组成与用法】人参20克　麦冬15克　地龙10克　全蝎6克　僵蚕10克　羌活10克　防风10克　桑寄生15克　杜仲15克　酸枣仁20克　三七粉（冲服）3克。水煎服，每日1剂，2次/日。

【功效与主治】益气温阳，活血化瘀。

【加减应用】有阳虚者加用桂枝、附子、炙甘草等温阳之品；有阴虚者加用生地黄、玄参、麦冬等物以滋养阴液。

11. 黄芪失笑散（中华中医药学刊，2012年第10期）

【组成与用法】生黄芪30克　五灵脂15克　蒲黄15克　川芎12克　赤芍12克　当归12克　炙甘草5克　制香附15克。水煎服，每日1剂，2次/日。

【功效与主治】行气活血。

【加减应用】兼有胸痛者可合用丹参饮：丹参15克、砂仁（冲服）3克、檀香

（后下）3克，气虚甚者家用党参或生晒参，或加大益气药物用量，酌情减少理气药物用量，或改用橘络、绿梅花、炒谷芽等轻疏气机，达到补而不滞之目的；有痰浊者加用法半夏、茯苓、竹茹、枳实等祛痰之品。

12. 健心复脉方（云南中医中药杂志，2013年第8期）

【组成与用法】黄芪30克　丹参30克　川芎20克　郁金15克　三七粉3克（冲服）　当归15克　延胡索15克　甘松20克　桑寄生15克　苦参15克　炒酸枣仁30克。水煎服，每日1剂，2次/日。

【功效与主治】益心活血。

【加减应用】失眠多梦，加合欢藤、夜交藤、五味子、柏子仁、莲子心等养心安神。

13. 加味复脉汤（江苏中医药，2012年第3期）

【组成与用法】炙甘草30克　党参25克　生地黄30克　大麻仁30克　桂枝10克　阿胶10克　麦冬10克　生姜10克　大枣5枚　甘松20克　女贞子15克　墨旱莲15克　丹参15克　川芎15克。水煎服，每日1剂，2次/日。

【功效与主治】益气复脉。

【加减应用】纳呆腹胀，加陈皮、谷芽、麦芽、神曲、山楂、鸡内金、枳壳健脾助运；

14. 疏肝潜阳汤（中医临床研究，2012年第10期）

【组成与用法】玄参10克　香附9克　延胡索10克　黄精15克　贝母10克　白芍15克　天竺黄10克　法半夏9克　大枣7枚克　丹参15克　玉竹30克　生龙骨30克　生牡蛎30克　山药15克。水煎服，每日1剂，2次/日。

【功效与主治】疏肝潜阳。

【加减应用】伴头晕、血压高者加天麻15克、石决明30克；口苦加黄芩10克。

辨证良方

房颤的中医辨证分型，通过对房颤相关文献的整理、回顾性临床病例统计及省内专家调查表结果的综合分析，形成共识，分为5个证型：气阴两虚证、心阳虚衰证、水饮凌心证、痰浊阻滞证、心脉瘀阻证。现将临床上常见的证型分述如下。

1. 气阴两虚证

主症：心悸气短、胸闷、神疲乏力、面颧暗红或觉潮热心烦，夜寐不安，口干，舌质红或淡红，舌苔多表现为舌质红少苔且干，或苔有裂纹，脉细数。

治法：益气养阴。

（1）生脉散（《备急千金药方》）

【组成与用法】人参9克　麦冬9克　五味子6克。水煎服，每日1剂，2次/日。

【功效与主治】益气养阴。

【加减应用】同时根据临床辨证，偏于气虚者应用补气类药如黄芪、党参、西洋参等；偏于阴虚者用麦冬、茯苓、天冬等；清热多以牡丹皮、白花蛇舌草、知母等为主；血瘀明显者可用当归、红花、赤芍、三七，甚者可用虫类药物冲服，如全蝎粉、蜈蚣粉；化痰多以法半夏、陈皮、胆南星等为主。另外，因房颤患者多有心神不宁，心烦失眠的症状，可适当佐以重镇安神类药物如生龙骨、生牡蛎、琥珀、炒酸枣仁等辅助疗效。

（2）天王补心丹加减（浙江中医杂志，2010 年第 1 期）

【组成与用法】太子参 15 克　炙黄芪 15 克　枸杞子 15 克　白芍 15 克　当归 15 克　夜交藤 12 克　天冬 12 克　麦冬 12 克　酸枣仁 12 克　柏子仁 12 克　五味子 9 克　远志 5 克　桔梗 5 克等。水煎服，每日 1 剂，2 次/日。

【功效与主治】益气养阴。

【加减应用】兼阳浮于上，加生龙骨、生牡蛎、磁石（先煎）、淮小麦、茯苓、灯芯草，增加酸枣仁剂量；兼脾虚不运，加茯苓、白术；若心火太旺，加黄连以直折之；若有汗出，可重用淮小麦，加用穞豆衣、糯稻根，改生龙骨、生牡蛎为煅龙骨、煅牡蛎；伴胃热肠寒者，先予半夏泻心汤加减调理肠胃，嗣后再加用天王补心丹加减治疗。

（3）一贯煎（《柳州医话》）

【组成与用法】太子参 15 克　麦冬 15 克　五味子 15 克　生地黄 12 克　当归 15 克　沙参 15 克　枸杞子 15 克　川楝子 12 克　炒酸枣仁 20 克　生龙牡各 20 克　木香 10 克　砂仁 10 克　陈皮 9 克　炙甘草 6 克。水煎服，每日 1 剂，2 次/日。

【功效与主治】益气养阴，养心安神。

【加减应用】若兼有血瘀，则加桃仁 12 克、红花 12 克；兼有痰湿，则加竹茹 12 克、陈皮 12 克、半夏 9 克。

（4）归脾汤（《济生方》）

【组成与用法】人参 10 克　麦冬 15 克　五味子 15 克　炒白术 15 克　黄芪 20 克　茯苓 15 克　当归 15 克　炒酸枣仁 20 克　山萸肉 15 克　远志 15 克　生龙牡各 20 克　神曲 15 克　木香 9 克　炙甘草 9 克。水煎服，每日 1 剂，2 次/日。

【功效与主治】益气补血，健脾养心。

【加减应用】气虚甚者重用人参、黄芪、白术、炙甘草，少佐肉桂，去少火生气之意；血虚甚者加熟地黄、白芍、阿胶；阳虚甚者而汗出肢冷，脉结或代者，加附片、桂枝、煅龙骨、煅牡蛎；阴虚甚者而心烦、口干、舌质红，少苔者，加玉竹、麦冬、生地黄、沙参、石斛。

（5）炙甘草汤（《伤寒论》）

【组成与用法】炙甘草 12 克　生姜 9 克　桂枝 9 克　人参 6 克　生地黄 50 克　阿胶 6 克　麦冬 10 克　大麻仁 10 克　大枣 10 枚。水煎服，每日 1 剂，2 次/日。

【功效与主治】益气养阴，养心安神。

【加减应用】方中可加酸枣仁、柏子仁以增强养心安神定悸之力，或加龙齿、磁石重镇安神；偏于心气不足者，重用炙甘草、人参；偏于阴血虚者重用生地黄、麦冬；心阳偏虚者，易桂枝为肉桂，加附子以增强温心阳之力；阴虚而内热较盛者，易人参为南沙参，并减去桂、姜、枣、酒，酌加知母、黄柏，则滋阴液降虚火之力更强。

(6) 益气养阴方（中医杂志，2007 年第 8 期）

【组成与用法】南沙参 12 克　北沙参 12 克　麦冬 9 克　柏子仁 15 克　酸枣仁 6 克　天冬 9 克　桔梗 6 克　玄参 9 克　苦参 9 克　五味子 9 克　远志 9 克　茯苓 9 克　茯神 9 克　降香 2.4 克　川芎 9 克　炙甘草 3 克。水煎服，每日 1 剂，2 次/日。

【功效与主治】益气养阴。

【加减应用】夜间耳鸣，难以入睡，加黄连 3 克、磁石 30 克、夜交藤 30 克；胸中不适难以名状，坐卧不安，舌红苔薄净，脉数，加煅龙骨 30 克、煅牡蛎 30 克、夜交藤 30 克。

2. 心阳虚衰证

主症：心悸气短、胸闷、畏寒肢冷、面色苍白、舌体胖苔润。

治法：温阳化气。

(1) 桂枝甘草龙骨牡蛎汤（《伤寒论》）

【组成与用法】桂枝 15 克　甘草 30 克　生龙骨 30 克　生牡蛎 30 克。水煎服，每日 1 剂，2 次/日。

【功效与主治】温补心阳。

【加减应用】心阳不足者，形寒肢冷者，加黄芪、人参、附子；大汗出者，重用人参、黄芪，加煅龙骨、煅牡蛎，或加山萸肉；兼见水饮内停者，选加葶苈子、五加皮、大腹皮、车前子、泽泻、猪苓；夹有瘀血者，加丹参、赤芍、桃仁、红花等；兼见阴伤者，加麦冬、玉竹、五味子。

(2) 五苓散或苓桂术甘汤或实脾饮加减（中华中医药学刊，第 2012 年第 10 期）

【组成与用法】生晒参（另炖）9 克　白术 10 克　白芍 15 克　猪苓 15 克　茯苓 15 克　泽泻 12 克　山药 30 克。水煎服，每日 1 剂，2 次/日。

【功效与主治】温阳化气。

【加减应用】咳喘甚者加用葶苈子大枣泻肺汤，并加苏子、玉竹泻肺平喘；阳虚明显者加用附子、桂枝；水肿明显者则加用五皮饮：如茯苓、泽泻、车前子、大腹皮、冬瓜皮、桑白皮等；颜面及肢体浮肿，脘痞腹胀明显者，可加用炒白扁豆、炒白术、炒薏苡仁，佐以砂仁、绿梅花、炒谷芽理气和胃；水湿退却，症状改善后，则以培补脾肾为主，防止水邪卷土重来，多用参苓白术散加减。

3. 水饮凌心证

主症：心悸气短，胸闷脘痞，咳吐白色或粉红色沫痰，眩晕唇绀，形寒肢冷，下肢浮肿，舌淡苔滑或白腻。

治法：温阳利水。

（1）苓桂术甘汤（《金匮要略》）

【组成与用法】茯苓12克　桂枝9克　白术6克　甘草6克。水煎服，每日1剂，2次/日。

【功效与主治】振奋心阳，化气利水。

【加减应用】若恶心呕吐者，加法半夏、陈皮、生姜；尿少肢肿者，加泽泻、猪苓、茯苓、防己、葶苈子、大腹皮、车前子；兼见肺气不宣，肺有水湿者，表现胸闷、咳喘，加杏仁、前胡、桔梗以宣肺，加葶苈子、五加皮、防己以泻肺利水。

（2）真武汤（《伤寒论》）

【组成与用法】炮附子9克　白术9克　茯苓9克　芍药6克　生姜9克。水煎服，每日1剂，2次/日。

【功效与主治】振奋心阳，行气利水。

【加减应用】浮肿者酌车前子15克、怀牛膝15克、泽泻15克；气喘者加麻黄6克、细辛5克、桑白皮15克；阴阳两虚，动则气喘者加五味子10克、麦冬15克、黄芪15克；面色昏黑，颈动脉搏动明显者加丹参至30克、紫石英30克、茶树根10克、桃仁15克等；口苦者加黄连5克。

4. 痰浊阻滞证

主症：心悸、胸闷脘痞、舌苔白腻或滑腻。

治法：化痰祛瘀。

（1）黄连温胆汤（《备急千金药方》）

【组成与用法】黄连6克　法半夏6克　陈皮6克　茯苓10克　甘草3克　枳实6克　竹茹12克　大枣3枚。水煎服，每日1剂，2次/日。

【功效与主治】清热化痰。

【加减应用】痰火伤津，大便秘结，加大黄、瓜蒌；痰火伤阴，口感盗汗，舌质红，少津，加麦冬、天冬、沙参、玉竹、石斛；烦躁不安，惊悸不宁，加生龙骨、生牡蛎、珍珠母、石决明以重镇安神。

（2）导痰汤（《备急千金药方》）

【组成与用法】法半夏6克　橘红3克　茯苓3克　枳实3克　制胆南星3克　甘草1.5克。水煎服，每日1剂，2次/日。

【功效与主治】理气化痰，宁心安神。

【加减应用】纳呆腹胀，兼脾虚者，加党参、白术、谷芽、麦芽、鸡内金；心悸伴烦躁口苦，苔黄，脉滑数，系痰火内扰，心神不宁，可加茵陈、苦参、黄连、竹茹。

（3）温胆汤加减（山西中医学院学报，2014 年第 4 期）

【组成与用法】党参 15 克　麦冬 15 克　五味子 15 克　桂枝 10 克　云苓 15 克　炒白术 15 克　竹茹 12 克　陈皮 12 克　法半夏 9 克　赤芍 15 克　川芎 15 克　生龙牡 20 克　砂仁 9 克　当归 15 克　枳实 12 克　神曲 20 克。水煎服，每日 1 剂，2 次/日。

【功效与主治】益气养阴，化瘀祛湿。

【加减应用】如有血瘀者，加桃仁 12 克、红花 12 克；痰多加天竺黄、石菖蒲，湿重加佩兰叶、炒苍术；热盛加焦山楂；安神用酸枣仁、远志、夜交藤；和胃安眠用北秫米；健脾用生薏苡仁。

5. 心脉瘀阻证

主症：心悸气短，胸闷或胸痛时作（痛有定处），舌质暗或有瘀斑、瘀点。

治法：活血祛瘀。

（1）血府逐瘀汤（《医林改错》）

【组成与用法】桃仁 12 克　红花　当归　生地黄　牛膝各 9 克　川芎　桔梗各 4.5 克　赤芍　枳壳　甘草各 6 克　柴胡 3 克。水煎服，每日 1 剂，2 次/日。

【功效与主治】活血化瘀，行气止痛。

【加减应用】因甲状腺功能亢进性心脏病而致心动过速者，加玄参、贝母、海藻；因冠心病、心肌梗死而致心动过速者，加海桐皮、地龙、五加皮，以助活血，去瘀、转律之效；若瘀痛入络，可加全蝎、穿山甲、地龙、三棱、莪术等以破血通络止痛；气机郁滞较重，加川楝子、香附、青皮等以疏肝理气止痛。

（2）桃仁红花煎（《陈素庵妇科补解》）

【组成与用法】桃仁 9 克　红花 6 克　丹参 12 克　赤芍 9 克　川芎 6 克　延胡索 6 克　香附 6 克　青皮 6 克　生地黄 12 克　当归 15 克。水煎服，每日 1 剂，2 次/日。

【功效与主治】活血化瘀，理气通络。

【加减应用】气滞血瘀者，加柴胡、枳壳、木香；脉络痹阻，胸部窒闷，去生地，加沉香、檀香、降香；夹有痰浊，胸满闷痛，苔浊腻，加瓜蒌、薤白、半夏；胸痛甚，加麝香、乳香、没药、五灵脂、蒲黄、三七。

对症良方

临床上根据房颤的发作特点，将房颤分为阵发性心房颤动、持续性心房颤动、永久性心房颤动。通常认为阵发性房颤指能在 7 天内自行转复为窦性心律者，一般持续时间小于 48 小时；持续性房颤指持续 7 天以上，需要药物或电击才能转复为窦性心律者；永久性房颤指不能转复为窦性心律或在转复后 24 小时内复发者。中医针对具体类型的房颤也进行了研究分析，具体阐述如下：

（1）清热复脉汤（中国老年保健医学，2012 年第 4 期）

【组成与用法】黄连 3 克　苦参 6 克　瓜蒌 10 克　法半夏 10 克　甘松 10 克　胆南星 6 克　茯神 15 克　远志 10 克　薤白 10 克　丹参 10 克　珍珠母 10 克。水煎服，每日

1剂，2次/日。

【功效与主治】清热化痰，宁心复脉。

【加减应用】心气虚甚者加生黄芪15克；气机阻滞严重兼大便秘结者加厚朴10克、焦槟榔10克；失眠严重者加酸枣仁30克、夜交藤30克、百合15克；外感咽痛咳嗽咳痰者加锦灯笼10克、浙贝母10克。

（2）柴胡龙牡复律汤（湖南中医药大学，2014年第5月）

【组成与用法】柴胡10克　黄芪10克　法半夏10克　党参10克　龙齿15克（先煎）　生牡蛎30克（先煎）　丹参15克　炒酸枣仁15克　麦冬15克　五味子6克　炒常山10克　炙甘草10克。水煎服，每日1剂，2次/日。

【功效与主治】清热化痰，解郁定悸。

【加减应用】心阳不足，行将虚脱者加红人参9克；伴心阴不足者酌加麦冬、五味子；有心衰水肿之象，可加琥珀6克冲服，腑实者加大黄（后下）。

（3）苍琥温胆汤（陕西中医学院学报，2014年第4期）

【组成与用法】菖蒲15克　琥珀10克　甘松15克　黄连10克　法半夏10克　陈皮10克　枳实10克　竹茹10克　茯苓20克　泽泻15克　牡丹皮15克　甘草6克。水煎服，每日1剂，2次/日。

【功效与主治】清热化痰。

【加减应用】胸痛明显者，加水蛭6克、地龙15克、三七粉3克；脾胃虚弱者酌加四君子汤；伴口干口苦者，加麦冬10克、沙参15克；伴失眠多梦者，加酸枣仁30克、远志15克。

（4）健心平律丸（中西医结合心脑血管病杂志，2014年第3期）

【组成与用法】太子参、黄芪、麦冬、竹茹、半夏、橘红、枳壳、丹参、酸枣仁。

【功效与主治】活血化瘀，益气化痰，养心安神。

（5）麻黄附子细辛汤合真武汤（中国继续医学教育，2015年第4期）

【组成与用法】麻黄10克　炮附子10克　细辛10克　炒白术10克　白芍15克　生姜（冲）9克　茯苓20克　沉香（冲）3克　姜半夏10克　炙甘草10克　姜厚朴20克　苦杏仁20克　五味子10克。水煎服，每日1剂，2次/日。

【功效与主治】温阳化饮。

【加减应用】若兼瘀血者，加当归、川芎、刘寄奴、泽兰、益母草；若阳虚明显者，重用麻黄、附子。

（6）李氏破格救心汤（辽宁中医杂志，2009年第4期）

【组成与用法】炮附子15克　干姜15克　炙甘草15克　龙骨15克　牡蛎15克　紫石英15克　山茱萸20克　白芷6克　党参15克　红花10克　桃仁10克　琥珀粉15克。全方打粉，每次10克，2次/日，开水冲服。

【功效与主治】心肾阳虚，瘀血内阻。

【加减应用】偶有心悸、寐欠佳，舌脉同前，续用前方去白芷，加五味子15克，生地黄30克，柏子仁15克，2剂，服法同前。方中附子、干姜。炙甘草为四逆汤方温心肾之阳，龙骨、牡蛎、紫石英重镇安神，党参、山萸肉益气固脱，加入桃仁、红花、琥珀活血化瘀。

（7）安律胶囊（南京中医药大学学报，2006年第6期）

【组成与用法】人参6克　丹参10克　苦参6克　三七3克　水蛭6克　桂枝10克　茯苓15克　琥珀10克　血竭6克　全蝎3克　西红花6克等。

【功效与主治】宁心复脉。

（8）麦芪口服液（浙江中医杂志，2010年第1期）

【组成与用法】黄芪300克　麦冬　党参　石斛各200克　五味子100克　太子参120克。水煎服，每日1剂，2次/日。

【功效与主治】益气复脉。

【加减应用】兼阳浮于上，加生龙骨、生牡蛎、灵磁石（先煎）、淮小麦、辰茯苓、辰灯芯，增加酸枣仁剂量；兼脾虚不运，加茯苓，白术；若心火太旺，加黄连以直折之；若有汗出，可重用淮小麦，加用穞豆衣、糯稻根，改生龙骨、生牡蛎为煅龙骨、煅牡蛎；伴胃热肠寒者，先予半夏泻心汤加减调理肠胃，嗣后再用天王补心丹加减治疗。

第六节　脑血管畸形

脑血管畸形是脑血管先天性、非肿瘤性发育异常。是指脑血管发育障碍而引起的脑局部血管数量和结构异常，并对正常脑血流产生影响。其破裂出血主要表现为脑内出血或血肿。其多见于年轻人，得到确诊年龄平均20～40岁。脑血管畸形在没有发病的时候，是感觉不出来的，除非做脑血管造影检查，所以发病以前很少能得到诊断。由于畸形使得正常的血管出现了薄弱环节，在人情绪激动或其他可一刺激血压升高的时候（如醉酒、吸烟，高度紧张，甚至是性爱的时候），该处血管由于不能承受突然升高的压力而破损，也就是出血了。这时患者出现剧烈头痛，昏迷等症状，才会去就诊。如果出血不多，及时送医，还能救治，否则就有生命危险，或最终变成植物人。脑血管畸形亦称血管瘤，非真性肿瘤，系先天性脑血管发育异常，临床上有多种类型，其中以动静脉畸形多见，根据畸形血管团直径的大小，临床分为大、中、小型病变。本病多见于男性，青年多见。临床表现以畸形血管破裂出血为最常见症状，部分病人以癫痫为首发症状；由于“盗血”现象，局限性脑缺血可致脑萎缩，智力减退、精神不正常可存在。如出血严重，出现脑疝，如不及时救治，常可致死。本病治疗方法较多，其中手术切除病源最为理想。血管内介入治疗与γ~刀治疗是一种全新治疗方法。目前有4种主要类型：动静脉畸形，海绵状血管瘤，静脉血管瘤和囊性动脉瘤。此外，可引起出血性脑卒中的其他脑血管病还有烟雾病、夹层动脉瘤等。

脑血管畸形属于中医“头痛”、“癫痫”、“风眩”、“类中风”等范畴。由于气候剧变（北方风多，冬春风多，长期阴雨，高温暴晒，空调房温差幅度大）、大怒（肝阳化火，风助火势，火借风威）、劳累（正气不足，无以御风）、凌晨（对应一年之春，风气当令，天气升发，外内相合）等，致内风旋动，经脉挛急，或者夹痰夹瘀，表现为缺血性或出血性脑血管病变。治疗原则为息风止痉，兼去除内生诸邪。由于脑血管畸形的处理以手术治疗为主，中药对症治疗和围手术期调理为辅，目前这方面的中医报道比较少。

诊断要点

1. 青少年患者，有头痛、癫痫和蛛网腔下腔出血史。

2. 临床表现有急性颅内自发出血、或癫痫发作、或明显局灶神经功能缺损体征者。

3. 头部CTA/CTV：平扫病变常为低密度、周围亦有低密度，若脑内出血可见高密度，增强后血管区呈高密度，有时可见供血动脉和引流静脉。

4. 头部MRA/MRV：优于CTA/CTV，不仅能显示畸形血管及其周围脑组织，还可区别出血与钙化。MRI血管造影相可提高畸形血管团的诊断率。

5. 脑血管造影：最可靠、最重要的诊断方法，动脉期可见血管团、供血动脉及早期显现的引流静脉。

脑出血或脑梗死患者，颅脑CTA/CTV或MRA/MRV、DSA证实有动静脉瘤、动静脉畸形或烟雾病等，并且为此次发病的责任病灶。

通用良方

1. 蔓荆子散（《证治准绳》）

【组成与用法】 蔓荆子25克　甘菊花25克　法半夏（汤泡）25克　羚羊角（屑）25克　枳壳（麸炒）25克　茯神（去木）25克　川芎25克　黄芩25克　防风25克　麦冬（去心）30克　石膏30克　地骨皮15克　天麻15克　细辛15克　炙甘草15克。切碎，每服9克，加生姜6克，水煎服，每日1剂，2次/日

【功效与主治】 祛风清热缓急，清脑定眩复神。治风头痛，头眩晕闷，起则欲倒。

【加减应用】 忌热面、饴糖、羊肉。

2. 柴陈泽泻汤（江尔逊经验方）

【组成与用法】 柴胡10克　黄芩6~10克　法半夏10克　党参12~15克　甘草3~5克　大枣10~12克　生姜10~12克　白术10~15克　陈皮10克　茯苓15克　泽泻10

~15克　天麻10克　钩藤12克　菊花10克。水煎服，每日1剂，2次/日

【功效与主治】健脾益气，利水化痰，息风定眩。治疗眩晕。

【加减应用】血压高者，去党参、大枣；加桑叶。

3. 龙苍汤（中国医药报，2006年第154期）

【组成与用法】炒苍耳子9克　龙胆草6克　夏枯草6克　石决明6克　杭菊花3克　生地黄6克　木贼4.5克　防风4.5克　羌活3克　桑白皮6克　大黄9克　蝉蜕4.5克。水煎服，每日1剂，2次/日。

【功效与主治】清热祛风，通腑泄浊，镇肝潜阳，息风止痛。主治风热上攻的偏正头痛。

【加减应用】服后微泻，无其他副作用。如大便不干者可少用或不用大黄。

辨证良方

1. 气虚血瘀证

主症：面色淡白或晦滞，身倦乏力，气少懒言，头痛如刺，痛处不移，眩晕，或肢体活动不利，舌淡暗或有紫斑，脉沉涩。

治法：补气活血。

（1）补阳还五汤加减（国际中医中药杂志，2011年第7期）

【组成与用法】黄芪30~100克　当归尾15克　川芎10克　赤芍10克　桃仁10克　红花10克　地龙10克　丹参15克　鸡血藤15克　海风藤12克　全蝎6克　甘草6克，水煎服，每日1剂，2次/日。

【功效与主治】脑干海绵状血管瘤（BCH）于亚急性期或慢性期实施显微手术后，瘤腔再次少量出血或瘤腔无新病变，术后神经功能无明显改善或新出现不完全面瘫、偏瘫和偏身感觉障碍加重者。

【加减应用】上肢偏瘫者加桑枝、姜黄以活血通络；下肢软弱乏力加续断、牛膝、桑寄生强筋壮骨；言语不利者加石菖蒲、胆南星、炙远志祛痰利窍；肢体麻木加威灵仙、络石藤舒筋活络；头目眩晕者加天麻、钩藤、白芷。配合针灸治疗。

（2）刘氏活血通络法（《神经系统疾病的中医辨治》）

【组成与用法】丹参15克　延胡索10克　川芎10克　生蒲黄15克　全蝎5克　白芍15克　钩藤15克　甘草5克。水煎服，每日1剂，2次/日。

【功效与主治】活血通络，息风止痛。主治瘀阻脑络证。

【加减应用】劳累则发，气少乏力者，加黄芪；失眠多梦者，加枣仁、夜交藤、龙骨、牡蛎；腰酸膝软者，酌加制首乌、桑葚，或枸杞子、淫羊藿。

2. 风痰阻络证

主症：手足麻木，突然发生口眼歪斜，语言不利，口角流涎，舌强，甚则半身不遂。或兼见恶寒、发热、手足拘急、关节酸痛，舌淡，舌苔薄白，脉弦滑浮数。

治法：祛风化痰通络。

（1）化痰缓急方（实用中医内科杂志，2009 年第 4 期）

【组成与用法】法半夏 15 克　白术 20 克　天麻 25 克　茯苓 25 克　陈皮 15 克　胆南星 15 克　红花 25 克　地龙 15 克　全蝎 5 克　石菖蒲 15 克　远志 15 克。水煎服，每日 1 剂，2 次/日。

【功效与主治】颅脑 CTA 示：双侧额叶、顶叶、基底节区、放射冠区、左顶叶区见大片状动脉畸形，双侧颈内动脉末端及以远由纤细的血管网取代。致脑血栓形成急性期者。症见神清，右侧肢体不利，运动性失语，右鼻唇沟变浅，伸舌右偏，右侧肢体肌力Ⅲ级，双腱反射（＋＋），右巴氏征（＋）。

【加减应用】予脱水护脑降纤及鼻饲流食，留置导尿，并纠正液体平衡处置对症支持处理。

（2）祛风化痰脑络通方（沈绍功经验方）

【组成与用法】生水蛭 10 克　生胆南星 10 克　地鳖虫 10 克　地龙 10 克　生黄芪 20 克　茜草根 10 克　川芎 15 克　三七 10 克　天麻 10 克　川牛膝 10 克　甘草 6 克。水煎服，每日 1 剂，2 次/日。

【功效与主治】祛风化痰，活血通络。主治中风。

【加减应用】痰多者，加石菖蒲豁痰通络；血脂偏高者，加夏枯草、决明子、豨莶草、山楂软坚通络、平肝潜阳，同时也具有较好的降血脂作用；肢体麻木、头痛者，加蜈蚣、钩藤，能息风通络，具有较明显的降压作用，对高血压引起的肢麻、头痛、头晕疗效迅速持久。

3. 肝阳化风证

主症：眩晕欲扑，头摇而痛，项强肢麻，肢体震颤，或猝然昏倒，语言不利，不省人事，舌红苔白或腻，脉弦有力。

治法：滋阴潜阳息风。

（1）刘氏平肝息风法（《神经系统疾病的中医辨治》）

【组成与用法】天麻 10 克　钩藤 15 克　石决明 30 克　珍珠母 30 克　白芍 15 克　佛手 10 克　山楂 12 克　丹参 15 克。水煎服，每日 1 剂，2 次/日。

【功效与主治】平肝息风，活血通络。主治肝阳化风证。

【加减应用】头痛剧烈者，改白芍 30 克，加甘草 10 克、蔓荆子 10 克、延胡索 12 克、全蝎 5 克；眩晕恶心者，加白蒺藜 10 克、法半夏 10 克、泽泻 15 克、葛根 15 克；血压增高者，加桑枝 30 克、苦丁茶 10 克、杜仲 12 克；腰酸膝软者，加枸杞子 10 克、山茱萸 10 克；半身不遂，口眼歪斜者，加地龙 10 克、僵蚕 10 克。

（2）益通汤（容小翔经验方）

【组成与用法】天冬 20 克　龟板 20 克　枸杞子 20 克　白花蛇 10 克　益智仁 10 克　人参 6 克　水蛭 12 克　石菖蒲 12 克　黄精 15 克　何首乌 15 克　鳖甲 15 克　黄连 10 克　苏木 12 克　海藻 12 克　天竺黄 12 克　陈醋（冲服）15 克。水煎服，每日 1 剂，

2次/日。

【功效与主治】益气养阴，潜阳息风，活血通脉，化痰开窍。用于半身不遂，言语不利者。

【加减应用】临床根据正虚、阳亢、瘀血、痰浊，调整具体用药。

对症良方

1. 脑血管畸形头痛者

（1）加味四虫汤（上海中医药杂志，2006年第12期）

【组成与用法】炙僵蚕10克 炙地龙10克 全蝎6克 蜈蚣3克 天麻15克 钩藤15克。制成胶囊。每次8粒，水煎服，每日1剂，2次/日。

【功效与主治】平肝息风，通络化痰。主治肝失条达，肝郁风动，风动阳升，上扰清空；风阳夹瘀，阻于经络，不通则痛。

【加减应用】常加用涤痰汤，或合芎芷石膏汤，再加莪术、川芎、丹参，水煎服。

（2）血府逐瘀汤合甘麦大枣汤加减（浙江中医杂志，1984年第12期）

【组成与用法】柴胡20克 枳壳10克 桔梗10克 川芎10克 川牛膝10克 防风10克 桃仁15克 红花15克 石菖蒲15克 当归30克 熟地黄60克 小麦60克 灵磁石60克 赤芍18克 炙甘草24克 大枣15枚 全蝎 蜈蚣各3条。水煎服，每日1剂，2次/日。

【功效与主治】理气活血，祛风止痉。主治头痛晕厥者。

【加减应用】可加龙齿。

（3）王翘楚经验方（《王翘楚医案》）

【组成与用法】羚羊角粉0.6克 天麻10克 钩藤15克 生龙骨30克 牡蛎30克 石决明30克 磁石30克 赤芍15克 白芍15克 菊花30克 枸杞子15克 生地黄15克 知母15克 麦冬15克 五味子10克 山茱萸肉10克 淮山药15克 牡丹皮15克 制首乌15克 北沙参20克 生石斛20克。水煎服，每日1剂，2次/日。

【功效与主治】平肝息风，滋阴潜阳。主治腹中似有热气上冲至头，头痛、头晕胀、心慌者。

【加减应用】配合安神合剂，上午服1支，晚睡前半小时服2支。

2. 脑血管畸形风眩者

（1）桂枝汤加减（《姚培发医案》）

【组成与用法】桂枝4.5克 当归9克 泽兰9克 赤芍9克 香附9克 川牛膝9克 益母草9克 生铁落30克 生大黄6克 生甘草10克。水煎服，每日1剂，2次/日。

【功效与主治】和阳通络，调理气血。主治头痛、失眠、便秘者。

【加减应用】调整情志，多食纤维素食品。腑气通畅后，去生大黄。

（2）丁甘仁经验方（《丁甘仁医案》）

【组成与用法】小生地12克　生白芍6克　牡丹皮6克　生石决24克　薄荷叶2.4克　甘菊花9克　羚羊片（另煎汁冲服）1.2克　夏枯花4.5克　黑山栀子6克　黑芝麻9克　嫩钩钩（后入）9克。水煎服，每日1剂，2次/日。

【功效与主治】壮水柔肝，以息风火。主治肝阳化火，上扰清空，头痛如劈，筋脉掣起，痛连目珠，舌红绛，脉弦数。

【加减应用】勿可过用风药，风能助火，风药多，则火势有更烈之弊。

（3）化痰息风止晕汤（和建清经验方）

【组成与用法】法半夏30克　茯苓25克　陈皮15克　白术20克　天麻（捣）25克　全蝎10克　炙甘草10克　大枣15克　生姜25克　蜈蚣3条。水煎服，每日1剂，2次/日。

【功效与主治】化痰止呕，息风止晕。主治痰浊壅遏，上犯清空，症见眩晕，恶心呕吐，身困耳鸣，舌苔白腻，脉缓濡或滑者。

【加减应用】蜈蚣、全蝎伤人，为活性酶毒所为，干品毒性甚微。故可用大剂量。若症减而不能完全控制者，蜈蚣可加至6条。为防半夏、蜈蚣、全蝎过燥，可加杭菊花10克以佐之。如果眩晕急发，可用适量蜀椒末，因个人耐量不一，用1克至3克不等。用馒头醮而嚼咽之，至咽喉部有麻塞感为度。口腔、咽喉部随即涌出大量清涎，清涎得排，痰饮自消，眩晕、恶心呕吐顿减，继用上方善后。服药后若出现红疹瘙痒者，可能属异性蛋白过敏，应立即停药。

3. 脑血管畸形癫痫者

（1）仿羚羊角散（《叶熙春医案》）

【组成与用法】羚羊角片（先煎）3克　老钩藤（后下）15克　生石决明（先煎）30克　天麻4.5克　甘菊花9克　生白芍9克　大生地18克　茯神12克　竹沥半夏9克　胆南星3克　当归6克　鲜竹9克，水煎服，每日1剂，2次/日。

【功效与主治】清肝潜阳，化痰息风。主治厥阴风木内动，夹痰火而上扰。

【加减应用】视风、痰、火三者，何者为主，而用药有所侧重也。

（2）巴星散（《癫痫验方集》）

【组成与用法】巴豆霜0.3克　胆南星10克　川黄连5克，水煎服，每日1剂，2次/日。

【功效与主治】清热通腑，化痰息风。主治癫痫频发，便结不行者。

【加减应用】无。

（3）止癫痫方（《民间中医药》）

【组成与用法】紫石英12克　生牡蛎30克　石菖蒲12克　制胆南星10克　僵蚕10克　钩藤15克　蝉蜕4.5克　地龙干10克。水煎服，每日1剂，2次/日。

【功效与主治】主治癫痫发作期。

【加减应用】抽搐较频加全蝎末 1.5 克；火盛加酒洗龙胆草 6 克；热痰多加竹沥油（冲）30 克；湿痰多加制半夏 9 克；癫痫休止期用方：白术 12 克、茯苓 12 克、制半夏 9 克、党参 12 克、陈皮 9 克、丹参 12 克、炙甘草 3 克，河车大造丸（吞）9 克；热痰盛去陈皮、半夏，加竹茹 9 克，瓜蒌皮 12 克；痰湿去党参、甘草，加苍术 9 克、川朴 6 克。

4. 脑血管畸形中风者

（1）千金排风汤（《外台秘要》）

【组成与用法】犀角末 30 克　羚羊角 30 克　贝齿末 30 克　升麻末 30 克。右 4 味，粉碎，和匀，每次 10 克，水煎服，每日 1 剂，2 次/日。

【功效与主治】平肝潜阳，清热息风。主治内热生风。

【加减应用】张山雷去升麻。

（2）门纯德经验方（《名方广用》）

【组成与用法】羚羊角（另炖）9 克　钩藤 15 克　桑叶 10 克　生地黄 15 克　菊花 9 克　生白芍 30 克　茯苓 12 克　竹茹 9 克　生石膏 15 克　生龟板 15 克　生甘草 6 克　川大黄 6 克　汉三七粉（冲服）6 克。水煎服，每日 1 剂，2 次/日。

【功效与主治】滋阴清热，凉血息风化痰。

【加减应用】配合西医治疗、针灸治疗，加强功能锻炼。

（3）健脑散加味（《脑病中医特色诊疗全书》）

【组成与用法】红人参 15 克（参须 30 克可代）　土鳖虫 21 克　当归 21 克　枸杞子 21 克　制马钱子 15 克　川芎 15 克　地龙 12 克　制乳香 12 克　制没药 12 克　炙全蝎 12 克　紫河车 24 克　鸡内金 24 克　血竭 9 克　生地黄 30 克　石斛 30 克　玄参 30 克　甘草 9 克，水煎服，每日 1 剂，2 次/日。

【功效与主治】养血益气，化瘀通络，疗伤定痛。左侧颈内动脉末段发出后交通动脉上方闭塞，颅底周围有少量新生网状血管。右侧颈内动脉末段稍变细，大脑中动脉、大脑前动脉变细，经前交通动脉向左侧大脑前动脉、大脑中动脉代偿供血。左侧椎动脉造影显示，脉络膜后内侧动脉后外侧动脉供血区血管增粗迂曲。左基底节区脑出血并破入脑室者，外科治疗处理后。辨证为先天肾精不足，气血两亏，痰瘀痹阻脑窍，兼有热化。症见意识清醒，但不辨亲疏，头昏头胀，定时、定向力下降，大便偏硬，舌质红，苔干少津液，脉软。

【加减应用】外科予侧脑室引流，甘露醇脱水，立止血等对症处理。

第七节　颅内异常血管网症

颅内异常血管网症（moyamoya，烟雾病）是一组以颈内动脉虹吸部及大脑前、中动脉起始部进行性狭窄或闭塞及颅底软脑膜、穿透动脉呈细小密集的吻合血管网的形成为特征的脑血管病。因在脑血管造影时呈现许多密集成堆的小血管影像，酷似吸烟吐出的烟雾，故又称烟雾病或 moyamoya 病。病因尚不清楚，目前主要有两种意见。一种认为其发病属后天发育异常所致。许多患者合并有颅内动脉病，AVM 或 FDM。另一种认为属免疫反应性血管炎所致，与多种已知病因如钩端螺旋体感染，结缔组织疾病或病毒感染等有关。虽然各种年龄均可患病，但以儿童和青少年多见，约半数病例在 10 岁以前发病，11 ~ 40 岁患病者约占 40%，国内报道≤40 岁发病者约占 80%。本病的分布有地区性和家族性，亚洲多于欧洲和美洲。我国则以长江流域多见。两性患病率相差不大。临床表现可分为以下 4 组：

1. 缺血性　儿童患者以缺血性脑卒中或 TIA 为主，80% 在 10 岁以前发病。缺血性脑梗死约占 30%，发病后主要表现为偏瘫、偏身感觉障碍或（和）偏盲，优势半球受损可有失语，非优势半球受损多有失用或忽视。两侧肢体瘫痪可交替发生或反复发生。TIA 可单独出现或作为急性脑梗死的先兆症状。

2. 出血性　出血性卒中占成年人 moyamoya 病患者的 66%，其中表现为蛛网膜下腔出血者多于脑出血。与囊状动脉瘤破裂所致的蛛网膜下腔出血相比，本病患者的神经系统局灶症状，如偏瘫、偏身感觉障碍、视盘水肿等出现率较高，脑出血的临床表现并无特异性。虽然发病时症状较重，但大多恢复较好，常无高血压动脉硬化的证据。出血性脑卒中仍有反复发作倾向。大约 20% 成年病例呈缺血性脑卒中发病。部分病例有晕厥发作。

3. 癫痫发作　大约 5% 的患者有癫痫发作，可表现为全面性发作或部分性发作。在有癫痫发作的患者中，约 80% ≤10 岁。

4. 其他　包括智力发育障碍和行为异常等，约占全部临床表现的 7.15%。

颅内异常血管网症属于中医“中风”“先兆中风”的范畴，其发病多由于脏腑功能失调，正气亏虚，在情志过极，劳倦内伤，饮食不节，用力过度，气候骤变的诱导下，致使瘀血阻滞，痰热内盛，心火抗盛，肝阳暴亢，风火相煽，气血逆乱，上冲犯脑而形成本病。其病位在脑，与心、肝、脾、肾关系密切。其病机归纳起来不外风（肝风）、火（肝火、心火）、痰（风痰、湿痰、痰热）、气（气逆）、虚（阴虚、气虚、血虚）、瘀（血瘀）六端。此六端常相互影响，相互作用，合而为病。其病性为本虚标实，上盛下虚，在本为肝肾阴虚，气血衰弱；在标为风火相煽，痰湿壅盛，气逆血瘀。而阴阳失调，气血逆乱，上犯于脑为其基本病机。

诊断要点

凡儿童和青壮年病例，如果反复出现不明原因的 TIA 急性脑梗死、脑出血和蛛网膜下腔出血均应想到颅内异常血管网症的可能性。疾病的确诊依赖于下列检查。

1. 数字减影血管造影（DSA）　常可发现一侧或双侧颈内动脉虹吸段、大脑中动脉和大脑前动脉起始部的狭窄或闭塞，脑底部及大脑半球深部的异常血管网，动脉间的侧支循环吻合网及部分代偿性增粗的血管。儿童患者在疾病的不同时期，血管影像改变并不完全相同。

2. MRI 和 MRA 检查　可显示脑梗死、脑出血和蛛网膜下腔出血。MRA 可见狭窄或闭塞的血管部位和脑底的异常血管网，moyamoya 血管即多发性信号缺如区，正常血管的流空现象消失，可见脑萎缩和轻度脑室扩大。依据 MRI 和 MRA 的标准化检查方法和影像学特征，目前已制定了 moyamoya 病的影像诊断指南。

3. CT 检查　可显示脑梗死、脑出血或蛛网膜下腔出血部位和病灶范围。大多数脑梗死病灶位于皮质和皮质下，特别是额、顶、颞叶和基底节区。脑出血多见于额叶，病灶形态多不规则。CT 血管造影可显示颈内动脉颅内段、大脑中动脉和大脑前动脉近端与狭窄或闭塞。

4. 其他检查　包括 TCD、PET、SPECT、体感诱发电位（SEP）和局部脑血流（rCBF）测定等，虽然对本病的诊断有一定的帮助，但这些检查往往难以提供诊断的直接证据。

通用良方

中医对中风病的病因病机的认识为风、火、痰、气、虚、瘀六端，此六端常相互影响，相互作用，合而为病。其病性为本虚标实，上盛下虚，在本为肝肾阴虚，气血衰弱；在标为风火相煽，痰湿壅盛，气逆血瘀。故而阴阳失调，气血逆乱，上犯于脑为其基本病机。其治疗应多方面考虑，应主要从活血化瘀，滋补肝肾，健脾益气等几方面考虑，使经脉舒通，气血顺畅，肢体功能尽可能得到改善以促进恢复。

1. 活血利水通脉饮（山东中医杂志，1998 年第 2 期）

【组成与用法】泽兰 15 克　泽泻 30 克　茵陈 30 克　水蛭 6 克　三七粉 3 克（冲服）　葛根 30 克　石菖蒲 12 克　大黄 6～10 克　白术 24 克　枳实 10 克，水煎服，每日 1 剂，2 次/日。

【功效与主治】活血利水，通腑降气。

【加减应用】无。

2. 益智醒脑丸（中国中医药科技杂志，2005 年第 6 期）

【组成与用法】黄芪 15 克　黄精 10 克　三七 6 克　山萸肉 10 克　益智仁 10 克　川芎 10 克等，成药，由黑龙江省中医研究院自制，每次 10 克，2 次/日。

【功效与主治】益气活血，补肾通络。

【加减应用】成药，无加减。中药益智醒脑丸能明显降低中风先兆证患者血脂、全血黏度、血浆黏度、红细胞聚集指数及纤维蛋白原，均优于对照组阿斯匹林。益智醒脑丸通过改善血脂、血液流变的多项参数，而起到临床治疗效果。

3. 防瘫丸（中医研究，2012 年第 10 期）

【组成与用法】丹参 30 克　当归尾 20 克　赤芍 15 克　川芎 15 克　桃仁 10 克　黄芪 60 克　何首乌 30 克　泽泻 15 克　石决明 30 克　地龙 15 克　钩藤 20 克　郁金 15 克

石菖蒲15克　甘草3克，水煎服，每日1剂，2次/日。

【功效与主治】祛痰化瘀通络。

【加减应用】眩晕甚者，可酌情加全蝎、钩藤、菊花以平肝息风；若瘀血明显者，可加桃红、红花、赤芍以活血化瘀；若烦躁不安，舌苔黄腻，脉滑数者，可加黄芩、栀子以清热泻火。

4. 愈风通络汤（山东中医杂志，1998年第2期）

【组成与用法】天麻12克　钩藤20克　胆南星10克　降香10克　水蛭8克　蜈蚣4.5克　大黄6克　白芍15克　制何首乌15克，水煎服，每日1剂，2次/日。

【功效与主治】息风活血，化痰通络。

【加减应用】若肝火亢盛，头痛头胀、烦躁易怒者加夏枯草、黄芩清泻肝火；痰浊内阻而见脘痞身困、舌苔厚腻者加石菖蒲、半夏化湿祛痰；瘀血显著而见唇舌紫暗、肢麻较甚，或为复中先兆者加川芎、丹参以增活血化瘀之效；兼有气虚，表现神疲乏力、形体虚弱者加黄芪、党参。此方药灵活应用于临床，疗效显著，中风先兆诸症可较快缓解消失，避免中风病的发生。

辨证良方

本病病机归纳起来不外风（肝风）、火（肝火、心火）、痰（风痰、湿痰、痰热）、气（气逆）、虚（阴虚、气虚、血虚）、瘀（血瘀）六端。此六端常相互影响，相互作用，合而为病。其病性为本虚标实，上盛下虚，在本为肝肾阴虚，气血衰弱；在标为风火相煽，痰湿壅盛，气逆血瘀。而阴阳失调，气血逆乱，上犯于脑为其基本病机。结合以上病机，本病临床分型多为肝风上亢、风痰阻络、痰热腑实、气滞血瘀、阴虚风动等，治疗则需要平肝息风、祛风化痰丸、清热通腑、行气活血，补益肝肾相结合。

1. 肝风上亢证

主症：平素头晕头痛，耳鸣目眩，突然发生口眼㖞斜，舌强语謇，或手足重滞，甚则半身不遂等症，舌质红，苔黄，脉弦。

治法：平肝潜阳，活血通络。

(1) 天麻钩藤饮（《杂病证治新义》）

【组成与用法】天麻9克　川牛膝12克　钩藤12克　生决明18克　山栀子9克　杜仲9克　黄芩9克　益母草9克　桑寄生9克　夜交藤9克　茯神9克，水煎服，每日1剂，2次/日。

【功效与主治】平肝息风，清热活血，补益肝肾。

【加减应用】眩晕头痛剧者，可酌加羚羊角、龙骨、牡蛎等，以增强平肝潜阳息风之力；若肝火盛，口苦面赤，心烦易怒，加龙胆草、夏枯草，以加强清肝泻火之功；脉弦而细者，宜加生地黄、枸杞子、何首乌以滋补肝肾；若舌绛苔燥，口干，五心烦热者属热甚伤津，可酌情加女贞子、何首乌、生地黄、山茱萸以滋阴柔肝；

心中烦热甚者，加生石膏、龙齿以清热安神；痰多，言语不利较重者为痰阻清窍，可加胆南星、竹沥、石菖蒲等以清热化痰；若舌苔黄燥，大便秘结不通，腹胀满者，为热甚腑实，宜加大黄、芒硝、枳实等以通腑泄热。

（2）柔肝息风汤（中医杂志，2009 年第 1 期）

【组成与用法】枸杞子 12 克　菊花 12 克　夏枯草 12 克　桑寄生 15 克　白蒺藜 12 克　当归 9 克　牛膝 12 克　钩藤 9 克　珍珠母 24 克　赤芍 12 克　白芍 12 克，水煎服，每日 1 剂，2 次/日。

【功效与主治】柔肝息风，活血通络。

【加减应用】头痛头晕者，加菊花、桑叶；便干、便秘者加生大黄。偏风痰火亢，治疗时可选用天麻、钩藤等平肝药，重镇降逆之石决明亦必不可少；风阳之邪上逆，血亦随气上升，故当配合川牛膝以引血下行，黄芩、山栀子、夏枯草以清肝泻火。一般可根据病情调整其用量，于急性期可每日 1 剂，分 2 次服，或每日 2 剂分 4 次服用。疾病后期见有气阴不足血络瘀阻，还可应加入太子参、生山药等益气健脾药物。对有可能发生复中的病人，可选《温病条辨》增液汤加味，药用生地黄 30 克、玄参 15 克、麦冬 15 克、败龟板 10 克、阿胶 12 克、丹参 15 克、赤芍 10 克、鸡血藤 30 克。

2. 风痰阻络证

主症：肌肤不仁，手足麻木，突然发生口眼㖞斜，语言不利，口角流涎，舌强言謇，甚则半身不遂。或兼见恶寒、发热、手足拘挛、关节酸痛等症，舌苔薄白，脉浮数。

治法：化痰息风通络。

（1）化痰通络汤（《中医内科学》）

【组成与用法】法半夏 10 克　橘红 10 克　枳壳 10 克　川芎 10 克　红花 10 克　远志 10 克　石菖蒲 10 克　茯神 15 克　党参 15 克　丹参 15 克　炙甘草 10 克，水煎服，每日 1 剂，2 次/日。

【功效与主治】化痰息风通络。

【加减应用】眩晕甚者，可酌情加全蝎、钩藤、菊花以平肝息风；若瘀血明显者，可加桃红、红花、赤芍以活血化瘀；若烦躁不安，舌苔黄腻，脉滑数者，可加黄芩、栀子以清热泻火。

（2）真方白丸子（《瑞竹堂方》）

【组成与用法】白附子（洗净，略泡）50 克　天南星（洗净，略泡）50 克　天麻 50 克　川乌头（去皮尖，略泡）50 克　全蝎（去毒，炒）50 克　木香 50 克　枳壳（去瓤，麸炒）50 克，水煎服，每日 1 剂，2 次/日。

【功效与主治】祛风化痰通络。

【加减应用】诸风，可常服，永无风疾隔壅之患。中风痰涎壅盛，口㖞不语，半身不遂，及小儿惊风潮搐。

(3) 十味温胆汤（《证治准绳》）

【组成与用法】法半夏15克　茯苓20克　陈皮15克　甘草10克　当归15克　远志10克　石菖蒲10克　竹茹10克　枳实10克　党参15克　黄芪20克，水煎服，每日1剂，2次/日。

【功效与主治】健脾化痰。

【加减应用】若痰热偏胜者，加全瓜蒌、竹茹、川贝母清化痰热：兼有肝阳上亢，头晕头痛，面赤，苔黄舌红，脉弦劲有力，加钩藤、石决明、夏枯草平肝息风潜阳；咽干口燥，加天花粉、天冬养阴润燥。

(4) 半夏白术天麻汤（《古今医鉴》）

【组成与用法】法半夏4.5克　白术3克　天麻3克　陈皮3克　茯苓3克　甘草（炙）1.5克　生姜2片　大枣3个　蔓荆子3克，水煎服，每日1剂，2次/日。

【功效与主治】燥湿祛痰，健脾和胃。

【加减应用】若伴呕吐，可加代赭石、竹茹和胃降逆止呕；胃脘憋闷、纳呆、腹胀者，加白豆蔻、砂仁理气化湿健脾；肢体沉重，苔腻者，加藿香、佩兰、石菖蒲等醒脾化湿；耳鸣、重听者加葱白、郁金、石菖蒲等通阳开窍。

(5)《湿热论》第四条方（《湿热论》）

【组成与用法】地龙15克　秦艽20克　威灵仙20克　滑石15克　苍耳子10克　丝瓜藤10克　海风藤10克　酒炒黄连6克，水煎服，每日1剂，2次/日。

【功效与主治】燥湿化痰，祛风通络。

【加减应用】眩晕甚者，可酌情加全蝎、钩藤、菊花以平肝息风；若瘀血明显者，可加桃红、红花、赤芍以活血化瘀；若烦躁不安，舌苔黄腻，脉滑数者，可加黄芩、栀子以清热泻火。

3. 痰热腑实证

主症：平素腹胀便秘，头晕目眩，口黏痰多，午后面红潮热，突然发生口眼歪斜，言语不利，肢体强痉，甚或半身不遂，舌质红，苔黄腻，脉滑大。

治法：通腑泄热，化痰通络。

(1) 星蒌承气汤（《中医内科学》）

【组成与用法】全瓜蒌10克　胆南星12克　石菖蒲15克　地龙10克　丹参15克　郁金10克　枳壳10克　厚朴10克　大黄3克，水煎服，每日1剂，2次/日。

【功效与主治】滋阴潜阳，镇肝息风。

【加减应用】午后热甚者加黄芩、石膏、栀子；痰热着加竹沥、天竺黄、川贝母；兼见头晕头痛，目眩耳鸣者为热动肝风之象，可加天麻、钩藤、菊花、珍珠母、石决明以平肝息风潜阳；若口干舌燥，苔黄或少苔，便秘者为热盛伤津，可加生地黄、玄参、麦冬以滋阴液。

（2）四路开窍方（广州中医药大学硕士学位论文，2013 年）

【组成与用法】胆南星 10 克　法半夏 10 克　天竺黄 10 克　大黄 10 克　枳壳 10 克　双面针 10 克　地龙 10 克　丹参 10 克　三七 10 克　五指毛桃 10 克　石菖蒲 10 克，水煎服，每日 1 剂，2 次/日。

【功效与主治】滋阴潜阳，镇肝息风。

【加减应用】若有腹泻者减大黄，出血者减丹参、田七；头晕头痛，目眩耳鸣者，可加天麻、钩藤、菊花、珍珠母、石决明；午后热甚者加黄芩、石膏、栀子；痰热着加竹沥、天竺黄、川贝母；口干舌燥，苔黄或少苔，便秘者为热盛伤津，可加生地黄、玄参、麦冬。

4. 气滞血瘀证

主症：平素面色白光白，口流涎，心悸，气短乏力，手足肿胀，自汗出，突然发生口舌歪斜，言语謇涩或不语，感觉减退或消失，甚或半身不遂，口舌歪斜，言语謇涩或不语，感觉减退或消失

治法：益气活血通络。

（1）补阳还五汤（《医林改错》）

【组成与用法】黄芪（生）120 克　当归尾 6 克　赤芍 5 克　地龙（去土）3 克　川芎 3 克　红花 3 克　桃仁 3 克，水煎服，每日 1 剂，2 次/日。

【功效与主治】益气活血通络。

【加减应用】气虚明显者，加党参、太子参或人参；口角流涎，言语不利者，加远志、石菖蒲、郁金以祛痰利窍；心悸喘息者，为心气不足，可加桂枝、炙甘草、桂枝、龙眼肉以温经通阳、养心安神；肢体麻木者，加木瓜、伸筋草、防己以舒筋通络，肢体瘫软无力者，加续断、桑寄生、杜仲、牛膝补益肝肾；小便频数或失禁者，可加桑螵硝、益智仁以温肾固精；血瘀重者，宜加莪术、水蛭等破血通络之品。

（2）益气化痰活血方（中国中医药现代远程教育，2012 年第 24 期）

【组成与用法】太子参、黄芪 10～30 克　白术 10 克　茯苓 15 克　法半夏 10 克　当归 10 克　桃仁 10 克　红花 10 克　泽泻 10 克　生山楂 10 克　决明子 10 克　荷叶 10 克，水煎服，每日 1 剂，2 次/日。

【功效与主治】益气活血，化痰通络。

【加减应用】气虚明显者，重用党参、太子参或加人参；口角流涎，言语不利者，加远志、石菖蒲、郁金以祛痰利窍；心悸喘息者，为心气不足，可加桂枝、炙甘草、桂枝、龙眼肉以温经通阳、养心安神；肢体麻木者，加木瓜、伸筋草、防己以舒筋通络，肢体瘫软无力者，加川断、桑寄生、杜仲、牛膝补益肝肾；小便频数或失禁者，可加桑螵硝、益智仁以温肾固精；血瘀重者，宜加莪术、水蛭等破血通络之品。

（3）益气化瘀方（新中医，2010 年第 2 期）

【组成与用法】黄芪50克　党参12克　丹参30克　川芎10克　赤芍10克　茯苓10克　陈皮10克　枳壳10克　川牛膝10克　甘草6克，水煎服，每日1剂，2次/日。

【功效与主治】益气活血，化瘀通络。

【加减应用】气虚明显者，重用党参、太子参或加人参；口角流涎，言语不利者，加远志、石菖蒲、郁金以祛痰利窍；心悸喘息者，为心气不足，可加桂枝、炙甘草、桂枝、龙眼肉以温经通阳、养心安神；肢体麻木者，加木瓜、伸筋草、防己以舒筋通络，肢体瘫软无力者，加川断、桑寄生、杜仲、牛膝补益肝肾；小便频数或失禁者，可加桑螵硝、益智仁以温肾固精；血瘀重者，宜加莪术、水蛭等破血通络之品。

（4）益气活血化痰方（中华中医药学刊，2011年第10期）

【组成与用法】黄芪30克　丹参20克　川芎15克　红花10克　当归15克　地龙10克　法半夏15克　石菖蒲15克　胆南星15克　水蛭6克　牛膝15克，水煎服，每日1剂，2次/日。

【功效与主治】益气活血，化痰通络。

【加减应用】大便干结者，加火麻仁15克，肉苁蓉15克；腹胀者，加枳实10克，厚朴10克；大便稀者，加炒苍术15克，炒白术15克，去当归；头晕、头痛者，加天麻9克，钩藤15克，葛根15克。

（5）归脾汤（《正体类要》）

【组成与用法】白术10克　当归10克　白茯苓10克　黄芪（炒）10克　龙眼肉10克　远志10克　酸枣仁（炒）10克　人参10克　木香6克　甘草（炙）3克，水煎服，每日1剂，2次/日。

【功效与主治】补气养血，益气活络。

【加减应用】若气虚卫阳不固，自汗出，可重用黄芪，加防风、浮小麦以益气固表止汗；气虚湿甚，泄泻或便溏者，加泽泻、炒白扁豆；若气虚及阳，兼见畏寒肢冷，腹中隐痛等阳虚症状，加桂枝、干姜；心悸怔忡、不寐者，加柏子仁、酸枣仁、朱砂等；血虚较甚，面色苍白无华，加熟地黄、阿胶、紫河车粉（冲服）等。若中气不足，清阳不升，表现眩晕兼见气短乏力，纳差神疲，便溏，脉象无力者，可用补中益气汤补中益气，升阳举陷。

（6）通窍活血汤（《医林改错》）

【组成与用法】赤芍3克　川芎3克　桃仁9克（研泥）　红枣7个（去核）　红花9克　老葱3根（切碎）　鲜姜9克（切碎）　麝香0.15克（绢包），水煎服，每日1剂，2次/日。

【功效与主治】活血化瘀，通窍活络。

【加减应用】若见神疲乏力，少气自汗等气虚者，加黄芪，可用到30～60克，以补气固表，益气行血；若兼有畏寒肢冷，或感寒加重者，加附子、桂枝温经活血；

若天气变化加重，或当风而发，可重用川芎，加防风、白芷、荆芥、天麻等以理气祛风。

（7）中风复元方（辽宁中医杂志，2013 年第 9 期）

【组成与用法】黄芪 20 克　白术 10 克　三七 6 克　当归 10 克　水蛭 10 克　地龙 10 克　狗脊 10 克　川芎 15 克　红花 10 克　当归 15 克　甘草 6 克，水煎服，每日 1 剂，2 次/日。

【功效与主治】益气活血通络。

【加减应用】若见神疲乏力，少气自汗等气虚者，加黄芪，可用到 30 ~ 60 克，以补气固表，益气行血；若兼有畏寒肢冷，或感寒加重者，加附子、桂枝温经活血；若气虚卫阳不固，自汗出，可重用黄芪，加防风、浮小麦以益气固表止汗；气虚湿甚，泄泻或便溏者，加泽泻、炒白扁豆；若气虚及阳，兼见畏寒肢冷，腹中隐痛等阳虚症状，加桂枝、干姜；心悸怔忡、不寐者，加柏子仁、酸枣仁、朱砂等；血虚较甚，面色苍白无华，加熟地黄、阿胶等。

（8）中风方（中国社区医师，2010 年第 11 期）

【组成与用法】当归 60 克　川芎 10 克　蒿本 15 克　天麻 10 克　丹参 15 克（脑出血患者服用益母草 20 克）　地龙 10 克　桑寄生 30 克　鸡血藤 30 克　泽泻 6 克　牛膝 20 克　木瓜 30 克　大黄 15 克，水煎服，每日 1 剂，2 次/日。

【功效与主治】益气活血通络。

【加减应用】若见神疲乏力，少气自汗，可加黄芪以补气固表，益气行血；若兼有畏寒肢冷，或感寒加重者，加附子、桂枝温经活血；气虚湿甚，泄泻或便溏者，加泽泻、炒扁豆；若气虚及阳，兼见畏寒肢冷，腹中隐痛等阳虚症状，加桂枝、干姜；心悸怔忡、不寐者，加柏子仁、酸枣仁、朱砂等；大便干结者，加火麻仁 15 克，肉苁蓉 15 克；腹胀者，加枳实 10 克，厚朴 10 克；大便稀者，加炒苍术 15 克，炒白术 15 克，去当归；头晕、头痛者，加天麻 9 克，钩藤 15 克，葛根 15 克。

（9）益气活血通脑方（上海中医药杂志，2010 年第 1 期）

【组成与用法】生黄芪 30 ~ 60 克　桃仁 9 克　红花 9 克　全当归 9 克　川芎 9 克　赤芍药 9 克　地龙 9 克　丹参 15 克　鸡血藤 15 克　水蛭 3 克，水煎服，每日 1 剂，2 次/日。

【功效与主治】益气活血，祛瘀通络。

【加减应用】兼见言语不利者，酌加郁金 9 克、石菖蒲 9 克、远志 6 克；兼见头晕者，酌加天麻 9 克；兼见口眼歪斜者，酌加白僵蚕 9 克；兼见便秘者，酌加火麻仁 15 克、郁李仁 9 克。

（10）中风温肾补脾活血方（中医药临床杂志，2012 年第 11 期）

【组成与用法】黄芪 60 克　人参 10 克　淫羊藿 30 克　巴戟天 30 克　茯苓 30 克　红花 12 克　丹参 30 克　川芎 20 克　赤芍 15 克　水蛭 10 克　全蝎 10 克，水煎服，每日

1剂，2次/日。

【功效与主治】温肾补脾，活血通络。

【加减应用】兼见言语不利者，酌加郁金9克、石菖蒲9克、远志6克；兼见头晕者，酌加天麻9克；兼见口眼歪斜者，酌加白僵蚕9克；兼见便秘者，酌加火麻仁15克、郁李仁9克。

5. 阴虚风动证

主症：平素头晕耳鸣，腰疼，手足心热，失眠，突然发生口眼歪斜，言语不利，手指颤动，甚或半身不遂，舌质红苔腻，脉弦细数。

治法：滋阴潜阳，息风通络。

（1）镇肝息风汤（《医学衷中参西录》）

【组成与用法】怀牛膝30克 生赭石（轧细）30克 生龙骨（捣碎）15克 生牡蛎（捣碎）15克 生龟板（捣碎）15克 生杭芍15克 玄参15克 天冬15克 川楝子（捣碎）6克 生麦芽6克 茵陈6克 甘草5克，水煎服，每日1剂，2次/日。

【功效与主治】滋阴潜阳，镇肝息风。

【加减应用】潮热盗汗，五心烦热者加黄柏、知母、地骨皮、以清相火；腰膝酸软者加女贞子、旱莲草、枸杞子、杜仲、何首乌等以补益肝肾；兼有痰热着，加天竺黄、瓜蒌、胆南星以清热化痰；心烦失眠者可加珍珠母、夜交藤以镇心安神。

（2）建瓴汤（《医学衷中参西录》）

【组成与用法】牛膝15克 山药15克 代赭石15克 龙骨20克 牡蛎20克 柏子仁15克 白芍15克，水煎服，每日1剂，2次/日。

【功效与主治】滋补肝肾，平肝潜阳。

【加减应用】若腰酸腿软较甚，加杜仲、桑寄生、牛膝补肾壮腰；肾阳虚，加巴戟天、苁蓉补肾益精，附子、肉桂温补肾阳；夹有痰浊，加石菖蒲、远志、茯苓化痰开窍。

（3）息风通窍汤（山东中医杂志，2007年第6期）

【组成与用法】熟地黄20克 制何首乌20克 山药20克 白芍药12克 当归10克 川芎10克 丹参20克 石决明20克 桑叶10克 菊花10克 茯苓12克 炙半夏12克 胆南星6克，水煎服，每日1剂，2次/日。

【功效与主治】滋养肝肾，和营柔肝，活血化瘀。

【加减应用】头痛头晕者，加菊花、桑叶；便干、便秘者加生大黄。偏风痰火亢，治疗时可选用天麻、钩藤等平肝药，重镇降逆之石决明亦必不可少；风阳之邪上逆，血亦随气上升，故当配合川牛膝以引血下行，黄芩、山栀子、夏枯草以清肝泻火。

（4）中风康复饮（山东中医杂志，1998年第2期）

【组成与用法】黄芪30~90克 制何首乌30克 川芎12克 桃仁10克 鸡血藤

30克　葛根30克　水蛭8克　土鳖虫8克　山楂24克，水煎服，每日1剂，2次/日。

【功效与主治】益气养阴，活血通络。

【加减应用】若兼阴虚阳亢，见头晕头痛、脉弦者加天麻、钩藤、白芍、桑寄生；兼痰浊偏盛，见胸脘痞闷、神倦多寐、舌苔厚腻者加石菖蒲、法半夏。临床应用本方配合功能锻炼，患者肢体、语言障碍都可较快恢复。

对症良方

1. 半身不遂

补阳还五汤（《医林改错》）

【组成与用法】黄芪（生）120克　当归尾6克　赤芍5克　地龙（去土）3克　川芎3克　红花3克　桃仁3克，水煎服，每日1剂，2次/日。

【功效与主治】益气活血，化瘀通络。

【加减应用】若口舌歪斜明显，可加白附子、全蝎、僵蚕以祛风通络；患侧肢体浮肿者，可加茯苓、泽泻、防已等淡渗利湿；上肢偏废甚者，加桂枝、桑枝以通络；若下肢瘫软无力甚，兼见筋脉拘急、腰膝酸软，步履不坚者，为肝肾亏虚，可加桑寄生、川牛膝、川续断、鹿筋、杜仲等补益肝肾；若患者肢体强痉拘挛、屈伸不利，兼见头晕头痛，目赤耳鸣，舌质红绛，苔薄黄，脉弦者，为肝阳上亢，当选用镇肝息风汤加减以平肝潜阳，息风通络。

2. 言语不利

（1）解语丹（《妇人大全良方》）

【组成与用法】白附子（炮）30克　石菖蒲（去毛）30克　远志（去心，甘草水煮十沸）30克　天麻30克　全蝎30克　羌活30克　白僵蚕（炒）30克　胆南星（牛胆酿，如无，只炮）30克　木香15克，水煎服，每日1剂，2次/日。

【功效与主治】祛风化痰，宣窍通络。

【加减应用】若风痰瘀阻明显，可加丹参、红花、鸡血藤等活血化瘀；若兼见心悸短气，腰膝酸软，潮热盗汗者，为肾虚精气不能上承，可选用地黄饮子加减。

（2）化痰解语方（中医研究，2012年第12期）

【组成与用法】天麻10克　瓜蒌20克　川芎10克　茯苓20克　天竺黄6克　胆南星3克　石菖蒲15克　远志10克　甘草3克　淫羊藿10克　杜仲10克，水煎服，每日1剂，2次/日。

【功效与主治】祛风化痰，宣窍通络。

【加减应用】兼肝阳上亢，头晕头痛，加钩藤，石决明，夏枯草平肝息风。

3. 中风后抑郁

舒忧解郁方（山西中医，2005年第3期）

【组成与用法】柴胡12克　郁金15克　柏子仁15克　酸枣仁15克　香附15克　石菖蒲15克　五味子15克　山萸肉15克　女贞子15克　枸杞子15克　大枣20克　炙

甘草6克，水煎服，每日1剂，2次/日。

【功效与主治】疏肝理气，安神通窍。

【加减应用】心脾两虚，加党参，当归，益气养血；肝郁化火，心烦易怒，加牡丹皮，栀子，清肝泻火。

4. 中风后呃逆

痛泻要方加减（辽宁中医，2010年第2期）

【组成与用法】白术30克　芍药20克　陈皮15克　防风20克　麦芽15克　芡实20克　川楝子8克　丁香6克　大黄10克　甘草10克，水煎服，每日1剂，2次/日。

【功效与主治】疏肝实脾理气法。

【加减应用】有阴虚血瘀证者加生地15克，玉竹10克，丹参10克；阴虚阳亢证者加生地15克，栀子10克，黄连10克；气虚血瘀证者加黄芪15克，丹参10克；风痰阻络证者加石菖蒲10克，半夏10克。

第八节　脑动脉炎

脑动脉炎是一种因感染、药物或变态反应等因素导致脑动脉管腔狭窄、闭塞、供血区脑组织缺血、梗死引起的，以肢体瘫痪、失语、精神症状为主要表现的脑血管疾病。本病多见于儿童和青壮年，男性稍多；起病可急可缓，症状复杂多变，可有钩端螺旋体病、红斑狼疮、结节性多动脉炎等病史。临床表现为：1. 肢体瘫痪：可为中枢性偏瘫、单瘫、三瘫、双上肢或双下肢瘫、双侧瘫，伴偏侧肢体麻木、偏盲、颅内压增高症状，亦可表现为癫痫发作、多动症状。2. 失语：各种失语症均可出现，但以运动性失语为多，可伴假性延髓麻痹、颅神经麻痹症状。3. 精神症状：反应迟钝，呆滞，傻笑，智能减退，定向、计算和记忆力障碍，甚至出现幻觉、妄想，可伴不同程度的意识障碍。按疾病分类：1. 钩端螺旋体脑动脉炎：①有疫水密切接触史。②多见于12岁以下，冬季为多，常发生于夏季流行高峰后2~5个月。③发病前有发热、头痛、身痛等前驱症状。④临床表现具有急性脑血管病特征，可为偏瘫、双偏瘫、失语或短暂性脑缺血发作。⑤血清钩端螺旋体凝溶试验及补体结合试验阳性，脑血管造影时脑底大动脉显示多发性动脉炎改变。2. 红斑狼疮性脑动脉炎：①多发于女性。②有结缔组织疾病的症状，又出现神经精神症状。③血或骨髓中找到狼疮细胞，免疫球蛋白增高及抗核抗体阳性，血与脑脊液C4补体减低。3. 结节性多动脉炎：①多见于30~40岁男性。②皮肤出现沿动脉排列的结节，如黄豆大小，有疼痛及压痛，伴斑疹、丘疹、紫癜。③内脏出现肾损害（血尿、蛋白尿、氮质血症）以及呼吸系统（咯血、哮喘、胸膜炎）、消化系统（恶心、腹痛、呕血）症状。④弥漫性脑损害症状，如癫痫、头痛、偏瘫、失语、共济失调、精神症状。⑤组织活检有助于诊断。4. 多发性大动脉炎：①多见于30岁以下女性。②反复出现短暂性脑缺血发作，最终导致脑梗死。③患侧动脉搏动减弱或消失，上肢血压降低或测不出。④颈部或锁骨上下区有血管杂音。⑤动脉造影可以确诊。5. 颞动脉炎：①多见于60岁以上女性。②颞动脉红肿压痛，颞部剧痛，呈搏动性，咀嚼时加重，可伴视力障碍、缺血性卒中表现和多发性肌肉疼痛。③血沉增快。6. 非特异性闭塞性脑动脉炎：①多见儿童或青壮年。②常反复出现短暂性脑缺血发作、进行性卒中与完全性卒中，症状有弥散性、多样性的特点。③脑血管造影显示多数脑动脉（主要是中小动脉）管腔有不规则．狭窄、闭塞。

脑动脉炎属于中医“中风”“头痛”的范畴，其发病多由于脏腑功能失调，正气亏虚，在情志过极，劳倦内伤，饮食不节，用力过度，气候骤变的诱导下，致使瘀血阻滞，痰热内盛，心火抗盛，肝阳暴亢，风火相煽，气血逆乱，上冲犯脑而形成本病。其病位在脑，与心、肝、脾、肾关系密切。其病机归纳起来不外风（肝风）、火（肝火、心火）、痰（风痰、湿痰、痰热）、气（气逆）、虚（阴虚、气虚、血虚）、瘀（血瘀）六端。此六端常相互影响，相互作用，合而为病。其病性为本虚标实，上盛下虚，在本为肝肾阴虚，气血衰弱；在标为风火相煽，痰湿壅盛，气逆血瘀。而阴阳失调，气血逆乱，上犯于脑为其基本病机。

诊断要点

脑动脉炎的诊断主要依据患者的临床表现、影像学检查和病理学改变特点，感染性脑动脉炎必须找到微生物感染的直接或间接证据。确诊一般需要DSA或脑活检，但二者阳性率亦不高，故脑动脉炎的诊断主要是排除法，依靠脑活检确诊脑动脉炎临床很难做到。联合应用MRI、MRA及TCD对该病的诊断具有一定诊断价值，如结合临床表现及特异性实验室检查找到病原体则准确率大为提高。同时应该排除高血压、精神病、高脂血症、心脏病，综合考虑患者的临床表现、影像学检查结果结合实验室检查而确诊脑动脉炎。

通用良方

本病多见于缺血中风，也可见于头痛，中医对本病的病因病机认识为“风、火（热）、痰（饮）、气”，病理关键在“瘀血”，涉及心、肝、脾、肾等多个脏腑，气血逆乱，直冲犯脑，蒙蔽清窍，其治疗应主要从活血化瘀，滋补肝肾，健脾益气等几方面考虑，使经脉舒通，气血顺畅，肢体功能尽可能得到改善以促进恢复。

1. 益智醒脑丸（中国中医药科技杂志，2005年第6期）

【组成与用法】黄芪15克　黄精15克　三七6克　山茱萸10克　益智仁15克　川芎10克等，成药，由黑龙江省中医研究院自制。每次10克，2次/日。

【功效与主治】益气活血，补肾通络。

【加减应用】成药，无加减。中药益智醒脑丸能明显降低中风先兆证患者血脂、全血黏度、血浆黏度、红细胞聚集指数及纤维蛋白原，均优于对照组阿斯匹林。益智醒脑丸通过改善血脂、血液流变的多项参数，而起到临床治疗效果。

2.《湿热论》第四条方（《湿热论》）

【组成与用法】地龙15克　秦艽20克　威灵仙20克　滑石15克　苍耳子10克　丝瓜藤10克　海风藤10克　酒炒黄连6克，水煎服，每日1剂，2次/日。

【功效与主治】燥湿化痰，祛风通络。

【加减应用】眩晕甚者，可酌情加全蝎、钩藤、菊花以平肝息风；若瘀血明显者，可加桃红、红花、赤芍以活血化瘀；若烦躁不安，舌苔黄腻，脉滑数者，可加黄芩、栀子以清热泻火。

3. 愈风通络汤（山东中医杂志，1998年第2期）

【组成与用法】天麻12克　钩藤20克　胆南星10克　降香10克　水蛭8克　蜈蚣4.5克　大黄6克　白芍15克　制何首乌15克，水煎服，每日1剂，2次/日。

【功效与主治】息风活血，化痰通络。

【加减应用】若肝火亢盛，头痛头胀、烦躁易怒者加夏枯草、黄芩清泻肝火；痰浊内阻而见脘痞身困、舌苔厚腻者加石菖蒲、半夏化湿祛痰；瘀血显著而见唇舌紫暗、肢麻较甚，或为复中先兆者加川芎、丹参以增活血化瘀之效；兼有气虚，表现神疲乏力、形体虚弱者加黄芪、党参。此方药灵活应用于临床，疗效显著，中风先兆诸症可较快缓解消失，避免中风病的发生。

4. 活血利水通脉饮（山东中医杂志，1998年第2期）

【组成与用法】泽兰15克　泽泻30克　茵陈30克　水蛭6克　三七粉3克（冲服）　葛根30克　石菖蒲12克　大黄6~10克　白术24克　枳实10克，水煎服，每日1剂，2次/日。

【功效与主治】活血利水，通腑降气。

【加减应用】无。

5. 清上蠲痛汤（《寿世保元》）

【组成与用法】当归30克　川芎30克　白芷30克　细辛9克　羌活30克　防风30克　菊花15、蔓荆子15克　苍术30克　麦冬30克　独活30克　生甘草9克　黄芩30克，生姜煎服，每日1剂，2次/日。

【功效与主治】祛风通络止痛。主治血管性头痛。

【加减应用】左边痛者，加红花、柴胡、龙胆草、生地黄。右边痛者，加地黄3克、干葛。正额上眉棱骨痛者，食积痰壅。用天麻、法半夏、山楂、枳实。当头顶痛者，加藁本、大黄。风入脑髓而痛者，加麦冬、苍耳子、木瓜、荆芥。气血两虚，常有自汗，加黄芪、人参、白芍、生地黄各3克。

6. 升清化瘀方（陕西中医，2008年第8期）

【组成与用法】川芎　赤芍　柴胡各15克　黄芪20克　白芷12克　当归　牛膝各10克，水煎服，每日1剂，2次/日。

【功效与主治】升清化瘀，活血止痛。

【加减应用】伴有恶心、呕吐者加法半夏10克，细辛3克；伴有烦躁者加郁金12克；伴有失眠多梦，健忘者加熟地黄15克，何首乌15克；日久不愈加蜈蚣3条，水蛭6克等。

辨证良方

本病病机归纳起来不外风（肝风）、火（肝火、心火）、痰（风痰、湿痰、痰热）、气（气逆）、虚（阴虚、气虚、血虚）、瘀（血瘀）六端。此六端常相互影响，相互作用，合而为病。其病性为本虚标实，上盛下虚，在本为肝肾阴虚，气血衰弱；在标为风火相煽，痰湿壅盛，气逆血瘀。而阴阳失调，气血逆乱，上犯于脑为其基本病机。结合以上病机，本病临床分型多为气虚血瘀、肝肾阴虚、风痰瘀阻、痰热腑实、肝阳上亢等，治疗则需要补气活血、补益肝肾、祛风通络、清热化痰、平肝息风等相结合。

1. 气虚血瘀证

主症：平素面色皖白，口流涎，心悸，气短乏力，手足肿胀，自汗出，突然发生口舌歪斜，言语謇涩或不语，感觉减退或消失，甚或半身不遂，口舌歪斜，言语謇涩或不语，感觉减退或消失

治法：益气活血通络。

（1）补阳还五汤（《医林改错》）

【组成与用法】黄芪（生）120克 当归尾6克 赤芍5克 地龙（去土）3克 川芎3克 红花3克 桃仁3克，水煎服，每日1剂，2次/日。

【功效与主治】益气活血通络。

【加减应用】气虚明显者，加党参、太子参或人参；口角流涎，言语不利者，加远志、石菖蒲、郁金以祛痰利窍；心悸喘息者，为心气不足，可加桂枝、炙甘草、桂枝、龙眼肉以温经通阳、养心安神；肢体麻木者，加木瓜、伸筋草、防己以舒筋通络，肢体瘫软无力者，加续断、桑寄生、杜仲、牛膝补益肝肾；小便频数或失禁者，可加桑螵硝、益智仁以温肾固精；血瘀重者，宜加莪术、水蛭等破血通络之品。

（2）益气化瘀方（新中医，2010年第2期）

【组成与用法】黄芪50克 党参12克 丹参30克 川芎10克 赤芍10克 茯苓10克 陈皮10克 枳壳10克 川牛膝10克 甘草6克，水煎服，每日1剂，2次/日。

【功效与主治】益气活血，化瘀通络。

【加减应用】气虚明显者，重用党参、太子参或加人参；口角流涎，言语不利者，加远志、石菖蒲、郁金以祛痰利窍；心悸喘息者，为心气不足，可加桂枝、炙甘草、桂枝、龙眼肉以温经通阳、养心安神；肢体麻木者，加木瓜、伸筋草、防己以舒筋通络，肢体瘫软无力者，加川断、桑寄生、杜仲、牛膝补益肝肾；小便频数或失禁者，可加桑螵硝、益智仁以温肾固精；血瘀重者，宜加莪术、水蛭等破血通

络之品。

(3) 归脾汤(《正体类要》)

【组成与用法】白术10克　当归10克　白茯苓10克　黄芪(炒)10克　龙眼肉10克　远志10克　酸枣仁(炒)10克　人参10克　木香6克　甘草(炙)3克，水煎服，每日1剂，2次/日。

【功效与主治】补气养血，益气活络。

【加减应用】若气虚卫阳不固，自汗出，可重用黄芪，加防风、浮小麦以益气固表止汗；气虚湿甚，泄泻或便溏者，加泽泻、炒扁豆；若气虚及阳，兼见畏寒肢冷，腹中隐痛等阳虚症状，加桂枝、干姜；心悸怔忡、不寐者，加柏子仁、酸枣仁、朱砂等；血虚较甚，面色苍白无华，加熟地黄、阿胶、紫河车粉(冲服)等。若中气不足，清阳不升，表现眩晕兼见气短乏力，纳差神疲，便溏，脉象无力者，可用补中益气汤补中益气，升阳举陷。

(4) 大补元煎(《景岳全书》)

【组成与用法】人参10克　山药炒6克　熟地黄6~9克　杜仲6克　当归6~9克(若泄泻者去之)　山茱萸3克(如畏酸吞酸者去之)　枸杞子6~9克　炙甘草3~6克，水煎服，每日1剂，2次/日。

【功效与主治】滋阴补肾。

【加减应用】腰膝酸软，可加续断、怀牛膝以壮腰膝。遗精、带下，加莲须、芡实、金樱子收敛固涩。若头痛畏寒，面白，四肢不温，舌淡，脉沉细而缓，证属肾阳不足，可用右归丸温补肾阳，填精补髓。若兼见外感寒邪者，可投麻黄附子细辛汤散寒温里，表里兼治。

(5) 八珍汤(《瑞竹堂经验方》)

【组成与用法】人参30克　白术30克　白茯苓30克　当归30克　川芎30克　白芍药30克　熟地黄30克　甘草(炙)30克　生姜3片　大枣5枚，水煎服，每日1剂，2次/日。

【功效与主治】气血双补。

【组成与用法】大便干结者，加火麻仁15克　肉苁蓉15克；腹胀者，加枳实10克　厚朴10克；大便稀者，加炒苍术15克　炒白术15克，去当归；头晕、头痛者，加天麻9克　钩藤15克　葛根15克。

(6) 通窍活血汤(《医林改错》)

【组成与用法】赤芍3克　川芎3克　桃仁9克(研泥)　红枣7个(去核)　红花9克　老葱3根(切碎)　鲜姜9克(切碎)　麝香0.15克(绢包)，水煎服，每日1剂，2次/日。

【功效与主治】活血化瘀，通窍活络。

【加减应用】若见神疲乏力，少气自汗等气虚者，加黄芪，可用到30~60克，以补气固表，益气行血；若兼有畏寒肢冷，或感寒加重者，加附子、桂枝温经活血；若天气变化加重，或当风而发，可重用川芎，加防风、白芷、荆芥、天麻等以理气祛风。

（7）中风复元方（辽宁中医杂志，2013 年第 9 期）

【组成与用法】黄芪 20 克　白术 10 克　三七 6 克　当归 10 克　水蛭 10 克　地龙 10 克　狗脊 10 克　川芎 15 克　红花 10 克　当归 15 克　甘草 6 克，水煎服，每日 1 剂，2 次/日。

【功效与主治】益气活血通络。

【加减应用】若见神疲乏力，少气自汗等气虚者，加黄芪，可用到 30 ~ 60 克，以补气固表，益气行血；若兼有畏寒肢冷，或感寒加重者，加附子、桂枝温经活血；若气虚卫阳不固，自汗出，可重用黄芪，加防风、浮小麦以益气固表止汗；气虚湿甚，泄泻或便溏者，加泽泻、炒扁豆；若气虚及阳，兼见畏寒肢冷，腹中隐痛等阳虚症状，加桂枝、干姜；心悸怔忡、不寐者，加柏子仁、酸枣仁、朱砂等；血虚较甚，面色苍白无华，加熟地黄、阿胶等。

（8）益气活血通脑方（上海中医药杂志，2010 年第 1 期）

【组成与用法】生黄芪 30 ~ 60 克　桃仁 9 克　红花 9 克　全当归 9 克　川芎 9 克　赤芍药 9 克　地龙 9 克　丹参 15 克　鸡血藤 15 克　水蛭 3 克，水煎服，每日 1 剂，2 次/日。

【功效与主治】益气活血，祛瘀通络。

【加减应用】兼见言语不利者，酌加郁金 9 克、石菖蒲 9 克、远志 6 克；兼见头晕者，酌加天麻 9 克；兼见口眼歪斜者，酌加白僵蚕 9 克；兼见便秘者，酌加火麻仁 15 克、郁李仁 9 克。

（9）中风温肾补脾活血方（中医药临床杂志，2012 年第 11 期）

【组成与用法】黄芪 60 克　人参 10 克　淫羊藿 30 克　巴戟天 30 克　茯苓 30 克　红花 12 克　丹参 30 克　川芎 20 克　赤芍 15 克　水蛭 10 克　全蝎 10 克，水煎服，每日 1 剂，2 次/日。

【功效与主治】温肾补脾，活血通络。

【加减应用】兼见言语不利者，酌加郁金 9 克、石菖蒲 9 克、远志 6 克；兼见头晕者，酌加天麻 9 克；兼见口眼歪斜者，酌加白僵蚕 9 克；兼见便秘者，酌加火麻仁 15 克、郁李仁 9 克。

2. 肝肾阴虚证

主症：平素头晕耳鸣，腰疼，手足心热，失眠，突然发生口眼歪斜，言语不利，手指颤动，甚或半身不遂，舌质红苔腻，脉弦细数。

治法：滋阴潜阳，息风通络。

（1）左归丸（《景岳全书》）

【组成与用法】熟地黄 20 克　菟丝子 10 克　牛膝 10 克　龟板胶 10 克　鹿角胶 10 克　山药 10 克　山茱萸 10 克　枸杞子 10 克，水煎服，每日 1 剂，2 次/日。

【功效与主治】滋阴补肾，镇肝息风。

【加减应用】若阴虚内热明显，表现为五心烦热，舌红，脉弦细者，可加炙鳖甲、知母、黄柏、牡丹皮等滋阴清热；心肾不交，失眠，多梦，健忘者，加夜交藤、阿胶、鸡子黄、酸枣仁、柏子仁等交通心肾，养心安神；若子盗母气，肺肾阴虚，可加沙参、麦冬、玉竹等滋养肺肾；若水不涵木，肝阳上亢者，可加清肝、平肝、镇肝之品。

（2）杞菊地黄丸（《医级宝鉴》）

【组成与用法】枸杞子 10 克　菊花 10 克　熟地黄 10 克　酒萸肉 10 克　牡丹皮 10 克　山药 10 克　茯苓 10 克　泽泻 10 克，水煎服，每日 1 剂，2 次/日。

【功效与主治】滋肾养肝，内清虚热。

【加减应用】眩晕重者加桑寄生、生赭石；乏力、倦怠、脘腹痞闷者加黄芪、茯苓、炒莱菔子。视物昏花者加茺蔚子、青葙子；肢体麻木、疼痛者加丹参、炒桑枝、桃仁。

（3）中风康复饮（山东中医杂志，1998 年第 2 期）

【组成与用法】黄芪 30~90 克　制何首乌 30 克　川芎 12 克　桃仁 10 克　鸡血藤 30 克　葛根 30 克　水蛭 8 克　土鳖虫 8 克　山楂 24 克，水煎服，每日 1 剂，2 次/日。

【功效与主治】益气养阴，活血通络。

【加减应用】若兼阴虚阳亢，见头晕头痛、脉弦者加天麻、钩藤、白芍、桑寄生；兼痰浊偏盛，见胸脘痞闷、神倦多寐、舌苔厚腻者加石菖蒲、法半夏。临床应用本方配合功能锻炼，患者肢体、语言障碍都可较快恢复。

（4）息风通窍汤（山东中医杂志，2007 年第 6 期）

【组成与用法】熟地黄 20 克　制何首乌 20 克　山药 20 克　白芍药 12 克　当归 10 克　川芎 10 克　丹参 20 克　石决明 20 克　桑叶 10 克　菊花 10 克　茯苓 12 克　炙半夏 12 克　胆南星 6 克，水煎服，每日 1 剂，2 次/日。

【功效与主治】滋养肝肾，和营柔肝，活血化痰。

【加减应用】头痛头晕者，加菊花、桑叶；便干、便秘者加生大黄。偏风痰火亢，治疗时可选用天麻、钩藤等平肝药，重镇降逆之石决明亦必不可少；风阳之邪上逆，血亦随气上升，故当配合川牛膝以引血下行，黄芩、山栀子、夏枯草以清肝泻火。

3. 风痰瘀阻证

主症：肌肤不仁，手足麻木，突然发生口眼㖞斜，语言不利，口角流涎，舌强言謇，甚则半身不遂。或兼见恶寒、发热、手足拘挛、关节酸痛等症，舌苔薄白，脉浮数。

治法：化痰息风通络。

（1）半夏白术天麻汤（《古今医鉴》）

【组成与用法】法半夏4.5克 白术3克 天麻3克 陈皮3克 茯苓3克 甘草（炙）1.5克 生姜2片 大枣3个 蔓荆子3克，水煎服，每日1剂，2次/日。

【功效与主治】燥湿祛痰，健脾和胃。

【加减应用】若伴呕吐，可加代赭石、竹茹和胃降逆止呕；胃脘憋闷、纳呆、腹胀者，加白豆蔻、砂仁理气化湿健脾；肢体沉重，苔腻者，加藿香、佩兰、石菖蒲等醒脾化湿；耳鸣、重听者加葱白、郁金、石菖蒲等通阳开窍。

（2）二陈汤（《太平惠民和剂局方》）

【组成与用法】法半夏（汤洗七次） 橘红各15克 白茯苓9克 甘草（炙）4.5克，水煎服，每日1剂，2次/日。

【功效与主治】燥湿化痰，健脾和胃。

【加减应用】如头晕重者加白术、天麻；胸闷心悸明显加石菖蒲、远志。

（3）桃红四物汤合涤痰汤（河南中医，2010年第9期）

【组成与用法】熟地黄15克 当归15克 白芍10克 川芎8克 桃仁9克、红花6克 茯苓6克 人参3克 甘草1.5克 橘红4.5克 胆南星2.5克 法半夏2.5克 竹茹3克 枳实6克 石菖蒲3克，水煎服，每日1剂，2次/日。

【功效与主治】活血化瘀，化痰通络。

【加减应用】舌苔黄腻，烦躁不安等有热象者，加黄芩、山栀以清热泻火。头晕、头痛加菊花、夏枯草以平肝息风。若大便不通，可加大黄通腑泄热凉血，大黄用量宜轻，以涤除痰热积滞为度，不可过量。本型也可选用现代经验方化痰通络汤，方中半夏、茯苓、白术健脾化湿；胆南星、天竺黄清化痰热；天麻平肝息风；香附疏肝理气，调畅气机，助脾运化；配丹参活血化瘀；大黄通腑泄热凉血。

（4）化痰通络汤（《中医内科学》）

【组成与用法】法半夏10克 橘红10克 枳壳10克 川芎10克 红花10克 远志10克 石菖蒲10克 茯神15克 党参15克 丹参15克 炙甘草10克，水煎服，每日1剂，2次/日。

【功效与主治】化痰息风通络。

【加减应用】眩晕甚者，可酌情加全蝎、钩藤、菊花以平肝息风；若瘀血明显者，可加桃红、红花、赤芍以活血化瘀；若烦躁不安，舌苔黄腻，脉滑数者，可加黄芩、栀子以清热泻火。

（5）十味温胆汤（《证治准绳》）

【组成与用法】法半夏15克 茯苓20克 陈皮15克 甘草10克 当归15克 远志10克 石菖蒲10克 竹茹10克 枳实10克 党参15克 黄芪20克，水煎服，每日1剂，2次/日。

【功效与主治】健脾化痰。

【加减应用】若痰热偏胜者，加全瓜蒌、竹茹、川贝母清化痰热：兼有肝阳上亢，头晕头痛，面赤，苔黄舌红，脉弦劲有力，加钩藤、石决明、夏枯草平肝息风潜阳；咽干口燥，加天花粉、天冬养阴润燥。

4. 痰热腑实证

主症：平素腹胀便秘，头晕目眩，口黏痰多，午后面红潮热，突然发生口眼歪斜，言语不利，肢体强痉，甚或半身不遂，舌质红，苔黄腻，脉滑大。

治法：通腑泄热，化痰通络。

（1）大承气汤加味《伤寒论》

【组成与用法】大黄 12 克　厚朴 24 克　枳实 12 克　芒硝 9 克，水煎服，每日 1 剂，2 次/日。

【功效与主治】通腑化痰。

【加减应用】若有腹泻者减大黄；头晕头痛，目眩耳鸣者，可加天麻、钩藤；午后热甚者加黄芩、栀子；痰热着加竹沥、川贝母；口干舌燥，苔黄或少苔，便秘者为热盛伤津，可加生地黄、麦冬。

（2）星蒌承气汤（《中医内科学》）

【组成与用法】全瓜蒌 10 克　胆南星 12 克　石菖蒲 15 克　地龙 10 克　丹参 15 克　郁金 10 克　枳壳 10 克　厚朴 10 克　大黄 3 克，水煎服，每日 1 剂，2 次/日。

【功效与主治】滋阴潜阳，镇肝息风。

【加减应用】午后热甚者加黄芩、石膏、栀子；痰热着加竹沥、天竺黄、川贝母；兼见头晕头痛，目眩耳鸣者为热动肝风之象，可加天麻、钩藤、菊花、珍珠母、石决明以平肝息风潜阳；若口干舌燥，苔黄或少苔，便秘者为热盛伤津，可加生地黄、玄参、麦冬以滋阴液。

5. 肝阳上亢证

主症：平素头晕头痛，耳鸣目眩，突然发生口眼㖞斜，舌强语謇，或手足重滞，甚则半身不遂等症，舌质红，苔黄，脉弦。

治法：平肝潜阳，活血通络。

（1）天麻钩藤饮（《杂病证治新义》）

【组成与用法】天麻 9 克　川牛膝 12 克　钩藤 12 克　生决明 18 克　山栀 9 克　杜仲 9 克　黄芩 9 克　益母草 9 克　桑寄生 9 克　夜交藤 9 克　茯神 9 克，水煎服，每日 1 剂，2 次/日。

【功效与主治】平肝息风，清热活血，补益肝肾。

【加减应用】眩晕头痛剧者，可酌加羚羊角、龙骨、牡蛎等，以增强平肝潜阳息风之力；若肝火盛，口苦面赤，心烦易怒，加龙胆草、夏枯草，以加强清肝泻火之功；脉弦而细者，宜加生地黄、枸杞子、何首乌以滋补肝肾；若舌绛苔燥，口干，五心烦热者属热甚伤津，可酌情加女贞子、何首乌、生地黄、山茱萸以滋阴柔肝；心中烦热甚者，加生石膏、龙齿以清热安神；痰多，言语不利较重者为痰阻清窍，可加胆南星、竹沥、石菖蒲等以清热化痰；若舌苔黄燥，大便秘结不通，腹胀满者，为热甚腑实，宜加大黄、芒硝、枳实等以通腑泄热。

（2）柔肝息风汤（中医杂志，2009 年第 1 期）

【组成与用法】枸杞子 12 克　菊花 12 克　夏枯草 12 克　桑寄生 15 克　白蒺藜 12 克　当归 9 克　牛膝 12 克　钩藤 9 克　珍珠母 24 克　赤芍 12 克　白芍 12 克，水煎服，每日 1 剂，2 次/日。

【功效与主治】柔肝息风，活血通络。

【加减应用】头痛头晕者，加菊花、桑叶；便干、便秘者加生大黄。偏风痰火亢，治疗时可选用天麻、钩藤等平肝药，重镇降逆之石决明亦必不可少；风阳之邪上逆，血亦随气上升，故当配合川牛膝以引血下行，黄芩、山栀子、夏枯草以清肝泻火。有气阴不足血络瘀阻，可应加入太子参、生山药等益气健脾药物。

对症良方

1. 言语不利

（1）化痰解语方（中医研究，2012 年第 12 期）

【组成与用法】天麻 10 克　瓜蒌 20 克　川芎 10 克　茯苓 20 克　天竺黄 6 克　胆南星 3 克　石菖蒲 15 克　远志 10 克　甘草 3 克　淫羊藿 10 克　杜仲 10 克，水煎服，每日 1 剂，2 次/日。

【功效与主治】祛风化痰，宣窍通络。

【加减应用】兼肝阳上亢，头晕头痛，加钩藤，石决明，夏枯草等平肝息风，痰热偏盛，加竹茹、川贝母清热化痰。

（2）解语丹（《妇人大全良方》）

【组成与用法】白附子（炮）30 克　石菖蒲（去毛）30 克　远志（去心，甘草水煮十沸）30 克　天麻 30 克　全蝎 30 克　羌活 30 克　白僵蚕（炒）30 克　胆南星（牛胆酿，如无，只炮）30 克　木香 15 克，水煎服，每日 1 剂，2 次/日。

【功效与主治】祛风化痰，宣窍通络。

【加减应用】若风痰瘀阻明显，可加丹参、红花、鸡血藤等活血化瘀；若兼见心悸短气，腰膝酸软，潮热盗汗者，为肾虚精气不能上承，可选用地黄饮子加减。

2. 中风后痴呆

（1）七福饮《景岳全书》

【组成与用法】人参 6 克　熟地黄 9 克　当归 9 克　白术（炒）5 克　炙甘草 3 克　酸枣仁 6 克　远志 5 克（制用），上药用水 400 毫升，煎取 280 毫升，空腹时温服，每日 1 剂，2 次/日。

【功效与主治】补肾益髓，填精养神。

【加减应用】方中重用熟地黄以滋阴补肾，以补先天之本；人参、白术、炙甘草益气健脾，用以强壮后天之本；当归养血补肝；远志、杏仁宣窍化痰。本方填补脑髓之力尚嫌不足，可选加鹿角胶、龟板胶、阿胶、紫河车等血肉有情之品，以填精补髓。还可以本方制蜜丸或膏滋以图缓治，也可用河车大造丸大补精血。

(2) 还少丹（《洪氏集验方》）

【组成与用法】干山药、牛膝各45克，山茱萸、白茯苓、五味子、肉苁蓉、石菖蒲、巴戟天、远志、楮实、茴香各30克，枸杞子、熟地黄各15克，上药捣为末，炼蜜入枣肉为丸，如梧桐子大小，每服30丸，日进三服。

【功效与主治】补肾健脾，益气生精。

【加减应用】气短乏力者，加黄芪、阿胶、何首乌等补气益肾；食少纳呆，头重如裹者，加陈皮、法半夏、白蔻仁健脾和胃。

3. 半身不遂

补阳还五汤（《医林改错》）

【组成与用法】黄芪（生）120克　当归尾6克　赤芍5克　地龙（去土）3克　川芎3克　红花3克　桃仁3克，水煎服，每日1剂，2次/日。

【功效与主治】益气活血，化瘀通络。

【加减应用】若口舌歪斜明显，可加白附子、全蝎、僵蚕以祛风通络；患侧肢体浮肿者，可加茯苓、泽泻、防己等淡渗利湿；上肢偏废甚者，加桂枝、桑枝以通络；若下肢瘫软无力甚，兼见筋脉拘急、腰膝酸软，步履不坚者，为肝肾亏虚，可加桑寄生、川牛膝、川续断、鹿筋、杜仲等补益肝肾；若患者肢体强痉拘挛、屈伸不利，兼见头晕头痛，目赤耳鸣，舌质红绛，苔薄黄，脉弦者，为肝阳上亢，当选用镇肝息风汤加减以平肝潜阳，息风通络。

第九节　颅外动脉粥样斑块形成

颅外动脉包括颈总动脉、颈内动脉、颈外动脉、锁骨下动脉、椎动脉、无名动脉。动脉粥样硬化（AS，Atherosclerosis）是一组动脉硬化的血管病中最常见、最重要的一种。各种动脉硬化的共同特点是动脉管壁增厚，变硬、失去弹性和宫腔缩小。动脉粥样硬化的特点是受累动脉的病变从内膜开始，先后有多种病变合并存在，包括局部有脂质和复合糖类积聚、纤维纤维组织增生和钙质沉着形成斑块，并有动脉中层的逐渐退变，继发性病变尚有斑块内出血、斑块破裂及局部血栓形成，（称为粥样硬化血栓形成 atherothrombosis thromboembolic）。一般先有脂质和复合糖类积聚、出血及血栓形成，纤维组织增生及钙质沉着，并有动脉中层的逐渐蜕变和钙化，病变常累及弹性及大中等肌性动脉，一旦发展到足以阻塞动脉腔，则该动脉所供应的组织或器官将缺血或坏死。由于在动脉内膜积聚的脂质外观呈黄色粥样，因此称为动脉粥样硬化。动脉粥样硬化就是动脉壁上沉积了一层像小米粥样的脂类，使动脉弹性减低、管腔变窄的病变。常导致血栓形成、供血障碍等。

中医虽无颅外脉粥样斑块形成的病名，但根据本病临床证候表现及发展演变规律，将其归属于“眩晕”、“头痛”、“不寐”、“健忘”、“虚损”、“中风”、“痴呆”等范畴，与“痰”、“瘀”等因素有密切关系，据其病理特点及临床表现可归属于瘀血、痰浊等范畴。“久病多痰”、“怪病多痰”，有研究认为，肥甘厚味为该病的外因，而脾肾不足则为内因，而痰浊、血瘀以及气虚等因素与斑块的形成有着重要联系。动脉粥样硬化的病机主要为本虚标实，本虚多为气虚、阴虚，标实则为血瘀、痰浊、气滞、寒凝等，其中以瘀血阻络尤为关键，瘀血阻络不仅是动脉粥样硬化的始动因素，而且贯穿于动脉粥样硬化的全部发展和演变过程。此外，对于颅外动脉粥样斑块形成的不同中医证候，临床治疗原则以化痰祛瘀、疏肝补肾固本健脾为主。有研究以血瘀、痰浊证候的颈动脉粥样硬化患者为例进行研究，结果表明，痰浊为继发性致病因素，主要为机体发生津液代谢障碍与脏腑气血功能异常所致。

诊断要点

（一）脑动脉粥样硬化的危险因素和风险人群

脑动脉粥样硬化的危险因素是指经流行病学研究证实的、与脑动脉粥样硬化发生和发展有直接关联的因素。

脑动脉粥样硬化往往是多种危险因素共同作用的结果，单一危险因素与脑动脉粥样硬化的发病并不一定有着必然的因果关系。对任何一个个体来说，一个或多个危险因素存在，虽不能预测脑动脉粥样硬化的发病，但将增加脑动脉粥样硬化发病的概率。

在成年人（>45 岁）中，具有下列任何一个或一个以上的脑动脉粥样硬化危险因素，可定义为脑动脉粥样硬化风险人群。

1. 脂代谢异常：脂代谢异常是公认的动脉粥样硬化危险因素，主要指血浆总胆固醇和甘油三酯的增高，其中尤其胆固醇起关键作用，LDL 的氧化修饰是动脉粥样硬化形成的关键启动因素。

2. 高血压：高血压主要通过损伤血管内皮，产生和加速动脉粥样硬化。高血压患者容易出现动脉粥样硬化，出现时间早且程度重，一般好发于血管分叉处和弯曲处。

3. 糖尿病（血糖异常）：糖尿病是以高血糖为特征的代谢紊乱性疾病。高胰岛素水平可刺激内皮细胞和平滑肌细胞的生长，而高血糖和胰岛素抵抗可损伤内皮细胞。糖尿病患者血清中富含血管内皮细胞黏附分子，后者参与并促进动脉粥样硬化的形成。

4. 吸烟：吸烟（或烟雾暴露）可增加多种黏附因子的表达，并造成血小板功能障碍，进而破坏血管内皮细胞，诱导平滑肌细胞增生，引起血管舒缩功能障碍，促进动脉粥样硬化的形成。

5. 遗传因素：动脉粥样硬化有家族聚集现象，多种基因均可能促进动脉粥样硬化的形成。家族中一人或多人罹患脑血管疾病将明显增加其脑动脉粥样硬化的风险。

6. 年龄：动脉粥样硬化随年龄增长而增加，年龄 >45 岁脑动脉粥样硬化的发展呈明显上升趋势。

7. 大量饮酒：大量饮酒可促进血小板聚集，影响纤维蛋白原活性，激发血凝过程，增加乙醛对 LDL 的氧化作用。此外，大量饮酒亦对于血压有不良影响。

8. 肥胖症、不良饮食习惯：肥胖症（高 BMI 者）、不良饮食习惯（比如高热量、高脂肪的食物，如肉类或油炸食物）多伴有脂代谢紊乱，从而促进动脉粥样硬化形成。

9. 运动：规律的体育运动可改善内皮功能，降低血压，减轻胰岛素抵抗，改善脂代谢并有助于减轻体重。缺乏规律的有氧运动（有氧运动指每周坚持 3 次及 3 次以上，每次至少 30 min）易导致动脉粥样硬化。

10. 高同型半胱氨酸：高同型半胱氨酸是一种血管损伤性氨基酸，可直接造成血管内皮细胞损伤和血管功能异常，促进动脉粥样硬化的发生和发展。

（二）脑动脉粥样硬化的诊断标准

1. 有两项或两项以上脑动脉粥祥硬化危险因素：或一项脑动脉粥样硬化危险因素合并明确的相应临床症状。

2. 颈动脉听诊有阳性发现；或双臂血压相差 >20 mmHg（1 mmHg = 0.133 kPa）；或 ABI <0.9。

3. 颈动脉超声发现 CIMT 增厚，斑块形成；血管狭窄或闭塞等脑动脉粥样硬化表现。

1 +3 或 1 +2 +3 评估为脑动脉粥样硬化可能。

通用良方

《医林改错》云：“元气既虚，必不能达于血管，血管无气必停留为瘀”。《内经》曰：“年四十而阴气自半，起居衰矣”，中年向老，脏阴不足，肾精渐竭，精血亏少，血脉不利，血行滞缓而为瘀，瘀血着于血脉，阻于脉道发为本病，症见腰膝酸软、口干乏力、眩晕耳鸣、五心烦热、肢体麻木疼痛等阴虚血瘀之证。肝主疏泄全身气机以利气血津液运行，现代社会生活节奏加快，工作压力增大，日久肝气郁结，血行不畅，瘀血凝于血管壁，阻痹气血运行，影响血脉而发病，症见头痛失眠、眩晕耳鸣、胸闷喜太息、胸胁胀痛、嗳气频作等气滞血瘀之证。《血证论》曰：“瘀血既久，亦可化为痰水”，《金匮要略》云：“血不利为水，水聚则成痰”，瘀阻气滞，水津失布，聚而为痰；痰阻气机，血行不畅，滞而成瘀，痰瘀胶结，留于颈脉，脉道狭窄，最终导致动脉粥样硬化，正如《丹溪心法》云：“痰夹瘀血、遂成窠囊”，症见眩晕头痛、头重如裹、胸闷胸痛、纳呆呕恶、肢体麻木等痰瘀交结之证。故祛瘀化痰乃为本病的基本治法。

1. 化浊行血汤（新中医，2008 年第 9 期）

【组成与用法】荷叶 10 克　焦山楂 15 克　决明子 30 克　制水蛭 5 克　赤芍 10 克　酒大黄 5 克　路路通 20 克　虎杖 20 克　何首乌 15 克，水煎服，每日 1 剂，2 次/日。

【功效与主治】化浊行血。

【加减应用】如气滞血浊所致头痛、风湿痹痛，可加用川芎；胸痹胁痛、脘腹胀痛，可加用延胡索或甘松；癫痫痰闭、黄疸、胆石症，可加大郁金用量；胁痛腹痛、乳房胀痛，可加大香附用量或加用荔枝核；风湿痹痛，可加用姜黄；疮疡痈肿，可加用乳香、没药；胸痹、痛经，可加用五灵脂；中风肢瘫、风湿痹痛，可加用天仙藤。

2. 黄连温胆汤（《六因条辨》）

【组成与用法】川连 6 克　竹茹 12 克　枳实 6 克　法半夏 6 克　橘红 6 克　甘草 3 克　生姜 6 克　茯苓 10 克，水煎服，每日 1 剂，2 次/日。

【功效与主治】清热燥湿，理气化痰。

【加减应用】心惊胆怯，性急善忘，多虑多思，舌苔浊腻带黄，胸脘内热。清化为宜。黄连温胆汤加洋参、枇杷叶。

辨证良方

本病多发于中老年人，正气渐衰，气为血之帅，气行则血行，气虚不能推动血液在脉管内运行，血行无力，血液流动瘀滞导致血瘀，瘀血痹阻颈脉，胶结凝聚，形成颈动脉粥样硬化，症见神疲乏力、头痛眩晕、头昏痴呆、胸部刺痛、心悸气短等气虚血瘀之证。其基本病机是本虚标实，本虚主要是气虚阴虚，标实主要为血瘀、痰浊、气滞、寒凝等，临床表现虚实夹杂，因虚致实，因实致虚，而瘀血是动脉粥样硬化关键病理因素之一。故活血化瘀、通行经脉是本病治疗的关键，贯穿本病治疗的始终。

1. 正气亏虚，瘀血阻脉证

症见：头晕目眩、神疲乏力、心悸气短、胸部刺痛、纳呆呕恶等，舌质淡暗或紫暗苔薄白，脉沉细涩。

治法：益气活血。

补阳还五汤（《医林改错》）

【组成与用法】黄芪　当归　川芎　赤芍各 15 克　益母草　地龙各 12 克　桃仁　红花　水蛭　甘草各 6 克。水煎服，每日 1 剂，2 次/日。

【功效与主治】补气活血，化瘀通络。

【加减应用】气虚甚者重用黄芪、加党参；头痛者加细辛、白芷；胸闷者加瓜蒌、佛手。

2. 肾精不足，瘀血内阻证

症见：眩晕耳鸣、腰膝酸软、口干乏力、五心烦热、肢体麻木疼痛等，舌质紫暗苔少或无苔，脉沉细涩或结代。

治法：补益肾阴、活血通络。

（1）左归饮（《景岳全书》）合丹参饮（《时方歌诀》）加减

【组成与用法】熟地黄　山药　山茱萸　丹参各15克　何首乌　茯苓　赤芍各12克　檀香　桃仁　红花　炙甘草各6克，每日1剂，2次/日。

【功效与主治】补益肾阴，活血通络。

【加减应用】阳亢者加石决明、钩藤、煅牡蛎；血瘀甚者加水蛭、益母草；四肢麻木者加鸡血藤、独活。

（2）大补元煎（《景岳全书》）

【组成与用法】人参10克　山药炒6克　熟地黄6～9克　杜仲6克　当归6～9克（若泄泻者去之）　山茱萸3克（如畏酸吞酸者去之），枸杞子6～9克　炙甘草3～6克，水煎服，每日1剂，2次/日。

【功效与主治】滋阴补肾。

【加减应用】待病情好转，可常服杞菊地黄丸或六味地黄丸补肾阴、潜肝阳以巩固疗效。若头痛畏寒，面白，四肢不温，舌淡，脉沉细而缓，证属肾阳不足，可用右归丸温补肾阳，填精补髓。若兼见外感寒邪者，可投麻黄附子细辛汤散寒温里，表里兼治。

3. 气阴两虚，瘀血阻络证

症见：眩晕头痛、头昏善忘、短气自汗、口干欲饮、心悸少寐等，舌质淡紫或紫暗，或有瘀斑、瘀点，苔薄少津，脉虚弱或虚细。

治法：益气滋阴，活血通络。

生脉散合血府通瘀汤加减（《时珍国医国药》2006年05期）

【组成与用法】党参　麦冬　黄精　当归　赤芍　川芎各15克　生地黄　牛膝　柴胡　枳壳　桔梗各9克　五味子　桃仁　红花　甘草各6克，水煎服，每日1剂，2次/日。

【功效与主治】益气养阴，活血祛瘀。

【加减应用】肾虚明显者加山茱萸、熟地黄；耳鸣者加磁石、珍珠母、蝉蜕；合并胸闷者加瓜蒌、薤白。

4. 肝气郁结，瘀血阻滞证

症见：头痛失眠、眩晕耳鸣、胸闷喜太息、胸胁胀痛、嗳气频作等，舌质紫暗有瘀斑、瘀点、苔薄黄，脉弦。

治法：疏肝解郁，活血通络。

柴胡疏肝散加减（《景岳全书》）

【功效与主治】疏肝理气，化瘀通脉。

【组成与用法】赤芍　川芎各15克　柴胡　木香　陈皮　丹参　当归各12克　白芍　枳壳　生山楂　甘草各9克。水煎服，每日1剂，2次/日。

【加减应用】肝郁化热者加黄连、栀子；血瘀甚者加水蛭、益母草；不寐者加夜交藤、合欢皮。

5. 痰瘀互结，痹阻脉络

症见：眩晕头痛、头重如裹、胸闷胸痛、纳呆呕恶、肢体麻木等，舌质紫暗苔白厚腻，脉涩或滑或结代。

治法：活血祛瘀，化痰通络。

（1）血府逐瘀汤（《医林改错》）和二陈汤（《太平惠民和剂局方》）加减

【功效与主治】活血化瘀，祛痰通络。

【组成与用法】当归　川芎　牛膝　茯苓各15克　半夏　陈皮　枳壳　赤芍各12克　柴胡　生地黄　桃仁　红花　甘草各9克。水煎服，每日1剂，2次/日。

【加减应用】胸痛明显者加瓜蒌、三七、丹参；眩晕重者加天麻、僵蚕；脾虚者加党参、白术、薏苡仁。

（2）桃仁承气汤（《伤寒论》）

【组成与用法】桃仁15克　桂枝15克　大黄10克　芒硝10克　甘草10克，水煎服，每日1剂，2次/日。

【功效与主治】治伤寒蓄血，热结膀胱，其人如狂，但小腹结血，下者愈。

【加减应用】外有热，加柴胡；在上，加桔梗、苏木；在下，加牛膝；两胁并小腹硬满痛者，加青皮、川芎、归尾、芍药，痛甚加延胡索、红花；血未下，加童便、姜汁少许；若头面身黄者，姜滓绵裹擦之，其黄自退矣。

对症良方

动脉粥样硬化形成过程中的血栓形成、血管壁炎症、细胞增生和基质堆积等病理生理改变都与中医的“眩晕”、“头痛”、“不寐”、“健忘”、“虚损”、“中风”、“痴呆”“血浊”有内在的联系，活血化瘀方药可通过抗血小板、调节脂代谢、抑制平滑肌增殖等发挥抗动脉粥样硬化作用。

1. 眩晕

（1）二陈汤（《太平惠民和剂局方》）

【组成与用法】法半夏（汤洗七次）　橘红各15克　白茯苓9克　甘草（炙）4.5克，水煎服，每日1剂，2次/日。

【功效与主治】燥湿化痰，健脾和胃。

【加减应用】如头晕重者加白术、天麻；胸闷心悸明显加石菖蒲、远志。

（2）逍遥散（《太平惠民和剂局方》）

【组成与用法】柴胡　当归　白芍　白术　茯苓　生姜各15克　薄荷　炙甘草各6克。水煎服，每日1剂，2次/日。

【功效与主治】疏肝解郁，养血健脾。主治肝郁血虚脾弱证。

【加减应用】眩晕者加菊花、代赭石；腹胀重者加莱菔子、枳壳；大便干燥者加生大黄。

（3）杞菊地黄丸（《医宗金鉴》）

【组成与用法】枸杞子15克　菊花10克　熟地黄15克　酒萸肉10克　牡丹皮10克　山药15克　茯苓15克　泽泻10克。辅料为蜂蜜。口服。大蜜丸一次1丸，一日2次。

【功效与主治】滋肾养肝，内清虚热。

【加减应用】眩晕重者加寄生、生赭石；乏力、倦怠、脘腹痞闷者加黄芪、茯苓、炒莱菔子。视物昏花者加茺蔚子、青葙子；肢体麻木、疼痛者加丹参、炒桑枝、桃仁。

2. 头痛

（1）天麻钩藤饮（《杂病证治新义》）

【组成与用法】天麻90克　川牛膝　钩藤各12克　生决明18克　栀子　杜仲　黄芩　益母草　桑寄生　夜交藤　朱茯神各9克。水煎服，每日1剂，2次/日。

【功效与主治】平肝潜阳。

【加减应用】临床应用时可再加龙骨、牡蛎以增强重镇潜阳之力。若见肝肾阴虚，症见朝轻暮重，或遇劳加重，脉弦细，舌红苔薄少津者，酌加生地黄、何首乌、女贞子、枸杞子、旱莲草等滋养肝肾。若头痛甚，口苦、胁痛，肝火偏旺者，加郁金、龙胆草、夏枯草以清肝泻火，火热较甚，亦可用龙胆泻肝汤清降肝火。

（2）半夏白术天麻汤（《医学心悟》）

【组成与用法】法半夏4.5克　天麻　茯苓　橘红各3克　白术9克　甘草1.5克。生姜一片，大枣二枚，水煎服。现代用法：加生姜1片，大枣2枚，水煎服，每日1剂，2次/日。

【功效与主治】健脾化痰，降逆止痛。

【加减应用】若头痛、眩晕，可加厚朴、蔓荆子、白蒺藜运脾燥湿，祛风止痛。若痰郁化热显著者，可加竹茹、枳实、黄芩清热燥湿。

（3）通窍活血汤（《医林改错》）

【组成与用法】赤芍3克　川芎3克　桃仁9克（研泥）　红枣7个（去核）　红花9克　老葱3根（切碎）　鲜姜9克（切碎）　麝香0.15克（绢包）　用黄酒250毫升，将前七味煎至150毫升，去滓，将麝香入酒内，再煎二沸，临卧服。

【功效与主治】活血通窍止痛。

【加减应用】可酌加郁金、菖蒲、细辛、白芷以理气宣窍，温经通络。头痛甚者，可加全蝎、蜈蚣、地鳖虫等虫类药以收逐风邪，活络止痛。久病气血不足，可加黄芪、当归以助活络化瘀之力。

3. 不寐

（1）朱砂安神丸（《内伤伤辨惑论》）

【组成与用法】朱砂（另研，水飞为衣）15克　黄连（去须，净，酒洗）18克　炙甘草16.5克　生地黄4.5克　当归7.5克。上药除朱砂外，四味共为细末，汤浸蒸饼为丸，如黍米大。以朱砂为衣，每服十五丸或二十丸（3～4克），津唾咽之，食后服。现代用法：上药研末，炼蜜为丸，每次6～9克，临睡前温开水送服；亦可作汤剂，用量按原方比例酌减，朱砂研细末水飞，以药汤送服。

【功效与主治】清心泻火，宁心安神。

【加减应用】可加黄芩、山栀、连翘，加强本方清心泻火之功。本方宜改丸为汤，朱砂用少量冲服。若胸中懊侬，胸闷泛恶，加豆豉、竹茹，宜通胸中郁火；若便秘溲赤，加大黄、淡竹叶、琥珀，引火下行，以安心神。

（2）龙胆泻肝汤（《医方集解》）

【组成与用法】龙胆草（酒炒）6克　黄芩（酒炒）9克　山栀子（酒炒）9克　泽泻12克　木通9克　车前子9克　当归（酒炒）8克　生地黄20克　柴胡10克　生甘草6克，水煎服，每日1剂，2次/日。

【功效与主治】清肝泻火，镇心安神。

【加减应用】可加朱茯神、生龙骨、生牡蛎镇心安神。若胸闷胁胀，善太息者，加香附、郁金以疏肝解郁。

（3）黄连温胆汤（《六因条辨》）

【组成与用法】黄连6克　竹茹12克　枳实6克　法半夏6克　橘红6克　甘草3克　生姜6克　茯苓10克，水煎服，每日1剂，2次/日。

【功效与主治】清化痰热，和中安神。

【加减应用】若心悸动甚，惊惕不安，加珍珠母、朱砂以镇惊安神定志。若实热顽痰内扰，经久不寐，或彻夜不寐，大便秘结者，可用礞石滚痰丸降火泻热，逐痰安神。

（4）六味地黄丸（《小儿药证直诀》）合黄连阿胶汤（《伤寒论》）

【组成与用法】生地黄12克　山茱萸15克　天冬12克　麦冬12克　五味子10克　牡丹皮10克　黄连6克　莲子芯6克　阿胶15克　白芍15克　百合10克　远志6克，水煎服，每日1剂，2次/日。

【功效与主治】滋阴降火，清心安神。

【加减应用】若心烦心悸，梦遗失精，可加肉桂引火归元，与黄连共用即为交泰丸以交通心肾，则心神可安。

3. 痴呆

(1) 七福饮(《景岳全书》)

【组成与用法】人参6克 熟地黄9克 当归9克 白术(炒)5克 炙甘草3克 酸枣仁6克 远志5克,上药用水400毫升,煎取280毫升,空腹时温服。

【功效与主治】补肾益髓,填精养神。

【加减应用】本方填补脑髓之力尚嫌不足,可选加鹿角胶、龟板胶、阿胶、紫河车等血肉有情之品,以填精补髓。还可以本方制蜜丸或膏滋以图缓治,也可用河车大造丸大补精血。

(2) 还少丹(《洪氏集验方》)

【组成与用法】山药 牛膝(酒浸一宿,焙干)各45克 山茱萸 白茯苓(去皮) 五味子 肉苁蓉(酒浸一宿,焙干) 石菖蒲 巴戟天(去心) 远志(去心) 杜仲(去粗皮,用生姜汁并酒合和,涂炙令热) 楮实 舶上茴香各30克 枸杞子 熟干地黄各15克,水煎服,每日1剂,2次/日。

【功效与主治】补肾健脾,益气生精。

【加减应用】如见气短乏力较著,甚至肌肉萎缩,可配伍紫河车、阿胶、续断、杜仲、鸡血藤、何首乌、黄芪等以益气养血。若脾肾两虚,偏于阳虚者,出现四肢不温,形寒肢冷,五更泄泻等症,方用金匮肾气丸温补肾阳,再加紫河车、鹿角胶、龟板胶等血肉有情之品,填精补髓。若伴有腰膝酸软,颧红盗汗,耳鸣如蝉,舌瘦质红,少苔,脉弦细数者,是为肝肾阴虚,可用知柏地黄丸滋养肝肾。

(3) 洗心汤(《辨证录》)

【组成与用法】人参30克 茯神30克 法半夏15克 陈皮9克 神曲9克 甘草3克 附子3克 石菖蒲3克 生酸枣仁30克。上九味,水煎,用120毫升灌服。服药后必熟睡,听其自醒,切不可惊醒。

【功效与主治】健脾化浊,豁痰开窍。

【加减应用】脾气亏虚明显者,可加党参、茯苓、黄芪、白术、山药、麦芽、砂仁等健脾益气之品,以截生痰之源。若头重如裹、哭笑无常、喃喃自语、口多涎沫者,痰浊壅塞较著,重用陈皮、法半夏,配伍胆南星、莱菔子、佩兰、白豆蔻、全瓜蒌、贝母等豁痰理气之品。若痰郁久化火,蒙蔽清窍,扰动心神,症见心烦躁动,言语颠倒,歌笑不休,宜用涤痰汤涤痰开窍,并加黄芩、黄连、竹沥以增强清化热痰之力。

(4) 河车大造丸加减(《中国药典》)

【组成与用法】紫河车100克 熟地黄200克 天冬100克 麦冬100克 杜仲(盐炒)150克 牛膝(盐炒)100克 黄柏(盐炒)150克 龟甲(制)200克,水蜜丸,每次6克,2次/日。

【功效与主治】填精补髓。

【加减应用】无。

第十节　血小板减少症

血小板减少症（Thrombocytopenia）是指血小板数低于正常范围（血小板数正常范围 14 万 ~40 万/μl）所引起的病症，血小板减少症可能源于血小板产生不足，脾脏对血小板的阻留，血小板破坏或利用增加以及被稀释，无论何种原因所致的严重血小板减少，都可引起典型的出血，多发性瘀斑，最常见于小腿；或在受轻微外伤的部位出现小的散在性瘀斑；黏膜出血，鼻出血，胃肠道和泌尿生殖道和阴道出血，和手术后大量出血，胃肠道大量出血和中枢神经系统内出血可危及生命。血小板减少的原因可分为：（1）血小板生成减少或无效死亡：包括遗传性和获得性两种，获得性血小板生成减少是由于某些因素如药物，恶性肿瘤，感染，电离辐射等损伤造血干细胞或影响其在骨髓中增殖所致，这些因素可影响多个造血细胞系统，常伴有不同程度贫血，白细胞减少，骨髓巨核细胞明显减少。（2）血小板破坏过多：包括先天性和获得性两种，获得性血小板破坏过多包括免疫性和非免疫性，免疫性血小板破坏过多常见的有特发性血小板减少性紫癜和药物血小板减少，非免疫性血小板减少破坏过多包括感染，弥散性血管内凝血，血栓性血小板减少性紫癜等。（3）血小板在脾内滞留过多：最常见于脾功能亢进。血小板减少。

中医无“血小板减少症”病名，但根据其症状属于“血证”、“葡萄疫”、“温病发斑”、“血瘀发斑”等范畴。其发病大多是由于患者体内热毒盛行，或者肝火过旺，脾气虚弱，而造成患者气虚不足，统摄血液的功能减退，以致血液流动不遵循经脉，逸出脉外，最终引发各种出血失血的病症。拖延不治或者长久不愈都会导致患者身体虚弱，产生各种并发症，甚至危及生命安全。以往将本病分为血热、气虚、阴虚三种。近年来认识不断深入。多数学者认为本病为本虚标实之证。其主要病机为热、虚、瘀三种。有作用认为本病与肝、脾、肾关系密切。脾主统血，脾气亏损则血不循经而外溢。肾藏精，主骨生髓，精能化血，肾虚则精血无以化生，故血小板减少。肝藏血，主疏泄，肝郁化火，则迫血妄行；肝气郁结，疏泄失常，气机不畅，气滞血瘀而成紫斑；肝虚而致藏血失职也可致出血；另外肝病可及脾。心主血，属火，心火亢盛，迫血妄行也可导致出血。综合各家观点，其热又有虚、实之分；实热是指胃火炽盛，或肝郁化火，或感受邪毒、内伏营血；虚热是指阴虚火旺、阴火内盛。虚者脾肾两虚，以致血液化生不足和失于统摄；或肝肾阴虚、阴虚内热，迫血妄行。瘀由火热伤络，络伤血瘀；或气虚血瘀、瘀伤血络。故本病的病因病机以虚为本，火伤血络，络伤血瘀是目标。从病位看，主要在肝、脾、肾三脏。急性型以热为主，慢性型虚、热、瘀俱见。用现在的医学来说系免疫系统的问题，研究发现运用中药治疗与修复免疫缺陷取得了成功。

血小板减少性紫癜中医治疗的思路与方法：（1）急治其标，血小板减少性紫癜，在急性发作期，出血严重，大块的紫癜相互融合成片，除能看到的大面积、多部位的紫癜外，尚伴有其他部位的出血，最常见的鼻衄、齿衄、更为严重者，常伴有内脏的出血，如肾脏出血（尿血）、消化道出血（吐血、便血）、肺出血（咯血）、颅内出血（目衄）等。病情凶险，恶化迅速，有不少人死于出血（约5%）。此时，急治其标，清热解毒、凉血止血为主。（2）缓治其本，血小板减少性紫癜病人，急性出血期过后，进入慢性期，此期除需针对性治标外，更主要的是治其本，对因治疗，如原发性血小板减少性紫癜病人的慢性型，以气虚、脾虚、肾虚、血瘀为主，要区别不同情况，治疗要有所侧重。（3）标本同治，血小板减少性紫癜病人，在稳定期时，时有紫癜，但紫癜不多不重，迁延不日久未愈（往往两年以上），除紫癜反复发作外，尚有乏力、腰酸、心烦、齿龈流血。此时可标本兼治。（4）辨证与辨病相结合，中医学的治病以宏观辨证为主，现代医学的诊治以微观诊察为主，各有所长，亦各有不足，辨证与辨病结合，可取长补短，扬长补短。辨证治疗血小板减少性紫癜，无论哪一型，均可酌加有提升血小板作用，可收到良好效果。治疗血小板减少性紫癜的思路与方法，在应用中药治疗ITP之初，因为患者之前西医激素常用量较大，所以加大滋肾养阴的中药药物剂量，以阴柔中药药物解激素阳刚之性，使激素能够顺利撤减；而在用药治疗中后期激素停用或用量较小时，加入温阳中药，而使肾上腺皮质功能顺利恢复，而使中药对本病的疗效大大提高。总之，在应用常规疗法疗效不佳时应首选中药治疗，只要能辨证施治，用药得当就一定能取得很好的疗效。

诊断要点

必须彻底弄清病人的服药史，以排除对敏感病人增加血小板破坏的药物。约5%接受肝素治疗的患者可发生血小板减少，为保持动静脉输注导管通畅，即使应用极少量肝素冲洗，也可发病。其他药物较少诱发血小板减少症，例如奎尼丁、奎宁、磺胺制剂、口服抗糖尿病药、金盐以及利福平。病史中还有很重要的内容，病史中可能引出提示免疫性基础疾病的症状（例如关节疼痛、雷诺氏现象、不明热）；提示血栓性血小板减少症的体征与症状；10天之内输过血提示可能是输血后紫癜，大量饮酒提示酒精所致血小板减少症。5%孕妇分娩期可发生轻度血小板减少症。由于感染人类免疫缺陷性病毒（HIV）的患者常伴血小板减少症，可与特发性血小板减少性紫癜症相鉴别；由此可以得出其他HIV感染症状的危险因素和病史。

出血时间（BT）测定意义出血时间延长见于血管结构或功能异常：如坏血病、毛细血管扩张症、血管假性血友病。血小板数量异常：如各种原因所致的血小板减少性紫癜、血小板增多症。血小板功能异常：如血小板病、血小板无力症。其他：如低/无纤维蛋白原血症、原发性和继发性纤维蛋白溶解、血循环中有抗凝物质等。

体检对诊断亦很重要：

（1）通常继发于感染性或活动性系统性红斑狼疮（SLE）的血小板减少症以及血栓性血小板减少症（TTP）时有发热，而在特发性血小板减少性紫癜（ITP）以及与药物有关的紫癜则不发热。

（2）由于血小板的破坏增加（例如特发性血小板减少性紫癜，与药物有关的免疫性血小板减少症，血栓性血小板减少性紫癜）而引起的血小板减少症病人的脾脏扪诊不增大；而继发于脾脏对血小板阻留的血小板减少症患者的脾脏大多可以扪及，继发于淋巴瘤或骨髓增生性疾病的血小板减少症病人也是如此。

（3）其他慢性肝病的体征对诊断也有意义，如蜘蛛痣，黄疸和肝掌。

（4）妊娠末期常引起血小板减少症。外周血细胞计数是确定血小板减少症及其严重性的关键性检查，同时血涂片检查能为其病因检查提供线索，若血小板减少不伴有其他影响止血功能的疾病（例如肝脏疾病或弥散性血管内凝血），止血功能筛选检查则是正常的。骨髓象检查若在血涂片上见到除血小板减少以外的异常，有本检查适应证。本检查可提供巨核细胞的数量及形态的信息，并确定有或无引起骨髓功能衰竭疾病（例如骨髓异常增生）的存在。抗血小板抗体检查临床意义不大。若患者病史或检查提供 HIV 感染危险依据，应对其进行 HIV 抗体检查。除了瘀斑、紫斑和黏膜出血（轻微或量多）外，体检结果均为阴性。外周血检查结果，除血小板数目减少外，均属正常。骨髓检查通常除可发现巨核细胞正常或数量增加外，其他亦属正常。

通用良方

1. 犀角地黄汤（《外台秘要》）

【组成与用法】犀角（水牛角代替）30 克　生地黄 24 克　芍药 12 克　牡丹皮 9 克。作汤剂，水煎服，水牛角锉片先煎，余药后下。以水九升，煮取三升，分三服。

【功效与主治】清热解毒，凉血散瘀。主治热入血分证：1. 热扰心神，身热谵语，舌绛起刺，脉细数；2. 热伤血络，斑色紫黑、吐血、衄血、便血、尿血等，舌绛红，脉数；3. 蓄血瘀热，喜忘如狂，漱水不欲咽，大便色黑易解等。

【加减应用】若见蓄血，喜忘如狂者，邪热与血瘀互结，加大黄、黄芩，以清热逐瘀，凉血散瘀；郁怒而加肝火者，加柴胡、黄芩、栀子以清泻肝火；热伤血络，破血忘行之出血，加白茅根、侧柏炭、小蓟以凉血止血。

2. 知柏地黄丸（《医宗金鉴》）

【组成与用法】熟地黄 24 克　山茱萸 12 克　山药 12 克　泽泻 9 克　茯苓 9 克（去皮）　牡丹皮 9 克　知母 24 克　黄柏 24 克。水煎服，每日 1 剂，2 次/日。

【功效与主治】滋阴降火。主阴虚热盛。

【加减应用】若阴虚明显者可加鳖甲、地骨皮；盗汗明显者加用煅龙骨、煅牡蛎、五味子。若伴有鼻衄或齿，舌光红无答，脉细数，证属肝译阴虚、火伤血络，合大补元煎加减

辨证良方

在治疗血小板减少症中，根据患者的临床表现通常将其分为阴虚火旺型和阴阳两虚型进行观察治疗。患者多因感受热邪或感受寒邪郁里化热，日久而致阴虚。火热炽盛，内迫血分，使血热妄行于外，血溢肌揍之间则出现皮下出血。上行七窍则出现鼻、齿龈出血。阴虚内热则口干、五心烦热、小便黄，大便干，舌红，脉细数等症状，而成阴虚火旺之证。滋阴凉血方用生地黄、牡丹皮、大蓟、小蓟清热凉血止血，女贞子、旱莲草、阿胶、知母、龟板胶滋阴凉血止血，应用此方使出血症状能够得到明显缓解。肾为先天之本，脾为后天之本。患者病程日久，或年高而致肾气不足，脾阳失温，脾失睡运，水谷精微的吸收传输受阻，肾阳又会失于后天补充，而致脾肾双亏，阴阳两虚。腰为肾之腑，肾虚腰膝酸困，阳气不足，寒自内生，故怕冷汗出，面色苍白，神失所养，则乏力，动则气短心悸，脾虚则纳差。温阳补肾方用黄芪、党参、熟地黄健脾益气，补肾填精，补骨脂、枸杞子、巴戟天温阳补肾，当归、熟地黄、阿胶、鹿角胶、何首乌养血补血，应用此为一脾肾双补，气血阴阳生化有源，促进血小板上升。阴虚火旺型患者经凉血，止血治疗，出血症状缓解后、有部分患者亦表现出阴阳两虚之症候．这时及时改变治疗方案，以滋阴凉血止血见效，温阳补肾．益气养血之法使肾精得藏，后天得补，气血循血脉而行，出血症状消失，临床症状改善，血小板数回升，取得满意的治疗效果。

1. 阴虚火旺证

主症：鼻、齿龈出血兼见口干、五心烦热、小便黄，大便干，舌红，脉细数等症状。

治法：清热滋阴，凉血止血。

（1）滋阴凉血方（陕西中医，2000 年 11 期）

【组成与用法】女贞子　旱莲草各 20 克　生地黄　牡丹皮　玄参各 15 克　大蓟　小蓟各 12 克　知母　阿胶　龟板胶各 10 克。水煎服，每日 1 剂，2 次/日。

【功效与主治】清热滋阴，凉血止血法。

【加减应用】出血热量多，热象明显者加用清开灵注射液静脉滴注，以加重清热凉血之功。

（2）陆鹤消癜汤（浙江中医杂志，1988 年 02 期）

【组成与用法】商陆（先煎）20 克　仙鹤草　生地榆各 30 克　党参　白术　山茱萸　丹参各 10 克　黄芪　首乌　熟地黄　党参各 15 克　生甘草 6 克。水煎服，每日 1 剂，2 次/日。30 天为 1 疗程。

【功能与主治】益气养阴，活血止血。主治血小板减少性紫癜。

【加减应用】方中重用商陆一味，有小毒，煎煮时间宜久，有扶正补虚、止血生血功能；仙鹤草宁血止血，以利生血消癜；党参、黄芪、白术、熟地黄、何首乌、山茱萸、丹参滋补脾肾、益气养阴，玄参清热养阴，利于治本；甘草调和诸药，并解商陆之毒。诸药相伍、共奏益气养阴、活血止血之功。阴虚有热者，减党参、白术，加黄柏、知母、牡丹皮、鳖甲；气虚者，加茯苓、大枣；脾肾虚寒者，去玄参，加附子、菟丝子、补骨脂；瘀血内阻，加失笑散。

2. 阴阳两虚证

主症：腰膝酸困，怕冷汗出，面色苍白，神失所养，则乏力，动则气短心悸，纳差。舌淡红，苔白，脉细。

治法：温阳补肾，益气养血。

（1）温补脾肾方（《中国中医秘方大全》）

【组成与用法】黄芪　党参　当归各20克　白豆蔻　熟地黄各18克　肉桂　熟附子各12克　山药15克　仙鹤草30克　阿胶12克（烊化）。水煎服，每日1剂，2次/日。

【功效与主治】温补脾肾。

【加减应用】失眠、心悸、气短乏力，加酸枣仁、茯苓、五味子；纳呆，加陈皮、焦山楂、谷芽；腰酸腿软，遗精阳痿，月经不调，加枣皮、菟丝子、川续断、鹿角胶（烊化）；出血量多，加棕榈炭、血余炭、白茅根。

（2）益气活血汤（上海中医药杂志，1987年02期）

【组成与用法】党参　黄芪各15～30克　炙甘草6克　犀牛角3克（或水牛角30克代）（吞服）　生地黄30～60克　牡丹皮　当归各9克　赤芍15克　仙鹤草　土大黄　猪殃各30克　红枣10克　三七粉4克（吞服）。水煎服，每日1剂，2次/日。

【功能与主治】益气健脾、凉血活血。主治血小板减少性紫癜。

【加减应用】夹瘀毒，加生蒲黄、茜草炭各15克；鼻衄、龈衄，加白茅根30克、侧柏叶15克；便血，加地榆炭15克、黄芩炭9克；尿血，加鸡眼草15克；热毒内盛，加人中黄6克、大青叶、生石膏各30克、紫草15克；出血量多，加蒲黄炒阿胶、十灰丸9克、牛解腮15克。

（3）平癜汤（陕西中医，1988年03期）

【组成与用法】黄芪30～60克　白及　黄精各15克　甘草15～30克　牡丹皮20克　阿胶　赤芍　连翘各10克　白茅根　丹参　仙鹤草各30克。水煎服，每日1剂，2次/日。

【功能与主治】清热凉血、益气摄血、活血化瘀。主治血小板减少性紫癜。

【加减与应用】诸药配伍，使清热凉血不损脾气，收敛止血但不留瘀，全方可收气血同治之效。血热型，加黄芩10克、紫草30克；气虚型，加党参15克、大枣10枚；阴虚型，加地骨皮30克；血瘀明显，加三七粉6克（分2次冲服）。

（4）三草黛丹汤（中医杂志1986年10期）

【组成与用法】青黛3克　紫草　牡丹皮　侧柏炭　黄柏　炒栀子　阿胶（烊化）各9克　生地黄10克　仙鹤草　丹参各15克　木香3克　甘草5克。水煎服，每日1

剂，2次/日。

【功效与主治】清热凉血，活血化瘀。主治小儿特发性血小板减少性紫癜。

【加减应用】无。

(5) 阿芪景天汤（湖北中医杂志1990年01期）

【组成与用法】阿胶　党参　当归　熟地黄各10克　制首乌　黄芪各12克　黄精　红景天　三七　槐花炭　炒白术　莲子肉　山药各15克。水煎服，每日1剂，3次/日。连服30剂为1疗程。

【功效与主治】健脾益气，滋阴养血，活血止血。主治小儿血小板减少性紫癜。

【加减应用】血热者加水牛角（或紫草）、生地各10克、牡丹皮、黄芪炭各8克；气滞血瘀者，加大黄、红花各5克、桃仁6克、丹参、蒲黄各10克；肝肾虚损，加女贞子、枸杞子、桑葚子、枣皮各10克。

(6) 补肾活血汤（中西医结合杂志，1991年01期）

【组成与用法】生地黄　当归　赤芍　茜草各9克　补骨脂　炙黄芪　菟丝子各12克　鸡血藤30克　大枣15克　生大黄6~9克（后下）。水煎服，每日1剂，2次/日。于病愈后再巩固服药1个月。疗程1.3~22个月，平均5.03个月。

【功能与主治】益气补肾，活血化瘀，凉血止血。主治特发性血小板减少性紫癜。

【加减与应用】儿童特发性血小板减少性紫癜，中医辨证以血热、阴虚及气阴两虚为多见。方用生地黄、补骨脂、黄芪、菟丝子，益气补肾、活血；当归、赤芍、茜草、大黄、鸡血藤活血祛瘀。而生地黄、赤芍、大黄还有凉血止血之功。据报道：补肾活血法可调整机体阴阳平衡、调节免疫功能、降低血管通透性；活血化瘀药还对巨核细胞的免疫损伤有明显的抑制作用。大黄可升高血小板、增加红细胞聚集性，使微循环血流速减慢，有利于局部止血。本方临床应用，对本病急慢性型均有较好疗效。对应用激素后减量或停用的病例，加中药治疗可巩固疗效。病情重者，加水牛角30克、三七粉2克（冲服）；鼻衄，加白茅根30克；阴虚内热，加玄参、炙鳖甲、炙龟板各9克；神疲乏力，舌质淡，加党参、淫羊藿各9克。

(7) 益气养血汤（《邓铁涛临床经验辑要》）

【组成与用法】黄芪　党参各15克　白术12克　柴胡9克　升麻5克　陈皮3克　炙甘草5克　黄精12克　仙鹤草30克　首乌15克。水煎服，每日1剂，2次/日。

【功能与主治】益气养血、凉血。主治血小板减少症。

【加减应用】无。

(8) 理血养肝健脾汤（《名医秘方荟萃》）

【组成与用法】当归12克　白芍15克　生地黄20克　牡丹皮12克　阿胶9克　旱莲草　白术　茯苓各12克　炙甘草6克。水煎服，每日1剂，2次/日。

【功能与主治】补血滋肾，养肝健脾，益气补中。主治原发性血小板减少性紫癜，以皮肤和黏膜出血为主症者。

【加减应用】本病病因虽有多种因素，但其病机不外肝肾阴虚，肝脏失其藏血功能和脾气虚弱，失其统血能力，而使血液不循常道，溢于脉络之外而发为本病。方中当归、白芍可补血活血、养血敛血；生地黄、牡丹皮滋阴凉血化瘀；旱莲草、阿胶滋阴补血；白术、茯苓、炙甘草则可健脾益气补中。诸药配伍为用，具有滋阴补血以养肝，使血得其藏；健脾益气而补中，使血得其统；使血液循常道运行而不致妄行。据临床体会，治疗本病宜甘寒，不宜温燥或苦寒，温燥伤阴、苦寒伤阳，均不利于本病。经过多年实践，筛选稳妥有效的本方作为治疗本病的主要方药。但由于患者年龄的大小，体质的强弱，病程的长短和病情轻重缓急的不同，所以选定处方，也应随之加减。例如：儿童稍受时邪则易内热蕴藏，迫血妄行，发生本病，治疗宜清热凉血养阴，本方去白术、茯苓，加犀牛角、金银花、连翘；男性中青年多肾阴不足，虚火上炎，发生本病，每伴鼻衄、齿龈出血，治疗宜滋阴降火，导热下行，本方去白术，加川牛膝、白茅根、小蓟等；中青年女性多肝郁化热，失其藏血和调节血量的能力，而易发生本病，多伴性情急躁，脉象弦数，若血上溢则鼻衄、齿龈出血，血下溢则使月经过多，治宜疏泄肝火，本方可加炒栀子、柴胡等；如因思虑过度，劳伤心神，失其主血和统血能力而发生本病，不论男女老幼，病程日久，都可出现气血两虚，可伴心悸健忘、倦怠纳减、失眠等症，治宜重补气血，本方减去牡丹皮、旱莲草、生地黄，加熟地黄、黄芪、党参、远志、炒酸枣仁、龙眼肉、龙骨、牡蛎等。

对症良方

1. 紫斑

1.1　风热伤络证。

（1）犀角地黄汤加味（谭家兴经验方）

【组成与用法】犀牛角3克　生地黄30克　牡丹皮10克　赤芍10克　白薇10克　紫草10克　知母10克　沙参10克　槐花30克　大青叶10克　板蓝根15克。水煎服，每日1剂，2次/日。

【功效与主治】清热凉血，滋阴解毒。

【加减应用】兼神疲乏力，头晕目眩，加黄芪、当归、党参益气生血；火热炽盛，发热，加生石膏、龙胆草、紫草；兼见便血者，加地榆、槐花、白芍凉血止血。

（2）清营汤（《温病条辨》）

【组成与用法】水牛角30克　生地黄15克　玄参10克　竹叶10克　麦冬10克　丹参10克　黄连5克　金银花10克　连翘10克。水煎服，每日1剂，2次/日。

【功效与主治】清热解毒，凉血止血。

【加减应用】出血广泛，加生石膏、龙胆草、紫草，冲服紫雪丹。

1.2　阴虚火炎证

（1）加味脾阴煎（袁尊山经验方）

【组成与用法】生地黄10克　生白芍30克　旱莲草15克　山药20克　莲子15克　连翘10克　赤小豆30克　黄连6克　淡竹叶10克　五味子10克　枣皮10克　大枣10个　炙甘草10克。水煎服，每日1剂，2次/日。

【功效与主治】养阴益脾，润燥，佐以清热，化斑。

【加减应用】阴虚较甚者，加玄参、龟板、女贞子、旱莲草养阴清热；潮热加地骨皮、白薇清退虚热。

（2）茜根散（《医方类聚》）

【组成与用法】茜根15克　黄芩15克　阿胶15克　侧柏叶10克　生地黄各10克　甘草（炙）15克。水煎服，每日1剂，2次/日。

【功效与主治】滋阴降火，宁络止血。

【加减应用】阴虚火热，加大蓟、小蓟、紫草凉血止血，化瘀消斑。

1.3　气不摄血证。

加减紫癜方（孙伟正经验方）

【组成与用法】鸡血藤15克　牡丹皮15克　茜草15克　当归15克　大枣10克　白茅根15克　旱莲草20克　三七粉3克（冲服）　仙鹤草20克　山栀子15克。水煎服，每日1剂，2次/日。

【功效与主治】活血化瘀，佐以补脾滋肾。

【加减应用】兼见气虚乏力，面色苍白者，加党参、茯苓、当归、补气生血；兼有肾气不足，腰膝酸软者，加山茱萸、菟丝子、续断补肾益气。

2. 鼻衄

2.1　热邪犯肺证

桑菊饮（《温病条辨》）

【组成与用法】桑叶15克　菊花15克　杏仁10克　连翘10克　薄荷10克　桔梗10克　甘草6克　芦根10克。水煎服，每日1剂，2次/日。

【功效与主治】清热泻肺，凉血止血。

【加减应用】肺热盛而无表证，去薄荷、桔梗，加黄芩、栀子清泄肺热；阴伤甚者，加玄参、麦冬、生地黄养阴润肺。

2.2　肝火上炎证

栀子清肝汤加减（《外科正宗》）

【组成与用法】栀子15克　菊花10克　牡丹皮10克　赤芍10克　柴胡10克　生地黄10克　白茅根10克。水煎服，每日1剂，2次/日。

【功效与主治】清肝泻火，凉血止血。

【加减应用】阴虚内热，手足心热，加玄参、知母、龟板滋阴清热；反复鼻衄，加白茅根、蒲黄、藕节、大蓟、小蓟凉血止血。

2.3　胃热炽盛证

玉女煎（《景岳全书》）

【组成与用法】石膏15克　熟地黄10克　麦冬10克　知母10克　牛膝10克。水煎服，每日1剂，2次/日。

【功效与主治】清胃泻火，凉血止血。

【加减应用】热势甚，加山栀子、牡丹皮、黄芩清热泻火；大便秘结，加生大黄通腑泄热。

2.4　气血亏虚证

归脾汤（《正体类要》）

【组成与用法】白术15克　当归10克　白茯苓10克　黄芪10克　远志10克　龙眼肉10克　酸枣仁炒10克　人参6克　木香10克　炙甘草6克。水煎服，每日1剂，2次/日。

【功效与主治】益气摄血。

【加减应用】反复鼻衄，加阿胶、仙鹤草、茜草养血止血；用棉花蘸青黛散粉塞入鼻腔止血或用棉条蘸塞鼻散（百草霜15克，龙骨15克，枯矾60克，共研细末）塞鼻。

第十一节　红细胞增多症

红细胞增多症（polycythemia）系指以红细胞数目、血红蛋白、红细胞压积和血液总容量显著地超过正常水平为特点。儿童时期血红蛋白超过160g/L（16g/dl），红细胞压积大于55%和每公斤体重红细胞容量绝对值超过35ml，排除因急性脱水或烧伤等所致的血液浓缩而发生的相对性红细胞增多，即可诊断。红细胞增多症可分为原发性与继发性两大类。原发性的即真性红细胞增多症（PV）；继发性的主要是由组织缺氧所引起，如高原红细胞增多症、肾性红细胞增多症。红细胞增多症的病理生理学影响及其对患者的危害通常以HCT为指标，一般将HCT≥0.51定为红细胞增多症，其主要的危害包括血栓形成、高血压、心衰、中风和患者自觉头晕等。本章重点介绍原发性红细胞增多症。PV的发病率并不高但也非罕见性疾病，占慢性骨髓增生性疾病的22%。根据1999～2000年度欧洲标准人口统计（ESP）和世界标准人口统计（WSP）公布的所有人群PV的标准发病率分别为1.08/10万和0.74/10万。总体来看，发病率似乎与遗传因素、环境因素有关，以欧美白色人种、犹太人发病率为高，非洲和亚洲人群的发病率相对较低，我国目前缺乏相应的资料，比较日本人群的发病情况，估计我国汉族人群的发病率约0.2～1.0/10万左右。本病的地区分布并不十分明显，每一个国家不同的城市的发病率不同，本病的发病随年龄的增长，发病率逐渐增多，以70岁~80岁以上人群为最多。其临床特点为外周血以红细胞为主的二系或三系血细胞增多，常有多血质表现、脾肿大，血栓发生率高于正常人。PV的发病机制尚不十分明了，目前认为其发病机制主要有以下几方面：①红细胞生成素与内源性红细胞集落，使体内红细胞生成增多；②JAK2基因突变，JAK2可以介导包括EPO、血小板生成素（TPO）、粒细胞—巨噬细胞集落刺激因子（GM—CSF）、IL~3、生长因子（GH）在内的多种细胞因子的信号转导，促进或调节细胞的增殖；③染色体异常，PV患者染色体异常中9pLOH大约占33%，这是迄今为止发现的最常见的PV染色体异常之一。

红细胞增多症可归属于中医学的“蓄血证”、“瘀血证”、“血证”、“癥瘕”等范畴。其病因不外内因与外因两方面：或七情内伤，情志郁结，肝气不舒，肝郁气滞，而成气滞血瘀之证；或感邪致邪热内蕴，热郁血分，血行瘀滞，而成肝热血瘀、血气盛实之证，以瘀血为本，肝火血热为标；或素体阳盛，嗜酒和嗜食肥甘、辛辣等，致内生湿热，痰湿与热搏结，化燥灼津，以致血行不畅，而成痰湿瘀结之证。故本病与外感邪毒、烦劳过度、饮食不节、情志郁结、体质阳盛、肝实阳亢、肝阴不足有关。其病位在奇恒之腑——髓，涉及肝、脾、肾三脏，基本病理改变为瘀血内停。治当清肝、疏肝、养肝、健脾、理脾、滋肾，兼以解毒凉血、清热、化痰，终以活血化瘀收功。

诊断要点

依据1986年国际PV研究组（PVSG）制定的标准和WH0在2001年提出了修订的PV诊断标准。

A类：①A1：红细胞容量增加，>正常预期值的25%以上。或Hb在男性>18.5g/dl，在女性>16.5g/dl。②A2：无引起继发性红细胞增多症的病因，包括：无家族性红细胞增多症、无下列EPO升高因素存在：缺氧（动脉PO：≤92%）；氧高亲和力血红蛋白；EPO受体结构缺陷；肿瘤导致EPO产生的异常。③A3：脾大。④A4：骨髓细胞有克隆性遗传学标志，非Ph染色体或BCR/ABL融合基因。⑤A5体外培养有EEC形成。

B类：①B1：血小板计数 $>400\times10^9/L$。②B2：白细胞计数 $>12\times10^9/L$。③B3：骨髓活检示全血细胞增生活跃，尤其是红系和巨核细胞系更明显。④B4：血清EPO水平下降。

凡符合上述A类A1+A2合并有其他A类任何一项时，或A1+A2并有B类任何2项时，即可诊断。

通用良方

红细胞增多症的治疗应当抓住“瘀血内阻”的关键病机，根据其内因与外因的不同，兼以治痰热、清肝火、理肝气、祛热毒等对因治疗，注重辨病与辨证相结合，标本同治，方能收效。

1. 真红缓解汤（中国中西医结合杂志，1995 第9期）

【组成与用法】卷柏20克　紫草15克　赤芍10克　川芎10克　红花6克　莪术10克　桃仁10克　牡丹皮10克　茜草10克　龙胆草6克。水煎服，每日1剂，2次/日。

【功效与主治】清肝，凉血，活血。

【加减应用】血热较甚者，加知母10克、麦冬15克、生石膏20克；中风者加夏枯草10克、栀子10克、水蛭5克、地龙10克以息风通络；热毒较者甚，加金银花、连翘各10克；气虚体弱者，加黄芪、党参各12克；头昏脑涨者，加天麻12克、钩藤9克。

2. 降红汤（辽宁中医杂志，1986 第11期）

【组成与用法】白花蛇舌草30克　知母30克　半枝莲25克　赤芍25克　川芎20克　虎杖20克　漏芦10克　丹参15克　黄柏10克　三棱10克　莪术10克　青黛10克　雄黄粉1克（冲服）。水煎服，每日1剂，2次/日。

【功效与主治】清热解毒，凉肝活血。

【加减应用】触及脾脏肿大者，去雄黄，加鳖甲15克；痰浊较甚、头晕目眩者，加法半夏10克、白术15克、天麻10克。

3. 加味青蒿鳖甲汤（中华中西医杂志，2003 第8期）

【组成与用法】青蒿15克　鳖甲20克　生地黄15克　知母10克　牡丹皮15克　桃仁10克　太子参15克　山茱萸10克　麦冬10克　牛膝10克　丹参15克。水煎服，每日1剂，2次/日。

【功效与主治】养阴清热，凉血散瘀。

【加减应用】肝脾肿大者，加炮山甲10克；眩晕者加白芍15克，龙骨、牡蛎各30克；失眠多梦者加合欢花10克、夜交藤10克；潮热盗汗者加地骨皮10克、浮小麦15克；肢体麻木活动不利者加玉竹20克、桑枝15克。

4. 瘀毒清（现代中西医结合杂志，2012 第1期）

【组成与用法】大黄10克　桃仁10克　红花6克　赤芍15克　水蛭2克　土鳖虫3克　山慈姑6克　大青叶10克　莪术10克　甘草5克。水煎服，每日1剂，2次/日。

【功效与主治】活血化瘀，行气消瘀解毒。

【加减应用】皮肤斑疹显露、紫黑者，加水牛角30克，牡丹皮15克以凉血热；气血不足者，加黄芪、党参各10克以补益气血。

5. 活血降红汤（四川中医，1997 第10期）

【组成与用法】桃仁　水蛀　牡丹皮　赤芍各10克　生地黄　紫草各15克　益母草20克　丹参　葛根各50克　红花　甘草各6克。水煎服，每日1剂，2次/日。

【功效与主治】活血化瘀。主治头晕闷胀，耳鸣目眩，肢端麻木，心悸失眠，肋下积块，目赤，面颊、鼻尖、口唇及手足皮肤红紫，舌质紫暗或紫红，脉弦涩。

【加减应用】兼肝经热盛加黄芩、知母、山栀子各9克，眩晕头痛加天麻、钩藤（后下）、川芎各9克；齿衄、鼻衄加水牛角15克，旱莲草10克；腹胀便结加大黄6克，枳实9克；胸闷胁胀加柴胡6克，郁金9克。

6. 卷柏鳖甲煎（中西医结合杂志，1984第12期）

【组成与用法】鳖甲10个　甲珠10克　䗪虫10克　赤芍10克　牡丹皮10克　红花10克　柴胡10克　当归10克　桂枝10克　厚朴10克　枳壳10克　卷柏30克　青黛10克　甘草6克。水煎服，每日1剂，2次/日。

【功效与主治】疏肝理气，活血化瘀，消癥化积，清热解毒。

【加减应用】肝气郁滞化热者，加郁金、地骨皮各10克；癥瘕日久较重者，加牡蛎20克、三棱10克、莪术10克、夏枯草10克；后期伤阴者，加生地黄15克、玄参10克。

7. 化瘀消癥汤（新中医，2002第7期）

【组成与用法】赤芍10克　当归10克　川芎10克　丹参30克　鸡血藤30克　桃仁10克　红花10克　青黛10克　郁金10克　香附10克　莪术6克　三棱6克　土鳖虫10克　水蛭5克。水煎服，每日1剂，2次/日。

【功效与主治】疏肝理气，活血化瘀，软坚散结。

【加减应用】肝气郁滞较甚者，加柴胡10克、枳壳10克、青皮10克加强疏肝破气之功；肝火亢盛者加龙胆草5克，栀子、大青叶各10克。

辨证良方

总结近年来中医治疗PV相关文献，应用疾病分期、辨证与辨病相结合的方法将PV辨证分为瘀血内阻、肝郁气滞型，瘀血内阻、肝胆火旺型，瘀血内阻、邪热内蕴型，瘀血内阻、痰湿内蕴型，瘀血内阻、肝肾阴虚型，瘀血内阻、气血两虚型，并总结各型治疗原则及常用方药如下。

1. 肝郁气滞，瘀血内阻证

主症：皮肤、黏膜呈绛红色，尤以两颊、口唇、眼结合膜、手掌等处为著，病情较甚者，可见皮肤瘀斑、瘀点，平素情绪抑郁或低落，两胁胀痛不适，食欲不振，口渴漱水不欲咽，舌红绛，有瘀斑，买弦涩。

治法：疏肝行气，活血化瘀。

（1）血府逐瘀汤（《医林改错》）加减

【组成与用法】桃仁12克　红花9克　川芎5克　赤芍药6克　生地黄10克　柴胡3克　枳壳6克　桔梗5克　牛膝10克　甘草6克　当归10克　丹参10克。水煎服，每日1剂，2次/日。

【功效与主治】活血化瘀，行气止痛。主治胸中瘀血证。

【加减应用】病情较重、血红蛋白（Hb）含量较高者，适当加用三棱、莪术、土鳖虫以破血逐瘀，能取得良好的临床疗效。

（2）膈下逐瘀汤（《医林改错》）加减

【组成与用法】炒五灵脂6克　当归10克　川芎6克　桃仁10克　牡丹皮、赤芍各6克　延胡索3克　甘草10克　香附5克　红花10克　枳壳5克。水煎服，每日1剂，2次/日。

【功效与主治】活血祛瘀，行气止痛。主治瘀血阻滞膈下证。

【加减应用】气机郁滞较重者，加川楝子、青皮以加强疏肝理气之功效；膈下痞块硬结者，加丹参、郁金、水蛭、䗪虫消癥化滞。

（3）复元活血汤（《医学发明》）

【组成与用法】柴胡9克　瓜蒌根　当归各9克　红花　甘草　穿山甲（炮）各6克　大黄（酒浸）12克　桃仁（酒浸，去皮尖，研如泥）9克。除桃仁外，锉如麻豆大，每服一两（30克），水一盏半，酒半盏，同煎至七分，去滓，大温服之，食前，以利为度，得利痛减，不尽服。

【功效与主治】活血祛瘀，疏肝通络。

【加减应用】瘀重而痛甚者，加三七或乳香、没药以加强活血；气滞重而痛甚者加川芎、香附、郁金、青皮以增强行气止痛之功。

（4）鳖甲煎丸（《金匮要略》）

【组成与用法】鳖甲90克（炙）　乌扇22.5克（烧）　黄芩22.5克　柴胡45克　鼠妇22.5克（熬）　干姜22.5克　大黄22.5克　芍药37.5克　桂枝22.5克　葶苈子7.5克（熬）　石韦22.5克（去毛）　厚朴22.5克　牡丹37.5克（去心）　瞿麦15克　紫葳22.5克　法半夏7.5克　人参7.5克　䗪虫37.5克（熬）　阿胶37.5克（炙）　蜂窠30克（炙）　赤消90克　蜣螂45克（熬）　桃仁15克。上药二十三味，为末，取煅灶下灰1.5千克，清酒5升，浸灰内过滤取汁，煎鳖甲成胶状，绞取汁，纳诸药煎，为丸如梧桐子大。空腹时服3~6克，2~3次/日。

【功效与主治】疏肝行气，软件消癥。

【加减应用】气滞甚者，加枳壳、木香各10克；痰湿甚者，加茯苓、陈皮各10克；热毒盛者，去干姜、桂枝，加栀子15克。

2. 肝火亢盛，瘀血内阻证

主症：皮肤、黏膜里深红至绛红色，甚则出现紫癜、瘀点，齿龈出血或鼻衄，伴头昏、眩晕、目赤和耳鸣，脾气暴躁，性格急躁易怒，面红，口苦，舌红苔黄，脉弦数或弦涩。

治法：清肝泻火，活血化瘀。

（1）龙胆泻肝汤（《医方集解》）加减

【组成与用法】龙胆草6克　黄芩9克　山栀子9克　泽泻12克　车前子9克　当归8克　生地黄20克　柴胡10克　生甘草6克　赤芍10克　牡丹皮10克　郁金10克。

水煎服，每日1剂，2次/日。亦可制成丸剂，每服6~9克，日2次，温开水送服。

【功效与主治】清泻肝胆实火，活血祛瘀。

【加减应用】瘀血较重者，可加红花6克、桃仁10克；肝火较盛者，去车前子，加黄连以助泻火之力；红热较甚者，可去柴胡，加连翘、黄连以助泻火解毒。

（2）清肝化瘀汤（辽宁中医杂志，2007第7期）

【组成与用法】龙胆草6克　栀子10克　黄芩10克　青黛粉（包煎）5克　醋柴胡10克　牡丹皮10克　赤芍10克　桃仁10克　当归10克　生地黄15克　牛膝10克　炙甘草6克。水煎服，每日1剂，2次/日。

【功能主治】清泻肝火，活血化瘀。

【加减应用】邪热较盛者，去柴胡，加黄连10克；斑疹显露、紫红者，可加玄参、犀角以凉血热，加金银花、连翘以透热转气，并加强解毒之功。热盛伤阴者，酌加天冬、麦冬、玄参以保阴液。

（3）天麻钩藤饮（《杂病证治新义》）加减

【组成与用法】天麻15克　钩藤15克　牛膝15克　大贝15克　菊花15克　黄芩15克　何首乌15克　山药30克　白术15克　茯苓15克　白花蛇舌草30克　半枝莲15克　猪苓15克　秦艽15克　威灵仙15克　桑枝15克　莲子30克　白芍15克　芡实15克　柏子仁15克。水煎服，每日1剂，2次/日。

【功效与主治】清泄肝热，活血化瘀。

【加减应用】伴腹泻、便溏者，去黄芩、猪苓，加禹粮石15克、薏苡仁15克；后期肢体麻木较甚、肝阴亏耗者，去猪苓、茯苓、白术，加玄参15克、鸡血藤30克，以养阴清热活血通络。

（4）泻肝活血汤（吉林中医药，1996第2期）

【组成与用法】龙胆草10克　炒山栀子12克　黄芩12克　柴胡10克　桃仁10克　红花10克　当归10克　川芎10克　赤芍10克　泽兰10克　莪术15克　黄芪15克　水蛭10克　鸡血藤15克　丹参30克　青黛10克。水煎服，每日1剂，2次/日。

【功效与主治】清肝泻火，活血化瘀。

【加减应用】郁热较甚者，去黄芪，加郁金10克，地骨皮15克以清郁热；斑疹致密者，加水牛角30克，牡丹皮10克以凉血热；邪热伤阴者，加生地黄15克，玄参10克，麦冬15克。

（5）龙胆泻肝饮（中医药学刊，2003第9期）

【组成与用法】龙胆草25克　山栀子15克　黄芪15克　柴胡15克　生地黄15克　泽泻15克　知母15克　菊花15克　紫草20克。水煎服，每日1剂，2次/日。

【功效与主治】泻肝清热，活血化瘀。

【加减应用】热邪较甚，斑疹显露者，加金银花、连翘各10克以透热转气；斑疹密集紫黑者，加水牛角30克，牡丹皮、赤芍各10克以凉血散血。

3. 邪热内蕴，瘀血内阻证

主症：热邪内陷营血，血热互结，使血液黏滞而运行不畅，临床可见皮肤、黏膜绛红至紫红，斑疹显露甚则斑疹紫黑，齿龈出血色深红暗，可伴有谵妄、狂躁或神志昏蒙，舌绛红起芒刺，苔少，脉弦细数。

治法：清热解毒，凉血化瘀。

（1）犀角地黄汤（《外台秘要》）加味

【组成与用法】犀角（水牛角代）45克　生地黄20克　白芍10克　赤芍10克　玄参10克　牡丹皮10克　金银花15克　山药10克　生甘草6克　白花蛇舌草5克。水煎服，每日1剂，2次/日。水牛角先煎30分钟，再入余药。

【功效与主治】清热解毒，凉血散瘀。主治蓄血瘀热，症见身热谵语，喜忘如狂。

【加减应用】瘀血较甚者，可加桃仁10克、红花6克加强活血之功；肝火盛者，加青黛、栀子、大青叶以清肝火；齿龈出血较甚者，加白茅根、侧柏炭以凉血止血。

（2）活血解毒经验方（陕西中医学院学报，2007第2期）

【组成与用法】自花蛇舌草30克　赤芍10克　黄药子10克　川芎10克　元参10克　紫草10克　牡丹皮10克　黄芩10克　栀子10克　黄连6克　丹参15克　金银花12克　连翘10克　青黛3克（冲服）　侧柏叶30克。水煎服，每日1剂，2次/日。

【功效与主治】凉血解毒，活血散瘀。

【加减应用】血瘀重者加桃仁10克、水蛭10克；肝阳上亢者加泽泻15克、珍珠母30克；热郁血分者加水牛角15克（先煎）、竹叶6克；毒邪壅盛者加金银花15克、连翘10克、大黄3克（后下）。

（3）清营汤（《瘟病条辨》）

【组成与用法】犀牛角（现用水牛角）30克　生地黄15克　玄参9克　竹叶心3克　麦冬9克　丹参6克　黄连5克　金银花9克　连翘6克。水煎服，每日1剂，2次/日。

【功效与主治】清营解毒，透热养阴。主治为热入营分证。

【加减应用】营热动风抽搐者，加羚羊角、钩藤、地龙以息风止痉；兼痰热者，加竹沥、天竺黄、川贝母以清热涤痰。

4. 痰湿内盛，瘀血内阻证

主症：皮肤黏膜紫绀，尤以颊部、鼻尖及口唇显著，外观如醉酒貌，头昏眩晕、耳鸣，头重，皮肤瘙痒，或见胃脘痞闷，胸胁胀满，食欲不振，恶心呕吐，舌质淡胖，苔白腻，脉滑数。

治法：健脾利湿，化痰开窍，活血化瘀。

半夏白术天麻汤（《医学心悟》）加减

【组成与用法】白术10克　茯苓18克　桃仁15克　红花15克　丹参30克　法半夏15克　柴胡6克　天麻10克　枳壳10克　石菖蒲10克　竹茹8克　陈皮10克　甘草6克　生姜3克　大枣4颗。水煎服，每日1剂，2次/日。

【功效与主治】化痰祛湿，活血化瘀。

【加减应用】兼有眩晕明显者，加胆南星10克、僵蚕10克加强化痰之功；痰涎较甚者，加泽泻、桂枝各10克；兼气血亏虚者，可加党参、黄芪以益气血；痰湿郁而化热者，加郁金、地骨皮、柴胡清理内热。

5. 肝肾阴虚，瘀血内阻证

主症：午后潮热，颧红耳赤，口燥咽干，或手足心热，低热虚烦，心悸失眠，或腰膝酸软，便秘溺赤，或见衄血、呕血、尿血、便血且色鲜红，可合并血瘀证候，舌暗红或绛红，或见瘀点、瘀斑，苔黄少而干，脉滑数或细涩。

治法：清虚热，滋补肝肾，活血化瘀。

(1) 活血养阴经验方（新中医，2002第8期）

【组成与用法】桃仁　当归各12克　红花6克　川芎9克　生地黄25克　沙参　女贞子　墨旱莲各15克　赤芍　龟板（先煎）　鳖甲（先煎）　桑葚子各30克。水煎服，每日1剂，2次/日。

【功效与主治】滋补肝肾，活血祛瘀。

【加减应用】肢体麻木乏力，甚至偏瘫者加全蝎6克、蜈蚣1条、地龙10克以祛风通络；心前区疼痛者加瓜蒌15克、薤白15克、丹参15克以行气宽胸散结；胃脘痛、便血者加延胡索10克、白花蛇舌草10克、地榆10克、三七10克以活血止痛；眩晕、耳鸣、目赤者加栀子、黄芩各10克。

(2) 补虚活血经验方（上海中医药杂志，2014第2期）

【组成与用法】太子参30克　炒白术15克　生黄芪30克　当归15克　丹参15克　生地黄15克　玄参15克　补骨脂10克　枸杞子15克　石斛15克　薏苡仁15克　鸡血藤20克。水煎服，每日1剂，2次/日。

【功效与主治】益气养阴，活血化瘀。

【加减应用】瘀血较甚者，加桃仁10克、红花6克；肝脾肿大者，酌情加鳖甲20克，牡蛎15克，夏枯草10克以软坚散结；气滞较甚者，加柴胡10克，香附9克，郁金10克疏肝行气。

(3) 六味地黄丸（《小儿药证直诀》）加味

【组成与用法】熟地黄25克　山茱萸（制）10克　牡丹皮10克　山药15克　茯苓10克　泽泻10克　赤芍10克　女贞子10克　旱莲草10克　玄参10克。水煎服，每日1剂，2次/日。

【功效与主治】滋补肝肾，活血化瘀。

【加减应用】瘀血较甚者，加桃仁10克、红花6克、川芎10克以加强行气活血；肝脾肿大者加三棱10克、莪术10克、鳖甲20克、牡蛎15克以破血软坚；虚火亢盛者加知母10克、黄柏10克以清虚热。

（4）益气养阴方合血府逐瘀汤（山东中医杂志，1997第6期）

【组成与用法】桃仁10～12克 红花10～15克 赤芍15克 当归15克 川芎10克 柴胡12克 枳壳10克 黄芪30～45克 党参18克 茯苓12克 白花蛇舌草30～45克 半枝莲30克 麦冬30克 女贞子30克 甘草5克。水煎服，每日1剂，2次/日。

【功效与主治】益气养阴，活血化瘀，扶正解毒。

【加减应用】眩晕、目赤、烦躁者加栀子、黄芩、龙胆草；阴虚低热、盗汗者加知母、黄柏；肝脾肿大者加三棱、莪术、鳖甲；失眠多梦者加生龙骨、生牡蛎、夜交藤、炒酸枣仁；肢体麻木，甚则活动欠灵活者加全蝎、蜈蚣、王不留行；唇甲紫暗或舌紫暗有瘀斑者重用活血药物；头胀痛，甚则脑鸣重用川芎；四肢乏力、纳差、嗜睡者重用补气药物。

6. 气血两虚，瘀血内阻证

主症：面色㿠白，体倦乏力，自汗盗汗，失眠多梦，气短懒言，头晕心悸，口干不欲饮，或见衄血、呕血、尿血、便血、色淡红，可合见血瘀证候，舌质淡白，或见瘀点、瘀斑，苔薄白，脉沉细涩或虚弱无力。多见于真性红细胞增多症的第三期，即贫血期，骨髓衰竭期。

治法：益气养血，活血化瘀。

方药：（1）补中益气汤（《内外伤辨惑论》）加味

【组成与用法】黄芪15克 人参（党参）15克 白术10克 炙甘草15克 当归10克 陈皮6克 升麻6克 柴胡12克 丹参15克 川芎15克 桃仁15克 红花10克 茜草根15克 青皮10克 生姜3克 大枣4枚。水煎服，每日1剂，2次/日。

【功效与主治】补中益气，活血化瘀。

【加减应用】中气虚甚者，加重人参用量，再加山茱萸10克；若腹中痛者，加入白芍10克、延胡索8克；肝脾肿大者，加鳖甲20克，牡蛎20克，夏枯草10克以软坚散结。

（2）八珍汤（《丹溪心法》卷四）加减

【组成与用法】当归（酒拌）10克 川芎5克 白芍药8克 熟地黄（酒拌）15克 人参3克 白术（炒）10克 茯苓8克 炙甘草5克 香附10克 黄精15克 茜草根15克 青皮10克 丹参15克 桃仁15克 红花10克 阿胶10克（烊化）。作汤剂，加生姜3片，大枣5枚，水煎服，每日1剂，2次/日。

【功效与主治】补益气血，活血祛瘀。主治气血两虚证。

【加减应用】若血虚为主，眩晕、心悸明显者，可加大熟地黄、白芍用量；气虚为主，气短乏力明显者，可加大人参、白术用量；失眠明显者，可加酸枣仁20克，五味子3克。腹中痞块明显者，可加三棱10克，莪术10克，鳖甲30克。

对症良方

1. 红细胞增多症所致头晕症状专方

半夏白术天麻汤（《医学心悟》）

【组成与用法】法半夏9克　白术　天麻　陈皮　茯苓各10克　甘草（炙）6克　生姜2片　大枣3个，水煎服，每日1剂，2次/日。

【功效与主治】化痰息风止眩。

【加减应用】伴有瘀血症状者，加红花6克，桃仁10克，川芎、丹参各10克；伴肝脾肿大者，加三棱、莪术各10克，鳖甲、牡蛎各30克。

（2）天麻钩藤饮（《杂病证治新义》）

【组成与用法】天麻　栀子　黄芩　杜仲　益母草　桑寄生　夜交藤　茯神各10克　川牛膝12克　钩藤（后下）12克　石决明（先煎）20克。水煎服，每日1剂，2次/日。

【功效与主治】平肝息风，清热活血，补益肝肾。

【加减应用】热入营分斑疹显露者，可加牡丹皮、赤芍各10克，藕节、茜草、侧柏叶各10克以凉血活血止血；伴心悸失眠者，加酸枣仁15克、五味子3克。

2. 红细胞增多症所致皮肤、黏膜呈绛红色，甚则可见瘀斑瘀点专方

（1）桃仁红花煎（《陈素庵妇科补解》）

【组成与用法】红花6克　当归10克　桃仁10克　香附10克　延胡索10克　赤芍10克　川芎10克　乳香10克　丹参15克　青皮10克　熟地黄20克。水煎服，每日1剂，2次/日。

【功效与主治】行气活血散瘀。

【加减应用】有热者，加酒炒大黄；瘀血日久发为癥瘕者，加三棱、莪术各10克以破血消癥；肝脾肿大者，加鳖甲、牡蛎各20克，夏枯草、玄参、浙贝各10克以软坚散结。

（2）桃红四物汤（《医宗金鉴》）

【组成与用法】当归15克　白芍10克　熟地黄15克　川芎8克　桃仁9克　红花6克。水煎服，每日1剂，2次/日。

【功效与主治】养血活血。

【加减应用】兼有热象者，加栀子、黄连各10克以清泻里热；邪热伤阴者，加生地黄、玄参各10克以养阴清热；瘀血较重者，加丹参、赤芍、牡丹皮各10克。

第十二节　阻塞性睡眠呼吸暂停低通气综合征

阻塞性睡眠呼吸暂停低通气综合征（obstructive sleep apnea hypopnea syndrome,

OSAHS）是睡眠时上气道反复发生塌陷、阻塞引起的呼吸暂停和通气不足，具体指成人7小时的夜间睡眠时间内，至少有30次呼吸暂停，每次发作时口、鼻气流停止流通大于10秒或更长时间；睡眠过程中呼吸气流强度较基础水平降低50%以上，并伴动脉血氧饱和度（arterial oxygen saturallon，SaO_2）下降≥4%；或呼吸暂停低通气指数（apnea ~ hypopnea index，HAI）（即平均每小时睡眠中呼吸暂停和低通气的次数）>5。临床表现有夜间睡眠打鼾伴呼吸暂停，睡眠结构紊乱和白天嗜睡。OSAHS的直接发病机制是上气道的狭窄和阻塞，引起上气道狭窄和阻塞的原因很多，鼻和鼻咽部阻塞，如鼻中隔偏曲、鼻息肉、鼻甲肥大，鼻腔肿瘤、腺样体肥大和鼻咽肿瘤等；口咽腔狭窄，口咽和软腭是OSAHS时出现阻塞最常见的部位，如扁桃体肥大、口咽狭小、悬雍垂过长、咽肌麻痹；喉咽及喉腔狭窄较为少见，如婴儿型会厌、巨大声带息肉、喉肿物等；其他疾患，如舌体肥大、颌骨畸形，会厌后肿瘤，喉部或颈椎畸形等。其次还有上气道扩张肌肌张力异常，主要为颏舌肌、软腭肌肉及咽壁肌肉张力异常；呼吸中枢功能异常，睡眠中呼吸驱动力降低以及对高CO_2、高H^+及低O_2的反应阈提高；某些全身因素，如肥胖、妊娠期、甲状腺功能减退、糖尿病等因素可通过影响以上三种因素而诱发本病；遗传因素可使OSAHS发生率增加2~4倍，饮酒、安眠药物等因素可加重OSAHS患者病情。西方报道患病率为2%~4%，我国目前尚无大样本的流行病学调查资料。OSAHS可发作在任何年龄阶段，但以中年肥胖男性发病率最高。由于呼吸暂停引起反复发作的夜间低氧和高碳酸血症，可导致高血压，冠心病，糖尿病和脑血管疾病等并发症及交通事故，甚至出现夜间猝死。因此OSAHS是一种有潜在致死性的睡眠呼吸疾病。

阻塞性睡眠呼吸暂停低通气综合征属于中医“鼾症”的范畴。其发病机制为：素体痰湿，加之饮食不当，多食少动或久病失治、误治，影响脾胃运化功能，导致水湿内聚，痰浊内生；脾不升清，浊气不降，痰浊之邪上扰于肺窍（咽、气道），则肺气不利，壅滞不畅，发为本病。同时，肺气不利，通调失司，治节无权，又加重了痰浊潴留。清气不升则见嗜睡多卧，倦怠乏力等表现。病程日久，痰浊内阻，气机不畅，血行迟滞，形成瘀血。痰浊、瘀血相互胶结，更加重气机不畅，使患者病情进一步恶化。因此，鼾症多由痰浊壅滞咽喉而致，早期以痰湿为主，后期则为脏腑虚损及痰瘀互结。本证病因虽多，但总的病理机制为气机不利，肺窍受阻，扰动神机，睡中打鼾，总以肺、心、肝、胃及鼻窍、喉咙病变为主，以睡眠为中心，围绕睡眠这一特定环境而发病，故治疗应祛邪扶正，调畅气机为主，安神定志，通畅呼吸为辅。并要注意依据个体差异、病史、年龄及睡眠姿势正确与否具体治疗。

诊断要点

（一）依据中华医学会耳鼻咽喉科学分会于2002年杭州会议制定的诊断标准

1. 症状：患者通常有白天嗜睡、睡眠时严重打鼾和反复的呼吸暂停现象。
2. 体征：检查有上气道狭窄因素。

3. 多导睡眠监测法（polysomnography，PSG）检查每夜7h睡眠过程中呼吸暂停及低通气反复发作30次以上，或睡眠呼吸暂停和低通气指数≥5次/h。呼吸暂停以阻塞性为主。

4. 影像学检查：显示上气道结构异常。

（二）美国睡眠学会的诊断标准

诊断至少应包括以下第1、2、3项。

1. 主诉睡眠过多或失眠，有时尽管患者不在意，但会引起他人的注意。

2. 睡眠过程中频繁出现周期性呼吸阻塞现象。

3. 相关表现包括响亮的鼾声、晨间头痛、醒后口干、年幼儿童睡眠中出现胸廓回收。

4. 多导睡眠图监测证实，①发生阻塞性呼吸暂停5次以上，每次持续时间10秒以上。②每小时睡眠中出现以下一项或多项：由于睡眠相关的呼吸暂停导致频繁唤醒、心搏快慢交替和呼吸暂停相关的动脉血氧饱和度降低；多次小睡潜伏期测定，平均睡眠潜伏期不足10分钟。

5. 临床表现可与其他躯体疾病（如扁桃体增大）相关。

6. 可与其他类型睡眠障碍并存，如周期性肢体运动障碍或发作性睡病。

（三）《睡眠障碍国际分类2005》诊断标准

1. 出项至少以下的一个问题。

（1）病人主诉在清醒时出现无意的睡眠情节，白天嗜睡，无法恢复精力的睡眠，疲劳，或失眠。

（2）病人有因呼吸停止、喘气或窒息而觉醒。

（3）在一起睡的人指出患者有响亮的鼾声，或呼吸停顿，或两者都出现。

2. 多导图睡眠图显示以下问题。

（1）睡眠中有5次/小时或更多的可鉴定的呼吸事件（如呼吸暂停、低通气或呼吸事件相关性微觉醒）。

（2）在每个或部分呼吸事件中都有呼吸努力的现象，（呼吸事件相关性微觉醒可通过食道压测定证实。）

3. 该疾患无法用现行的其他睡眠疾患，或内科疾病、神经疾患，或使用药物等引起的反应来解释。故确定OSAHS诊断标准是：在睡眠中每次呼吸暂停时限大于10秒，7小时睡眠中，呼吸暂停总次数大于30次，呼吸暂停指数（AI）或呼吸暂停紊乱（呼吸暂停低通气）指数（AHI）大于5，老年人大于10。但监测时患者不能服用影响睡眠的药物，或存在干扰睡眠的环境因素。

通用良方

1. 桔梗愈鼾汤（四川中医，2005年第12期）

【组成与用法】桔梗30克　甘草10克　穿山甲10克（研面冲服）　海浮石30克

杏仁10克　皂荚刺5克　生地黄30克　黄芪10克　枳壳30克　升麻9克　柴胡9克　桃仁13克。水煎服，每日1剂，2次/日。

【功效与主治】行气活血停鼾。

【加减应用】如偏于脾虚者加党参10克、土白术10克、茯苓10克；如痰浊偏盛者加礞石30克、天竺黄15克；如瘀血偏重者加红花10克、当归30克、地龙12克。

2. *牛蒡子方剂*（四川中医，2002年第11期）

【组成与用法】牛蒡子10克　苎麻根15克　甘草6克，加入200ml～250ml水，文火煎至60ml，每晚睡前30min口含2～3min后咽下30ml，连服14天为一疗程。

【功效与主治】凉血利咽，润肺祛痰。

【加减应用】无。

3. *化痰消瘀方*（现代中西医结合杂志，2007年第32期）

【组成与用法】陈皮6克　法半夏10克　竹茹10克　枳壳10克　厚朴10克　苍术10克　杏仁10克　石菖蒲5克　全瓜蒌15克　当归10克　丹参15克　桃仁10克　红花6克　川芎10克　炙甘草5克。水煎服，每日1剂，2次/日。

【功效与主治】化痰消瘀，开肺通窍。

【加减应用】食后即困倦欲寐，多食则腹胀便溏者，加苍术10克、白术10克、佩兰10克、厚朴10克以加强健脾化湿之功。

4. *自拟停鼾汤*（实用中医药杂志，2007年第12期）

【组成与用法】法半夏10克　胆南星10克　陈皮12克　苍术12克　厚朴12克　石菖蒲10克　川芎10克　丹参10克　甘草3克。水煎服，每日1剂，2次/日。

【功效与主治】化痰，祛瘀，停鼾。

【加减应用】脾虚者加炒党参10克、焦白术10克、炒薏苡仁20克；肾虚者加淡附片3克、肉桂3克、熟地黄15克。

5. *四逆汤合苓桂术甘汤合瓜蒌薤白半夏汤*（广东医学，2008年第11期）

【组成与用法】制附子15克　干姜15克　炙甘草15克　黄芩20克　桂枝10克　白术15克　瓜蒌皮15克　薤白15克　法半夏15克　砂仁10克。上方加水1000 ml，煎煮1.5 h以上，煎取汁200ml，分早晚2次服。疗程3个月。

【功效与主治】温补肾阳，化痰止鼾。

【加减应用】伴头痛、记忆力下降加苍术15克、泽泻20克；伴精神疲倦加黄芪30克、党参20克；伴腰膝酸软加淫羊藿15克、怀牛膝15克。

6. *醒脾化湿汤治疗*（新中医，2006年第10期）

【组成与用法】白术　茯苓各30～60克　白豆蔻　石菖蒲各12克　佩兰20克　厚朴10克　车前子（包煎）10～20克。水煎服，每日1剂，2次/日。

【功效与主治】醒脾化湿。

【加减应用】脾气虚者加黄芪30克，党参15克；痰湿内困者加法半夏12克，生姜6克；湿郁化热、或肝胆湿热者加栀子、黄芩各10克；脾肾阳虚者加制附子（先煎）6~20克；心阳虚者加桂枝10克（或肉桂6克），甘草6克；心气不足者加党参、生酸枣仁各15克。

7. 王松龄经验方（新中医，2012年第12期）

【组成与用法】法半夏　陈皮　天麻各10~15克　白芥子　苦杏仁各4~10克　泽兰　泽泻各10~50克　石菖蒲9~15克　干荷叶　海螵蛸各15~30克　穿山甲（先煎）6~10克　川芎6~15克　白术30~50克　制马钱子粉（冲剂）0.1~0.3克。水煎服，每日1剂，2次/日。

【功效与主治】温脾醒脑。

【加减应用】痰黏、胸闷用橘红易陈皮；口干咽痛时白芥子仅用4克；大便稀溏时苦杏仁仅用4克；血压超过180/100mm Hg，且难以控制时，泽兰与泽泻均可用至30~50克；大便稀，次数多时用焦白术：大便难，无力排出时用生白术30~50克，同时加枳实8~15克等。

8. 化浊调肝方（新中医，2014年第5期）

【组成与用法】法半夏12克　桃仁12克　茯苓15克　苍术15克　佩兰10克　桔梗10克　川芎10克　胆南星10克　当归10克　石菖蒲10克　枳壳6克　红花6克　陈皮各6克　甘草5克。水煎服，每日1剂，2次/日。

【功效与主治】化痰活血开窍。

【加减应用】痰热者加桑白皮20克、瓜蒌仁15克。

9. 六君子汤加减（北京中医，2006年第7期）

【组成与用法】党参12克　茯苓20克　白术10克　炙甘草6克　法半夏8克　陈皮8克　生黄芪20克　石菖蒲10克　当归尾10克　升麻5克。水煎服，每日1剂，2次/日。

【功效与主治】益气健脾，燥湿化痰兼以活血。

【加减应用】气虚者加党参15克、黄芪12克；痰热者加桑白皮20克、瓜蒌仁15克；脾虚者加淮山药20克、党参15克；夹瘀者加丹参15克、郁金12克。

10. 苏子降气汤化裁（浙江中医杂志，2007年第2期）

【组成与用法】苏子　法半夏　前胡　厚朴　肉桂　甘草　当归各6克。水煎服，每日1剂，2次/日。

【功效与主治】燥湿化痰，行气降逆。

【加减应用】偏热者加桑叶、款冬花各6克，黄芩10克；偏寒者加杏仁、薏苡仁各20克，白果、麻黄（高血压者不用）各6克。

11. 醒神汤（北京中医，2006年第7期）

【组成与用法】陈皮10克　茯苓10克　法半夏10克　生甘草6克　远志10克

石菖蒲12克 郁金10克 杏仁10克 桔梗10克 枳实10克。水煎服，每日1剂，2次/日。

【功效与主治】燥湿化痰，行气醒神。

【加减应用】伴有鼻塞流涕，语声重浊者，加苍耳子10克、辛夷花10克，以宣通鼻窍；伴有口苦口臭，苔黄脉数者，加竹茹10克、黄芩10克、生石膏20克（打碎先煎）以清泄郁热；食后即困倦欲寐，多食则腹胀便溏者，加苍术10克、白术10克、佩兰10克、厚朴10克以加强健脾化湿之功；伴有高血压、冠心病、心律失常等并发症者，加桃仁10克、红花6克、丹参15克以活血化瘀通络。

12. *化痰理气汤加减*（中医药临床杂志，2006年第2期）

【组成与用法】川贝母10克 瓜蒌皮15克 枳壳15克 陈皮10克 茯苓20克 白术10克 僵蚕15克 前胡20克 桔梗15克 法半夏10克 胆南星8克 甘草5克。水煎服，每日1剂，2次/日。

【功效与主治】理气化痰。

【加减应用】气虚者加党参15克、北黄芪12克；痰热者加桑白皮20克、瓜蒌仁15克；脾虚者加淮山药20克、党参15克；夹瘀者加丹参15克、郁金12克；咽部扁桃体肿大者加猫爪草20克、白蒺藜12克。

13. *停鼾汤*（实用中医药杂志，2007年第12期）

【组成与用法】法半夏10克 胆南星10克 陈皮12克 苍术12克 厚朴12克 石菖蒲10克 川芎10克 丹参10克 甘草3克。水煎服，每日1剂，2次/日。

【功效与主治】行气化痰停鼾。

【加减应用】脾虚者加炒党参10克、焦白术10克、炒薏苡仁20克；肾虚者加淡附片3克、肉桂3克、熟地黄15克。

14. *加味涤痰汤*（实用中医药杂志，2007年第12期）

【组成与用法】法半夏10克 胆南星10克 陈皮10克 茯苓10克 生甘草6克 石菖蒲12克 桔梗10克 枳实10克 麻黄6克 僵蚕10克 白芷10克 杏仁10克。水煎服，每日1剂，2次/日。

【功效与主治】化湿豁痰，醒神益智。

【加减应用】伴有短气乏力，面色浮肿者加黄芪20克、白术12克；有口苦、口臭，苔黄脉数者加竹茹10克、黄芩10克、生石膏20克（打碎先煎），以清泄郁热；食后欲寐，腹胀便溏者加苍术10克、白术10克、佩兰10克、厚朴10克以加强健脾化湿之功；伴有高血压、冠心病等并发症者加桃仁10克、红花6克、丹参15克以活血化瘀通络。

辨证良方

鼾症的病因不外乎外感与内伤。外感：多因外感风寒，风热之邪，由表入里，侵袭肺卫肌表，阻遏肺气，上焦气机为邪所闭，致肺窍不利，而致打鼾。内伤：多为五志过极，心胃火盛，气机不利而致；或邪热内郁，肺气壅闭；或肥胖体质，痰热内蕴；或肝热上扰，气道不通。总的治疗应祛邪扶正，补虚泻实，调畅气机为主，安神定志，通畅呼吸为辅。

1. 外感风寒证

主症：外感风寒而见头痛，恶寒，身热，鼻塞，流清涕或咳嗽声重，打鼾新作，夜睡时间断发生，舌质红，苔薄白，脉浮紧。

治法：解表散寒，宣肺通窍。

（1）三拗汤＋杏苏散加减。

【组成与用法】麻黄4.5克　杏仁10克　苏叶6克　辛夷10克　桔梗10克　前胡10克　葱白三根　生姜3片　白薇10克。水煎服，每日1剂，2次/日。

【功效与主治】解表散寒，宣肺通窍。

【加减应用】脉浮者，加荆芥10克、白芷6克、辛夷6克；发热，咽痛，咳嗽，舌苔薄尖红，脉浮数者，加金银花30克、连翘10克、薄荷10克、前胡10克；内热外寒者，恶寒无汗，口干咽痛，舌苔白腻尖红者，加生麻黄6克、生石膏30克。

（2）苍耳子散（《重订严氏济生方》）

【组成与用法】苍耳子5克　辛夷6克　白芷9克　薄荷3克　石菖蒲10克　桔梗10克　川芎10克　甘草5克。日1剂，2次/日。水煎服。

【功效与主治】宣肺散邪，芳香开窍。

【加减应用】无。

2. 外感风热证

主证：外感风热之邪而见头痛，发热，咳嗽，鼻塞流黄涕，呼吸不利，夜睡打鼾，舌边尖红，苔薄白或薄黄，脉浮数。

治法：清热宣肺，利窍止鼾。

（1）桑菊饮合辛夷散加减（《温病条辨》《重订严氏济生方》）

【组成与用法】桑叶10克　菊花10克　辛夷10克　知母10克　桔梗10克　杏仁10克　芦根12克　甘草6克　炙枇杷叶12克　薄荷（后下）6克。水煎服，每日1剂，2次/日。

【功效与主治】清热宣肺，利窍止鼾。

【加减应用】若头痛而晕，头面轰热，面颊红赤，时伴汗出，证属肾阴亏虚，虚火上炎者，加知母、黄柏，以滋阴泻火，或方用知柏地黄丸。

3. 心胃火盛证

主证：劳心思虑，五志过极或食积生热，热郁阳明而见惊悸失眠，心烦不宁，睡即打鼾，每夜不绝或消谷善饥，口臭，腹胀，睡卧不宁，鼻鼾屡作，舌红苔黄，脉滑有力。

治法：清心泻胃，降逆止鼾。

泻心汤（《金匮要略》）清胃散（《脾胃论》）加减

【组成与用法】黄连10克 牡丹皮10克 生地黄12克 黄芩10克 藿香10克 枇杷叶12克 生石膏（先煎）30克。水煎服，每日1剂，2次/日。

【功效与主治】清心降火，和胃止鼾。

【加减应用】便秘者加大黄6~9。

4. 痰热内蕴证

主证：体质肥胖，贪食多睡之人或嗜烟好酒，辛辣肥甘，积湿生热，痰热内蕴，肺气不利而见身重困倦，嗜睡鼻鼾，甚则每睡必鼾声不绝，或因鼻塞而憋醒，或夜睡不安，昏昏沉沉，痰多咳吐不爽，舌红苔厚腻或黄腻，脉沉滑有力。

治法：清热化痰，宣肺通窍，醒神止鼾。

（1）黄连温胆汤（《六因条辨》）苍耳子散（《济生方》）加减

【组成与用法】黄连10克 法半夏10克 陈皮10克 茯苓12克 枳壳12克 竹茹10克 石菖蒲12克 辛夷10克 胆南星10克 苍耳子10克 海浮石15克 冰片0.3克。水煎服，每日1剂，2次/日。

【功效与主治】宣肺通窍，醒神止鼾。

【加减应用】口苦咽干，舌苔黄腻，脉滑者，加胆南星10克、法半夏10克、黄芩10克、金银花30克、石菖蒲10克；若舌暗红，或有瘀点者，加桃仁10克、红花6克、赤芍药10克。

（2）礞石滚痰丸（《丹溪心法》引王隐君方）

【组成与用法】青礞石10克 沉香粉10克 大黄6克 黄芩6克 瓜蒌10克 法半夏10克 黄连3克 胆南星8克 枳实10克。水煎服，每日1剂，2次/日。

【功效与主治】涤痰泻火，宣降肺气。

【加减应用】痰热胶结，可酌加清热化痰之品，如竹茹、黄芩等以清解痰热。

（3）藿菖平胆汤（安徽中医学院学报，1998年第6期）

【组成与用法】藿香 白芷 石菖蒲 竹茹 法半夏 枳壳 厚朴 茯苓 苍术 杏仁各10克 白豆蔻 通草各5克 薏苡仁 丹参各30克。水煎服，每日1剂，2次/日。

【功效与主治】健脾燥湿化痰，醒神开窍。

【加减应用】若见口苦口臭，性情急躁易怒，舌质红，苔黄腻者，可加黄芩10克、枳实10克、竹茹10克清化痰热；胸闷者，可加枳壳10克、薤白10克以通阳散结化痰。

5. 肝热扰心证

主证：肝阳素亢或郁怒伤肝，气郁化火，肝热扰心，邪热壅闭，肺窍不利而见夜睡不宁，梦扰纷纷，鼾声频作，心烦多怒，面赤口苦，眩晕耳鸣，饮冷溲赤，舌红苔黄。脉弦。

治法：清肝泄热，安神通窍。

龙胆泻肝汤（《医方集解》）清心凉膈散（《太平惠民和剂局方》）加减

【组成与用法】龙胆草10克　炒栀子10克　柴胡10克　黄芩10克　莲子心6克　生地黄9克　泽泻10克　羚羊角3克　石菖蒲10克　薄荷（后下）6克。水煎服，每日1剂，2次/日。

【功效与主治】清肝泻热，安神通窍。

【加减应用】痰热胶结，可酌加清热化痰之品，如竹茹、黄芩等以清解痰热。

6. 痰瘀互结证

主证：睡眠打鼾，张口呼吸，甚或呼吸暂停；形体肥胖，痰多胸闷，恶心纳呆，头重身困；唇暗，舌淡胖有齿印，或有瘀点，苔腻，脉弦滑或涩。

治法：化痰散结，活血祛瘀。

（1）导痰汤（《校注妇人良方》）合桃红四物汤（《医宗金鉴》）加减

【组成与用法】法半夏　制胆南星　陈皮　枳实　茯苓　桃仁　红花　当归　赤芍　川芎各10克　甘草6克。水煎服，每日1剂，2次/日。

【功效与主治】化痰散结，活血祛瘀。

【加减应用】若舌苔黄腻，可加黄芩以清热；局部组织肥厚增生，可加僵蚕、贝母、蛤壳、海浮石等以加强化痰散结之功效。

（2）通窍活血汤（《医林改错》）

【组成与用法】麝香0.15克　赤芍3克　川芎6克　桃仁6克　红花9克　老葱3根　红枣5枚　石菖蒲10克　郁金10克　牡蛎10克。水煎服，每日1剂，2次/日。

【功效与主治】活血通窍，宁心安神。

【加减应用】若舌苔黄腻，可加黄芩以清热；食后易困倦欲寐，可加石菖蒲10克，郁金10克醒神开窍。

（3）温阳化痰汤（广东中医，2008年第11期）

【组成与用法】制附子15克　干姜15克　炙甘草15克　茯苓20克　桂枝10克　白术15克　瓜蒌皮15克　薤白15克　法半夏15克　砂仁10克。水煎服，每日1剂，2次/日。

【功效与主治】温阳化痰，活血安神。

【加减应用】伴头痛、记忆力下降加苍术15克、泽泻20克；伴精神疲倦加北黄芪30克、党参20克；伴腰膝酸软加淫羊藿15克、怀牛膝15克。

（4）二陈汤（《太平惠民和剂局方》）

【组成与用法】法半夏10克　茯苓10克　郁金10克　广陈皮6克　炒白术10克　石菖蒲10克　麸炒枳实10克　炙甘草5克。水煎服，每日1剂，2次/日。

【功效与主治】健脾通浊化痰。

【加减应用】痰热胶结，可酌加清热化痰之品，如竹茹、黄芩等以清解痰热；

若见口苦口臭，性情急躁易怒，舌质红，苔黄腻者，可加黄芩10克、枳实10克、竹茹10克清化痰热；胸闷者，可加枳壳10克、薤白10克以通阳散结化痰，或加玳玳花10克宽胸理气；精神疲惫乏力者，可加生黄芪20克、党参15克、淮山药20克以健脾益气；食后易困倦欲寐，可加石菖蒲10克、郁金10克醒神开窍；夜尿多者，可加乌药6克、益智仁10克温肾祛寒缩尿；性功能障碍可参以肾气丸。

（5）化痰消瘀方（现代中西医结合杂志，2007年第32期）

【组成与用法】广陈皮6克　姜半夏10克　竹茹10克　麸炒枳壳10克　川厚朴10克　麸炒苍术10克　苦杏仁10克　石菖蒲5克　全瓜蒌15克　当归尾10克。水煎服，每日1剂，2次/日。

【功效与主治】行气化痰，祛瘀止鼾。

【加减应用】若兼血虚，可加熟地黄、白芍、枸杞子、龙眼肉以加强养血之力；若记忆力差，精神不集中，可加益智仁、芡实等；若嗜睡可加石菖蒲、郁金以醒脑开窍。

（6）加味血府逐瘀汤（安徽中医学院学报，1998年第6期）

【组成与用法】石菖蒲　白芷各15克　全瓜蒌　竹茹　当归　生地黄　红花　川牛膝各10克　桃仁12克　柴胡3克　甘草　川芎　桔梗各5克。水煎服，每日1剂，2次/日。

【功效与主治】理气活血，化瘀开窍。

【加减应用】精神疲惫乏力者，可加生黄芪20克、党参15克、淮山药20克以健脾益气。

7. 脏腑气虚证

主证：睡眠打鼾，甚则呼吸暂停，形体肥胖，行动迟缓，神疲乏力，食少便溏，记忆力衰退，嗜睡；小儿可见发育不良，注意力不集中；舌淡苔白，脉细弱。

治法：健脾和胃，益气升阳。

（1）补中益气汤（《脾胃论》）

【组成与用法】党参20克　黄芪20克　白术10克　甘草5克　陈皮10克　当归10克　升麻10克　柴胡10克。水煎服，每日1剂，2次/日。

【功效与主治】健脾益气。

【加减应用】夹痰湿，可加茯苓、薏苡仁健脾利湿，加半夏燥湿化痰；若兼血虚，可加熟地黄、白芍、枸杞子、龙眼肉以加强养血之力；若记忆力差，精神不集中，可加益智仁、芡实等；若嗜睡可加石菖蒲、郁金以醒脑开窍。

（2）调补肺肾方（陕西中医，2009年第8期）

【组成与用法】桑寄生　杜仲　桑葚子　夜交藤　山茱萸　党参　菟丝子各20克　补骨脂　远志各15克　黄芪30克　炙麻黄5克　细辛3克。水煎服，每日1剂，2次/日。

【功效与主治】补肺肾，活血化痰。

【加减应用】神疲乏力，舌苔薄，脉细无力者，加党参15克、黄芪30克、甘草6克、柴胡10克、枳壳10克。

（3）桂枝加龙骨牡蛎汤（《金匮要略》）

【组成与用法】桂枝6克　白芍10克　生姜3片　大枣4枚　炙甘草10克　龙骨20克　牡蛎20克　石菖蒲10克　郁金10克。水煎服，每日1剂，2次/日。

【功效与主治】调和阴阳，潜镇安神。

【加减应用】夹痰湿，可加茯苓、薏苡仁健脾利湿，加法半夏燥湿化痰；若记忆力差，精神不集中，可加益智仁、芡实等；若嗜睡可加石菖蒲、郁金以醒脑开窍。

（4）金匮肾气丸（《金匮要略》）

【组成与用法】熟地黄20克　山茱萸12克　怀山药10克　泽泻10克　牡丹皮10克　茯苓10克　黑顺片3克　法半夏10克　桂枝3克。水煎服，每日1剂，2次/日。

【功效与主治】温肾阳，泄湿浊。

【加减应用】脾虚湿阻，面部浮肿，小便短少，纳呆便溏，舌淡胖，脉沉细者，加白术15克、茯苓15克、桂枝10克、干姜3克、泽泻15克、陈皮10克。

对症良方

1. 阻塞性睡眠呼吸暂停低通气综合征引起的嗜睡

（1）醒睡安方（中医杂志，2014年第14期）

【组成与用法】仙鹤草15克　麻黄6克　巴戟天10克　花椒6克　木瓜12～15克　郁金10克　大青叶10克　人工牛黄2克。水煎服，每日1剂，2次/日。

【功效与主治】醒神开窍，平肝舒筋。

【加减应用】食欲旺盛加生石膏20克；情绪改变加玫瑰花、合欢花各15克；多梦加侧柏叶15克；体重增加或肥胖者加荷叶10克、冬瓜皮10克。

（2）温胆汤（《千金要方》）

【组成与用法】法半夏10克　橘红10克　茯苓10克　枳实10克　竹茹10克　冬枣3枚　甘草3克。水煎服，每日1剂，2次/日。

【功效与主治】清胆和胃，除痰利湿。

【加减应用】食后欲寐，腹胀便溏者加苍术10克、白术10克、佩兰10克、厚朴10克以加强健脾化湿之功。

（3）桃红四物汤（《医宗金鉴》）

【组成与用法】桃仁9克　红花4.5克　生地黄12克　赤芍9克　川芎9克　当归9克　法半夏9克。水煎服，每日1剂，2次/日。

【功效与主治】活血化瘀。

【加减应用】神疲乏力，舌苔薄，脉细无力者，加党参15克、黄芪30克、甘草6克、柴胡10克、枳壳10克。

2. 阻塞性睡眠呼吸暂停低通气综合征引起的头痛

半夏白术天麻汤(《医学心悟》)

【组成与用法】 法半夏4.5克 天麻 茯苓 橘红各3克 白术9克 甘草1.5克。水煎服,每日1剂,2次/日。

【功效与主治】 化痰息风,健脾祛湿。

【加减应用】 若眩晕较甚者,可加僵蚕、胆南星等以加强化痰息风之力;头痛甚者,加蔓荆子、白蒺藜等以祛风止痛;呕吐甚者,可加代赭石、旋覆花以镇逆止呕;兼气虚者,可加党参、生黄芪以益气;湿痰偏盛,舌苔白滑者,可加泽泻、桂枝以渗湿化饮;神疲懒言,汗出恶风等,可选加党参、黄芪,白术。